Bibliothèque de Thérapeutique

PUBLIÉE SOUS LA DIRECTION DE

A. GILBERT   &   **P. CARNOT**

Professeur de Clinique Médicale
à la Faculté de médecine de Paris

Professeur agrégé de Thérapeutique
à la Faculté de médecine de Paris.

1909-1911, 28 volumes in-8, avec figures, cartonnés.

LISTE DES COLLABORATEURS

MM.

ACHARD (CH.) — Professeur à la Faculté de médecine de Paris, médecin de l'hôpital Necker.

APERT (E.) — Médecin de l'hôpital Andral.

AUBERTIN — Chef de laboratoire à la Faculté de médecine de Paris.

AUDRY (CH.) — Professeur de clinique des maladies cutanées et syphilitiques à la Faculté de Toulouse.

BALTHAZARD — Professeur agrégé à la Faculté de médecine de Paris.

BERGONIÉ — Professeur à la Faculté de médecine de Bordeaux.

BESREDKA (A.) — Chef de laboratoire à l'Institut Pasteur.

BONNAMOUR — Chef de laboratoire à la Faculté de médecine de Lyon.

BOUCHARD (CH.) — Membre de l'Institut et de l'Académie de médecine.

BOURCART — Privat-docent à la Faculté de médecine de Genève.

BRINDEAU — Professeur agrégé à la Faculté de médecine de Paris, accoucheur des hôpitaux.

CALMETTE (A.) — Directeur de l'Institut Pasteur de Lille, professeur à la Faculté de médecine de Lille.

CARNOT (PAUL) — Professeur agrégé à la Faculté de médecine de Paris, médecin de l'hôpital Tenon.

CASTAIGNE (J.) — Professeur agrégé à la Faculté de médecine de Paris, médecin des hôpitaux.

CAUTRU (F.) — Ancien interne des hôpitaux de Paris.

CHAUFFARD — Professeur à la Faculté de médecine de Paris, médecin de l'hôpital Cochin, membre de l'Académie de médecine.

CLAUDE (HENRI) — Professeur agrégé à la Faculté de médecine de Paris, médecin de l'hôpital Saint-Antoine.

COMBE (A.) — Professeur de Clinique infantile à la Faculté de médecine de Lausanne.

CONSTENSOUX — Ancien chef de clinique adjt des maladies nerveuses à la Faculté de médecine de Paris.

COYON — Médecin des hôpitaux de Paris.

DAGRON — Ancien interne des hôpitaux de Paris.

DEJERINE — Professeur à la Faculté de médecine de Paris, médecin de la Salpêtrière, membre de l'Académie de médecine.

DELAGENIÈRE — Chirurgien de l'hôpital et de l'asile d'aliénés du Mans.

DOPTER — Professeur agrégé au Val-de-Grâce.

DUCROQUET (C.) — Chargé du service d'orthopédie de la polyclinique Rothschild.

DUJARDIN-BEAUMETZ — Chef de laboratoire à l'Institut Pasteur.

DUPUY-DUTEMPS — Ophtalmologiste des hôpitaux de Paris.

DURAND — Professeur agrégé à la Faculté de médecine de Lyon, chirurgien des hôpitaux.

FERRAND (MARCEL) — Chef de laboratoire à l'hospice des Enfants-Assistés.

FRAIKIN — Ancien chef de clinique à la Faculté de médecine de Bordeaux.

GARNIER (MARCEL) — Médecin des hôpitaux de Paris.

GAUTIER (ARMAND) — Professeur à la Faculté de médecine de Paris, membre de l'Institut et de l'Académie de médecine.

GILBERT (A.) — Professeur de Clinique médicale à la Faculté de médecine de Paris, médecin de l'Hôtel-Dieu, membre de l'Académie de médecine.

LISTE DES COLLABORATEURS.

PUBLIÉE SOUS LA DIRECTION DE

A. GILBERT & P. CARNOT

MÉDICATIONS GÉNÉRALES

BIBLIOTHÈQUE DE THÉRAPEUTIQUE

PUBLIÉE SOUS LA DIRECTION DE

A. GILBERT & P. CARNOT

1909-1911, 28 volumes in-8, avec figures, cartonnés.
Chaque volume : 8 à 15 francs.

1re Série. — LES AGENTS THÉRAPEUTIQUES.

I. **Art de Formuler**, par le Pr GILBERT. 1 vol.
II. **Technique thérapeutique médicale**, par le Dr MILIAN. 1 vol.
III. **Technique thérapeutique chirurgicale**, par les Drs PAUCHET et DUCROQUET. 1 vol.. **15** fr.
IV-VII. **Physiothérapie.**
    I. *Électrothérapie*, par le Dr NOGIER. 1 vol................. **10** fr.
    II. *Radiothérapie, Radiumthérapie, Photothérapie, Thermothérapie*, par les Drs OUDIN et ZIMMERN. 1 vol.
    III. *Kinésithérapie : Massage, Gymnastique, Mobilisation*, par les Drs P. CARNOT, DAGRON, DUCROQUET, NAGEOTTE-WILBOUCHEWITCH, CAUTRU, BOURCART. 1 vol..................... **12** fr.
    IV. *Mécanothérapie, Rééducation motrice, Jeux et Sports, Méthode de Bier, Hydrothérapie, Aérothérapie*, par les Drs FRAIKIN, GRENIER DE CARDENAL, CONSTENSOUX, TISSIÉ, DELAGENIÈRE, PARISET.. **8** fr.
VIII. **Crénothérapie** (*Eaux minérales*), **Climatothérapie, Thalassothérapie**, par le Pr LANDOUZY, les Prs A. GAUTIER, MOUREU, DE LAUNAY, les Drs HEITZ, LAMARQUE, LALESQUE, P. CARNOT. 1 vol................. **14** fr.
IX-X. **Médicaments chimiques et végétaux** (*Chimiothérapie et Phytothérapie*), par le Pr PIC et les Drs BONNAMOUR et IMBERT. 2 vol.
XI. **Médicaments animaux** (*Opothérapie*), par P. CARNOT. 1 vol.... **12** fr.
XII. **Médicaments microbiens** (*Bactériothérapie, Vaccination, Sérothérapie*), par METCHNIKOFF, SACQUÉPÉE, REMLINGER, LOUIS MARTIN, VAILLARD, DOPTER, BESREDKA, SALIMBENI, DUJARDIN-BEAUMETZ, WASSERMANN, LEBER, CALMETTE. 1 vol.. **8** fr.
XIII. **Régimes alimentaires**, par le Dr MARCEL LABBÉ. 1 vol......... **12** fr.
XIV. **Psychothérapie**, par le Pr DEJERINE, le Dr ANDRÉ THOMAS. 1 vol.

2e Série. — LES MÉDICATIONS.

XV. **Médications générales**, par les Drs BOUCHARD, H. ROGER, SABOURAUD, SABRAZÈS, POUCHET, BALTHAZARD, LANGLOIS, BERGONIÉ, P. CARNOT, P. MARIE et CLUNET, PINARD, APERT, MAUREL, RAUZIER, LÉPINE, ALBERT ROBIN et COYON, CHAUFFARD, WIDAL et LEMIERRE. 1 vol................. **14** fr.
XVI. **Médications symptomatiques** (*M. nerveuses, circulatoires génitales et cutanées*), par JEAN LÉPINE, SICARD, GUILLAIN, MAURICE DE FLEURY, JACQUET et FERRAND, MAYOR. 1 vol.
XVII. **Médications symptomatiques** (*M. digestives, hépatiques, rénales, respiratoires*), par GILBERT, CASTAIGNE, MENETRIER. 1 vol.

3e Série. — LES TRAITEMENTS.

XVIII. **Thérapeutique infectieuse**, par les Drs NOBÉCOURT, NOC, MARCEL GARNIER. 1 vol.
XIX. **Thérapeutique de la Nutrition et des Intoxications**, par les Drs LEREBOULLET, LŒPER. 1 vol.
XX. **Thérapeutique nerveuse**, par les Drs CLAUDE, LEJONNE, DE MARTEL. 1 vol.
XXI. **Thérapeutique respiratoire et de la Tuberculose**, par les Drs HIRTZ, RIST et RIBADEAU-DUMAS, TUFFIER et MARTIN, KUSS. 1 volume.... **14** fr.
XXII. **Thérapeutique cardiaque et vasculaire** (*Cœur, Vaisseaux, Sang*), par les Drs JOSUÉ, VAQUEZ et AUBERTIN, WIART. 1 vol.
XXIII. **Thérapeutique digestive. Foie. Pancréas**, par les Drs P. CARNOT, COMBE, LECÈNE. 1 vol.
XXIV. **Thérapeutique articulaire, osseuse et ganglionnaire**, par les Drs MARFAN, MOUCHET, PIATOT. 1 vol.
XXV. **Thérapeutique urinaire** (*Reins, Vessie, Uretère, Urètre, Organes génitaux de l'homme*), par les Drs ACHARD et PAISSEAU, MARION. 1 vol. **12** fr.
XXVI. **Thérapeutique gynécologique et obstétricale**, par les Drs BRINDEAU, JEANNIN. 1 vol.
XXVII. **Thérapeutique cutanée et vénérienne**, par les Drs AUDRY, DURAND, NICOLAS. 1 vol.. **12** fr.
XXVIII. **Thérapeutique des Yeux, des Oreilles, du Nez, du Larynx, de la Bouche, des Dents**, par les Drs DUPUY-DUTEMPS, ÉTIENNE LOMBARD, M. ROY. 1 vol.

7767-08. — CORBEIL. Imprimerie CRÉTÉ.

BIBLIOTHÈQUE DE THÉRAPEUTIQUE

PUBLIÉE SOUS LA DIRECTION DE

A. GILBERT   &   **P. CARNOT**

Professeur de Clinique médicale
à la Faculté de médecine de Paris.

Professeur agrégé de Thérapeutique
à la Faculté de médecine de Paris.

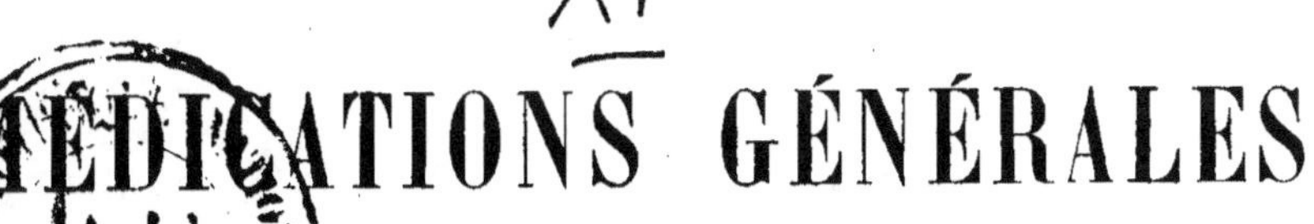

MÉDICATIONS GÉNÉRALES

PAR LES DOCTEURS

Ch. BOUCHARD, H. ROGER, SABOURAUD, SABRAZÉS,

POUCHET, BALTHAZARD, LANGLOIS, BERGONIÉ,

CARNOT, MARIE et CLUNET, PINARD, APERT, MAUREL, RAUZIER,

LÉPINE, Albert ROBIN et COYON, CHAUFFARD,

WIDAL et LEMIERRE.

Avec 42 figures dans le texte

PARIS

LIBRAIRIE J.-B. BAILLIÈRE ET FILS

19, RUE HAUTEFEUILLE, 19

1911

PRÉFACE

La Thérapeutique est la synthèse et la conclusion de la Médecine. Si Platon admettait que la plus belle Science est la plus inutile, il nous apparaît, au contraire, qu'une Science est d'autant plus belle qu'elle est plus féconde et qu'elle a pour but le soulagement des misères humaines. De fait, les plus éclatantes recherches de Médecine expérimentale, les plus subtiles analyses cliniques valent surtout par l'effort curateur auquel elles aboutissent.

Aussi la Thérapeutique, malgré ses incertitudes et ses tâtonnements, demeure-t-elle l'obsession du Chercheur et du Praticien. Aussi les Savants, même les plus illustres, les Cliniciens, même les plus réputés, à qui nous avons fait appel, nous ont-ils chaleureusement donné leur concours : qu'ils en soient tous remerciés ici !

La Thérapeutique peut être envisagée différemment, suivant que l'on prend pour point de départ de son étude le Médicament, le Symptôme ou la Maladie. La Bibliothèque de Thérapeutique sera donc divisée en trois Séries convergentes, dans lesquelles seront étudiés les AGENTS THÉRAPEUTIQUES, les MÉDICATIONS, les TRAITEMENTS. Chaque série comprendra un certain nombre de volumes, indépendants les uns des autres et paraissant en ordre dispersé, mais dont la place est nettement déterminée dans le plan d'ensemble de l'ouvrage.

I

La première Série est relative aux AGENTS THÉRAPEUTIQUES.

Elle comprend, comme une sorte d'introduction générale, l'*Art de formuler*, dont l'importance s'accroît par la publication d'un nouveau Codex et par les Conventions Internationales relatives aux Médicaments héroïques. Elle comprend aussi l'étude des *Techniques thérapeutiques médicales et des Techniques thérapeutiques chirurgicales*.

L'étude des *Agents physiques* a pris, depuis quelques années, un développement considérable. Les diverses branches de la *Physiothérapie* offrent, par là même, au Praticien, une série de ressources nouvelles. Qu'il s'agisse de *Kinésithérapie*, de *Massage*, d'*Hydrothérapie*, d'*Électrothérapie*, de *Radiothérapie*, etc., tout médecin doit savoir appliquer, lui-même, les méthodes usuelles et connaître le principe, les indications et les résultats des méthodes plus compliquées, qui restent, nécessairement, confiées aux Spécialistes.

L'étude des *Médicaments chimiques* a fait, elle aussi, de grands progrès. Les Médicaments minéraux, dont on aurait pu croire la liste épuisée, ont récemment revêtu des formes nouvelles (combinaisons organiques, métaux colloïdaux), douées de nouvelles propriétés thérapeutiques. Quant aux Médicaments organiques, leur nombre s'accroît tous les jours ; déjà quelques lois de pharmacodynamie permettent de prévoir leur action thérapeutique, suivant l'introduction de tel noyau ou de tel radical : qu'il s'agisse des sulfones et de leurs propriétés hypnotiques, des ecgonines et de leurs propriétés anesthésiques, des anthraquinones et de leurs propriétés purgatives, le chimiste commence à jongler avec les molécules et fabrique méthodiquement des médicaments synthétiques, comme il fabriquait déjà des couleurs ou des parfums.

Si les *Médicaments d'origine végétale* sont, de plus en plus, obtenus par synthèse, par contre de nouvelles plantes entrent, à leur tour, dans la matière médicale. La flore tropicale tient probablement encore en réserve bien des médicaments utiles.

Les *Médicaments d'origine animale*, fort employés jadis, puis fort oubliés, ont été surtout étudiés depuis Brown-Séquard. Qu'il s'agisse de thyroïdine ou d'adrénaline, de pepsine ou de sécrétine, l'*Opothérapie* utilise des produits fabriqués par l'organisme même et supplée à l'insuffisance glandulaire, en fournissant artificiellement au malade les substances qu'il ne fabrique plus. Il y a là tout un monde de corps et d'anticorps, qui, vraisemblablement, feront la base de la Thérapeutique de demain.

Les *Médicaments d'origine microbienne* ont métamorphosé le traitement et la prophylaxie des maladies infectieuses. Ils peuvent conférer une immunité active grâce aux méthodes Pastoriennes de *Vaccination*, ou passive grâce aux méthodes de *Sérothérapie*, par lesquelles, après Ch. Richet, après Behring et Roux, on utilise les humeurs d'animaux chez qui l'on a provoqué préalablement la formation d'anticorps. On peut aussi, avec Metchnikoff, faire de la *Bactériothérapie*, en opposant aux microbes nocifs d'autres microbes domestiqués et inoffensifs, dont le développement gêne celui des premiers.

L'étude des Agents Thérapeutiques comprend encore la *Crénothérapie*, la *Thalassothérapie*, la *Climatothérapie*. Sous le nom de Crénothérapie (κρήνη, source), on peut grouper, avec Landouzy, les méthodes thérapeutiques, si complexes mais si puissantes, relatives aux Eaux Minérales. Les richesses naturelles de notre pays en Stations Thermales, Maritimes ou Climatériques, sont, d'ailleurs, telles qu'aucun pays n'en possède d'équivalentes et ne peut aussi complètement se suffire à lui-même.

L'étude de la *Diététique* et des *Régimes* s'est beaucoup précisée : on peut, actuellement, doser l'énergie nutritive nécessaire à un organisme et la lui fournir sous telle ou telle forme isodyname, suivant l'état de ses viscères. Le régime, ainsi scientifiquement établi, fait, de plus en plus, partie de l'ordonnance et du traitement.

Enfin l'étude des *Agents psychiques* a pris, elle aussi, une grande importance : si l'influence du moral sur le physique est telle qu'il suffit parfois pour modifier l'évolution d'une maladie, de remonter les courages et d'imposer une volonté ferme, combien plus efficace encore est une direction morale méthodiquement graduée, suivant les règles précises de la *Psychothérapie* !

Tels sont les principaux Agents Thérapeutiques que le Praticien peut utiliser. Il est maintenant nécessaire de les grouper et de les combiner, en vue d'une Médication ou d'un Traitement.

II

La deuxième Série est relative à l'étude des MÉDICATIONS.

Étant donné un symptôme clinique, le premier problème thérapeutique qui se pose est de savoir si l'on doit agir sur lui, le favoriser ou le combattre ; or, ce n'est pas toujours une question facile à résoudre. Si certains symptômes sont, dans tel cas déterminé, manifestement défavorables et doivent être combattus (tels l'asphyxie, la putridité, etc.), d'autres, par contre, indiquent un effort réactionnel de l'organisme, que l'on doit respecter et même favoriser : tels les processus de l'inflammation mis en jeu par l'organisme contre l'infection, et qui doivent être respectés tant que leur excès même ne devient pas nuisible ; tel l'épistaxis d'un hypertendu, soupape de sûreté qui préserve parfois d'une hémorragie cérébrale. Mais, si tel symptôme doit être combattu et tel autre favorisé, beaucoup ont une signification variable ou douteuse : telle la fièvre. Aussi, bien souvent, en Thérapeutique, le difficile est-il non pas d'agir, mais de savoir s'il faut agir et dans quel sens.

En second lieu, pour ou contre un symptôme donné, on peut utiliser plusieurs méthodes thérapeutiques. Chacune a ses indications et ses contre-indications, et l'on ne traitera pas l'insomnie d'un cardiaque comme celle d'un fébricitant ou d'un douloureux.

On voit, par là, toute l'importance pratique que présente l'étude des Médications Symptomatiques. Ce sont, d'ailleurs, celles dont on doit, le plus souvent, se contenter, faute de mieux, lorsqu'on ne peut atteindre la cause même du mal.

III

Enfin la troisième Série comprend l'étude des TRAITEMENTS.

Le Traitement d'une Maladie, lorsqu'il n'est pas pathogénique, est fait, le plus souvent, de la juxtaposition d'une série de Médications symptomatiques. Il devra se modifier incessamment, en se modelant sur la marche même de l'affection. Par exemple, le Traitement d'une fièvre typhoïde sera représenté par une série de Médications dirigées non seulement contre l'infection éberthienne, mais aussi contre la fièvre, contre l'adynamie, contre la faiblesse cardiaque, contre les hémorragies intestinales, etc., suivant les symptômes successifs que l'examen clinique révélera.

Beaucoup de traitements sont devenus, dans ces dernières années, médico-chirurgicaux, qu'il s'agisse de sténose pylorique, de gangrène pulmonaire, de lithiase biliaire, de tuberculose rénale, etc. La partie médicale doit donc être complétée par une partie chirurgicale, de telle sorte que l'on puisse envisager, sous leurs différentes faces, les multiples traitements d'une même maladie.

C'est dans cet esprit qu'une série de volumes sont consacrés aux Traitements des Maladies Générales (Infections, Intoxications, Maladies de la Nutrition), des Maladies de chaque organe (Maladies nerveuses, digestives, circulatoires, pulmonaires, génito-urinaires), ainsi que des Spécialités (Maladies cutanées et vénériennes ; Maladies de la bouche, du nez, du larynx, des oreilles et des yeux).

Le présent volume est consacré aux Médications Générales, les deux autres volumes de la deuxième Série étant relatifs aux Médications spéciales des différents organes.

Après un article sur les Médications générales et les Médications locales, sont étudiées les Médications générales s'adressant aux Causes mêmes de la maladie, que celles-ci soient d'origine infectieuse, parasitaire, toxique, physique, etc. Vient ensuite l'étude des Médications générales s'adressant à l'Organisme et cherchant à influencer les processus de prolifération cellulaire, de réparation, de greffes, de croissance ou de régression.

Viennent enfin les Médications symptomatiques générales, relatives à la nutrition, à la fièvre, à l'inflammation, aux œdèmes.

A. GILBERT et P. CARNOT.

MÉDICATIONS GÉNÉRALES

MÉDICATIONS GÉNÉRALES ET MÉDICATIONS LOCALES

PAR

Le Professeur CH. BOUCHARD
Membre de l'Institut.

La médecine, il y a quelque temps encore, utilisait presque systématiquement la thérapeutique générale : rarement d'ailleurs cette thérapeutique était curative.

Pourtant, à l'occasion, elle intervenait radicalement, à la façon du chirurgien supprimant l'infection de l'organisme en amputant un membre gangrené : dans les empoisonnements, elle évacuait le contenu du tube digestif par les vomitifs et les purgatifs, neutralisait le poison par des substances appropriées qui le rendaient non absorbable, et supprimait la cause morbide par une intervention locale; de même aussi, dans certaines maladies extrêmement rebelles du cuir chevelu, après avoir reconnu l'inefficacité de ce qu'on appelait les toniques, les dépuratifs, les grands modificateurs généraux, soupçonnant une cause locale, elle cherchait à l'extirper. C'est ainsi qu'elle utilisait certains onguents adhésifs, qui, à chaque renouvellement, arrachaient les cheveux, et elle guérissait la teigne avant qu'on eût découvert le champignon qui la produit.

Il serait possible de citer d'autres exemples où la thérapeutique médicale était curative, parce qu'elle combattait localement une cause locale.

En dehors de ces cas, elle n'était que palliative ou adjuvante. En dehors de ces cas aussi, elle était générale; elle appliquait ses moyens d'action à la totalité de l'économie.

Mais de ces distinctions que nous faisons après coup, la médecine n'avait qu'un médiocre souci. Avant de philosopher, il fallait porter secours à l'homme qui souffrait ou qui était en danger de mort, et, à défaut de médicaments à action certaine ou répondant à une indication physiologique, on puisait dans le monceau de ces remèdes dont on ne sait ce qu'ils font, ni comment ils agissent, mais dont les bons effets avaient été révélés par l'observation fortuite ou par les caprices de l'expérimentation.

C'était de l'empirisme ; mais l'empirisme nous a donné l'opium, qui ne guérit pas souvent, mais qui soulage toujours. L'empirisme nous a donné presque tous nos médicaments, et, dans le nombre, quelques-uns qui guérissent : le quinquina, le mercure, l'iode, le colchique, la salicine, tous médicaments dont un hasard heureux nous a montré l'efficacité curative.

Chacun de ces médicaments guérissait une maladie spéciale et presque exclusivement cette maladie ; son action était spécifique.

Au début, on les avait utilisés systématiquement dans toutes les maladies. Il en fut ainsi pour les pommades mercurielles, que les Arabes appliquaient sur toutes les lésions de la peau, sans grand succès d'ailleurs ; lorsque apparut la syphilis, l'usage des mèmes pommades donna des résultats merveilleux contre ses manifestations cutanées. La thérapeutique spécifique de la syphilis était trouvée.

Les médicaments spécifiques guérissaient sans qu'on sût, sans qu'on soupçonnât pourquoi. Pour la plupart d'entre eux, nous connaissons aujourd'hui le secret de leur action : ils influent la cause morbifique, et, le plus souvent, ils l'influencent par une action générale.

Chose remarquable, ces causes, qui ne savent pas résister aux médicaments spécifiques, nous les affirmons plus que nous les connaissons. Nous avons découvert celles du paludisme, de la tuberculose et de l'actinomycose, plus récemment celle de la syphilis ; mais nous discutons encore sur celle du rhumatisme. Or, quand la médecine ne soupçonnait pas les causes, elle a découvert leurs remèdes, et, depuis que nous les connaissons ou que nous les affirmons, nous n'avons pas trouvé beaucoup de nouveaux spécifiques. Il y a de ces contradictions apparentes dans l'histoire des sciences.

Je me trompe, nous avons les sérums, nouvelle et brillante conquête du siècle qui vient de finir ; les sérums qui sont le type des médicaments spécifiques et grâce auxquels nous avons vu se multiplier singulièrement des maladies contre lesquelles nous pouvons exercer une action véritablement curative.

Si j'excepte le colchique, dont le mode d'action est encore obscur, tous les spécifiques que je viens d'indiquer, y compris les sérums, exercent leur action curative dans des maladies qui, certainement, sont provoquées par des organismes vivants, parasites, exception faite encore pour les maladies que produisent les venins et certains poisons.

Tous ces spécifiques à action générale influencent l'infection soit directement par une action bactéricide, soit indirectement en sollicitant les actes par lesquels l'organisme attaque les microbes ou se défend contre eux.

.*.

J'ai eu la pensée que, dans les maladies locales, comme aussi dans les maladies générales qui se localisent, si une médication générale exerce une action spécifique curative, on pourrait limiter l'administration du remède exclusivement au tissu qui est atteint; qu'on pourrait tenter le traitement en injectant dans le lieu affecté le médicament qui se montre efficace quand on le répand dans toute l'économie. Je dois ajouter, pour être équitable, que la thérapeutique oculaire m'avait précédé dans cette voie et qu'elle avait souvent recours à l'application locale des agents médicamenteux à action spécifique ou simplement à action physiologique.

En cas de rhumatisme articulaire aigu, un homme du poids de 60 kilogrammes qui reçoit chaque jour par la bouche 6 grammes de salicylate de soude voit simultanément ou successivement chacune de ses arthrites disparaître. On a fait pénétrer chaque jour 10 centigrammes du médicament dans chaque kilogramme de son corps, dans chaque kilogramme de substance saine comme dans chaque kilogramme de substance malade. Si, dans une articulation — je ne parle que des grandes articulations — les parties molles qui sont le siège du travail morbide pèsent de 50 à 100 grammes, c'est à des doses de 5 à 10 milligrammes qu'est due la guérison de chaque lésion locale.

Si l'expérience venait à justifier cette conception, administrer à un homme 6 grammes de salicylate par jour pour une arthrite rhumatismale unique, ce serait envoyer chaque jour dans la jointure malade le centigramme de médicament nécessaire et suffisant et jeter dans le reste de l'économie, qui n'en a pas besoin, 599 centigrammes d'une substance qui, assurément inutile, ne serait peut-être pas inoffensive.

En fait, une arthrite rhumatismale aiguë cède à l'injection *in situ* de quantités extrêmement minimes de salicylate de soude. Je ne dis pas que j'ai guéri avec 1 centigramme, mais j'ai vu des arthrites arrêtées net par 3 centigrammes, et il est exceptionnel qu'une fluxion articulaire ne soit pas supprimée par l'injection de 10 ou 20 centigrammes en solution dans 2 ou 4 centimètres cubes d'eau.

Il ne s'agit pas de révulsion, comme cela pourrait être si l'on injectait de l'eau distillée ; à ce titre de 5 p. 100, la solution de salicylate de soude n'est pas douloureuse. Il ne s'agit pas non plus de spoliation aqueuse, comme lorsqu'on injecte les solutions salines concentrées ; la guérison s'obtient aussi bien, quand on a soin d'injecter une solution isotonique, congelant à — 0°,56, comme c'est le cas pour les solutions de salicylate de soude à 3 p. 100.

Mes recherches de 1902 ont été faites à l'hôpital de la Charité. J'ai été assisté dans ces tentatives délicates, qui demandent une grande précision, par M. Balthazard, mon dernier interne, qui n'a pas cessé de s'intéresser à cette question et qui m'a apporté, comme chef de mon laboratoire à la Faculté, le secours de son ingéniosité dans l'expérimentation comme il m'avait donné à l'hôpital l'aide de son habileté clinique. Son rôle en cette affaire, comme en beaucoup d'autres, a été une réelle collaboration.

J'ai apliqué ces notions dans le traitement des manifestations locales du rhumatisme articulaire aigu, de la syphilis, de la blennorragie ; j'ai cherché à guérir les douleurs dues aux névrites, en particulier celles de la sciatique et du zona. L'exposé des bons résultats obtenus a fait l'objet de mon rapport au Congrès du Caire, en 1902. Depuis cette époque, d'autres se sont inspirés des mêmes idées dans le traitement local d'un certain nombre de maladies, en employant d'autres médicaments, spécifiques ou palliatifs, mais toujours en cherchant par une action locale à rendre plus intenses les bons effets qu'on leur attribuait à la suite de l'administration par la bouche. J'ai plus tard adapté la méthode à la thérapeutique des maladies syphilitiques de l'aorte.

Rhumatisme articulaire aigu. — Le salicylate de soude en solution à 5 p. 100 est injecté à la dose de 2 centimètres cubes de la solution ; deux ou trois injections sont pratiquées autour de la jointure malade.

En général, l'injection, qui n'est pas douloureuse et produit seulement une légère cuisson passagère, amène un soulagement rapide de la douleur et de la fluxion. Au bout d'une heure, l'effet est déjà manifeste, parfois au bout d'une demi-heure.

J'ai vu, dans les polyarthrites aiguës, les unes fébriles, les autres apyrétiques, l'injection de 5, 10, 20 centigrammes faire disparaître rougeur, douleur, épanchement, impotence, l'effet favorable se produisant seulement dans la jointure traitée.

Les autres articulations ne sont nullement modifiées ; elles ignorent ce qui s'est fait à côté d'elles et ce qui en est résulté. Il se peut même que de nouvelles arthrites se produisent ; elles n'influencent pas celle qui guérit, de même qu'elles ne sont pas influencées par elle. On guérit, au choix, une des articulations ; les autres restent malades ou peuvent devenir malades.

C'est la preuve que les doses minimes injectées localement n'ont pas une action générale et que ce n'est pas par une action générale sur le sang ou sur le système nerveux que se produit la guérison locale. Cela prouve aussi que, quand le traitement général se montre inefficace, chaque articulation traitée en particulier guérit non par la masse totale du médicament qui est répandue dans toute l'économie, mais par la très petite portion livrée à cette jointure.

Les guérisons par injections locales de doses minimes, souvent définitives, sont parfois précaires. Rien n'empêche que le traitement local soit continué ou repris, de même que rien n'empêche de traiter simultanément ou successivement plusieurs arthrites.

En tout cas, si, dans le rhumatisme articulaire aigu ou erratique, le traitement local est efficace, il ne doit pas être considéré comme suffisant ; sans doute il fait tomber la fièvre quand il s'agit d'arthrite unique, mais il n'empêche pas le développement de nouvelles arthrites ni l'invasion des grandes séreuses. Dans ces cas, le traitement général est obligatoire ; s'il se montre insuffisant, le traitement local lui viendra en aide.

Quand le rhumatisme n'est plus en période d'augment, quand il n'existe plus comme maladie générale et ne laisse plus que quelques vertiges persistants, quand surtout il est localisé d'emblée, le traitement local pourra être jugé suffisant ; encore sera-t-il prudent d'administrer une petite quantité de salicylate de soude par la bouche pour combattre les localisations séreuses insoupçonnées.

Nous avions déjà signalé cette nécessité du traitement général dans nos premières communications et les complications viscérales observées par Cousinou (1), chez un malade qui n'avait subi qu'un traitement local ne sont pas pour nous surprendre. « Nous avons connaissance, écrit Cousinou, d'un cas où cette précaution (l'administration de salicylate par la bouche) n'a pas été prise ; on s'est attardé au traitement local, les phénomènes douloureux articulaires ont été successivement jugulés ; mais le malade a succombé à des manifes-

____

(1) Thèse de Paris, 1904.

tations viscérales que la quantité trop minime de salicylate qu'il avait reçue par injection ne pouvait évidemment pas enrayer. »

Cousinou a d'ailleurs obtenu de bons effets du traitement local dans les formes subaiguës ou chroniques du rhumatisme, succédant aux accès aigus, alors que le traitement général est devenu inefficace ; c'est dans ces formes que j'avais vu moi-même l'effet utile se produire avec une rapidité qui dépasse toutes les prévisions. Je pourrais rapporter plusieurs observations de malades, retenus au lit depuis un mois, deux mois, pour des rhumatismes partiels du genou, du cou-de-pied, avec tendance à la chronicité et qui ont pu se lever le jour même de l'injection locale de 20 centigrammes de salicylate. Mais le plus souvent le traitement doit être maintenu avec persévérance, si l'on veut arriver à une amélioration fonctionnelle durable.

Depuis l'époque de mes premières publications sur la thérapeutique médicale locale, les chirurgiens ont, à la suite de Bier, généralisé une méthode de thérapeutique locale de l'inflammation par l'hyperémie. Seule l'hyperémie passive est impuissante à modérer la fluxion et la douleur dans le rhumatisme articulaire aigu, mais elle est susceptible d'amener un séjour prolongé dans la région malade du médicament introduit par injection sous-cutanée. Legras (1) a eu cette idée d'associer la méthode de Bier aux injections médicamenteuses : après avoir placé une bande de caoutchouc à la racine du membre, il injecte le salicylate de soude autour des jointures malades. Il a obtenu de bons résultats, mais il n'est pas établi que les injections aient agi beaucoup plus efficacement qu'en l'absence d'hyperémie. La méthode n'en est pas moins logique et intéressante, surtout applicable dans les cas où il s'agit de rhumatisme diffus, où toute la jambe est endolorie ; elle prolonge l'action du médicament en s'opposant à son passage dans la circulation générale. Pour remplir ce même but, surtout dans les cas où l'on cherche à obtenir une action localisée, certains auteurs ont préconisé l'addition d'adrénaline ou de cocaïne à la solution injectée ; la vaso-constriction intense, qui se produit localement, a évidemment pour effet de retarder l'absorption.

Plusieurs fois l'infection dans les parois thoraciques douloureuses a arrêté et fait rétrograder, au cours du rhumatisme aigu, une *pleurite* commençante.

Même dans la *péricardite rhumatismale*, j'ai vu une infection de 10 centigrammes faire tomber la fièvre de 39 à 37°,6. On fit une

(1) Thèse de Paris, 1909.

seconde injection et, en trois jours, le frottement avait disparu.

J'ai échoué dans l'*endocardite*, moins heureux que Moritz-Benedikt, qui m'a précédé dans cette voie, et qui a employé avec succès les injections à 2 p. 100 d'acide phénique.

La médication salicylée locale a amélioré et guéri la *contracture musculaire douloureuse* des adducteurs de la cuisse ; il faut alors agir sur les insertions tendineuses. D'une façon générale, cette médication calme l'élément douleur, même dans les affections qui ne sont pas d'origine rhumatismale, dans certaines névralgies et névrites sciatiques, dans les névrites si cruelles et si tenaces qui succèdent parfois au zona, dans les arthrites blennorragiques.

Mais le salicylate, qui guérit le rhumatisme articulaire véritable, n'a pas d'action curative sur l'arthrite blennorragique, non plus que sur toutes les affections qui reconnaissent une cause spécifique, qui n'est pas le rhumatisme.

Syphilis. — Les injections d'iodure de potassium à 3 p. 100, titre qu'il ne faut pas dépasser sous peine de provoquer une douleur vive, faites sur le tronc du nerf douloureux et à son émergence des trous de conjugaison, faites aussi au niveau des foyers d'où partaient des élancements, ont donné des améliorations, même des améliorations durables dans les douleurs fulgurantes des tabétiques. Mais on ne dépassait pas un certain degré ; la douleur devenait tolérable, mais elle persistait. C'est qu'il n'existe peut-être pas de névrites périphériques chez les tabétiques, mais seulement des plaques d'hyperesthésie dont l'excitation réveille les douleurs (Pitres).

Les résultats ont été bien supérieurs dans le traitement local des localisations de la syphilis par les mêmes doses minimes des médicaments spécifiques, soit par l'iodure de potassium, soit par ce même sel associé au biiodure de mercure (3 grammes d'iodure de potassium, 1 centigramme de biiodure de mercure, 100 grammes d'eau ; injecter 2 centimètres cubes). J'ai eu raison, en peu de jours, de gommes volumineuses, de condylomes ulcérés, chez des malades dont l'estomac ne tolérait plus ni iodure, ni mercure, chez lesquels les injections de benzoate de mercure donnaient naissance à des nodosités douloureuses du volume d'une noix. Labadie-Lagrave a confirmé ces bons résultats dans le traitement des gommes syphilitiques, qui s'affaissent, se flétrissent et se cicatrisent après quelques injections de 3 à 6 centigrammes d'iodure de potassium.

La guérison est encore plus rapide pour certaines lésions secondaires cutanées ou muqueuses, soit que l'on applique sur la peau, suivant une pratique ancienne, un emplâtre mercuriel, soit qu'on injecte le sel mercuriel au voisinage de la lésion. Gaucher guérit rapidement les plaques muqueuses de la bouche et améliore la leucoplasie, en faisant sucer au malade des comprimés de caséine dans laquelle est incorporé du lactate de mercure, sel peu irritant pour la muqueuse du tube digestif.

De même que le rhumatisme en évolution, la syphilis en voie d'accroissement réclame le traitement général ; je pense même qu'elle le réclame toujours ; mais, avec ou sans traitement général, on pourra, je l'espère, par le traitement local, triompher d'une lésion isolée ou arrêtée et réduire rapidement certaines localisations fâcheuses, douloureuses ou dangereuses, comme il s'en développe à la face, à la langue ou sur l'œil.

En septembre 1908, j'ai communiqué à l'Association médicale britannique, dans son congrès de Sheffield, des observations de traitement local dans des lésions chroniques syphilitiques de l'aorte. Sur 38 syphilitiques atteints de lésions aortiques, 8 présentaient du rétrécissement de l'orifice, 7 de l'insuffisance aortique simple ; chez 12, il y avait double lésion aortique.

Chez ces 27 malades, le traitement mercuriel fut appliqué localement, d'abord par injections de biiodure de mercure un peu profondes, de chaque côté du sternum, vers la partie inférieure de l'aorte ascendante. Ces injections, malgré les très faibles doses, étant très douloureuses, je leur substituai les frictions avec l'onguent mercuriel double sur la région du sternum. Chez 8 de ces malades, j'ai obtenu des améliorations considérables, qui, pour eux, étaient la guérison et que je fus tenté moi-même de considérer comme des guérisons réelles. Ces améliorations n'ont porté que sur les cas de double lésion aortique. Les souffles ont disparu ainsi que les caractères du pouls et le pouls capillaire ; guérisons fragiles, car, le traitement ayant été abandonné, j'ai vu les accidents reparaître. Deux guérisons persistent encore aujourd'hui.

Névralgies et névrites. — Le traitement local des névralgies et névrites comporte l'injection de substances médicamenteuses dans la gaine du nerf ou, plus simplement, dans l'atmosphère médicamenteuse qui entoure le nerf. Les injections sont espacées sur le trajet du nerf et de ses branches collatérales et faites de préférence aux points où il existe des douleurs spontanées à la pression.

On a injecté des médicaments analgésiques, comme la cocaïne, la stovaïne, la morphine. Pitres et Verger ont même tiré un grand parti de la cessation des douleurs après l'injection de cocaïne sur le trajet du nerf, pour établir de façon indiscutable le caractère périphérique de la névralgie ou de la névrite.

A l'aide des injections d'analgésiques, on calme presque toujours les souffrances, mais on ne guérit pas la maladie. Pour y parvenir, on doit s'adresser, chaque fois que la cause de la névrite est connue, aux modificateurs spécifiques, quand ceux-ci existent : salicylate de soude dans le rhumatisme, iodure de potassium et sels mercuriels dans la syphilis, sérum antidiphtérique dans les névrites périphériques de la diphtérie, etc.

J'ai surtout observé de bons résultats dans le traitement de la sciatique chronique qui survient chez les malades sujets aux attaques de rhumatisme articulaire aigu. En quinze jours, on vient à bout parfois de sciatiques rebelles, ayant tourmenté les malades pendant plusieurs années.

Les échecs, assez rares, peuvent être dus à l'existence de lésions définitives de névrite ; d'autres fois, la sciatique n'est pas de nature rhumatismale, et le salicylate n'a pas de prise sur la cause qui a provoqué son apparition.

La puissance d'action de la thérapeutique locale par les doses minimes me paraît certaine. Quel est le mode de son action ? La première pensée qui se présente, c'est qu'elle relève de la thérapeutique antiseptique, qu'elle agit localement sur les agents provocateurs de la maladie plutôt que sur les cellules animales aux prises avec les agents.

On peut objecter que les proportions de médicament sont trop faibles pour accomplir une action antiseptique. 10 à 20 centigrammes de salicylate de soude sont assurément une faible quantité d'antiseptique, même si on les suppose confinés dans les 10 à 50 grammes de matière vivante affectée de travail pathogénique dans une arthrite rhumatismale. Ce sont, en tout cas, des proportions de 2 à 20 p. 1 000, et nul ne peut affirmer que ce n'est pas une proportion suffisante pour influencer, grâce à la spécificité du sel, l'agent producteur du rhumatisme.

Quant aux doses de 2 dixièmes de milligramme de biiodure dans un petit condylome, cela peut représenter une proportion de 5 à 10 centigrammes de sel mercurique par kilogramme de substance malade, proportion qui est réputée nettement antiseptique pour la plupart des microbes.

La thérapeutique locale, parce qu'elle est locale, peut donc permettre de porter le médicament dans la partie malade, en une proportion qui le rende antiseptique, sans que sa diffusion ultérieure dans tout l'organisme puisse le rendre toxique.

Pour faire parvenir dans les 50 grammes de tissu phlogosé, autour d'une articulation atteinte d'arthrite rhumatismale, les 10 centigrammes de salicylate de soude que l'on y injecte localement, il faudrait, chez un homme de 70 kilogrammes, introduire par la bouche, en une seule fois, 140 grammes de salicylate de soude, c'est-à-dire plusieurs fois la dose mortelle. Encore, malgré l'énormité de la dose, le tissu malade, vu la lenteur de l'absorption gastrique et la rapidité de l'élimination rénale, ne recevrait-il pas autant du médicament que quand on y dépose directement 10 centigrammes de la substance.

Pour résumer, la thérapeutique locale consiste à *verser le médicament dans le point seulement où il est utile, à la dose où il est utile*, et elle présente l'avantage d'*épargner le reste de l'économie.*

MÉDICATIONS GÉNÉRALES
DES INFECTIONS

PAR

le Professeur H. ROGER
Professeur à la Faculté de médecine de Paris, médecin de l'hôpital de la Charité.
Membre de l'Académie de médecine.

Par leur évolution naturelle, la plupart des infections aiguës tendent vers la guérison. Le devoir du médecin consiste donc à observer les procédés mis en œuvre par la nature, à s'en inspirer de façon à diriger les réactions morbides et, suivant les cas, à les stimuler ou à les restreindre. Il trouvera aussi dans l'étude des infections aiguës des inspirations pour le traitement des infections chroniques. Entre ces deux groupes de maladies, la différence est complète. L'infection aiguë est en évolution constante ; elle traduit la lutte entre l'organisme envahi et l'agent envahisseur ; dans l'infection chronique, les réactions sont nulles ou peu marquées ; l'agent est moins actif, mais son attaque, pour être menée plus sourdement, n'en est que plus grave. Ce qui manque surtout, c'est la réaction de l'organisme atteint. Le malade ne peut plus lutter, et les lésions progressent continuellement. On peut donc se proposer de réveiller les réactions endormies, et cette idée se trouve réalisée par les méthodes qui consistent à injecter aux malades les toxines produites par l'agent de leur maladie, méthode dangereuse sans doute, qui, avec la première tuberculine, provoqua de nombreux accidents, mais qui, reprise et modifiée dans ces dernières années, semble conduire à de véritables succès.

Dans les infections aiguës, l'effort de l'organisme consiste à détruire et à rejeter les germes infectieux, à neutraliser et à éliminer les toxines ; le but du thérapeute doit être le même : seulement les procédés utilisés pourront être différents de ceux auxquels la nature a recours. S'adresser à la cause animée qui provoque l'infection, c'est faire de la médication étiologique. S'adresser aux toxines par lesquelles agit le germe morbifique, c'est, suivant le cas, faire de la médication pathogénique ou de la médication physiologique.

La *médication étiologique* trouve sa formule dans la méthode antiseptique. L'idéal serait de posséder des substances qui, tout en étant capables de détruire les germes infectieux, seraient inoffensives pour l'être malade. C'est là, malheureusement, la pierre d'achoppement. Cependant on parvient à réaliser l'antisepsie sur les plaies en surface, parfois dans les trajets fistuleux, mais encore faut-il prendre des précautions : certains antiseptiques exercent une action irritante ; ils diminuent la résistance des cellules, et, malgré leur action incontestable sur le microbe, loin d'entraver l'infection, ils la favorisent. Aussi tend-on, aujourd'hui, à remplacer l'antisepsie par l'asepsie et, en tout cas, quand on utilise des substances antiseptiques, on a le soin de recourir à des solutions étendues. Avec ces précautions, les résultats sont souvent satisfaisants, à la condition de changer fréquemment les antiseptiques ; quand on prolonge l'usage de l'un d'eux, il se fait une sorte d'accoutumance qui en diminue l'action.

A la méthode antiseptique se rattache la méthode abortive, qui se propose d'arrêter une infection commençante, et c'est dans le même groupe probablement qu'il faut placer la médication spécifique.

On sait aujourd'hui que le microbe n'est pas la cause suffisante de la maladie infectieuse. Bien souvent des causes adjuvantes et prédisposantes lui viennent en aide : le thérapeute a le devoir de s'en occuper. Il fera encore de la médication étiologique en luttant contre les conditions diverses qui permettent, maintiennent ou aggravent l'infection. Tantôt ce sera par le régime, la diététique, l'hygiène qu'il remplira les indications qui se posent, tantôt ce sera par une médication spéciale ou une intervention chirurgicale : on guérit la furonculose en combattant les troubles digestifs qui la provoquent et l'entretiennent ; on fait tarir une suppuration en extirpant le corps étranger qui se trouve dans le foyer morbide. Dans ce cas, la médication, bien que n'étant pas dirigée contre la cause efficiente, ne mérite pas moins d'être considérée comme une médication étiologique.

La *médication pathogénique* est celle qui s'attaque aux procédés mis en œuvre pour nuire à l'organisme ; puisque les bactéries n'agissent que par les poisons qu'elles renferment ou qu'elles sécrètent, sera pathogénique toute médication dirigée contre ces poisons.

Dans bien des cas, la *médication pathogénique* se confond avec la *médication physiologique* ou *naturiste*, qui s'efforce de lutter contre les toxines, en s'inspirant des procédés que l'organisme utilise dans le même but. La distinction est, en effet, un peu spécieuse : car on peut dire que, dans la lutte contre les infections, l'organisme emploie de soi-même une thérapeutique pathogénique. A l'appui de cette assertion, il suffit de rappeler les principes fondamentaux de la sérothérapie. Certains sérums sont bactéricides ; ils ont la propriété de détruire les microbes ou tout au moins d'exercer sur eux une action nocive ; les employer, c'est faire de la médication étiologique.

Plus souvent, on utilise des sérums qui sont sans action sur la végétation ou la vitalité du microbe, mais neutralisent l'effet de ses toxines. Quand nous nous en servons contre une infection, par exemple quand nous injectons du sérum antidiphtérique à un malade, nous faisons à la fois de la médication pathogénique et naturiste : pathogénique, puisque nous combattons le mode d'action de la cause ; naturiste, puisque nous prenons notre inspiration dans le mode réactionnel de l'organisme malade. Nous savons, en effet, que, pour lutter contre le poison microbien, l'organisme sécrète une antitoxine ; par la thérapeutique, nous lui fournissons dès le début de la maladie la substance protectrice dont il a besoin ; nous réalisons plus tôt ce qu'il aurait fait plus tard : nous lui faisons ainsi gagner du temps et nous arrêtons l'intoxication bactérienne à un moment où ses effets ne sont pas irréparables.

Il ne faut pas seulement, dans une infection, compter avec les poisons bactériens. La synergie qui unit toutes les parties de l'organisme amène des troubles ou des modifications de l'économie entière : il en résulte des auto-intoxications secondaires, qu'on ne doit jamais perdre de vue. Bien souvent les procédés dirigés contre ces poisons se confondent avec ceux qui visent les toxines. On peut, en effet, se proposer les trois buts suivants : neutraliser les substances nocives formées par l'organisme, stimuler les organes chargés de les détruire, favoriser leur élimination.

Ce ne sont pas seulement les réactions générales de l'organisme qu'il faut avoir en vue ; on doit se préoccuper, en même temps, des réactions locales qui se passent au point envahi par les agents pathogènes. Suivant les circonstances, il faut stimuler, restreindre ou détourner l'inflammation locale. On peut stimuler même les manifestations aiguës. Aussi, un des meilleurs traitements de l'érysipèle et des phlegmons consiste en des applications chaudes. On augmente ainsi la réaction, on la rend plus vive et, par conséquent, plus rapidement efficace ; de même on fait avorter un panaris quand, à sa période initiale, on traite le doigt atteint par des bains extrêmement chauds ; il est bien évident qu'on ne tue pas le microbe, on provoque simplement une réaction inflammatoire qui a pour effet de le détruire.

On a plus souvent recours à ces médications phlogistiques, quand on veut traiter des affections à marche lente et torpide. Certains foyers suppurés, certaines lésions tuberculeuses, les ulcérations, quelle qu'en soit la nature, sont améliorés par les applications chaudes, les scarifications, les cautérisations, tous procédés qui agissent en réveillant une inflammation trop tôt éteinte. D'autres fois, ce sera par une substance toxique qu'on provoquera cet effet. Ainsi agissent la tuberculine et le cantharidate de potasse, qui fut à un moment employé contre la tuberculose. On a pu encore avoir recours aux inflammations microbiennes ; l'observation a montré que, dans certains cas, un érysipèle intercurrent guérit une infection torpide. On a plusieurs fois, dans un but thérapeutique, inoculé des cultures de streptocoques ou injecté des toxines streptococciques.

Dans les cas où la réaction locale est trop vive, on aura évidemment pour devoir de modérer l'inflammation.

C'est ce qui est indiqué surtout quand la lésion occupe un organe important et menace, en troublant son fonctionnement, de compromettre l'existence. Il est d'un usage courant d'appliquer les réfrigérants et surtout la glace en permanence sur la région du cœur, sur le ventre ou la tête, dans les cas de péricardite, de péritonite, de méningite. On lutte aussi contre la congestion péri ou pré-inflammatoire, par les déplétions sanguines, par les antiphlogistiques et parfois par les médicaments vaso-moteurs. Enfin on peut provoquer une dérivation par les révulsions appliquées sur la région malade, sur un point ou sur un organe éloigné.

Il ne faut donc pas soutenir, d'une façon exclusive, que les réactions doivent être combattues ou qu'elles doivent être stimulées. Il faut seulement se rappeler que les réactions inflammatoires sont toujours utiles ; elles représentent un moyen de défense, seulement leur intensité peut dépasser le but. Concluons donc que s'il faut les combattre parfois, il est souvent utile de les réveiller et qu'il est toujours indispensable d'en surveiller et d'en diriger l'intensité.

Si les médications dont nous venons d'indiquer les lois générales sont les plus rationnelles, il ne faut pas cependant abandonner la *thérapeutique symptomatique*. Celle-ci consiste simplement à parer à des accidents immédiats, à lutter contre certains troubles sans remonter à leur cause et à leur point de départ. Si elle doit être considérée fréquemment comme un aveu de notre ignorance, elle est parfois la seule possible et même la seule admissible. Quand on se trouve en présence d'accidents qui menacent la vie, il faut avoir recours à une médication d'urgence, qui s'adresse au trouble observé sans en rechercher l'origine.

La thérapeutique symptomatique peut être une thérapeutique adjuvante et, dans ce cas, elle est pleinement justifiée. Si l'on doit soigner un malade atteint de céphalée syphilitique, on fera une médication spécifique. Mais, celle-ci n'agissant qu'au bout de quelques jours, pour procurer un peu de soulagement et permettre le sommeil, on prescrit en même temps un hypnotique. On fait également une médication symptomatique parfaitement rationnelle quand on conseille l'opium contre la toux, l'atropine contre les sueurs, les analgésiques contre les phénomènes douloureux. Dans tous ces cas, la médication symptomatique fournit des procédés qui viennent en aide à une thérapeutique curative ; elle est donc tout à fait justifiée. Elle représente au contraire un aveu de notre impuissance quand nous nous contentons de traiter un symptôme parce que nous n'avons pu reconnaître son mécanisme, ni remonter à sa cause.

Parmi les symptômes qu'on est le plus souvent appelé à traiter, il faut faire une place à part à la fièvre.

L'élévation de la température est pénible pour le malade ; elle inquiète son entourage, elle préoccupe le médecin. On craint que l'hyperthermie, en devenant trop intense ou en se prolongeant, provoque des accidents, détermine des lésions organiques, des dégénérescences cellulaires, qui d'ailleurs sont vraisemblablement dues plutôt aux poisons microbiens qu'aux élévations de température. Mais, depuis l'usage du thermomètre, la fièvre se décèle facilement. Aussi s'en préoccupe-t-on toujours et s'efforce-t-on toujours d'abaisser la courbe thermique. Cette tendance s'est traduite par l'introduction, dans la thérapeutique, d'une quantité prodigieuse de fébrifuges. Mais ceux-ci, sauf les médicaments spécifiques, agissent sur le mécanisme et non sur la cause. Le plus souvent, ils entravent les réactions salutaires, diminuent les oxydations et, par conséquent, exercent une influence défavorable. Nous ne faisons d'exception que pour la balnéation, tiède ou froide, qui seule est rationnelle. Elle abaisse la température en soustrayant du calorique. Or, dans la fièvre, la déperdition du calorique est augmentée ; le bain froid l'accroît davantage et, par conséquent, il complète l'œuvre de défense commencée par l'organisme ; il rentre donc dans le groupe des médications naturistes.

THÉRAPEUTIQUE ANTISEPTIQUE.

La méthode antiseptique se propose de détruire les agents pathogènes, en agissant directement sur eux et non indirectement par modification de l'organisme.

On peut réaliser les indications de l'antisepsie par des procédés d'ordre physique. La chaleur représente comme on sait le plus sûr agent destructeur des microbes. Malheureusement, si elle est journellement employée pour la stérilisation des substances inertes, elle est d'un maniement moins facile quand il s'agit d'un organisme vivant. Les applications locales très chaudes n'entravent les infections qu'en modifiant la circulation; elles agissent indirectement sur le microbe. Cependant, quand la lésion est bien circonscrite, on peut arriver à la détruire par le cautère actuel; on guérit ainsi les folliculites. Si la lésion est étendue, on pourra également y porter le fer rouge, comme on le fait dans certains phlegmons et dans la gangrène et surtout utiliser l'air surchauffé.

Il existe certains virus qui sont assez sensibles à la chaleur, beaucoup plus que les tissus voisins. Ainsi, d'après Aubert, il suffit de 36° pour entraver la pullulation du bacille chancrelleux; un chauffage à 42° pendant une heure amène la mort du microbe. On conçoit donc que, par des applications chaudes ou par des insufflations d'air surchauffé, on puisse arrêter l'évolution du chancre mou.

Les microbes supportent bien mieux le froid que la chaleur. Aussi les applications froides, si elles réussissent parfois en modifiant la vitalité et les réactions inflammatoires des tissus, n'ont-elles aucune influence sur les éléments pathogènes.

Quand on a eu mis en évidence l'action bactéricide des rayons solaires, on fut conduit à rechercher l'influence de la lumière sur la marche des infections. Mais, comme toujours, le problème est complexe; il faut tenir compte à la fois de l'action exercée sur l'organisme et de celle qui est produite sur les microbes. Cependant des résultats importants ont été obtenus dans cette voie. La photothérapie produit d'excellents effets dans le traitement de certaines infections cutanées et notamment du lupus. Sur la peau, anémiée par un compresseur de verre formé de deux lentilles de cristal de roche entre lesquelles circule de l'eau fraîche, on fait arriver un faisceau de rayons bleu violet fourni par une puissante lampe à arc.

Les antiseptiques chimiques sont extrêmement nombreux et certains d'entre eux étaient connus et utilisés dès la plus haute antiquité. Du temps d'Hippocrate, on employait, pour le lavage des plaies, le vin, les huiles aromatiques, certains sels caustiques de fer ou de cuivre. Les mêmes substances ont été préconisées au moyen âge, puis on utilisa la poudre de quinquina, les mercuriaux, les arsenicaux, les astringents, les baumes, les résines.

Il faut arriver à Lister pour trouver une doctrine véritable de l'antisepsie, du moins de l'antisepsie chirurgicale. Lister pensait que l'air exerce sur les plaies une action nocive par les germes qu'il contient et qu'il y dépose. Dès lors, utilisant le phénol déjà employé par Lemaire, il fait laver les mains du chirurgien et des aides dans une solution à 2,5 p. 100, fait plonger les instruments dans une solution forte à 5 p. 100, laver le champ opératoire avec la solution forte et, pendant toute l'opération, diriger sur la plaie un spray de phénol; puis il fait un lavage avec le même liquide, place les drains stérilisés par le phénol; enfin, après avoir recouvert la plaie avec des bandelettes de protective, applique la gaze phéniquée et le mackintosch imperméable.

La méthode n'a plus qu'un intérêt historique, mais elle a inauguré une véritable révolution dans la chirurgie et a conduit à l'asepsie opératoire.

Si l'antisepsie a perdu de son importance en chirurgie, elle en a acquis en médecine. On s'est proposé de tuer, au moins partiellement, les germes qui pullulent sur les téguments et les muqueuses, et on a même tenté de réaliser l'antisepsie du milieu interne.

Un antiseptique doit remplir certaines conditions générales et, suivant l'usage auquel il est destiné, posséder des propriétés particulières.

Les propriétés générales de tout antiseptique sont les suivantes : être délétère pour les germes morbides ; être inoffensif pour les cellules animales avec lesquelles il est en contact; ne pas contracter avec les éléments organiques des combinaisons qui le rendent inoffensif pour les microbes ; ne pas coaguler les albumines dont les grumeaux pourraient protéger les bactéries.

Les propriétés particulières peuvent être diamétralement opposées suivant les cas. Selon qu'il s'agit de stériliser une cavité close ou une surface ; selon qu'il faut agir sur une partie limitée ou, au contraire, étendre au loin l'action bactéricide ; selon qu'on traite le tube digestif, l'appareil urinaire ou l'appareil respiratoire, on doit employer des substances solubles ou insolubles, diffusibles ou non diffusibles, liquides ou solides, pulvérulentes ou volatiles.

L'antisepsie de la peau est relativement facile à réaliser. On prescrit les lavages énergiques et prolongés, accompagnés de frictions ou bien les bains tièdes chargés de substances antiseptiques, sublimé ou naphtol. Ces méthodes sont utilisées journellement au cours ou à la fin des maladies infectieuses qui s'accompagnent d'une abondante desquamation cutanée, la scarlatine et surtout la variole. Contre les lésions cutanées à tendance gangreneuse, l'emploi des compresses imbibées de liquides antiseptiques et notamment d'eau additionnée de peroxyde d'hydrogène, en entravant le développement des saprophytes répandus à la surface de la peau, rend les plus grands services; mais il faut se rappeler que les antiseptiques sont souvent mal supportés et provoquent des dermites parfois intenses et rebelles et que la lésion médicamenteuse locale est souvent le point de départ d'un érythème étendu et généralisé.

Médications générales.　　　　2

Les antiseptiques appliqués sur la peau n'agissent guère que sur la surface. Cependant ils sont capables, dans certains cas, d'arrêter l'infection des glandes cutanées. Ainsi les applications de teinture d'iode servent souvent d'abortif au développement des furoncles. Mais agissent-elles comme antiseptiques ou comme stimulants? Car on obtient des résultats aussi bons avec de simples frictions à l'alcool.

L'alcool rend d'ailleurs de très grands services dans le traitement des infections de la peau, tandis que bien souvent les pommades réputées antiseptiques provoquent au contraire des infections rebelles des glandes cutanées.

On a encore proposé de faire pénétrer les antiseptiques en les lançant sous forme de jets. On utilise ainsi les pulvérisations phéniquées dans l'anthrax, et on a employé, pendant longtemps, les pulvérisations de sublimé contre l'érysipèle. Cette dernière méthode ne semble pas d'ailleurs donner de bons résultats.

L'antisepsie des organes génitaux se pratique couramment chez les femmes ; les injections vaginales rentrent dans les soins de toilette. On utilise fréquemment les antiseptiques dans le traitement des vaginites et des urétrites; on les emploie pour le lavage des vessies infectées. Il faut remarquer, d'ailleurs, que, dans bien des cas, la méthode n'agit pas du tout en détruisant les germes. Quand on fait des lavages de la vessie, on entraîne des produits nocifs, et surtout on débarrasse le réservoir de l'urine qui y stagne et sert de milieu de culture aux microbes.

Enfin on peut pratiquer l'antisepsie par une méthode indirecte, qui consiste à faire avaler des substances s'éliminant par l'urine. Les balsamiques étaient fréquemment employés autrefois; le salol, l'urotropine sont souvent utilisés aujourd'hui.

Les organes et les cavités de la face sont facilement envahis par les germes pathogènes. Aussi, à l'état de santé, convient-il d'en réaliser l'asepsie dans une certaine mesure. C'est avec raison à la cavité buccale qu'on donne le plus de soin.

Au cours des maladies infectieuses, les soins de la bouche méritent une attention toute spéciale. On fera donc bien de recourir à de fréquents lavages, à des nettoyages avec des eaux alcalines : on ne tue pas les germes, mais on diminue la vulnérabilité de la muqueuse. Quand des lésions sont constituées, il faut généralement faire faire des attouchements avec des substances antiseptiques ou caustiques. L'iode, le nitrate d'argent, l'acide salicylique sont journellement employés dans les stomatites.

C'est encore aux antiseptiques, comme la créosote, le salicylate de méthyle, l'acide arsénieux, qu'on a recours dans le traitement de la carie dentaire.

Quand les cavités attenant à la bouche sont infectées, on doit tenter l'antisepsie par des substances volatiles. L'usage du menthol est depuis longtemps classique et convient également contre les infections des fosses nasales et des sinus de la face.

On peut réaliser l'antisepsie des voies respiratoires en faisant inhaler des substances volatiles; en portant directement des liquides ou des poudres sur les parties supérieures ; en injectant des liquides médicamenteux dans la trachée ; s'il s'agit des poumons, en injectant directement dans le parenchyme ; enfin en profitant de l'élimination par les alvéoles de certains principes volatils introduits par une voie quelconque dans l'organisme.

Les inhalations de substances volatiles et spécialement de menthol sont journellement usitées dans le traitement des infections laryngées, trachéales et bronchiques. Il est facile de porter des antiseptiques sur le larynx; on peut même en injecter dans la trachée, soit en se guidant au moyen du laryngoscope, soit même, dit-on, en faisant directement l'injection dans le fond du pharynx. Enfin on a pu faire des injections interstitielles dans le poumon. Mais la méthode est peu utilisée aujourd'hui.

Les substances volatiles s'éliminant par le poumon, on peut en faire prendre par le tube digestif; on en injecte sous la peau; on utilise ainsi les balsamiques, la créosote et ses dérivés, les eaux sulfureuses ou l'hyposulfite de soude.

L'intensité des putréfactions qui se passent dans l'intestin et le rôle considérable des fermentations que les microbes produisent dans le tube digestif ont conduit à d'importantes tentatives thérapeutiques. Dans la plupart des infections, les bactéries gastro-intestinales pullulent avec une intensité considérable et produisent des poisons dont l'action s'ajoute à celle des toxines spécifiques.

On peut déjà, par le régime, entraver les fermentations microbiennes. C'est ce qu'on réalise facilement en supprimant les viandes et surtout en ayant recours à la diète lactée. Si les manifestations sont graves, on interdit tout aliment et on donne seulement de l'eau pure ou additionnée de lactose. C'est, on le sait, chez les nouveau-nés que les troubles gastro-intestinaux sont sérieux, et c'est justement chez eux que la diète hydrique est le plus souvent employée et rend les plus grands services.

Une autre méthode consiste à chasser les microbes et à entraîner les matières fermentescibles par de grands lavages, soit de l'estomac, soit surtout du gros intestin. De la même façon agissent les vomitifs et les purgatifs.

Les antiseptiques gastro-intestinaux proprement dits se divisent en deux groupes : les solubles et les insolubles. Les premiers sont absorbés à mesure qu'ils cheminent; aussi ne peuvent-ils agir longtemps. C'est donc aux antiseptiques insolubles qu'il faut recourir. Bouchard en a montré l'importance et en a fait ressortir les bons effets. Malgré les critiques adressées à la méthode, je persiste à croire à son efficacité, et je pense que dans les infections qui s'accompagnent de putréfactions intestinales excessives, dans les gastro-entérites, dans la fièvre typhoïde, on fera bien de prescrire les antiseptiques insolubles et notamment le benzonaphtol. On peut le mélanger au sous-nitrate de bismuth. Ce sel neutralise un des poisons que produisent les putréfactions intestinales : il forme avec l'acide sulfhydrique un sulfure insoluble; mais, pour que l'antisepsie intestinale réussisse, il faut avoir soin de donner l'antiseptique à doses fractionnées; il faut que constamment la substance vienne agir sur les microbes.

Quand l'infection est localisée au gros intestin, on réalisera l'antisepsie par l'entéroclyse. Les résultats obtenus par ce moyen dans le traitement des dysenteries et des diarrhées dysentériformes sont tout à fait remarquables. On emploie les solutions légères de permanganate de potasse par exemple à 1 p. 10000, ou les dilutions, exactement neutralisées, d'eau oxygénée.

Je n'ai rien à dire de spécial sur l'application de l'antisepsie au traitement des affections des séreuses. Je ne dirai qu'un mot des tentatives qui ont été faites pour réaliser l'antisepsie interstitielle. Cette méthode donne de bons résultats dans le traitement de la pustule maligne. Elle fut employée pour la première fois par Davaine et Cezard, qui injectaient des dilutions d'iode à 1 p. 4000. J'ai utilisé un mélange de 1 partie de teinture d'iode avec 2 parties ou même 1 partie d'eau iodurée. On injecte matin et soir XV à XX gouttes de ce liquide par trois ou quatre piqûres autour de la zone vésiculeuse et dans les parties œdématiées.

Quelques chirurgiens ont pu se servir, dans le même but, d'une solution de sublimé ; on a employé encore les injections de phénol.

Le même traitement a été appliqué à l'érysipèle. Pour arrêter la marche extensive de l'infection, on a injecté dans la région du bourrelet des liquides antiseptiques. Il me semble que cette méthode ne doit être utilisée que dans les cas particulièrement graves, notamment contre les érysipèles des membres et les érysipèles ambulants. On peut alors, comme je l'ai fait bien souvent, introduire de l'eau oxygénée. On injecte la solution du commerce, coupée de son volume d'une solution de bicarbonate de soude à 4 p. 1 000. On introduit matin et soir 5 à 10 centimètres cubes du liquide. Ces injections ont des effets véritablement remarquables et peuvent arrêter l'extension d'une lésion suppurative ou gangreneuse.

Quand une partie est frappée de sphacèle et irrémédiablement perdue, on peut essayer de la transformer en une masse inoffensive par une sorte d'embaumement. C'est ce que Bouchard a réalisé dans un cas de gangrène du membre inférieur, liée à une artérite post-typhoïdique. Il fit pratiquer des injections d'huile créosotée à 25 p. 100. Dès lors la putréfaction s'arrêta et le membre gangréné se momifia et fut éliminé par une amputation spontanée.

Reste une dernière question. Peut-on réaliser l'antisepsie générale ?

On a cité deux cas où une erreur de dose, en faisant donner à deux typhiques une quantité énorme de phénol, arrêta l'évolution morbide. Cette thérapeutique accidentelle paraît trop redoutable pour qu'on ait songé à la reprendre.

On a préconisé le tanin qui rendrait le milieu humoral stérile. Mais c'est dans ces derniers temps que la question a été nettement posée. L'usage du collargol, introduit dans l'organisme soit par frictions, soit directement par injections intraveineuses, semble réaliser, au moins dans certains cas, l'antisepsie générale.

Méthode antitoxinique. — Les microbes n'agissant que par les poisons qu'ils renferment ou qu'ils sécrètent, on a cherché tout naturellement l'antidote des toxines. Les substances pharmaceutiques utilisées dans ce but peuvent être divisées en trois groupes : les unes absorbent les poisons ; les autres les précipitent ; d'autres contractent avec eux des combinaisons qui les rendent inoffensifs.

L'absorption des poisons peut être réalisée par le charbon. Mais, même quand il s'agit des poisons formés par le tube digestif, je ne crois pas que la méthode soit bien recommandable.

Les albumines et les alcaloïdes sont précipités par certaines substances qu'on a pu administrer contre les poisons rentrant dans ces groupes chimiques. Tels sont le tanin et ses dérivés, tannigène, tannalbine.

Enfin les toxines, en se combinant avec certains corps, perdent une partie de leur pouvoir nocif. C'est ce qui arrive quand on les met en contact avec l'iode ou ses dérivés. Il est probable que l'action de l'iodoforme est due à une propriété de ce genre. Cette substance, peu antiseptique, donne d'excellents résultats dans le traitement des plaies ; c'est qu'en se décomposant elle abandonne de l'iode qui, à l'état naissant, s'unit aux toxines et en supprime l'action.

Médication spécifique. — Une maladie étant donnée, trouver le remède qui la guérit, tel est le problème que posa l'antiquité. La science moderne l'a partiellement résolu par la découverte de la sérothérapie.

Le sérum est le remède spécifique par excellence, puisque c'est le produit d'une réaction organique contre une toxine déterminée. Mais, dans la nature, il existe des substances végétales ou minérales qui possèdent des propriétés analogues et sont tellement spécifiques qu'elles peuvent servir aussi bien au diagnostic qu'au traitement. Seulement la spécificité n'est pas aussi absolue. Si le remède guérit une maladie, il peut en améliorer plusieurs.

Nous connaissons actuellement quatre spécifiques : le quinquina, le mercure, l'iode, l'acide salicylique.

Le quinquina et son principe actif, la quinine, ne sont pas, comme on le répète souvent, des antithermiques. Ce sont des spécifiques, agissant sur les fièvres palustres, les fièvres à quinquina, comme on les avait justement dénommées autrefois. Le médicament semble exercer une action microbicide.

Le quinine fait rapidement périr les protozoaires. En mélangeant une goutte de sang renfermant des hématozoaires avec une goutte d'une solution faible de quinine, on voit les mouvements des grains pigmentaires et des filaments mobiles disparaître rapidement. Si la fièvre peut récidiver, c'est que la quinine, qui tue les animalcules adultes, agit beaucoup moins efficacement sur les germes enkystés de ces parasites.

C'est probablement aussi par son pouvoir parasiticide qu'agit le mercure. Ce n'est pas par hasard, comme l'a soutenu Fallope, que le mercure a été employé contre la syphilis. Préconisé depuis longtemps par les Arabes dans le traitement de la lèpre, il était utilisé fréquemment contre les affections parasitaires et contre la gale. Ce fut par analogie que Wichmann, en 1497, puis Bérenger de Carpi et Jean de Vigo l'essayèrent dans la syphilis. Aujourd'hui le mercure est journellement utilisé contre les accidents secondaires et tertiaires, et son efficacité est au-dessus de toute discussion. On a voulu le faire servir à la prophylaxie. Des frictions avec une pommade au calomel, pratiquées une heure après un coït infectant, ont été préconisées comme capables de tuer le germe et d'éviter le développement de l'infection. La méthode fut accueillie avec un tel enthousiasme que d'aucuns entrevirent le moment prochain où la syphilis allait disparaître. A en juger par le silence qui s'est fait sur cette thérapeutique, je crois bien qu'elle n'a rien tenu de ce qu'on en attendait.

L'iode et les iodures exercent aussi une action très favorable sur l'évolution de certaines lésions syphilitiques ; mais ces médicaments sont surtout les spécifiques des mycoses. Sous leur influence, on voit rapidement rétrocéder les lésions que provoquent les diverses espèces d'*Oospora* et notamment l'*Oospora bovis* ou actinomycète. On obtient également la guérison d'autres mycoses, la sporotrichose par exemple.

L'acide salicylique et ses dérivés sont souvent considérés comme les spécifiques du rhumatisme articulaire aigu. Mais la spécificité est moins parfaite et moins étroite qu'on ne l'avait soutenu autrefois.

BACTÉRIOTHÉRAPIE.

La bactériothérapie est une méthode qui a pour but de combattre l'infection par l'infection, c'est-à-dire d'introduire dans un organisme malade des agents virulents ou des toxines microbiennes.

Depuis longtemps l'observation clinique démontrait qu'un érysipèle intercurrent peut faire rétrocéder une lésion torpide. On a donc essayé d'inoculer l'érysipèle. Ricord fit une tentative de ce genre, qui ne fut pas suivie de succès. Fehleisen inocula des cultures de streptocoque érysipélateux à des cancéreux. On a de même préconisé l'inoculation de pus blennorragique sur la conjonctive pour guérir le pannus.

Si l'emploi des microbes virulents est redoutable, les microbes non pathogènes peuvent être introduits sans danger apparent. On a essayé de traiter la tuberculose par les inhalations de *Bacillus termo* ; les résultats ont été nuls et le procédé est abandonné.

Dans ces derniers temps, on a préconisé une thérapeutique qui rentre dans la bactériothérapie. C'est l'ingestion de microbes capables de modifier la flore intestinale. Ainsi agit l'ingestion de levures de bière. Employée en 1852 par un médecin anglais Mosse, préconisée par Debouzy et vulgarisée par Brocq, l'ingestion de levures rend de grands services dans le traitement de certains troubles intestinaux. C'est, je crois, en entravant la putréfaction intestinale que ce procédé peut servir à enrayer la furonculose.

On peut utiliser dans le même but des champignons ou des bactéries qui, en produisant aux dépens des sucres et notamment de la lactose des fermentations acides, s'opposent au développement des anaérobies et diminuent les putréfactions. C'est ainsi qu'agissent le kéfir et le lait bulgare. C'est dans le même but que Tissier fait prendre aux malades de la lactose et des cultures de bacille paralactique.

L'emploi de microbes vivants dans un but thérapeutique semble devoir être assez restreint. Mais l'utilisation des cultures stérilisées ou des toxines prend chaque jour une importance plus grande.

La première tentative est celle de Koch. La tuberculine est simplement une culture tuberculeuse, réduite au dixième et filtrée sur porcelaine. Injectée sous la peau d'un homme non tuberculeux, elle est bien supportée. Mais, si le sujet est atteint de tuberculose, elle provoque une réaction, locale et générale, extrêmement grave. L'action principale porte sur les tissus qui entourent les tubercules : il s'y fait une congestion intense, suivie d'une abondante exsudation de sérosité et d'une diapédèse active. Le tissu néoplasique résiste, ou bien il est frappé secondairement et peut s'éliminer.

Les accidents provoqués par la première tuberculine n'étaient pas compensés par les résultats thérapeutiques. Aussi la méthode fut-elle bientôt abandonnée.

C'est alors que Koch fit connaître une nouvelle préparation. Les bacilles desséchés sont triturés dans un mortier d'agate, émulsionnés dans de l'eau ; puis le mélange est soumis à la centrifugation. Le liquide qui surnage agit comme la tuberculine ancienne ; le résidu sert à préparer une tuberculine dite résiduelle, qu'on conserve en la mélangeant avec de la glycérine.

Si les résultats de la nouvelle préparation n'ont pas encore été favorables, c'est peut-être parce qu'on l'a utilisée à trop hautes doses et qu'on n'a pas précisé les règles de son emploi. Il résulte en effet des travaux de Wright qu'on peut obtenir dans le traitement des maladies infectieuses des résultats tout à fait remarquables en utilisant des cultures microbiennes stérilisées. Mais c'est à la condition de suivre constamment les variations de l'index opsonique. L'injection de la tuberculine ou des vaccins de Wright provoque d'abord un abaissement du pouvoir opsonique ; une nouvelle injection aurait à ce moment les effets les plus défavorables. Mais, au bout de quelque temps, l'index opsonique se relève et dépasse le taux initial. C'est alors qu'on peut introduire sans inconvénient une nouvelle dose du liquide microbien ; un nouvel abaissement se produit, suivi d'une élévation secondaire qui fait monter l'activité opsonique de plus en plus haut. En continuant ainsi, on modifie l'état humoral de l'organisme et on obtient des résultats thérapeutiques vraiment remarquables.

Wright conseille donc d'user de la tuberculine, mais en en réglementant l'usage d'après l'index opsonique. Il a préparé toute une série de produits microbiens, désignés aujourd'hui sous le nom de vaccins de Wright et dont les résultats auraient été surtout satisfaisants dans les infections à staphylocoques, dans les vieilles infections gonococciques et enfin dans la fièvre typhoïde. La méthode est trop nouvelle pour qu'on puisse se faire une opinion définitive. Mais les résultats annoncés sont trop favorables pour qu'on ne soit pas tenté de poursuivre l'étude de la question.

Parmi les autres procédés bactériothérapiques, je signalerai encore, sans y insister, l'emploi de la malléine dirigée contre la morve et enfin l'emploi des cultures stérilisées de streptocoques, additionnées ou non de cultures stérilisées de *B. prodigiosus*, contre le lupus et surtout contre les tumeurs cancéreuses.

SÉROTHÉRAPIE.

La thérapeutique des maladies infectieuses a été complètement transformée par la découverte de Behring et Kitasato. La sérothérapie antidiphtérique est une médication spécifique qui a fait tomber la mortalité par la diphtérie de 80 à 14 p. 100.

On sait quel est le principe de la méthode.

En injectant à un animal certaines toxines microbiennes, en commançant par introduire des toxines peu actives ou atténuées par des substances chimiques, comme le trichlorure d'iode ou l'eau iodée, puis en introduisant des quantités de plus en plus considérables de toxines actives, on constate que l'animal finit par supporter des doses énormes du poison microbien. C'est que son sang a acquis peu à peu une propriété nouvelle : il s'est chargé d'une antitoxine, c'est-à-dire d'un antidote.

Mélangé au poison microbien, le sérum de l'animal immunisé en neutralise les effets. Introduit sous la peau d'un animal neuf, il exerce une action analogue et détruit rapidement la toxine. Il peut agir comme préventif et agit comme curateur, alors même que les accidents morbides sont nettement développés.

A la suite des recherches primordiales de Behring et Kitasato, à la suite de nombreux travaux confirmatifs et notamment du mémoire de Roux et Martin, on a préparé un grand nombre de sérums thérapeutiques. La méthode est toujours la même, avec quelques variantes. Elle consiste à immuniser des animaux : ce sont des chevaux qu'on choisit. On leur injecte soit des toxines microbiennes, soit des cultures totales, comprenant toxines et microbes, stérilisées par la chaleur, soit enfin des microbes vivants de plus en plus virulents. On obtient ainsi des sérums ayant soit la propriété antitoxique, soit la propriété bactéricide, soit les deux à la fois. Dans le premier cas, le sérum thérapeutique neutralise les effets du poison, tout en permettant la pullulation de l'agent pathogène ; dans le second, il exerce une action bactériolytique, et, dans le troisième cas, il possède les deux propriétés.

Le sérum antidiphtérique et le sérum antitétanique sont essentiellement des sérums antitoxiniques. Mais leur action sur les malades est bien différente. Le sérum antidiphtérique est un sérum curateur : injecté chez l'individu malade, il modifie l'évolution morbide, améliore l'état général, provoque le détachement des fausses membranes. Il a transformé, non seulement le pronostic, mais aussi la thérapeutique du croup infantile. L'évolution morbide étant considérablement abrégée, la trachéotomie est devenue inutile ou du moins n'est-elle utilisée que dans les cas exceptionnels. C'est au tubage qu'on a recours. La sérothérapie antitétanique au contraire est une méthode préventive. Quand une plaie est souillée par de la terre ou par des objets qu'on suppose contenir des spores tétaniques, il suffit d'injecter du sérum pour mettre le blessé à l'abri du tétanos. La méthode est souvent employée en médecine vétérinaire, et l'injection préventive du sérum antitétanique empêche le développement du tétanos chez les chevaux qui ont subi la castration. Dans les contrées où la maladie est fréquente, le résultat n'est pas sans importance.

Quand les accidents tétaniques ont éclaté, la situation est tout autre. La toxine est fixée par les cellules nerveuses, ou plus exactement par les lipoïdes de ces cellules, et la sérothérapie reste sans effet. Cependant on continue à administrer le sérum, à en injecter de fortes doses et, de temps à autre, on publie quelques succès. Mais la plupart des observations prêtent à la critique. Aussi a-t-on pensé qu'il fallait modifier la voie d'introduction du sérum. Roux et Borrel eurent l'idée, à la suite de leurs recherches sur le tétanos cérébral expérimental, d'injecter directement le sérum dans la substance cérébrale des tétaniques. Les résultats n'ont pas répondu aux espérances, et la méthode est aujourd'hui abandonnée. On n'a pas réussi davantage en pratiquant des injections dans le canal rachidien.

Dans ces derniers temps, les travaux de Flexner, Wassermann, Vaillard et Dopter ont montré les bons effets du sérum contre la méningite cérébro-spinale épidémique. Enfin on a préparé du sérum contre le charbon, le choléra, la morve, la peste, la pneumonie; Chantemesse s'est attaché à l'étude du sérum antityphique; Marmorek, à l'étude du sérum antituberculeux. On a fait encore des essais contre les maladies produites par les streptocoques et les staphylocoques ; contre les infections dont l'agent pathogène est inconnu, la rougeole, la scarlatine, la variole, ou ne peut être cultivé, la lèpre, la syphilis, la fièvre récurrente.

Les résultats ont été assez variables. Dans certains cas, les insuccès tiennent à ce qu'il existe plusieurs races ou plusieurs espèces de microbes ayant des caractères morphologiques analogues et des sensibilités différentes; le sérum n'agit que sur l'une d'elles. C'est une des pierres d'achoppement à laquelle se sont heurtés les expérimentateurs qui ont voulu préparer des sérums antistreptococciques. On a recours aujourd'hui aux sérums polyvalents. On injecte au même animal des toxines ou des cultures de souches très diverses. On obtient ainsi un sérum agissant sur plusieurs variétés de microbes, et on aura quelque chance, quand on fera une application thérapeutique, d'introduire un liquide efficace sur la variété qu'on doit combattre.

Si la sérothérapie compte d'admirables succès, surtout dans le traitement de la diphtérie et de la méningite cérébro-spinale, elle n'est pas sans inconvénient. Le sérum détermine des accidents et en détermine surtout chez l'adulte.

L'enfant au contraire le supporte assez bien.

On a décrit une véritable maladie sérique caractérisée par de la fièvre, des érythèmes, surtout de l'urticaire, des arthropathies, de l'albuminurie et laissant souvent à sa suite une anémie profonde, un affaiblissement considérable, des troubles digestifs persistants et des furonculoses assez tenaces. Enfin, depuis quelques années, on a appelé l'attention sur l'anaphylaxie qui se produit dans ces conditions. Les injections successives de sérum sont de plus en plus mal supportées et peuvent finir par entraîner les accidents les plus graves. Cette remarque est importante. Elle doit nous mettre en garde contre l'abus de la sérothérapie, contre la tendance qu'on a parfois à injecter des sérums à la moindre occasion, soit parce qu'une légère angine fait craindre la diphtérie, soit parce qu'une écorchure pourrait être infectée par des spores tétaniques.

Je crois qu'il faut réglementer la sérothérapie, comme on réglemente toutes les thérapeutiques. La méthode a ses indications. Je pense, contrairement aux assertions d'une circulaire ministérielle, qu'il ne faut pas injecter du sérum antidiphtérique à tout malade souffrant de la gorge. Selon moi, trois cas se présentent : nous nous trouvons en face d'un malade chez lequel le diagnostic paraît certain. L'individu a été exposé à la contagion et, ce qui est plus important, il présente les symptômes caractéristiques de la diphtérie : fièvre modérée, adénopathie sous-maxillaire, léger œdème du cou, fausses membranes sur les amygdales et la luette. Dès lors, le diagnostic clinique suffit : attendre les résultats de l'examen bactériologique ferait perdre un temps précieux; il faut injecter et injecter immédiatement le sérum antidiphtérique.

A l'inverse du cas précédent, supposons un malade légèrement atteint. Nous trouvons dans la gorge un exsudat peu étendu, localisé; l'état général est excellent. L'affection paraît si bénigne que nous hésitons sur sa nature. Dans ce cas, on pratiquera un examen bactériologique et on en attendra le résultat.

Reste à envisager les cas intermédiaires. Ceux-ci sont véritablement embarrassants. Si on a l'habitude de l'examen clinique, on se trompe rarement. Mais, si on hésite, mieux vaut pratiquer une injection inutile que laisser le mal évoluer et risquer d'intervenir trop tard.

Ces règles s'appliquent surtout à l'adulte. Chez l'enfant, il ne faut pas trop temporiser. La diphtérie est plus fréquente et plus grave; le sérum est mieux supporté. En cas de doute, on n'hésitera pas et on pratiquera l'injection.

Malgré les résultats admirables qu'elle fournit, la sérothérapie ne doit pas faire négliger les autres méthodes thérapeutiques. C'est une arme nouvelle qu'il faut manier concurremment avec les autres moyens que fournit la médecine. En cas de diphtérie, par exemple, je crois que les lavages de gorge rendent des services. Enfin des complications sont toujours possibles et comportent de nouvelles indications. Il faut donc continuer à examiner soigneusement les malades, à poser des diagnostics détaillés et à formuler exactement une thérapeutique complète. Je ne pense pas que le rôle du médecin doive se borner à pratiquer une simple injection de sérum et à s'imaginer ensuite qu'il a complètement rempli son devoir.

Quelle que soit l'infection, le médecin doit veiller à rétablir autant que possible le fonctionnement des organes, de ceux surtout qui ont le pouvoir de neutraliser ou d'éliminer les poisons. Le foie, le poumon, le rein doivent remplir cette tâche. Les troubles qui surviennent au cours des infections, en empêchant leur fonctionnement régulier, favorisent l'intoxication de l'organisme. Le traitement devra consister à maintenir le rôle de ces trois organes par l'hygiène, par la balnéation, par certains médicaments qui stimulent le foie, comme l'éther, ou qui, en favorisant les oxydations, facilitent la diurèse, comme le benzoate de soude.

TRAITEMENT DES MANIFESTATIONS INFLAMMATOIRES.

Si l'on pouvait toujours atteindre la cause des accidents, le traitement des manifestations inflammatoires devrait puiser ses indications dans l'étiologie. Mais trop souvent on ne peut agir que sur les troubles apparents qu'on observe.

Dans toute inflammation, il faut tenir compte de deux séries de phénomènes : ceux qui se passent au point malade et exigent un traitement local ; ceux qui résultent des troubles que la lésion primordiale peut provoquer dans l'économie entière et qui exigent un traitement général.

Le traitement local peut avoir pour but de modérer les phénomènes inflammatoires ou de les stimuler. Dans ce dernier cas, on emploie les applications chaudes. On augmente la réaction et on exagère un phénomène mis en œuvre par la nature. Mais on ne fait pas une médication naturiste parfaite, puisque, par les applications chaudes, on entrave la déperdition du calorique. Cependant cette méthode donne de bons résultats, notamment dans le traitement des inflammations cutanées, érysipèles et phlegmons.

A l'opposé de la méthode précédente, se place la réfrigération, qui rend de très grands services dans le traitement des inflammations viscérales ou périviscérales, appendicites, annexites, péritonites, dans le traitement des inflammations cérébrales ou méningées.

L'action du froid est complexe : outre la déperdition du calorique, le froid amène un resserrement des vaisseaux. Ce ne sont pas seulement les artérioles de la peau qui se rétrécissent, ce sont aussi, comme le démontrent quelques expériences de Fredericq, celles des parties profondes. En même temps, le froid augmente la tonicité des muscles, aussi bien des muscles vasculaires que du myocarde. Ce dernier résultat a une importance considérable. L'application de la vessie de glace sur la région cardiaque doit être prescrite dans tous les cas de myocardite.

Les congestions et les exsudations inflammatoires sont souvent combattues par la déplétion. Les scarifications sur la peau des régions malades calment la tension douloureuse et peuvent même, dit-on, arrêter la marche extensive de certains processus.

Enfin la révulsion est un procédé journellement usité pour modérer les phénomènes inflammatoires. Tantôt on agit sur une région correspondant à la partie atteinte, d'autres fois, c'est à distance, par exemple quand on met des ventouses sur les membres, des sangsues à l'anus ou des sinapismes sur les jambes pour lutter contre les troubles nerveux.

La révulsion semble agir de deux façons : en amenant une déplétion sanguine et en produisant une excitation réflexe qui se traduit, sur la partie enflammée, par un acte inhibitoire. C'est probablement par suite de connexions nerveuses entre les parties superficielles et profondes d'un même métamère que la révulsion doit être faite de préférence dans la partie correspondant à l'organe malade. Cette hypothèse explique aussi pourquoi la révulsion pratiquée sur le rachis retentit sur les viscères. Cruveilhier conseillait d'agir sur des points de la colonne vertébrale variant avec l'organe enflammé ; c'était en somme une méthode qui revenait à agir sur le centre du métamère.

La révulsion est également indiquée au début et à la fin des infections : au début, elle modère les phénomènes congestifs et réussit souvent à calmer la douleur. C'est à cette période que les déplétifs sont indiqués. A la fin de l'évolution morbide, quand la guérison est traînante, on a recours aux excitants : sinapismes, vésicatoires, pointes de feu, pommades irritantes ; en provoquant une excitation des terminaisons nerveuses, on produit une suractivité nutritive des parties sur lesquelles on opère et de celles qui sont sous-jacentes.

L'inflammation peut aboutir à la formation d'exsudats séreux, pseudo-membraneux, purulents ou putrides. Les exsudats séreux et pseudo-membraneux représentent souvent des réactions favorables; quand ils déterminent des troubles ou des accidents, ceux-ci reconnaissent toujours une cause mécanique : ce sont des compressions ou des diminutions de calibre. On leur oppose des traitements mécaniques et on les combat par les évacuations, c'est-à-dire les ponctions et les incisions. Je ne peux insister sur toutes les règles thérapeutiques, qui varient évidemment suivant le siège et la nature des exsudats et suivant les accidents qu'ils provoquent.

Je laisserai également de côté le traitement des hémorragies qui ne présente rien de spécial aux infections, et j'arrive maintenant à une question beaucoup plus importante.

THÉRAPEUTIQUE DE LA FIÈVRE.

La fièvre est la compagne tellement fidèle des maladies infectieuses aiguës, elle permet si bien de mesurer leur évolution et de suivre leur marche que, prenant l'effet pour la cause, on s'est efforcé de tout temps d'enrayer ou de modérer le processus fébrile.

Il est nécessaire, pour le thérapeute, de distinguer nettement le processus fébrile, c'est-à-dire l'augmentation des actes chimiques intra-organiques et son résultat le plus apparent, c'est-à-dire l'hyperthermie. Vouloir s'opposer au métabolisme chimique qui se passe dans un organisme infecté, c'est diminuer une réaction qui, dans bien des cas, est nécessaire. Mais il faut savoir que l'organisme ne mesure pas exactement son effort à ses besoins. Le processus fébrile n'est pas toujours en rapport avec la cause qui le provoque; dès lors il sera indiqué d'entraver parfois son intensité, et les antipyrétiques rendent les plus grands services. C'est ce qui a lieu surtout à la fin des infections, au moment où la convalescence s'établit.

Pendant le cours de la maladie, les antipyrétiques ne sont utiles que s'ils agissent sur l'élément pathogène. Tels sont la quinine dans le paludisme, le salicylate de soude dans la polyarthrite rhumatismale. Dans ces cas, on supprime la fièvre parce qu'on supprime la cause. On agit comme le chirurgien, qui guérit la fièvre en ouvrant un foyer suppuré.

Balnéation. — Si, dans la majorité des cas, il est contre-indiqué de combattre le processus fébrile, il ne faut pas conclure qu'il soit contre-indiqué de combattre son principal aboutissant, l'hyperthermie. Cette hyperthermie a pour conséquence une augmentation de la radiation calorique. On réalise donc une véritable médication naturiste en favorisant la déperdition de chaleur. C'est ce qu'on obtient journellement par les enveloppements humides, les lotions froides, les bains tièdes et les bains froids.

La méthode n'est pas nouvelle; dès la plus haute antiquité on donnait des bains, surtout des bains tièdes, dans certaines infections. C'est également le bain tiède qui fut d'abord employé contre la fièvre typhoïde, par Currie au xviii° siècle et, au commencement du xix° siècle, par Chomel, Récamier, Rayer. Cependant l'eau froide avait été déjà prônée par Bartholin, il y a plus de deux cents ans, contre la pneumonie. La tentative fut renouvelée par Giannini, Chomel, Récamier, Jacquez, Leroy. Mais ce fut seulement à la suite des travaux de Ziemssen et de Brand (1861) que la balnéothérapie antipyrétique entra définitivement dans la thérapeutique.

Trois méthodes sont actuellement utilisées : le bain froid tel qu'il fut préconisé par Brand; le bain progressivement refroidi, tel qu'il a été réglementé par Ziemssen et par Bouchard ; enfin le bain tiède, c'est-à-dire le bain à 28 ou 30°.

C'est surtout dans la fièvre typhoïde que les bains sont systématiquement administrés. On réserve généralement la méthode, dans les autres infections, pour les cas graves. La pneumonie, les scarlatines malignes, le rhumatisme cérébral, l'érysipèle sont les maladies les plus justiciables de la médication.

Comme toutes les méthodes, celle-ci comporte un certain nombre d'indications et de contre-indications.

Il faut d'abord tenir compte de l'âge. Chez les nourrissons, on ne doit donner que des bains tièdes. Chez les jeunes enfants ayant plus de deux ans, on peut, en agissant avec prudence, faire prendre des bains à 26 ou même 25°. Chez les individus ayant dépassé cinquante ans, Brand lui-même reconnaissait que sa méthode est dangereuse. D'après mes observations personnelles, je crois que bien souvent cette limite doit être abaissée ; déjà, à partir de quarante ans, le bain froid est souvent mal supporté. En tout cas, on devra examiner bien soigneusement l'état du cœur et du poumon. Les lésions valvulaires, les endocardites ou péricardites anciennes, l'artériosclérose, la bronchite chronique et, avant tout, l'emphysème pulmonaire constituent des contre-indications formelles à la méthode balnéaire, même à la méthode des bains refroidis.

Enfin, au cours de la maladie surviennent des complications dont il faut tenir compte. Les hémorragies intestinales, les manifestations péritonéales exigent un repos complet. La myocardite, quand elle se traduit simplement par une accélération et un léger affaiblissement du pouls, ne constitue pas une contre-indication absolue, mais il faudra prendre les plus grandes précautions et soutenir le cœur par les injections d'huile camphrée ou de spartéine. Plus tard, quand les accidents s'aggravent, quand on perçoit le rythme fœtal, il faut s'abstenir : un mouvement ou une impression trop vive du froid pouvant déterminer une syncope mortelle.

Le bain froid ou tiède agit non seulement en soustrayant du calorique, mais aussi en modifiant l'état du système nerveux, en calmant l'excitation morbide et en favorisant ainsi le repos et le sommeil. Il détermine encore des modifications favorables de la circulation, notamment de la circulation pulmonaire ; c'est un excellent traitement contre la stase sanguine et la bronchite. La pression se relève et ainsi se trouve favorisée la sécrétion urinaire.

Sans entrer dans l'étude de la balnéation, qui sera faite à propos de chaque maladie infectieuse, je ferai remarquer que, si l'on se proposait simplement de soustraire du calorique, il n'y aurait pas à hésiter, il faudrait avoir constamment recours au bain froid. Voici en effet les chiffres que donne Liebermeister :

	Dans le bain	
	à 22°.	à 28°.
En 5 minutes, un malade perd....	122 calories.	33 calories.
10 — — ...	165 —	44 —
15 — — ...	192 —	50 —
20 — — ...	208 —	52 —
30 — — ...	342 —	56 —

Aujourd'hui nous craignons moins qu'autrefois l'influence de l'hyperthermie. Nous réservons donc le bain froid aux cas où le système nerveux est fortement déprimé, où il faut exercer une stimulation violente, où nous voulons relever la pression et lutter contre la stase pulmonaire. Nous l'utilisons surtout si le sujet est un adulte

vigoureux. Pour peu qu'il ait dépassé l'âge moyen, qu'il soit facilement irritable, qu'il ait quelques troubles cardiaques, nous
donnons seulement des bains tièdes. S'ils sont bien supportés, mais
s'ils ne produisent pas un effet suffisant, nous aurons recours progressivement à des bains de moins en moins chauds.

Enfin, chez les enfants atteints de broncho-pneumonie, la balnéation est couramment employée. Mais on a presque complètement
renoncé aux bains froids, qui, surtout chez les jeunes enfants, provoquent facilement du collapsus. On donne encore les bains refroidis. Plus souvent, on prescrit le bain tiède sinapisé. Enfin, depuis les
publications de Renaud, on a souvent recours aux bains chauds
à 38°. Ces bains diminuent rapidement les manifestations bronchi-
tiques ; mais ils sont un peu déprimants et sont contre-indiqués en
cas d'adynamie ou de troubles cardiaques.

Antithermiques et antipyrétiques. — Si la balnéation est de
plus en plus considérée comme la méthode générale à employer dans
les infections aiguës, les antithermiques chimiques sont de plus en
plus délaissés. Ils agissent, dit-on, par trois procédés : ils exercent
une sédation sur le système nerveux ; ils diminuent l'activité protoplasmique des cellules ; ils modifient le fonctionnement des globules
rouges. De ces trois actions, la première est discutable ; elle découle
simplement de ce fait que les antithermiques sont, la plupart, des
analgésiques ; la deuxième est mauvaise, car la suractivité des
cellules représente une réaction nécessaire qu'il faut seulement modérer dans certaines circonstances ; la troisième est détestable, car
elle se traduit par la production de méthémoglobine, qui a pour
conséquence la cyanose du malade.

Nous croyons que les antipyrétiques ne sont indiqués qu'à la fin
des maladies, quand le processus semble terminé et que persistent
encore des élévations de température. C'est alors que la quinine,
surtout si les oscillations thermiques sont marquées, l'antipyrine et
les autres substances analogues rendent de véritables services.
Je ne ferai d'exception que pour la grippe, qui est heureusement
influencée par l'usage de quinine et d'antipyrine mélangées. C'est la
médication presque spécifique de la maladie.

Saignée. — Nous sommes loin de l'époque où l'on saignait
systématiquement dans les fièvres, où l'on s'imaginait juguler les
maladies aiguës par les soustractions réitérées de sang. Il est bien rare
aujourd'hui qu'on ait recours à cette méthode au cours des maladies
infectieuses. Ce n'est plus que dans la pneumonie ou dans certaines
complications qu'on l'utilise encore.

Elle est indiquée pour combattre une hyperthermie excessive ; un encombrement du système veineux gênant la contraction cardiaque et provoquant la congestion passive des poumons, du cœur et de l'encéphale ; une intoxication profonde et rapide de l'organisme, surtout s'il existe en même temps une insuffisance rénale.

Elle est contre-indiquée, même dans les cas ci-dessus relatés, quand il s'agit d'un enfant, d'un vieillard, d'un individu affaibli ou débile. Autrement dit, la saignée ne doit être exécutée que chez les adultes vigoureux, chez ceux notamment qui présentent l'aspect que les anciens considéraient comme caractéristique du tempérament pléthorique.

La saignée devient tout à fait urgente lors d'œdème aigu du poumon. Chez certains fébricitants, surtout quand existent des lésions rénales, on peut voir se produire des œdèmes pulmonaires qui, parfois, entraînent la mort en quelques minutes. C'est le plus souvent dans la néphrite scarlatineuse qu'on observe cet accident. La saignée faite à temps est capable de sauver le malade.

Quand la lésion rénale retentit sur le système nerveux, dans l'urémie convulsive, l'indication est la même. Mais dans tous ces cas, l'infection passe au second plan. C'est la localisation viscérale qui domine et c'est elle qui commande la thérapeutique.

Quelques auteurs ont préconisé, dans le but de désintoxiquer l'organisme, d'avoir recours à la saignée et de remplacer le sang qu'on a retiré par une quantité équivalente de sérum artificiel. C'est une méthode rationnelle qui mérite d'être expérimentée.

Injections de sérum artificiel. — Les injections intraveineuses ou sous-cutanées de sérum artificiel, c'est-à-dire d'eau rendue isotonique par l'adjonction de sels minéraux, sont fréquemment usitées. Cependant, depuis quelque temps, la crainte de voir se développer les accidents plus ou moins justement attribués aux rétentions chlorurées en a fait restreindre l'usage.

On avait cru, à un moment, que les injections d'eau salée, favorisant la diurèse, contribueraient à désintoxiquer l'organisme. Le lavage du sang, suivant l'expression qui fut classique, est assez problématique. En réalité, les injections d'eau salée agissent en augmentant l'excitabilité et les réactions du système nerveux ; en relevant la pression sanguine, surtout quand les abaissements sont dus à des pertes abondantes de liquide et à des hémorragies ; en modifiant la nutrition de certaines cellules, comme on peut s'en rendre compte par l'active prolifération qu'elles déterminent dans la moelle osseuse.

Les injections intraveineuses sont surtout indiquées quand il faut parer à des accidents graves et immédiats ; quand il s'est produit une abondante spoliation séreuse ou sanguine, quand le malade est déprimé, que le pouls faiblit. Elles sont contre-indiquées en cas de lésions cardiaques, pulmonaires ou rénales. Il faut alors pratiquer des injections sous-cutanées.

Dans presque toutes les maladies infectieuses, on a employé les injections de sérum. On y a eu recours surtout dans les septicémies chirurgicales, obstétricales, dans les infections déterminant de grandes évacuations séreuses, le choléra, les diarrhées cholériformes, le choléra infantile; dans la fièvre typhoïde surtout dans les formes adynamiques, dans le typhus, les pneumonies adynamiques, dans les fièvres éruptives, l'érysipèle.

Enfin à la convalescence des infections, si les forces ne reviennent pas suffisamment vite, on peut aussi, suivant le conseil de Landouzy, avoir recours aux injections de petites doses : on introduira deux fois par semaine de 10 à 20 centimètres cubes de sérum artificiel sous la peau.

HYGIÈNE ET PROPHYLAXIE.

Hygiène sociale. — La thérapeutique des maladies infectieuses, malgré son intérêt considérable, a peut-être moins d'importance que l'hygiène.

Ces maladies étant essentiellement des maladies contagieuses, on conçoit que, par des mesures sanitaires et des règlements administratifs, on puisse en diminuer la fréquence et en restreindre le nombre.

C'est dans ce but qu'on a édicté des règlements pour empêcher l'importation des épidémies étrangères, qu'on a imposé des quarantaines aux personnes venant des pays contaminés. Mais, en France, on n'a pris aucune mesure sérieuse pour obtenir l'isolement des contagieux en cas d'épidémie autochtone. Il serait peut-être bon de s'inspirer de la législation anglaise. La loi de 1889 interdit à toute personne exerçant un métier qui amène dans son domicile un certain nombre de clients d'y soigner un contagieux. Tout individu atteint d'une maladie contagieuse qui habite en hôtel ou qui ne peut être suffisamment isolé dans sa demeure est transporté dans un hôpital d'isolement. Enfin est passible d'une peine tout contagieux qui, dans un établissement ou sur la voie publique, se place dans le cas de transmettre la maladie.

Le seul progrès que nous ayant fait, en France, a été d'établir des services de désinfection, de vaccination à domicile, de transport dans des wagons spéciaux et des voitures d'ambulance, de créer des hôpitaux d'isolement, enfin de décréter la déclaration obligatoire de certaines maladies contagieuses. Mais un malade a le droit de quitter l'isolement quand bon lui semble et, s'il s'agit d'un convalescent de scarlatine ou de variole, d'aller répandre les germes de contagion. Il y a longtemps que je l'ai fait remarquer : si certaines maladies, la variole notamment, sévissent autour des hôpitaux d'isolement, c'est simplement parce que les malades quittent le service avant leur guérison et vont tranquillement et impunément porter les germes de la maladie dans les boutiques et notamment chez les marchands de vin du voisinage.

Le danger est encore plus grand, si le malade reste chez lui. Dans la classe pauvre, quand les individus occupent une seule chambre, l'isolement est impossible. Ce qui aggrave la situation, c'est que les soins sont donnés par des parents, des amis, parfois par la concierge de l'immeuble et que toutes ces personnes, après avoir approché le malade, se rendent à leurs occupations sans prendre aucune précaution antiseptique. Aussi voit-on les épidémies sévir dans les quartiers populeux et frapper certaines maisons qui deviennent des foyers d'infection. Le danger est encore plus grand quand les concierges sont atteints ; j'en ai vu plusieurs qui, frappés de variole, sont restés dans leur loge, où venaient se contaminer locataires et visiteurs.

Hygiène de la chambre. — Quand on est appelé à soigner un malade atteint d'une infection contagieuse, on devra l'isoler au fond de l'appartement, dans une chambre vaste et aérée ; autant que possible, il faudra que la chambre contiguë soit tranformée en une salle de désinfection.

Le médecin commencera par faire l'éducation des personnes qui soigneront le malade. Il faudra leur faire revêtir des blouses ; elles devront protéger leur chevelure au moyen d'une calotte de toile et mettre des chaussures spéciales. Si on néglige ce dernier précepte, il faudra, dans la chambre de désinfection contiguë à celle qu'occupe le malade, faire placer à terre une alèze pliée en quatre et imbibée d'une solution de sublimé à 2 p. 100. On y grattera la semelle de ses souliers avant de sortir. Il faudra apprendre aux gardes-malades à se laver soigneusement en quittant la chambre, à ne jamais porter les mains à la figure et surtout à ne jamais boire ou manger avant de s'être désinfectés.

La chambre du malade sera vaste, aérée ; les fenêtres seront munies de persiennes qu'on maintiendra fermées dans certaines infections : rougeole, variole et parfois érysipèle. Les verres rouges, préconisés par Finsen pour le traitement de la variole, ne semblent pas bien utiles.

On fera retirer les tentures de la chambre, les rideaux, les meubles et objets inutiles. Si l'on doit donner des bains, le mieux est de placer la baignoire entre deux lits. Après le bain, on couche le malade dans un lit fraîchement préparé et, pendant qu'il y séjourne, on devra aérer et refaire le premier lit. Il faut enfin qu'il y ait une chambre de désinfection où l'on revêtira les vêtements spéciaux, où l'on pourra se laver, où l'on désinfectera les objets et où l'on préparera les médications.

Le médecin doit se préoccuper, d'une façon toute spéciale, de l'aération. En été, on peut laisser la fenêtre ouverte pendant la plus grande partie de la journée. Pendant la nuit, on ouvrira la fenêtre de la pièce voisine, et on protégera le malade contre l'arrivée trop brusque de l'air frais au moyen d'un paravent. L'hiver, l'aération sera assurée par la cheminée, dans laquelle on maintiendra nuit et jour un feu de bois. Pour renouveler l'air, on ouvrira la fenêtre de la pièce contiguë. La température de la chambre ne doit pas être trop élevée ; il suffit qu'elle se maintienne entre 16 et 18°.

En nettoyant la chambre, il faut éviter de soulever la poussière. On devra donc proscrire le balayage et avoir recours au linge mouillé, imbibé d'eau, additionnée ou non d'un antiseptique.

Je n'ai pas besoin d'insister sur la nécessité absolue de désinfecter les linges qui ont servi au malade, les objets de pansements, les excréments, les urines. On n'oubliera pas de désinfecter les thermomètres qui, dans les hôpitaux surtout, ont parfois servi d'agents de contamination.

Quand on aura jugé que le malade n'a plus besoin d'être isolé, on lui fera prendre dans la chambre contiguë à la sienne un dernier bain. S'il est possible, on coupera les cheveux à la tondeuse. Sinon, on en fera un lavage minutieux. Au sortir du bain, le patient revêtira du linge et des vêtements propres et quittera définitivement la partie de l'appartement où il a été soigné. Il faudra alors faire faire la désinfection des locaux.

Hygiène du malade. — Pendant la durée de la maladie, il faut veiller constamment à la propreté du corps, faire de fréquentes lotions ou donner des bains : pratiquer un nettoyage minutieux, après chaque garde-robe, de l'anus et des parties voisines. Il ne faudra pas non plus négliger les nettoyages de la bouche, le brossage des dents. Il est généralement utile de prescrire un ou deux lavements, qui ont le très grand avantage de nettoyer la partie inférieure de l'intestin.

En règle générale, les malades doivent être alimentés. Suivant l'infection, le régime varie. Il est donc impossible de formuler des règles générales. Le régime alimentaire doit être complété par une certaine quantité de boissons. La soif qu'éprouve le malade indique que son organisme a besoin d'eau. Il est donc rationnel de satisfaire à son désir. On donnera des infusions légères et sucrées. Si l'estomac tolère mal les liquides, on remplacera les boissons par des lavements que le malade conservera. C'est dans ces cas que les injections sous-cutanées de sérum artificiel seront très utiles.

Pendant la convalescence, on devra porter spécialement son atten-tion sur le régime. Bien des accidents, bien des rechutes dans la fièvre typhoïde sont dus à une alimentation trop précoce ou trop abondante. L'expérience seule peut guider le médecin, mais je crois qu'il est plus difficile de diriger la diététique pendant la convales-cence que pendant le cours de la maladie.

Il faut se rappeler que les convalescents sont plus frileux que les hommes normaux. On devra donc leur donner des vêtements plus chauds, et on devra maintenir dans les pièces où ils séjournent une température un peu élevée.

L'exercice sera modéré et progressif; on devra, pendant un certain temps, continuer à prendre la température rectale, au moins le soir. Bien des fois on est averti que l'alimentation est mal supportée ou que l'exercice permis est trop fatigant par une élévation de tempé-rature.

La convalescence bien établie, il sera toujours bon, quand ce sera possible, d'envoyer le malade se remettre l'été à la campagne, l'hiver dans une région chaude où la vie au grand air sera plus facile.

Nous ne saurions trop recommander de veiller aux soins de toilette. Le convalescent pourra prendre des bains légèrement excitants : les bains sulfureux et surtout les bains salés trouvent ici leur appli-cation. Il faudra qu'il fasse, tous les matins, pendant cinq minutes, une friction sur tout le corps avec un gant de crin ou une flanelle un peu rude, imbibée d'un alcoolat quelconque, par exemple d'eau-de-vie de lavande.

Pour juger de l'efficacité du régime qui a été prescrit, on fera bien de faire peser le convalescent tous les huit jours et d'examiner sa force au dynamomètre. Si les fonctions ne se rétablissent pas suffi-samment vite, on prescrira des toniques ou des amers; on modifiera le régime ; on injectera, à petites doses, du sérum artificiel.

Vaccinations. — S'il est bon de combattre les maladies infec-tieuses, il est préférable d'en éviter le développement. Les mesures hygiéniques peuvent servir à enrayer la marche des épidémies et, si elles étaient plus complètes et mieux appliquées, elles auraient des effets admirables.

Mais la science a fourni une autre méthode de prophylaxie, c'est la vaccination.

Nous connaissons actuellement un grand nombre de méthodes qui permettent de conférer l'immunité. On peut, pour la commodité de la description, rapporter à cinq classes les principaux procédés qui ont été préconisés.

On peut inoculer la maladie contre laquelle on veut préserver l'individu. Cette méthode, la plus ancienne de toutes, est utilisée depuis des siècles en Chine contre la variole. Elle a été proposée par Auzias-Turenne contre la syphilis. Elle est encore employée en médecine vétérinaire pour préserver les animaux du charbon symptomatique, de la clavelée ou de la péripneumonie.

On peut inoculer une maladie bénigne pour préserver d'une maladie grave. C'est le cas de la vaccine qui représente une maladie différente de la variole, ou différenciée par de longs passages sur les animaux.

Une troisième méthode consiste à inoculer un virus qui a été partiellement dépouillé de ses propriétés nocives. C'est la méthode qu'on appelle souvent la vaccination pastorienne. Elle est employée dans un but prophylactique chez les animaux, notamment contre le charbon ; elle est employée dans un but thérapeutique chez l'homme, notamment contre la rage.

Au lieu d'inoculer les microbes atténués, mais encore vivants, on peut utiliser soit les cultures stérilisées, soit les produits de culture. C'est la méthode qui a été proposée contre la fièvre typhoïde et qui est fréquemment utilisée aux Indes contre le choléra et la peste.

Enfin les sérums thérapeutiques ne sont pas seulement curateurs, ils peuvent être employés comme préventifs. On les injecte fréquemment pour mettre à l'abri contre la diphtérie, le tétanos, la peste.

L'immunisation par les virus forts, variolisation ou syphilisation, n'a qu'un intérêt historique. L'immunisation par un virus naturellement atténué est journellement utilisée. Les effets de la vaccine jennérienne ne se discutent plus. Grâce à cette méthode, on peut faire disparaître complètement la variole. Cette maladie n'existe plus dans les pays où la vaccination et la revaccination sont obligatoires, et quelques auteurs étrangers ont pu écrire que la variole ne s'observe plus dans les pays civilisés.

Les vaccinations par virus atténués sont surtout usitées en médecine vétérinaire.

Les vaccins charbonneux ont fait disparaître, ou à peu près, le charbon. L'homme se contagionnant au contact des animaux n'est plus jamais ou presque jamais atteint de cette maladie.

Le traitement contre la rage est appliqué après la morsure, c'est-à-dire après la contamination, et consiste, comme on sait, à injecter sous la peau des moelles rabiques atténuées par la dessiccation. On confère ainsi une immunité qui se développe plus rapidement que le virus actif. Voilà donc encore une maladie infectieuse qui tend à disparaître.

Les injections de cultures stérilisées constituent à la fois une méthode prophylactique et curative. J'en ai déjà parlé à propos des vaccins de Wright. Il en est de même de la sérothérapie. Le sérum antitétanique est simplement un sérum prophylactique. Le sérum antidiphtérique, au contraire, est surtout un sérum curateur. Mais on l'utilise de plus en plus comme prophylactique. C'est surtout aux enfants qu'on en injecte ; on supprime ainsi la contagion dans les hôpitaux. J'avoue, pour ma part, que je préfère la supprimer par une réglementation sérieuse. Pendant les huit années que j'ai passées à l'hôpital des contagieux, je n'ai pas fait une seule injection prophylactique de sérum antidiphtérique, et je n'ai pas observé un seul cas de contagion intérieure. Sans doute, on peut avoir recours à cette méthode, par exemple quand plusieurs cas éclatent dans une agglomération et que l'isolement n'a pas été pratiqué assez vite, quand dans une famille un enfant a été gravement atteint ou a succombé et que les parents tremblent pour les survivants. Autrement dit, la sérothérapie préventive doit être une méthode d'exception, qui rendra d'immenses services dans certains cas, mais ne doit pas être érigée en règle générale.

Il sera toujours temps d'avoir recours aux injections si la maladie éclate ; il faudra seulement agir de façon à intervenir de bonne heure et, par conséquent, exercer une surveillance attentive sur les individus qui ont été en contact avec les diphtériques. Ce qui prouve que nos remarques sont assez justes, c'est que les médecins et les étudiants qui soignent les diphtériques n'ont pas l'habitude, croyons-nous, de s'inoculer ou d'inoculer préventivement leurs familles.

Quelles que soient les réserves qu'on doive formuler contre certaines méthodes, il est incontestable que nous possédons aujourd'hui des moyens puissants de lutter contre les maladies infectieuses, d'entraver leur développement et leur propagation, de diminuer leur gravité, d'éviter les complications, autrefois si nombreuses. La thérapeutique des maladies infectieuses est certainement la partie de l'art médical qui a le plus profité des découvertes modernes.

MÉDICATIONS
DES MALADIES PARASITAIRES EXTERNES

PAR

le Dr SABOURAUD

Chef du laboratoire de la Ville de Paris à l'hôpital Saint-Louis.

La défense spontanée de la peau contre les microbes. — La question des médications antiparasitaires externes est liée à celle de l'antisepsie cutanée en général, et celle-ci est dominée par une série de conditions physiologiques généralement ignorées, dont il nous faut parler tout d'abord.

La peau n'est pas un simple organe de revêtement et de défense passive contre les effractions microbiennes accidentelles. Elle a ses mécanismes spontanés de défense active, que l'antisepsie externe doit d'abord connaître pour les respecter.

La peau est constituée par deux blindages accolés : *derme* et *épiderme*, l'un et l'autre parcourus par une incessante circulation de *globules blancs migrateurs*. Cellules malpighiennes, cellules conjonctives, cellules migratrices ont une perpétuelle action de défense, chaque cellule agissant par la fonction même à laquelle l'a préparée sa forme différenciée. La cellule malpighienne refait indéfiniment une nouvelle couche cornée au-dessous de celle que le microbe a pénétrée : la cellule conjonctive du derme crée, autour des corps étrangers vivants ou morts qui l'ont envahi, une barrière fibreuse, et la cellule migratrice englobe le microbe pour le digérer et le dissoudre ou encore neutralise ses sécrétions par des sécrétions antitoxiques.

Ainsi les moyens de lutte diffèrent pour ces trois types cellulaires au même titre que leur fonction normale, car la fonction normale de la cellule épidermique est la *kératose*, comme celle de la cellule conjonctive est la *fibrose*, comme celle du leucocyte migrateur est la *phagocytose*. Et parallèlement, ces trois modes de lutte ont des moyens et des résultats différents. L'épiderme, reformant sa couche kératinisée sous le microbe et refermant au-devant de lui la barrière qu'il avait franchie, procède par *éviction*; tandis que le derme fibreux envahi, entoure l'envahisseur d'une coque fibreuse et procède par *inclusion*. Et, quand les globules blancs affluent autour du microbe, ils l'enveloppent et procèdent par *digestion*. Enfin, et de même, pour le clinicien, chacun de ces modes de lutte aura son symptôme particulier. Car la rénovation épidermique, pour l'œil de l'observateur, c'est l'*exfoliation* épidermique squameuse, tandis que l'inclusion fibreuse ne se traduit sous ses doigts que par l'*induration* profonde, alors que la lutte des cellules migratrices, quand elle est perceptible à l'œil, devient pour lui la *suppuration*.

Telles sont, énoncées en termes extrèmement généraux et simples, les trois méthodes de défense de la peau contre les microbes. Lorsqu'on les connaît bien et qu'on en a compris le mécanisme, on se rend compte aussitôt que les médications antiparasitaires de la peau ne devront pas avoir pour but aveugle de détruire, par n'importe quel agent antiseptique, les germes qui auront pu prendre pied sur elle et s'y développer, mais devront avant tout respecter les moyens de défense automatique de la peau et, le plus possible, s'en constituer seulement les auxiliaires.

En dépit de ses mécanismes préétablis de défense, la peau garde beaucoup de points faibles, et ce sont principalement les orifices et les follicules pilaires, les plis et les orifices naturels.

I. Le point de tout l'épiderme le moins résistant aux effractions microbiennes, c'est le *follicule pilo-sébacé*, constitué par une invagination épidermique en doigt de gant, obliquement dirigée de la surface vers la profondeur et descendant à travers le derme, qui lui forme un mince squelette fibreux extérieur.

Au tiers de sa profondeur, le follicule émet, latéralement, et obliquement vers la profondeur, un bourgeon digité : la glande sébacée, constituée par un amas de cellules épidermiques différenciées, lesquelles tombent une par une en *deliquium* huileux, à l'orifice de la glande dans le follicule. Par ce point est incessamment versé, autour du cheveu ou du poil, du sébum, fluide comme un vernis gras.

Né de la papille pilaire qui fait le fond du follicule, le poil ou cheveu occupe intégralement le puits folliculaire, dont la paroi épidermique, sans adhérer au cheveu, lui est strictement accolée. Cependant, à partir de l'abouchement du canal de la glande sébacée au follicule, et dans le tiers supérieur du follicule, la coaptation de la paroi folliculaire au cheveu est moins étroite et permet jusqu'à la glande l'intromission d'un certain parasite animal, le *Demodex folliculorum*, et avec lui, d'une flore microbienne dont il paraît le véhicule ordinaire.

En outre, le follicule, au point de son ouverture à la peau, présente une sorte d'ébrasement en forme de cupule, l'*ostium* folliculaire, cupule peu profonde, hémisphérique, de 1 à 2 dixièmes de millimètre de rayon. C'est cet espace, fréquemment occupé par de minimes débris cornés épidermiques, qui est vraiment le défaut de la cuirasse épidermique humaine. On comprend qu'un infundibulum évasé, ouvert, souvent occupé par des déchets épidermiques, un infundibulum présentant vers la profondeur une fente circulaire péripilaire, plus profonde que le derme même, puisse s'infecter plus facilement que l'épiderme plat et fermé du voisinage, et aussi qu'il puisse infecter le derme même, dans sa profondeur, par la cheminée folli-culaire.

II. Les *plis naturels*, pour des raisons physiques différentes, repré-sentent, comme les follicules pilaires, des lieux de moindre résistance aux infections. C'est qu'en ces régions les plis de la peau s'accolent, surtout chez les hommes gras, faisant peu d'exercice physique. L'évaporation et la perspiration cutanée s'y trouvent gênées. Et, tandis que la macération permanente diminue les qualités de résistance des couches cornées tégumentaires, l'humidité locale et la chaleur fournissent à la pullulation microbienne deux des principaux facteurs de son développement.

III. Les *orifices naturels* offrent d'autres conditions de moindre résistance aux microbes : les orifices narinaires, siège d'un courant d'air permanent, chaud, humide et chargé de germes ; la bouche perpétuellement soumise à des contacts microbiens par les mains, les aliments, etc. ; l'anus enfin souillé des espèces microbiennes des matières fécales, et les régions génitales, soumises surtout chez la femme au contact de l'urine, milieu éminemment putrescible et à celui des écoulements anormaux leucorrhéiques. Il est vrai que la défense organique, en toutes ces régions, est des plus active, comme le prouve la circulation leucocytaire des muqueuses buccales et narinaires.

IV. Une autre région du tégument est plus exposée que d'autres aux contaminations microbiennes, c'est la *main*, organe de toucher et de préhension qu'on peut dire normalement et perpétuellement souillée de germes divers par ses contacts.

État microbien de la peau normale. — Maintenant que nous connaissons les moyens de défense spontanée de la peau et ses points faibles, il est nécessaire encore — avant d'étudier les médications antiparasitaires externes — de chercher quel est l'état microbien de la peau en général compatible avec son intégrité apparente.

L'appréciation du degré de contamination microbienne de la peau humaine a donné lieu à d'innombrables expériences, dont il est difficile de conclure des propositions certaines. C'est que ces expériences ont varié dans leurs techniques et ne sont pas parties de points de départ comparables.

Il faut distinguer d'abord très explicitement la peau absolument saine d'une peau même en apparence très peu malade, comme celle d'un cuir chevelu pityriasique ou d'un visage séborrhéique. Il faut distinguer aussi deux ordres de faits entièrement différents : la peau peut être microbienne parce qu'elle vient d'être salie ou bien parce qu'elle est le siège d'une infection permanente et autonome. Ces deux faits n'ont jamais été clairement distingués; on verra qu'ils méritent de l'être.

Degré de contamination de la peau salie. — On a surtout cherché à apprécier le degré de contamination de la main humaine et ses moyens de désinfection, problème chirurgical des plus grave. Mais il est facile de se rendre compte que la main, toujours très peu microbienne spontanément, car ses eczémas, ses dermites, ses lésions microbiennes sont rares, est en réalité, quelque soin que l'on en prenne, toujours sale.

La meilleure étude du degré de contamination de la main normale a été, sans contredit, celle de A. Reverdin et Massol (1). Leurs premières expériences montrent deux millions de germes au maximum sur les mains du chef de laboratoire, alors que les mains du garçon de laboratoire en fournissaient six millions et demi. C'est la différence des occupations manuelles qui fait la différence dans le degré de souillure. Et ce qui montre bien l'origine extérieure de ces souillures en quelque sorte artificielles, c'est que des mains une fois lavées et nettoyées le plus parfaitement possible, si on les protège par de simples gants, garderont fort longtemps, plusieurs jours, leur asepsie relative : les microbes avaient été déposés à leur surface, ils ne s'y reproduisaient pas.

Contamination de la peau infectée. — Tout autres sont les faits quand on examine la peau non plus salie, mais infectée, par exemple un cuir chevelu pelliculaire ou une face séborrhéique. Chaque pellicule montre des myriades de germes d'une seule ou de deux espèces. Et quant aux cylindres de graisse exprimés d'un orifice sébacé séborrhéique, certains montreront des *Demodex* par douzaines, et tous le *microbacille séborrhéique* par millions. Et comme ici l'infection est pullulante, la désinfection mécanique en sera quasi impossible et, même à peu près obtenue, se reproduirait aussitôt.

Donc, lorsqu'on parle de la flore microbienne de la peau, il y a

(1) Aug. Reverdin et Massol., De l'asepsie des mains en chirurgie (*Revue médicale de la Suisse romande*, 25e année, no 1, 20 janv. 1905).

deux états de choses habituellement confondus et pourtant très dissemblables, les uns concernant la peau humaine *salie* et les autres la peau *infectée*.

Une autre cause importante d'erreurs et de confusions vient de ce qu'on a conclu des expériences faites sur les mains, à propos de l'asepsie chirurgicale, que la peau humaine était toujours prodigieusement microbienne. Cela est tout à fait faux. Les mains nues qui touchent les objets les plus divers sont beaucoup plus microbiennes que la peau du reste du corps qui n'est pas nue et que les habits protègent des contacts directs. C'est ce que prouvent l'histologie et la bactériologie. D'abord le follicule pilaire normal dans ses trois quarts inférieurs est toujours et complètement stérile, de même l'épiderme dans toute sa hauteur jusqu'aux couches les plus superficielles de l'épiderme corné. Même si l'on fait de très nombreuses coupes d'une peau saine, c'est à peine si l'on trouve *à sa surface* quelques cocci isolés, parmi les déchets épidermiques des orifices folliculaires.

Mais à l'état relativement peu microbien de la peau saine, il faut opposer l'infection très abondante et très rapide de presque tous les déchets de la peau malade. Sauf dans quelques maladies cutanées dont les produits de déchet ne s'infectent pas, comme dans le psoriasis, presque toutes les squames, les croûtes, les croûtelles montrent un état microbien prodigieusement développé. Ici les microbes ne se rencontrent plus par unités comme à la surface de la peau saine, mais par agglomérats, par bancs. Or tout agglomérat est né de la division et subdivision *in situ* d'unités premières qui ont produit le groupe microbien autour d'elles. Il ne s'agit donc plus là, comme aux mains, de l'apport incessant de germes exogènes, chacun isolé, mais du développement sur place d'une infection constituée. Or ce qu'il faut bien noter, c'est que toutes les fois qu'on rencontre sur la peau, non pas des graines isolées, mais des agglomérats microbiens indiquant une reproduction sur place, c'est en des lésions cutanées qui peuvent être minimes, mais qui sont toujours visibles et reconnaissables même à l'œil (1).

On peut conclure plusieurs propositions de ces faits. La première, c'est qu'il n'y a aucune comparaison à établir entre l'état de souillure habituelle de la peau des mains et l'état très peu microbien de la peau couverte.

---

(1) Parmi les déchets de la peau, il ne faut pas compter l'excrétion sudorale, qui n'est jamais microbienne. D'après les recherches de Reverdin et Massol, les peaux moites et humides seraient moins microbiennes que les peaux sèches. Et il n'existe encore aucun type connu d'infection microbienne des glandes et des canaux sudoripares.

La seconde est que la peau normale peut être salie, mais n'est pas infectée.

La troisième est que certaines affections cutanées, en apparence ultra-bénignes, sont caractérisées cependant par une pullulation microbienne extraordinaire : pityriasis, séborrhée.

La dernière enfin que presque tous les déchets des maladies cutanées s'infectent rapidement et abondamment.

Ces faits étant désormais catégorisés, examinons maintenant jusqu'où on peut porter le nettoyage et l'asepsie d'une peau saine et salie ; ensuite nous verrons jusqu'où peut aller la désinfection d'une peau malade et infectée.

Asepsie de la peau salie. — Des expériences si remarquables de Reverdin et Massol il résulte qu'aucun des procédés de désinfection en usage quotidien dans les cliniques chirurgicales n'aboutit à l'asepsie des mains. La pureté des mains augmente seulement avec le temps employé à l'obtenir.

Après *une heure* de lavage, de savonnage et de brossage, une main garde encore au moins 90 germes. Et pourtant le lavage mécanique et le brossage constituent les facteurs principaux de la stérilisation des mains. « Pour aseptiser la peau, il faut la décaper, *il faut faire peau neuve.* »

Laissant de côté l'action exclusive des lavages pour étudier l'action des antiseptiques, les deux auteurs se trouvent forcés de conclure que « dans les conditions de leur emploi en chirurgie les solutions antiseptiques ne sont pas germinicides... ». Pour que l'influence des antiseptiques soit évidente, il faut qu'elle soit combinée au brossage et lavage mécanique et aussi qu'elle soit prolongée. L'asepsie complète des mains peut être obtenue après un brossage de quarante minutes dans l'eau stérile et une immersion de vingt minutes dans l'eau oxygénée à 12 volumes.

Ainsi on peut obtenir l'asepsie d'une peau saine et salie, mais on voit dans quelles conditions d'expérience.

Asepsie de la peau infectée. — Examinons maintenant si la même asepsie est réalisable quand la peau est infectée. Pour le savoir, il n'est besoin que d'examiner les plus simples et les plus banales des infections épidermiques : le pityriasis simplex, la séborrhée micro-bacillaire, les teignes. Aucune de ces maladies, qui pourtant ne s'attaquent qu'à des éléments épidermiques, n'est curable par l'antisepsie externe, comment qu'on ait essayé d'en obtenir la guérison. L'antisepsie permet d'en obtenir la guérison apparente. On *blanchit* la surface d'une peau pityriasique ou d'une teigne, mais aucun antiseptique ne *guérit* ni le *pityriasis simplex*, ni la séborrhée, ni la teigne tondante, ni le favus. Dans la séborrhée même, où l'infection ne descend qu'au tiers supérieur du follicule pilaire, la désinfection a toujours été rigoureusement impossible.

Certaines maladies parasitaires épidermiques sont aisément curables. Ainsi la gale par une friction bien faite, et durement, avec une pommade soufrée alcaline. Mais c'est parce que l'acare n'atteint dans l'épiderme que les couches cornées les plus superficielles, celles dont la kératinisation est tout à fait complète, celles qu'on peut pénétrer ou décaper sans dommage. Mais, au-dessous de ce niveau, l'épiderme est inaccessible aux antiseptiques externes.

Sous ce rapport, la thérapeutique des teignes a la valeur d'une démonstration mathématique. Tantôt les parasites des teignes végètent dans l'épaisseur de l'épiderme corné de surface — herpès circiné trichophytique, microscopique ou favique — et dans ce cas leur traitement antiseptique est facile ; quelques applications iodées guérissent ces infections superficielles. Mais que ces parasites envahissent le poil, qu'ils descendent dans le follicule, et voilà la maladie incurable, au moins par l'antisepsie externe. Le favus du cuir chevelu, non traité par l'épilation, dure autant que l'homme qui en est atteint, et, s'il n'en est pas de même pour les teignes tondantes, c'est qu'elles guérissent spontanément à la puberté. On voit d'emblée combien de maladies parasitaires du tégument, parce quelles envahissent le derme ou même les couches épidermiques profondes, se trouveront hors des atteintes de l'antisepsie externe : ainsi non seulement le lupus ou les sporotrichoses, mais même la simple verrue commune. Quand on parvient à détruire par des topiques ces lésions-là, c'est par le moyen des caustiques qui détruisent avec le parasite le tissu vivant qui le contient. Mais ce n'est pas là de l'antisepsie.

Une objection se présente naturellement à l'esprit. Si la pénétration des antiseptiques est aussi nulle, comment expliquer les intoxications par l'absorption cutanée, et l'action des frictions mercurielles contre la syphilis. L'absorption de certains médicaments par la peau est un fait indubitable ; il ne va cependant pas contre les affirmations qui précèdent. Toute l'épaisseur de l'épiderme n'équivaut pas à la hauteur du tiers supérieur des follicules dans lequel la plupart des microbes cutanés trouvent un asile. En outre le médicament qui traverse la peau entre en circulation, aussitôt après sa pénétration, sans qu'il puisse se trouver ni dans la peau, ni au-dessous d'elle, à l'état de concentration suffisante pour que son action antiseptique locale soit appréciable. On en peut donner la preuve par l'application cutanée de la teinture d'iode. Un quart d'heure après qu'on l'a faite, l'iode est décelable dans les urines

(Lafay), et cependant l'iode, pas plus que le mercure, n'a d'action sur les dermatoses parasitaires profondes. On en pourrait dire autant des acides pyrogallique, chrysophanique et, d'une façon générale, de tous les médicaments qui peuvent donner lieu à des phénomènes d'intoxication quand on les applique sur la peau. Ces faits ne peuvent en aucune manière prévaloir contre ceux qui précèdent et qui conduisent aux conclusions suivantes. Il est extrêmement difficile de parvenir à l'asepsie absolue, même momentanée, de la peau saine. Il est dans le plus grand nombre des cas impossible d'antiseptiser une peau infectée. On n'y parvient que si le parasitisme n'a pas dépassé en profondeur les couches cornées les plus superficielles et les plus parfaitement kératinisées. Dès que le parasitisme a envahi la peau plus profondément, ne fût-ce que la cavité du follicule pilaire, même en son tiers supérieur, l'antisepsie externe ne peut rien contre lui.

Résistance de la peau humaine aux antiseptiques. — La question de l'antisepsie cutanée présente encore une autre face que nous n'avons pas envisagée. Les agents capables de détruire les êtres unicellulaires ont souvent la même action nuisible sur les cellules des tissus différenciés. Il importe donc de savoir dans quelle mesure la peau elle-même tolérera leur action sans réagir, et si sa réaction, quand elle survient, sera utile ou contraire au but qu'on poursuit : à l'antisepsie cutanée.

Beaucoup de corps de métiers nous offrent l'exemple d'agents chimiques agissant défavorablement sur l'épiderme. Tous les dermatologistes connaissent les eczémas traumatiques des laveuses et des peintres qui manient la potasse, des femmes qui manient le sucre, des hommes qui manient le ciment, etc.

Les lésions histologiques produites sur l'épiderme par les divers agents traumatisants se résument à trois causes principales :

1° L'érosion de la couche cornée et sa disparition par *kératolyse* ;

2° L'exhalaison séreuse au travers de l'épiderme corné, soulevé, craquelé ou détruit : *exosérose* ;

3° L'exhalaison de leucocytes effusés à la surface, au travers de l'épiderme : *exocytose*.

Or ces trois processus sont extrêmement favorables au parasitisme de la peau, à ce point que les dermites manouvrières d'origine chimique deviennent, presque toutes et presque de suite, des foyers d'infection passive ; toutes les croûtes faites de sérum exsudé apparaissent très microbiennes au microscope. Elles deviennent même des foyers d'infection active qui produisent la suppuration, les folliculites, les furoncles, les tournioles, greffées sur une dermite primitivement amicrobienne.

Ces faits connus depuis longtemps par l'exemple des brûlures prouvent que la peau altérée se défend contre les germes du dehors, d'autant plus mal qu'elle est plus altérée et que la première condition pour obtenir l'antisepsie de la peau sera de ne provoquer de sa part aucune réaction inflammatoire.

Or l'expérience de tous les jours montre que beaucoup d'agents thérapeutiques en provoquent. On ne compte plus les dermites qui suivent « la frotte » de la gale, et les applications soufrées en général : les dermites du salol, du naphtol, de l'iodoforme, les pustulations dues aux gommes-résines, aux goudrons et les dermites mercurielles, les érythèmes chrysophaniques, chromiques, phéniqués, pyrogalliques, etc.

Et de même que parmi toutes les femmes employées dans un lavoir, par exemple, une ou deux seulement feront de la dermite potassique, de même, parmi vingt malades soumis au soufre, un ou deux seulement feront de la dermite soufrée. Chaque peau présente ainsi vis-à-vis de chaque médicament un coefficient de résistance individuel et particulier. Et le plus souvent ces idiosyncrasies restent les mêmes à des années d'intervalle. Certaines peaux ne supportent jamais sans réaction une application soufrée. Chez d'autres, le phénol ou le salol donneront toujours lieu à une dermite. Ce qu'on observe même très fréquemment en ces phénomènes, qui gardent une grosse part d'inconnu, c'est que la réaction grandit d'intensité et de violence à chaque essai malheureux. Un chirurgien supportait l'action des solutions phéniquées faibles ; il plonge les mains par erreur dans une solution plus forte, et un érythème survient. Désormais l'érythème reviendra infailliblement, même après usage des solutions phéniquées les plus faibles. Ce sont là des faits qui se répètent chaque jour et qui sont de véritables phénomènes d'anaphylaxie.

Mais quelles sont les suites microbiennes de ces dermites ? Les voici : lorsqu'un antiseptique a déterminé une réaction cutanée vive, caractérisée par un suintement, puis par la formation de croûtelles et d'exfoliation épidermique, les déchets cutanés produits ainsi s'infectent immédiatement. Et il arrive qu'une peau traitée par un antiseptique fort sera devenue, après quelques jours, bien plus microbienne qu'elle n'était auparavant.

Ainsi, et pour conclure, la peau résiste aux traumatismes physiques et chimiques, dans une certaine mesure, et cette mesure varie suivant le sujet, suivant la région cutanée et la nature du traumatisme. Mais, quand la limite de résistance de la peau est dépassée, la peau s'enflamme et réagit par l'érythème, la desquamation, le suintement. Elle devient de plus en plus intolérante aux agents qui l'ont une fois irritée, et en même temps elle devient de plus en plus septique.

Tels sont les faits avec lesquels doit d'abord compter tout essai de médication antiparasitaire externe. Il s'en est suivi que la dermatologie a dû éliminer d'abord de sa thérapeutique usuelle une quantité d'agents antiseptiques plus souvent nuisibles à la peau qu'aux microbes de sa surface : ainsi l'acide phénique, le salol, le naphtol, l'iodoforme, etc., causes de dermites traumatiques innombrables. Ou bien on a dû limiter leur dose au point de rendre leur action antiseptique à peu près illusoire ; ou bien on en a réduit l'emploi à un petit nombre de cas bien définis.

L'expérience a montré aussi que les plus utilisables des agents antiseptiques pour la désinfection cutanée étaient ceux dont l'action était immédiate et limitée et dont on peut rythmer les applications en laissant la peau refaire sa couche cornée dans l'intervalle de leurs applications. Exemple : teinture d'iode.

Ou bien on a observé qu'on retirait le plus de résultats curatifs d'agents externes moins antiseptiques que beaucoup d'autres, mais qui avaient sur le phénomène de la kératinisation une action favorable, comme les goudrons par exemple.

Enfin, en d'autres cas où l'action des antiseptiques s'est trouvée nulle ou dangereuse, on a été conduit à user, contre les éléments parasitaires, d'agents qui provoquent l'élimination du parasite sans être des parasiticides : ainsi des rayons X employés comme agent de dépilation des teignes, etc.

Malgré ces réserves, les agents parasiticides, dont la dermatologie peut user, sont encore très nombreux, assez pour qu'il soit difficile d'en donner une nomenclature. Un travail très général comme celui-ci ne pourra énumérer que les principaux.

Beaucoup proviennent des métaux. Ainsi le *mercure* métallique utilisé dans l'onguent gris contre les pédiculoses, et dont presque tous les sels sont employés dans le traitement des dermatoses microbiennes : l'oxyde jaune contre les blépharites staphylococciques, le turbith (nitrate nitreux), le cinabre (sulfure rouge) contre les pityriasis et la séborrhée, le deutochlorure (calomel) et l'ammoniochlorure (précipité blanc) contre une multitude de dartres parasitaires, le sublimé et l'oxycyanure dans des lotions antipelliculaires, etc. L'énumération totale des cas où on les applique est manifestement impossible.

L'argent à l'état colloïdal a été employé contre les herpès circinés mycosiques, le nitrate d'argent en nature contre les aphtes, les ulcérations de l'ecthyma, les ulcères tuberculeux, etc.

Le *zinc*, l'un des métaux les plus employés, est utilisé à l'état métallique après le nitrate d'argent (méthode de Collardi-Besnier) pour la cautérisation des plaies. scrofuleuses, de la tuberculose verruqueuse, des bourgeons végétants des plaies chroniques infectées ; le sulfate de zinc à 1 p. 100 est un astringent guérissant excellemment les dermatoses suintantes comme l'impétigo ; l'oxyde de zinc est de toutes les pommades et de toutes les pâtes qui, au décours des dermites microbiennes, protègent la réfection de l'épiderme corné.

D'autres métaux, moins employés, donnent pourtant des médicaments utiles comme le *bismuth* dans les épidermites sèches, le sous-carbonate de *plomb* dans les impétigos, les balanites ; le sous-carbonate de fer dans le pansement des ulcères chroniques ; le sulfate de *cuivre* à dose caustique dans le même but que le sulfate de zinc ou à 1 p. 100 comme astringent et siccatif dans les épidermites suppurées.

Les métalloïdes comme le *soufre* et l'*iode* sont sous mille formes d'un emploi journalier pour le dermatologiste, soit par leurs dérivés : comme les sulfures alcalins employés contre les mycoses épidermiques et l'iodoforme dans le traitement de la chancrelle.

J'ai dit les services que rendaient dans l'antisepsie cutanée les médicaments eukératosiques comme les goudrons. Tous sont utilisés le coaltar dans les catharres suintants de la peau, le goudron de pin maritime et l'huile de cade surtout, dans les affections parasitaires des régions pilaires, l'ichtyose dans les intertrigos, dans l'acné ; l'huile de bouleau, de houx, comme succédanés de l'huile de cade.

Inversement, beaucoup de médicaments kératolytiques sont employés pour décaper un épiderme trop résistant. Ainsi l'acide salicylique, la résorcine, le soufre, le sous-carbonate de potasse. Beaucoup agissent sur les germes microbiens et les tissus, par réduction, en fixant leur oxygène, comme l'acide pyrogallique, l'hydroquinone, et, dans les médicaments composés, ils agissent sur les hyperkératoses comme une pierre ponce. Ainsi agit peut-être la chrysarobine, qui est en outre un antiseptique de premier ordre dans le traitement des grandes mycoses cutanées.

L'antisepsie se sert même des caustiques, qui détruisent, quand il le faut, le tissu avec le microbe, comme l'acide arsénieux dans l'épithélioma cutané, l'acide chromique et l'acide nitrique dans le traitement des verrues ; soit que la gravité du cas impose la destruction du tissu lui-même (et on recourt encore dans ce cas à la destruction ignée par l'anse galvanique) soit qu'on arrête l'action du caustique avant qu'il n'ait traversé le derme, comme on fait dans le traitement des verrues, ou qu'on se serve de topiques destructeurs dont l'action est strictement limitée, ainsi qu'on en peut donner pour exemple la pâte sulfo-carbonée de Ricord pour la cautérisation du chancre simple. On peut encore provoquer par des agents extérieurs une réaction profonde des tissus cutanés qui aura raison d'éléments parasitaires inaccessibles à l'antisepsie externe. Ainsi agit le radium sur la soi-disant séborrhée concrète des vieillards. Ainsi agissent les rayons chimiques du spectre sur les éléments lupiques profonds (méthode de Finsen); ainsi les congélations par l'acide carbonique solide de la peau atteinte de lupus érythémateux fixe.

Enfin, pour parvenir à la destruction de certains parasites, on peut se servir d'agents dont l'action antiparasitaire est nulle, ce qui peut sembler d'abord un singulier paradoxe. Ainsi, lorsqu'on applique de la vaseline sur une tête pouilleuse, les parasites sont asphyxiés par la vaseline qui envahit par simple capillarité leur appareil trachéal. De même lorsqu'on épile à la pince le cheveu favique, que nul agent parasitaire ne peut atteindre, ou qu'on fait tomber aux rayons X, pour la même raison, des cheveux trichophytiques qu'on ne peut épiler parce qu'ils sont cassants.

Ainsi l'antisepsie cutanée peut se servir de mille agents divers; elle peut encore les utiliser de mille façons, dont les résultats diffèrent. Un topique externe peut être incorporé à des bains, à des lotions, employé en pansements humides et en pansements secs, sous forme de poudres, de crèmes, de pommades, de pâtes, de vernis, de colles, etc. Ces méthodes diverses ont naturellement chacune leur raison d'être, leur utilité, leurs contre-indications. Mais nous nous en rendrons compte chemin faisant, en décrivant succinctement le traitement de chaque dermatose parasitaire, ce que nous allons faire maintenant.

L'étude des médications antiparasitaires externes présente un certain nombre de subdivisions naturelles, dont le seul énoncé démontre la nécessité et l'ordre logique :

I. Il y a les médications dirigées contre les parasitismes animaux des phtiriases : poux de tête, poux de corps, *Phtirius pubis* ; des sarcoptoses : sarcopte de la gale, aoûtat, *Dermanyssus gallinæ*, *Demodex folliculorum*, etc.

II. Contre les dermatophyties épidermiques des surfaces glabres : *Pityriasis versicolor*, *Erythrasma*, *Eczema marginatum* de Hebra, épidermophyties exotiques.

III. Contre les lésions des régions glabres causées par les dermatophytes du cuir chevelu: *Favus herpeticus*, favus en godets du corps, trichophyties suppurées, trichophyties sèches, microspories généralisées.

IV. Contre les dermatophyties du cuir chevelu : favus, trichophyties suppurées, trichophyties sèches, microspories.

V. Contre les dermites microbiennes suintantes : impétigo,
impétiginisations secondaires des eczémas et des brûlures superficielles devenues septiques.

VI. Contre les dermites microbiennes pustuleuses : folliculites,
furoncles, dermites pustuleuses régionales : sycosis de la barbe, de
la nuque, des sourcils, des bords ciliaires, de la moustache.

VII. Contre les épidermites microbiennes squameuses : pityriasis
simplex figuré et diffus, pityriasis stéatoïde.

VIII. Contre les séborrhées microbacillaires : séborrhée, acné,
alopécie séborrhéique, acné suppurée, acné nécrotique, acné hypertrophique, télangiectasique et kéloïdienne.

IX. Contre les lésions verruqueuses et néoplasiques : verrues, papillomes; soi-disant séborrhée concrète des vieillards; épithéliomas.

X. Contre les lésions ulcéreuses : écthyma, ulcères équatoriaux,
blastomycoses, sporotrichoses, et même gommes syphilitiques.

XI. Contre les dermites chroniques tuberculeuses : tuberculose
verruqueuse, lupus tuberculeux, lupus érythémateux, dermite
lépreuse et lépromes.

Avec l'étude de la médication spéciale à appliquer à chacune de
ces lésions microbiennes, nous entrons dans la partie proprement
thérapeutique de cette étude.

I. — TRAITEMENT DES PARASITISMES ANIMAUX

En général les parasites animaux de la peau humaine sont les plus
faciles à atteindre.

Poux de corps ou poux blancs. — Ils habitent les vêtements et
s'y reproduisent. C'est à peine si quelques-uns fixent leurs œufs aux
poils des hommes très velus. C'est donc une erreur de soumettre les
gens atteints de cette phtiriase à des traitements de désinfection
cutanée ; on doit les faire changer de linge et passer leurs vêtements
à l'étuve. Pendant ce temps on donne au malade un bain savonneux.
Si le malade est très velu et qu'on voie des œufs sur les poils du
corps, on passe ce poil à la tondeuse ou on rase.

Le changement de linge doit être répété plusieurs fois quotidiennement pour être sûr que la désinfection soit parfaite.

La phtiriase du corps est une maladie de sordidité. On ne l'observe
que sur les vagabonds. A peine en observe-t-on un cas par hasard
dans la classe moyenne ou riche.

Poux de tête. — Ils constituent également une maladie des gens misérables, mais l'accident qui les a portés sur une tête propre peut s'observer plus souvent.

Le cas est différent suivant qu'il s'agit d'un petit garçon, car on le tond de très près et on le peigne huit jours de suite au peigne fin, ou d'une petite fille à laquelle on doit conserver, autant que possible, les cheveux.

Le cas diffère aussi comme traitement suivant que le parasitisme est récent et la tête saine, ou ancien, et la tête couverte d'inoculations secondaires : impétigo pédiculaire.

Dans le cas où la tête est saine et le parasitisme peu prononcé, on peigne tous les jours au peigne fin, et on frictionne avec une friction alcoolique acétifiée à 1 p. 100 :

> Alcool à 90°...................... .... 300 cent. cubes.
> Acide acétique cristallisable........... 3 grammes.

à laquelle on peut adjoindre du sublimé à 1 p. 500.

> Alcool à 90°......................... 300 cent. cubes.
> Acide acétique cristallisable. .... 3 grammes.
> Bichlorure de mercure....... .... 60 centigr.

Le peigne fin enlève les parasites que la liqueur sublimée peut aussi détruire, et l'acide acétique dissout les lentes.

Tuer les parasites dans ces cas n'est pas difficile ; il est bien plus difficile d'atteindre les lentes, petites perles grises oblongues collées au cheveu par une sorte de chitine très adhérente et qu'on ne peut faire glisser au long du cheveu que si elles sont en partie dissoutes par un acide ou une benzine.

Lorsque la tête ne présente ni érosion ni écorchure, on pourra conseiller, avec les précautions d'usage, un lavage complet de la chevelure et des cheveux à l'éther de pétrole, qu'on prescrira ainsi pour qu'il soit moins caustique et moins inflammable :

> Éther de *pétrole d'Amérique*, bouillant au-dessus de 100°.

Lorsque le parasitisme est intense, il se complique presque toujours d'infections secondaires, impétigo, qui rendent difficile et un peu nuisible l'emploi de parasiticides violents. On tourne alors la difficulté en enduisant le cuir chevelu d'une couche épaisse de vaseline blanche. La vaseline noie les parasites en pénétrant leur système trachéal par capillarité. Le lendemain on retrouve les parasites morts à la surface de la vaseline ; on peut ajouter à la vaseline une demi-goutte de xylol pur (diméthyl-benzine) par centimètre cube, ce qui la rend plus fluide et plus pénétrante.

Un traitement populaire très actif consiste à mouiller la tête avec du vinaigre chaud et à envelopper la tête ainsi mouillée d'un pansement inperméable.

Le lendemain, on enlève, au peigne, les lentes décollées. Celles qui resteraient pourraient être enlevées, après friction directe des cheveux sur le peigne, avec un bouchon d'ouate hydrophile mouillé d'une solution acétique forte (Audry) :

    Acide acétique cristallisable..............   30 grammes.
    Alcool à 90°...............................   300   —

Mais cette solution caustique ne doit pas toucher le cuir chevelu.

Les préparations mercurielles fortes, telles que l'onguent gris, n'ont sur les précédentes aucun avantage ; elles risquent de déterminer une hydrargyrie grave et ne doivent jamais être conseillées.

Morpion (*Phtirius pubis*). — Il s'observe plus souvent, ou aussi souvent, dans la classe riche que dans la classe pauvre, au contraire des autres pédiculoses. Contre la phtiriase pubienne, on a préconisé beaucoup l'onguent gris ; ses applications ne doivent jamais dépasser deux ou trois heures et chacune doit être suivie d'un savonnage minutieux. On répète ces applications deux ou trois fois à deux jours d'intervalle. J'ai préconisé contre cette phtiriase un moyen propre et rapide, mais douloureux. C'est la friction de toute la région avec un tampon d'ouate hydrophile largement mouillé de :

    Xylol pur... ⎱
    Liqueur d'Hoffmann...................... .....   ⎰ ãã P. E.

La brûlure dure dix minutes et n'est suivie d'aucune rougeur ni dermite traumatique. Cette application tue les parasites et les œufs du même coup.

Dans les cas bénins, l'épilation des parasites à la pince et de chaque poil portant une lente est souvent réalisable. Les infirmiers de l'hôpital Saint-Louis la pratiquent souvent. L'examen doit porter sur le poil des jambes et des cuisses, de la région sacrée, du ventre. On observe quelquefois ce parasitisme aux aisselles, à la barbe, et jusque entre les cils. Dans ce dernier cas, le nettoyage à la pince est le seul moyen recommandable.

Sarcoptoses. — Plusieurs acariens peuvent habiter la peau de l'homme ; le plus fréquent est l'*Acarus scabiei*, qui cause la gale commune. Ce parasite est noctambule, et la contamination se fait presque toujours au lit partagé avec un galeux ou une galeuse

Le parasite pénètre l'épiderme corné et y creuse des *sillons* analogues à la galerie de la taupe dans les champs, pour y vivre et y pondre. Le soufre est l'agent de destruction par excellence des acariens. Soufres et sulfures agissent de même.

La *pommade d'Helmerich* est le spécifique traditionnel de la gale. Voici sa formule :

Soufre sublimé lavé	10	grammes.
Carbonate de potasse	5	—
Eau distillée	5	—
Huile d'amandes douces	5	—
Axonge	35	—

Cette pommade est appliquée par friction rude sur tous les points du corps, sauf la tête, qui n'est jamais envahie. Deux conjoints seront toujours frottés ensemble, car ils se sont toujours contaminés, même si l'infection de l'un est peu perceptible encore.

Le patient reste enduit de pommade vingt-quatre heures et prend un bain savonneux le lendemain.

Le soufre est mal toléré par la peau humaine dans un quart ou un tiers des cas ; la frotte est donc suivie souvent de dermite traumatique (eczéma artificiel). On diminue la fréquence de cet incident en prescrivant une pommade moins alcaline et mordante que la pommade d'Helmerich, et en conseillant de garder sur le corps, dans les jours qui suivent la frotte et le bain savonneux, une pommade calmante telle que :

Oxyde de zinc	6	grammes.
Vaseline	60	—

et en prescrivant trois bains d'amidon à prendre dans la semaine.

La cuisson et le prurit résultant de la frotte sont souvent pris par le malade pour une renaissance de la gale et traités par une nouvelle « frotte » ou des bains sulfureux, ce qui exaspère la dermite artificielle déjà produite. Il importe d'en avertir le malade et de lui dire que la frotte tue toujours les acares vivants, que si elle est insuffisante c'est quand elle ne détruit pas tous les œufs, que ceux-ci demandent quinze jours pour éclore, et qu'une récidive vraie de la gale ne peut être discernée avant trois semaines. Sauf exception rare, la dermite traumatique aura disparu à ce moment.

On a préconisé contre la gale bien d'autres traitements, dont aucun n'a réussi à supplanter la pratique de la frotte à la pommade soufrée. Parmi les principaux, il faut pourtant citer celui de Kaposi par les pommades au naphtol au dixième appliquées plusieurs jours de suite et savonnées de même régulièrement. C'est là un traitement plus long, peut-être plus applicable à des malades couchés. Je ferais des réserves touchant l'application de ce traitement aux enfants, ayant vu mourir après son emploi un nourrisson qu'on y avait soumis et ayant ouï parler d'un second cas analogue. La mort s'est produite avec symptômes d'intoxication : refroidissement, tachycardie, convulsions.

Le traitement par le baume du Pérou est irritant, plus coûteux que nul autre et ne me semble pas meilleur. On emploie le baume du Pérou, pur ou à moitié, en badigeons quotidiens pendant une semaine. Le traitement par le baume styrax, mélangé, à parties égales, d'huile d'olive, est employé quelquefois dans le traitement de la gale du nourrisson. Il est sans inconvénient autre que sa durée, car on ne peut être sûr de la guérison par ce moyen, avant une semaine.

La gale se complique souvent de suppurations qui ont pris les sillons d'acare pour point de début. Lorsque ces suppurations sont peu de chose, on prescrira la frotte quand même, car, sur elles, a dit très justement Tenneson, la frotte agit comme un cataplasme. Néanmoins, il est des cas où le patient, surtout l'enfant, est couvert de pustules staphylococciques, de phlyctènes streptococciques, et où il présente un panaris périunguéal à tous les doigts ; dans ce cas, la frotte, toujours assez brutale, devient barbare. On est obligé de la différer, ou de la faire partielle, en traitant d'abord les suppurations épidermiques comme il sera dit plus loin. Leur guérison obtenue, le traitement de la gale est recommencé, sur l'ensemble du corps cette fois.

Aoûtat ou rouget (*Thrombidium* soyeux). — C'est un acarien qui habite en automne les arbres, les haies, les chaumes. Très fréquent en certains pays, il crée dans la peau des multitudes de lésions très démangeantes et désagréables. Il est très difficile de s'en défendre, car s'il meurt vite dans la lésion qu'il a faite, cela n'empêche pas le patient d'en récolter de nouveau à chaque sortie. L'huile gaïacolée au centième apaise la démangeaison ; une goutte de pétrole ou d'huile de vaseline qui détruit le parasite reste le meilleur secours lorsque la lésion est tout près de son début.

« Dermanyssus gallinæ ». — Ce parasite de la poule peut donner lieu chez l'homme à une éruption miliaire en points rouges très démangeants. Elle survient presque exclusivement chez les gens chargés de soigner et de plumer la volaille. Ce parasite meurt sur l'homme en vingt-quatre heures. Cette affection guérit donc seule et ne comporte pas de traitement.

Ixode. — La chique ou ixode est un parasite du chien que l'homme peut récolter de son chien domestique ou même directement, comme le chien, dans les bois, après une sieste ou une promenade. L'animal gonflé forme une petite vessie, grosse comme un grain de maïs, mais blanche et molle. On peut être tenté de l'arracher de la peau. Il ne faut pas le faire, car la tête du parasite reste engagée dans la peau, et sa décomposition transforme la piqûre en un petit ulcère de 5 ou 6 millimètres de large, qui met trois semaines à guérir. Le plus simple est de laisser tomber, au point d'attache du parasite, une goutte d'essence minérale ou de xylol : le parasite se détache et tombe de lui-même.

Beaucoup d'êtres qui ne sont pas des parasites de l'homme à proprement parler : puces, moustiques, chenilles, abeille et guêpe, etc., peuvent causer sur la peau humaine des lésions diverses. Mais leur traitement ne comportant aucune médication antiparasitaire ne doit pas nous arrêter ici.

II. — TRAITEMENT DES DERMATOPHYTIES DE LA PEAU GLABRE.

Il y a trois épidermatophyties de la peau glabre : le *pityriasis versicolor*, causé par le *Microsporum furfur*; l'*erythrasma*, causé par le *Microsporum minutissimum*, et l'*eczéma marginatum* de Hebra, causé par l'*Epidermophyton inguinale*.

Pityriasis versicolor. — Il fait des taches brunes, petites, souvent coalescentes en grands placards, sur la poitrine, les épaules, le dos et le ventre. Contre lui tous les parasiticides réussissent, et tous sont insuffisants ; c'est-à-dire que tous l'effacent aisément sans empêcher ses récidives ultérieures. On a préconisé contre lui les bains sulfureux et savonneux, les applications de pommades soufrées salicylées :

Soufre précipité.	} āā	1 gramme.
Acide salicylique		
Résorcine	1	—
Vaseline	40 grammes.	

les badigeons de teinture d'iode dilués :

Teinture d'iode	10 grammes.
Alcool à 90°	200 —

répétés tous les jours ou tous les deux jours pendant un mois. Les pommades chrysophaniques faibles donnent de bons résultats ; mais il faut qu'elles soient bien faites.

    Acide chrysophanique pur porphyrisé....   5 centigr.
    Axonge...............................   50 grammes.

De même les lotions simples sulfurées :

    Alcool à 90°..........................   500 grammes.
    Sulfure de potassium..................   1 gramme.
    Teinture de benjoin...................   V gouttes.

De tous ces traitements, on peut retirer de bons résultats ; les applications chrysophaniques faibles semblent donner les meilleurs. Mais il faut se rappeler que toutes les applications basiques et savonneuses doivent être évitées concurremment sous peine d'épidermites traumatiques. Les nettoyages doivent se faire à l'alcool-éther P. E. étendu d'eau.

    Liqueur d'Hoffmann........................ { ãã P. E.
    Eau distillée............................. {

Après guérison, le patient devra continuer longtemps l'usage des bains sulfureux hebdomadaires avec savonnage aux savons sulfureux, dont plusieurs marques excellentes existent dans le commerce.

Erythrasma. — C'est une mycose spéciale caractérisée par des cercles complets ou incomplets au niveau des régions inguino-crurales, sur les surfaces où les bourses chez l'homme sont en contact avec la peau de la cuisse ; lésions rouges, rondes, finement squameuses et non vésiculeuses.

Contre l'érythrasma, les mêmes applications doivent être employées que contre le *pityriasis versicolor*. Les plus commodes sont les badigeons d'alcool faiblement iodés :

    Teinture d'iode......................   10 grammes.
    Alcool à *80°*.......................   200   —

pratiqués tous les jours ou tous les deux jours en insistant non seulement sur les taches rouges de la racine de la cuisse, mais sur les régions correspondantes des bourses.

En ces régions où la peau est particulièrement fine, les applications chrysophaniques même faibles doivent être surveillées.

Eczéma marginatum. — Il est caractérisé par des cercles de diamètre variable, dont la surface est bistrée et moirée, tandis que le pourtour est signalé par un liséré d'un doigt de large, érythémateux, squameux et très finement vésiculeux. Il débute exactement au même point que l'érythrasma, mais peut prendre des dimensions beaucoup plus considérables, produire des points d'inoculation à distance, dans les plis axillaires, sous-mammaires chez la femme, etc.

Le traitement est identique à celui des deux dermatoses précédentes ;

mais il faut nettement donner la préférence aux applications iodées et aux préparations chrysophaniques.

Le résultat est immédiat et excellent, mais les récidives sont fréquentes, parce que le traitement n'a pas été suivi assez longtemps après la guérison apparente. Contre les récidives tenaces, les applications chrysophaniques sont de rigueur.

Le traitement de l'eczéma marginatum doit être plus attentif, plus sévère et plus longtemps continué lorsqu'il s'agit de cas épidémiques, ce qui n'est pas très rare, et peut obliger à la désinfection des vêtements·intimes des patients.

Les trois mycoses. dont l'étude précède peuvent s'observer dans toutes les classes sociales et la dernière très souvent dans la plus élevée (1).

III. — TRAITEMENT DES LÉSIONS PROVOQUÉES SUR LA PEAU GLABRE PAR LES DERMATOPHYTES HABITUELS DU CUIR CHEVELU.

Tous les dermatophytes dont nous rencontrerons plus loin les lésions du cuir chevelu peuvent créer sur la peau glabre des lésions dont nous devons étudier le traitement, car cette étude nous servira de transition naturelle entre les épidermophyties du corps et celles du cuir chevelu.

Il y a trois types de dermatophytes ayant pour le cuir chevelu une prédilection, mais pouvant donner lieu à des lésions de la peau glabre : achorions du favus, trichophytons et microsporums.

Favus de la peau glabre. — Les achorions peuvent donner lieu sur la peau glabre, comme tous les autres champignons dermatophytes, à des cercles d'*herpès circiné.* C'est la forme que la dermatologie ancienne connaissait sous le nom de *Favus herpeticus.*

Et tous les achorions peuvent donner lieu en outre, même sur la peau glabre, à des surproductions d'apparence croûteuse et en réalité mycosiques, que l'on a nommées des « godets ». Ces godets sont de petites masses de couleur jaune-paille en surface. jaune-soufre dans la profondeur, convexes dans la profondeur, concaves en surface, rondes, centrées par un poil, enchâssées dans l'épiderme d'où on les

(1) Il est remarquable de voir les principales infections mycosiques de la peau glabre détruites par la teinture d'iode diluée ; ce fait est à rapprocher de la pratique chirurgicale actuelle qui désinfecte souvent le champ opératoire à la teinture d'iode. L'iode est certainement un des meilleurs antiseptiques cutanés ; mais la teinture d'iode normale, surtout celle du nouveau *Codex* $\left(\frac{1}{10}\right)$' est trop concentrée et trop vulnérante pour l'épiderme. Une teinture d'iode diluée au quart ou au cinquième est tout aussi antiseptique et beaucoup moins traumatisante pour la peau.

enlève comme une croûte et montrant au-dessous d'elles un épiderme refoulé, exulcéré et souvent saignant.

Tant que le favus ne se traduit que par des cercles, sa destruction est facile ; quelques applications de teinture d'iode diluée d'alcool aux trois quarts ou aux quatre cinquièmes y suffisent. En quelques jours, la peau malade s'exfolie et sous l'épiderme desquamé s'est refait un épiderme normal.

Lorsqu'on fait suivre le même traitement à un favus *à godets* du corps, après l'abrasion des godets à la curette, le résultat immédiat est aussi bon, mais il n'est pas durable et après un temps on voit les godets se reformer aux mêmes points, ce qui indique que la maladie a été blanchie, non guérie. C'est que le godet est une forme de résistance nécessitant un traitement plus long et plus complexe que la simple lésion circinée épidermique. Si l'on veut obtenir la guérison complète, il faut l'épilation attentive des poils follets de la région, et l'application un peu longtemps continuée de pommades chrysophaniques au millième, du type formulé plus haut. C'est que le parasite s'est enfoncé dans les follicules pilaires, où il a échappé à l'action des parasiticides ; et sitôt le traitement cessé il a reproduit le godet.

En effet l'antisepsie externe cutanée peut détruire un parasite dans l'épiderme corné. Elle ne peut le détruire dans le follicule.

Trichophyties. — Elles se montrent sur les régions glabres sous deux formes, la forme sèche, qui est celle de cercles dont la surface ou la bordure est érythémato-squameuse ou finement vésiculeuse, et la forme suppurée, compliquée d'inflammation et de suppuration folliculaire. Cette dernière forme est le kérion.

Lorsque la trichophytie est sèche, les badigeons iodés suffisent d'ordinaire à la guérison. On les pratique à la teinture d'iode pure ou mieux diluée au tiers ou au quart ; il faut un badigeon assez rude capable de décortiquer la peau malade des squames et croûtelles, et de rompre les vésicules encore fermées. On les renouvelle tous les deux ou trois jours jusqu'à guérison.

Lorsque la trichophytie est suppurée, la teinture d'iode est douloureuse et inutile. On doit calmer seulement l'inflammation par des pansements humides, et, chaque fois qu'on les renouvelle, absterger soigneusement les surfaces malades, nettoyer les déchets cutanés, enlever à la pince les poils qui sont d'ailleurs morts et détachés de leur follicule. Dans ce processus, la lésion est autophage, le parasite provoque une réaction suppurée curative parce qu'elle est expulsive et qu'elle rejette les parasites avec les poils morts. Ces formes inflammatoires guérissent seules, avec ces soins, en quelques semaines, et ne guérissent pas plus vite par un traitement plus actif.

C'est ici qu'on voit se vérifier les considérations générales exposées au début de cette étude. La défense de la peau suffit à l'extinction de la lésion. On la dirige par un traitement antiphlogistique, on l'entrave par un traitement antiseptique. Celui-ci reprend d'ailleurs toute sa valeur quand il s'agit d'un kérion à son début, avant que la phase suppurée n'ait commencé, car le traitement iodé, si l'on arrive à temps, peut-être abortif.

Les trichophyties peuvent s'observer dans l'épaisseur des épidermes cornés épais de la paume de la main et de la plante du pied, et leur traitement habituel ne suffit plus parce que les parasiticides appliqués en surface ne pénètrent plus assez profondément. Dans ce cas, il faut exfolier ou enlever l'épiderme corné épais qui fait obstacle à l'action des médicaments; on y parvient par des pansements humides qui le ramollissent, suivis de frictions à la pierre ponce. Les pommades salicylées, appliquées la nuit, font le même travail, préalable à l'antisepsie, qu'on effectue ensuite par les moyens habituels.

Microspories cutanées. — Elles sont rares en nos contrées, car ce sont toujours des microsporums animaux qui les causent; elles sont le plus souvent caractérisées par des lésions annulaires rouges, assez petites et très nombreuses, couvrant des régions entières, et plus rarement on peut les voir disséminées sur tout le corps. Elles surviennent assez brusquement. Mais ce sont des éruptions bénignes que les traitements les plus simples des mycoses épidermiques suffisent à enrayer, par exemple les badigeons de teinture d'iode au dixième.

Dermatophyties exotiques. — A côté de ces mycoses épidermiques doivent être placées des lésions très analogues causées par des parasites mycosiques comme nos teignes, mais d'origine exotique, et sans doute d'espèces différentes. On les observe en Extrême-Orient, au Tonkin, en Indo-Chine et dans l'Océanie, où elles ont reçu divers noms. Nous les observons en France chez des voyageurs ou des soldats revenant d'Extrême-Orient. Les unes semblent provenir d'inoculations de parasites saprophytes et s'observent aux jambes, aux cuisses et aux fesses chez des gens ayant marché dans des marécages; d'autres s'observent sur le tronc; toutes, avec des caractères secondaires qui peuvent différer, ont pour symptôme primordial leur figuration circinée ou polycyclique. Leur traitement est difficile : ces mycoses résistent à nos traitements habituels des mycoses épidermiques, tels que les frictions iodées. Il faut recourir d'emblée aux pommades chrysophaniques à 1 p. 100, qui amènent toujours la guérison quand leur usage a été poursuivi assez longtemps.

IV. — TRAITEMENT DES DERMATOPHYTIES DU CUIR CHEVELU.

Les dermatophyties du cuir chevelu sont de trois types : favus, teignes tondantes trichophytiques, teignes tondantes microscopiques. En ce qui concerne leur traitement, les deux dernières espèces peuvent être confondues. Ce n'est pas l'espèce parasitaire causale d'une maladie épidermique qui dictera son traitement ; c'est sa profondeur d'implantation et la réaction des tissus à son invasion.

Les mycoses du cuir chevelu ont ceci de particulier qu'elles envahissent, outre l'épiderme de surface, le cheveu dans sa profondeur. Ceci a pour conséquence constante l'inanité de tous les traitements antiseptiques de surface. Ceux-ci suffisent à stériliser l'épiderme, mais n'atteignent jamais le parasite caché dans la profondeur du cheveu. De là comme procédé thérapeutique la nécessité de l'épilation. En épilant le cheveu du favus par exemple, on amène le parasite au dehors, et en deux ou trois épilations consécutives du même cheveu on l'aura stérilisé. C'est par ce procédé qu'on a guéri des favus depuis l'antiquité jusqu'à nos jours. Ou bien les auteurs qui se contentaient d'appliquer des onguents mercuriels, sulfureux, arsenicaux, etc., *blanchissaient* leur malade et ne le guérissaient pas, ou, s'ils le guérissaient, c'était par l'épilation connue et pratiquée déjà par les médecins grecs et arabes.

On la pratiquait par la calotte de poix, emplâtre adhésif collé sur le cuir chevelu dont les cheveux avaient été raccourcis au préalable. On enlevait de force la calotte avec les cheveux malades qui y demeuraient adhérents. A ce procédé, Mahon et Bazin substituèrent procédé de l'épilation manuelle.

Favus du cuir chevelu. — Pour guérir avec elle un *favus du cuir chevelu*, on épile plusieurs fois de suite les mêmes cheveux, en les laissant repousser entre chaque épilation juste assez pour pouvoir les reépiler de nouveau. Pendant ce temps, on maintient le cuir chevelu aseptique par des frictions de teinture d'iode diluée et l'application d'une pommade à l'huile de cade, et au bioxyde jaune d'hydrargyre :

    Huile de cade........................... 10 grammes.
    Lanoline.............................. 10   —
    Vaseline............................. 10   —
    Oxyde jaune de mercure.............. 1 gramme.

La guérison totale d'un grand favus demande de quatre à six mois, suivant la perfection du traitement. Ce traitement est resté le seul valable du favus jusqu'à l'introduction de la radiothérapie des teignes, sur laquelle nous allons revenir tout à l'heure.

Teignes tondantes. — En ce qui concerne leur thérapeutique, elles se distinguent en deux types différents : les tondantes à réaction inflammatoire (kérions), les tondantes torpides sans réaction inflammatoire. Les kérions résultent d'inoculations au cuir chevelu de trichophytons animaux. Ils ont la même figure et les mêmes mœurs que les kérions des régions glabres ; ce sont des macarons de dermite profonde et intense. Leur surface est criblée d'abcès folliculaires profonds, souvent masqués par une carapace de croûtes englobant des cheveux morts. Ici encore, aucune thérapeutique active n'est utile, puisque l'évolution morbide laissée à elle-même fait une épilation automatique. Le nettoyage de la surface, l'enlèvement des cheveux morts, l'entretien de la propreté locale, une asepsie relative par des lavages à l'eau oxygénée pure ou des badigeons d'alcool très faiblement iodé y suffit :

> Alcool à 80°.......................... 200 grammes.
> Teinture d'iode........................ 5   —

On maintient sur la lésion des applications humides qui diminuent l'état inflammatoire. Et en une ou deux semaines les lésions sont en régression. Lorsqu'elles guérissent, quelques ponctuations galvaniques sont utiles pour évacuer les petits abcès profonds non vidés, et la guérison est obtenue en cinq, six semaines, tout à fait complète. Les cheveux repoussent d'ordinaire, mais peuvent ne pas repousser, quand le processus inflammatoire a été nécrotique ou ulcéreux, ce qui arrive quelquefois.

Tout autre est l'évolution spontanée des teignes tondantes torpides. Nées ordinairement au cours de la seconde enfance, elles ne guérissent spontanément qu'à la puberté ou après elles. Toute thérapeutique active est de résultat nul, puisque l'antisepsie possible est toute en profondeur.

L'épilation amènerait la guérison des tondantes, si elle était possible comme dans le favus, mais ici le parasite rend les cheveux fragiles, et l'épilation les casse, précisément au point le plus malade. Le cheveu dont la racine n'est pas toute atteinte continue de croître, mais de croître malade.

Jusqu'à ces derniers temps, on n'avait comme traitement actif des tondantes que le traitement par l'huile de croton pure, appliquée au pinceau ou diluée au tiers dans de l'huile, ou en crayons

> Huile de croton.......................... 10 grammes.
> Beurre de cacao.......................... 5   —
> Cire vierge.......................... 15   —

Deux jours après l'application se produisait aux points touchés une suppuration folliculaire, qui copiait de loin celle des kérions et amenait l'expulsion spontanée de quelques cheveux malades. On recommençait ce travail tous les quinze jours. On arrivait ainsi à la guérison d'une teigne tondante dans un laps de temps de six mois à deux ans. La radiothérapie a révolutionné la thérapeutique des teignes tondantes, car elle produit leur guérison en trente ou quarante-cinq jours.

Voici comment on doit l'appliquer. On se sert comme source électrique d'une bobine ou d'une forte machine statique, le courant produit arrivant aux deux pôles d'un tube de Röntgen.

La plaque malade est placée à 15 centimètres de l'anticathode et y reste le temps nécessaire, indiqué par un radiomètre dont le principe est le suivant : une pastille (faite de papier bristol, sur lequel a été étendue une couche de platino-cyanure de baryum, dans un collodion à l'acétate d'amyle) est placé *à demi-distance* entre l'anticathode et la tête du patient; sa couleur est d'un beau jaune métallique. Quand, sous l'influence des rayons X, sa couleur a viré jusqu'à une teinte marron très pâle, identique à une teinte repère que porte le radiomètre, l'opération est terminée. Elle aura duré plus ou moins longtemps selon la quantité de rayons X que peut faire produire à l'ampoule la machine statique ou la bobine qu'on emploie. Cette quantité équivaut à 4,5 à 5 unités H de Holzknecht.

La pénétration des rayons employés doit correspondre à 8-10 au radio-chromomètre de Benoit.

Pour une bonne épilation, l'appareil qu'on utilise doit donner cette dose de rayons X en douze à dix-huit minutes; mais on comprend qu'un appareil plus faible pourrait mettre quarante et cinquante minutes pour en fournir la dose.

L'opération finie, rien d'apparent ne s'est produit, sauf quelquefois une légère rougeur durant une demi-journée. Mais, quatorze jours après, commencera la dépilation spontanée de la plaque irradiée. Cheveux sains et malades tombent également; on les enlève, on nettoie complètement par friction et épilation ceux qui tardent et, dix-huit jours après, la plaque est chauve et guérie. Les cheveux qui repousseront deux mois et demi plus tard, si l'opération a été bien conduite, repousseront sains.

S'il n'y avait que trois ou quatre plaques de tondante sur une même tête, on les opère une à une à la file, sans intervalle. Le petit malade n'est plus contagieux quand est tombé le dernier cheveu malade, c'est-à-dire après trente jours au maximum. S'il y a beaucoup de plaques, on dépile ainsi la tête entière en neuf ou dix applications successives, en protégeant par une feuille de plomb contre une nouvelle irradiation les parties déjà opérées.

Cette technique très délicate et minutieuse, mais dont le détail est aujourd'hui parfaitement fixé, permet de guérir plus d'un enfant teigneux par jour par machine et ne produit d'accidents de radio-dermite suivie d'alopécie définitive que par faute opératoire.

Chose remarquable et qui corrobore tout ce que nous savons déjà : les cheveux malades qui sont épilés ainsi et tombent sont pleins de parasites vivants que les rayons X ne tuent pas ; la guérison n'est donc pas obtenue par stérilisation du cheveu malade, mais par une épilation complète sans violence, spontanée. Les rayons X traitent donc les tondantes, comme l'épilation à la pince traitait le favus, par l'éviction du parasite contre lequel l'antisepsie ne pouvait agir.

Inutile d'ajouter que, pendant toute la durée du traitement, l'antisepsie de la surface est obtenue par des badigeons d'alcool iodé pour empêcher qu'une graine tombée des parties malades sur les parties saines ne crée un nouveau foyer de la maladie.

La même technique a été naturellement employée contre le favus et avec des résultats analogues, mais il faut distinguer.

Les favus du cuir chevelu se divisent en deux types objectifs : les favus à godets et les favus sans godets. Pour ces derniers, tout ce que nous avons dit du traitement radio-électrique des tondantes reste vrai, et les règles à suivre sont les mêmes. Mais cela n'est plus aussi vrai pour le favus à godets. Celui-ci a deux centres parasitaires, le cheveu et le godet, et il ne suffit pas de faire tomber le cheveu aux rayons X pour guérir la maladie. Après l'épilation même complète, il reste hors du cheveu dans le follicule près de son orifice, presque à la limite où l'antisepsie externe peut agir, des éléments parasitaires qui reconstituent le godet. L'antisepsie externe garde donc un grand rôle dans le traitement du favus par les rayons X.

Si, une fois les cheveux tombés, on applique chaque jour une pommade chrysophanique au millième (1), on arrive à tuer les germes folliculaires capables de reconstituer le godet, et, dans beaucoup de cas, on aura guéri ainsi le favus en une seule intervention. Mais, quand les précautions ne sont pas prises, il faut deux ou trois épila-

---

(1) Presque toutes les pommades chrysophaniques sont mal faites et donnent lieu à des dermites que l'on devrait éviter. L'acide chrysophanique pur se dissout dans l'axonge, mais non dans la vaseline ou la lanoline ; toutes les pommades chrysophaniques doivent donc prendre l'axonge pour excipient. En outre, elles doivent être faites avec assez de soin et de patience au bain-marie et en agitant jusqu'à refroidissement, pour que l'acide chrysophanique y soit à l'état de dissolution complète, faute de quoi, au point où un grain d'acide chrysophanique pur sera porté, on aura un point de dermite, et les applications devront être interrompues au grand dommage du traitement.

tions radio-électriques ou manuelles pour détruire le parasite jusqu'au dernier germe et empêcher la maladie de renaître après une apparente guérison. Et deux applications radio-électriques ne peuvent être faites sur le même point qu'à un mois d'intervalle, à la dose qu'il faut employer pour que le cheveu tombe.

Quoi qu'il en soit des inconvénients d'un tel traitement : difficulté d'exécution, délicatesse de la technique, impossibilité d'installer des appareils coûteux partout où ils seraient nécessaires, etc., il a transformé la question de la thérapeutique des teignes. Et ces maladies parasitaires sont guéries par un agent qui n'agit pas comme parasiticide.

V. — TRAITEMENT DES DERMITES MICROBIENNES EXSUDATIVES.

Après le traitement des mycoses tégumentaires, celui des infections microbiennes de la peau doit nous occuper ; ces maladies font aussi une part importante de la dermatologie.

Impétigo contagieux. — Les dermites microbiennes exsudatives ont pour type l'impétigo contagieux de Tilbury Fox. Ses lésions, d'abord phlycténulaires, deviennent exsudatives quand la phlyctène roiginelle est rompue, et croûteuses quand l'exsudation se concrète. Elle a pour siège ordinaire les régions découvertes, et principalement le visage, chez les jeunes enfants, et le cuir chevelu surtout lorsqu'il abrite le *pediculus capitis.* Secondairement l'enfant qui se gratte infecte ses mains et ses doigts.

Au visage, l'impétigo peut se propager à la cornée (kératite phlycténulaire), aux commissures des lèvres (perlèche). Au doigt, il fait le panaris péri-unguéal (tourniole). Toutes ces lésions, secondairement envahies par le staphylocoque blanc et doré, sont originairement streptococciques.

Le traitement variera suivant les localisations de la maladie.

Au cuir chevelu, l'impétigo et les poux s'observent presque toujours ensemble. Ce sont les traumatismes faits au cuir chevelu par les poux qui ont créé la porte d'entrée pour le microbe.

J'ai dit que le traitement devait viser la pédiculose d'abord. Lorsqu'il y a peu d'impétigo, on n'a pas beaucoup à s'en occuper ; ses lésions guériront quand la pédiculose aura disparu. Quand l'impétigo est plus sérieux, il oblige à modifier le traitement de la pédiculose, qu'on traite alors par la vaseline. Ordinairement, dès que la pédiculose a disparu, l'impétigo s'éteint. On peut aider sa disparition par les mêmes moyens dont nous allons montrer l'emploi au visage.

Les premiers soins à donner à l'impétigo consisteront à décaper la peau de ses croûtes. Quelques cataplasmes de fécule de pomme de terre, ou un pansement humide ramolliront les croûtes que l'on enlèvera, laissant à nu la surface exulcérée et suintante qu'il s'agit de traiter.

Contre l'impétigo, les meilleurs topiques sont les sulfates de zinc, de fer et de cuivre employés dissous dans l'eau au centième. J'ai montré en 1897 les remarquables services qu'on peut faire rendre à l'ancienne eau d'Alibour, dans le traitement de cette affection, mais l'*eau d'Alibour* a plusieurs formules. Voici celle qu'on doit préférer :

Eau bouillie camphrée à saturation et filtrée..	1 litre.
Sulfate de zinc	7 grammes.
Sulfate de cuivre	3 —
Safran	50 centigr.

Faire macérer vingt-quatre heures à 40° environ, filtrer.

Ce liquide s'emploie en lotions faites plusieurs fois le jour, ou en pansements humides renouvelés dès qu'ils sèchent et qu'on ne doit pas recouvrir d'un taffetas imperméable.

Lorsqu'il se fait de nouvelles lésions, on doit rompre les phlyctènes nouvelles et appliquer l'antiseptique sur la surface de la lésion mise à nu.

Très vite on se trouve bien d'alterner avec les lotions sulfatées une pommade cicatrisante à l'oxyde de zinc au dixième :

Vaseline	30 grammes.
Oxyde de zinc	3 —

qu'on applique le soir pour la nuit, en continuant les lotions sulfatées le jour.

En quelques jours, une semaine environ, les lésions se sèchent et guérissent.

Le même traitement sera appliqué aux mains et aux doigts. Mais, quand les lésions se sont étendues aux doigts, l'épiderme corné, soulevé par les phlyctènes, doit être sectionné et abrasé aux ciseaux pour permettre à l'antiseptique de pénétrer.

Les doigts seront gardés plusieurs heures par jour trempés dans l'eau d'Alibour, dans un coquetier par exemple. La guérison est ainsi très rapide.

Aux yeux, les oculistes ont conseillé de tout temps les solutions de pierre divine qui se trouvent constituer une eau d'Alibour diluée.

La *pierre divine* a pour formule ·

Sulfate de cuivre......................
Nitrate de potasse.................... } āā 30 grammes.
Alun................................
Camphre..............................   5   —

Les collyres à la pierre divine ont pour formule :

Eau distillée......................... 100 grammes.
Pierre divine........................   25 centigr.

Ils réussissent à merveille, instillés à la dose de III ou IV gouttes dans chaque œil, contre l'impétigo phlycténulaire de la cornée.

La perlèche, qui est l'impétigo des coins des lèvres, sera guérie par les mêmes traitements.

Quand un impétigo est resté longtemps chronique, il s'est souvent compliqué de lésions staphylococciques pustuleuses ou furonculeuses, dont nous étudierons plus loin le traitement.

Quelquefois les vieilles lésions d'impétigo présentent sous la croûte un aspect légèrement hypertrophique et presque fongueux ; dans ce cas, leur guérison est plus vite obtenue si l'on ajoute, à la pommade à l'oxyde de zinc, un dixième ou un vingtième d'huile de cade favorisant la cicatrisation et la rénovation de l'épiderme corné.

Souvent enfin un impétigo récidive parce qu'il a infecté les narines et qu'on n'a pas désinfecté celles-ci. Dans ce cas, le coryza et les croûtes jaunes intranasales ont persisté. Il faut toujours penser à cette cause de récidive. On guérit cette modalité de l'impétigo par les applications intranasales d'une pommade à l'oxyde jaune de mercure. Exemple :

Oxyde de zinc...... ....   3 grammes.
Oxyde jaune de mercure................ 30 centigr.
Vaseline.............................. 30 grammes.

Beaucoup de dermites suintantes d'origine traumatique et d'eczémas spontanés suintants s'impétiginisent secondairement. Les pansements humides à l'eau d'Alibour diluée ou à la pierre divine au centième ont raison assez vite de cette infection secondaire.

A ce type de dermites doivent être rattachées les brûlures au second degré, dont l'infection est constante. On a récemment proposé contre elles l'application attentive sur toute leur surface de teinture d'iode. Sans juger ce procédé, qui ne peut être admis qu'après expérience, on peut le trouver très rationnel ; mais c'est ici le lieu de répéter que la teinture d'iode diluée au quart ou au cinquième a les mêmes qualités antiseptiques que la teinture d'iode pure et serait moins caustique et moins toxique, si l'on avait à traiter par elle d'assez grandes surfaces.

VI. — TRAITEMENT DES DERMITES MICROBIENNES PUSTULEUSES.

En regard de l'impétigo phlycténulaire streptococcique, il faut placer les folliculites pustuleuses orificielles souvent nommées : impétigo de Bockardt ; la folliculite pustuleuse est la lésion épidermique du staphylocoque blanc ou doré. Elle s'observe plus souvent sur les régions velues que sur les régions glabres ; elle peut naître spontanément, ou être consécutive à un traumatisme professionnel ou médicamenteux (huile de cade, huile de croton, mercure).

La lésion élémentaire est une pustulette centrée par un poil et remplie d'un pus jaune verdâtre. Tantôt cette lésion meurt sur place sans se compliquer, tantôt l'infection se propage au long du poil et crée une folliculite profonde, qui peut être un furoncle vrai ou un abcès périfuronculeux. Pustule porofolliculaire, folliculite profonde, furoncle, abcès périfuronculeux, peuvent donc se suivre, sans que leur consécution soit nécessaire.

Les pustules folliculaires peuvent s'observer isolées ou constituer par leur réunion un placard de dermite pustuleuse, par exemple au cuir chevelu de l'enfant, à la barbe de l'adulte (sycosis non trichophytique), à la moustache, etc.

On voit cette modalité clinique compliquer l'acné de la nuque et y créer un véritable sycosis : *sycosis capillitii* de Rayer, etc.

Cette simple énumération suffit à montrer combien est considérable le nombre de types dermatologiques dérivés de la même lésion élémentaire. Chacune appelle un traitement un peu particulier. Nous les envisagerons successivement.

Tout réussit à détruire la pustule staphylococcique de l'orifice folliculaire ; mais le type du médicament qui semble avoir contre elle une action élective est le soufre, et la meilleure de ces préparations est en général la *lotion soufrée de Vidal* :

Soufre précipité.....................................	10	grammes.
Alcool à 90°...	10	—
Eau distillée..	50	—
Eau de rose...	50	—

On l'applique au pinceau, une goutte sur chaque pustule. Ordinairement celle-ci sèche sur place et passe à l'état de croûte sans s'être ouverte. Et la croûte qu'on peut étudier comme une biopsie contient encore tous les éléments cornés, leucocytaires et microbiens dans leur ordre et gardant la disposition qu'ils avaient quand la lésion était vivante.

Mais ce qu'il faut dire, c'est que, de tous les médicaments usuels de la dermatologie, le soufre est celui pour lequel certaines peaux montrent le plus d'intolérance. Elles réagissent par une dermite artificielle de voisinage, et cette réaction est le plus souvent si immédiate et si vive qu'on ne peut continuer l'emploi du médicament. On y substitue alors l'ichtyol, la résorcine au dixième, la teinture d'iode en goutte posée sur chaque pustule ou plus simplement la pommade à l'oxyde de zinc au dixième.

Ces médicaments ne réussissent plus que rarement dès que l'infection a dépassé l'orifice folliculaire et a pénétré dans le follicule. Et le sycosis est à la pustule orificielle folliculaire ce que la teigne tondante est à l'herpès circiné. Tout peut échouer contre lui, parce que la lésion profonde, inattaquable à l'antisepsie, renouvelle la lésion superficielle seule curable. Contre le sycosis chronique, l'épilation à la pince et l'épilation aux rayons X ont à peu près la même action que contre les mycoses pilaires. Pourtant ici le microbe n'habite pas le poil, mais surtout le follicule; aussi les récidives sycosiques après l'épilation radio-électrique sont-elles plus fréquentes et amènent-elles à renouveler les applications de rayons X.

Pour les mêmes raisons, on peut dire qu'un sycosis est d'autant plus résistant au traitement que la région pilaire sur laquelle il existe présente des poils d'implantation plus profonde. Ainsi le sycosis sus-pubien plus rare est plus aisément curable que celui de la barbe ou de la moustache, de même celui des sourcils et celui des aisselles, faussement nommé autrefois hydrosadénite sudoripare.

D'autres fois, un sycosis est entretenu par la perpétuité d'une infection de la région se renouvelant périodiquement. Ainsi le sycosis des grandes lèvres dans certaines vulvo-vaginites ou leucorrhées, ainsi le sycosis de la moustache chez l'homme, sycosis qui résulte le plus souvent d'une rhinite hydrorrhéique à répétition. Dans ces cas, la désinfection de l'organe malade s'impose, et le sycosis ne guérit qu'après elle.

C'est par le même mécanisme qu'on voit aussi, dans certaines conjonctivites, l'infection staphylococcique perpétuer de la blépharite ciliaire pustuleuse.

La plupart de ces sycosis bénins guérissent avec des pommades soufrées ou ichtyolées; le soufre et l'ichtyol sont mieux tolérés au sein d'une pâte à l'oxyde de zinc.

> Soufre précipité ou ichtyol .... 1 gramme.
> Oxyde de zinc.. .... ⎱ āā 15 grammes.
> Axonge fraîche.................. ⎰

Ces pâtes se nettoient tous les jours ou tous les deux jours par un lavage à l'huile pure fait à l'ouate hydrophile.

Furoncles. — Abcès périfuronculeux. — Le mécanisme de la folliculite profonde est aisé à se représenter. Celui du furoncle l'est moins.

Dans certains cas où la plus grande virulence du staphylocoque doit jouer un rôle, sa pullulation dans la profondeur du follicule, au lieu de faire un appel leucocytaire qui créera une suppuration, frappe de mort les cellules migratrices et les tissus normaux autour de lui. Ce processus nécrotique crée le bourbillon, point de sphacèle qui s'éliminera par la cheminée folliculaire. Il s'accompagne naturellement d'une réaction beaucoup plus vive et douloureuse que la folliculite banale. Dès qu'on voit se prononcer autour d'un follicule l'aréole rouge qui signale ses débuts, on peut quelquefois conjurer son évolution par l'épilation du poil qui centre la lésion et l'application d'une goutte d'acétone iodée au vingtième. On a préconisé la décongestion locale par une petite ventouse de Bier. Mais le plus souvent le furoncle évolue, et contre lui, étant donnée la profondeur du foyer microbien, toute antisepsie externe est négligeable. Elle reprend sa valeur lorsque survient l'élimination du bourbillon, capable d'ensemencer de nouveaux furoncles de voisinage.

Lorsqu'une furonculose s'établit ainsi sur une région ou sur le corps entier, j'ai retiré de bons effets des bains chauds fréquents et longs, additionnés chacun de 15 grammes de sulfate de zinc pour un bain de 300 litres. Les pansements humides des furoncles qui facilitent la germination de nouvelles folliculites dans leur voisinage me paraissent tout à fait contre-indiqués.

Quelquefois la folliculite ou les furoncles donnent lieu à de petites collections suppurées liquides obligeant à l'évacuation chirurgicale. Cela peut se voir dans les sycosis des joues et surtout aux aisselles. La galvanopuncture les évacuera, et on protégera par des pansements à l'eau oxygénée ou à l'eau d'Alibour les régions voisines.

Les pâtes de zinc ichtyolées ou non paraissent, dans ces cas, jouer un rôle utile contre l'infection des orifices folliculaires sains par les germes provenant d'un foyer de suppuration voisin.

L'étude des suppurations staphylococciques qui ont une prédilection pour les follicules pilaires montre, aussi bien que les mycoses pilaires, combien est limitée à la surface de la peau l'action de l'antisepsie externe. La plupart doivent à la profondeur de leur siège d'évolution une déplorable tendance à la chronicité et aux récidives.

VII. — TRAITEMENT DES ÉPIDERMITES SQUAMEUSES.

Le *pityriasis simplex capitis* : *vulgo* pellicules, paraît bien être une mycose épidermique très analogue, sauf son siège, au *pityriasis versicolor*. Il semble dû à un *Blastomyces* qu'on trouve par myriades dans ses squames et qui est connu sous le nom de spore de Malassez.

Malgré cette origine mycosique, il se relie tellement par ses affinités cliniques aux états séborrhéiques que nous étudierons sa thérapeutique avec celle de la séborrhée, qui coexiste très souvent avec lui.

Pellicules. — Elles montrent si bien les difficultés de l'antisepsie externe qu'on a voulu, jusqu'à nos jours, en faire le résultat d'une diathèse ou d'une malformation congénitale, sans tenir compte de leur flore constante, uniquement à cause de l'impuissance de la thérapeutique à les guérir.

Leur origine microbienne semble pourtant bien certaine, mais la désinfection des régions pilaires a été démontrée déjà par maintes affections cutanées dont nous avons parlé précédemment.

Il y a deux sortes de pellicules, les pellicules sèches (*pityriasis simplex*) et les pellicules grasses (*pityriasis stéatoïdes*).

Contre les pellicules sèches, beaucoup de médicaments ont une action très évidente sans qu'aucun parvienne à empêcher qu'elles reparaissent. Parmi les médicaments à employer contre elles, deux sont à considérer comme les meilleurs : les sulfures alcalins et les goudrons.

Des frictions à l'eau additionnée de sulfure de potassium dans la proportion de 1 p. 100 à 1 p. 300, si elles sont bien pratiquées, à la brosse, font disparaître en apparence toute trace de pellicules. Mais peu à peu on les voit renaître avec la même flore, dont les germes cachés dans les orifices pilaires avaient survécu.

Tous les goudrons ont aussi contre le pityriasis une action évidente, sous quelque forme qu'on les emploie en lotions :

> Alcool à 96°............................... 100 grammes.
> Huile de cade............................. 10   —

en pommades :

> Huile de cade désodorisée.............)
> Lanoline.................................... } āā 10 grammes.
> Vaseline....................................)

Mais ce sont des médicaments d'emploi difficile obligeant à un savonnage le lendemain de leur application ou, pour les pommades, à un nettoyage à l'ouate hydrophile humide d'alcool-éther, à la manière dont on nettoie les étoffes à la benzine.

En règle, plus un pityriasis montre des pellicules sèches, plus les préparations goudronneuses, pyrogalliques et mercurielles lui conviennent; plus au contraire les pellicules ont une consistance, grasse, plus le soufre, la résorcine auront lieu d'être adjoints au goudron. On arrive à formuler ainsi des pommades extrêmement actives, dérivées de la précédente. Ainsi contre les pityriasis secs :

Oxyde jaune de mercure.............. } āā 50 centigr.
Acide pyrogallique...................
Huile de cade.......................
Lanoline............................ } āā 10 grammes.
Vaseline............................

et contre les pityriasis stéatoïdes :

Soufre précipité.....................
Résorcine........................... } āā 1 gramme.
Turbith minéral.....................
Huile de cade ....
Lanoline............................ } āā 10 grammes.
Vaseline............................

Ces formules donnent des résultats excellents.

Après cinq ou six semaines de leur emploi, les têtes pityriasiques ont tout à fait changé d'aspect et semblent guéries. Mais il n'en est rien, et, si l'on veut que la guérison se prolonge, il faut en espacer les applications sans les cesser.

Les lotions simples ont moins d'action quand elles ne sont pas sulfureuses. Néanmoins, et quand on renonce à la cure radicale d'un pityriasis, cure que l'expérience montre impossible jusqu'ici à réaliser, l'alternance de savonnages fréquents et de frictions antiseptiques est très utile pour l'entretien d'une tête pityriasique.

On choisit un savon goudronneux, et voici une formule utile de lotion entre cent autres :

Coaltar saponiné..................... 15 grammes.
Bichlorure de mercure............... 30 centigr.
Nitrate de potasse................... 50 centigrammes.
Eau distillée........................ 50 grammes.
Éther officinal...................... 20   —
Alcool à 90°........... Q. S. pour 300 cent. cubes.
Parfum.............................. Q. S.

Les pityriasis commencent par être constitués de squames sèches ; quelques années plus tard, entre quinze et vingt ans, on voit ces squames devenir de plus en plus grasses, même chez la femme, où ces états sont en général moins prononcés que chez l'homme. Ils imposent alors une hygiène d'autant plus nécessaire qu'ils s'accompagnent d'une alopécie permanente, progressive, paroxystique, dont le mécanisme n'est pas pleinement défini.

Chez l'homme, le pityriasis disparaît peu à peu ou s'atténue ; ses pellicules, devenues grasses, diminuent d'année en année pendant que progresse au contraire le flux gras et la chute des cheveux.

L'alopécie pityriasique est devenue l'alopécie séborrhéique, qui conduira le sujet à la calvitie. Cette transformation, fréquente sur l'homme entre vingt et trente ans, n'existe pas chez la femme.

La séborrhée vraie du cuir chevelu n'est qu'un épisode au cours d'une maladie plus généralisée, la séborrhée dont nous allons parler maintenant.

VIII. — TRAITEMENT DE LA SÉBORRHÉE MICROBACILLAIRE.

Séborrhée. — Elle est caractérisée par un flux de graisse permanent et excessif ayant ses phénomènes plus marqués au visage, sur le buste, principalement à la région présternale et dans la gouttière vertébrale, et enfin au cuir chevelu, principalement chez l'homme.

L'effusion grasse se produit par les pores sébacés dilatés, encombrés de produits graisseux au sein desquels se trouve un acarien, le *Demodex folliculorum*, et une bactérie, le *microbacille séborrhéique.*

La dermatologie discute encore sur la valeur à attribuer à ces parasites dans la séborrhée. Ce qui est certain, c'est leur présence, leur constance et aussi l'impossibilité où nous sommes de les détruire, pour la même raison, tant de fois vérifiée déjà pour d'autres parasites folliculaires, parce que le follicule est inaccessible à l'antisepsie.

Ce n'est pas à dire pourtant que la thérapeutique soit sans action sur l'acné. Tous les dissolvants des graisses : alcool, éther, benzine, etc., tous les kératolytiques : acide salicylique, résorcine, acide pyrogallique, ont de l'action sur elle et surtout le soufre, dont le mode d'action est discutable, mais dont l'action est certaine et presque spécifique.

Si on admet comme prouvé le rôle du *Demodex* comme vecteur du microbacille et le rôle du microbacille comme cause de la stéatorrhée ou séborrhée, on peut comprendre l'action du soufre sur la séborrhée comme sur la gale, par la destruction du *Demodex*; mais à l'étude les choses paraissent moins simples. Le *Demodex* vit dans le canal pilo-sébacé ou dans la glande où il paraît inaccessible, et puis si l'on tuait le *Demodex*, cela n'empêcherait pas le microbacille d'exister. Et puis le microbacille, s'il excite la sécrétion sébacée, est-il la vraie cause de la séborrhée qu'on voit si étroitement liée à la formation sexuelle et aux vicissitudes même de cette fonction ?

Ce sont là de bien gros problèmes qu'il ne faudrait pas croire résolus. Ce qui est certain, en tout cas, c'est l'action du soufre sur la séborrhée; on peut l'utiliser de bien des manières. Et d'abord il y a plusieurs soufres : les deux principaux sont le soufre sublimé, qui garde toujours de son mode de fabrication des traces d'anhydride sulfureux, et le soufre précipité, qui garde de même des traces d'hydrogène sulfuré. Tous deux semblent agir contre l'acné, à peu près semblablement. On peut incorporer les soufres à des lotions, à des pâtes, à des pommades.

Les lotions ordinaires ont pour formule type :

> Soufre précipité lavé..................... 10 grammes.
> Alcool à 90°............................. 10 —
> Eau distillée............................ 50 —
> Eau de roses...... .... 50 —
>
> (VIDAL).

mixture dans laquelle le soufre mouillé par l'alcool forme une lie au fond du vase ; on agite avant d'appliquer au pinceau. L'application se fait le soir, et on savonne le lendemain. Cette formule a été vingt fois modifiée par l'adjonction de glycérine, ou d'ichtyol, ou de teinture de myrrhe ou de benjoin, etc., toutes adjonctions ayant pour but de faire adhérer la poussière de soufre que la mixture laisse sur le tégument en se desséchant à sa surface.

Un type de lotion tout autre est la formule suivante :

> Sulfure de carbone soufré à saturation... 300 grammes.

C'est un liquide nettoyant les graisses comme une benzine et laissant, lorsqu'il s'évapore au fond des orifices pilo-sébacés, une poussière impalpable de soufre. Cette solution est très active et son action d'ailleurs trop logique pour qu'il soit utile d'insister, mais elle présente des inconvénients. Le sulfure de carbone est très inflammable et même explosif. Son odeur est infecte ; la cuisson qu'il produit sur la peau est extrême. Malgré ces défauts, qui ne durent que quelques secondes d'ailleurs au moment où le liquide s'évapore, cette liqueur est d'un emploi assez facile dans les séborrhées intenses du cuir chevelu, du nez, etc.

Les pommades ou pâtes soufrées donnent aussi contre la séborrhée de bons résultats, car les corps gras facilitent la pénétration des médicaments qu'ils véhiculent, et leur action propre n'augmente pas les sécrétions séborrhéiques.

Après chacune de ces applications faites le soir, on est obligé le lendemain à un savonnage. Ces médicaments, même les plus actifs, ne détruisent pas l'état séborrhéique, mais diminuent dans ses symptômes ce qu'ils ont de plus désagréable, en particulier la chute des cheveux sur les cuirs chevelus séborrhéiques et, au visage, toutes les complications de la séborrhée, connues sous le nom d'acné.

Dans beaucoup de cas de séborrhée du cuir chevelu où les traitements, pour avoir une action, doivent être continués en permanence, on se trouve bien de les simplifier extrêmement. Dans ce cas, un savonnage quotidien le soir et une friction alcoolique et antiseptique le matin donneront de bons résultats de survie à ce qui reste de la chevelure. Exemple :

Alcoolat de citron......................... 20 grammes.
Eau distillée........................... 20   —
Chlorhydrate de pilocarpine........... 50 centigr.
Acide salicylique..................... 1 gramme.
Alcool à 90°............... Q. S. pour 300 cent. cubes.

Au visage, dans les cas légers, on peut conseiller les savonnages quotidiens ou les nettoyages à l'ouate hydrophile humide de :

Liqueur d'Hoffmann..................... 150 grammes.
Eau de roses........................... 50   —

Acné. — Ce qu'on désigne sous le nom d'acné, c'est l'ensemble des complications et des infections secondaires de la séborrhée micro-bacillaire : acné suppurée, acné indurée, acné pustuleuse et acné polymorphe constituée par le mélange des formes précédentes au-dessus de la séborrhée généralisée préalable. L'acné peut revêtir également une forme hypertrophique, une forme congestive et variqueuse, une forme kéloïdienne, etc.

Acné polymorphe. — Contre l'acné polymorphe, la thérapeutique est exactement celle de la séborrhée et donnera contre elle les mêmes résultats. Les préparations soufrées forment la base de sa thérapeutique externe. Lorsqu'elle affecte la forme floride avec des éléments pustuleux conglomérés, l'action des rayons X (à raison de cinq unités H par séance, les séances à un mois d'intervalle) est évidente. Les rayons X agissent sans doute en créant de toutes pièces une réaction cellulaire favorable à la défense de la peau.

Acné congestive. — L'élément congestif n'est évidemment

pas justiciable d'une médication externe; il est souvent sous la dépendance de troubles utérins chez la femme, ou digestifs, à étudier et traiter séparément.

Dans beaucoup d'acnés du visage, la tendance à la bouffissure chronique de la peau et à son hyperplasie passive est évidente. Jacquet a justement préconisé contre ce type le massage par pétrissage de la peau, dit massage plastique, dont le mode d'action est évidemment de venir en aide aux mécanismes spontanés de répurgation de la peau malade. Les résultats en sont remarquables, surtout dans les formes les plus hypertrophiques ; mais ces massages journaliers doivent être continués très longtemps pour que l'effet qu'on en obtient soit durable.

Acné kéloïdienne. — L'acné kéloïdienne surtout fréquente à la nuque, mais qu'on peut observer ailleurs, est caractérisée par de véritable nodules hypertrophiques entourant les lésions d'acné. On l'observe toujours sur des régions pilaires, et l'épilation soit à la pince, soit aux rayons X, combinée aux traitements ordinaires de l'acné, en vient à bout après des mois.

Acné rodens. — L'acné rodens, ou nécrotique qui siège d'ordinaire autour du front et sur les tempes, mais peut s'observer sur le cuir chevelu entier, est une acné monomorphe, qui semble une infection secondaire staphylococcique du cylindre séborrhéique microbacillaire ; c'est une affection remarquablement tenace, récidivante, paroxystique, à traiter comme les acnés les plus rebelles. Le soufre et l'acide pyrogallique semblent contre elle les médicaments de choix.

Le mélange des médicaments actifs produit plus souvent plus d'action que chacun d'eux en particulier. C'est ce qui a conduit à des préparations du genre de la suivante, très efficace dans beaucoup de cas d'acné rebelle, d'acné nécrotique en particulier :

Soufre précipité......................	3 grammes.
Acide pyrogallique...................	
Résorcine............................	ãã 1 gramme.
Turbith minéral.....................	
Vaseline............................	30 grammes.

IX. — TRAITEMENT DES LÉSIONS VERRUQUEUSES.
ET NÉOPLASIQUES.

Verrues séborrhéiques séniles. Epithéliomas bénins de la peau.. — Comme toutes les infections chroniques, la séborrhée agit en favorisant les infections secondaires. Cela se voit surtout sur les vieux visages. C'est le plus souvent sur des peaux séborrhéiques depuis des années que s'observent les *verrues séborrhéiques*

séniles, la maladie dite **séborrhée concrète** du vieillard et les **épithéliomas** bénins de la peau.

Une hygiène convenable des peaux séborrhéiques à partir d'un certain âge prévient beaucoup de ces complications. Les savonnages avec des savons doux, peu alcalins, l'addition à l'eau de lavage de goudrons de toilette, coaltar saponiné, opalol goudronné, etc., le nettoyage de la peau à l'alcool-éther étendu d'eau, tout cela constitue un ensemble de moyens insuffisants à détruire ces complications quand elles sont établies, mais souvent suffisants à les prévenir ; une seule verrue séborrhéique sera détruite au galvanocautère ; mais il en existe souvent beaucoup qu'on pourra toucher à l'acide chromique au cinquième jusqu'à leur disparition. Contre la séborrhée concrète, les rayons X agissent bien, et le radium également. L'application pendant une heure de l'appareil dit normal à 500 000 unités par centimètre carré donne lieu à une rougeur qui durera trois à cinq semaines ; mais la lésion ordinairement a disparu avant elle. Contre l'épithélioma bénin de la peau, les rayons X et le radium tendent aussi de plus en plus à remplacer toute autre médication, car les méthodes précédentes étaient destructives. Trois ou quatre applications de taux normal, c'est-à-dire de 5 unités H pour les rayons X et d'une heure pour l'appareil ordinaire de radium, suffisent en général. Nous ne pouvons nous étendre ici sur les cas particuliers et exceptionnels, non plus que sur les techniques opératoires, aujourd'hui exposées en nombre de traités spéciaux. Nous venons d'envisager des lésions néoplasiques qui jusqu'ici peuvent être comprises comme les complications intimes des états cutanés séborrhéiques. Mais il en existe d'autres qui n'ont plus avec la séborrhée aucun rapport ; ainsi la verrue plate contagieuse juvénile, la verrue vulgaire, le papillome corné et le molluscum contagieux.

Le parasite de ces lésions est inconnu, mais leur origine parasitaire est affirmée par leur caractère contagieux. Elles rentrent donc dans notre cadre.

Verrues contagieuses juvéniles. — Les applications d'alcool salicylé, à 2 p. 100, sont ordinairement suffisantes. Le collodion salicylé au dixième ou vingtième est plus actif, mais d'application plus désagréable ; de même l'acide chromique au cinquième, par taches, sur chaque verrue.

Verrue vulgaire. — Le plus souvent on est obligé de recourir aux caustiques vrais.

On applique avec un bois d'allumette sur chaque verrue, gouttelette par gouttelette, de l'acide nitrique fumant jusqu'à commencement de douleur. Après cinq à sept jours, la partie jaunie mortifiée tombe, et on recommence jusqu'à guérison complète.

Papillomes. — Les papillomes dont l'implantation est moins profonde, quoique leur saillie soit souvent considérable, se guérissent plus simplement au galvanocautère.

Molluscum contagieux. — Il n'a vraiment qu'un traitement ; c'est l'avulsion de chacun de ses éléments à la curette tranchante de Vidal ; bien manié, l'instrument n'enlève que l'élément lui-même, et l'ablation ne laisse pas de cicatrice visible.

X. — TRAITEMENT DES LÉSIONS CUTANÉES ULCÉREUSES.

Le traitement des lésions cutanées ulcéreuses ne comporte à étudier que celui de l'ecthyma, de la chancrelle et des ulcères équatoriaux, car le traitement des gommes [sporotrichosiques ulcérées ressortit aux médications internes, et le traitement externe n'a contre elles guère plus d'action que contre les ulcères syphilitiques.

Ecthyma. — Il semble être la lésion ulcéreuse de l'impétigo streptococcique. Et la médication qui guérit l'un guérit l'autre. Les badigeons de liqueurs sulfatées :

Pierre divine..	1 gramme.
Eau distillée	100 grammes.

modifient les surfaces ulcéreuses ; la cicatrisation est beaucoup hâtée par un pansement au sous-carbonate de fer, soit en poudre, soit en pommade :

Sous-carbonate de fer	1 gramme.
Vaseline	40 grammes.

La plupart des ecthymas s'observent chez des cachectiques ou des surmenés pour lesquels le repos au lit, les bains et une bonne alimentation valent autant que les meilleurs pansements.

Il semble que l'*ecthyma des cavaliers* soit différent de l'ecthyma vulgaire et doive être considéré comme un ulcère furonculeux de marche subaiguë, staphylococcique. Son traitement peut être plus long et plus difficile que celui de l'ecthyma vulgaire. La suppression de la cause, c'est-à-dire de l'équitation, est la condition de la guérison. Contre lui j'ai retiré de bons effets de cautérisations journalières à *l'eau d'Alibour forte* :

Sulfate de zinc	3 grammes.	
— de cuivre	2	—
Eau distillée	250	—

avant chaque pansement au sous-carbonate de fer. Contre tous les ecthymas, on a préconisé l'emploi des sparadraps : emplâtre de Vigo (*cum mercurio*), emplâtre au minium et au cinabre de Vidal. A mon avis, ils constituent des pansements sales, confinent la suppuration au-dessous d'eux et multiplient sous leurs bords l'infection qu'ils sont appelés à combattre. Je crois que leur emploi est fort limité dans le traitement des dermatoses microbiennes.

Chancre mou ou **chancrelle**. — Il est de guérison facile en général. Des lavages à la liqueur de Labarraque ou à l'eau d'Alibour faible (à la moitié), suivis de pansements à la pommade iodoformée au centième, y suffisent en général.

Cette application de l'iodoforme est classique et n'a contre elle que son odeur dénonciatrice. La pâte sulfo-carbonée de Ricord, faite d'un mélange à parties égales d'acide sulfurique et de charbon pulvérisé, est le topique consacré pour détruire les chancres mous d'inoculation expérimentale. Rappelons, en passant, l'action remarquable d'une séance de rayons X contre l'adénite suppurée de la chancrelle. Après une application de 4 unités H, on enlève par aspiration le pus de l'adénite ; il ne se reproduit pas, et l'on évite ainsi l'ulcération inguinale [Du Bois (de Genève)].

Le même traitement par les rayons X serait à appliquer aux ulcérations dites : **bouton d'Alep**, **clou de Biskra** et plus généralement **ulcères équatoriaux**, car l'action des détersifs et des antiseptiques locaux employés seuls est bien médiocre ; de même, contre les **blastomycoses**, en combinant le raclage préalable à la curette, à l'emploi des rayons X sur la plaie chirurgicale.

Je ne dirai qu'un mot du traitement externe des plaies sporotrichosiques : le traitement de la **sporotrichose** est le traitement interne iodo-potassique, et les pansements antiseptiques externes sont à peu près inutiles.

Je rappellerai aussi qu'on peut traiter et guérir des **gommes syphilitiques** et des ulcères tertiaires par des pommades iodoformées ou mercurielles, dont on peut juger utile de combiner l'action avec celle du traitement interne.

XI. — TRAITEMENT DES TUBERCULOSES CHRONIQUES
DE LA PEAU.

Les tuberculoses cutanées constituent tout un ordre de lésions dont le traitement externe peut être particulièrement difficile et dont nous devons envisager séparément les divers types.

La **tuberculose verruqueuse** est constituée par des placards de dermite végétante, fongueuse et papillomateuse à la fois. On la guérit assez aisément par le raclage à la curette suivi de cautérisations vigoureuses. La méthode de cautérisation la plus efficace est celle de Collardi (de Bologne), mise au point par E. Besnier. On passe d'abord, sur la surface raclée et avivée, un crayon de nitrate d'argent, ensuite un crayon de zinc métallique. Les résultats sont excellents, mais le procédé est douloureux. Le radium en applications répétées donne des résultats aussi bons, et son action est indolore.

Contre les scrofulo-dermites fongueuses et ulcéreuses, la méthode des deux crayons est sans rivale, même quand il s'agit de plaies fistuleuses ayant communiqué avec des lésions ganglionnaires précédentes.

Les *lupus dits tuberculeux*, c'est-à-dire caractérisés par une tuberculose intradermique par points isolés, se comportent différemment suivant qu'ils s'accompagnent ou non d'ulcération. Autrefois leur traitement par les cautérisations ignées ou les scarifications était tout entier chirurgical ; il avait remplacé le traitement par les caustiques chimiques de moins en moins employés.

Aujourd'hui le traitement par les rayons chimiques du spectre donne des résultats quand il est bien manié, et il n'a contre lui que le coût du matériel nécessaire et la difficulté des applications, car elles exigent de la part du malade l'immobilité absolue, prolongée quarante-cinq minutes pour chaque point traité et le nombre des séances, car chaque point n'est guéri que par 15-30 applications à quinze jours d'intervalle, et le point traité chaque fois ne peut excéder 3 centimètres de diamètre.

Les effets des rayons X, heureux dans quelques cas, ne le sont pas dans tous, il s'en faut, et l'action du radium est encore incomplètement étudiée.

Quant aux applications extérieures de topiques médicamenteux, leur action peut être considérée comme nulle, sauf celle des caustiques.

Le *lupus érythémateux* fixe, autre forme de tuberculose dans laquelle il n'existe pas de nodule visible, mais un érythème annulaire, stable, évoluant sans ulcération vers la cicatrice en son centre et l'extension périphérique, est une forme qui n'a pas gagné autant que le lupus tuberculeux de la découverte de Finsen. Son traitement paraît variable suivant les cas. On a obtenu dans certains de bons résultats des rayons X ; mais ce procédé est inconstant ; l'ignipuncture galvanique fine, profonde, donne en certains cas d'excellents résultats. mais non dans tous. J'ai eu des résultats excellents, mais sur trop peu de cas pour pouvoir conclure, de l'application sur les surfaces malades d'un crayon d'acide carbonique congelé, procédé à moi indiqué par ladassohn (de Berne).

L'acide carbonique étant contenu liquide dans un obus, on ouvre le robinet qui le ferme, en recevant le gaz qui s'échappe dans une peau de chamois mise en double. La détente du gaz le congèle sous forme d'un corps blanc, qui ressemble à de l'amidon.

Les parcelles recueillies sont tassées dans un moule qui en fait un crayon d'environ 1 centimètre carré de surface ; on prend ce crayon dans une pince et on l'applique dix secondes sur la surface à traiter. Cette application est peu douloureuse. La réaction est une phlyctène de brûlure, qui se produit deux jours plus tard. Elle s'ouvre et est remplacée par une croûte qui sèche et tombe en huit à dix jours, laissant une surface rouge qui s'efface. Les applications qui peuvent être faites sur de grandes surfaces et peuvent être renouvelées à quinzaine amènent une amélioration rapide. En dix ou douze semaines, la lésion est transformée et ne laisse que des cicatrices blanches.

Contre le *lupus érythémateux mobile*, érythème tuberculeux de Brocq, la thérapeutique est moins armée encore que contre le lupus érythémateux fixe. Cependant les applications électriques de haute fréquence, l'électrode négative constituée par un tampon d'ouate mouillée d'eau salée étant promenée à courte distance sur les surfaces malades, — avec un courant de 2 à 4 milliampères maximum, — a quelquefois fourni de bons résultats.

Contre les *tuberculides nécrotiques* disséminées du corps, le *lichen scrofulosorum* et autres modalités rares de la tuberculose cutanée, les applications extérieures ont peu de valeur, et le traitement général est à peu près seul applicable. Le cas échéant, j'appliquerais cependant l'acide carbonique solide suivant la technique indiquée plus haut.

En ce qui concerne les lésions cutanées de la *lèpre*, si elles étaient prédominantes dans l'évolution de la maladie, les mêmes moyens locaux pouvaient être tentés qu'on emploie dans les manifestations similaires de la tuberculose.

Contre les *érythèmes lépreux*, l'enveloppement dans des pansements humides d'huile de Chaulmoogra a été préconisé. On sait l'emploi utile de ce médicament à l'intérieur dans la lèpre en général. Mais il est difficile d'évaluer la valeur de ce procédé.

Nous avons très brièvement résumé la thérapeutique externe des dernières dermatoses que nous venons de passer en revue ; c'est que leur siège profond les fait échapper presque totalement aux médications antiparasitaires externes dont nous voulions seulement traiter ici. Après les considérations générales qui font le début de cette étude, on comprend pourquoi leur traitement échappe sinon à toute action extérieure, du moins à toute médication antiparasitaire externe.

Il n'en est pas de même pour la syphilis. L'absorption du mercure par la peau est un fait considérable qui a dominé pendant des siècles la thérapeutique de la syphilis et l'un des faits qui a le plus contribué aux espérances qu'a pu donner l'antisepsie cutanée externe.

Il est indubitable que l'absorption cutanée du mercure convenablement réglée constitue un des plus actifs traitements de la syphilis. Il n'a contre lui que sa malpropreté et l'incertitude de la dose absorbée par le malade. Sauf des cas exceptionnels, il tend de plus en plus à être remplacé par les piqûres d'huile grise, de sels mercuriels solubles ou, dans les cas graves, de calomel.

Cet exemple est le seul ou à peu près où l'on puisse affirmer l'action antiseptique interne d'une médication externe, quoiqu'on puisse mentionner l'action analogue, mais bien moins spécifique et bien moins sûre du collargol, dans quelques infections locales souscutanées ou septicémiques.

Sauf ces exemples très spéciaux et limités dont nous avons exposé plus haut le mécanisme, on devra conclure des pages précédentes au pouvoir extrèmement limité de l'antisepsie externe dans le traitement des maladies cutanées, et cela est la vérité. Leur étude n'en a pas moins été hautement fructueuse.

On avait pu croire un moment que les médications antiparasitaires externes devaient donner pour toutes les dermatoses parasitaires des résultats triomphants. Ces espérances étaient excessives, parce qu'on connaissait mal alors l'intolérance de la peau à la plupart des antiseptiques et l'extrème imperméabilité de la peau et surtout du follicule pilaire à la plupart des topiques externes. Le problème était plus complexe qu'on ne l'avait supposé. Pourtant, à le mieux étudier, on a mieux compris la façon dont il se pose et la manière de tourner des difficultés qu'on ne pouvait attaquer de front.

C'est ainsi que plusieurs des traitements que nous avons exposés : traitement des teignes du cuir chevelu par les rayons X, traitement du lupus tuberculeux par les rayons chimiques du spectre, et d'autres, se sont trouvés fournir à ce problème difficile des solutions remarquables et élégantes.

MÉDICATIONS DES MALADIES PARASITAIRES INTERNES

PAR

le Dr J. SABRAZÈS,

Professeur agrégé à la Faculté de médecine,
Médecin des hôpitaux de Bordeaux.

GÉNÉRALITÉS SUR LA PROPHYLAXIE ET LE TRAITEMENT DES MALADIES PARASITAIRES.

Les progrès de la parasitologie humaine datent surtout des xviie et xviiie siècles ; on découvrit successivement les ténias, le trichocéphale, les filaires.

Depuis lors, les découvertes dans ce domaine, favorisées par les progrès de la zoologie, de la bactériologie, de la pathologie comparée, ne se comptent plus. Elles ont été facilitées par les nécessités de la colonisation et la multiplicité croissante des échanges entre peuples lointains. Elles ont éclairé la pathogénie, la prophylaxie et le traitement d'un grand nombre de maladies et ont révolutionné la pathologie exotique, en créant de toutes pièces des cadres et des tableaux nosologiques qui ne le cèdent en rien, comme fini, à ceux des maladies microbiennes les mieux caractérisées.

Primitivement la parasitologie se confondait avec l'helminthologie ; mais celle-ci, malgré d'incessants progrès (1), tend à passer maintenant au second plan, débordée par le vaste champ d'études des protozoaires, qui comprend, entre autres, les agents de la malaria, de la dysenterie amibienne des pays chauds, de la maladie du sommeil (*Trypanosoma Gambiense* Dutton), des boutons d'Orient,

---

(1) Citons en bloc les noms de Andry, Pallas, Göze, Redi, Spallanzani, Linné, Plater, Morgagni, G. Dubois, Owen, Zenker, Donné, Dubini, Bilharz, Creplin, P.-J. van Beneden, Haubner, Küchenmeister, Dujardin, Davaine, Leuckart et, parmi les auteurs de traités classiques mis à contribution par nous pour la rédaction de cet article, E. Peiper, Max Braun, O. Seifert, R. Blanchard, Railliet, Neumann, Neveu-Lemaire, Verdun, Guiart.

du kala-azar de l'Inde et de la Tunisie, pour ne citer que les exemples les plus représentatifs de cette ère de progrès (1).

Parallèlement se développait la mycologie parasitaire.

Tout d'abord on ne voulut pas croire à l'importance de ces divers agents. N'étaient-il pas seulement surajoutés, simples témoins des maladies au cours desquelles on les observait ? La présence d'amibes et d'infusoires dans les selles fut interprétée dans ce sens. Mais une connaissance plus exacte des espèces parasitaires, de leur mode de transmission, de leur biologie, les conséquences on ne peut plus heureuses des applications prophylactiques et thérapeutiques que comportaient toutes ces notions nouvelles ne laissèrent plus de doute sur le rôle de ces parasites.

Il faut distinguer les parasites végétaux et animaux, qui se subdivisent en ectoparasites et entoparasites.

Nous ne nous occuperons ici que des parasites animaux internes ou entozoaires. Ils comprennent presque exclusivement des protozoaires, des vers et des larves de diptères (arthropodes).

Habitat. — Les cavités naturelles, surtout l'intestin grêle, avec les conduits qui s'y déversent, biliaire et pancréatique, représentent leur principal habitat, particulièrement en ce qui concerne les vers. On trouve dans l'intestin des plathelminthes adultes ou vers plats hermaphrodites, cestodes (ténias) et trématodes (douves); des némathelminthes adultes ou vers ronds à sexes séparés: ascarides, oxyures, trichocéphales, ankylostomes, anguillules, etc.

Il en est, parmi ces vers, qui peuvent passer momentanément dans d'autres cavités en continuité avec l'intestin, tels les ascarides et plus rarement des segments de ténia ; franchir l'estomac, l'œsophage, le pharynx, souvent à la faveur de nausées ou d'un vomissement et être rejetés à l'extérieur. D'autres (oxyures) émigrent et vont hors de l'anus jusque dans le vagin et la vessie. Ces localisations anormales exigent une thérapeutique appropriée.

Il n'est du reste pas d'organe ou de tissu qui ne puisse recéler quelque parasite. Des vers adultes élisent domicile dans les vaisseaux sanguins ou lymphatiques ; énumérons les *Schistosomum* ou bilharzies, distomes à sexes séparés, dont l'espèce *Sch. hæmatobium* Bilharz occupe la lumière de la veine porte ou de ses branches.

Les filaires, vers ronds du système hémolymphatique et du tissu conjonctif : *Filaria Bancrofti* Cobbold, dont les mâles et femelles s'enroulent dans un territoire lymphatique, interrompent la circulation

---

(1) Les noms de A. Laveran, R. Koch, T. Manson, Forde et Dutton, Castellani, D. Bruce, Leishman et Donovan, Schaudinn, Wright, etc., sont attachés à ces découvertes.

de la lymphe et suscitent, soit seuls, soit associés à des bactéries, des phénomènes inflammatoires aboutissant à l'éléphantiasis.

Filaria loa des réseaux lymphatiques de la face.

Filaire de Médine qui va, du tissu conjonctif sous-péritonéal, après avoir été fécondée, se loger sous la peau des membres inférieurs.

Des douves se localisent sous la muqueuse du pharynx, dans les bronches, etc.

D'autres vers, à des périodes larvaires de leur évolution, sont susceptibles de se répartir, pour ainsi dire, aux quatre coins de l'organisme ; kystes hydatiques, stades de l'évolution du *T. echinococcus* (parasite de l'intestin du chien), avec leurs localisations hépatique, pleuro-pulmonaire, splénique, rénale, péritonéale, encéphalique, osseuse, etc.

Cysticerques du *Tænia solium* contractés par ingestion d'œufs ou par auto-infestation.

Trichines dont les femelles adultes déversent dans l'intestin grêle des milliers d'embryons qui vont se loger dans les muscles striés.

Certains vers, comme les sangsues, ne sont que des parasites accidentels et temporaires.

Quant aux larves de diptères, elles occasionnent des troubles pathologiques connus sous le nom de myiase intestinale, nasale, auriculaire, cutanée.

Les parasites de l'embranchement des protozoaires fournissent un grand nombre d'espèces pathogènes pour l'homme : amibes, sporozoaires comprenant les hémosporidies de la malaria, sarcosporidies, flagellés (trypanosomes, *Leishmania*), *Trichomonas*, *Lamblia intestinalis*, infusoires ciliés, *Balantidium coli*, etc.

Modalités du parasitisme. — Pour quelques-uns de ces parasites — *Tænia solium*, *Tænia saginata*, etc., — l'homme est l'hôte indispensable à l'accomplissement de leur cycle évolutif; de même les larves d'ankylostome duodénal, issues dans le sol des mines des œufs qui y sont répandus par les selles des malades, disparaîtraient si elles ne pénétraient en lui.

Pour d'autres parasites et pour certains stades des précédents l'homme est un hôte fréquent mais non exclusif : les kystes hydatiques s'observent aussi chez le mouton; les cysticerques du ténia armé également chez le porc, le chat, etc. ; un infusoire, le *Balantidium coli*, un némathelminthe, l'*Echinorhynchus gigas*, spécialement, chez le porc.

Enfin il en est pour lesquels l'homme n'est qu'un hôte éventuel ; ainsi pour la trichine du porc transmissible par la viande.

Importance de l'étude des parasites pour la prophylaxie

et le traitement des maladies qu'ils provoquent. — Tout ce qui a trait, d'une part, à l'histoire naturelle des parasites, à leur habitat, leur mode de reproduction, leur fécondité, la dissémination de leurs œufs, la notion des hôtes intermédiaires ; d'autre part, à leur répartition géographique, aux défectuosités de l'hygiène urbaine, rurale, aux conditions prédisposantes tenant à l'âge (l'oxyurose et l'ascaridiose atteignent principalement l'enfant), à la profession (l'ankylostomiase sévit dans les mines, les chantiers de percement des tunnels, les tuileries), etc., importe au plus haut point pour bien orienter la prophylaxie et le traitement des affections qu'ils suscitent. On évitera, par exemple, de contracter le ténia inerme en ne consommant systématiquement que de la viande de bœuf bien cuite, le *Cysticercus bovis* étant souvent si petit qu'il échappe à l'inspection des viandes. La proximité des lacs où les salmonides hébergent des larves de bothriocéphale rend compte de la présence chez l'homme de ce parasite dans ces pays. En empêchant les chiens de se nourrir, dans les abattoirs, des déchets de viande de mouton, qui contiennent si souvent des échinocoques, on s'oppose à la propagation, dans l'espèce canine, du *Tænia echinococcus*, dont les œufs, en passant dans le tube digestif de l'homme, lui apportent des germes de kyste hydatique. En faisant la chasse aux anophèles, hôtes intermédiaires de *Plasmodium malariæ*, on lutte avec succès contre le paludisme.

Portes d'entrée des parasites. — Un bon nombre d'entozoaires pénètrent dans le tube digestif avec les *ingesta*. Les légumes, surtout les salades, véhiculent souvent des œufs très résistants d'ascarides et de trichocéphales apportés par la fumure ou encore par les déjections des mouches communes ; on nettoiera ces légumes à fond avant de s'en nourrir et, autant que possible, on ne les mangera pas crus. Ces précautions seront prises dans tous les pays du monde, ces vers étant, avec les oxyures, parmi les plus répandus.

L'eau de boisson peut recéler des kystes d'amibes de la dysenterie, dans les pays exotiques, et, dans les régions comme les Landes, où l'on boit des eaux de surface, des œufs d'échinocoques répandus par les chiens. Les eaux impures seront donc filtrées ou bouillies.

La transmission des germes à l'homme se fait à la fois par le tube digestif et par la voie transcutanée, dans l'ankylostomiase.

Nombreux sont les parasites qui s'inoculent à la faveur d'une piqûre faite aux téguments de l'homme par leur hôte intermédiaire ; ainsi les trypanosomiases (la maladie du sommeil, par exemple) sont inoculées par des glossines. On se préoccupera donc de détruire ces mouches.

Autrefois, on mettait sur le compte des parasites vermineux un grand nombre de troubles morbides dont ils n'étaient pas toujours responsables. Puis on exagéra en sens contraire ; leur fréquence et, semblait-il, leur banalité les firent considérer comme des commensaux inoffensifs. On est maintenant beaucoup mieux documenté sur leur rôle pathogène. On tend actuellement à désigner les phénomènes pathologiques imputables à chacun d'eux d'un vocable formé par le nom du parasite comme dans les expressions oxyurose, ascaridiose, uncinariose, trichinose, distomatose, echinococcose, cysticercose, etc.

Actions pathogènes. — Ces parasites agissent de diverses façons ; ils détournent à leur profit des substances alimentaires digérées (ténias) ; ils soustraient du sang à leur hôte (ankylostomes, trichocéphales) ; ils sécrètent des substances toxiques dont la résorption entraîne une hypersensibilisation de leur hôte, des troubles généraux, des anémies plus ou moins graves (bothriocéphale), des modifications cytologiques et hématologiques (éosinophilie locale et sanguine), et peuvent susciter la formation d'anticorps.

Parmi ces sécrétions, celles des ténias .agiraient favorablement sur l'organisme, en raison de leurs propriétés bactéricides.

La plupart de ces parasites grouillent au milieu des bactéries de toutes sortes, comme dans l'intestin grêle ; les injures de la muqueuse, à leur contact ou par suite de leurs morsures et de leurs effractions, en font de véritables inoculateurs de bactéries ; des infections peuvent en résulter, simulant la fièvre typhoïde ou la dysenterie, au cours de l'ascaridiose, se résolvant en une septicémie dans l'ankylostomiase maligne. L'échinorhynque géant, parasite de l'intestin grêle du porc et éventuellement de l'homme, est susceptible d'inoculer par son rostre, dans la paroi intestinale, des agents pathogènes (microbiens) qui déterminent soit une entérite infectieuse banale, soit une entérite nécrosante aiguë pouvant amener une perforation intestinale (Weinberg).

L'appendicite, la fièvre typhoïde pourraient être de cette façon inoculées à la paroi intestinale, par l'intermédiaire de trichocéphales et d'oxyures souillés de germes, puisés par eux dans le milieu intestinal, d'où l'utilité préventive des vermifuges.

La présence de tels parasites mobiles, sécréteurs de substances toxiques, dans des régions richement innervées, point de départ habituel de multiples réflexes, suffit à déclencher, surtout chez les enfants, des troubles nerveux divers (céphalalgie, convulsions, démangeaisons, mydriase, strabisme, etc.).

L'obstacle mécanique qu'ils suscitent par leur volume, leur accumulation, leur pelotonnement, au niveau de l'intestin grêle va, dans certains cas, jusqu'à l'obstruction intestinale avec toutes ses complications ; leurs migrations dans les voies biliaires et pancréatiques entraînent des désordres fonctionnels appelant des traitements spéciaux.

L'énorme croissance des kystes hydatiques dans le foie, les divers viscères, les centres nerveux, gêne considérablement le fonctionnement physiologique de ces organes, provoque, de plus, des compressions de voisinage, des raptus hémorragiques qui commandent l'intervention chirurgicale. Sans compter que, par suite de ruptures, ces kystes exposent les malades à une intoxication suraiguë, leur liquide étant très toxique, ou encore en disséminant à distance des scolex, très mobiles, transforment une lésion locale en une affection généralisée.

On voit, d'après ce simple aperçu, par quelles variétés de mécanismes ces parasites agissent sur leur hôte et combien la connaissance de ces divers modes d'action importe à l'hygiéniste et au thérapeute.

Le DIAGNOSTIC DES MALADIES PARASITAIRES ne présente aucune difficulté lorsque, par les voies naturelles, s'échappent des spécimens du parasite en cause, reconnaissable à l'œil nu : ascarides, oxyures, anneaux de ténia ; ou lorsque leurs œufs passent dans les matières fécales (ascarides, trichocéphales, ankylostomes, etc.) ou dans les urines (*Bilharzia*) ; dans ces cas, on procédera à l'examen microscopique des selles (1) et du dépôt de centrifugation des urines. On recherchera également les larves de l'anguillulose intestinale et les embryons de filaire dans l'hématochylurie (2).

On ne se laissera pas induire en erreur par les apparences de corps étrangers plus ou moins rubanés, s'éliminant par les fèces (produits d'entérite muco-membraneuse, débris de pulpe d'orange, etc.), ou par les ûrines (moules de fibrine), ou encore par la ressemblance grossière de certaines cellules animales ou végétales et des œufs de parasites. On ne prendra pas non plus pour des parasites intestinaux des larves de mouches préexistantes dans les cuvettes de cabinet et se mêlant aux matières fécales au moment de la défécation.

On recherchera aussi le sang, la lymphe et le pus dans ces excreta. Les hémorragies, très apparentes et intermittentes dans la stron-

____

(1) Soit directement, soit mieux en centrifugeant les liquides examinés, préalablement agités avec de l'éther et de l'acide chlorhydrique ; on obtient ainsi trois couches : en haut, les graisses dissoutes dans l'éther ; au milieu, la solution acide avec des restes de bactéries et de détritus ; en dessous, les résidus alimentaires insolubles, cellulose, fibres musculaires et *œufs de parasites* (Telemann).

(2) Dans les grumeaux en suspension et en les filtrant sur papier.

gylose rénale, dans l'hématochylurie filarienne et bilharzienne des pays chauds, sont occultes, décelables par les réactions chimiques (teinture de résine de gaïac et eau oxygénée) dans l'infestation trichocéphalique.

Lorsqu'on soupçonne une helminthiase et qu'il ne s'élimine ni débris ni œufs des parasites, on est autorisé, avant de recourir à des anthelminthiques puissants mais non toujours bien tolérés, à provoquer par un traitement d'épreuve leur expulsion : une faible dose d'extrait éthéré de fougère mâle, une pâtée sucrée de graine de citrouille, des prises répétées de calomel et de semen-contra feront passer dans les selles quelques anneaux d'un ténia méconnu ; un peu de santonine doublée de quelques lavements ramènera des ascarides ou des oxyures et donnera l'explication d'un prurit anal rebelle.

Mais tous ces parasites ne s'extériorisent pas. Ceux qu'emprisonnent les viscères et les tissus, ceux qui circulent dans le sang, la lymphe, les humeurs, ne sont soupçonnés ou dépistés qu'au prix d'observations cliniques minutieuses et d'investigations soit indirectes, soit directes, les premières destinées à surprendre quelques-unes des réactions de l'organisme aux prises avec le parasite ; les secondes, à pourchasser le parasite lui-même, jusque dans ses repaires les plus cachés, pour le mettre au jour.

Entre autres réactions suscitées par les entozoaires, celles que révèle l'examen du sang méritent quelque considération. L'éosinophilie ou augmentation du taux des cellules éosinophiles, au voisinage et au pourtour des lésions parasitaires, ainsi que dans le sang circulant, est symptomatique de la plupart des parasitoses, mais à des degrés bien différents : ce serait une réponse antitoxique de l'hôte à l'action nocive du parasite. Dans la trichinose, cette éosinophilie sanguine atteint de hautes valeurs (jusqu'à 70 p. 100 au lieu de 2 à 3 p. 100, taux normal). Dans l'ankylostomiase, dans l'échinococcose, elle n'est pas non plus négligeable, encore que beaucoup moins marquée.

L'état du sang fera penser à l'existence d'un bothriocéphale, dans les pays où ce ver est endémique ; on sait que les substances toxiques émanées de ce parasite, douées de propriétés hémolytiques, engendrent une anémie pernicieuse.

Une formule sanguine caractérisée par de la mononucléose, des leucocytes mélanifères, de la polychromatophilie exagérée avec association d'hématies à granulations basophiles, trahira le paludisme chronique.

Des cristaux de Charcot-Robin à profusion dans les matières fécales accompagnent l'helminthiase et servent au diagnostic.

Jefimov avait, en 1907, signalé la lactescence avec virage au gris noirâtre de l'urine traitée par le nitrate acide de mercure chez les helminthiasiques ; mais cette épreuve n'est rien moins que spécifique ; on l'obtient notamment dans la plupart des maladies infectieuses fébriles, diphtérie, rougeole, scarlatine, etc.

L'application de la méthode de Bordet-Gengou à la diagnose des parasites et, entre autres, de l'échinocoque, en utilisant comme antigène du liquide hydatique de mouton, comme sensibilisatrice le sérum du malade, a été faite avec un plein succès par Weinberg, Parvu, Laubry : l'existence d'anticorps spécifique est la meilleure preuve de la réalité des phénomènes toxiques d'origine vermineuse.

Les procédés directs de diagnostic s'adressent aux liquides de l'organisme : examen du sang par piqûre pour exhumer les parasites sanguicoles, plasmodies de la malaria, trypanosomes, *Leishmania Donovani* de la splénomégalie tropicale, etc. ; ponctions de varices lymphatiques, d'hydrocèle chyliforme pour dépister des embryons de filaire ; rachicentèse, aspiration du suc des ganglions lymphatiques dans la maladie du sommeil pour découvrir les trypanosomes, ponction splénique dans le kala-azar de l'Inde, biopsie musculaire dans la trichinose.

Par contre, on hésitera à ponctionner dans un but diagnostique le kyste hydatique du foie ; il pourrait en résulter, à travers la minime déchirure faite par l'aiguille, une évacuation de la poche dans la cavité péritonéale, avec ses conséquences graves, et les greffes ultérieures des scolex essaimés.

Contrôle par le diagnostic de l'efficacité des mesures prophylactiques et thérapeutiques. — Le diagnostic des affections produites par les entozoaires a acquis, grâce aux techniques qui mettent en évidence le parasite lui-même, un cachet de certitude absolue. L'efficacité des mesures prophylactiques et thérapeutiques a aussi pour critérium le contrôle de ces recherches. Naguère empiriques et pour la plupart injustifiées, ces mesures sont déduites, à l'heure actuelle, de faits rigoureusement observés et d'expériences conduites avec toute la précision scientifique désirable ; leur stricte observance a démontré qu'on échappe, grâce à elles, à ces maladies réputées évitables, à juste titre.

Or ces mesures, véritablement héroïques dans la lutte contre le paludisme, par exemple, ne soulèvent pas d'insurmontables difficultés d'application. Elles visent les ingesta purifiables par la simple cuisson, les matières fécales stérilisables par la chaleur, par le crésol à 5 p. 100, par la lessive de soude à la concentration de 15 p. 100. Elles enseignent l'art de se préserver des piqûres d'anophèles, de culex, de glossines, etc. Elles s'efforcent d'exterminer les mouches piquantes et les moustiques, vecteurs de parasites, par le desséchement ou le pétrolage des pièces d'eau stagnante, par le grillage des puits, par l'assèchement ou le drainage des marais. On empêche, de cette façon, le moustique de se reproduire en lui enlevant ou en lui rendant inhabitables toutes les eaux non courantes où il dépose ses œufs. Dans les mines, où l'eau stagnante contient 2,67 à 19 p. 100 de chlorure de sodium, l'ankylostomiase n'existe pas. Si la teneur en sel n'est que de 9 milligrammes à 59 centigrammes p. 100, le parasite s'y développe. Les aspersions d'eau fortement salée dans les mines ont donc une certaine valeur prophylactique.

Il est recommandé aussi d'éviter la promiscuité des porteurs d'helminthes et des personnes peu soucieuses de leur propreté, ou tout au moins de ne pas voisiner avec elles sans précautions. Les mains souillées de terre des enfants seront l'objet de nettoyages fréquents ; on empêchera la géophagie, qui n'est pas très rare à cet âge.

On se mettra en garde contre le voisinage immédiat des animaux domestiques, surtout de ceux qui fréquentent les cuisines, chats, chiens (1), sans excepter porcs, moutons, bovidés, équidés, etc.

On n'oubliera pas non plus la possibilité d'auto-infections, particulièrement fréquentes dans l'oxyurose, les doigts transportant les œufs dont les ongles se sont souillés pendant le grattage des régions prurigineuses. On prendra aussi en considération ce fait que les candidats à l'helminthiase et principalement aux ténias sont très souvent des gastropathes hypoacides, voire même hypochlorhydriques, que l'on traitera en conséquence pour les rendre résistants à l'infestation et auxquels on recommandera une hygiène d'autant plus sévère qu'ils sont plus vulnérables.

Les résultats obtenus proclament l'utilité d'agents médicamenteux, ténifuges et vermifuges (plutôt que vermicides), comme l'extrait éthéré de fougère mâle, le tannate de pelletiérine, le thymol, la santonine, le calomel dans le traitement des helminthiases intestinales. Le recours aux anesthésiques, chloroforme, éther, morphine, cocaïne, portés au contact des parasites, en provoquant leur engourdissement, facilite leur expulsion ou leur extraction ; c'est ainsi qu'une injection de morphine faite dans un ruban de ténia au moment où il commence à sortir favorise sa complète évacuation ; en injectant une solution de cocaïne (à 2 p. 100) dans l'intimité d'une filaire de Médine, on a pu très vite l'enlever totalement de sa demeure. La

---

(1) Il sera bon de faire avaler de temps en temps aux chiens de l'extrait éthéré de fougère mâle et un purgatif ; on leur fera ainsi éliminer *Tænia echinococcus*, dont les œufs sont un danger permanent pour l'homme, et *Tænia cœnurus*, dont les œufs donnent au mouton une cysticercose produisant parfois le tournis.

portée des anthelminthiques dépasse le cercle des applications thérapeutiques courantes ; en les employant systématiquement, on tarit les sources de l'infestation, on coupe court à la dissémination des parasites. N'a-t-on pas réussi, dans les exploitations minières, à supprimer l'ankylostomiase en n'admettant au travail les ouvriers infectés qu'après les avoir débarrassés de la totalité de leurs vers ? Par l'examen répété des selles, on juge de l'opportunité de nouvelles cures à l'extrait éthéré de fougère mâle ou mieux au thymol.

Par contre, ceux d'entre ces parasites qui vivent non plus dans les cavités ouvertes à l'extérieur, mais dans l'intimité des viscères ou des tissus (échinocoques, filaires, etc.), se montrent beaucoup plus réfractaires à l'action des parasiticides, lesquels sont du reste moins toxiques pour eux que pour les cellules de leur hôte. Le praticien ne devra pas oublier cette notion de toxicité lorsqu'il emploiera la fougère mâle susceptible d'occasionner des troubles oculaires et rénaux graves ; le thymol, très irritant pour l'estomac, si on n'évite pas les véhicules huileux et les boissons alcoolisées ; la santonine, qui a pu, chez un enfant de trois ans, susciter, à la dose de 9 centigrammes, une néphrite aiguë mortelle. Force est donc de recourir parfois à la chirurgie, encore que le corps du délit ne soit pas toujours unique et accessible, ce qui peut exiger des opérations exploratrices. Par leurs localisations multiples et anormales, les parasites défient parfois toute tentative de topographie ; ils échappent dès lors aux ressources thérapeutiques et aux tentatives opératoires. Autant un kyste hydatique du foie et une filaire de Médine sont justiciables d'une intervention, autant celle-ci est contre-indiquée ou très discutable dans la trichinose, la filariose du sang, la bilharziose, la ladrerie généralisée, les distomatoses.

En revanche, contre les maladies à hématozoaires, certaines médications comptent parmi les engins de lutte les plus actifs. La quinine prévient le paludisme ; elle le guérit aussi, supprimant de ce chef autant de foyers où les moustiques seraient venus puiser de nouveaux germes et les auraient disséminés au loin, décuplés. Les préparations arsenicales, — atoxyl et ses dérivés, etc., — le tartre stibié, l'émétique d'aniline, certaines matières colorantes, ont fait leurs preuves dans le traitement des trypanosomiases ; en pareille matière, tout n'est d'ailleurs pas dit, et l'avenir nous réserve bien des surprises.

Division du sujet. — Ces considérations préliminaires constituent une sorte d'introduction à l'étude de chaque cas particulier. Nous allons maintenant envisager successivement les principaux entozoaires, sans avoir la prétention de les passer tous en revue et d'épuiser

la série dont la liste s'allonge d'année en année. Nous commencerons par ceux qui appartiennent aux degrés les plus bas de l'échelle
des êtres pour remonter ensuite successivement jusqu'à ceux qui
sont beaucoup plus élevés en organisation. Nous esquisserons brièvement leurs caractères essentiels, les syndromes pathologiques qui
traduisent leur existence parasitaire; le rappel de ces notions nous
a paru indispensable; nous insisterons beaucoup plus longuement
sur les moyens grâce auxquels on se préserve de leurs atteintes et
on se débarrasse de leur présence.

DYSENTERIE AMIBIENNE.

**Le parasite, sa situation zoologique et sa distribution
géographique.** — Parmi les protozoaires, les rhizopodes fournissent, dans l'ordre des amibiens, quelques parasites observés
incidemment dans nos cavités naturelles et une espèce beaucoup
plus importante, l'*Entamœba hystolytica* de Schaudinn, agent de la
dysenterie tropicale qui sévit dans l'Inde, en Égypte, dans l'Amérique
du Nord, etc.

En France, la dysenterie amibienne ne s'observe guère que sur
des sujets venant de nos colonies d'Indo-Chine; des exemples de
contagion directe ou indirecte ont été signalés dans l'entourage de
ces malades. Caussade et Joltrain ont observé un cas autochtone,
compliqué d'abcès du foie, à Paris.

Habitat. — Les amibes vivent dans les eaux douces ou salées.
Elles pénètrent dans le gros intestin avec la boisson, souvent à la
faveur de la souillure pluviale des puits et aussi avec les légumes
recueillis à la surface du sol. Elles colonisent jusque dans la sous-
muqueuse, peuvent envahir l'appendice iléo-cæcal, émigrer le long
des vaisseaux lymphatiques et sanguins, susciter des abcès du foie,
du poumon, voire même du cerveau. Divers microbes interviennent
parfois de concert. Généralement, dans les selles de ces dysentériques, on trouve des œufs d'une ou de plusieurs espèces d'helminthes
(ascarides, trichocéphales, ankylostomes).

Caractères. — Cette amibe à ectoplasme très distinct se
reproduit par bourgeonnement simple ou multiple. Schaudinn l'a
différenciée des amibes banales du côlon. Elle est inoculable au chat
et au singe. Il existerait toutefois d'autres espèces pathogènes.

La maladie. — La dysenterie amibienne éclate soit primitivement, soit sous l'influence de prédispositions intestinales, —
entérite tuberculeuse, entéro-colite simple, — ou de maladies antérieures ou concomitantes (paludisme).

Elle n'a pas l'acuité, la courbe thermique, la séro-réaction agglutinante de la dysenterie bacillaire due au bacille de Chantemesse-Widal-Shiga et de ses variétés. Elle procède sans grande élévation de la température et affecte une marche chronique entrecoupée de poussées durant lesquelles le ténesme et le nombre des selles augmentent. Les matières fécales liquides ont l'aspect rougeâtre, bouillon de bœuf foncé ou lavure de chair. Elles contiennent des grumeaux de mucus strié de sang et parfois des produits de sphacèle. L'examen microscopique y montre des cristaux de Charcot-Robin, des cellules éosinophiles et divers leucocytes, des hématies et des amibes. Les préparations entre lame et lamelle de selles récemment émises, autant que possible dans un récipient maintenu chaud, permettent de voir immédiatement des amibes mesurant 30 à 40 µ, mobiles, avec leurs inclusions microbiennes, hématiques et autres.

La maladie se complique d'hémorragies intestinales profuses et, surtout chez l'adulte, fréquemment d'abcès du foie.

A la longue, les malades s'anémient, par suite d'hémorragies provoquées par des écarts de régime, leur appétit persistant.

L'abcès du foie se révèle par un syndrome clinique sur lequel nous n'insisterons pas et par des modifications dans l'état du sang : à l'éosinophilie légère de la période d'état succède une polynucléose avec iodophilie.

Prophylaxie. — On évitera la contamination, — dans les pays d'origine, où elle est funeste, au point que, dans nos possessions de Cochinchine, la maladie dont meurent les envoyés aux colonies est, dans les quatre cinquièmes des cas, la dysenterie, — en faisant bouillir l'eau et bien cuire les légumes. La vaisselle sera ébouillantée.

L'isolement des malades, la désinfection des selles et des cabinets d'aisances, une bonne captation d'eau de source potable suffisent pour obvier à la maladie.

Traitement. — Quant au traitement, il consistera, en outre de l'alitement, dans la période aiguë ou subaiguë de la dysenterie amibienne, en un régime sévère exclusivement lacté, surtout si les pertes de sang se répètent, abondantes. Si le lait n'était pas bien toléré, on recourrait aux bouillons de légumes passés. L'eau du Pestrin, celle de Plombières sont de bons adjuvants du régime. Puis on conseillera les décoctions et les bouillies de farine de riz et d'orge, la semoule, le tapioca, la purée de pois et de lentilles, les bananes cuites, les laitages aux œufs et progressivement des viandes hachées et tout au moins bien mastiquées. Les solutions chlorhydropeptiques, la maltine, la pancréatine, aident à la digestion de ces divers aliments.

Les médications préconisées dans la dysenterie amibienne sont légion.

Nous retiendrons celles qui sont employées avec le plus de succès :

Infusion d'ipéca à la Brésilienne (ipéca concassé, 3 à 6 grammes; faire infuser dans 300 grammes d'eau bouillante pendant douze heures; boire par verre à Bordeaux d'heure en heure).

Décoctions d'écorce de racine de simarouba ou encore de guarana (0^{gr},50 à 1 gramme). Le sirop de guarana pourrait aussi être utilisé à cet effet.

Fruits desséchés d'une simaroubée (*Brucea sumatrana* Roxb, grillées et pilées, employées en Chine sous le nom de Kho-Sam); six à huit dragées comprimées par jour, le matin à jeun, avec une gorgée de thé ou de lait, de la préparation française « l'Elkossam »; (repos horizontal d'une à deux heures après la prise).

Le calomel, recommandé par Quincke et par Plehn : donner tout d'abord une purgation à l'huile de ricin et, le lendemain, 3 centigrammes de calomel toutes les heures jusqu'à ce qu'on ait pris douze doses de calomel par jour et pendant trois jours. Le quatrième jour, on prescrit 6 grammes de sous-nitrate de bismuth à ingérer par paquets de 0^{gr},50 toutes les heures ; quand les selles deviennent moulées, on réduit le bismuth à 3 grammes par jour.

L'extrait éthéré de fougère mâle (4 grammes par jour pendant trois jours).

La santonine (D. Drake et A.-D. Brunwin) : après une purgation avec 15 grammes de sulfate de soude, on fait prendre, tous les deux jours, 0^{gr},25 de santonine dans 8 grammes d'huile d'olive, et cela jusqu'à ce que l'aspect des selles soit normal. Dès lors on cesse et on donne du bismuth et du salol. Pendant toute la durée du traitement, le malade est tenu au repos et au régime lacté. La durée et la mortalité de la dysenterie seraient ainsi remarquablement diminuées.

Dans les formes prolongées, les pilules de Segond :

Ipéca..	0^{gr},30
Calomel.........................	0^{gr},02
Extrait thébaïque.........	0^{gr},01
Miel blanc...	Q. S.

Pour une pilule; six à dix dans les vingt-quatre heures.

La décoction de touraillons vineux, le sulfate d'hordénine (1 à 4 grammes *intus* et 0^{gr},50 en injections sous-cutanées et en lavements par jour).

Médications générales.

7

Les ferments lactiques.

L'eau chloroformée.

Le traitement local s'impose d'autant plus que les lésions et les parasites sont accessibles aux lavages intestinaux. Les amibes sont de plus assez vulnérables (H. Vincent). On y procédera avec prudence, sous une faible pression, en huilant soigneusement les canules en caoutchouc souple, sous peine de provoquer des hémorragies.

Les solutions physiologiques chaudes de chlorure de sodium, les décoctions de riz, l'eau boriquée (20 à 40 p. 1 000), le tanin à raison de 2^{gr},50 par litre d'eau additionnée de 25 grammes d'acide acétique, le permanganate de potasse à 0^{gr},50 p. 1 000, la quinine à 2 p. 1 000, l'acide salicylique à 1 p. 1 000, les émulsions iodoformées à 5 p. 1 000 (laisser agir dix minutes et évacuer par un lavement d'eau bouillie), l'huile d'amandes douces créosotée ou eucalyptolée, le nitrate d'argent (0^{gr},50 à 1 gramme par litre), les suspensions aqueuses de sous-nitrate de bismuth ou de dermatol (20 grammes par litre), l'argyrol (lavement à 10 p. 1 000, tous les jours, à garder le plus longtemps possible, et à 10 p. 100, 100 centimètres cubes, toutes les deux semaines, à garder deux à trois heures), l'eau oxygénée médicinale diluée (à 2 volumes) comptent des succès à leur actif.

Le malade devra s'astreindre pendant des mois à un régime sévère ; il redoutera les récidives dues à la persistance possible de kystes d'amibes dans l'intestin ; il se gardera de nouvelles contaminations.

Les complications graves de la dysenterie amibienne, telles que l'appendicite, l'abcès du foie, exigent le plus souvent, surtout pour ce qui est de l'abcès, une intervention chirurgicale.

AFFECTIONS DYSENTÉRIFORMES
DUES AUX PROTOZOAIRES FLAGELLÉS.

Nous rapprocherons, comme l'a fait récemment Ch. Dopter, de la dysenterie amibienne les affections dysentériformes dues à l'action ou à la collaboration de parasites microscopiques appartenant, dans l'embranchement des protozoaires, à divers genres de la classe des flagellés et de celle des infusoires, — *Trichomonas*, *Megastoma entericum*, *Lamblia intestinalis* (hôte de l'intestin des muridés), *Balantidium coli* (d'origine porcine), — dont la pullulation est favorisée par les entérites et les néoplasmes. La prophylaxie et le traitement se confondent avec ceux de la dysenterie amibienne.

MALADIE DU SOMMEIL. — TRYPANOSOMIASES.

Situation du parasite ; caractères zoologiques. — Les trypanosomes, flagellés parasites, de découverte récente chez l'homme, engendrent la maladie du sommeil.

L'espèce pathogène est un hématozoaire, le *Trypanosoma gambiense* Dutton (1902).

La maladie du sommeil sévit dans l'Afrique occidentale. Elle est inoculée à l'homme par des glossines. Elle suscite des lésions de méningo-encéphalite, des adénites, etc.

Prophylaxie et traitement. — Pour échapper à la maladie, il faut éviter les piqûres des glossines ou mouches tse-tse, qui hébergent le trypanosome et favorisent sa culture dans leur tube digestif.

Ces mouches se tiennent dans les lieux humides, marécageux, et y déposent leurs larves, qui sont jaunâtres. On les trouve le long des cours d'eau, dans les haies buissonneuses, sous les arbres, dans les fourrés de palétuviers. C'est dans ces parages, spécialement pendant le jour, qu'on risque d'être piqué, ce qui n'occasionne qu'une minime douleur.

Prophylaxie. — On drainera et on enlèvera les ronces et les arbustes de ces repaires, et on s'efforcera d'assainir le sol. Voilettes, gants, moustiquaires, treillis de fil de fer aux portes et fenêtres, tels sont les moyens de préservation.

Il importe aussi de traiter les malades, extraordinairement nombreux dans certaines des contrées envahies et de tarir ainsi les sources où les mouches piquantes s'alimentent en parasites.

Le traitement de la maladie du sommeil est encore à la période de tâtonnements. L'inoculation des trypanosomes pathogènes des bovidés, des équidés, de l'homme aux animaux de laboratoire, a facilité l'expérimentation des remèdes supposés actifs contre ces agents.

Forts de ces résultats, Ehrlich, Laveran, Nicolle et Mesnil, Dutton, Todd, Christy, Thomas, R. Koch, etc., proposèrent successivement l'emploi de matières colorantes : trypanrot, dichlorobenzidine, fuchsine, seules ou associées à l'acide arsénieux ; puis on recourut à l'anilarsinate de soude, ou atoxyl, qui a fait naître les plus belles espérances et qui agirait, d'après Levaditi, après réduction préalable et formation dans l'organisme de toxalbumines arséniées ; malheureusement, il ne laisse pas d'être dangereux ; entre autres méfaits, relevons son action sur le nerf optique, qui a pu conduire à la cécité.

On emploie l'atoxyl soit à la dose de 0^{gr},50, deux jours de rang, renouvelée un certain nombre de fois après suspension de dix jours, soit à raison de 0^{gr},10 à 0^{gr},20 plusieurs jours de suite. Il y aurait avantage à injecter, en même temps que l'atoxyl ou alternativement, du sulfate de strychnine (7 milligrammes par jour), ou encore du bichlorure de mercure (1 centigramme par jour).

On a ensuite proposé l'acide arsénieux, le trisulfure d'arsenic colloïdal et tout récemment l'émétique d'aniline (Laveran et Thiroux).

A ce traitement causal s'ajouteront les médications indiquées par les lésions et les symptômes.

LEISHMANIOSES.

Kala-azar.

Situation. Caractères zoologiques. — Le parasite connu sous le nom de *Leishmania Donovani*, du nom des auteurs qui l'ont découvert et décrit, est très voisin des trypanosomes. Il provoque une maladie fébrile et anémiante dénommée kala-azar, splénomégalie tropicale endémique dans l'Inde, en Chine, en Tunisie.

Ce protozoaire, tel qu'on le trouve dans le sang ou mieux après ponction aspiratrice de la rate avec une fine aiguille, sur les frottis fixés par l'alcool absolu et colorés par la solution de Giemsa, est libre ou le plus souvent intracellulaire, au sein de macrophages, de leucocytes, d'hématies.

Nicolle a vu une maladie analogue à Tunis chez le chien et a réussi à inoculer cet animal avec le virus humain.

Le kala-azar atteint dans l'Inde les adultes et les enfants ; il est particulièrement meurtrier dans les milieux pauvres. En Tunisie, les enfants seraient seuls intéressés.

Il simule souvent le paludisme, avec lequel d'ailleurs il coexiste parfois ; l'inefficacité de la quinine fera soupçonner son existence.

La recherche du parasite par ponction splénique ou, à défaut, dans le sang circulant où il est plus rare, tandis que *Plasmodium malariæ* s'y trouve facilement, tranchera la question. La fièvre de Malte ou méditerranéenne prête aussi à confusion, en Tunisie : le sérodiagnostic et l'hémoculture mettront en évidence le *Micrococcus melitensis*.

Prophylaxie et traitement. — On ne connaît par encore très bien le mode d'infection du kala-azar. On formulera des règles prophylactiques en s'inspirant de ce que nous ont appris les études sur les autres hématozoaires pathogènes.

Le chien paraît jouer un rôle dans la transmission de la maladie ;

il sera tenu en suspicion. Les puces, punaises, poux et moustiques ont été accusés de transporter le parasite ; on leur fera la chasse. Une meilleure hygiène des populations décimées par le kala-azar, des conditions d'existence moins misérables, restreindront l'étendue et la propagation du mal. Tout Européen malade sera rapatrié.

De nombreux remèdes ont été employés ; l'atoxyl serait, jusqu'à présent, le seul utile ; on l'administrera exactement comme dans la maladie du sommeil.

BOUTONS DITS D'ORIENT, ULCÈRES DES PAYS CHAUDS.

Ils sont dus à la prolifération dans les téguments de parasites très proches du *Leishmania Donovani*, inoculés, semble-t-il par des nématocères (diptères) appartenant au genre *Phlebotinum*.

Symptômes, lésions, diagnostic. — L'agent de ces leishmanioses est à l'intérieur de macrophages, dans les lésions qui siègent sur les parties découvertes. Ces lésions rappellent le furoncle, l'anthrax, les gommes syphilitiques, les sporotrichoses, l'ulcère variqueux. Leur durée varie de quelques semaines à plusieurs années.

Prophylaxie et traitement. — On veillera à la propreté corporelle ; on redoutera les mouches piquantes, au voisinage des porteurs d'ulcère.

Les pansements antiseptiques, les badigeonnages de teinture d'iode, la radiothérapie suffisent à guérir ces lésions sans qu'on soit obligé de recourir à la curette.

PALUDISME.

Aux sporozoaires, parasites unicellulaires de l'embranchement des protozoaires, se reproduisant par sporulation, appartiennent, dans l'ordre des hémosporidies et le genre *Plasmodium*, les agents de la *malaria* :

Plasmodium malariæ Laveran (1881) de la fièvre quarte, *Plasmodium vivax* Grassi et Feletti (1890) de la tierce, *Plasmodium falciparum* (Welch, 1897) des fièvres irrégulières pernicieuses, sur lesquels nous ne nous étendrons pas ici.

La plasmodie pénètre, à l'état amiboïde, dans les globules rouges qu'elle altère ; elle élabore du pigment mélanique et devient adulte — schizonte ou gamète. — Le schizonte se segmente et libère dans le plasma des mérozoïtes en même temps que les déchets de pigment. Les mérozoïtes, en pénétrant dans les hématies, reproduisent le cycle. Telle est la multiplication de la plasmodie par *schizogonie*.

D'autre part, les moustiques, anophèles femelles, en piquant les paludéens, ingèrent avec le sang des parasites dont quelques-uns sont arrivés au stade de gamètes, les uns macrogamètes, persistant tels quels, les autres microgamétocytes, émettant, une fois arrivés dans l'estomac du moustique, des flagelles mobiles qui se détachent. Ces flagelles ou microgamètes, véritables éléments mâles, sont comparables aux spermatozoïdes : l'un d'eux pénètre au sein d'un macrogamète, le féconde et le transforme en un zygote effilé et mobile qui va s'enkyster, après avoir perforé la muqueuse gastrique, dans la couche musculaire de l'estomac. Ces kystes acquièrent en deux semaines 70 µ environ de diamètre. Ils se transforment en une infinité de petits corps falciformes ou sporozoïtes, qui, après éclatement du kyste, envahissent la cavité générale, passent dans les glandes salivaires et sont inoculés par la piqûre du moustique en même temps que les produits de sécrétion de ces glandes. C'est là le mode de reproduction par *sporogonie*.

Ces sporozoïtes pénètrent dans les hématies et là se renouvelle l'évolution par schizogonie. Le paludisme en résulte. L'examen du sang permettra de reconnaître la maladie.

Le paludisme est une maladie en quelque sorte ubiquitaire. Beaucoup plus répandu et particulièrement meurtrier dans les zones intertropicales, surtout en Afrique, il existe aussi par multiples foyers, dans les cinq parties du monde. En Europe, les pays qui bordent la Méditerranée, la mer Noire, la Caspienne et la Baltique sont impaludés. La France ne présente plus que quelques localités palustres sur les côtes méditerranéennes (Camargue, département de l'Hérault), dans les Charentes et la Vendée.

Autrefois le paludisme était considéré comme le type des maladies telluriques : la nature du sol, la présence des marécages y prédisposaient, disait-on, au premier chef.

Rôle des anophèles ; leurs caractères et leurs métamorphoses. — Or les moustiques abondent dans les pays palustres. Laveran se demanda s'ils ne jouaient pas un rôle dans la propagation du parasite qu'il venait de découvrir. Ce rôle, prévu également par Manson, fut établi par les recherches de Ronald Ross pour l'hématozoaire des oiseaux et par Ross et Grassi pour celui de la malaria. Ils ont vu que les hôtes intermédiaires des plasmodies de la malaria sont des culicides appartenant à la sous-famille des Anophélinés. Les espèces *Anopheles maculipennis* ou *claviger*, *Anopheles bifurcatus*, jouent le plus grand rôle.

Ces anophèles vivent dans des endroits peu élevés, humides, obscurs, couverts de végétation et s'y cachent le jour. Les femelles, attirées la nuit par la lumière des lampes, pénètrent dans les maisons et y piquent avec ardeur ceux qui s'exposent à leur atteinte.

Les femelles fécondées vont hiverner dans des abris plus ou moins sombres — cours, écuries, anfractuosités quelconques. — Au printemps elles vont pondre à la surface des eaux stagnantes. Les œufs agglutinés surnagent grâce à de petits ailerons latéraux. Les larves qui en naissent, très agiles dans l'eau, sont munies à leur extrémité postérieure d'un siphon respiratoire grâce auquel elles viennent de temps en temps respirer à la surface de l'eau. Le siphon est très court chez les anophèles, qui prennent pour respirer une position horizontale.

En quinze jours la larve mue en nymphe, et celle-ci ne tarde pas à se transformer en un insecte parfait. Le cycle complet dure un mois.

Conditions étiologiques. — Les notions précédentes sont indispensables à quiconque se propose de combattre le paludisme, de même que les données étiologiques suivantes :

Sont particulièrement exposés à contracter la malaria les soldats en campagne, les ouvriers terrassiers, ceux qui travaillent en forêt : les anophèles les guettent de très près.

Les enfants, en raison de la finesse de leur peau, sont la proie des moustiques et deviennent des réservoirs d'hématozoaires capables, si l'on n'y prend garde et si on ne les traite pas par la quinine, de perpétuer et d'étendre la maladie. Les conditions telluriques, climatériques, saisonnières ont aussi une très grande importance ; ainsi, les œufs d'anophèles ont besoin pour éclore d'eaux stagnantes ; une température élevée est exigée par le cycle de *Plasmodium falciparum* ; l'agitation de l'atmosphère par des vents fréquents peut contribuer à transporter au loin des anophèles vecteurs du parasite et à créer un foyer de paludisme dans des régions épargnées jusqu'alors. L'altitude est à considérer ; c'est un facteur d'abaissement de la température qui peut contrarier le développement du moustique, voire même l'empêcher.

L'accès de fièvre intermittente. — Quant à la maladie elle-même, on sait qu'elle se traduit par des accès de fièvre intermittents dont la périodicité varie avec l'espèce d'hémotozoaires.

L'accès avec ses trois stades de frisson, chaleur, sueur, habituellement nocturne ou plus souvent encore matinal, correspond à la phase de schizogonie.

La périodicité des cas peut être troublée par la multiplicité des générations d'hématozoaires et aussi par l'association chez un même sujet de plusieurs espèces de plasmodies (fièvres irrégulières, rémittentes).

Le paludisme affecte parfois, avec prédilection dans certaines contrées, et aussi lorsque nulle précaution n'a été prise, nul traitement n'a été institué, un caractère d'acuité et de malignité qualifié de pernicieux. Des hématozoaires très virulents (tierce maligne, fièvre estivo-automnale) s'accumulent dans les vaisseaux des viscères et surtout dans les capillaires des centres nerveux et de leurs enveloppes. Des accidents aigus éclatent, d'une exceptionnelle gravité, marqués par des troubles nerveux souvent mortels à très brève échéance, avec prédominance, suivant les formes cliniques, du délire, des convulsions, du coma, de collapsus.

Il arrive aussi que le paludisme se trahisse à peine sous des apparences *larvées* (névralgies périodiques).

Des associations morbides, — coexistence de fièvres intermittentes et de dothiénentérie, dysenterie, tuberculose, kala-azar, trypanosomiase, etc., — dérouteraient aussi le médecin non prévenu.

Cachexie palustre. — Les malades qui ont été atteints de formes d'emblée malignes de malaria ou qui sont très éprouvés par la répétition des accès; ceux qui négligent de se traiter ou ne sont soumis qu'à des médications timides et insuffisantes et vivent dans de mauvaises conditions hygiéniques s'anémient de plus en plus.

Les débris hématiques et le pigment mélanique, œuvre de destruction et d'élaboration du parasite, s'emmagasinent dans les organes, surchargent les cellules parenchymateuses, stimulent les actions macrophagiques. La rate et le foie, accessibles à la palpation dès les premiers assauts de la maladie, s'hypertrophient démesurément. Le teint du malade très débilité est pâle, terreux. La cachexie palustre s'accentue, entrecoupée par des retours offensifs de fièvre intermittente.

Complications. — Mentionnons la pneumonie, les accès d'hémoglobinurie, l'asthénie cardiaque, les polynévrites.

Les modifications humorales (hypotonie du plasma, vulnérabilité des globules sanguins) prédisposent le malade aux hémoglobinuries, et la quinine, devenue directement ou indirectement offensive pour les hématies, doit être dès lors maniée avec beaucoup de doigté.

Mortalité. — Ce simple aperçu donne une idée de l'importance du paludisme. Il est à lui tout seul plus meurtrier dans les régions tropicales que la tuberculose et le cancer dans nos pays; les coloniaux européens lui payent un lourd tribut. Non seulement le paludisme tue, mais encore il cachectise, il prédispose à d'autres maladies, il débilite profondément et réduit de moitié la valeur productive d'un homme.

Diagnostic. — Le diagnostic s'appuie sur les syndromes cliniques que nous venons d'esquisser et sur l'examen du sang.

Prophylaxie et traitement. — Lutter contre les moustiques, s'efforcer de les exterminer aux divers moments de leurs métamorphoses ; se préserver de leurs piqûres ; débarrasser les malades de leurs hématozoaires, contre lesquels la quinine est un véritable spécifique : en cela se résume l'essentiel de la prophylaxie des fièvres palustres. Ces préceptes et les voies et moyens pour les réaliser feront l'objet d'un enseignement populaire ; des brochures d'une lecture facile seront libéralement distribuées ; dans les écoles, des médecins inspecteurs les inculqueront aux enfants.

La destruction des anophèles, irréalisable dans bien des pays tropicaux, a été tentée ailleurs avec succès. C'est ainsi que la ville d'Ismaïlia, en Égypte, a réussi, par ce mécanisme, à se débarrasser de la malaria depuis 1903. De même à La Havane, où la mortalité annuelle est descendue de 325 à 23. En Italie, en Algérie, en Corse, on a obtenu aussi de très heureux résultats.

Lutte contre les moustiques. — Pour arriver à détruire les œufs, larves et nymphes de moustiques, on transformera par des drainages ou des canalisations les eaux dormantes en eaux courantes ; on fera de terrains inondés des champs de culture (polders de Hollande, plantations de pins) ; on empêchera, dans les étangs, les mélanges d'eau salée et d'eau douce dans lesquels les larves de moustiques éclosent sans difficulté. On procédera par dessiccation, par épuisement, pour assécher les flaques d'eau stagnante, les citernes, les marais. Les états larvaires des moustiques servent de pâture à diverses larves (de tritons, de libellules) ainsi qu'aux épinoches, aux cyprins, etc., qui peuvent se trouver dans les mares ; malgré tout, ces animaux ne viennent pas à bout de leur grand nombre. On est obligé, pour assurer leur anéantissement, de répandre sur ces mares, sur les nappes d'eau dormante, dans les puits désaffectés, etc., du pétrole brut à raison de 15 à 20 centimètres cubes par mètre carré ; en obstruant leurs tubes respiratoires, le pétrole tue les larves de moustiques. Dans les eaux de consommation, on recourra de préférence à l'essence d'eucalyptus, qui s'évapore sans que l'eau soit désagréable au goût ; la poudre de fleurs de chrysanthème ($0^{gr},50$ par litre) aurait aussi le même résultat.

On veillera à ne pas être piqué par les moustiques. Il est très difficile de tuer les moustiques adultes et même de les écarter ; la fumée de tabac, les fumigations de poudre de pyrèthre, les vapeurs térébenthinées, le formol, tout au moins dans les conditions compatibles avec le séjour dans les pièces, ne suffisent pas. Par contre, les vapeurs de formol, l'acide sulfureux auront raison des moustiques lorsqu'on les laissera agir dans un espace clos pendant le laps de temps exigé pour une bonne désinfection.

Aux moustiques on opposera systématiquement moustiquaires la nuit, voilettes, masques, gants et bottes, étoffes assez épaisses, le jour, surtout à proximité de leurs repaires, haies touffues, rizières, bosquets.

On choisira les points culminants de la région pour y élire domicile ; on habitera de préférence les étages élevés.

On protégera les habitations ; pour empêcher l'accès des moustiques, on garnira les portes, les fenêtres, les ouvertures de cheminée de toile métallique à fin treillis.

On se gardera de pénétrer le soir, à la nuit tombante, dans les locaux habités (huttes d'indigènes, par exemple), où ne serait prise aucune des précautions que nous venons d'énumérer.

Quand un navire va faire escale, qu'il reste à 1 500 mètres des côtes suspectes et ne débarque pas l'équipage au crépuscule, heure où les moustiques prennent leurs ébats et se préparent à piquer l'homme.

Traitement médicamenteux préventif et curatif. — On appliquera *larga manu* le traitement par la quinine aux malades reconnus impaludés, à l'examen du sang, même si on n'a pas encore observé d'accès franc. On ne la ménagera ni aux paludéens en activité, ni à ceux qui relèvent de malaria et sont en apparence guéris, ni même, à titre préventif, aux candidats au paludisme, dans les pays où il sévit avec intensité.

R. Koch, qui a tant insisté sur l'utilité de la quinine comme agent de prophylaxie, donne, dans un but préventif, comme aussi pour prévenir les contaminations ultérieures, 1 gramme de quinine par semaine, pendant des mois.

Ziemann, dans les contrées contaminées à un haut degré, serait d'avis que tout le monde prît 1 gramme de quinine le matin, ou bien deux heures après un repas ; un peu d'acide chlorhydrique officinal très dilué, une potion bromurée atténueraient les phénomènes d'intolérance gastrique si désagréables, voire même insupportables pour certains malades.

En France, on estime que des doses faibles quotidiennes de sulfate ou de bichlorhydrate de quinine ($0^{gr},10$ à $0^{gr},25$) constituent une bonne méthode préventive, mieux tolérée que les précédents.

Toutefois, dans les pays où les moustiques abondent et où les conditions de contamination augmentent, on donnera 1 gramme de sulfate de quinine.

Chez l'enfant, on prescrira, jusqu'à dix ans, 1 centigramme par année d'âge. L'euquinine, si on évite les véhicules trop chauds dans lesquels l'amertume peut reparaître, est plus facilement acceptée par eux que les autres préparations.

Même, après la disparition des hématozoaires du sang circulant, on persévérera dans le traitement quinique (1 gramme, par exemple pendant quelques jours, en fractionnant les doses, puis à une semaine d'intervalle et plus).

Les doses thérapeutiques seront du reste proportionnées à la gravité et à la modalité du mal; elles varient en moyenne de $0^{gr},50$ à 1 gramme; mais elles peuvent et doivent parfois être portées à 2 grammes par jour, quand la gravité de la situation le commande. La quinine est parasiticide, antithermique, sédative pour la douleur; elle s'élimine vite, en quarante-huit heures, d'où l'avantage de prises répétées destinées à assurer la permanence du remède dans les humeurs. Elle occasionne quelques désagréments, d'intensité variable avec les sujets : bourdonnements d'oreille, vertiges, exceptionnellement délire, nausées.

Dans la tierce et la quarte, on fera prendre la quinine quatre à six heures avant l'accès, par cachets ou tablettes de $0^{gr},20$ à $0^{gr},50$, toutes les heures ou toutes les deux heures, jusqu'à concurrence de 1 gramme par jour; même dose quotidienne les huit jours suivants ; cesser durant trois jours ; recommencer six jours de rang et alterner ainsi pendant deux à trois mois les périodes de cessation et de reprise du traitement.

Dans les fièvres paludéennes tropicales rebelles, voici comment procède Ross : $0^{gr},60$ de sulfate de quinine au moment de l'accès; autant le lendemain; puis 1 gramme par jour, durant trois jours (en trois prises, la dernière huit heures avant l'accès attendu). Dès lors, tous les jours et pendant un mois, $0^{gr},75$ en trois fois ; le mois suivant, $0^{gr},50$ ou $0^{gr},60$ par jour ; le troisième mois, $0^{gr},30$ (cette dose quotidienne est portée à $0^{gr},60$ une fois par semaine); le quatrième mois, $0^{gr},25$ ($0^{gr},60$ un jour par semaine). Dans les formes communes et relativement bénignes de tierce et de quarte, on peut réduire à $0^{gr},30$ la dose de quinine des jours intercalaires aux accès.

Voici une formule d'administration de la quinine (bichlorhydrate ou chlorhydrate neutre), classique en Angleterre, et facile à retenir :

$0^{gr},65$	3 fois par jour	pendant 4 jours.
Id.	2	—	—
Id.	—	—	7
Id.	1	—	14
Id.	1	— semaine pendant 2 mois.

Sous quelle forme médicamenteuse faut-il donner la quinine et par quelle voie la faire absorber ?

Aux enfants on prescrira :

> Sulfate de quinine...................... 1 gramme.
> Huile d'olive........................... 8 grammes.

XX gouttes correspondent à 5 centigrammes de sulfate de quinine. Faire prendre dans une cuillerée à soupe de lait sucré ou dans une petite quantité de lait mise dans un biberon.

La quinine est-elle, chez l'adulte, bien supportée par le tube digestif, on donnera des pilules molles, des tablettes, ou même des cachets soit de sels peu solubles, comme le sulfate neutre de quinine, soit de sels solubles, chlorhydrate neutre, chlorhydrate basique, bisulfate, bromhydrate.

Provoque-t-elle des troubles gastriques — nausées, vomissements — on usera du lavement (1 à 2 grammes dans 100 à 200 centimètres cubes de véhicule gommeux additionné de XV gouttes de laudanum de Sydenham), du suppositoire ($0^{gr},20$ à $0^{gr},40$ de sulfate ou de glycérophosphate de quinine dans 4 grammes de beurre de cacao).

Plus active est l'administration de la quinine en injection profonde intramusculaire. Le lieu d'élection est le milieu d'une ligne unissant l'épine iliaque antérieure et supérieure à la partie la plus élevée du sillon interfessier. On s'en tiendra à la formule inscrite au *Codex* :

> Chlorhydrate basique de quinine........... 3 grammes.
> Antipyrine................................ 2   —
> Eau distillée bouillie et refroidie....... Q. S.

Pour obtenir 10 centimètres cubes de soluté.

Un centimètre cube de cette solution (mise en ampoules de cette contenance) renferme 30 centigrammes de chlorhydrate basique de quinine.

On injectera 1 à 2 centimètres cubes de cette solution quelques heures avant l'accès, à l'aide d'une seringue en verre stérilisée par l'ébullition, au moment de l'injection, et d'une aiguille assez longue venant aussi d'être aseptisée à l'eau bouillante.

Baccelli, dans les formes pernicieuses, pousse l'injection dans une veine du coude.

Adjuvants du traitement par la quinine. — On répondra aussi aux indications du moment ; on ne dédaignera pas les pratiques diététiques et autres, les médications adjuvantes : alitement dans le paludisme aigu ; purgations, régime lacté mitigé, bouillon de légumes pour remédier aux symptômes d'embarras gastrique ; réchauffement du malade, boissons chaudes diaphorétiques durant le frisson ; petits moyens antithermiques habituels (lotions alcoolisées ou vinaigrées, allègement et soulèvement des couvertures par un cerceau) au stade de chaleur.

Traitement des formes larvées. — Dans les états larvés accompagnés de névralgies, le bleu de méthylène médicinal pur (0gr,10 en pilules avec 0gr,30 de lactose) est à essayer conjointement avec la quinine.

Hémoglobinurie. — Quand surviennent des accès d'hémoglobinurie, le changement de milieu, hors des zones malariennes, sera recommandé expressément, car le danger peut être imminent. Ces hémoglobinuries tiennent à une baisse de la résistance globulaire due à la chronicité et à l'insidieuse malignité d'un paludisme mollement et insuffisamment traité. Cette tendance exagérée à l'hémolyse ne serait pas actionnée directement par la quinine en nature, mais bien par des substances hémolysantes élaborées, sous son influence, dans les parenchymes du foie, de la rate, des reins. Cette prédisposition à l'hémolyse, — qui se marque parfois par le syndrome d'ictère hémolytique, — coïncide avec une diminution de la concentration moléculaire du plasma sanguin. Elle est justiciable d'une thérapeutique de reminéralisation par les solutions salines physiologiques ou même légèrement hypertoniques, *intus*, sous la peau, en lavements. Le malade sera consigné au lit pendant l'atteinte d'hémoglobinurie; on le réchauffera; on révulsera les régions rénales; on lui prescrira des boissons abondantes sucrées et salées, des astringents, des substances coagulantes (lait, chlorure de calcium), de l'ergotine. On s'abstiendra de quinine — vis-à-vis de laquelle le malade est hypersensibilisé — pendant la durée de la crise d'hémoglobinurie. Les jours suivants, lorsque cette crise sera terminée, on habituera le patient à supporter progressivement — et en usant de beaucoup de prudence — des doses d'abord très minimes de quinine (quelques milligrammes) et, lentement, à la longue, on finira par l'accoutumer aux doses de 1 gramme par jour, vraiment utiles, parasiticides, et grâce auxquelles il aura raison de l'hématozoaire toujours présent dans ses humeurs.

Traitement du paludisme chronique et de la cachexie paludéenne. — Dans le paludisme chronique et, *a fortiori*, dans la cachexie paludéenne confirmée, le rapatriement s'impose. Le malade, placé dans des conditions d'air pur, d'éclairement, d'alimentation appropriées à son anémie et à sa déchéance physiologique, sera réconforté, tonifié en même temps que traité par la quinine. L'extrait, la poudre de quinquina, le vin de calaya, l'arsenic (soit 1 à XX gouttes de liqueur de Fowler, par jour, aux repas; soit une injection quotidienne de 5 centigrammes de cacodylate de soude ; soit un lavement de même quantité de méthylarsinate de soude dans un verre de lait additionné d'un jaune d'œuf), les eaux de Bussang et de Lévico, la médication ferrugineuse, les cures thermales à Vichy, Pougues, La Bourboule, la révulsion sur la rate et le foie, voire même, en dernier ressort, la splénectomie tentée plusieurs fois, mais dont l'indication n'est rien moins que formelle, ne triompheront pas toujours du profond marasme créé par la malaria.

HELMINTHIASES.

Classification. — L'embranchement des vers fournit à l'homme des parasites appartenant aux trois classes suivantes : plathelminthes, némathelminthes, annélides.

Parmi les plathelminthes (vers plats), les cestodes et les trématodes nous intéressent particulièrement.

Dans les némathelminthes (vers ronds et allongés), les classes suivantes, — gordiens, nématodes, acanthocéphales, — donnent des parasites à l'homme ; dans les annélides, l'ordre des hirudinées.

Cestodes. — Leur corps segmenté est dépourvu de tube digestif. On les divise en téniadés et bothriocéphalidés.

Téniadés. — Ils se présentent sous l'aspect de rubans blanchâtres, s'accroissant par segmentations successives, formés d'anneaux (proglottis ou cucurbitains). Ceux-ci vont s'atténuant dans leurs dimensions, au fur et à mesure qu'on se rapproche d'une des extrémités, qu'on est convenu d'appeler tête, au voisinage de laquelle les anneaux sont plus longs que larges, ce qui est l'inverse à l'autre extrémité.

Nous envisagerons les espèces suivantes, endoparasites communs de l'intestin de l'homme, où ils s'implantent souvent non loin de la région pylorique et où ils peuvent vivre très longtemps (une vingtaine d'années), si l'on ne recourt pas aux anthelminthiques.

« **Tænia solium** » ou **armé**. — Il est long de quelques centimètres à 2 mètres, susceptible d'atteindre 10 mètres et de compter plus d'un millier d'anneaux.

Il se fixe à la paroi de l'intestin grêle par la tête ou scolex, qui mesure tout au plus 1 millimètre de diamètre. Cette tête se prolonge en un rostellum pigmenté, à la base duquel s'insère une couronne d'une trentaine de crochets en hameçon. En arrière, se trouvent quatre ventouses contractiles, arrondies, bombant au-devant d'une partie plus mince, le cou, lequel se continue avec les anneaux.

Les œufs ne sont nullement pondus dans l'intestin ; ils s'en échappent avec les anneaux, lesquels s'éliminent non spontanément, mais pendant la défécation, soit un à un, soit, plus souvent, par petits groupes de quatre, six, dix, douze.

L'œuf contient un embryon hexacanthe qui passe par un hôte intermédiaire. L'œuf dégluti par cet hôte, qui est le porc (mais l'homme peut aussi être infesté de la même façon, soit que les œufs viennent du dehors avec les ingesta, soit qu'ils résultent du refoulement de l'intestin vers l'estomac d'anneaux d'un ténia dont le malade est porteur), arrive dans la cavité gastrique, où sa capsule est dissoute ; l'embryon hexacanthe, libéré et mobile, franchit la paroi du tube digestif, passe dans quelque branche vasculaire de la circulation porte et, emporté par le torrent sanguin, arrive en des points variables de l'organisme — tissu cellulaire sous-cutané, muscles, centres nerveux — où il perd ses stylets et mue en une vésicule où se différencie une tête de ténia.

Ce stade kystique vésiculeux porte le nom de *cysticerque*.

Chez le porc, le système musculaire est le lieu de prédilection des cysticerques. La langue est rarement épargnée, de chaque côté du frein, ce qui rend facile le diagnostic de ladrerie. L'homme mange-t-il du porc ladre (saucisses insuffisamment cuites par exemple, craquant sous la dent, car les vésicules sont parfois en voie de callification), le cysticerque, arrivé dans l'intestin, dévagine sa tête, laquelle se cramponne à la muqueuse intestinale ; la vésicule se résorbe, et les anneaux ne tardent pas à se différencier et à se multiplier. Au bout d'un mois, ceux qui se trouvent à l'opposé de la tête sont déjà mûrs.

La tête est située dans l'intestin grêle (jéjunum, duodénum) et dirigée du côté de l'estomac.

On a longtemps cru que ce ver était toujours unique, d'où le nom de *solium* ; mais il n'est pas exceptionnel d'en trouver plusieurs, et on a rapporté des cas où il y en avait une cinquantaine.

Le *Tænia solium* se trouve dans la plupart des pays du monde. En France, il a beaucoup diminué de fréquence depuis une trentaine d'années, ce qui tient à une meilleure hygiène alimentaire et à une plus rigoureuse inspection des viandes.

« Tænia saginata, inermis ou mediocanellata ». — Il est devenu en France beaucoup plus fréquent que le *T. solium*. On le trouve dans le monde partout où l'on consomme de la viande de veau ou de bœuf, et il est d'autant plus fréquent que celle-ci est consommée moins cuite et est moins surveillée. Sa longueur est généralement plus considérable (3 à 10 mètres). Il compte deux milliers d'anneaux, plus longs que larges, plus grands que ceux du *T. solium*. Il adhère à l'intestin grêle par une extrémité mince, piriforme, dite céphalique, large de 2 millimètres, dépourvue de rostellum et de crochets, un peu aplatie à son extrémité libre, flanquée de quatre ventouses elliptiques, musculeuses. Le cou, assez long, est plus mince que la tête.

Les anneaux ont, à l'état de maturité, l'aspect de graines de citrouille (18 millimètres de long sur 6 millimètres de large). Ils ont une contractilité persistant quelques instants après leur expulsion, qui se fait spontanément par de nombreux anneaux dissociés.

Les pores génitaux sont latéraux, mais non plus régulièrement alternes, comme chez le *T. solium*.

L'utérus, bien visible par étalement du cucurbitain entre deux lames, est beaucoup plus ramifié que chez le précédent (une vingtaine au moins de ramifications dichotomiques, fines et très rapprochées). Il est gonflé par les œufs.

Les anneaux arrivés dans le monde extérieur se désagrègent. Les œufs qu'ils contiennent sont déglutis par des bovidés avec les aliments. L'embryon hexacanthe perd sa gaine chitineuse, au contact du suc gastrique, franchit les parois du tube digestif et est transporté par voie circulatoire dans le tissu conjonctif des divers organes et surtout des muscles. Il s'y transforme en un cysticerque, qui ne mesure pas plus de 5 à 6 millimètres, tandis que le *Cysticercus cellulosæ* du porc a un volume double. Il contient une tête de *T. inermis*. Le *Cysticercus bovis* vit donc chez le veau et le bœuf ; il subit, au bout de deux ou trois mois, des phénomènes régressifs de dégénérescence calcaire (qui sont la règle aussi chez *T. solium*). On le trouve avec une certaine prédilection dans les muscles ptérygoïdiens.

L'homme mange-t-il de la viande de bœuf hébergeant ce cysticerque, — parfois caché dans la graisse et dont le petit volume peut échapper à l'inspection des viandes, — si la cuisson a été insuffisante et n'a pas atteint 46° au moins, dans la totalité du morceau de viande ingéré, si le suc gastrique hypochlorhydrique n'a pas eu un effet destructeur sur ces germes, la vésicule du cysticerque est résorbée et le scolex passe avec le bol alimentaire dans l'intestin. Là il se fixe sur la muqueuse et, rapidement, régénère un ténia qui, deux mois après, a une longueur de plusieurs mètres et a des anneaux déjà arrivés à maturité.

Ce ver n'est pas toujours unique, solitaire ; plus souvent encore que le *T. solium* il peut être multiple.

D'autres ténias ont été rencontrés chez l'homme. Nous ne signalerons succinctement que ceux qui présentent le plus d'intérêt.

« **Tænia cucumerina** » (genre *Dipylidium*). — C'est un parasite du chien et du chat et exceptionnellement de l'homme, chez lequel on peut en trouver plusieurs (quatre à cinq et plus), de petite taille, à tête munie d'un rostre rétractile armé de soixante crochets en épines de

rosier, à chaîne moniliforme dans ses derniers anneaux, qui ont
exactement la forme de grains de melon, lorsqu'ils sont mûrs. Ces
anneaux se détachent, et on les reconnaît dans les matières fécales à
leur forme, à leur couleur gris rougeâtre ou blanc grisâtre virant au
blanc pur dans l'eau fraîche, à leur mobilité, à leurs deux pores génitaux, l'un à droite, l'autre à gauche de chacun d'eux. Les œufs agglo-
mérés dans une série de capsules utérines se libèrent dans l'intestin.

Les divers insectes vivant dans le pelage de ces animaux — pou et
puce de chien, puce de l'homme — absorbent les œufs qui éclosent
dans leur intestin. L'embryon hexacanthe qui en émane se transforme en larve dans la cavité générale de l'insecte. En avalant ces
insectes, le chien s'infecte à nouveau. En se léchant, en se remuant,
il répand ces puces dans l'atmosphère, où elles peuvent souiller les
aliments de l'enfant, ainsi que le Pr R. Blanchard en a rapporté un
exemple en 1907. L'enfant le plus jeune, parmi ceux qui ont été
atteints, n'avait que six semaines. La larve introduite avec l'insecte
qui l'a véhiculée dans le tube digestif s'y transforme en ténia
adulte; des troubles gastro-intestinaux plus ou moins fébriles, de
l'amaigrissement, des convulsions marquent, à l'occasion, sa présence.

« Tænia nana ». — Il est long de $2^{cm},5$, large de $0^{cm},6$; il a une tête
globuleuse, un rostellum armé de vingt-deux à vingt-sept crochets,
quatre ventouses. Les anneaux, plus larges que longs, au nombre de
deux cents environ, ont un pore génital latéralement à gauche. Leurs
œufs elliptiques, à triple membrane anhiste avec filaments polaires,
mesurent 35 μ environ. Ce parasite, qu'hébergent les souris et les rats,
a été identifié, à tort, d'après Linstow, avec le *Tænia murina* des
muridés. L'œuf avalé avec l'eau de boisson et les aliments libère son
embryon hexacanthe, qui irait s'enkyster et évoluer en cysticercoïde
dans la muqueuse intestinale de l'homme. Le cysticercoïde de
T. nana, contrairement aux autres cestodes, n'aurait pas d'hôte intermédiaire; en forme de bouteille, il tomberait dans la cavité intestinale et y régénérerait un ténia. L'auto-infestation augmenterait le
nombre des parasites. Le *T. nana* a été observé dans l'espèce humaine
et surtout chez les enfants, dans tous les pays du monde. Il est
beaucoup plus rare que les *T. solium* et *inermis*. En Italie, en Sicile,
en Égypte, il est assez répandu. De même en Belgique, dans les
milieux miniers (Malvoz). Souvent silencieux, malgré sa pénétration
profonde dans la muqueuse et les graves altérations qui peuvent en
résulter, il trahit sa présence par la constatation des œufs dans les
selles, et, lorsque plusieurs vers semblables coexistent dans l'intestin, leur nombre, chez un seul hôte, est parfois considérable : cinquante et plus et jusqu'à des milliers. Des phénomènes d'entérite, de

nervosisme, de dénutrition avec anémie, fièvre irrégulière, marquent l'évolution de lésions intestinales, qui peuvent mettre les jours du patient en danger de mort. On a noté la migration vers les voies urinaires et une chylurie concomitante.

Notons en passant, comme possibles, mais très exceptionnels, **T. flavopunctata** (parasite des muridés, long de 20 à 60 centimètres), dont la larve cysticercoïde serait transmise à l'homme par des débris d'insectes de la farine ; **T. madagascariensis** ; **T. lanceolata** (parasite de l'oie et du canard) ; **T. confusa** (États-Unis) ; **T. hominis** (Turkestan).

Bothriocéphale. — Dans le genre **Dibothriocéphalus**, l'espèce **Dibothriocephalus latus** ou **Bothriocéphale** fait partie du groupe des vers dits solitaires de l'homme ; souvent unique, il arrive qu'un même sujet en expulse plusieurs exemplaires (quatre-vingts dans une observation). L'enfant est très rarement atteint au-dessous de cinq ans ; on l'a rencontré aussi, incidemment, chez le chien et le chat. C'est le plus long des cestodes (5 à 16 mètres) ; le nombre de ses anneaux atteint 4 000.

Au lieu d'être d'un blanc d'ivoire comme les *T. solium* et *inermis*, il est gris jaunâtre et apparaît dans l'eau brunâtre en son milieu.

Sa tête en amande (1 millimètre sur 2) n'a ni rostres ni crochets ; elle est creusée, sur ses faces dorsale et ventrale, de deux fossettes, sous forme de longues fentes, véritables ventouses, grâce auxquelles le ver se fixe puissamment à la muqueuse, non sans dommage pour elle (ulcérations, hémorragies). Au cou, très grêle, font suite les anneaux, tous plus courts que larges. Les orifices sexuels (pore génital et pore utérin) occupent côte à côte le milieu de la face ventrale. L'utérus est dépourvu de ramifications ; il a l'aspect d'une rosette brunâtre dans les anneaux mûrs. Ceux-ci déversent leurs œufs dans l'intestin et s'affaissent, se flétrissent.

Les œufs ovoïdes (45 à 66 μ sur 69 à 84 μ), à clapet operculaire, sont éliminés dans l'intestin, avant même que des séries d'anneaux se soient détachés et aient été expulsés. De plus, l'embryon hexacanthe n'est nullement formé au moment de leur évacuation, contrairement à ce qui se passe chez les *T. solium* et *inermis*. On ne pourrait confondre les œufs de bothriocéphales qu'avec des œufs de douves, qui sont plus longs et noirs.

L'hôte intermédiaire est le poisson. Les œufs, répandus sur le sol, arrivent dans les fleuves, les lacs ; l'embryon hexacanthe se développe dans l'eau au bout de quelques semaines et s'échappe au travers de l'opercule polaire, grâce aux mouvements des cils qui bordent son pourtour. Il pénètre dans le tube digestif de poissons, tels que la truite des lacs, le brochet, la lotte, la perche, le saumon, l'ombre des rivières, le lavaret et, au Japon, l'*Anchorhynchus Perryi*. Il se transforme en larve plérocercoïde. On trouve ces larves dans les muscles des poissons que nous venons d'énumérer; on les reconnaît à leur scolex creusé des deux fentes (bothridies). Leur motilité cesse au-dessus de 50°; mais, pour les détruire à coup sûr, il faut faire cuire le poisson pendant dix minutes à 100° au moins.

A la température de la glace, elles résistent quarante-huit heures.

L'homme consomme-t-il du poisson insuffisamment cuit, recélant des larves, il peut contracter le bothriocéphale : le scolex adhère à la muqueuse intestinale et, au bout de cinq semaines, des œufs et des anneaux s'éliminent par les matières fécales.

Le bothriocéphale large est rare en France. Dans les pays essentiellement ichtyophages, on l'observe couramment ; ainsi au Japon, en Suède, en Laponie. Le nord de l'Italie, la Suisse autour des lacs sont particulièrement infestés. Naguère encore le dixième de la population de Genève hébergeait le bothriocéphale ; la proportion serait actuellement de 1 p. 100. En Russie, en Danemark, en Allemagne, ce ver est assez fréquent. Il existe en Afrique, à Madagascar et sur les côtes du lac N'gami, où le barbeau serait l'hôte intermédiaire.

Nous citerons quelques autres espèces de bothriocéphales, moins importantes : **Bothriocephalus cordatus** d'Islande ; **Bothriocephalus Mansoni** du Japon et de la Chine : on ne connaît que la larve plérocercoïde, migratrice, évoluant chez l'homme, vers la peau, surtout au pourtour des yeux, et du côté des voies urinaires (hématuries); elle est souvent accessible aux interventions chirurgicales.

Plusieurs de ces cestodes coexistent parfois chez un même sujet avec des nématodes et des protozoaires.

Après avoir brièvement rappelé les notions d'histoire naturelle et de répartition géographique relatives aux cestodes, indispensables au médecin, et montré la prédisposition au *Tænia solium* des sujets — surtout adultes — qui abusent de la viande de porc ; au *Tænia inermis* de ceux qui consomment avec excès de la viande de bœuf (charcutiers, bouchers, cuisiniers, servantes, tuberculeux traités par la viande crue); au bothriocéphale des mangeurs de poisson dans les pays contaminés, relevons maintenant les principaux symptômes et les désordres que peuvent occasionner ces parasites.

Symptômes et complications dus aux ténias et aux bothriocéphales. — Les cestodes, ventousés à la muqueuse duodénale, s'étalent le long de l'intestin grêle, parfois jusqu'aux confins de la valvule iléo-cæcale. Ils résistent aux sucs digestifs, pancréatiques et intestinal, grâce à une antikinase découverte dans leur substance par Dastre et Stassano. Le détachement des anneaux mûrs et leur élimination par l'anus sont presque la règle et constituent le signe capital, et maintes fois unique, de leur présence. Exceptionnellement des rubans de ténia ont trouvé une issue par les voies supérieures du tube digestif (Voir notre travail avec Köhler, 1900), ou encore à travers des ulcérations intestinales et autres, et ont franchi la paroi jusqu'au péritoine, aboutissant à la vessie, aux téguments, etc. Le plus souvent solitaires, nous avons indiqué leur multiplicité dans certains cas et leur association possible entre eux (bothriocéphale et *T. solium*, *T. solium* et *T. inermis*) ou avec des oxyures, des trichocéphales, des ankylostomes, des douves, des ascarides.

Malgré leur volume, leurs mouvements, la rapidité de leur croissance, la soustraction à leur profit et aux dépens de leur hôte de nombreux matériaux alimentaires, les accidents dont ils sont responsables sont en général peu marqués ; ils sont toutefois loin d'être négligeables ; il arrive en effet, dans des cas imprévus, que ces accidents, par leur diversité, leur importance, leur cachet de gravité méritent la plus grande attention ; or ils dépendent bien de l'helminthiase, puisqu'ils cessent après l'élimination du ténia. Ce sont divers troubles gastro-intestinaux, des manifestations du côté du système nerveux, des états anémiques, des phénomènes toxiques. On discute encore sur la réalité des phénomènes toxiques ayant pour point de départ les ténias et les bothriocéphales ; plusieurs auteurs, et entre autres Jammes et Mandoul, admettent la réalité de substances spécifiques issues de ces vers, mais ils s'inscrivent en faux contre la nocivité toxique des ténias ; de fait les ténias ne produisent qu'assez exceptionnellement des troubles chez leurs hôtes. D'autres, s'appuyant sur la clinique et sur l'expérimentation, qui révèlent des changements dans la composition du sang (éosinophilie), découvrent dans les extraits de ces helminthes des propriétés hémolysantes et suscitent par injection de ces extraits aux animaux de laboratoire des accidents nerveux analogues à ceux des porteurs de vers, affirment l'existence et l'importance de ces substances toxiques. Pour ce qui est du *T. solium,* il ne faut pas perdre de vue que maints troubles nerveux relèvent parfois de la présence de cysticerques uniques ou multiples, simples ou en grappe, dans l'encéphale et la moelle ou dans les méninges, cysticercose due à l'alimentation et aussi à l'auto-infection.

Le doute au sujet de la réalité d'une intoxication vermineuse n'est plus permis, si on considère les pays infestés par le bothriocéphale. Un bon nombre des sujets atteints deviennent anémiques et, quand on ne les traite pas, versent dans l'anémie pernicieuse, dont ils réalisent le syndrome au grand complet, susceptible d'entraîner la mort si le ver n'est pas expulsé assez tôt.

Tous les malades porteurs de bothriocéphales ne s'acheminent pas forcément vers l'anémie pernicieuse. On constate d'énormes différences individuelles tenant sans doute à des inégalités de prédisposition, plus marquée par exemple en Finlande qu'en Suisse, à l'importance plus ou moins considérable des soustractions sanguines dues aux ulcérations intestinales, à la coexistence d'autres parasites, d'associations et d'infections microbiennes surajoutées, à la formation d'hémolysines dans le tube digestif vicié dans son fonctionnement et enfin et surtout à la toxicité variable du ver.

Les travaux les plus suggestifs sur l'anémie bothriocéphalique sont partis d'Helsingfors.

Ils ont apporté la preuve de l'anémie progressive bothriocéphalique, cédant à l'expulsion du ver, anémie due à la résorption dans l'intestin de produits hémolytiques agissant sur les hématies et sur les organes sanguiformateurs.

Ces substances se révèlent dans le sérum des malades mis au contact d'extraits du parasite : réaction précipitante, déviation du complément. L'éosinophilie trahit également leur effet sur l'organisme ; de même, les pertes exagérées dans l'échange des matières albuminoïdes et la surcharge en pigment ferrique de la rate et du foie. Ces substances sont de l'ordre des lipoïdes ; retirées des anneaux du *Bothriocephalus latus*, elles suscitent, quand on les injecte au chien, un syndrome anémique.

Suivant bien des circonstances de lieu, de temps, les bothriocéphales se montrent inégalement riches en éléments toxiques, d'où des différences de nocuité dans leur vie parasitaire.

Ces considérations s'appliquent au *Bothriocéphalus latus*. Pour ce qui est des ténias, les substances qu'ils élaborent et qui passent et sont absorbées dans le milieu intestinal de leur hôte, entraînent une éosinophilie et, exceptionnellement, une anémie marquée lorsque de nombreux proglottis, en voie de régression, au lieu d'être expulsés, sont résorbés sur place.

Il ne semble pas que ténias et bothriocéphales prédisposent à l'appendicite, au même titre que les trichocéphales et les oxyures.

Prophylaxie. — Elle a pour base la connaissance précise des faits que nous venons de résumer.

On se méfiera des chats et des chiens, vecteurs du *T. cucumerina*, et qui le transmettent par l'intermédiaire des puces de leur pelage, accidentellement tombées dans un aliment comme le lait.

Les anneaux de ténias et de bothriocéphales, rejetés par les fèces, disséminent sur le sol, lorsqu'on y répand les matières fécales, comme c'est encore l'usage à la campagne et dans bien des pays, des milliers d'œufs qui infesteront les hôtes intermédiaires : porcs, bovidés, brochets, lottes, saumons énumérés plus haut.

On recommandera l'usage des cabinets d'aisances à fosses étanches ; on surveillera la voirie ; on préviendra les paysans du danger qu'ils courent à utiliser l'engrais humain dans les jardins potagers, — dont les légumes, les salades, les fraises transportent à la cuisine et à la salle à manger des œufs d'helminthes — à l'entasser dans les écuries, à l'employer tel quel comme fumier dans les prairies où paissent les vaches et veaux ; on leur conseillera de faire bien cuire les restes d'épluchures utilisés dans les porcheries.

On désinfectera autant que possible par l'acide sulfurique ou on brûlera les fèces souillées d'anneaux et d'œufs ; les ténias expulsés seront détruits de la même façon ou bien conservés dans l'alcool.

Nous avons signalé les animaux suspects et dangereux.

Si l'on n'empêche, quoi qu'on fasse, que très difficilement leur contamination, du moins ne consommera-t-on les chairs ou la viande de ceux qui servent à l'alimentation de l'homme qu'après l'avoir soumise à l'inspection des vétérinaires préposés à la surveillance et à la bonne hygiène des abattoirs, des boucheries et charcuteries et surtout qu'après l'avoir purifiée par une bonne cuisson. La viande bien cuite est celle dont l'albumine est coagulée et le sang décoloré ; sa couleur est devenue brune, un peu grisâtre ou blanchâtre.

Quand on prescrira de la viande crue à un malade, on redoublera de précautions ; on préférera le cheval et le mouton au bœuf, encore qu'ils recèlent des sarcosporidies susceptibles peut-être de se transmettre à l'homme. Les sucs du commerce tendent à détrôner la viande crue en nature.

Traitement curatif. — Ténias et bothriocéphales relèvent d'une même thérapeutique. Elle ne sera pas légitimée par de simples présomptions ni par les affirmations des malades obsédés par la crainte des vers intestinaux. La présence d'anneaux dans les selles ou leur élimination par l'anus, en dehors de la défécation, lèvera tous les doutes.

Le médecin devra, autant que possible, se rendre compte luimême *de visu* de la nature des cucurbitains, dont on lui signale l'expulsion, car des lambeaux de muco-membranes d'entéro-colite donnent le change aux patients ; or il n'est pas indifférent de donner un ténifuge violent à des sujets dont l'intestin est extrêmement irritable.

Exceptionnellement, il ne s'élimine aucun anneau, bien qu'un ténia existe réellement dans l'intestin. Y a-t-il macération et résorption des cucurbitains mûrs ? En pareil cas, peut-on invoquer quelques présomptions en faveur du diagnostic de ténia, on sera autorisé à prescrire un traitement d'épreuve que l'on choisira parmi les plus anodins. Une bouillie de graines de courges sera recommandée ; elle entraînera l'évacuation de quelques anneaux, ce qui lèvera toute incertitude.

On n'escomptera pas une évacuation spontanée du parasite, encore que le fait se soit présenté au cours de la fièvre typhoïde, à la suite d'un ébranlement du système nerveux ou d'excès alcooliques.

Le traitement s'impose, car les porteurs de ténia, livrés à eux-mêmes, pourraient être exposés à des accidents graves et, en ce qui concerne le *Tænia solium*, aux déterminations de la ladrerie souvent très redoutables, lorsque les centres nerveux sont intéressés.

Les malades seront traités au moment opportun, lorsque le parasite aura acquis un développement suffisant.

Quel que soit le ténifuge, un traitement préparatoire, consistant en un purgatif à l'huile de ricin, s'il y a constipation et, dans le cas contraire, en une diète sévère qui comportera simplement soit du lait seul, soit un peu de lait et un potage, et en un lavage du gros intestin le soir, a son utilité. Il rendra plus immédiat le contact du parasite avec le ténifuge.

Le lendemain matin, on donne un nouveau lavement d'eau tiède et, à huit heures, le ténifuge, qui engourdit le ver, détend ses ventouses et leur fait lâcher prise ; puis un purgatif assure son évacuation avant qu'il soit revenu de son engourdissement.

Le malade va à la selle sur un vase, seau ou bidet d'eau tiède, l'anus baignant dans l'eau : on s'assure ainsi de l'expulsion de la tète, condition *sine qua non* du succès thérapeutique : on se débarrassera des déjections et on passera en revue la totalité du ver éliminé, laissé au fond du vase, pour être sûr de la présence ou de l'absence de la tète.

Dans le cas de non-élimination de la tète, tout est à recommencer dans trois ou quatre mois, alors que le ténia s'est reconstitué.

On a proposé un grand nombre de ténifuges. Nous ne parlerons que de ceux qui sont d'un emploi courant.

Graines de courges ou de citrouilles; semences du vulgaire potiron : « Cucurbita pepo » et « Cucurbita maxima ». — Elles ont été proposées pour la première fois par un Bordelais, Mongely.

Elles sont plates, blanches, à surface parcheminée, avec deux portions à extrémité rétrécie (hile et micropyle). L'embryon est protégé par une pellicule verdâtre qui serait le principe actif. On fait prendre 50 à 60 grammes de ces graines mondées (débarrassées de leur écorce), mais munies de leur fine pellicule, après les avoir réduites en pulpe et incorporées soit à du sucre et délayées dans du lait, ou agitées avec un looch blanc, soit à du miel ou de la confiture. Elles sont d'autant plus actives qu'elles sont plus fraîches et récentes. C'est le ténifuge d'épreuve. Il sera conseillé aux femmes enceintes, aux enfants et également aux adultes brightiques, cirrhotiques, cachectiques ; il est pris le matin à jeun en une dizaine de minutes. Deux heures après, une purgation à l'huile de ricin (10 à 20 grammes chez l'enfant, 20 à 40 grammes chez l'adulte), agitée dans un bouillon chaud, qui masque fort bien son goût, entraînera l'élimination du ténia dans un laps de temps de quatre à cinq heures. Si ce moyen reste insuffisant, on le répétera trois à quatre jours de suite à la dose quotidienne de 20 à 40 grammes de semences ; on ne réussira qu'au bout de ce laps de temps.

Combal (de Montpellier), cité par Rauzier, prescrivait fréquemment l'association des graines de courges à d'autres ténifuges plus actifs dans la formule suivante :

Semences de courges concassées.........	200 grammes.
Extrait de racines de grenadier sauvage..	4 —
Eau (laisser macérer 24 heures).........	200 —
Sucre en poudre..............	60 —

Écorce fraîche de la racine du grenadier sauvage. — Laboulbène prôna beaucoup cette médication sous la forme classique suivante :

Faire macérer 60 grammes à 90 grammes de poudre dans 300 à 750 grammes d'eau pendant vingt-quatre heures ; décanter ; réduire par l'ébullition à 150 ou à 500 centimètres cubes ; à prendre en une à deux fois. Une heure après, boire 30 grammes d'huile de ricin ou 20 grammes d'eau-de-vie allemande. S'il survient des nausées et des vomissements, ce qui est fréquent, les calmer à l'aide d'une cuillerée à café de sirop d'éther.

Tanret a retiré les principes actifs, qu'il a nommés pelletiérine.

Le ***tannate de pelletiérine*** qu'il a préparé est un mélange d'iso-pelletiérine et de sulfate de pelletiérine, additionné de tanin, lequel réalise les effets de l'écorce de grenadier et est destiné à réduire l'absorption intestinale de ces corps.

Le tannate de pelletiérine sera donné à la dose de $0^{gr},30$ à $0^{gr},40$.

La spécialité de Tanret sera préférée, malgré son prix élevé ; elle est facilement acceptée et très efficace. On procédera de la façon suivante : diète lactée la veille, ou lait, œufs et pain, ou encore soupe épaisse et abondante de pain cuit ; le lendemain, infusion de séné (10 grammes de feuilles) ; puis moitié dose du flacon de tannate de pelletiérine de Tanret et un verre d'eau sucrée ; une demi-heure après, seconde dose. Une purgation avec 20 grammes d'eau-de-vie allemande et 30 grammes de sirop de nerprun est prise au bout d'une demi-heure. Pendant toute la durée de ce traitement, la position horizontale est de rigueur, les yeux fermés, pour éviter les vertiges ; on atténuera les nausées et les bourdonnements d'oreille à l'aide de quelques perles d'éther ; on ordonnera au malade de résister aux velléités de vomissement sous peine de compromettre la cure. Ces précautions seront observées jusqu'à ce que la selle se produise (trois à quatre heures après) ; ordinairement le parasite est expulsé en bloc. S'il se déroule lentement, le patient n'exercera aucune traction sur la partie qui s'extériorise et la laissera se dévider naturellement ; au besoin, si cela traîne en longueur, on injectera 1 centigramme de morphine en solution dans le segment déjà sorti. L'examen du peloton dans une cuvette d'eau tiède rendra facile la constatation de la tête.

Le tannate de pelletiérine n'est pas toujours absolument inoffensif, surtout lorsqu'on l'emploie sans méthode ; on l'a accusé d'avoir provoqué quelques troubles digestifs, une sensation pénible de sécheresse de la gorge, comme dans l'intoxication par l'atropine, des désordres du système nerveux (mydriase, convulsions, phénomènes paralytiques), pouvant aller jusqu'à la mort par asphyxie. Bien que ces éventualités soient tout à fait rares, on s'abstiendra de ce remède chez les épileptiques, les affaiblis, les femmes enceintes. A-t-on à redouter des phénomènes d'intolérance fâcheuse, on ne tardera pas à administrer le purgatif. On a rapproché l'action de la pelletiérine de celle de l'atropine.

Chez les enfants, on n'usera du tannate de pelletiérine qu'avec réserve ; cependant certains auteurs n'hésitent pas à conseiller 6 centigrammes au-dessous de six ans et 12 à 18 centigrammes de trois à huit ans.

Nous avons fréquemment eu recours au tannate de pelletiérine de Tanret, toujours avec succès.

Fougère mâle« Aspidium Filix mas » Swartz (de la tribu des polypodiacées). — On emploie le rhizome et la base des pétioles foliaires. La succession, chez cette plante, des générations asexuée et sexuée montre combien est impropre le terme de fougère mâle appliqué à cette espèce.

Cette plante, commune dans toutes les régions tempérées du globe, se rencontre surtout dans les bois. On recueille les rhizomes en avril ou en septembre (masses coniques, un peu piriformes). Il faut renouveler la provision tous les ans ; on utilise les rhizomes frais du Jura, des Vosges, des Pyrénées. La teinte de l'extrait, au moment de l'emploi, doit être de couleur verte et non d'un ton cannelle. On ne confondra pas le rhizome de la fougère mâle avec celui de la fougère femelle (*Athyrium Filix femina*), dépourvue de glandes sécrétrices internes et dont les pétioles n'ont que deux faisceaux sur la coupe transversale.

Ce rhizome contient, entre autres substances, une huile éthérée verdâtre, une essence, de l'acide filicique cristallisé, de l'acide filicique amorphe et de l'acide filici-tannique. Les principes ténifuges sont l'huile éthérée surtout, les acides filiciques amorphe et cristallisé (ce dernier correspond à une substance toxique, la filicine de Tromsdorff).

La fougère mâle était employée empiriquement sans qu'on sût exactement la nature du remède, lorsque Louis XIV en acheta le secret à la veuve Nouffer ; on procédait ainsi : panade de beurre et lavement huileux ou salin s'il existait de la constipation ; le lendemain, 12 grammes de poudre de rhizome de fougères des Vosges dans 120 grammes d'eau. Une demi-heure ou trois quarts d'heure après, purgatif (calomel ou scammonée, ou gomme-gutte). Pesquier (de Genève) fit connaître l'extrait éthéré.

Le *Codex* français donne la façon de procéder à la préparation de l'extrait : rhizome de fougère mâle récemment récolté et séché, mondé de ses racines et de ses écailles, réduit en poudre et traité par l'éther rectifié, que l'on distille ensuite au bain-marie. Le produit, de couleur verdâtre, de consistance semi-liquide, conservé dans des flacons bien bouchés, sera *rendu homogène par agitation* au moment de l'employer.

On ne dépassera pas les doses de 10 à 15 grammes.

On a conseillé la potion suivante :

Extrait éthéré de fougère mâle.........	6 à 8 grammes.
Sirop d'éther ou de térébenthine.......	30 —
Julep gommeux......................	120 —

en deux prises, à une demi-heure d'intervalle chacune. Une demi-heure après la seconde dose, on donne du calomel ($0^{gr},60$).

L'enfant prend-il difficilement les capsules, on utilisera, aux doses qui conviennent à cet âge, la potion précédente, ou bien un électuaire indiqué par Bergé :

Extrait éthéré de fougère mâle......... 1 à 4 grammes.
Calomel.................................. 0^{gr},20
Eau.....................................
Sucre en poudre........................ } $\overline{aa}$ 15 grammes.
Gélatine .... Q. S. pour une gelée.

Si, trois heures après la prise, l'expulsion n'a pas eu lieu, recourir à la poudre de scammonée (0^{gr},05 par année d'âge).

Habituellement on suit le procédé de Créquy :

Extrait éthéré de fougère mâle.................. 0^{gr},50
Calomel....................................... 0^{gr},05

Pour une capsule ; 12 semblables ; à prendre chacune de cinq en cinq minutes, ou deux toutes les dix minutes.

Chez l'enfant, on ne dépassera pas 1 à 4 grammes d'extrait, suivant l'âge et 0^{gr},10 à 0^{gr},30 de calomel.

Les capsules ayant été avalées, on attend une heure et tout au plus trois heures. Le malade sera couché ; on obviera ainsi à certains malaises, nausées, vomissements, vertiges, lipothymies. Au bout de ce laps de temps, 30 grammes de sirop d'éther et autant d'huile de ricin assureront l'expulsion du parasite.

On a exagéré l'inconvénient que présenterait l'huile de ricin de dissoudre l'acide filicique de l'extrait et d'aider ainsi à sa rapide absorption, d'où l'apparition de phénomènes toxiques. L'acide filicique, très soluble dans le suc intestinal, n'a pas besoin du véhicule huileux pour être absorbé. En prenant la précaution de donner l'huile de ricin, dès que l'extrait éthéré de fougère mâle a franchi le pylore, une heure environ après son ingestion, on provoque une selle qui entraîne au dehors le ténia ou le bothriocéphale et le ténifuge qui l'imprègne, et cela avant qu'une suffisante quantité d'acide filicique ait été absorbée pour amener une intoxication.

Cette crainte exagérée a fait subir au traitement auxiliaire des cestodes certaines modifications : à la place d'huile de ricin, il y aurait avantage à user de parties égales d'huile de ricin et de sirop de nerprun ($\overline{aa}$ 15 grammes), ou mieux de scammonée pulvérisée et de jalap ($\overline{aa}$ 0^{gr},50 pour un cachet).

Cela ne veut pas dire que la fougère mâle soit toujours inoffensive, et on ne saurait contester la toxicité de l'acide filicique, combiné ou non à des acides gras. On a relevé les symptômes toxiques suivants : salivation, vomissements, diarrhée, comme manifestations immédiates ; néphrite avec albuminurie, cylindrurie, cirrhose avec ictère, glycosurie ; hyperexcitabilité du système nerveux, ivresse, convulsions accidents tétaniformes avec trismus, crampes, vertiges, suivis de phénomènes de dépression ; dilatation pupillaire, rétrécissement du champ visuel, xanthopsie, amaurose par œdème rétinien, cécité définitive (exceptionnellement curable, due à une action toxique sur la musculature de l'artère centrale de la rétine), paralysies pouvant se dénouer dans le collapsus avec arrêt du cœur en diastole ou se terminer par un coma mortel.

L'acide filicique, poison du système nerveux central et des muscles, s'élimine partiellement par l'urine et réduit la liqueur de Fehling.

Bouteiller, dans une thèse de Bordeaux exécutée sous la direction de notre regretté maître et collaborateur de Nabias, rapportait, en 1895, sept cas suivis de mort. Marx, dans une dissertation inaugurale de Würzbourg, en 1903, a complété ce dossier, qui s'est encore augmenté depuis lors.

Les trop jeunes enfants, les sujets fortement tarés, albuminuriques, hépatiques, diabétiques, alcooliques, syphilitiques, cancéreux, ont une sensibilité exagérée à l'égard de l'intoxication par l'extrait éthéré de fougère mâle.

Les sels purgatifs, sulfate de soude et de magnésie, pourraient, à l'occasion, servir d'antidotes à l'égard de l'acide filicique, et il y aurait peut-être avantage à y recourir avant et après l'administration du ténifuge, à la place de l'huile de ricin.

De Nabias conseillait la préparation suivante, pour un adulte, comme devant moins exposer aux phénomènes d'intoxication :

Extrait éthéré de fougère mâle frais......	8 grammes.
Calomel....................................	0^{gr},50
Réglisse pulvérisée........................	20 grammes.

Mêler et diviser en 16 cachets assez petits, que l'on prendra de la même façon que les capsules.

Voici un mode de traitement préconisé en Angleterre par Ogilvie et dont nous devons la recette à notre confrère et ami Kenneth Eckenstein. Prendre la veille au soir la moitié de la préparation suivante :

Sulfate de magnésie.................	30 grammes.
Teinture de jalap....................	} ãã 7 —
Sirop de gingembre..................	
Eau de menthe............... Q. S. p. 80	—

Si l'effet n'a pas été suffisant, on boira la seconde moitié, le lendemain matin, à sept heures.

Puis, à huit heures :

Extrait éthéré de fougère mâle........	8 grammes.
Mucilage d'acacia.....................	10 —
Looch blanc..........................	60 —

A onze heures, prendre la mixture suivante :

      Huile de ricin.. .... 15 grammes.
      Teinture de jalap................... 2   —

Ajouter quantité suffisante de jaune d'œuf pour faire une émulsion, qu'on mélangera à :

      Sirop de gingembre..................... 10 grammes.
      Eau de menthe......................... 60   —

Garder le lit toute la matinée jusqu'au moment de l'expulsion.

Schilling conseille de procéder ainsi :

1° Se purger :

2° Ingérer le lendemain matin une tasse de café noir avec un biscuit et, un quart d'heure après, la préparation suivante :

      Extrait de fougère mâle.............. 8 à 10 grammes.
      Racine de jalap.....................   0^{gr},50
      Sirop simple.... ....   30 grammes.

A prendre en deux fois, à trente minutes d'intervalle.

3° Administrer trois à quatre heures après un lavement simple.

Fischer a employé avec succès, à la dose de 4 grammes, l'extrait éthéré d'autres fougères [rhizomes d'*Aspidium spinulosum* et d'*A. dilatatum* (Suède)].

On s'efforcera d'éviter les accidents imputables à la fougère mâle, accidents d'ailleurs peu communs, en prescrivant un produit de préparation récente et de composition constante ; en veillant à ce que le remède ne soit pris qu'une fois pour toutes et non plusieurs jours de rang ; en s'efforçant d'enrayer son absorption et d'entraîner son évacution, en même temps que celle du parasite ; en appréciant, dès les premières prises fractionnées, le degré de susceptibilité du sujet ; en proportionant la dose à l'âge et à la résistance du malade ; en faisant observer l'immobilité absolue pendant la prise du remède ; en calmant les malaises et les nausées (boissons glacées) qui pourraient, — ce qui se produit malheureusement très souvent chez les femmes, — faire rejeter par vomissement le ténifuge. Apolant a proposé un à deux cachets de menthol et de sucre de lait (0^{gr},20 de chaque), une demi-heure avant le vermifuge, pour obvier au vomissement ; on donnera un peu de cognac, au cas de menace de syncope. Chez les porteurs de tares sérieuses rénales, hépatiques ou autres, on recourra à des ténifuges moins violents.

Kamala. — Le kamala, poudre rouge produite à la surface des fruits d'une euphorbiacée (*Rotlera tinctoria*) des Indes Orientales, a été recommandé par Davaine sous forme de teinture alcoolique à la dose de 4 grammes chez les enfants, 15 à 25 grammes chez l'adulte. Ce médicament, efficace contre le bothriocéphale, quand il est frais et de bonne qualité, arrive en France trop détérioré pour qu'on puisse toujours compter sur lui.

Monti l'a conseillé associé à l'extrait éthéré de fougère mâle :

<pre>
Kamala pulvérisé.................... 15 à 20 grammes.
Extrait éthéré de fougère mâle.......   8 à 10   —
Sirop d'oranges..................... }
Poudre de gomme..................... } Q. S.
</pre>

Mettre en cachets. Pour les enfants d'un certain âge, 2 grammes de kamala suffisent.

Kousso. — Il en est de même pour le **kousso** d'Abyssinie (*Brayera anthelmentica*), dont l'emploi se restreint de plus en plus ; notons cependant que les fleurs de kousso associées à 2 grammes de pulpe de tamar épurée et à du sirop de sucre (O. Seifert) auraient leur utilité dans le traitement de *Tænia cucumerina* et de *T. nana*, sans que les résultats soient supérieurs à ceux fournis, en pareil cas, par 1 à 2 grammes d'extrait éthéré de fougère mâle dans du sirop, en deux prises espacées d'une heure, soit par la bouche, soit à l'aide de la sonde introduite par le nez ou directement par l'œsophage ; quelques heures après, un purgatif léger (une à trois cuillerées à café de sirop de rhubarbe composé) entraîne le ou les parasites.

Dupuis, en 1846, usait avec succès de la poudre suivante :

<pre>
Limaille d'étain..........................   1gr,30
Tanin pur................................. }
Gomme-gutte.............................. } āā 0gr,50
Oléo-saccharure de Cajeput..... ....   0gr,25
</pre>

Mêler. Faire une poudre et diviser en deux paquets égaux. Une demi-heure après avoir pris le premier, prendre le second.

Le malade prend, après chaque paquet de poudre, deux tasses de café très fort, sans sucre et, s'il a des nausées, quelques gouttes d'éther acétique.

Au bout de deux heures surviennent des tranchées, à la faveur desquelles le ver est expulsé ; du café noir très fort est ingéré dès qu'elles se produisent.

Huile de croton. — L'huile de croton ainsi formulée est un bon ténifuge :

<pre>
Huile de croton........................... 1 goutte.
</pre>

Mêler à un corps inerte (jaune d'œuf), mie de pain ou de préférence à un véhicule huileux. Fractionner en douze pilules, que l'on prendra de dix minutes en dix minutes.

Acide salicylique. — Ozegowski traite les ténias par l'acide salicylique. Le malade ne dîne pas la veille. Il prend le soir 30 grammes d'huile de ricin. Le lendemain matin, à sept heures, on donne encore 15 grammes d'huile de ricin; puis, à huit heures, neuf heures, dix heures, onze heures, on prescrit 1 gramme d'acide salicylique pour un cachet n° 4. Si, au quatrième cachet, le ténia n'est pas expulsé, le malade reprend 15 grammes d'huile de ricin. L'auteur a réussi dans 19 cas sur 20.

Réséda. — Une décoction concentrée de ***réséda*** suivie d'une forte dose d'huile de ricin constitue un bon ténifuge, qui jouit en Russie, dans le peuple, d'une grande faveur.

Chloroforme. — Seul ou associé à d'autres ténifuges, il a été préconisé par Marcel Léger. Chambertin conseille la mixture suivante :

Alcool chloroformé à 10 p. 100.........   8 grammes.
Essence de térébenthine rectifiée....... } ãã 4   —
Extrait éthéré de fougère mâle.........   }
Glycérine............................   15   —

Mêler. A prendre une demi-cuillerée à bouche d'heure en heure.

Avant de commencer ce traitement, le patient prend de l'huile de ricin ou du sulfate de magnésie, et, dès que l'effet purgatif s'est produit, il fait usage de la mixture ci-dessus formulée.

Le remède sera proportionné à l'âge. A un enfant de deux ans, on prescrira :

Alcool chloroformé à 10 p. 100..........)
Essence de térébenthine rectifiée....... } ãã 2 grammes.
Extrait éthéré de fougère mâle.........   )
Glycérine............................   15   —

Mêler. A prendre une cuillerée à café d'heure en heure.

Essence de « Chenopodium anthelminthicum ». — Cette essence, dans un sirop ou en émulsion, deux à trois doses par jour et pendant plusieurs jours consécutifs de 0gr,25 à 0gr,50 chacune, à intervalles d'une à deux heures, la dernière dose quotidienne étant suivie d'une prise d'huile de ricin, est très employée dans l'Amérique du Nord; elle se recommande par sa facile acceptation, son goût n'étant nullement désagréable.

Thymol. — Si recommandable contre les trichocéphales, il se montre également actif à l'égard des ténias (Mouzels) :

Thymol............................   2 grammes.

Pour un cachet : nº 3. Prendre un de ces cachets tous les matins pendant trois jours. Pendant ces trois journées de traitement, s'abstenir de graines, d'huiles, d'alcool, d'eau chloroformée et de toute substance susceptible de dissoudre le thymol. Sur 35 cas traités, 34 guérisons et 1 récidive, qui ne résista pas à une nouvelle ingestion de thymol. Les seuls inconvénients sont quelques brûlures épigastriques et des coliques passagères. Le malade continue à vaquer à ses occupations.

Nous n'insisterons pas sur les traitements qui visent les manifestations symptomatiques de gastro-entérite vermineuse, les troubles nerveux, l'amaigrissement, l'anémie, etc. Ils relèvent des indications de thérapeutique générale. Le fer et surtout l'arsenic en injections, l'opothérapie par la moelle osseuse rouge de veau, les toniques, l'hygiène buccale, le jus de citron comme antiseptique intestinal (E. Grawitz), etc., s'opposeront à l'anémie bothriocéphalique. Il importe avant tout de s'adresser à la cause, d'assurer la prophylaxie et de supprimer le corps du délit. Chez les personnes profondément débilitées, cancéreuses, cardiaques, épuisées par des grossesses successives, on évitera de recourir à un ténifuge violent ; on agira aussi avec beaucoup de prudence, on attendra, chez d'autres sujets dont le ténia résiste à tous les moyens employés et que des cures répétées ont déjà gravement éprouvés. Remarquons que le *Tænia solium* est facile à expulser ; le *T. inermis* oppose le plus de résistance.

Dans la chylurie, qui survient dans le cours et à la suite desmigrations anormales de *T. nana* et de *T. Madagascariensis*, Predtetschensky prescrit avec succès de l'essence de térébenthine, XX gouttes trois fois par jour pendant deux semaines, puis de l'acide gallique, 0^{gr},50 trois fois par jour et pendant deux jours.

Il importe que le praticien ait contre les ténias plusieurs cordes à son arc : certains malades résistent à des modes de traitement qui réussissent à d'autres et inversement. Aussi n'avons-nous pas hésité à faire état de tous les procédés thérapeutiques en vigueur.

CYSTICERCOSE.

La cysticercose, tantôt résulte de l'ingestion d'œufs de ténia avec les aliments et les boissons, tantôt d'une auto-infestation chez les porteurs de ver solitaire. Le *Cysticercus cellulosæ* est en cause ; c'est une vésicule blanchâtre, transparente, de la grosseur d'un pois ou d'une bille à jouer, remplie d'un liquide aqueux, munie, en un point de sa paroi, d'une tête mobile de *T. solium*, entourée parfois d'une capsule conjonctive, plus ou moins complète. On a signalé isolément la présence chez l'homme de *Cysticercus bovis* (Dubreuilh et de Nabias).

Fréquence. — Le *Cysticercus cellulosæ*, commun chez le porc, non moins fréquent autrefois chez l'homme, diminue progressivement.

Localisations et symptômes. — Parfois les cysticerques sont rares, solitaires ; plus souvent multiples, voire même généralisés, ils se présentent sous l'aspect de petites tumeurs pisiformes, les unes sous-cutanées, les autres intramusculaires, apparaissant les unes après les autres, sans réaction des téguments.

Exceptionnellement, chez l'homme ils siègent à la langue, dans l'œil, dans les viscères.

Dans les centres nerveux, les cysticerques étaient rencontrés, à Berlin, dans une proportion d'une vingtaine sur 1 000 nécropsies, avant 1875 ; actuellement on n'en compte plus que 1 p. 1 000. En France, il y a aussi décroissance, mais on ne saurait dresser de statistiques sur ce point, les services de nécropsies ne fonctionnant pas régulièrement, par suite de règlements défavorables aux études anatomo-pathologiques et d'administrations hospitalières, le plus souvent extramédicales, qui paralysent l'essor des recherches sur le cadavre.

Le siège et le nombre des cysticerques dans l'encéphale, la moelle et leurs enveloppes varient considérablement. Ils sont parfois innombrables, comme dans une de nos observations, relative à un épileptique atteint d'accès ambulatoires.

Dans les espaces sous-arachnoïdiens, ils peuvent affecter une forme anormale, diverticulaire, en grappe (*Cysticercus racemosus*) et être dépourvus de tête (acéphalocystes) et de capsule conjonctive.

L'histoire clinique des cysticerques des centres nerveux et particulièrement de la forme en grappe a été traitée longuement par nous, avec É. Bitot, en 1891. Les phénomènes morbides sont d'ordre irritatif ou destructif et soulèvent, par leur diversité, des problèmes de diagnostic qui sont parmi les plus délicats de la pathologie nerveuse. La fréquence de la mort subite témoigne de leur gravité.

Il n'est pas rare de noter la coexistence de cysticerques de l'encéphale et de ladrerie sous-cutanée ou musculaire.

Prophylaxie. — On ne saurait trop s'efforcer de prévenir des accidents pathologiques de cette importance. Il faut avoir foi dans la *prophylaxie*, dont l'action bienfaisante s'est déjà fait puissamment sentir. On devra proscrire les eaux souillées par des immondices, faire nettoyer scrupuleusement les doigts des malades porteurs de ténias, diriger sans tarder un traitement actif contre les vers intestinaux, prendre enfin des mesures sévères touchant l'interdiction des viandes de porc contaminées et tout au moins recommander expressément soit leur coction à 100°, soit leur passage, si elles sont crues ou pulpées, à travers les mailles d'un très fin tamis. En diminuant, par une hygiène bien comprise, les chances de l'infestation, on arrachera aux tristes perspectives de la ladrerie un certain nombre de sujets, et on en soustraira quelques-uns aux terribles dangers auxquels les aurait voué le cysticerque en grappe des centres nerveux.

Traitement. — Lorsque les kystes parasitaires sont sous-cutanés ou intramusculaires et accessibles à l'explorateur, on pourra les extirper ou les traiter par une ponction évacuatrice suivie de l'injection d'une goutte de solution saturée de sublimé ou encore d'un peu de teinture d'iode.

Nous n'énumérerons pas tous les parasiticides que la pharmacopée ancienne dirigeait sans grand succès contre les vers vésiculaires, divers sels de mercure, calomel, décoction de saoria, kousso, kamala, anthelminthiques variés, associés à de l'iodure de potassium et à des sels de chaux. Récemment encore, l'extrait éthéré de fougère mâle (4 capsules de 0^{gr},50 par jour ; 102 grammes en soixante et onze jours avec intervalles dans un cas) aurait donné des résultats encourageants (de Renzi, Dianoux), ce qui demande confirmation.

DISTOMATOSES.

Les plathelminthes fournissent à l'homme de nombreux parasites. Considérons tout d'abord les trématodes, dont le type est la douve du foie.

Habitat, description et évolution. — Parasite assez banal des voies biliaires du mouton et beaucoup moins commun chez le porc, le bœuf, la chèvre, l'âne, le lapin, etc., le *Distomum hepaticum* se rencontre chez l'homme dans les cinq parties du monde, rarement en Europe, plus souvent dans certaines de nos colonies, au Tonkin par exemple.

Les œufs s'éliminent par ponte.

Elliptiques, munis d'une coque et d'un opercule en clapet, ils se différencient de ceux du bothriocéphale par leur teinte foncée et leur plus gros volume (135 µ sur 80 µ).

Arrivé dans l'eau, l'œuf exige plusieurs semaines pour évoluer : alors son clapet se soulève ; il s'en échappe un embryon infusoriforme cilié, ovoïde, ayant un petit appareil perforateur en avant et une tache oculaire en arrière. Il nage dans l'eau, rencontre un mollusque gastéropode, un escargot, *Limnæa truncatula* dans nos pays et d'autres espèces de limnées ailleurs, se fixe sur le manteau et pénètre dans la cavité respiratoire. Là il subit une métamorphose par suite de la multiplication des cellules germinatives, qui donnent naissance à sept ou huit masses (sporocyste), lesquelles deviendront autant de rédies. Celles-ci passent dans le foie du mollusque et s'y développent : elles se multiplient sous cette forme, où elles muent en cercaires, qui diffèrent de la douve adulte seulement par la présence d'une queue et l'absence d'organes génitaux. Les cercaires font retour au monde extérieur, tombent dans l'eau et s'enkystent sur quelque plante. Un herbivore, le mouton, les avale-t-il ? Le parasite devient adulte dans l'intestin, dans la veine porte et particulièrement dans la vésicule et les voies biliaires (où il arrive souvent par le duodénum) qui peuvent contenir un grand nombre de douves (jusqu'à une cinquantaine) et être exposées à des troubles pathologiques mortels (ictère, abcès multiples du foie, anasarque, melæna).

La recherche des œufs dans les selles, après ingestion d'un cholagogue (salicylate de soude, calomel) aidera au diagnostic.

Localisations pharyngée et cutanée. — Au Liban, le foie de chèvre est consommé cru par les habitants ; or il est généralement farci de douves qui, au moment de la déglutition, se fixent sur la paroi du pharynx. Les douves se détachent du reste facilement sous l'influence de gargarismes alcoolisés et de vomitifs. Pour ne pas contracter cette distomatose pharyngée, on ne mangera que du foie bien cuit. Citons, comme éventualités rarissimes la possibilité de rencontrer ce distome sous la peau, dans de petits abcès.

Prophylaxie. — Ainsi les embryons de douves vivent dans l'eau ; pour les éviter, on ne boira que de l'eau dont on se portera garant, et s'il y a quelque doute sur sa pureté, on la fera bouillir ou on la filtrera. On ne connaît pas d'agents médicamenteux actifs.

Autres trématodes pathogènes. — *Distomum lanceolatum*, douve très commune des voies biliaires du mouton (à Bordeaux, on la trouve presque à tout coup), petite (5 µ sur 1 µ à 2 µ) ; elle a des œufs ovoïdes (40 µ sur 28 µ), de teinte fauve à capsule épaisse. L'hôte intermédiaire est un mollusque du genre *Planorbis*. On a parfois dépisté ce parasite chez l'homme, à la nécropsie.

Une douve (***Distomum crassum, Fasciolopsis Buski***), deux fois plus volumineuse que *D. hepaticum*, a pour habitat le foie et surtout l'intestin grêle. On l'a signalée en Chine, en Annam, à Bornéo. Elle provoque une ENTÉRITE. Les selles sanguinolentes contiennent des œufs ressemblant à ceux de *D. hepaticum*, sauf qu'ils sont un peu plus petits et plus effilés aux deux pôles et ont une cuticule plus mince.

Dans l'Asie Orientale (Chine, Japon), le *D. sinense* (ou *spathulatum* ou *Clonorchis sinensis* var. *major*), trouvé dans l'intestin grêle et dans les voies biliaires et pancréatiques de l'homme, du chien, du chat, se caractérise, entre autres particularités, par la présence, dans les selles, de ses œufs qui sont bruns, petits (28 μ sur 16 μ), munis au pôle opposé à l'opercule d'une saillie en pointe incurvée. Il provoque une gastro-entérite et une hépatite à exacerbation estivale conduisant parfois à un état cachectique mortel. Une variété plus petite (*Clonorchis sinensis* var. *minor*) sévit dans les mêmes contrées, ainsi qu'en Annam, au Tonkin, dans l'Inde.

La PROPHYLAXIE s'inspire des mêmes données que pour les autres distomes (purifier les ingesta par la cuisson); quitter les régions atteintes pour permettre à la guérison spontanée de s'établir.

En Chine et au Japon, il existe chez l'homme et chez divers animaux, chat, chien, porc, tigre, une DISTOMATOSE PULMONAIRE et CÉRÉBRALE, qui est sous la dépendance d'un trématode, le *Paragonimus Westermanni* (2 centimètres de long sur 6 millimètres de large et 3 à 4 millimètres d'épaisseur); il a des œufs operculés (90 μ sur 50 μ), qui se développent dans l'eau.

L'affection pulmonaire à début insidieux se traduit par des quintes de toux, une expectoration souvent striée de sang, des phénomènes stéthoscopiques en foyers rappelant la tuberculose. L'évolution procède par poussées alternant avec des accalmies et dure longtemps (une vingtaine d'années).

Le DIAGNOSTIC s'appuie sur la constatation des œufs dans les crachats.

Les parasites sont contenus, au nombre de un à trois ou quatre, dans des sortes de cavités kystiques, primitivement formées aux dépens d'une bronchiole, ayant la grosseur d'une noisette, et dans lesquelles on trouve des cristaux de Charcot-Robin et de cholestérine; tout autour, le poumon est emphysémateux et bronchitique avec des dilatations des bronches.

Le PRONOSTIC est favorable quand la maladie reste cantonnée aux poumons. Mais souvent la distomatose intéresse les séreuses, plèvre et péritoine, l'intestin, les ganglions cervicaux, les centres nerveux. Les localisations encéphaliques résultent d'embolies parasitaires, d'origine pulmonaire ; elles se manifestent par des accès épileptiformes, des phénomènes hémiplégiques, des secousses choréiques dans les membres, des vertiges, des troubles intellectuels allant jusqu'à la démence ; le pronostic de ces déterminations est grave.

Les mesures PROPHYLACTIQUES, encore empiriques, car on ne connaît pas bien le cycle de ce distome, consisteront en une bonne désinfection des crachats parasités (la dessiccation suffit pour détruire les œufs) ; on veillera à l'eau de boisson ; on quittera les foyers d'endémie pour échapper à de nouvelles infestations et permettre aux parasites existant dans l'organisme de s'éliminer sous l'influence des efforts de toux, des expectorants, des vomitifs, d'inhalations antiseptiques, ou de succomber naturellement et de se résorber.

On ne connaît pas de remèdes parasiticides vraiment actifs.

Énumérons quelques autres trématodes trouvés chez l'homme :

Fasciola gigantea africaine (bœuf, mouton, chèvre, etc.).

Opistorchis felineus (12 millimètres sur 5 millimètres) des canaux biliaires du chat, du chien, de l'homme (Prusse Orientale, Russie, Sibérie, Tonkin) ; l'œuf (28 µ sur 13 µ) est ovoïde et en pointe au pôle opposé au clapet operculaire. A Kœnigsberg, d'après Askanazy, certains poissons de la famille des *Ciprinidæ* (le gardon par exemple), en avalant des mollusques du genre *Dreissena*, contracteraient une distomatose ; les larves enkystées dans leurs muscles transmettraient la maladie à l'homme.

Opistorchis noverca (foie du chien et de l'homme à Calcutta).

Metorchis truncatus du foie du chien, du renard, du phoque et, dans un cas, de l'homme.

Heterophyes heterophies, petit parasite de 1 à 2 millimètres de long, rencontré au Caire, dans l'intestin grêle, paraissant peu nocif (l'œuf, 30 µ sur 17 µ, brunâtre, à cuticule épaisse, à clapet, contient un embryon cilié).

Cladorchis Watsoni (intestin d'un nègre atteint d'entérite) des colonies allemandes de l'Afrique Occidentale ; dimensions de l'œuf, 125 µ sur 75 µ ;

Gastrodiscus hominis, ayant pour habitat le côlon, le cæcum, l'appendice ; décrit dans l'Inde, chez des indigènes de l'Assam, dans la Guyane anglaise.

La PROPHYLAXIE s'inspirera de ce que nous avons dit ci-dessus.

BILHARZIOSE.

Après avoir envisagé les trématodes parasites du tube digestif, du foie et de divers organes, occupons-nous de ceux, parmi les vers de ce groupe, qui sont sanguicoles. Ils appartiennent au genre *Schistosomum* ou *Bilharzies*, qui comprend deux espèces.

1° ***Schistosomum hæmatobium*** Bilharz, trématode unisexué. Le mâle, plus court que la femelle, mesure 12 millimètres sur 1 millimètre environ ; il présente deux ventouses orale et abdominale, une rainure, un canal gynécophore où est placée la femelle (20 millimètres de long). Celle-ci, en copulation, d'apparence filiforme, est munie aussi de deux ventouses.

Habitat. — C'est un parasite du sang qui a pour habitat la veine porte et ses ramifications, où se fait l'accouplement, et parfois les veines du petit bassin, les plexus veineux vésicaux, des dilatations lymphatiques de la vessie, de l'intestin, du mésentère, etc. Les œufs se répandent de là dans le torrent circulatoire et s'embolisent vers les reins, la vessie, le rectum. Ils peuvent s'éliminer au dehors, se développer dans l'eau et libérer un embryon cilié infusoriforme. Ces œufs sont volumineux (150 µ sur 60 µ environ), ovoïdes, sans opercule ; à un pôle, ils se hérissent d'un éperon plus ou moins saillant, terminal ou un peu latéral. On ne connaît pas l'hôte intermédiaire.

L'affection déterminée par ce parasite a une distribution géographique plus étendue qu'on ne le pensait primitivement ; on croyait qu'elle était cantonnée en Égypte à la région du delta du Nil ; elle s'étend à toute l'Afrique, à Chypre, aux îles qui l'entourent, à la Grèce, à la Chine, au Japon, aux Antilles, etc.

On la décrit sous le nom de bilharziose.

Conditions étiologiques. — Au point de vue étiologique, la race n'intervient qu'au *prorata* de l'hygiène plus ou moins défectueuse. La seconde enfance, le sexe masculin sont atteints avec prédilection. Les influences telluriques (marécages) et thermiques (température élevée) jouent un rôle favorisant de premier ordre.

Le mode de transmission à l'homme et d'arrivée dans les vaisseaux énumérés est encore discuté [eau de boisson, aliments apportant les cercaires, passage direct à travers l'anus et le méat urinaire, à travers les téguments (Loos)] (1).

Embolisation des œufs. — La dissémination des œufs dans l'organisme constitue le *primum movens* des accidents. Elle se fait, suivant l'habitat de la femelle, soit dans les veinules et capillaires sanguins, soit dans les lymphatiques : de là, les œufs s'éliminent avec effraction ou bien au dehors (urines, fèces), ou bien au-dedans (péritoine).

Symptômes et complications. — On comprend le mode de production des symptômes. Le plus fréquent est l'hématurie. Elle rappelle la lithiase, qui du reste complique par la suite la bilharziose (calculs vésicaux et rénaux).

Elle s'accompagne de douleur au bout de la verge, de malaises le

(1) J.-F. Allen pense que la balnéation, sans caleçon de bain, *dans les rivières infestées*, permet au parasite de pénétrer dans l'organisme, surtout lorsque le prépuce, non rétracté, se remplit d'eau.

long de l'appareil urinaire et génital (impuissance), de vaginite et de métrite polypeuse.

La lipurie, avec urine chyliforme, lactescente, n'est pas rare; de même la pyurie.

Des trajets fistuleux, des états éléphantiasiques du scrotum et du périnée succèdent à l'infiltration granulomateuse de l'urètre et de la vessie autour des œufs. Des végétations kystiques de la muqueuse vésicale en résultent, préparant parfois le terrain à l'épithélioma.

Du côté du gros intestin, l'irritation inflammatoire due au passage et à l'enkystement des œufs se traduit par des phénomènes d'entérite dysentériforme avec réaction proliférante, polypiforme de la muqueuse du gros intestin; les ulcérations qui en résultent sont souvent le point de départ d'infections microbiennes très graves.

Dans l'appendice, la rétention d'œufs de Bilharzia a occasionné maintes fois des réactions aiguës, nécessitant l'ablation de l'organe.

L'ensemencement des œufs se fait quelquefois plus loin encore (poumons, téguments).

Diagnostic. — Les commémoratifs (séjour dans un pays contaminé), la recherche des œufs dans l'urine et de l'éosinophilie sanguine font le diagnostic.

Pronostic. — Sa gravité tient à l'abondance des hémorragies, aux phlébites des vaisseaux de l'abdomen, aux embolies qui peuvent en être la conséquence, aux complications scléreuses, calculeuses et septiques (pyélonéphrites avec urémie, etc.), à la continuité des nouvelles infections. Si on s'entoure d'une meilleure hygiène, si on quitte le pays d'origine du parasite, assez souvent la guérison survient, mais lentement; de loin en loin quelques hématuries, une poussée de chylurie, une recrudescence de pyurie, même sans qu'on retrouve des œufs de *Schistosomum* dans ces liquides, témoignent sinon d'un retour offensif, du moins d'irrégularités de la circulation sanguine et lymphatique dans les territoires anciennement atteints.

Prophylaxie et traitement. — La prophylaxie importe surtout: l'eau bouillie pour les usages domestiques (toilette, vaisselle, nettoyage des légumes, boisson) s'impose; de même l'abstention des crudités et une suffisante cuisson des aliments.

D'après J.-F. Allen, la pratique de la circoncision est à recommander comme mesure préventive dans les pays où sévit la bilharziose. A défaut de cette opération, il importe de revêtir pour se baigner, un caleçon épais, collant et fermé de toutes parts et d'assécher soigneusement le corps, après le bain, en insistant particulièrement sur la région de l'orifice de l'urètre.

Divers antiseptiques et anthelminthiques ont été essayés; nous ne les énumérerons pas ; il reste à prouver leur efficacité (urotropine, bleu de méthylène, capsules de térébenthine, stypticine, extrait éthéré de fougère mâle, santonine, etc.).

Lorsque les lésions où sont emprisonnés les œufs du parasite sont accessibles (fistules urétro-vésicales, polypes du col utérin et de la muqueuse rectale), on les traitera médicalement à l'aide d'ovules et de suppositoires calmants, hémostatiques et antiseptiques à base d'ichtyol, de belladone, de chloral, de collargol, etc., et on les attaquera chirurgicalement (cautérisations, ablation). Existe-t-il une cystite purulente, la vessie est-elle tapissée de pseudo-tumeurs vermineuses, des calculs s'y sont-ils développés ? La lithotritie, voire même la taille seront indiquées.

2° *Schistosomum du Japon*. — Un autre parasite (*Schistosomum hæmatobium japonicum*) est très voisin du précédent. L'œuf (70 μ sur 40 μ) n'a ni clapet ni éperon. On le cherchera dans les fèces ; son contenu est finement granuleux et brunâtre ; on ne le confondra pas avec les œufs d'ankylostomes, qui lui ressemblent, mais qui sont toujours en voie de segmentation et ont un contenu clair, blanchâtre. Ce parasite suscite au Japon une cirrhose avec ascite, fréquente à Katayama. Les vers adultes ont été trouvés accouplés dans les artères mésentériques. Les œufs s'essaiment par le torrent circulatoire et aussi par voie lymphatique; ils peuvent déterminer dans la paroi intestinale, le péritoine, les poumons, les centres nerveux, des formations nodulaires hyperplasiques qui les enkystent et entraînent des troubles graves intestinaux, vésicaux, circulatoires, nerveux, susceptibles de se terminer par une cachexie mortelle.

Dans l'ignorance du mode d'infestation, on s'en tiendra aux règles prophylactiques et thérapeutiques formulées plus haut.

KYSTES HYDATIQUES. — ÉCHINOCOCCOSE.

Les cysticerques du *Tænia echinococcus* trouvent dans l'organisme humain un sol favorable à leur évolution. Ils y acquièrent un énorme développement. Leurs syndromes révélateurs portent le nom d'échinococcose. Or le ténia dont ils représentent le stade larvaire est minuscule. Il a 6 millimètres de long sur 1 millimètre de large. Sa tête est munie d'un long rostellum, de deux couronnes de crochets et de quatre ventouses. Ce ténia se compose de quelques anneaux seulement (trois à cinq); les derniers se détachent en effet dès qu'ils sont mûrs et ne forment pas chaîne. Les œufs dont ils sont gorgés mesurent 34 μ sur 25 μ. Ils contiennent un embryon hexacanthe.

Le *Tænia echinococcus*, parasite intestinal du chien, qui en héberge de multiples exemplaires, et jusqu'à des milliers, effrite ses anneaux dans les déjections, où on en trouvera sans peine des échantillons laissant échapper leurs œufs. Il a été rencontré aussi dans l'intestin du chat et du loup. Les œufs se disséminent dans le monde extérieur. Dans l'entourage des chiens, on les ingère avec l'eau, les légumes mal cuits, les souillures de la vaisselle léchée par ces animaux.

L'embryon hexacanthe se dégage de sa cuticule au contact du suc gastrique dans l'estomac de certains herbivores et de quelques carnassiers, moutons, bovidés, équidés, porcs, chiens, chats, hommes. Les bovidés, le mouton et l'homme sont plus fréquemment atteints.

Ces embryons émigrent par effraction à travers les tuniques intestinales, passent ensuite avec le sang circulant dans divers organes ou tissus, foie, poumons, peau, rate, centres nerveux, muscles, os, etc. Par ordre de fréquence, le foie se trouve en première ligne (60 p. 100), puis viennent l'appareil pleuro-pulmonaire (10 p. 100), les téguments, les muscles, les centres nerveux et leurs enveloppes membraneuses et osseuses (6 à 8 p. 100), les reins (5 p. 100), la rate (2 p. 100). La transformation de l'embryon hexacanthe en kyste hydatique demande six mois et plus.

Beaucoup plus souvent solitaire, mais assez fréquemment multiple, soit dans un même organe, — foie, poumons, — soit dans plusieurs à la fois, — viscères abdominaux et péritoine, — le kyste hydatique suscite, comme tout corps étranger, la formation d'une poche adventice, de nature conjonctive, où s'accumulent, ainsi que nous l'avons démontré le premier, des éléments cellulaires, dont certains jouent probablement un rôle antitoxique, éosinophiles uni et multinucléés, cellules plasmatiques, mastzellen, lymphocytes et grands mononucléés, éléments jeunes de la série connective.

Extrait de cette poche, le kyste hydatique a l'aspect d'une vessie pleine, blanchâtre, tremblotante, frémissante, quand on la touche légèrement de la pulpe du doigt, ou lorsqu'on la prend délicatement dans la paume de la main. Ce frémissement se perçoit assez souvent, à travers les téguments, chez l'homme, par la palpation bimanuelle du foie ou par des tapotements de la partie voussurée de cet organe si fréquemment atteint de kyste hydatique.

Le ton blanc un peu laiteux de cette paroi externe rappelle par sa teinte et aussi par sa consistance facile à vaincre et à déchirer une pellicule, épaisse tout au plus de 1 millimètre, de blanc d'œuf coagulé.

Le volume des kystes hydatiques atteint souvent de monstrueuses proportions allant de la grosseur d'une noix à celle d'une tête d'adulte.

La paroi est constituée par une cuticule feuilletée, doublée intérieurement d'une mince couche granuleuse, irrégulièrement onduleuse. Cette dernière couche bourgeonne, émet des capsules proligères, formées par un mince plasmodium germinatif, à l'intérieur duquel naissent de très nombreuses têtes de ténia ou scolex qui se détachent facilement et sont mobiles.

Les capsules proligères tombent au moindre frôlement sous forme d'un *sable blanc* en suspension dans le liquide hydatique. Les scolex qu'elles contiennent s'égrènent aussi dans le kyste par suite de la désintégration d'un bon nombre de capsules proligères ; eux-mêmes perdent leurs crochets quand ils sont en souffrance.

En outre de la formation des vésicules proligères, le kyste hydatique se reproduit en élaborant dans l'épaisseur de sa couche germinative des vésicules identiques à la vésicule mère.

Contrastant avec cette fertilité inouïe, il existe des cas où le kyste est peu productif et parfois reste totalement stérile, acéphalocyste.

Chez les bovidés, les kystes hydatiques restent le plus souvent acéphalocystes, tandis que chez le mouton ils sont fertiles, d'où le danger d'infestation du chien d'abattoir surtout par la viande de mouton.

La cuticule lamelleuse est un admirable filtre qui permet les échanges osmotiques entre l'organe de l'hôte envahi et le contenu du kyste. Celui-ci est distendu par un liquide tout particulier, souvent très abondant, eau de roche, toxique. Il provoque de l'urticaire en se résorbant. Il suscite des accidents beaucoup plus graves et même mortels quand il inonde à grands fracas le péritoine, par suite d'une rupture de la poche, ou lorsqu'il se déverse dans un vaisseau avec ses hydatides filles et ses scolex.

Il est utilisé comme antigène pour la recherche de la déviation du complément, déviation due à la présence d'anticorps dans le sérum des malades atteints de kyste hydatique.

Les kystes hydatiques, abandonnés à eux-mêmes, persistent pendant des années. Ils peuvent à la longue se flétrir sur place, se calcifier et se résoudre en une masse caséo-calcaire ; ou bien se fissurer, se perforer, se rompre, suppurer, s'évacuer par les cavités naturelles ou par des trajets fistuleux très anormaux. Il faut, pour éviter ces catastrophes d'un pronostic si fâcheux, s'entraîner à les diagnostiquer prématurément : l'éosinophilie, la réaction de fixation seront utilisées pour cela.

Dans le parenchyme hépatique, le kyste hydatique affecte quelquefois, dans certains pays, comme la Bavière et le Tyrol, une disposition alvéolaire rappelant à première vue les maladies micro-polykystiques ou les cancers colloïdes. Cette modalité n'a pas été constatée en France.

Il s'agit là d'un kyste hydatique dû, ainsi que Dévé a contribué à l'établir, à une espèce particulière, *T. echinococcus alveolaris*.

Nous ne nous étendrons pas sur les autres particularités de l'his-toire de l'échinococcose, sur sa large distribution géographique, ses patries d'élection, ses localisations si variées, sur les phénomènes de compression et de désorganisation qu'elle peut entraîner, sur ses diverses complications : cela ferait double emploi avec chacun des chapitres qui leur sont consacrés dans les volumes relatifs au traitement des maladies du foie, de l'appareil respiratoire, des reins, de la rate, des centres nerveux, des muscles, des os, etc.

Prophylaxie. — Nous ne traiterons que de la prophylaxie et du traitement de l'échinococcose en général.

Les chiens sont des réservoirs de *Tænia echinococcus*. Ils contractent ces vers en mangeant les résidus de viscères de mouton, bœuf, porc, abandonnés par les tripiers, les charcutiers, bouchers, chez eux, aux marchés, dans les établis et les abattoirs.

Il y a là un mode de contamination qui appelle des règlements de police sanitaire, déjà en vigueur dans les villes, où ils ont porté leurs fruits, plus difficiles à appliquer à la campagne. L'inspection des viandes par les médecins vétérinaires, la destruction par le feu (incinération dans un four crématoire *ad hoc*, enfouissement avec de la chaux vive) ou par les acides forts des nombreux kystes, mis de côté dans une cuve à pétrole au moment de l'abatage des moutons, bovidés et autres animaux infestés, réduiraient considérable-ment le danger public.

On n'oubliera pas aussi le vieil adage *cave canem*. On préviendra le public des dangers que représente la cohabitation avec les chiens, surtout ceux qui fréquentent les abattoirs. On fera la chasse aux chiens errants. On empêchera les enfants de jouer avec eux. Les chiens, les chats ne seront admis à la vie familiale que si on les débarrasse périodiquement, à l'aide d'anthelminthiques (capsules d'extrait éthéré de fougère mâle, ou mélange d'extrait éthéré de fougère mâle et d'huile de ricin), de leurs parasites éventuels. On ne les laissera pas lécher les plats ; on se méfiera de leurs caresses ; leur langue et leurs pattes véhiculent des œufs ; on surveillera leurs déjections ; on les nourrira de soupes et de viandes cuites ; on leur ménagera des niches d'un appropriement et d'une désinfection faciles. On leur interdira l'entrée des abattoirs.

Les citernes et les puits, dans les pays comme les Landes de Gascogne où la tourbe imperméable d'alios est superficiellement placée, livrent au consommateur des eaux de surface fréquemment polluées par les excréments des chiens de bergers et de résiniers, chiens qui se nourrissent de viscères de moutons parasités. Avec ces eaux, les œufs de *Tænia echinococcus* pénètrent dans le tube digestif de l'homme. L'échinococcose familiale n'est pas rare dans ces régions. Les légumes, les salades, tout ce qui a pu, de près ou de loin, être maculé par les excréments des chiens, seront consommés cuits.

Les bêtes à cornes, moutons, bœufs, en broutant l'herbe, sur laquelle avec le fumier et les déjections des chiens, ont été essaimées des quantités d'œufs de *Tænia echinococcus*, s'infectent à leur tour et continuent le cycle qui aboutit finalement à l'infestation de l'homme. A cela, on ne saurait apporter que des atténuations ; il est impossible d'y remédier d'une façon absolue ; on devrait cependant pouvoir empêcher l'alimentation des chiens par des résidus d'abattoir.

En tout cas, on ne saurait assez prendre de précautions pour se mettre à l'abri des atteintes de l'échinocoque.

N'oublions pas qu'un seul œuf avalé et devenu kyste hydatique ne représente pas, comme pour les autres cestodes parasites de l'homme, une seule tête de ténia adulte, mais donne naissance à des milliers de têtes capables de reproduire autant de ténias.

Cette extraordinaire vertu prolifique nous rend compte de la multiplicité des cas d'échinococcose dans les pays sans hygiène (1 cas sur 7 en Islande) !

L'échinococcose, féconde en incidents pathologiques, susceptible de se greffer de proche en proche, à l'instar d'une tumeur maligne, grâce à l'extraordinaire vitalité des scolex, réclame donc, de la part des hygiénistes et des médecins, la plus grande attention.

Traitement. — Le traitement des kystes hydatiques accessibles à nos moyens d'action est devenu chirurgical.

Les remèdes administrés à l'intérieur, dans un but parasiticide, — iode, arsenic, calomel, extrait éthéré de fougère mâle, — n'ont pas fait leurs preuves.

On s'abstient, actuellement, de toute ponction transtégumentaire, même exploratrice, de peur de fissurer la poche si friable et de provoquer des intoxications suraiguës, qui mettraient le malade en danger de mort. Abstraction faite de ces accidents d'ordre toxique, le passage d'un peu de liquide, par le canal de la ponction, dans les tissus de voisinage expose à l'ensemencement et à la greffe de scolex et par suite à l'échinococcose secondaire.

L'acupuncture, l'électropuncture, les injections modificatrice par le sublimé (50 à 100 centimètres cubes de la solution au 1 000ᵉ, injectés après évacuation du kyste à l'aide d'une longue aiguille, retirés au bout de dix minutes et suivis d'un lavage de la poche à l'eau salée bouillie), la teinture d'iode, l'eau naphtolée (0,25 p. 1 000) comptent des succès immédiats, mais sans sécurité pour l'avenir. Ces procédés sont passibles des mêmes objections que la simple ponction exploratrice. On n'y recourra que comme pis-aller.

La chirurgie visera, chaque fois qu'elle sera de mise, soit à enlever le kyste en totalité, soit à réduire la poche, à l'inciser et à l'évacuer sans extraction de la capsule fibreuse, puis à la suturer sans drainage consécutif ou avec un drainage temporaire ; soit à marsupialiser la poche, à la vider de ses agglomérats de germes, à la drainer, en se gardant de répandre du liquide dans les tissus de voisinage.

Nous n'insisterons pas davantage sur le problème chirurgical, qui n'est pas de notre ressort. Ajoutons cependant que Dévé conseille, au cours de l'intervention, d'injecter dans le kyste une solution de formol à 1 p. 200, destinée à tuer les scolex, à empêcher ainsi leur greffe et à obvier aux auto-infestations de l'échinococcose secondaire.

ACCIDENTS DUS AUX SANGSUES.

Mentionnons, en passant, le parasitisme de certaines sangsues, hirudinées, annélides aplaties, par exemple de celle qui est vulgairement appelée chez nous sangsue de cheval (*Limnatis nilotica*). Elle s'insinue dans les voies aériennes et digestives, pendant que les animaux boivent. Chez l'homme, elle se fixe parfois dans l'arrière-gorge ; elle peut pénétrer aussi dans le rectum, l'urètre, le vagin. Il en résulte des soustractions sanguines surabondantes, des plaies qui saignent longtemps et qui peuvent s'infecter.

Parmi les sangsues dites terrestres, vivant dans les prairies, *Hæmadipsa zeylanica* est très redoutée en Extrême-Orient.

L'attouchement des parasites avec du jus de citron ou un peu d'alcali caustique leur fera lâcher prise.

ASCARIDIOSE OU LOMBRICOSE.

On désigne ainsi les syndromes cliniques dus aux ascarides et principalement à l'*A. lumbricoïdes*.

. **Ubiquité**. — Elle s'observe partout, dans les pays chauds comme dans les tempérés et les froids. Elle est très répandue, plus à la campagne qu'à la ville, plus chez l'enfant que chez l'adulte, l'homme mûr et le vieillard.

Conditions étiologiques. — Les sujets peu soucieux de leur propreté, en contact avec le sol, le fumier, se livrant à la culture potagère ; les enfants, les adultes qui portent à leur bouche des mains terreuses ou même qui ont la mauvaise habitude, par suite d'aberrations, de manger de la terre ; les habitants des contrées où règne, en certaines saisons, la disette allant jusqu'à la famine et qui se trouvent dans l'obligation de tromper leur faim (géophages par nécessité et finalement par dépravation du goût, comme on en voit en Indo-Chine, au Siam, etc.) ; les névropathes ou aliénés coprophages sont évidemment des candidats à la lombricose.

Les inondations favorisent la dissémination des œufs vers les citernes et les puits non étanches. Au printemps, à la saison des pluies, l'ascaride devient plus fréquent.

Le vent intervient aussi dans la répartition à distance des poussières mélangées de matières fécales desséchées ; les œufs embryonnés résistent à la dessiccation et, avalés par l'homme, l'infestent presque à coup sûr.

Les mouches ont fréquemment dans leur tube digestif des œufs d'helminthes qui s'échappent avec leurs déjections et vont souiller, aux devantures et dans les cuisines, les aliments ; elles jouent un rôle dans la transmission des parasites.

Symptômes et complications. — Bien des sujets ont dans l'intestin des ascarides, à leur insu, sans en être incommodés. L'expulsion de l'un de ces vers est pour eux une révélation.

D'autres, au contraire, enfants, grandes personnes, prédisposés et comme sensibilisés, entachés de nervosisme ou ayant l'estomac et l'intestin susceptibles, irritables, ont des réactions plus ou moins vives.

Les symptômes qui les traduisent rappellent ceux que nous avons vus se manifester chez certains porteurs de *Tænia solium* ou inerme.

Simulations et associations pathologiques. — La lombricose ou ascaridiose donne si bien le change qu'on a décrit, avec raison, des formes *rappelant l'évolution d'une dysenterie aiguë ou chronique* ; nous avons attiré l'attention, en collaboration avec Cabannes, sur la nécessité, chez l'enfant, de rechercher les œufs de lombrics dans les selles avant de se prononcer ; un anthelminthique guérit ainsi en quelques jours une pseudo-dysenterie qui s'éternisait. Mêmes constatations ont été faites chez l'adulte.

A. Chauffard et plusieurs auteurs après lui ont décrit l'*ascaridiose typhoïdique.*

Le *tableau du choléra*, — selles riziformes, vomissements incoercibles, soif inextinguible, oligurie, algidité, — a pu se trouver réalisé par l'ascaridiose maligne et céder à un vermifuge.

Cette helminthiase expose à des confusions avec les entités pathologiques les plus diverses : j'ai vu une *atteinte d'appendicite* cesser après l'élimination d'un petit *Ascaris* ; il est des cas qui se révèlent par des *coliques hépatiques* ; d'autres qui font penser à la *tuberculose intestinale* (émaciation, dévoiement, douleurs), au *tétanos* ou à la *tétanie* ; d'autres enfin, comme nous le rappelions ci-dessus, qui prennent le masque d'une *méningite aiguë*. Donne-t-on un vermifuge efficace, la guérison se produit comme par enchantement lorsque l'intestin est débarrassé des parasites.

Des accidents beaucoup plus redoutables tiennent :

1° A l'énormité du nombre des ascarides, à leur pelotonnement, aux obstacles mécaniques qui en sont la conséquence ; une *occlusion intestinale* mortelle est susceptible de dénouer ces helminthiases malignes.

2° Aux injures faites à la muqueuse par ces ascarides, qui se fixent sur elle et aspirent du sang dont ils se nourrissent.

Les morsures du ver ne sont certes pas aseptiques dans le milieu intestinal fourmillant de microbes. Elles créent de minimes ulcérations qui servent de porte d'entrée et de foyer de culture au colibacille, à des germes aérobies et anaérobies, susceptibles de mettre en branle une *appendicite* ; à des microbes pathogènes plus spécifiques. Bacilles typhique, dysentérique, cholérique se trouvent-ils par hasard dans le tube digestif, apportés par les ingesta, ils se grefferont sur ces points faibles, si tant est que les ascarides ne les inoculent pas directement à la muqueuse, au moment où ils s'implantent sur elle grâce à leur puissante ouverture buccale.

Ainsi non seulement la lombricose, associée ou non à des infections secondaires, simule les entérites infectieuses, mais encore elle les provoquerait (J. Guiart) soit par inoculation directe de leurs agents pathogènes, soit en leur créant des voies de pénétration vers les lymphatiques de la paroi intestinale et vers le péritoine.

Migrations des ascarides. — L'effraction des tuniques de l'intestin par les ascarides expose le malade à de redoutables complications, lorsque cet organe a été mis à mal par ces vers eux-mêmes, en raison de leur multiplicité, des phénomènes toxiques et infectieux qu'ils suscitent, de leur association possible avec d'autres helminthes (trichocéphales et oxyures), avec d'autres parasites (amibes, flagellés, infusoires), ou quand il existe, de concert avec la lombricose, une infection développée antérieurement ou surajoutée.

Les érosions ou les ulcérations de la tuberculose intestinale, de la dothiénentérie, de la dysenterie, de l'obstruction intestinale, de l'étranglement herniaire représentent des défauts de la cuirasse où s'engagent les ascarides. Des *perforations intestinales*, des *péritonites* généralisées ou enkystées, suraiguës ou insidieuses; des *abcès vermineux* de la paroi abdominale, juxta-herniaires, para-ombilicaux, vésicaux, recto-vaginaux, transpleuraux, sont l'aboutissant de ces graves déterminations dues aux migrations anormales des lombrics.

Non moins graves sont les migrations dans un diverticule de Meckel ou dans un estomac ulcéré.

Les ascarides sont par nature essentiellement remuants et migrateurs; ils ont une prédilection marquée pour les canaux étroits, les orifices. On a rapporté l'histoire d'un dégénéré qui avait la manie d'avaler des perles et dont l'intestin recélait des vers en grand nombre; or ces lombrics enfilaient en quelque sorte ces perles et étaient expulsés avec elles.

En général ces helminthes s'échappent par l'anus soit le plus souvent pendant une selle, soit en dehors d'elle. Ne sont-ils pas rejetés immédiatement après leur issue, ils peuvent glisser dans le vagin et y occasionner un prurit violent.

Le passage d'ascarides dans l'estomac, à travers le pylore normal ou insuffisant, est relativement fréquent. Nous avons constaté qu'ils ne séjournaient pas, *intra vitam*, dans cet organe; ils en sont expulsés par une nausée ou par un vomissement immédiat. Nous avons fait connaître des observations de lombricose au cours desquelles, bien que les fèces fussent riches en œufs de parasites, il n'y a jamais eu d'expulsion de vers par l'anus: toujours les lombrics étaient rejetés par vomissement; ajoutons que les matières vomies ne nous ont jamais montré d'œufs, ce qui prouve que les parasites ne séjournent guère dans l'estomac, qu'ils ne font que traverser.

Pendant le sommeil, les lombrics peuvent remonter le long de l'œsophage, du pharynx, des fosses nasales, des sinus craniens. Emprisonnés dans les cavités accessoires du nez, ils suscitent des céphalées pénibles, des éblouissements, des vertiges. Ce sont là des trouvailles d'autopsie. La guérison survient lorsque, dans un effort de toux ou d'éternuement, les parasites sont évacués par les fosses nasales. On a noté des pérégrinations plus extraordinaires encore, à travers les voies d'écoulement des larmes, jusqu'aux points lacrymaux; du pharynx dans la trompe d'Eustache et l'oreille externe, par effraction du tympan.

Moins exceptionnelle est l'entrée des ascarides du pharynx dans le larynx et la trachée, dont l'obstruction entraine des étouffements pénibles et une asphyxie froudroyante, si l'expulsion au dehors n'a pas lieu.

L'ascension des ascarides le long des voies pancréatique et biliaire mérite la plus grande attention.

Le siège habituel de ces helminthes est le jéjunum et le duodénum. On comprend qu'ils puissent gêner par compression ou par tout autre mécanisme le jeu de l'ampoule de Vater.

Ceux, parmi ces vers, qui sont de petit calibre s'introduisent facilement dans les orifices des conduits excréteurs. Le canal de Wirsung est bien moins souvent envahi que le cholédoque.

Sécrétions toxiques des ascarides. — Dans ce rôle pathogène des ascarides entre-t-il une part de toxicité inhérente au parasite lui-même? On a de bonnes raisons d'admettre la réalité de ce coefficient toxique.

La manipulation de ces helminthes est très irritante pour les doigts, le visage, les conjonctives, même après un séjour prolongé dans l'alcool. On a retiré des macérations d'ascarides un poison curarisant, un extrait toxique pour les centres nerveux, des substances pyrétogènes, hémolysantes, et par suite anémiantes, des principes excitateurs de la formation locale et de l'apport de cellules éosinophiles. Ces hématotoxines n'occasionnent que des hypoglobulies légères; tout à fait rarement, dans cette helminthiase, survient une anémie d'un haut degré, d'apparence pernicieuse.

Ces poisons d'origine vermineuse influencent les centres nerveux, soit pour leur propre compte seulement, soit parce qu'ils sont doublés de phénomènes d'auto-intoxication; la présence dans l'urine d'acide diacétique, d'acide oxybutyrique, d'acétone, d'excès d'indican et de scatol, trahirait ces processus surajoutés.

Les extraits de lombric, contrairement à ceux de ténia, ne sont pas doués d'un pouvoir antibactérien.

On a mis sur le compte de réflexes, à point de départ intestinal, les troubles nerveux de l'helminthiase. Ils relèvent sans doute, en grande partie, comme les troubles gastro-intestinaux, de l'action exercée par les substances toxiques d'origine vermineuse sur les centres nerveux et peut-être aussi d'infections secondaires.

Ces accidents nerveux sont habituellement de pronostic favorable; ils ne résistent pas au vermifuge lorsque celui-ci a réussi à débarrasser l'intestin de la totalité de ses parasites.

Néanmoins on a publié des cas mortels dans lesquels avait été réalisé un syndrome méningitique; à la nécropsie, on trouvait un peloton d'ascarides dans le tube digestif; l'encéphale et ses enveloppes paraissaient indemnes de lésions grossières.

En présence de faits de ce genre, avant de porter le diagnostic de méningite vermineuse, il est recommandé de s'entourer de toutes les ressources de l'exploration des centres nerveux, ponction lombaire, etc.

Le diagnostic d'ascaridiose ne laissera donc pas le médecin indifférent. Il lui devra des satisfactions thérapeutiques très flatteuses.

Les phénomènes morbides dont nous avons esquissé les modalités et surtout l'existence de troubles gastro-intestinaux et de symptômes nerveux, chez l'enfant, la constatation d'une éosinophilie sanguine oscillant de 5 à 10 p. 100 — et qui manque d'ailleurs parfois complètement — feront soupçonner l'helminthiase.

Le malade rend-il des vers par l'anus, il suffira de les voir, ou même de les faire caractériser en quelques mots, par les patients, pour affirmer le diagnostic. Dans le cas contraire, on procédera à la recherche des œufs. Ils abondent dans les selles, même lorsque les parasites sont très peu nombreux dans le tube digestif. On trouvera aussi dans les selles des cristaux de Charcot-Robin.

On conçoit que les œufs manquent lorsqu'ils n'existe que des lombrics mâles dans l'intestin, ce qui est à la rigueur possible.

Si on ne dispose pas de matières fécales, on introduit dans le rectum du patient une sonde de Nélaton ; en lui imprimant des mouvements de rotation, on fait pénétrer dans l'œil latéral une parcelle d'excréments, dont on fera séance tenante l'examen microscopique.

Même si l'on n'a pas réussi à voir des œufs dans les selles, un traitement d'épreuve ne présentera pas grand inconvénient.

Prophylaxie. — Si on ne disposait pas de fosses étanches, il importerait de détruire par le feu ou à l'aide d'antiseptiques forts les fèces contenant des œufs et les lombrics expulsés; mais c'est là une réalisation quasi impossible. Nous savons comment ces œufs arrivent dans le tube digestif; l'eau de boisson, les légumes, les fraises, les souillures par la terre, par les déjections de mouches, les aberrations géophagiques en sont les pourvoyeurs. Une bonne eau de source filtrée, bien canalisée, sera, pour une agglomération, de première nécessité ; à défaut, l'eau sera passée par une bougie filtrante, à domicile, ou longtemps bouillie, car une cuisson de quelques instants ne réussirait pas à tuer les œufs.

On s'abstiendra de crudités ; on lavera et on pèlera les fruits ; on ne portera à la bouche aucun objet terreux où poudreux. Les mains et les ongles des enfants feront l'objet de soins de propreté répétés. On veillera à ce que les enfants ne portent pas à la bouche tout ce qui tombe sous leurs mains.

Traitement. — On ne laissera pas la lombricose s'invétérer. Qu'on se remémore le danger encouru, et on reconnaîtra l'utilité d'une cure précoce.

La liste des vermifuges serait illimitée. L'ail, la suie, l'essence de térébenthine, les fleurs de camomille, le camphre sont prônés par les empiriques.

Le calomel, la mousse de Corse, le semen-contra, la santonine, le thymol font essentiellement partie de l'arsenal thérapeutique dont nous disposons contre les ascarides.

Calomel. — Le calomel (chlorure mercureux, Hg^2Cl^2), antiseptique et purgatif, a des propriétés vermifuges. On le prescrit en nature, mélangé à deux fois plus de sucre de lait, à la dose de 0^{gr},02 par année d'âge chez le tout jeune enfant et de 0^{gr},05 à partir de l'âge de trois ans. On ne dépassera pas 0^{gr},80 à 1 gramme chez l'adulte. On évitera autant que possible le sel marin pendant la cure. Le plus souvent on associe le calomel aux autres vermifuges.

Mousse de Corse. — Elle contient environ un tiers d'*Alsidium helminthocorton*; le reste se compose d'une vingtaine d'algues marines et varechs. Elle s'emploie, aussi fraîche que possible, soit en poudre (1 à 10 grammes) dans de la confiture, soit trois jours de rang, sous forme de décoction très sucrée (pour masquer son amertume), dans du lait ou de l'eau, à raison de 2 à 6 grammes, au-dessous de sept ans, 8 à 15 grammes de sept à quinze ans, 15 à 30 grammes chez l'adulte; le dernier jour, on donne du calomel après le vermifuge. On prescrit aussi du sirop, une gelée (20 à 50 grammes).

Le sirop de Cruveilhier contient, à parties égales : follicules de séné, rhubarbe, semen-contra, aurone, mousse de Corse, tanaisie et absinthe.

Semen-contra. — On désigne de ce nom les capitules ou extrémités florales non épanouies de diverses espèces d'armoises (composées) des régions maritimes (sud de la Russie, de la Sibérie, du Turkestan, etc.). Le semen-contra d'Alep, recommandé par le *Codex*, est constitué par les capitules d'*Artemisia maritima* L., et de sa variété *pauciflora* Led. ; il contient aussi des débris de feuille et de pédoncule. Il a une teinte jaune verdâtre, brunâtre à la longue, une odeur forte, une saveur amère et camphrée.

On en retire une huile essentielle (1 à 2 p. 100) et un principe cristallisable (1 à 2 p. 100), la santonine, éminemment vermifuge, mais toxique. L'huile essentielle, voisine de l'eucalyptol et du cajeputol, a également une action vermifuge et empêcherait l'absorption par l'intestin de la santonine qui lui est associée dans le semen-contra. Aussi certains médecins préfèrent-ils encore prescrire le semen-contra, moins toxique que la santonine, pour faire bénéficier le malade de cette double propriété. Cette huile essentielle, active contre les vers à raison d'une à deux gouttes, a des propriétés toxiques rappelant celles des essences d'absinthe et de tanaisie.

Le semen-contra est administré de bien des façons :

1º En suspension dans du lait sucré, en une mixture avec du miel ou de la confiture de groseille, en pain d'épices, en biscuit, et cela deux à trois jours consécutifs;

2º En cachets :

Semen-contra............................	1 gramme.
Calomel.................................	0^{gr},50

Faire 4 cachets.

3º En paquets composés de :

Semen-contra...........................	2 grammes.
Benzonaphtol..........................	2 —
Sucre.................................	5 —

Faire 20 paquets ; 2 à 5 par jour pour un enfant.

4º En lavement (100 centimètres cubes d'eau) ou en infusion édulcorée, selon la formule suivante :

Semen-contra............	1 à 8 grammes, suivant l'âge

Faire infuser dans 120 grammes d'eau bouillante ; sucrer avec 30 grammes de sirop ; faire prendre de grand matin et, quelques heures après, donner un purgatif.

On sera très prudent dans l'emploi de ce vermifuge, chez les nourrissons, qui, au-dessous de deux ans, hébergent très rarement des nématodes ; après cet âge, la dose quotidienne sera de 10 à 12 grammes chez l'adulte. Quelques heures après la prise quotidienne, il sera bon de faire prendre du calomel *ut supra*.

Santonine. — Elle tend de plus en plus à se substituer au semen-contra comme vermifuge. Elle est en plus grande quantité dans les armoises en juillet et août qu'en septembre. C'est une poudre cristalline, jaunâtre, amère, peu soluble dans l'eau.

L'expérimentation chez les animaux a montré son pouvoir convulsivant et paralysant.

Chez l'homme, à dose toxique, on note des nausées, de la mydriase, un ralentissement du pouls, des arrêts de la respiration, de l'urticaire, des vomissements, du délire, du tremblement, de la dysurie, des convulsions suivies de phénomènes de dépression.

La xanthopsie marque le début de l'intolérance. Les urines sont jaunes et rougissent au contact des alcalis (dérivés de l'anthracène), sans que la santonine s'élimine par cette voie. Les inhalations de chloroforme, l'éther en injections, le chloral, le réchauffement du malade seront mis en vigueur. On a vu, chez un enfant de cinq mois, qui avait pris 25 milligrammes seulement, une intoxication mortelle se produire.

Chez l'adulte, on ne donnera jamais 0gr,50 d'emblée.

Du reste, le traitement des ascarides ne saurait être rapide et brutal, comme pour l'expulsion d'un ténia. La santonine agit sur eux à faibles doses souvent répétées. Elle ne les tue pas ; ils restent vivants dans des solutions huileuses saturées de santonine *in vitro*. La présence de santonine dans l'intestin rend le milieu défavorable aux vers, qui fuient pour s'y dérober.

On utilisera la santonine pure, qui est sans saveur, et non ses sels trop rapidement absorbés et par suite très dangereux.

Les doses moyennes sont de 0gr,05 à 0gr,30 à partir de cinq ans et au-dessus.

Dans la première enfance, au-dessous de cinq ans, on donnera moins de 0gr,05. Des tablettes au sucre et à la gomme adragante, dosées, suivant le *Codex*, à 1 centigramme de santonine par tablette (autant de pastilles que d'année d'âge, chez l'enfant) alternant avec des tablettes de calomel (1 à 2 centigrammes) faciliteront l'administration du vermifuge ; de même pour les biscuits et dragées au sucre.

On a aussi proposé les paquets suivants :

Santonine..........................	0gr,09 à 0gr,18
Calomel..........................	0gr,18 »
Sucre de lait..........................	4gr,50 »

En 9 paquets, à prendre à jeun, 3 par jour, un toutes les dix minutes dans du lait, trois jours de rang. Le lendemain, administrer un purgati (huile de ricin).

Chez l'adulte, on a conseillé de procéder ainsi :

Santonine..........................	0gr,10
Calomel..........................	0gr,20
Sucre de lait..........................	0gr,30

Pour un cachet : 3 semblables. En prendre un chaque matin, à jeun une heure avant le premier déjeuner, pendant trois jours.

Ou encore (formulaire des hôpitaux militaires :

Santonine..........................	0gr,05
Poudre de réglisse..........................	} āā Q. S.
Miel..........................	}

Pour une pilule : 3 à 5 semblables ; donner ensuite un purgatif (huile ricin, eau-de-vie allemande, calomel).

N. Marini formule de la façon suivante :

Santonine..	0gr,30
Calomel à la vapeur........................	0gr,10
Lactose..	0gr,50
Racine de Jalap en poudre....................	2gr,50

Diviser en 6 cachets. Prendre chaque jour 3 cachets : le matin à jeun, à dix minutes d'intervalle.

Il ajoute les remèdes adjuvants qui suivent :

Décoction d'écorce de quinquina........	150 grammes.
Liqueur de Fowler.....................	XX gouttes.

A prendre trois verres à liqueur par jour, à trois heures d'intervalle, toujours après les repas.

Küchenmeister a remarqué que la santonine, se dissolvant dans le suc gastrique, était absorbée dans l'estomac, ce qu'il faut éviter ; il en va tout autrement quand on l'incorpore à raison de 0gr,03 à 0gr,10, pour une dose unique, à de l'huile d'olive (60 grammes) ou mieux à de l'huile de ricin (20 à 30 grammes) qui la dissolvent très bien, sans lui rien enlever de son activité.

Aux jeunes enfants, faire boire de grand matin, dans une cuillère à café d'huile d'olive chaude, sucrée, 25 milligrammes de santonine ; si, dans la matinée, des lombrics ont été expulsés, on renouvellera la prise le soir.

Aux malades qui ont de la répugnance pour l'huile, on proposera la formule de Ferreira :

Santonine............................	0gr,10
Essence de badiane.................	X gouttes.
Huile de ricin.......................	20 grammes.
Mucilage de *Fucus crispus*...........	40 —

Agiter avant l'emploi.

On se souviendra que, pour un enfant, la dose de santonine sera de 0gr,01 par année d'âge, celle de l'huile de ricin de 2 grammes, celle de l'essence de badiane d'une goutte par année.

La formule de Starck est à conseiller aussi :

Santonine.......	0gr,20 centigr.
Huile de ricin.......................	20 grammes.
Huile éthérée de semen-contra........	IV gouttes.
Sucre blanc..........................	Q. S.

Pour une pâte molle à prendre en deux jours pour un adulte. On peut mettre ce mélange en capsules gélatineuses.

P. Pellissier fait prendre, la veille au coucher, et le lendemain, à jeun, la mixture suivante :

Ail coupé menu...................... Une gousse,
Lait............................... Une petite tasse.
Faire cuire lentement, passer dans un lainage, sucrer.

Quelques minutes après la seconde tasse, donner :

Santonine........ $0^{gr},01$ par année d'âge jusqu'à $0^{gr},30$
Huile d'amandes douces..... .... 5 grammes.
Faire dissoudre et ajouter :

Sirop de gomme...................... 30 grammes.
Eau de fleurs d'oranger................. 60 cent. cubes.
Agiter. A prendre en trois fois, à cinq minutes d'intervalle. Deux heures après la prise, purgation par le calomel.

Nous recommandons ce procédé.

AUTRES VERMIFUGES. — Rappelons succinctement quelques autres vermifuges, utilisables contre les lombrics, d'un maniement moins délicat que la santonine :

POUDRE D'ANGÉLIN (amande du fruit de *Geoffræa vermifuga* Martius) (Amérique du Sud), à la dose de $0^{gr},05$ à 1 gramme (avec parfois adjonction de calomel).

ESSENCE DE « CHENOPODIUM ANTHELMINTHICUM » (VIII à XV gouttes dans de l'eau sucrée, en trois fois, d'heure en heure, le matin ; purgatif une heure après la dernière prise). Ce vermifuge, recommandé par Brüning, n'aurait pas les inconvénients de la santonine ; il irriterait cependant un peu la muqueuse gastrique.

THYMOL, vanté par Calderone, J. Guiart, R. Blanchard, actif contre les divers nématodes. Il est prescrit chez l'adulte en cachets de 1 gramme, trois fois par jour (à une heure d'intervalle) et pendant trois jours consécutifs ; s'abstenir de tous les solvants du thymol (alcool, huile) pour éviter l'absorption.

On a eu recours à des LAVEMENTS ADDITIONNÉS de III à V GOUTTES de BENZINE ; ou encore de FAIBLES DOSES SUBLIMÉ ($0^{gr},015$ p. 100).

Les complications que nous avons longuement passées en revue appellent des moyens thérapeutiques spéciaux s'adressant aux symptômes et aux lésions.

La CHIRURGIE intervient avec succès dans les cas d'obstruction intestinale, laryngée, trachéale. cholédocienne, etc., par des ascarides ; elle ouvre les abcès vermineux de la paroi intestinale, s'attaque aux suppurations hépatiques de même origine.

Nous ne saurions insister sur ces multiples indications, qui varieront du reste avec chaque cas particulier.

OXYUROSE.

Caractères morphologiques et biologiques de l'oxyure vermiculaire. — Dans la famille des *Ascarididæ*, le genre *Oxyuris* fournit à l'homme une espèce parasite, l'*Oxyuris vermicularis* Linné, petit ver filiforme (4 à 10 milimètres), de couleur blanchâtre, souvent très abondant dans les matières fécales. On le reconnaît à ses mouvements vifs de reptation. Il siège dans les divers segments du gros intestin et dans la dernière partie de l'iléon.

Le mâle, après avoir fécondé la femelle, succombe rapidement et est expulsé au fur et à mesure.

Les femelles, très nombreuses, ressemblent à des ascaris en miniature.

L'accouplement se fait dans l'intestin grêle. Les femelles fécondées passent dans le cæcum et cheminent jusqu'au rectum et à l'anus. La ponte n'a pas lieu dans l'organisme.

Les œufs ont une capsule chitineuse à double contour, lisse, mince, éclatant facilement sous la pression de la lamelle. Ces œufs elliptiques, asymétriques, s'effilent un peu aux deux pôles, surtout à l'un d'eux; l'une des faces est plus aplatie que l'autre. Mensurations : 50 μ à 58 μ sur 25 μ à 29 μ.

Une gangue albumineuse les englue parfois et les **agglutine**. A leur intérieur, un embryon à corps ovoïde à extrémité **caudale** amincie s'est différencié.

Dans les excréments, il est très rare de rencontrer des œufs. Leur ponte n'a pas lieu dans l'intestin, mais au dehors. En trouve-t-on par hasard dans les déjections venant d'être émises, ils proviennent de quelque femelle morte et rompue, ou ont été ramassés par la selle, au moment de la défécation, au niveau de la marge de l'anus : là il s'en trouve qui résultent des injures extérieures subies par les parasites et surtout du grattage, lequel met à mal les oxyures femelles; par les déchirures de leurs téguments, elles perdent des milliers d'œufs, plus ou moins développés, inégalement embryonnés.

Pour sortir de sa coque, l'embryon doit passer par l'estomac et avoir été exposé au contact du suc gastrique.

Conditions étiologiques de l'oxyurose. — L'issue des femelles bourrées d'œufs à travers l'anus y suscite un violent prurit. Le grattage charge les extrémités digitales et surtout la rainure unguéale de débris épidermiques, de mucosités de matières fécales pulvérulentes, de fragments d'oxyures; des œufs, en grand nombre, souillent les doigts; l'enfant les porte à sa bouche, pendant le sommeil, et dans la journée, par suite de mauvaises habitudes d'onychophagie ; il y a, de ce chef, auto-infestation.

Leuckart a prouvé, en avalant lui-même des œufs embryonnés, la réalité de cette auto-infestation directe. Dans l'estomac, la cuticule de l'œuf s'ouvre et l'embryon libéré envahit l'intestin.

La transmission indirecte s'exerce aussi par les ingesta, — eau, fruits, légumes, pâtisseries, — contenant des œufs provenant de souillures extérieures, du contact des doigts malpropres, etc., par les linges maculés, par le voisinage des sujets parasités, par le lit en commun.

Toutes ces particularités nous rendent compte de la fréquence de l'oxyurose, de son ubiquité (il n'est pas de pays où on ne l'observe), de l'existence de véritables foyers dans les agglomérations, — famille, écoles, pensionnats.

Très fréquente chez l'enfant, même aux tout premiers âges, puisque, dans certains milieux, plus de 30 p. 100 seraient atteints, elle s'observe, dans ces mêmes milieux plus souvent chez la femme (20 p. 100) que chez l'homme (8 p. 100).

En France, les chiffres statistiques ci-dessus seraient singulièrement exagérés, surtout chez l'adulte. L'association avec d'autres helminthes n'est pas rare. Nous comprenons aussi pourquoi l'oxyurose, s'alimentant incessamment à sa propre source, est extraordinairement tenace.

La densité des parasites est parfois telle qu'ils recouvrent la muqueuse du gros intestin comme d'un mouvant tapis. Si on songe, de plus, à l'extrême agilité de ces petits vers, à leur vie errante sur un parcours intestinal très long, à leur extériorisation et à la fréquence de leurs migrations dans les cavités voisines de l'anus, enfin à leur capacité de pénétration, aggressive pour les muqueuses, on jugera de la complexité des symptômes, des complications et des lésions de l'oxyurose et de leur importance clinique.

Symptômes, complications et lésions de l'oxyurose. — Comme les ténias et les lombrics, les oxyures peuvent rester silencieux. En général, ils sont responsables d'un grand nombre de malaises et d'accidents généraux et locaux.

Ces derniers dominent la scène. Localement, le symptôme primordial est le prurit de la région anale. Violent, tenace, troublant le sommeil, il réveille l'enfant en sursaut. Il a des retours périodiques vespéraux ; il est exacerbé par la chaleur du lit.

Il s'accompagne de troubles dans la sphère génito-urinaire : vulvite, leucorrhée, onanisme chez les fillettes ; éréthisme pénien, pollutions nocturnes chez le garçon ; ténesme, incontinence nocturne de l'urine.

Le prurit est le fait des migrations des oxyures du rectum à la marge de l'anus et aux parties circumvoisines. Les morsures de la muqueuse par les parasites, qui laissent à leur suite un piqueté rouge vif ; les phénomèmes irritatifs des téguments se traduisant par de l'intertrigo, de la dermite ulcéreuse bien au delà de l'anus, jusque sur les cuisses et l'hypogastre, contribuent à exagérer le prurit.

Nous savons que les oxyures n'ont pas seulement pour habitat le gros intestin et la marge de l'anus ; ils vivent également et s'accouplent dans l'iléon. Ils entretiennent un éréthisme intestinal qui ne va pas sans quelques troubles digestifs, inappétence, nausée, entéralgie, gastralgie, entérocolite glaireuse, tendance au dévoiement.

L'abondance des oxyures, leurs migrations, leur pénétration, parfois leur enkystement suscitent des symptômes beaucoup plus sérieux et des complications très graves.

On a vu des porteurs d'oxyures, chez lesquels la maladie était invétérée, présenter les déterminations suivantes, dont quelques-unes ont pu entraîner la mort : hémorroïdes, proctites, rectites et colites proliférantes, entérocolites mucineuses et hémorragiques, fistules ano-rectales, recto-vaginales ou vésicales, voire même appendicite.

Les troubles généraux et les complications tiennent, d'une part, à la persistance d'une maladie rebelle, dont les agents augmentent de nombre avec le temps, et, d'autre part, aux migrations à distance de parasites fureteurs et fouisseurs, piquant les épithéliums, nichant dans les replis des muqueuses, suscitant des réactions locales aggravées d'infections secondaires dont les oxyures sont les convoyeurs.

Ces migrations se font dans le tube digestif. Rarement elles aboutissent à l'effraction de la paroi, jusqu'au péritoine ; à la pénétration dans les plaques de Peyer ou encore dans la sous-muqueuse du côlon. Exceptionnellement aussi, elles entraînent les oxyures jusque dans l'estomac et l'œsophage, les cavités naso-pharyngienne et buccale, les fosses nasales.

Par contre, moins rarement, ces helminthes, arrivés à la marge de l'anus, se dévient du côté de l'appareil génital, remontent dans le vagin, le col utérin, s'insinuent le long des trompes jusqu'au péritoine. On en a vu, — récemment le Dr de Batz a fait cette constatation, — qui s'introduisaient dans le conduit excréteur d'une glande de Bartholin ; d'autres vont le long de l'urètre, dans la vessie. Chez l'homme, on en a rencontré sous le prépuce, dans le canal de l'urètre.

Les téguments irrités, à proximité de la marge de l'anus, se laissent pénétrer par eux (oxyurose cutanée). L'urine, en balayant le méat et la vulve, entraîne, au moment de la miction, les œufs qui les souillent et qui proviennent d'oxyures femelles extériorisées. C'est à tort qu'on les considérerait comme ayant été pondus dans l'organisme ; à la rigueur, ils pourraient être issus de femelles ayant pénétré dans la vessie et *y ayant succombé*, d'où le déversement des œufs au dehors.

Les symptômes généraux, les manifestations nerveuses rappellent ceux que nous avons indiqués à propos des porteurs de ténia et de lombric.

La ténacité du prurit avec urticaire, l'insomnie qui en est la conséquence, le mauvais état des fonctions digestives, les phénomènes toxiques inhérents à la vie parasitaire de ces helminthes sont la cause de troubles généraux divers. Quant aux désordres du côté du système nerveux, ils relèvent de l'intoxication, de la réflectivité exagérée, de la prédisposition névropathique et parfois du siège anormal et aberrant de l'oxyurose.

L'état général des sujets atteints d'oxyurose prolongée témoigne de troubles marqués de la nutrition. L'examen du sang accuse une anémie de moyenne intensité.

Le taux des éosinophiles dépasse 5 p. 100.

La présence d'oxyures dans les fosses nasales provoque des céphalées violentes et parfois des convulsions épileptiques ou choréiformes et des troubles oculaires.

Si on néglige de procéder à la recherche des oxyures, si les troubles locaux accusés par les malades n'arrêtent pas suffisamment l'attention, on risque de s'attarder à soigner les malaises gastro-intestinaux et les accidents nerveux, qui ne sont que le retentissement à distance de l'oxyurose méconnue.

Il importe de dépister l'oxyurose au plus tôt par la recherche des parasites dans la région ano-rectale, dans les selles récemment émises, les exsudats de vulvo-vaginite, etc.

Au cas d'appendicite, il y a urgence, ainsi que nous l'ont appris des faits récents, à savoir si l'oxyurose n'entre pas en jeu avant d'opérer. Un anthelminthique d'épreuve, comme le thymol, serait à essayer prudemment.

Pronostic. — Il n'est pas défavorable si la prophylaxie et une thérapeutique active interviennent à temps. L'auto-infection n'intervient-elle pas, grâce à de bonnes mesures d'hygiène et de précaution, le malade peut guérir spontanément, la longévité des oxyures n'étant pas indéfinie. On a vu aussi survenir la guérison au cours d'une maladie intercurrente, comme la dysenterie. Mais, généralement, *tous* les parasites qui s'échappent par l'anus et qui recèlent des milliers d'œufs ne sont pas rendus inoffensifs pour le porteur ; un bon nombre de ces œufs font retour par les ingesta au tube digestif, où ils muent en larves, et le cycle continue. L'oxyurose tend dès lors à persister et à s'accroître si on ne la traite pas, si on ne prévient pas ses récidives, si on ne s'occupe pas des foyers d'oxyurose de l'entourage. On n'escomptera pas trop vite une guérison radicale ; il faudrait déchanter si on se montrait trop optimiste.

Les complications relatives aux immigrations péritonéales et appendiculaires, quoique du domaine des curiosités pathologiques, ne seront pas perdues de vue dans la discussion du pronostic. On se rappellera que, dans l'appendice, parfois des oxyures sont accumulés en grand nombre ; il nous est arrivé deux fois d'en trouver, après l'appendicectomie chirurgicale ; ils gênent et obstruent la lumière de cet organe ; ils inoculent des bactéries dans l'intimité de ses tuniques, qu'ils mordillent et ulcèrent.

Prophylaxie. — La prophylaxie se propose d'empêcher l'accès des œufs d'oxyures dans le tube digestif. On expliquera au malade et aux personnes de son entourage comment s'opère l'infection. Ils seront prévenus de la facilité des contaminations, des inconvénients du grattage qui charge les ongles d'œufs embryonnés ; des dangers de l'onychophagie, contre laquelle on recourra aux badigeonnages des extrémités digitales avec des amers, tels que la teinture d'aloès ; de la nécessité de couper les ongles ras, de nettoyer minutieusement les mains à la brosse à ongles et au savon, plusieurs fois par jour, d'assurer une méticuleuse propreté de la région anale et périnéale, que l'on nettoiera à l'eau boriquée. On empêchera surtout les enfants de se gratter, de porter leurs doigts à la bouche, de manger des crudités, de se souiller de terre.

Tout ce qui, de près ou de loin, a pu être en contact avec les matières fécales, fraîches ou sèches, sera nettoyé à fond, ébouillanté, purifié.

Les ingesta, — salades, fruits poussant non loin du sol, — subiront l'épreuve d'une bonne cuisson. On tiendra pour suspects les aliments, — pain, pâtisseries, confiseries, — manipulés à la main par un personnel douteux.

On ne consommera, à la campagne, l'eau des puits ou des citernes qu'après l'avoir stérilisée par l'ébullition ou la filtration.

On ne laissera pas traîner dans les chambres la literie, les linges de corps ; on les mettra à part, dans un sac *ad hoc*, avant de les soumettre au lessivage.

La promiscuité du lit, si fréquente dans les nombreuses familles, sera évidemment défendue.

Traitement. — Pour débarrasser les malades des oxyures, on donnera un vermifuge doublé d'un purgatif, et on procédera, en même temps, à un traitement local. Le vermifuge sera, par exemple, à base de santonine et de calomel.

Un enfant de quatre à six ans, comme le conseille Comby, prendra tous les matins, pendant trois jours, soit 2 grammes de semen-contra dans du miel ou en infusion dans de l'eau additionnée de 20 grammes de mousse de Corse fraîche que l'on fera infuser en même temps ; soit, dans une cuillerée de lait sucré, un paquet de :

Santonine..	0gr,05
Calomel..	0gr,10

La dose de santonine serait élevée proportionnellement à l'âge (0gr,01 par année d'âge).

Le soir, au coucher de l'enfant, des onctions intra-anales seront faites avec le doigt enduit de :

Glycérolé d'amidon......................	20 grammes.
Onguent napolitain......................	10 —

A. Robin procède ainsi : le premier jour on institue le régime lacté et on donne 0gr,40 de calomel en quatre prises le matin, chacune toutes les dix minutes. Le deuxième et le troisième jour, on administre 0gr,05 de santonine à jeun et on alimente le malade. Le quatrième jour, on fait prendre, matin et soir, un lavement d'eau sulfureuse (Enghien, Cauterets, Eaux-Bonnes) additionnée de sa moitié de volume d'eau modérément salée tiède et de quatre à six cuillerées à soupe de glycérine pour un lavement de 250 centimètres cubes.

Lynch associe la santonine à l'huile de ricin dans la formule suivante :

Santonine...........................	0gr,30 à 0gr,50
Huile de ricin........................	60 grammes.

Une à trois cuillerées à café à un enfant de un à trois ans ; quatre à six cuillerées de sept à quinze ans.

Concurremment avec la santonine, Nicholson emploie des suppositoires quotidiens avec :

Extrait de quassia......................	0gr,06
Beurre de cacao........................	2 grammes.

A. Monti recommande de prescrire ainsi :

Follicules de séné......................	
Feuilles et fleurs sèches de tanaisie....	$\overline{aa}$ 12 grammes.
Eau..................................	Q. S.

pour obtenir après quinze minutes d'ébullition une décoction de 80 grammes.

Ajouter :

> Sulfate de magnésie................. 2 à 3 grammes.
> Sirop de manne................... .:   20   —

Faire prendre en une fois la moitié du contenu du flacon, puis, le lendemain, l'autre moitié. Le vermifuge purgatif fait passer les oxyures de l'intestin grêle dans le gros intestin. Dès lors, un grand lavage intestinal de 1 à 3 litres, suivant l'âge, avec une solution aqueuse de savon médicinal à 0,5 p. 100, répété pendant huit jours à trois semaines, chasse les parasites de tous les plis et replis du gros intestin et entraîne leur expulsion.

Monti combat ensuite l'anémie de l'oxyurose avec :

> Fer porphyrisé.... ....
> Sucre blanc................... .... } $\overline{aa}$ 3 grammes.

Mêler. Prendre trois fois par jour une pincée de ce mélange dans un véhicule quelconque, pendant deux semaines. Le sulfure de fer qui se forme dans l'intestin créerait un terrain défavorable à l'existence des parasites.

Deguy, après l'emploi du calomel, du semen-contra, de la mousse de Corse ou encore de la santonine, pendant trois jours, évacue le gros intestin avec de l'eau bouillie et donne en lavement une solution de nitrate d'argent à $0^{gr},30$ p. 100. Il laisse agir cinq minutes et injecte alors dans le rectum de l'eau salée.

On peut varier à l'infini les traitements locaux recto-ano-vulvaires et vaginaux. Nous n'en citerons qu'un petit nombre : suppositoires au calomel, pommade à l'oxyde jaune de mercure, lavements froids, salés, sucrés, acidulés, éthérés, glycérinés, au chlorhydrate neutre de quinine ($0^{gr},30$ à 1 gramme par litre), à l'huile de ricin, à l'huile de foie de morue (40 pour 125 d'eau en émulsion avec un peu de jaune d'œuf), à la décoction de feuilles d'eucalyptus.

Bertrand (de Brienne) a obtenu de bons résultats en employant X gouttes matin et soir dans un peu d'eau de teinture très concentrée de marrons d'Inde.

Ungar s'est bien trouvé d'agir ainsi :

Vider l'intestin (sirop de chicorée chez l'enfant tout jeune, huile de ricin ou calomel chez les plus grands). Les deux jours suivants, quatre fois par jour, dans l'intervalle des repas, et en prescrivant l'abstention de toute substance huileuse ou graisseuse, il fait avaler chaque fois, incorporée à du sucre, une dose de naphtaline qui varie suivant l'âge ($0^{gr},05$ à $0^{gr},10$ à un an ; $0^{gr},10$ à $0^{gr},20$ de deux à trois ans ; $0^{gr},20$ à $0^{gr},40$ de quatre à dix ans). La médication pourrait être

poursuivie huit jours de rang et au besoin être renouvelée après
une interruption d'une quinzaine de jours. Il réussit dans 56 p. 100
des cas à guérir l'oxyurose ; la proportion des succès serait plus
élevée, d'après Comby, avec la santonine, le calomel et les onctions
profondes de l'anus à l'onguent napolitain.

Le thymol, dans les mêmes conditions que pour le traitement de
la lombricose (Voy. ce chapitre), réussit à faire expulser les oxyures ;
il est recommandé par Metchnikoff, par R. Blanchard et J. Guiart,
comme traitement d'épreuve, dans l'appendicite, lorsqu'on soupçonne la présence d'helminthes.

Contre le prurit anal et génital, les onctions à l'huile de foie de
morue, à l'onguent napolitain, aux pommades à base de tuménol,
d'huile de cade, de goudron et de menthol, aux solutions argen-
tiques, se recommandent au praticien. Quant à l'oxyurose vulvaire,
vaginale, nasale, elle sera justiciable des injections et des lavages
suivant les indications fournies plus haut.

ANGUILLULOSE.

Caractères zoologiques et évolution. — Dans la famille
des *Strongylidæ* (ordre des nématodes), nous trouvons le *Strongyloïdes stercoralis* ou *Anguillula intestinalis*, nématode rencontré pour
la première fois par Normand, en 1876, dans la diarrhée dite de
Cochinchine. Ce parasite se présente sous deux modalités : une
forme intestinale représentée par une femelle qui pond des œufs
développés par parthénogenèse ; ces œufs éclosent dans l'intestin ;
ils émettent des larves rhabditoïdes, qui peuvent passer dans le sang
circulant. Parmi ces larves, celles qui sont rejetées avec les matières
fécales se développent sous l'influence d'une température élevée et
ont des sexes séparés.

Après accouplement, les femelles de cette seconde forme produisent des larves strongyloïdes, lesquelles, après leur arrivée dans le
tube digestif de l'homme, deviennent des anguillules intestinales,
longues de 2 millimètres.

Les œufs pondus dans les replis de la muqueuse s'échappent dans
l'intestin ; ils mesurent 70 µ sur 30 µ environ ; ils sont embryonnés.

On trouve l'anguillule dans les pays chauds, dans les milieux
miniers. Elle s'associe parfois à l'ankylostomiase.

Symptômes, lésions de l'anguillulose. — L'anguillule intestinale a été rencontrée dans des selles de sujets en apparence sains,
comme aussi dans des cas d'entérite douloureuse avec diarrhée,

muco-pus et sang dans le selles (Sibérie). Elle ne paraît pas être l'agent de la diarrhée de Cochinchine ; elle intervient comme parasite associé.

Prophylaxie et traitement. — L'infestation a lieu par le tube digestif. On veillera à la pureté des ingesta, surtout de l'eau, et à la propreté individuelle. On débarrassera au plus tôt de leurs parasites les sujets contaminés par le régime lacté prolongé et par un traitement composé de calomel ($0^{gr},20$) et poudre de jalap ($0^{gr},50$), la veille, suivi, le lendemain, de l'ingestion de 15 grammes d'extrait éthéré de fougère mâle en capsules gélatineuses (à prendre en quatre heures) et de quelques perles de térébenthine. Les pilules bleues ont été efficaces dans un cas observé par P. Teissier ; rappelons leur formule :

Mercure purifié.......................... 5 grammes.
Conserve de roses....................... $7^{gr},50$
Poudre de réglisse...................... $2^{gr},50$

Pour 100 pilules ; 2 par jour.

STRONGYLOSE.

Énumération de quelques espèces parasites. — Le strongle géant du bassinet. — Dans la famille des *Strongylidæ*, nous mentionnerons quelques parasites, rarement observés chez l'homme. Entre autres particularités servant à leur diagnostic, rappelons les six papilles saillantes de leur ouverture buccale.

Citons, le *Triodontophorus deminitus* du gros intestin des équidés, trouvé à l'autopsie d'un nègre de Mayotte ; l'*Œsophagostomum Brumpti* de l'intestin des ruminants, recueilli par Brumpt dans des nodosités du cæcum et du côlon d'un indigène, en Éthiopie ; le *Strongylus apri* (intestin et appareil broncho-pulmonaire), trouvé une fois en France ; le *Trichostrongylus instabilis* de l'intestin grêle (Égypte et Japon) ; le *Trichostrongylus probolurus* (duodénum du mouton, et, dans un cas, de l'homme, en Égypte) ; le *Eustrongylus visceralis* (strongle géant), parasite du rein (bassinet) chez le chien, le bœuf, le cheval, observé chez l'homme, exceptionnellement en France, plus souvent en Italie, décelable par la constatation, dans l'urine, des œufs caractéristiques (coque criblée de dépressions profondes, mesurant 65 μ sur 42 μ), et par la pyurie et la chylurie qui marquent son parasitisme.

Prophylaxie. — L'hygiène prophylactique sera la même que pour les lombrics et les oxyures ; le traitement relève de la chirurgie urinaire.

TRICHOCÉPHALOSE.

Nous insisterons plus longuement sur les espèces appartenant à la famille des *Trichotrachelidæ* et aux genres *Trichocephalus* et *Trichinella*.

Caractères morphologiques et biologiques des trichocéphales. — L'espèce *Trichocephalus dispar* est très commune chez l'homme. Le parasite se fixe sur la muqueuse du cæcum et, à l'état jeune, dans la dernière portion de l'iléon. Sa forme est typique : partie antérieure du corps mince comme un cheveu, avec bouche terminale ; partie postérieure beaucoup plus grosse (forme en fouet). Le mâle, long de 3 à 4 centimètres, est enroulé en vrille à son bout postérieur ; la femelle est longue de 5 centimètres.

L'œuf (53 μ sur 24 μ), pondu dans l'intestin, a un aspect caractéristique en barillet. Sa résistance aux causes nocives extérieures a étonné Davaine, qui conserva des œufs embryonnés vivants pendant des années (cinq ans). L'œuf réavalé par l'homme reproduit le parasite en un mois, sans l'intervention d'un hôte intermédiaire.

Le nombre des trichocéphales, chez les sujets sans hygiène, est parfois considérable. C'est un ver ubiquitaire, surtout des pays chauds, mais non exceptionnel dans les pays froids. Il est plus fréquent à la campagne, où la proportion dépasse, dans bien des régions, 60 p. 100. Chez l'enfant, il coexiste assez communément avec des lombrics ; dans les foyers de dysenterie amibienne, avec des protozoaires et avec des anguillules.

Symptômes, lésions et complications de la trichocéphalose. — On le croyait naguère inoffensif. Son extrémité antérieure filiforme s'enfonce dans la muqueuse intestinale et y puise du sang dont il se nourrit. Il en résulte de multiples déchirures, allant jusqu'à la sous-muqueuse, dans le fond desquelles colonisent des bactéries ; les trichocéphales sont, pour ces germes, des agents d'inoculation de premier ordre, dont le rôle a été établi par les recherches de J. Guiart, R. Blanchard, Metchnikoff, Weinberg, etc. Dans la fièvre typhoïde, la dysenterie, le choléra, leur fréquence semble en rapport avec ce rôle d'inoculateurs de virus.

Sous l'impulsion de Metchnikoff, un grand nombre d'observations ont vu le jour, favorables à l'idée d'une simulation et d'une détermination possibles, par l'helminthiase appendiculaire, d'une appendicite vraie.

Le trichocéphale se nourrit du sang de son hôte. l'anémie et l'intoxique dans une certaine mesure. Il contrarie le fonctionnement de l'intestin et stimule sa réflectivité.

Pronostic. — Il n'est défavorable que dans les formes d'infestation massive et ancienne, et surtout dans les états pathologiques où le parasite a joué peut-être le rôle d'inoculateur de bactéries.

Prophylaxie. — Les règles prophylactiques de la lombricose, de l'oxyurose, s'appliquent strictement aux porteurs de trichocéphales. Nous renvoyons le lecteur aux chapitres précédents.

Traitement. — Il sera souvent assez laborieux, car ces vers adhèrent fortement à la muqueuse cæcale. Le thymol, en opérant exactement, comme nous l'avons indiqué, dans l'étude de la lombricose et de l'oxyurose (2 à 10 grammes plusieurs jours de suite), amènera l'expulsion des trichocéphales.

Les lavements à l'eau bouillie benzinée (V gouttes par litre d'eau, d'après Peiper) ou oncore à l'eau salée, physiologique, thymolée (1 p. 1 000) sont de bons adjuvants de la médication interne ; l'eau benzinée en grand lavage intestinal le jour même de l'administration du thymol à l'intérieur est surtout à conseiller.

TRICHINOSE.

Caractères morphologiques et biologiques de la trichine. — *Trichinella* (ou *Trichina*) *spiralis*, parasite ovovivipare des muridés — surmulot, rat, souris, — du cobaye, du lapin, de l'espèce porcine et de l'homme a une évolution complexe ; le passage par deux hôtes successifs, soit de même espèce, soit d'espèce différente, est indispensable pour qu'elle s'accomplisse. Virchow, en donnant un peu de viande trichinée à un chat, trouva, six heures après, quelques larves de trichines dans le duodénum. Chez une souris, Pagenstecher, seize heures après l'ingestion, constata la présence, dans l'intestin grèle, de larves de trichine issues de leur capsule kystique.

Les larves enkystées dans la musculature de l'hôte, le rat, par exemple, peuvent être absorbées par le porc avec ses aliments. Ces larves se dégagent de leurs kystes dans l'estomac du porc ; elles arrivent dans l'intestin grèle, les sexes étant différenciés. Là se fait l'accouplement. Les mâles, très petits (1 à 2 millimètres), meurent et sont évacués. Les femelles sont longues de 30 millimètres.

Parmi les femelles fécondées, beaucoup expulsent leurs larves dans l'intestin. D'autres s'insinuent dans l'épaisseur des tuniques intestinales, dans les plaques de Peyer, par exemple et, déjà une semaine après la fécondation, accouchent d'une nuée d'embryons vivants (environ de 15 000 chacune) qui passent par voie sanguine, lymphatique ou même directement, en émigrant le long du tissu cellulo-adipeux, jusque dans l'épaisseur des muscles striés.

Le diaphragme, les muscles moteurs du globe oculaire, ceux du cou, du pharynx, du voile du palais, de la langue, des joues, des espaces intercostaux, de la racine des épaules et des cuisses, de l'abdomen, etc., sont envahis avec prédilection. Des kystes s'y forment à coque ovoïde. Après trois mois de putréfaction des viandes de porc, ces larves sont encore vivantes ; la congélation pendant trois jours est sans effet ; de même la salaison, le fumage, l'immersion rapide dans l'eau en ébullition. Pour détruire le parasite, une cuisson très prolongée est indispensable.

Hôtes intermédiaires. — Modes d'infestation. — Les rats, en s'entre-dévorant, s'infectent constamment. Les porcs dévorent les rats et contractent la trichinose. On donne aussi à manger aux porcs des viandes avariées d'animaux de même espèce qui contribuent à les infecter.

Conditions étiologiques. — Dans les pays où on abuse de la charcuterie, la trichinose a été un véritable danger public jusqu'à ce qu'on ait édicté de sévères mesures de préservation. En Amérique, en Angleterre, en Allemagne, en Suisse, elle a fait beaucoup de victimes. En France, elle est des plus rare.

C'est le porc qui transmet la maladie à l'homme, par l'intermédiaire de la charcuterie. La consommation à l'état frais, peu après l'abatage des porcs, est surtout dangereuse et peut contaminer une famille, un village entier.

A la longue, le parasite perd sa vitalité et, quoique présent dans ces victuailles, d'importation américaine ou allemande, reste inoffensif.

Symptômes, lésions, évolution, mortalité de la trichinose. — Actuellement, grâce aux progrès de la prophylaxie, la trichinose ne s'observe presque plus.

Voici l'énumération des malaises qui suivent, après une période d'incubation d'une durée variant d'un à trente jours, l'ingestion par l'homme de viande trichinée et qui correspondent au cycle esquissé ci-dessus chez le porc :

Troubles gastro-intestinaux fébriles ; myasthénie, myosites, œdèmes.

Si le malade est mortellement frappé, il se cachectise et tombe dans le marasme : anémie progressive, purpura hémorragique, sueurs profuses, éruptions cutanées polymorphes, œdèmes, escarres, délire, septico-pyohémies, bronchopneumonie et pleurésie purulente, collapsus cardiaque dénoncent la maladie, de la troisième à la dixième semaine. La mortalité est de 10 à 30 p. 100.

Quand la guérison survient, ce n'est qu'au bout de plusieurs semaines et d'une longue convalescence.

Diagnostic. — Les faits isolés sporadiques soulèvent des difficultés de diagnostic. Par contre, s'agit-il de plusieurs cas simultanés, l'attention sera vite attirée sur la consommation antérieure de viande de porc ou de charcuterie suspecte. Leur examen microscopique, s'il en reste, sera décisif.

L'examen du sang fournira un élément de diagnostic très important, même avant la formation des kystes dans les muscles : il existe une forte hyperleucocytose et une éosinophilie intense à 60 p. 100 et plus. Voilà qui différencie la trichinose de la fièvre typhoïde ! Dans l'une et dans l'autre, la diazo-réaction est positive.

Le diagnostic reste-t-il hésitant, on procédera à une petite biopsie d'un muscle intéressé.

Prophylaxie. — La prophylaxie fait merveille dans les pays autrefois très éprouvés.

Elle se préoccupe de l'alimentation des porcs ; on ne leur donnera pas à manger des viandes crues pouvant être trichinées ; on les empêchera de dévorer des rats, auxquels on fera la chasse dans les porcheries.

Elle s'attaque à la viande du porc ; on examine systématiquement au microscope, à un faible grossissement, de petits débris des muscles les plus habituellement frappés. En Allemagne, l'animal est-il reconnu trichiné outre mesure, on le saisit et il sert à la production chimique de graisses et de saindoux dont l'obtention exige des températures très élevées, auxquelles les parasites ne résistent pas.

La confection des saucissons que l'on mange crus sera surveillée de très près.

Le consommateur de charcuterie exigera une cuisson parfaite des saucisses et pâtés.

Traitement. — Un patient vient-il d'apprendre qu'il a mangé, à son repas, un produit trichiné, il doit, séance tenante, provoquer le vomissement et faire immédiatement pratiquer un lavage de l'estomac et du gros intestin ; de plus il prendra un purgatif à l'huile de ricin, au calomel ou aux sels de soude et de magnésie et se maintiendra dans un état de diarrhée pendant plusieurs jours. On sait, depuis longtemps, que la constipation, au début d'une infestation, est défavorable, tandis que le relâchement intestinal est de bon augure.

L'immunité relative des enfants tient peut-être, d'après E. Peiper, à leur tendance à la diarrhée.

On a aussi proposé, à la période d'imminence morbide ou d'incubation, de fortes doses quotidiennes de glycérine (200 grammes) ou de cognac (un quart de litre), ce qui n'est pas sans danger pour l'estomac et le foie, et l'emploi de la santonine, du thymol et de la benzine.

E. Peiper n'a rien obtenu expérimentalement de la glycérine, ni de l'extrait éthéré de fougère mâle.

Mosler, s'appuyant sur des recherches expérimentales, préconise cette formule à base de benzine :

Benzine..................................	6 cent. cubes.	
Mucilage de gomme arabique........	25	—
Sirop de sucre.......................	8	—
Eau de menthe poivrée..............	120	—

Agiter et prendre une cuillerée à soupe toutes les heures.

Mosler prescrit en outre 8 grammes de benzine dans un lavement quotidien pendant plusieurs jours.

Ces derniers moyens, ainsi que la plupart des anthelminthiques déjà mentionnés dans les pages qui précèdent, ont aussi été essayés dans le cours de la maladie déclarée, sans grand succès.

On instituera une médication symptomatique destinée à soutenir les forces, à relever le myocarde affaibli, à remédier au manque de sommeil, à la fièvre, aux sueurs profuses, à entretenir la liberté de l'intestin. On recourra à la balnéation prolongée, dont on appréciera l'action sédative sur les douleurs musculaires et sur le système nerveux en général, ainsi que les propriétés hypothermisantes.

On imposera un régime liquide, mais réconfortant, permettant au malade de faire les frais d'une maladie longue et débilitante; il sera calqué sur le régime des typhiques tel qu'on le comprend actuellement.

FILARIOSE.

Parmi les nématodes, la famille des *Filaridæ* fournit à l'homme une vingtaine de parasites connus. Nous n'en ferons pas l'histoire détaillée, cette étude étant beaucoup plus du domaine de la zoologie et de la pathologie exotique que de la thérapeutique proprement dite.

Les espèces de genre *Filaria* ont un corps en forme de fil, de longueur variable. Les mâles sont plus courts que les femelles. Chez celles-ci, l'ouverture vulvaire est généralement à proximité de la bouche.

Filaire du sang de l'homme.

Distribution géographique. — *Filaria Bancrofti*, ou *sanguinis hominis* ou *nocturna*, s'observe chez l'homme, sous les tropiques, en Afrique, en Asie (Indo-Chine, Japon), en Amérique (sud des États-Unis et Brésil), en Océanie. L'Europe n'est pas absolument indemne, puisque l'Italie, le sud de l'Angleterre, l'Espagne ont fourni quelques exemples indiscutables d'affections filariennes autochtones.

Habitat. — On trouve chez l'homme un nombre variable de vers adultes, mâles ou femelles, et embryons.

Les vaisseaux, surtout les troncs lymphatiques, sont le réceptacle non seulement des formes embryonnaires du parasite, mais encore des formes adultes, qui engendrent d'innombrables embryons. Entre les filaires adultes, à l'état parfait de développement, et les embryons, il n'existe pas, dans l'organisme humain, de formes intermédiaires.

Il manque un chaînon au cycle évolutif du parasite.

Rôle des moustiques. — P. Manson, Low ont démontré le rôle de certains moustiques (*Culex pipiens*, *fatigans*, etc.) comme hôtes intermédiaires et inoculateurs du parasite.

La filaire femelle filiforme, cylindrique, blanchâtre, longue de 8 à 12 centimètres, pond des œufs et des embryons. Le mâle est plus petit (8 centimètres).

Les embryons, très agiles, passent dans le sang durant le sommeil ; ils mesurent 330 μ sur 8 μ environ. Leur corps granuleux est contenu dans une gaine transparente. Nous avons, en 1892, fixé avec de Nabias quelques particularités de leur structure qui ont été retrouvées plus tard par Firket.

Symptômes et lésions de la Filariose. — Mode de transmission. — A la présence de ces vers sont imputables divers états morbides, bien des cas d'hématochylurie, d'épanchements chyliformes dans les cavités séreuses, de varices lymphatiques, l'adénolymphocèle, le lympho-scrotum, l'éléphantiasis des pays chauds. Des infections secondaires, de nature microbienne, interviennent dans les atteintes répétées de lymphangite et d'adénite fébrile qui accompagnent et entretiennent l'éléphantiasis.

Un des moustiques femelles incriminés pique-t-il la nuit un sujet atteint de filariose, il aspire avec le sang des embryons qui se développent et arrivent sur les parois de la trompe. Par piqûre, ces moustiques parasités font pénétrer dans les téguments de l'homme quelques-unes des larves de filaires qu'ils hébergent ; celles-ci arrivent dans les voies lymphatiques, s'y développent, les obstruent.

Diagnostic. — Le diagnostic repose sur les commémoratifs (séjour dans un pays où la filariose est endémique ; manifestations multiples de stase lymphatique) et sur la constatation des embryons par aspiration aseptique d'un peu de lymphe d'une varice lymphatique, par l'examen des grumeaux d'hydrocèle chyliforme et de l'urine d'hématochylurie. L'éosinophilie sanguine est très variable.

Le pronostic est défavorable dans l'éléphantiasis. La lésion survit à la mort des filaires adultes et donne lieu à des infections secondaires, causes d'aggravation.

Prophylaxie. — L'inoculation se faisant par les moustiques, on s'efforcera de les anéantir en recourant aux divers procédés sur lesquels nous avons appelé l'attention à l'occasion du paludisme.

Traitement. — Le traitement sera palliatif et aura pour but de s'opposer, par une antisepsie bien comprise, une protection efficace, aux poussées d'infection secondaire et aux suppurations auxquelles sont exposés les éléphantiasiques.

On a conseillé la fibrolysine, qui amènerait une réduction du volume de l'éléphantiasis :

Salicylate de soude.................... } āā 1 gramme.
Thiosinamine........................ }
Eau distillée........................ 10 cent. cubes.

Injecter aseptiquement 1 centimètre cube de la solution chaude, à jours passés, à distance des lésions.

Dans les accès d'hématochylurie, on a essayé le bleu de méthylène ($0^{gr},50$ à $1^{gr},50$ par jour) et les perles de térébenthine ($0^{gr},50$ à $1^{gr},50$ par jour) sans grand succès.

L'hydrocèle chyleuse sera évacuée et injectée de glycérine.

Le traitement chirurgical large sera tenté chez les sujets jeunes dans l'adénolymphocèle, le lympho-scrotum, l'éléphantiasis limitée des membres, de la mamelle. Les résultats sont des plus encourageants.

« Filaria loa » et « Filaria medinensis ».

La *Filaria loa* a pour habitat le tissu cellulaire sous-cutané, surtout sous-conjonctival. L'instillation de cocaïne-adrénaline la met bien en évidence, ce qui a permis à Martens de l'extraire à l'aide d'un crochet.

On l'observe au Congo, au Kameroun, au Brésil, à la Guyane. Elle se déplace et occasionne des troubles subjectifs désagréables et des phénomènes objectifs sous forme d'œdèmes.

On note de l'éosinophilie sanguine.

Les embryons passent dans le sang le jour.

La *Filaria medinensis* est très longue ($0^{m},80$), filiforme ; elle ressemble à une corde de violon. Elle se développe sous la peau des pieds et des jambes insidieusement. Le tube digestif est à peine ébauché, refoulé par l'utérus bourré d'œufs et d'embryons. Elle est endémique dans tout le sud de l'Asie et en Afrique, sur les côtes de Guinée, en Abyssinie, en Égypte.

Les embryons sortent de la femelle à la faveur de quelque déchirure ; ils se fixent, dans l'eau, sur un petit crustacé d'eau douce, *Cyclops coronatus*, qui les avale. A l'intérieur du cyclope, ces embryons évoluent, grandissent.

En avalant ces petits crustacés, qui passent inaperçus dans l'eau de boisson, l'homme s'infecte. Du tube digestif, l'embryon, solitaire ou multiple, émigre jusque dans le tissu cellulo-adipeux, s'y accroît et provoque du prurit, de l'urticaire, un empâtement local, souvent un abcès et une ulcération.

La pénétration s'effectue aussi par la voie transcutanée. Cet ensemble de troubles porte le nom de DRACONCULOSE. L'incubation serait très longue. Le diagnostic est facile ; le ver, parfois accessible à la palpation, transparaît et émerge par un bout, le reste étant pelotonné ; il peut se désagréger au dehors et déverser des embryons en masse. L'éosinophilie sanguine sert au diagnostic.

Prophylaxie. — On s'attachera à prohiber l'eau souillée de cylopes ; on la filtrera ou on la fera bouillir ; en raison de la possibilité de la contamination par la peau, on évitera de rester dans les mares jambes et pieds nus.

Traitement. — Les indigènes enlèvent le ver en l'enroulant autour d'un bâton, très lentement, en dix à douze jours ; il ne faut pas le rompre, son contenu étant très toxique et laissant échapper des embryons en grand nombre. Des injections de sublimé à 1 p. 1 000 dans sa masse ou autour de lui, des applications locales de chloroforme, une injection prudente de cocaïne dans sa continuité l'engourdissent et rendent plus facile son extraction.

Toutefois, il semble bien que, pour enlever le ver *in toto*, le procédé de choix soit un large débridement du foyer plus ou moins abcédé et l'ablation immédiate du parasite.

ANKYLOSTOMOSE OU UNCINARIOSE.

Caractères zoologiques. — La famille des *Strongylidæ*, de l'ordre des nématodes, comprend, dans la sous-famille des *Sclerostominæ*, le genre *Uncinaria*, qui nous intéresse au premier chef. Deux espèces vivent en parasites dans l'intestin grêle de l'homme :

1° *Ankylostoma duodenale* Dubini 1843 ou *Uncinaria europeana* ;

2° *Ankylostoma americanum* W. Stiles 1902, ou *Necator americanus*, ou *Uncinaria americana*.

L'une et l'autre sont spéciales à l'homme et n'ont rien de

commun avec les espèces du même genre décrites chez le chien et le cheval. On aurait rencontré toutefois l'ankylostome duodénal chez quelques singes anthropoïdes.

L'homme sain est infecté par l'homme malade.

Ces deux espèces ne se différencient que par quelques particularités morphologiques ; leur biologie est la même.

Elles provoquent un état morbide connu sous le nom d'ankylostomose ou uncinariose.

Caractères du parasite. — *Ankylostome duodénal.* — Voici quelques indications sur l'ankylostome duodénal. Ces vers ont un corps cylindrique se rapetissant un peu en avant. Ils sont blanchâtres ; les plus petits (10 millimètres sur $0^{mm},5$) sont des mâles ; les plus longs (16 à 18 millimètres sur 1 millimètre), des femelles.

L'ouverture buccale est disposée en ventouse, armée de six dents chitineuses incurvées en crochets. On voit des œufs fécondés et déjà segmentés dans les voies génitales. Ce sont ces œufs, déversés en grand nombre dans l'intestin, qui passent dans les matières fécales.

Ces œufs, d'un blanc grisâtre, sont ovales et très réguliers. Le protoplasma de ces œufs est segmenté. Les dimensions moyennes, d'après des recherches personnelles, sont de 58 μ sur 38 μ.

Ankylostome américain. — L'ankylostome américain se différencie du précédent par ses dimensions moindres et par la disposition de son armature buccale.

L'œuf de l'ankylostome américain est plus ellipsoïde et plus gros (70 à 75 μ sur 50 à 55 μ).

Transmission à l'homme. — **Voie intestinale et voie transtégumentaire.** — Comment s'opère la contamination de l'homme ? Dans l'œuf rejeté au dehors par les fèces et arrivé au stade *morula*, — ce qui s'opère en vingt-quatre heures, — une larve se développe en deux jours ; elle mue au bout de vingt-quatre heures en larve enkystée qui se meut moins vite, mais est devenue plus résistante aux causes nocives ; elle peut alors infecter l'homme soit par la peau, soit directement par ingestion.

Dégagées de leur gaine, arrivées à maturité, les larves adhèrent aux téguments plus ou moins excoriés, imprégnés de sueur, de crasse, et, chez les mineurs, de particules charbonneuses. La contagion des populations rurales se fait par l'eau de boisson et par les ingesta en contact avec les souillures extérieures, les matières fécales étant répandues librement au dehors, non loin des habitations. La contagion se fait encore et surtout par les téguments. Dans les cultures successives, exigeant un remaniement incessant du sol, les œufs et les larves trouvent un terrain favorable à leur évolution. Elles abondent à l'ombre des plantations de café et de tabac, où la température oscille de 25 à 30° (ce qui équivaut à la température moyenne des puits miniers de nos pays, infestés par l'ankylostome); elles sont de plus protégées par les végétations touffues contre l'action d'un soleil tropical (50 à 60°), qui tuerait les œufs s'ils étaient exposés directement à l'ardeur de ses rayons. Les ouvriers agricoles travaillant dans ces terrains boueux, pieds et jambes nus, offrent aux larves des surfaces de pénétration transtégumentaire absolument idéales. Ces larves s'insinuent dans l'épiderme (Loos), le long des follicules pileux, arrivent dans le tissu conjonctif sous-cutané, font irruption dans les veines. A la faveur des brèches dues à l'effraction des parois veineuses, les larves s'engagent dans l'appareil circulatoire, arrivent dans les cavités droites du cœur et dans les poumons, remontent vers les bronches, la trachée, le larynx; quelques-unes sont expectorées non sans quelques dommages pour l'appareil respiratoire; la plupart arrivent dans l'œsophage, l'estomac, l'intestin, et cela deux jours environ après leur pénétration à travers la peau. On a trouvé des ankylostomes aberrants dans les sinus frontaux.

La larve arrivée dans l'estomac perd, au contact du suc gastrique, sa gaine chitineuse, passe dans l'intestin, où elle devient adulte, sexuée, et où la copulation se produit. Le parasite s'implante sur la muqueuse et y puise le sang dont il se nourrit.

Ankylostomose ou uncinariose. — Dès lors, et d'autant plus vite qu'il s'agit de sujets plus affaiblis, prédisposés, l'ankylostomose ou uncinariose se trouve réalisée, souvent légère et bénigne, parfois d'allure maligne.

Quelle que soit l'espèce en cause, européenne ou américaine (elles peuvent être associées chez le même sujet : la première s'observant surtout en Europe dans les galeries de nos charbonnages; la seconde aux Antilles, au Brésil, en Indo-Chine, dans les Indes Anglaises et Hollandaises, en Chine, en Égypte, à Madagascar, etc.), si le nombre des vers implantés sur la muqueuse duodénale et jéjunale est suffisamment élevé (il varie de quelques unités à plus de cinq cents), si l'affection dure depuis un certain temps, des troubles très graves peuvent en résulter.

Le patient, anémié par les soustractions sanguines répétées des nombreux ankylostomes qu'il héberge, intoxiqué par les substances nocives que sécrètent ces parasites, en proie à des agressions microbiennes intestinales contre lesquelles il est parfois désarmé, succombe dans le marasme et présente le tableau de la cachexie aqueuse décrite par les anciens (anasarque) et dont nous avons observé un exemple saisissant.

Répartition géographique. — L'ankylostomose, limitée en Europe aux milieux miniers, aux briqueteries et aux chantiers de percement des tunnels, est beaucoup plus répandue dans les autres parties du monde et sévit particulièrement sous les tropiques. L'étude de sa distribution géographique exigerait une longue nomenclature l'Inde, l'Amérique du Sud, l'Australie lui paient un large tribut; mais la terre classique de l'ankylostomose est l'Égypte. C'est au Caire que Griesinger reconnut, en 1852, qu'il existait, entre ce qu'on appelait la chlorose égyptienne et la présence dans l'intestin de l'ankylostome duodénal, — découvert en 1838 par Dubini (de Milan), — une relation de cause à effet. En Égypte, à l'autopsie de presque tous les sujets, on trouve des ankylostomes. Dans l'Inde 75 p. 100, à Java 97 p. 100, à Porto-Rico 90 p. 100 des indigènes hébergent le parasite.

Symptômes, lésions, marche, complications de l'ankylostomose. — Or tous ces sujets ne présentent pas forcément des phénomènes morbides appréciables; chez un grand nombre, l'ankylostomose est absolument latente, soit que le nombre des vers contenus dans l'intestin reste peu élevé, soit que l'organisme, maintenu suffisamment résistant, empêche la maladie de se révéler.

Chez d'autres, apparaissent divers symptômes; anémie avec éosinophile, troubles gastro-intestinaux, dermites, œdèmes et phlébites, etc.

Diagnostic. — On dépistera l'ankylostomose à sa période latente pour prévenir, grâce au traitement par les vermifuges, l'apparition d'accidents dont l'échelle de gravité présente de nombreux degrés, depuis les plus légers jusqu'aux déterminations irrémédiables.

Or l'ankylostomose prête à bien des erreurs de diagnostic.

On évitera de semblables erreurs, aux colonies, chez les travailleurs des exploitations agricoles, minières, etc. ; en Europe, chez les marins et surtout dans les charbonnages, les chantiers de terrassements, les tuileries, et cela en examinant les selles systématiquement : la constatation des œufs éclaire le diagnostic.

Leichtenstern estime que 220 grammes de matières fécales peuvent contenir 4 200 000 œufs.

Des cristaux de Charcot-Robin, des éosinophiles les accompagnent assez souvent.

Exceptionnellement des œufs d'ankylostomes ont été rejetés par vomissement.

Pronostic. — Il est bénin lorsque le mal est reconnu à temps.

Dans les formes moyennes, l'absence d'albumine dans l'urine est de bon augure.

Dans les états déjà anciens, des lésions plus ou moins silencieuses du myocarde et des reins aggravent la situation.

Dans l'ankylostomose maligne, la déchéance est telle, les complications, phlébites, etc., dues aux infections microbiennes surajoutées sont si multiples que le pronostic s'assombrit et devient fatal.

Prophylaxie. — En matière d'ankylostomose, rappellons ce mot très juste : la prophylaxie n'est qu'une sorte d'étiologie retournée. Des notions que nous venons de développer se dégagent aisément les applications prophylactiques.

En somme, partout où des matières fécales, contenant des œufs d'ankylostomes, rencontreront les conditions d'humidité et de température nécessaires pour l'éclosion des œufs et la conservation des larves qui s'en échappent, la maladie sera susceptible de se répandre.

Les ouvriers seront instruits, soit directement par le médecin, soit par l'intermédiaire d'un personnel *ad hoc*, des dangers de l'ankylostomose, de la *façon* dont on la contracte et dont elle se propage. On leur inculquera les préceptes d'hygiène qui leur sont indispensables : s'abstenir de boire de l'eau recueillie dans les mines ou au ras du sol ; éviter de porter à la bouche les mains ou tout objet ayant pu être souillé de terre ; recourir à de fréquentes ablutions ; se protéger contre la pénétration transtégumentaire des larves à l'aide d'un costume de travail et, dans les charbonnages, tout au moins en préservant les pieds avec des chaussures, ou encore en recouvrant les parties découvertes d'un bon enduit de corps gras ; prendre un bain après le travail.

On leur expliquera la raison des mesures draconiennes relatives aux souillures par les excréments qui ne devront être déposés que dans des cabinets étanches disposés à cet effet, qu'on n'utilisera pas comme engrais, et que l'on pourra désinfecter avec de l'acide sulfurique, une solution saturée de sublimé, du crésyl ou du formol à 10 p. 100.

Dans les mines, les chantiers de percement des tunnels, les industries de la terre glaise, dans les exploitations agricoles des régions intéressées par l'ankylostomose, dans les équipages de la flotte et de la marine marchande, on fera la chasse aux porteurs de vers qui demandent à être embauchés.

Leurs matières seront examinées, avant leur admission, et, si celle-ci a été accordée, réexaminées au bout d'un mois. Tout individu atteint d'ankylostomose sera exclu de la mine ou du chantier et traité en conséquence jusqu'à ce que les œufs d'ankylostomes aient disparu des matières fécales, ce dont on s'assurera en multipliant les examens.

Quelque précaution que l'on prenne, des infractions aux règlements se produiront, surtout dans les galeries de mines ; on s'assurera que les eaux souterraines sont bien canalisées ; on ne les laissera pas se convertir en mares boueuses ; on surveillera la ventilation ; on répandra sur le sol des solutions de sel marin à 2 p. 100 ou même du sel en nature.

Dans les exploitations agricoles, le labour, l'ensoleillement, l'incendie des végétations qui couvrent les terres suspectes sont de bons moyens à opposer aux larves d'ankylostomes. Tout ce qui touche la terre, eau, légumes, certains fruits, sera épuré par la cuisson avant d'être ingéré.

Traitement. -- Le traitement précoce des porteurs de vers est une des plus efficaces mesures de préservation pour la collectivité. Le meilleur vermifuge est le THYMOL. Depuis qu'il a été préconisé, en 1881, par Bozzolo, il se substitue aux autres modes de traitement.

THYMOL. — Le thymol est toxique lorsqu'il est absorbé. On l'administrera dans des conditions telles qu'il reste insoluble pendant toute la traversée digestive. On évitera ses divers solvants, — alcool, éther, chloroforme, glycérine, huiles ; — il agit comme vermifuge, sans se dissoudre ; on le prescrira à assez forte dose plutôt qu'à doses très fractionnées fréquemment répétées. Le Dr M. G. Lebredo (de Cuba), qui a une grande expérience de l'ankylostomose, recommande de procéder de la façon suivante :

La veille, sans régime spécial, on prescrit un purgatif salin au sulfate de soude et au sulfate de magnésie. L'intestin ayant été ainsi préalablement nettoyé, l'action du thymol sur les vers sera plus directe.

Le lendemain matin, on fait prendre le thymol, en deux ou trois fois, à raison d'une dose toutes les deux heures.

La quantité globale de thymol employée varie de 3 à 6 grammes ; les prises toutes les deux heures sont de 1 à 2 grammes chacune.

Le thymol est donné en capsules ; certains auteurs le font prendre en cachets. Lebredo procède du reste par tâtonnements. S'agit-il d'une première cure, il prescrit 1^{gr},50 réparti en trois doses.

Au bout de trois à quatre heures, après l'administration de la dernière dose de thymol, il donne au malade un nouveau purgatif salin qui débarrasse l'intestin et du thymol et des ankylostomes.

Pendant le laps de temps qui s'écoule depuis la première ingestion de thymol jusqu'à l'effet purgatif du second drastique, l'abstinence de tout aliment et de toute boisson et la station couchée sont de rigueur. Cependant existe-t-il une sensation de brûlure épigastrique, ce qui est un des effets du thymol sur l'estomac, on autorise le patient à sucer de petits morceaux de glace et à boire un peu d'eau froide. Dès que la seconde purgation a exonéré l'intestin, du lait et même du bouillon sont permis. Dès le lendemain et les jours suivants, on institue un régime réconfortant et varié, et on formule une médication tonique.

Tous les trois ou quatre jours, le traitement par le thymol est renouvelé.

Chez les enfants de quatre à cinq ans, on ne dépassera pas 1 gramme en tout ; on fractionnera comme ci-dessus. La cure sera également renouvelée, s'il y a lieu.

Chez les enfants de moins de cinq ans, difficiles à maintenir au lit, dit Lebredo, le purgatif salin sera difficilement accepté ; on pourra recourir à l'huile de ricin ; mais on prendra la précaution de faire ingérer l'huile quatre heures après le thymol, de façon que celui-ci, déjà descendu dans l'intestin, n'ait pas le temps d'être dissous et soit simplement entraîné au dehors par l'huile.

Dès la première prise de thymol, on doit recueillir la totalité des matières fécales émises et y rechercher les ankylostomes adultes.

On a préconisé des cures de thymol à dose plus élevée, jusqu'à 15 grammes par jour. Cela semble excessif ; il est préférable de s'en tenir au quantum que nous avons indiqué plus haut, en renouvelant le traitement, à quelques jours d'intervalle, plusieurs fois.

Le thymol n'est pas toujours inoffensif, surtout chez les sujets affaiblis et chez les vieillards, que l'on traitera autrement ; en outre des brûlures épigastriques et œsophagiennes, il peut provoquer des vertiges, des syncopes, des vomissements, de l'hypothermie, un ralentissement du pouls et de la respiration, du délire.

Les phénomènes toxiques ayant entraîné la mort sont des plus rares et se comptent.

La teinte noire de l'urine ne doit pas faire interrompre la cure.

EXTRAIT ÉTHÉRÉ DE FOUGÈRE MALE. — Il a de chauds partisans.

Voici, d'après A. Calmette et Ch. Breton, comment on l'emploie en Westphalie :

L'individu atteint d'ankylostomose entre le lundi au baraquement de cure et, le soir même, est purgé avec parties égales de poudre de jalap et de calomel (0^{gr},25 de chaque). Le mardi matin, on lui fai avaler 8 grammes d'extrait éthéré de fougère mâle avec 20 grammes à 30 grammes de sirop de Séné. Le soir, repas léger ; le lendemain repos. Le mercredi soir, même purgation que ci-dessus. Le jeudi matin, même traitement à la fougère mâle et au sirop de séné que le mardi. Le jeudi soir, repos. Le vendredi soir, troisième purgation comme précédemment. Le samedi matin, 4 grammes d'extrait éthéré de fougère mâle et 20 grammes de sirop de séné. Les vers sont totalement expulsés dans 80 p. 100 des cas.

Dans la soirée, le malade est renvoyé chez lui ; on lui donne quatre jours de repos avec son salaire complet.

L'examen des matières fécales est pratiqué trois jours de suite. Si la guérison n'est pas complète, on renouvelle la cure quinze jours après.

A Liége, Malvoz, qui a bien voulu nous renseigner sur place, à cet égard, emploie un mode de traitement moins brutal et presque aussi efficace :

Huile de ricin ou eau-de-vie allemande, le premier jour. Régime lacté.

Le jour suivant :

> Extrait éthéré de fougère mâle............ 4 grammes.
> Chloroforme............................... 2   —

En deux prises, à une demi-heure d'intervalle.

Deux heures après : 200 grammes d'eau chloroformée saturée.
Deux heures après :

> Eau-de-vie allemande..................... 20 grammes.
> Sirop de nerprun........................ 20   —

Le troisième jour, repos. Le quatrième jour, nouveau purgatif drastique. Le cinquième jour, redonner la préparation à l'extrait éthéré de fougère mâle et au chloroforme. Le sixième jour, repos et exeat.

On a exagéré les dangers de l'extrait éthéré de fougère mâle, qui détermine parfois des troubles visuels et de l'albuminurie. En Allemagne, sur une vingtaine de mille de malades, traités de cette façon, on n'a observé qu'un nombre infime de cas dans lesquels des troubles visuels, dont nous avons indiqué les caractères à propos du traitement des ténias, aient été la conséquence de cette médication. Et encore s'agissait-il de sujets pour la plupart très anémiés.

Naphtol β. — Bentley estime que le naphtol β est le meilleur des anthelminthiques. Après avoir évacué l'intestin, on prescrit en cachet, deux ou trois fois, à deux heures d'intervalle, chaque fois 1 gramme de naphtol β.

On combattra, après avoir visé la cause, les phénomènes morbides qu'elle a provoqués. Contre l'anémie ankylostomosique, l'arsenic sera indiqué, soit sous forme de liqueur de Fowler à l'intérieur, soit en injections sous-cutanées de cacodylate de soude (5 centigrammes par jour), ou mieux en utilisant, par voie hypodermique, la solution conseillée par Ch. Bouchard :

> Arsénite de potasse............................ 0gr,20
> Chlorure de sodium............................ 0gr,17
> Eau distillée stérilisée........................ 20 gr.

Commencer par une injection d'un demi-centimètre cube ; augmenter d'une goutte par jour.

L'arsenic stimulera l'érythrocytopoièse, qui, comme nous l'avons montré, est en défaut dans les anémies graves, parfois aplastiques, de l'uncinariose.

On alternera cette médication avec l'opothérapie médullaire (10 grammes de moelle osseuse rouge de veau par jour) et avec un traitement ferrugineux :

> Protoxalate de fer............................ 0gr,10
> Phosphate de soude............................ 0gr,30

Pour un cachet. Un au début de chacun des deux principaux repas.

On répondra aux infections microbiennes surajoutées par des cures de désinfection et de désintoxication et au besoin par la bactériothérapie lactique. On modifiera par un régime de pâtes alimentaires, de purées de légumineuses, de bouillies de farines et de laitages, le fonctionnement de l'intestin (1).

MYIASE CUTANÉE.

Les *Muscidæ* (famille des brachycères, sous-ordre des diptères) fournissent, dans les genres *Calliphora, Lucilia, Ochromyia* et la sous-famille *Sarcophaga*, diverses espèces dont les larves peuvent être cuticoles, c'est-à-dire avoir pour habitat les téguments, ou cavicoles, autrement dit être contenues dans une cavité naturelle.

Énumérons quelques-unes de ces espèces cuticoles :

Callyphora vomitoria, ou mouche bleue ; *Lucilia cæsar*, de teinte jaune verdâtre ; *Lucilia macellaria* ou *hominivorax* ; *Sarcophaga carnaria* (tête et thorax jaunes, abdomen gris, anus noir); *Ochromyia anthropophaga* E. Blanchard (mouche du Cayor, Sénégal), dont la larve — ver du Cayor — se développe sur la peau de l'homme et des animaux domestiques ; *Sarcophaga magnifica* ou *Wohlfarthi* (face argentée, vertex noir, thorax gris, abdomen blanchâtre).

Les œufs ou les larves sont déposés sur la peau exulcérée ou

(1) Nous ne parlerons pas des affections parasitaires due aux *Gordiens*, aux *Echinorhynques*, aux *Linguatules*, car les cas en sont fort rares chez l'homme. Les médications prophylactiques et curatives générales déjà décrites s'appliquent également à ces parasites.

dans les fosses nasales croûteuses. Pour déterminer l'espèce, on conservera les larves vivantes sur de la ouate ou à la surface de morceaux de lard, et on verra s'opérer en quelques jours la transformation en chrysalide et en mouche adulte, que l'on tuera en l'exposant aux vapeurs de chloroforme, comme le conseille A. Le Dantec.

Dans les pays où l'hygiène individuelle est des plus rudimentaire, en Russie par exemple, dans les milieux populaires, les mouches, attirées par l'odeur fétide des plaies sanieuses, profitent du sommeil des patients pour se décharger sur leurs téguments de leur progéniture ; elles trouvent réalisées à la surface des érosions suintantes les conditions d'humidité et de température favorables au développement des larves.

Les plaies deviennent de ce chef « vermineuses », suivant un vocable vulgaire. Les rhinites infestées de larves se compliquent parfois de nécroses et de phénomènes infectieux graves.

En France, nous voyons très rarement des manifestations de ce genre chez l'homme.

Les animaux domestiques — cheval, chien, mouton, bœuf — sont plus fréquemment atteints.

Dans la famille des *Œstridæ*, plusieurs espèces sont susceptibles de s'implanter sur les téguments de l'homme.

L'*Hypoderma bovis* appartient à ce groupe.

Elle est partout commune chez le bœuf. Cet animal s'infecterait en avalant des larves issues d'œufs répandus par la mouche sur sa peau. Les larves iraient à travers l'œsophage jusqu'au tissu conjonctif sous-cutané. Là elles déterminent un foyer inflammatoire nodulaire. Dans les diverses régions de l'Amérique du Sud, on observerait des cas de cette myiase chez les bergers et les chasseurs : les lésions ressemblant à de gros furoncles sont creusées d'un pertuis au fond duquel la larve est perceptible ; ou bien, les localisations étant multiples et intéressant à la fois tous les orifices de la face, elles sont le point de départ d'œdèmes inflammatoires diffus et de douleurs plus ou moins vives de ces régions.

Hypoderma Diana, *H. lineata*, *Œstrus ovis* (Algérie) suscitent, à l'état larvaire, de semblables mortifications des téguments.

Dans la sous-famille des *Cuterebrinæ* (famille des *Œstridæ*), *Dermatobia cyaniventris* ou *noxialis* fournit une larve cuticule, fusiforme ou en raquette, commune dans l'Amérique intertropicale et non exceptionnelle dans d'autres pays tropicaux, rencontrée chez les animaux et chez l'homme. Elle détermine un gros empâtement local et des tumeurs furonculeuses souvent multiples ; chez un gardien de bétail, on en a compté trente-six. Elle est connue sous le nom de ver macaque et, quand elle a acquis son plein développement, sous celui de *berne* ou *torcel*. Fréquente à la campagne, elle est très rare dans les villes. Quelques-unes, parmi ces larves, provoquent aussi de singulières modifications cutanées désignées par les auteurs anglais du nom de *creeping disease*, en raison du caractère rampant, migrateur, de l'affection. Elle se traduit par une élevure rose des téguments, qui se poursuit sous forme d'une traînée saillante parfois surmontée de vésicules, décrivant des festons, des sinuosités qui s'accroissent journellement d'une certaine longueur, à une extrémité toujours la même. Cette traînée se poursuit soit le long d'une jambe, soit à la fesse, soit à un membre supérieur, au cou ; exceptionnellement les muqueuses sont intéressées. Des cas de ce genre ont été décrits dans les pays les plus divers, — Amérique, Angleterre, Autriche, Allemagne, France, etc. — Un violent prurit marque la zone extensive ; la larve est à ce niveau ; l'application d'une lame de verre la fait transparaître.

Cette larve a-t-elle foré directement la peau ou s'y est-elle insinuée à la faveur de quelque excoriation ? En tout cas, les parties découvertes, surtout lorsqu'elles sont directement en contact avec le sol, servent habituellement de porte d'entrée.

La maladie peut durer des années. La guérison spontanée est possible. On n'attendra pas qu'elle se produise. On essaiera d'extraire la larve en la piquant avec une aiguille préalablement portée au rouge ; en ouvrant l'extrémité de la lésion où la larve progresse ; en faisant une pulvérisation de chlorure d'éthyle, une application de thymol, etc.

Myiases profondes.

Les myiases profondes, surtout celles du nez et des oreilles, sont en grande partie le fait d'une muscidée, déjà signalée plus haut, qui sévit dans l'Inde, au Brésil, aux États-Unis, à la Guyane, au Tonkin, en Cochinchine, sur la côte occidentale d'Afrique, qui est rarement en cause dans les pays d'Europe, *Lucilia macelleria* ou *hominivorax*. Le thorax de cette mouche est strié longitudinalement de trois bandes noires. Cette espèce présente de nombreuses variétés, allant du bleu au pourpre. La larve a l'aspect d'une vis, tant ses anneaux sont marqués.

Cette petite mouche, de 9 à 10 millimètres de long, va porter ses œufs en plein jour dans les fosses nasales, le conduit auditif externe, la conjonctive, les plaies de diverses natures. Ils éclosent en quelques heures. Les larves perforent les tissus, grâce à deux crochets buccaux.

et produisent des délabrements de la muqueuse, des os propres du nez, de l'arrière-gorge, du voile du palais. Des sinusites, des érysipèles, des abcès du cerveau, des méningites en sont la conséquence. Sa mortalité dépasse 55 p. 100. La larve peut émigrer jusqu'au cerveau.

Les nez ozéneux exercent sur cette mouche une puissante attraction.

Les troubles suivants marquent son parasitisme : céphalée gravative, vertiges, épistaxis, éternûments, écoulements muco-purulents par l'arrière-gorge et le nez. On note de la fièvre et un mauvais état général.

Prophylaxie. — Pour éviter que les plaies ne deviennent vermineuses, on ne les exposera pas sans pansements aux injures extérieures, dans l'espèce au contact des diverses mouches ; les conjonctivites, les otites seront protégées par des bandeaux ou des tampons d'ouate. On se gardera de se laisser aller au sommeil, en pleins champs, dans les pays où ces myiases ne sont pas rares.

Pour échapper à l'infestation, lorsqu'il existe de l'ozène, il faut couvrir les narines, s'abstenir de dormir les fenêtres ouvertes, dans sa chambre ou, dehors, en plein air.

Dans la myiase cavicole et particulièrement nasicole, on s'efforcera d'atteindre les larves et de les extraire à la pince.

Traitement. — Un peu de jus de tabac versé dans le trajet des larves cuticoles facilite leur extraction ; au besoin, on recourra à un petit débridement ou aux divers moyens exposés à propos de *creeping disease* (p. 178). Les larves sont-elles accumulées dans le naso-pharynx ? On a essayé beaucoup de moyens pour remédier à cette redoutable invasion. Voici ceux qui réussissent :

Les vapeurs d'essence de térébenthine, de benzine, de chloroforme, les inhalations de feuilles sèches et de fruits de jusquiame ont donné de bons résultats, de même les injections intranasales d'huile d'olive, les lavages à l'infusion de basilic, à l'eau thymolée (1 p. 1 000), à l'eau chloroformée, les pulvérisations de calomel après cocaïnisation. Les sinus sont-ils intéressés, un traitement chirurgical sera de mise ; la pénétration des larves dans le sinus frontal exposerait en effet le malade à des complications redoutables.

Myiase stomacale et intestinale.

Un grand nombre d'espèces de brachycères, à leur phase larvaire, peuvent traverser le tube digestif ou même y séjourner et y déterminer des troubles divers dénommés myiase.

La présence de ces larves dans un produit de vomissement ou

dans une selle fera porter ce diagnostic. Mais il faudra être bien certain que les récipients ne contenaient pas de larves avant le vomissement ou la défécation. Or il n'est pas rare, dans les cabinets d'aisances les mieux tenus, de trouver quelques larves mobiles dans l'eau de la cuvette.

Les larves siègent-elles dans l'estomac (l'hypochlorhydrie prédispose à la myiase de cet organe), il en résulte des troubles gastriques, douleurs, pyrosis, petites gastrorragies. Le vomissement ramène les larves à l'extérieur, et cela généralement peu après leur pénétration. La muqueuse gastrique réagit au contact des parasites vermineux et larvaires par une sorte d'acte défensif, le vomissement. Ainsi le passage d'un lombric, d'anneaux ou d'un segment de ténia, de l'intestin dans l'estomac, entraîne immédiatement des nausées et un vomissement. Nous avons vu, à deux reprises, l'ingestion de cerises hébergeant des larves de mouche susciter, peu après, un vomissement qui a débarrassé l'estomac des parasites.

Un vomitif, un lavage de l'estomac à l'eau thymolée, chloroformée ou mentholée, évacuent les retardataires.

Dans l'intestin, la myiase se traduit par des syndromes d'entérite mucineuse avec glaires, sang, parfois pus et débris d'escarres intestinales dans les fèces. Chez les enfants et chez les personnes entachées de nervosisme, des convulsions marquent parfois la traversée du tube digestif par les larves. Les selles sont irrégulières. A la longue, si les larves persistaient, le malade qui s'anémie serait exposé, comme dans une observation de H. Schlesinger et Weichselbaum, à avoir des rétrécissements multiples de l'intestin, ce qui peut entraîner la mort. Dans la myiase aiguë ordinaire, le pronostic n'est pas défavorable.

Prophylaxie. — Les aliments plus ou moins avariés font pénétrer ces parasites dans le tube digestif, à l'état d'œufs ou de larves.

On veillera à la méticuleuse propreté de ce qui sert à l'alimentation, vaisselle, linges, susceptibles d'être dépositaires d'œufs de mouches.

La viande crue, les hachis, le jambon, les fromages, les bouillies de farines seront placés dans des garde-manger garnis de toile métallique. Les crudités, radis, persil, cerfeuil, etc., ne seront consommées qu'après un nettoyage scrupuleux ; les navets, carottes seront également bien décapés et examinés intérieurement avant d'être utilisés. Les fruits, cerises, framboises, figues, prunes, etc., seront débarrassés de leur poussière et ouverts au moment où on va les manger.

Traitement. —Dans la myiase confirmée, on recourra aux vermifuges, surtout à la santonine et à l'extrait éthéré de fougère mâle, en utilisant les formules que l'on consultera dans le chapitre sur la lombricose. On administrera ces vermifuges sans tarder, pour qu'ils agissent avant que les larves soient arrivées à maturité; on les fera suivre d'un purgatif et aussi de lavages du gros intestin, avec des solutions faibles de nitrate d'argent, de tanin ou de thymol.

Myiase de la vessie.

On a vu des larves s'échapper de la vessie; elles y étaient arrivées vraisemblablement à la faveur d'une injection malpropre. Un malade, prostatique atteint de cystite calculeuse, qui se faisait lui-même des lavages vésicaux, sans prendre toujours soin de mettre le bock à injection et la sonde à l'abri des poussières et du contact des mouches, m'apporta un jour deux larves qui s'étaient échappées par l'urètre, au moment d'une miction. Salzmann, dans des conditions analogues, assista à l'issue de nombreuses larves d'*Anthomyia scalaris* par les voies urinaires.

Le lavage de la vessie à l'eau boriquée ou avec une solution faible de nitrate d'argent entraînera mécaniquement ces larves.

MÉDICATIONS GÉNÉRALES
DES INTOXICATIONS

I. — MÉDICATION DES EMPOISONNEMENTS.

PAR

le F^r G. POUCHET
Professeur de pharmacologie et matière médicale
à la Faculté de médecine de Paris,
Membre de l'Académie de médecine.

GÉNÉRALITÉS.

« Les effets que produit l'empoisonnement chez l'homme constituent une maladie accidentelle dont les symptômes, la marche, les formes diverses, les signes diagnostiques, les différentes terminaisons, les lésions anatomiques, le traitement constituent autant d'éléments indispensables à connaître et dont la médecine légale autant que la médecine pratique ont besoin, l'une pour en déduire la solution des questions nombreuses dont se compose l'expertise en matière d'empoisonnement, l'autre pour apprendre à prévenir, à reconnaître et à combattre une maladie toujours grave, une cause de mort souvent obscure. »

Dans cette phrase de la préface de son *Étude médico-légale et clinique sur l'empoisonnement*, Tardieu a parfaitement précisé la place et l'importance que l'étude de l'empoisonnement doit conserver en pathologie et justifié, en quelque sorte, le chapitre de thérapeutique relatif au traitement des intoxications. Un empoisonnement n'est autre chose que l'ensemble des manifestations réactionnelles d'un organisme, consécutives à l'introduction et au séjour du poison dans l'intimité des tissus. Par suite des modifications apportées dans la constitution physico-chimique du liquide nourricier par l'intervention d'une substance étrangère à sa composition normale, la nutrition des cellules se trouve plus ou moins gravement compromise, et cette atteinte se traduit par des phénomènes donnant aux manifestations réactionnelles de chaque poison une individualité parfois assez caractéristique pour que l'on en puisse déduire la nature de ce poison.

Mais cette compréhension de l'empoisonnement, à la fois parfaitement exacte et rationnelle, ne tendrait à rien moins que d'englober toute la pathologie, puisqu'elle embrasse à la fois les intoxications d'origine endogène et celles d'origine exogène ; et telle n'est pas, en effet, la conception habituelle du mot intoxication. Elle est beaucoup plus restreinte et s'applique seulement aux phénomènes provoqués par une substance qui, ayant pénétré dans l'organisme vivant par une voie quelconque et, spontanément ou par suite de doubles décompositions, étant devenue soluble, a occasionné des troubles plus ou moins accentués de l'état normal, voire la mort. En même temps, intervient la notion de dose, et la qualification de poison n'est attribuée qu'aux substances capables d'impressionner fortement l'organisme à faibles doses. Et en effet, les composés même faisant partie de l'organisme animal peuvent devenir pour lui des poisons dans certaines conditions de doses.

Que l'on injecte, par exemple, dans les veines d'un lapin : 1° une solution de chlorure de sodium ; 2° une solution de chlorure de potassium ; 3° une solution de phosphate zinco-sodique ; 4° une solution de sulfate de strychnine, jusqu'à ce que mort s'ensuive, on verra cette mort survenir alors que l'animal aura reçu des quantités très différentes de chaque sel, de telle sorte qu'en prenant seulement en considération les deux termes extrêmes : chlorure de sodium et sulfate de strychnine, le plus et le moins toxique des quatre composés, on s'apercevra, en les comparant, que le chlorure de sodium est environ 30000 fois moins toxique que le sulfate de strychnine.

Aussi, dans le langage habituel, le chlorure de sodium ne sera jamais appelé un poison, tandis que cette appellation sera sans hésiter appliquée au sulfate de strychnine ainsiqu'au phosphate zinco-sodique, en raison de la petite quantité suffisante pour déterminer la mort. Quant au chlorure de potassium, il pourra servir de terme de transition entre les deux groupes de substances, car son influence léthale sera, pour une dose déterminée, étroitement fonction de son degré de dilution ainsi que du procédé à l'aide duquel il aura été introduit dans l'économie (voie gastrique, voie hypodermique, voie veineuse) et qui conditionne, en définitive, son degré de dilution. Constituer un corps étranger à la composition normale de l'organisme et lui nuire à faible dose, telles sont, en résumé, les caractéristiques de ce que l'on appelle vulgairement un poison.

La fixation des doses à partir desquelles commence l'action vénéneuse rattache des plus étroitement cette partie de la toxicologie à la pharmacologie et en fait même une dépendance : l'action toxique n'est en effet que le summum, l'exagération de l'action médicamenteuse, souvent fort différente de celle-ci dans ses manifestations, mais aussi indispensable à bien connaître. Le médicament est toujours contenu dans le poison, et toute substance capable d'agir comme poison peut perdre ou acquérir, suivant certaines circonstances extrinsèques, ses propriétés vénéneuses.

La maladie accidentelle que détermine un empoisonnement évolue suivant des phases suffisamment constantes et caractéristiques pour qu'il soit possible d'établir une sorte de classification nosologique aidant à remonter des symptômes au groupe de poisons capables de les déterminer. Il reste à différencier les accidents provoqués par la substance vénéneuse de ceux, plus ou moins analogues ou même identiques, qu'une affection spontanée pourrait produire. Parfois les signes de certaines intoxications sont si particuliers et si tranchés qu'il ne peut guère y avoir d'hésitation.

Si l'on considère l'ensemble de ses manifestations, l'empoisonnement se révèle presque toujours en premier lieu par un trouble des fonctions digestives, représentant le premier effort de l'organisme pour se débarrasser de la substance toxique ; puis par une atteinte plus ou moins marquée portant sur la circulation et la respiration ; enfin par une perturbation, tantôt primitive, tantôt secondaire, du système nerveux. Le tableau de l'empoisonnement varie nécessairement avec les doses ; et, tandis que les manifestations se montrent sensiblement de même nature, à l'intensité près, en ce qui regarde les formes aiguës et subaiguës, elles sont absolument différentes pour les formes aiguës et chroniques.

Dans les formes aiguës et, à plus forte raison, suraiguës de l'empoisonnement, le début est subit ; les symptômes, d'une violence extrême, suivent presque immédiatement l'introduction de la substance vénéneuse dans l'organisme ; la mort peut survenir en quelques heures, parfois en quelques minutes.

Dans les formes subaiguës, le début est moins prompt, la violence des symptômes moindre ; on observe des rémissions, les manifestations se montrent plus variées, mais les accidents se reproduisent avec persistance, et la terminaison, même quand elle doit être mortelle, ne se réalise qu'après plusieurs jours, parfois des semaines.

La forme chronique, ou lente, s'observe le plus souvent dans les intoxications professionnelles. La symptomatologie est essentiellement différente de celle des intoxications aiguës, sauf pour les substances capables de s'accumuler dans l'organisme jusqu'à réaliser la dose provoquant l'empoisonnement aigu que l'on voit alors éclater avec ses manifestations habituelles. La digitale peut servir d'exemple de ce cas.

En réalité, le mot poison doit s'entendre de toute substance qui,

introduite dans le milieu intérieur, en modifie les propriétés au point
de le rendre plus ou moins immédiatement et énergiquement impropre à la nutrition. Si elle est indiscutable en théorie, cette conception est beaucoup trop étendue pour ce qui concerne la pratique,
et il est préférable de s'en tenir à l'acception vulgaire du terme
poison, qui se trouve alors restreint à un nombre relativement faible
d'éléments ou de composés agissant fort activement et à faibles
doses sur l'homme et les animaux.

Un grand nombre d'empoisonnements aigus ont pour causes des
accidents (méprises sur la nature d'une substance, administration
d'un médicament pour un autre, poisons employés dans l'industrie
et exerçant leur action délétère par hasard ou par incurie), des im-
prudences (inhalation de gaz ou de vapeurs toxiques), des simulations, des erreurs sur la quantité ou sur le mode d'administration
d'une substance utilisée à titre médicamenteux, des aliments altérés,
des venins d'animaux. Les intoxications chroniques peuvent résulter
des empoisonnements aigus, mais sont dues, le plus souvent, à
l'introduction lente, répétée, du poison à petites doses, soit accidentellement, soit dans un but criminel, soit par une administration à titre médicamenteux trop longtemps prolongée, soit dans
l'exercice d'une profession. Dans toutes ces circonstances, l'introduction dans l'organisme d'un corps étranger à doses fortes, faibles,
ou trop fréquemment répétées, entraîne un désordre passager ou
irréparable, d'où résulte la déchéance ou la mort des cellules.

Le diagnostic des intoxications aiguës ou chroniques sur le vivant
est parfois fort difficile, en dehors même des circonstances où il
s'agit d'intoxications criminelles et où, par conséquent, quelqu'un
peut avoir intérêt à égarer ce diagnostic. Pour l'établir, on devra
s'appuyer sur : les symptômes, les circonstances concomitantes ou
les antécédents, la marche. Cela nécessite, tout d'abord, une connaissance aussi parfaite que possible de la pharmaco-dynamie des
substances toxiques et médicamenteuses. Les altérations subies par
les excreta et par le sang pourront également fournir de très précieuses indications. L'étude attentive et la discussion des symptômes,
la prise en considération des circonstances dans lesquelles l'empoisonnement s'est produit, les renseignements qu'il sera possible de
se procurer dans l'entourage du malade, permettront, dans nombre
de cas, de poser un diagnostic ferme.

Assez nombreux encore, cependant, pourront être les cas où, la
nature de la substance toxique demeurant inconnue, il faudra en
faire le diagnostic d'après les symptômes. Malgré qu'il subsiste
alors une certaine incertitude sur la nature précise du poison, le

groupe dont il fait partie est toujours justiciable d'un traitement qui s'adresse aux plus importants et aux plus accentués des symptômes reconnus.

L'étude des symptômes les plus remarquables suscités par les substances toxiques permet de les répartir en quatre grandes classes : irritants ou corrosifs, hyposthénisants ou cholériformes, stupéfiants et narcotiques, névrosthéniques et tétanisants.

Cette répartition présente, bien entendu, comme toutes les classifications, l'inconvénient de permettre la distribution d'un même poison dans différentes classes ; mais elle présente aussi l'avantage de coordonner les symptômes et d'établir des divisions facilitant notablement l'étude clinique de l'empoisonnement.

TRAITEMENT DES EMPOISONNEMENTS.

Le traitement de l'empoisonnement consiste, tout d'abord, à tenter l'enlèvement du poison, aussi rapide et complet que possible, de l'intérieur du corps et de sa surface ; ce que l'on réalise pour le mieux au moyen de lavages et, plus rarement, par l'emploi des évacuants : vomitifs et purgatifs.

A. Enlèvement mécanique du poison. — Les poisons étant, dans la grande majorité des cas, introduits dans l'économie par la voie buccale, il convient de songer à débarrasser tout d'abord l'estomac de son contenu toxique, tant pour éviter l'absorption que pour empêcher l'action locale sur la muqueuse. L'efficacité de cette intervention dépendra, dans chaque cas, de la nature du poison et, surtout, du temps qui se sera écoulé entre elle et l'ingestion de la substance toxique. Par exemple, dans le cas d'une intoxication par le cyanure de potassium, le lavage de l'estomac après quelques minutes seulement serait trop tardif ; il serait encore efficace, au bout d'une heure environ, dans les empoisonnements par le phosphore, l'arsenic, les sels de plomb ; il le serait également encore au bout de six ou douze heures dans les empoisonnements par certains stupéfiants qui ont la propriété d'inhiber les phénomènes d'absorption. Ainsi chez un individu ayant absorbé une forte dose de laudanum de Sydenham et qui se trouvait en état comateux, le lavage de l'estomac, pratiqué six heures après l'ingestion, permit de retirer une certaine quantité de liquide à l'aide duquel on put effectuer des essais colorimétriques qui démontrèrent qu'à ce moment le quart à peine de la quantité ingérée avait été absorbé. Ce n'est que grâce à cette lenteur d'absorption que le sujet a pu résister à l'intoxication.

Ce lavage de l'estomac doit être pratiqué dans tous les cas, un assez grand nombre de poisons empruntant comme voie principale d'élimination la muqueuse gastro-intestinale ; c'est ce qui arrive notamment pour l'iode, le mercure, l'antimoine, la morphine, l'antipyrine, etc. Le vomissement déjà survenu ne doit pas non plus faire négliger ce mode d'intervention, car il existe des poisons (comme les têtes d'allumettes phosphoriques, le vert de Schweinfurt, la plupart des sels métalliques insolubles) qui adhèrent intimement à la muqueuse et n'en sont détachés que par un courant d'eau. Dans certains cas déterminés, il peut y avoir intérêt à effectuer ce lavage à l'aide d'une solution capable de produire avec le poison une combinaison chimique (sulfate de cuivre dans le cas d'intoxication phosphorée, sulfate de soude ou eau de chaux dans le cas d'intoxication par le phénol) et d'exercer ainsi une influence antidotique. On pratiquera aussi un lavage de la cavité intestinale au moyen d'une irrigation effectuée à l'aide d'une sonde remontant aussi haut que possible et en faisant placer le patient dans la position voulue pour cela.

Ce lavage pourra également être pratiqué avec des solutions capables de produire des effets thérapeutiques ; on emploiera, par exemple, des solutions de cocaïne ou d'acide protocétrarique pour lutter contre les vomissements incoercibles, de l'eau glacée pour lutter contre les phénomènes inflammatoires, des solutions légèrement alcalines (de bicarbonate de soude) pour ranimer la vitalité des tissus, etc.

Si la tuméfaction de la langue et de la muqueuse pharyngée entraînait l'impossibilité de pénétrer dans l'œsophage, on devrait pratiquer l'œsophagotomie pour frayer un chemin à la sonde jusque dans l'estomac.

B. Éjection des poisons à l'aide des vomitifs et des purgatifs. — C'est un fort mauvais procédé, qui peut, *très souvent*, entraîner des accidents mortels. Il suffit, d'ailleurs, de réfléchir à l'état du sujet, au début d'un empoisonnement, pour se convaincre de ce que cette méthode peut avoir d'illogique et de dangereux. Dans l'immense majorité des cas, des vomissements spontanés, véritables témoins des efforts de la *natura medicatrix*, tendent à débarrasser l'estomac de la substance toxique; mais ils retentissent d'une manière fâcheuse sur le système nerveux et l'appareil circulatoire du patient. Un état toujours très accentué d'hyposthénie, entraînant un affaiblissement marqué de la circulation et un abaissement, souvent considérable, de la tension artérielle, accompagne toujours cette phase de l'empoisonnement. Ce n'est donc pas le cas d'y ajouter encore en faisant intervenir des vomitifs capables, comme l'émétique ou l'ipéca, par exemple, de provoquer, pour leur propre compte, des phénomènes d'hyposthénie et une chute brusque de la tension artérielle qui viendront s'ajouter à ceux existant déjà et créeront ainsi un redoutable danger. Je reste convaincu que beaucoup de terminaisons mortelles dans les empoisonnements sont dues à ces interventions aussi maladroites qu'intempestives.

Il faut donc *proscrire absolument* toute intervention à l'aide du tartre stibié ou de l'ipéca. C'est dans ces circonstances que l'émétique justifie pleinement l'épithète de *tartre stygié* que lui appliquait Gui Patin. Dans les cas, très rares, je ne saurais trop le répéter, où il serait absolument nécessaire de faire vomir, il faudrait chercher à réaliser cet acte soit par titillation de la luette avec une barbe de plume, soit avec la poudre de graine de moutarde, soit avec le sulfate de cuivre, soit avec le chlorhydrate d'apomorphine *cristallisé*. Dans l'énumération précédente, ces divers moyens sont classés par ordre croissant d'inconvénients, en ce qui regarde leur influence sur le système nerveux et la circulation.

La titillation de la luette au moyen d'une barbe de plume est un procédé à peu près complètement dénué d'inconvénients, mais qui ne réussit pas toujours, le réflexe ayant plus ou moins de peine à se réaliser, en raison de l'épuisement relatif du système nerveux provoqué par les premières manifestations de l'empoisonnement, que ces manifestations aient été ou non accompagnées de vomissements spontanés. Il faut alors avoir recours à un procédé plus efficace.

La poudre de graines de moutarde noire s'emploie à la dose de 8 à 10 grammes. On la met en suspension dans un verre d'eau que l'on fait ingérer tel quel, sans addition d'aucun correctif. L'action émétisante se produit par irritation des extrémités nerveuses terminales dans l'estomac. Pour la raison indiquée précédemment (parésie du système nerveux), elle peut faire défaut, et l'action irritante se produisant seule devient alors un grave inconvénient.

Le sulfate de cuivre (auquel on pourrait, à la rigueur, substituer le sulfate de zinc) s'emploie de la façon suivante :

> Sulfate de cuivre (ou sulfate de zinc)....... 1 gramme.
> Poudre d'amidon...................... 4 grammes.

Mêler très exactement et diviser en cinq prises, dont on administrera une toute les cinq minutes, en suspendant l'administration dès que le vomissement se produit abondamment. On ne doit jamais administrer plus de 1 gramme de sulfate, même si le vomissement ne se produit pas, en raison de la paralysie du centre vomitif au delà de cette dose de 1 gramme. L'influence émétisante est plus accentuée qu'avec les moyens précédents, mais le retentissement sur la tension artérielle est aussi plus marqué, au moins pendant le vomissement, car les sulfates de cuivre et de zinc présentent sur l'émétique et l'ipéca l'immense avantage de ne pas provoquer d'abaissement durable de la tension sanguine.

Le chlorhydrate d'apomorphine serait parfois un excellent moyen si l'on était toujours absolument sûr d'utiliser le *chlorhydrate d'apomorphine cristallisé*. Il existe, en effet, une variété amorphe, douée de propriétés pharmacodynamiques *opposées*, sur certains points, à celles de la variété cristallisée. Tandis que l'injection hypodermique de 1 centigramme de chlorhydrate d'apomorphine cristallisé ne détermine pas d'abaissement de la tension artérielle (au contraire, la tension s'élève sensiblement, sauf, bien entendu, au moment même du vomissement, si le sel est rigoureusement exempt de chlorhydrate amorphe), l'injection de la même quantité de chlorhydrate d'apomorphine amorphe provoque un abaissement très accentué et persistant de cette tension, accompagné de dépression nerveuse considérable, somnolence, narcose, résolution musculaire. De plus, il ne détermine pas de vomissements, mais de l'hypersécrétion salivaire et de l'exagération du péristaltisme intestinal. Ce sel amorphe est beaucoup plus toxique que le sel cristallisé, et il manifeste des actions antagonistiques sur la circulation et la respiration. Le mélange des deux chlorhydrates donne naissance à des phénomènes variables, mais où l'on retrouve presque toujours prédominants les symptômes de dépression dus à l'apomorphine amorphe.

D'autre part, le chlorhydrate d'apomorphine cristallisé exerce lui-même une action intense sur les centres bulbo-médullaires, ce qui explique à la fois le vomissement et l'excitation primitive, ainsi que les phénomènes de dépression qui lui succèdent, toutes influences qui peuvent venir s'ajouter fâcheusement à celle de la substance toxique contre les effets de laquelle on cherche à lutter. L'action émétique de ce sel est d'origine purement bulbaire; le vomissement se produit plus lentement et moins bien quand le sel a été administré par voie gastrique ou intestinale; il est encore provoqué moins facilement lorsque les centres nerveux sont en état de dépression, et il ne se montre plus lorsqu'il y a paralysie bulbaire. Ce sont donc là autant de conditions qui restreignent l'emploi de ce moyen et qui doivent rendre très circonspect dans sa mise en œuvre.

Le chlorhydrate d'apomorphine cristallisé s'administre sous formes de potion, de lavement, ou mieux d'injection hypodermique (en

ayant soin de n'effectuer les solutions qu'au moment du besoin pour
éviter l'altération du sel et la formation de produits toxiques), dans
les proportions suivantes :

> Voie hypodermique...................... 5 à 10 milligrammes.
> Voie gastrique........................ 1 à 5 centigrammes.
> Voie rectale.......................... 2 —

On voit assez souvent, à la suite de l'emploi des sels d'apomorphine impure du commerce, se produire une lassitude généralisée,
de la narcose, des syncopes, du collapsus, et cela même avec des
doses très faibles.

Dans tous les cas, et quel que soit le mode de provocation du
vomissement, on devra s'abstenir d'administrer, dans le but de faciliter ces vomissements, des substances huileuses ou grasses, ou bien
de grandes quantités d'eau tiède, de peur de faciliter la solubilisation de certaines substances toxiques.

Pour des raisons de même ordre que celles qui viennent d'être
développées à propos des vomitifs, on devra s'abstenir de purgatifs
drastiques. Seuls, les purgatifs salins, tels que sel de Seignette,
phosphate sodique, sulfate de sodium, sulfate de magnésium,
pourront être utilisés afin de balayer la surface de la muqueuse
intestinale, grâce au courant osmotique exsudé des vaisseaux sanguins et à l'excitation ultérieure du péristaltisme.

Mais on voit combien ces pratiques sont inférieures, dans toutes
les circonstances, au simple lavage de l'estomac et de l'intestin, soit
avec de l'eau bouillie, soit avec des solutions appropriées ; c'est la
seule intervention qui réalise, aussi parfaitement que possible, l'enlèvement de la substance toxique non encore absorbée et sans faire
courir les risques de réactions dont l'influence offensive pourrait
venir s'ajouter à celles exercées sur l'organisme par le poison.

C. **Lavage de l'organisme.** — On peut songer, lorsque le poison a été absorbé, à réaliser ce que l'on a appelé le lavage de l'organisme, le lavage du sang, et à stimuler le fonctionnement des
glandes participant à l'élimination de la substance toxique. La stimulation rénale pourra être sollicitée en faisant absorber, par fractions,
dans une période de vingt-quatre heures, ou moins, une solution
de 50 grammes d'acétate de potasse ou de 25 grammes de tartrate
borico-potassique dans 1 litre d'eau. Le lavage du sang pourra se
réaliser en injectant, sous la peau ou dans les veines, et en prenant
toutes les précautions voulues d'asepsie, une quantité variant de
100 à 500 centimètres cubes, et même plus, de sérum physiologique
à 7,50 NaCl p. 1 000, ou de la solution suivante :

Chlorure de sodium....................	6 grammes.
Phosphate de soude....................	4 —
Sulfate de soude....................	2 —
Eau distillée bouillie....................	1 000 —

On devra toujours songer à la production possible d'une syncope ou d'œdème pulmonaire chez les sujets dont le myocarde est altéré. Dans certains cas, il pourra être avantageux de pratiquer d'abord une saignée de 100 à 250 grammes, suivie de l'injection veineuse d'un des sérums ci-dessus. Ce mode opératoire est surtout indiqué dans les cas où l'on se trouve en présence de poisons du sang : albumoses toxiques (notamment celles des champignons vénéneux), oxyde de carbone, nitrile formique, acide sulfhydrique, vapeurs nitreuses, etc.

D. Enlèvement du poison de la surface cutanée. — Lorsque des substances toxiques se trouvent au contact de la peau sur une surface plus ou moins étendue, il faut les enlever sans faciliter leur absorption. Pour cela, il faut éviter l'emploi de l'eau chaude et, surtout, des dissolvants, tels que alcool, éther, chloroforme, etc., capables d'émettre facilement des vapeurs qui, chargées de la substance toxique, seraient facilement absorbées par la peau. Dans cet ordre d'idées, par exemple, L. Lewin a montré expérimentalement que le nitrobenzol produit moins rapidement l'intoxication du sang quand il est introduit par voie d'injection hypodermique que lorsqu'il s'absorbe par le moyen d'une solution alcoolique mise en contact avec la peau.

On se bornera donc à savonner le tégument, à pratiquer des lavages avec de l'eau aussi froide qu'il sera possible de la supporter, et on s'abstiendra de frictions qui pourraient activer l'absorption. Les érosions cutanées seront traitées par l'application d'antidotes chimiques appropriés : par exemple, les solutions phéniquées seront opposées aux corrosions provoquées par le brome. L'hypertension cutanée sera combattue par des applications de compresses froides puis, plus tard, par des onctions huileuses ou des badigeonnages de solution saturée d'acide picrique, suivant les cas.

E. Traitement médical de l'empoisonnement. — Lorsque le poison a été absorbé de façon à réagir sur l'organisme, il faut alors chercher à neutraliser ses effets, à combattre les symptômes qui peuvent mettre en danger la vie du patient, à permettre à l'économie de lutter efficacement contre l'intoxication et d'éliminer ce poison. L'étude chimique des substances toxiques nous apprend qu'il existe d'autres substances capables soit de les neutraliser, soit de les transformer en composés insolubles, soit de les transformer en composés inoffensifs, soit de les décomposer; ce sont les *antidotes* des premières. De même, l'étude pharmaco-dynamique des poisons nous apprend que les actions électives exercées par certains d'entre eux sur des appareils ou des propriétés fonctionnelles déterminées sont empêchées ou annihilées par d'autres poisons, que l'on appelle, pour cette raison, *antagonistes* des premiers. Bien que cette question de l'antagonisme et de l'antidotisme présente, comme on va le voir, un intérêt plus théorique que pratique, il est cependant nécessaire de l'exposer complètement, pour bien faire saisir ce que l'on peut en attendre et ce qu'il faut en obtenir.

Le traitement rationnel d'un empoisonnement doit, en effet, être basé sur les deux principes suivants : 1º expulser ou neutraliser la portion de la substance vénéneuse qui n'a pas encore eu le temps de s'absorber et, par conséquent, d'agir sur l'économie ; 2º empêcher, si cela est possible, l'influence délétère de la fraction de substance toxique qui a pu être absorbée et, dans tous les cas, remédier aux accidents qu'elle a déjà produits. On doit s'efforcer d'obéir à cette indication fournie par l'organisme dans ses procédés de défense : élimination et transformation de la substance toxique, et s'en rapprocher le plus possible. L'économie est en continuelle imminence d'auto-intoxication et ne résiste à cet empoisonnement perpétuel que grâce à ses émonctoires et aux réactions chimiques d'hydratations, dédoublements, oxydations, réductions, etc., qui métamorphosent les produits nocifs ou les éloignent.

Antagonisme et antidotisme.

L'immunité vis-à-vis des substances toxiques et médicamenteuses peut se trouver réalisée par des influences se rapportant à deux modalités : 1º spontanément pour des raisons et dans des circonstances encore inconnues ; 2º par intervention d'une autre substance active possédant une action pharmaco-dynamique plus ou moins exactement opposée à la première ou, mieux encore, capable de la détruire, de la transformer, de la rendre inactive en l'insolubilisant. Cette dernière condition constitue les phénomènes d'antagonisme et d'antidotisme. On trouve dans l'action exercée par certaines substances (telles que : iode, acide salicylique, quinine, etc.) sur les toxines des bactéries pathogènes des exemples très remarquables de ces influences antagonistiques.

S'il est facile d'établir, dans certains cas, une distinction catégorique entre l'antagonisme et l'antidotisme, ces deux qualités se confondent dans la plupart des circonstances, et il devient impossible de préciser la part afférente à chacune d'elles dans la production des phénomènes d'immunité.

Un antidote est toute substance capable de neutraliser un poison, soit en le transformant de manière à ce qu'il devienne inerte ou, tout au moins, inoffensif, soit en l'empêchant de s'absorber, en lui enlevant les moyens de conditionner son action toxique. S'il pouvait s'exercer d'une manière moins limitée, l'antidotisme dominerait évidemment toute la thérapeutique des empoisonnements ; mais, en réalité, les circonstances sont assez rares dans lesquelles on peut efficacement accomplir l'antidotisme sans nuire à l'individu. On pourrait établir une comparaison très étroite entre les difficultés que l'on éprouve à réaliser l'antidotisme quand un poison a pénétré dans l'organisme et celles que l'on éprouve à effectuer l'antisepsie quand un organisme vivant a été envahi par une bactérie ; dans les deux cas, la conception théorique est aisée, mais la mise en pratique bien difficilement exécutable et, de plus, incertaine.

Quant à l'antagonisme, il résulte d'actions physiologiques diamétralement opposées *exercées sur les mêmes organes ou appareils*, sur les mêmes propriétés fonctionnelles.

Très proche de l'antagonisme, l'antidotisme en diffère surtout par la neutralisation chimique. Par exemple, les acides et les alcalis, les hyposulfites alcalins et les nitriles de la série grasse sont à la fois et réciproquement antidotes et antagonistes les uns des autres. Les antidotes annihilent l'effet du poison avant son absorption ou avant le développement complet de ses effets à l'endroit d'application. Les acides vis-à-vis des alcalis (ou réciproquement), en les neutralisant et en amenant la formation d'un sel neutre, l'albumine vis-à-vis des sels des métaux lourds, ou le tanin vis-à-vis de la plupart des alcaloïdes et de certains sels métalliques, en provoquant la formation d'un précipité qui soustrait la substance toxique à l'absorption, sont autant d'exemples d'antidotisme efficace et capable d'amener à des résultats utiles.

Dans la grande majorité des cas, l'antidote doit agir avant l'absorption de la substance toxique ou avant le développement complet de ses effets ; en d'autres termes, il est impossible à cet antidote de parcourir l'organisme à la recherche du poison pour le neutraliser. La plupart du temps, en effet, cet antidote subit, par son contact avec les humeurs de l'organisme, des modifications qui changent à la fois sa constitution et ses qualités et qui le rendent incapable d'exercer ses propriétés d'antidotisme. Les rares substances ne subissant pas rapidement dans l'économie de métamorphoses entraînant une modification profonde de leur constitution moléculaire jouent alors, à la fois, le rôle d'antidotes et d'antagonistes. Telles sont, par exemple, l'essence de térébenthine vis-à-vis du phosphore, l'hyposulfite de soude vis-à-vis des nitriles de la série grasse, ou encore vis-à-vis des sels d'argent, de mercure, de cuivre, de plomb. Mais il est nécessaire, pour que l'on puisse compter sur cette action antidotique, que la substance soit presque complètement dépourvue d'action nocive sur l'organisme vivant, sans quoi il est complètement inutile, et il peut même devenir nuisible, de l'administrer quand le poison est absorbé.

Les hyposulfites alcalins vis-à-vis des nitriles de la série grasse, d'une part en provoquant leur décomposition, agissent comme antidotes, et ils se conduisent d'autre part comme des antagonistes, en s'opposant aux phénomènes d'intoxication ou en suspendant leur évolution. Cet exemple constitue un terme de transition entre l'antidotisme absolu et l'antagonisme absolu représenté par l'influence exercée de la part de l'atropine sur la pilocarpine. Dans ce cas, l'influence toxique est neutralisée par suite d'actions physiologiques précisément contraires. Nous allons examiner les conditions dans lesquelles il est possible de compter sur une action de ce genre.

Ces actions diamétralement opposées exercées sur les mêmes organes ou appareils ou sur les mêmes propriétés fonctionnelles constituent, en effet, des éventualités ne se produisant que d'une façon très rare, mais qui ont été confondues avec d'autres circonstances dans lesquelles elles semblent se réaliser. Pour que deux substances soient réellement antagonistes, il ne suffit pas de prendre en considération un seul symptôme, il faut que toutes les manifestations soient réciproquement opposées et que le mécanisme de ces actions s'exerce sur le même élément anatomique en provoquant des influences précisément contraires. En d'autres termes, il faut que la lutte s'établisse entre unités de même valeur, par un même procédé et sur le même terrain.

Il existe seulement un certain nombre d'exemples d'antagonisme simple et réciproque, vrai et efficace, et ce sont là les seuls phénomènes pour lesquels cette expression d'antagonisme devrait être réservée. Les effets que l'on peut alors observer présentent quelque chose de très étroitement comparable, quant au mécanisme de leur production, à ce qu'exprime l'axiome de mécanique disant que la résultante de forces égales et contraires ne peut être nulle que si ces forces sont appliquées au même point. On pourrait citer, comme exemple, la façon dont les organes glandulaires sont impressionnés par l'atropine et par la pilocarpine, qui possèdent une action élective et absolument inverse sur les nerfs sécrétoires ; la façon dont les éléments musculaires réagissent vis-à-vis de l'acide carbonique ou de l'oxygène, ou encore vis-à-vis de solutions diluées d'acide lactique ou d'alcalis. Mais il faut, en outre, faire intervenir ici des propriétés inhérentes à la substance organisée vivante : l'inertie n'existe pas pour les éléments vivants qui s'usent d'une façon plus intense lorsqu'ils sont sollicités par deux processus opposés ; ces éléments réagissants se fatiguent ; enfin les éléments anatomiques manifestent une action élective pour les substances médicamenteuses ou toxiques. De là résulte que l'antagonisme vrai, absolu, ne peut exister aux points de vue thérapeutique et toxique. L'action pharmaco-dynamique ne s'exerce d'une façon efficace et régulière, essentielle, dans toute sa perfection si l'on peut ainsi dire, que sur une cellule normale, saine, intacte. Nous allons voir bientôt dans quelles conditions tout à fait particulières se trouve placée une cellule sous l'influence de ce que j'appelle sa *prise de possession* par une substance médicamenteuse ou toxique.

A côté de cet antagonisme réel, direct, réversible, *vrai*, on observe, dans nombre de circonstances, un antagonisme faux, indirect, *apparent*, résultant parfois de manifestations opposées, qui ne sont pas forcément antagonistes, telles que : excitation ou stupeur, convulsion ou résolution, ou bien provenant de la mise en jeu de régions différentes d'un même appareil tel que le système nerveux. S'il suffisait de la production des symptômes inverses les uns des autres, ou trouverait dans les alcaloïdes de l'opium un curieux exemple de cette sorte d'antagonisme, puisque la dominante des uns consiste dans l'excitation et la convulsion, tandis que celle des autres est caractérisée par la stupeur et la résolution musculaire. Et on trouverait encore des exemples du même genre dans la simple considération des effets réalisés par les doses différentes, capables de produire des manifestations opposées pour une seule et même substance active. C'est précisément parce qu'on a confondu, la plupart du temps, les *actions antagonistes* avec les *résultats opposés*, oubliant qu'un même phénomène peut être réalisé par des mécanismes différents, qu'il importe de bien fixer ce que l'on doit entendre par antagonisme et antidotisme. Il ne suffit pas de faire cette observation : l'opium contracte la pupille, la belladone la dilate, pour être autorisé à conclure que ces deux substances sont nécessairement et fatalement antagonistes. Un exemple fera mieux saisir le conditionnement de ces mécanismes différents.

Lorsqu'on pratique, sur une grenouille dont le cœur a été mis à nu, une injection hypodermique de chlorhydrate de nicotine, on observe un arrêt diastolique passager suivi d'une reprise des contractions; mais on constate que l'excitation du pneumogastrique est alors incapable de provoquer l'arrêt, comme à l'état normal, et cet arrêt ne peut être obtenu que par l'excitation du sillon auriculo-ventriculaire ou sous l'influence de la muscarine. Cet arrêt provoqué secondairement par la muscarine ne cède que sous l'influence de l'atropine ou de l'ésérine. Si l'on se borne à ces résultats, on paraît autorisé à considérer comme antagonistes : la nicotine et la muscarine, la muscarine et l'ésérine, la nicotine et l'atropine.

Une étude plus attentive et plus approfondie de leurs actions pharmaco-dynamiques fait bientôt reconnaître que la nicotine et l'atropine, la muscarine et l'ésérine font partie des mèmes groupes pharmaco-dynamiques et sont antagonistes, en apparence, seulement pour certaines influences. Et en cherchant à découvrir le mécanisme de ces actions, on arrive à constater que la nicotine agit *sur la continuité* du nerf pneumogastrique, dont elle détermine l'excitation bientôt suivie de paralysie, tandis que la muscarine agit *sur les extrémités terminales* du même nerf, dans les centres intracardiaques, dont elle provoque l'excitation persistante. Les effets relatés précédemment ne sont donc pas dus à un antagonisme véritable et réel. Il y a bien un antagonisme partiel, momentané, à certains points de vue seulement, mais avec des effets synergiques ou, tout au moins, auxiliaires dans une sphère d'action plus générale. C'est ce qui arrive, par exemple, en ce qui concerne la morphine et l'atropine, ou encore la morphine et la cocaïne, dont on a voulu faire, à un moment donné, des types d'actions antagonistiques.

Cet antagonisme partiel, *incomplet*, est cependant fort important à prendre en considération et à retenir, car il est la base des propriétés correctives.

Un certain nombre d'influences pharmaco-dynamiques paraissent conduire à des effets d'antagonisme, je veux parler de cet *antagonisme faux*, *apparent*, qui résulte soit d'actions identiques, telles que l'excitation ou la paralysie, portant sur des propriétés fonctionnelles exactement opposées, comme cela se produit, par exemple, pour la cocaïne et le nitrite d'amyle, soit de l'impossibilité dans laquelle se trouve placé un appareil déterminé de réagir comme il le fait normalement, ce qui se produit, par exemple, pour la strychnine et le chloral, ou encore pour la strychnine et le curare. Ça n'est qu'une illusion d'antagonisme due à ce que l'une des substances met l'organisme dans l'impossibilité de traduire son impression par l'autre. Les phénomènes convulsifs caractéristiques du strychnisme ne se produisent plus parce que le chloral abolit temporairement la réflectivité de la substance nerveuse grise de la moelle et des régions excito-motrices de l'encéphale, ou bien parce que le curare empêche la réalisation des mouvements musculaires, mais non pas parce que le curare ou le chloral exercent une influence inverse sur les mêmes éléments anatomiques que ceux sur lesquels agit la strychnine ; aussi ces pseudo-antagonistes n'empêchent pas les altérations structurales du tissu nerveux, qui finissent par entraîner la mort sans que l'animal ait présenté la moindre convulsion tétanique.

Il faut aussi tenir grand compte des questions de doses, et l'expérience apprend que, toujours, à une influence excitante succède, à plus ou moins brève échéance et de façon plus ou moins marquée, une influence paralysante. Bien plus, les faits semblent démontrer qu'il existe une différence de qualité entre l'action excitante et l'action paralysante exercées sur un même organe.

Lorsqu'on expérimente sur le *cœur isolé* de grenouille, en pratiquant une circulation artificielle, à l'aide du sérum de Locke ou de sang défibriné, on constate que la quinine ou la muscarine exercent une action paralysante, tandis que la digitaline exerce une action excitante. On peut réaliser des actions pseudo-antagonistiques en utilisant des doses moyennes de quinine ou de muscarine et des doses faibles de digitaline. Le degré de dilution ne peut pas être déterminé d'avance ; il dépend de la susceptibilité individuelle de chaque myocarde ; mais ce qui est tout à fait remarquable, c'est que les effets antagonistiques les plus puissants sont obtenus en opposant aux doses efficaces de quinine ou de muscarine des solutions de digitaline tellement diluées que, employées seules, elles paraissent absolument dépourvues d'action. Les résultats obtenus par le mélange des deux solutions antagonistes (quinine et digitaline, ou muscarine et digitaline) sont tout à fait particuliers et diffèrent absolument de chacun des composants ; et la proportion de substance paralysante (quinine ou muscarine) que le myocarde est capable de supporter surpasse tellement la dose de poison qu'il est possible d'administrer isolément que l'on ne peut s'empêcher de rapprocher ces phénomènes de ceux d'immunité. Ces remarquables résultats expérimentaux sont dus à Stokvis.

Au point de vue expérimental, l'influence antagonistique est des plus nette et paraît susceptible d'applications pratiques, car, même si la dose de digitaline est trop faible pour déterminer une action excitante, l'antagonisme se révèle dès que cesse l'afflux de sérum chargé de quinine ou de muscarine et qu'on lui substitue le sérum digitaliné ; le retour à l'état normal s'obtient en quelques minutes. Mais la réciproque n'est pas rigoureusement vraie : un myocarde en puissance d'action toxique, sous l'influence de la digitaline, n'est pas toujours ramené à la normale par l'intervention de la quinine ou de la muscarine.

On connaît même des exemples de pseudo-antagonisme de ce genre en ce qui concerne l'influence exercée par certains produits sur les diastases. Ainsi la quinine ou le chlorure de potassium paralysent l'invertase, que stimulent le curare ou le chlorure d'ammonium. On ne peut pas en conclure que le curare et la quinine ou le chlorure d'ammonium et le chlorure de potassium soient des antagonistes vrais.

L'antagonisme paraît toujours d'autant plus accentué qu'il est plus restreint, plus circonscrit à un appareil ou à un organe, et c'est parce que l'on n'a tenu compte que de l'action exclusive exercée dans de semblables conditions que l'on a admis, un peu légèrement, entre certaines substances médicamenteuses ou toxiques, un antagonisme qu'une observation plus attentive ne confirme pas du tout. L'antagonisme pharmaco-dynamique des substances toxiques entre elles doit être rapproché de l'antagonisme que certaines substances médicamenteuses manifestent vis-à-vis des troubles fonctionnels dus à des altérations morbides. Les résultats obtenus par la sérothérapie ne sont sans doute pas autre chose que la réalisation d'antagonismes de ce genre. La plupart des substances actives réputées antagonistiques n'agissent pas sur *tous* les mèmes éléments anatomiques, et c'est précisément ce qui constitue le caractère incomplet, incertain, jusqu'à un certain point aléatoire, de leur action antagonistique.

Un excellent exemple de ce genre est fourni par la comparaison de l'atropine avec l'ésérine. Un certain nombre de phénomènes sont exactement opposés les uns aux autres, comme le montre le tableau suivant :

ATROPINE.	ÉSÉRINE.
Dilate la pupille, par excitation du sympathique et des fibres radiées.	*Contracte la pupille*, par paralysie du sympathique, peu d'action sur les fibres radiées.
Abolit l'irritabilité musculaire.	*Respecte l'irritabilité musculaire.*
Abolit l'excitabilité des nerfs sensitifs.	*Augmente l'excitabilité des nerfs sensitifs.*
Accroît l'action du cœur.	*Arrête le cœur*, même après la section des nerfs vagues.
Augmente la tension artérielle, par excitation du grand sympathique.	*Diminue la tension artérielle*, par paralysie du pouvoir excito-moteur des centres.
Excite l'appareil respiratoire. Action excitante sur le cœur et la respiration, même après section des nerfs vagues.	*Déprime l'appareil respiratoire.*
Paralyse les ganglions intracardiaques.	*Excite les ganglions intracardiaques.*

Ces effets antagonistiques, très marqués sur un certain nombre de points, sont ceux que l'on observe sous l'influence des doses faibles ou modérées. Mais, en poussant plus loin l'expérimentation, on s'aperçoit que l'atropine et l'ésérine n'agissent pas sur *tous* les mêmes éléments anatomiques et, au contraire, à fortes doses, on constate un certain nombre d'effets communs, tels que la paralysie de la moelle et l'abolition de l'excitabilité des nerfs moteurs ; bien plus, on voit que les effets toxiques s'ajoutent. Enfin l'intensité d'action est différente ; l'ésérine se montre plus toxique que l'atropine, mais elle agit plus lentement et prolonge davantage ses effets. Si l'on injecte de l'atropine à *dose toxique* chez les animaux, on voit survenir à la fois la paralysie du système nerveux et celle du système moteur ; dans les mêmes conditions de dose toxique, l'ésérine, au contraire, respecte le système moteur. En résumé, l'antagonisme paraît efficace à faibles doses et tend à disparaître aux doses élevées.

Les expériences de Fraser ont montré que, lorsqu'on administre à des animaux des doses d'ésérine strictement suffisantes pour déterminer la mort, il faut employer, pour réaliser l'antidotisme, des doses élevées d'atropine ; mais, fait des plus remarquables, plus la quantité d'ésérine dépasse la dose léthale minima, moins il faut d'atropine pour réaliser l'antidotisme. La mort peut même résulter de l'administration de *doses non toxiques séparément* de chacun des deux alcaloïdes. De plus, il n'est pas indifférent d'administrer chacun de ces alcaloïdes le premier, et l'on peut obtenir des effets tout opposés suivant que l'on commence par l'un ou par l'autre. Nous allons bientôt avoir, relativement à la question des doses, des preuves encore plus convaincantes de l'importance qu'il faut attacher à ce que j'appelais précédemment la *prise de possession* de certaines cellules par la substance toxique.

Le prétendu antagonisme entre l'opium et la belladone ou entre la morphine et l'atropine a encore été mis en avant comme exemple, et j'ai reproduit *in extenso* et discuté, dans le second volume de mes *Leçons de pharmacodynamie* (1), l'observation d'Abeille, dont les conclusions sont empreintes d'un optimisme et d'une assurance que les faits ultérieurs, aussi bien que l'expérimentation, ne sont pas venus confirmer. Les observations et les expériences de Béhier, Brown-Séquard, Erlenmayer, Harley, Fraigniaud, etc., ont démontré avec une complète certitude, d'une part, que pour neutraliser une dose toxique de belladone, il faut une dose d'opium quatre fois plus

(1) G. Pouchet, Leçons de pharmacodynamie et de matière médicale, 5 séries en 4 volumes, O. Doin, éditeur, 1900-1904. — Observation d'Abeille t. II, p. 618.

forte, ce qui ne laisse pas d'exposer sinon à des dangers, au moins à de graves inconvénients ; et, d'autre part, que les animaux empoisonnés avec des doses léthales d'opium meurent aussi vite et dans les mêmes conditions lorsqu'on fait, ou non, intervenir la belladone. Certains effets toxiques paraissent même plus accentués : la sécheresse de la gorge est plus intense, l'accélération du pouls plus marquée ; les effets stupéfiants sont renforcés, et il n'y a plus d'antagonisme sur les effets respiratoires. L'étude de Harley a porté sur 43 cas d'empoisonnement : 21 cas par l'opium, 22 cas par la belladone, et l'antagonisme vrai ne lui a paru évident en aucune circonstance. Bien au contraire, dans les cas d'empoisonnement par l'opium, les effets stupéfiants ont été exagérés par la belladone, qui n'a jamais agi efficacement sur les troubles respiratoires si accentués dans ce genre d'empoisonnement. La belladone se montrerait même plutôt comme un synergique, un adjuvant tout au moins, de l'opium, car elle accentue ses effets hypnotiques et analgésiques, et elle en prolonge la durée.

Il est d'ailleurs fort difficile de juger exactement ces questions, en dehors de l'expérimentation sur les animaux. Dans les cas observés chez l'homme, on soumet, en effet, avec juste raison, le patient a une série de moyens capables, à eux seuls, d'amener de bons résultats : provocation des vomissements, lavages de l'estomac, ingestion d'une solution capable d'insolubiliser le principe actif (tanin, iodure de potassium ioduré), emploi des stimulants médicamenteux (café, cognac, sels ammoniacaux, injections de caféine, de camphre) ou physiques (douche froide, faradisation, massage, fustigation, exercice musculaire) ; voilà autant d'excellents procédés de médication antitoxique auxquels on semble n'accorder qu'une importance secondaire et qui suffiraient souvent, à eux seuls, pour expliquer l'amélioration que l'on attribue exclusivement à l'emploi de la substance présumée antagoniste.

Et cependant, il existe bien certainement quelques effets antagonistes entre l'opium et la belladone ou, mieux, entre la morphine et l'atropine. Les expériences de Vulpian, les observations de Gubler et Labbé l'ont surabondamment démontré. Mais cela n'est qu'un antagonisme partiel, momentané, à certains point de vue seulement, et il se manifeste des effets synergiques ou auxiliaires dans une sphère d'action beaucoup plus générale. C'est cet antagonisme partiel et incomplet qui constitue la base des propriétés correctives et en vertu duquel l'association de l'opium à la belladone constitue un médicament différent de chacun des deux autres, de même que l'association à la morphine d'une très faible quantité d'atropine inhibe l'influence émétisante du premier de ces alcaloïdes. Mais il ne faut pas oublier que, dans toutes ces questions d'antagonisme partiel, de lutte sur des terrains différents, *les actions toxiques s'ajoutent*, de manière que tel antagonisme, qui paraît efficace à faibles doses, tend à disparaître à doses élevées. De plus, l'observation prouve qu'il existe une différence de qualité et peut-être aussi de quantité, entre l'action excitante et l'action paralysante exercées sur un même organe; et, dans la pratique, cela se traduit toujours par la *prédominance des effets modérateurs*, qui constitue une véritable loi.

Bien souvent, la lenteur dans l'absorption a été confondue avec l'antagonisme, le retard dans la manifestation des phénomènes caractéristiques ayant été interprété comme une preuve de leur empêchement. De même, lorsqu'une des substances détermine une élimination plus rapide de l'autre, il peut encore paraître se produire de l'antagonisme, cette élimination suractivée empêchant la substance toxique de provoquer aussi efficacement et aussi complètement ses effets. Enfin, quand l'une des subtances provoque de l'apathie organique, l'antagonisme semble encore se réaliser par suite de la suppression ou de l'atténuation des symptômes toxiques.

Il n'existe guère, jusqu'à présent, qu'un seul exemple probant et indiscutable d'action à la fois antagonistique et antidotique, c'est celui concernant l'hyposulfite de sodium et les nitriles de la série grasse, plus spécialement le nitrile malonique, premier homologue supérieur du nitrile oxalique (de la série des dinitriles). Cette influence antagonistique et antidotique ne peut cependant pas s'exercer vis-à-vis du premier terme de la série, le nitrile formique (improprement appelé *acide cyanhydrique*), en raison de son action pharmaco-dynamique tellement rapide et intense qu'elle donne l'impression d'être foudroyante, tandis que sa réaction chimique vis-à-vis de l'hyposulfite est très lente. Mais, au fur et à mesure qu'on s'élève dans la série, et surtout quand on passe à la série des dinitriles, on voit le pouvoir antagonistique et antidotique devenir de plus en plus accentué, le pouvoir toxique des nitriles restant toujours très intense.

Avec le nitrile malonique, comme l'ont montré les expériences de Heymans, quelle que soit la quantité du poison injectée à l'animal, pourvu qu'elle ne dépasse pas dix fois la dose mortelle habituelle, quel que soit le mode d'administration de la substance toxique (voie stomacale, voie hypodermique, voie veineuse), quelles que soient la durée et l'intensité de l'intoxication, pourvu que la respiration persiste encore quelques minutes après l'administration de l'anti-dote, on peut constater que l'injection veineuse d'une dose d'hyposulfite de sodium adéquate à celle de nitrile introduite chez l'animal le ramène à la vie et fait disparaître, on pourrait dire comme par enchantement, dans un espace de cinq à dix minutes, tous les symptômes respiratoires, circulatoires, nerveux.

On ne connaît pas encore d'exemple d'une action à la fois anti-dotique et antagonistique exercée sur les poisons minéraux comme l'arsenic, l'antimoine, le mercure, etc., analogue à celle exercée par l'acide citrique, ou mieux le citrate trisodique, vis-à-vis du calcium. L'acide citrique, en effet, *immobilise* le calcium sans le précipiter et empêche la production de tous les phénomènes pour lesquels sa présence est indispensable, tels que : coagulation du sang, de la lymphe, du lait. C'est une action antidotique, car cette influence est due à une réaction chimique bien définie (3 molécules de **citrate trisodique** pour 1 atome de calcium) ; c'est aussi une action **anta**gonistique, car elle est réversible, et les phénomènes de dépression observés sous l'influence d'une augmentation artificielle du calcium dans l'organisme sont entravés par l'intervention du **citrate trisodique** ou même remplacés par des phénomènes d'excitation, si ce dernier est en excès.

Le plus souvent, on qualifie, à tort, d'antagonistes des actions physiologiques de même nature portant sur des mécanismes oppo-sés, tandis que cette qualification d'antagonistes devrait être réservée aux influences pharmaco-dynamiques opposées s'exerçant sur le même mécanisme. Par exemple, on présente souvent le nitrite d'amyle comme antagoniste de la cocaïne ou du chloroforme ; or il s'agit ici d'une apparence d'antagonisme, car les phénomènes sont provoqués par un même mécanisme, l'excitation portant sur des appareils différents : le nitrite d'amyle excite les filets nerveux vaso-dilatateurs ; la cocaïne et le chloroforme excitent les filets ner-veux vaso-constricteurs. Il n'est pas sans intérêt d'insister sur ce fait, l'emploi du nitrite d'amyle ayant été recommandé pour le trai-tement des syncopes cocaïniques et chloroformiques ; et, dans cer-tains cas, lorsque le sujet se trouve à ce que j'appellerai la limite d'excitation de son système nerveux, il me paraît parfaitement pré-paré pour que l'excitation déterminée par le nitrite d'amyle, sur-ajoutée à celle qui a provoqué la syncope, achève de le tuer.

La question des doses auxquelles peut s'exercer l'antagonisme vrai vient prouver l'importance qu'il faut attribuer à ce que j'ai appelé la *prise de possession* des cellules par une substance toxique ; et elle démontre, en même temps, que cet antagonisme vrai ne peut être que d'un bien faible secours dans le traitement des empoisonnements.

L'expérience a montré qu'il existe un antagonisme progressivement croissant entre l'atropine et chacun des termes de la série choline, névrine, ésérine, muscarine, pilocarpine. Les recherches de Vulpian ont mis en évidence l'antagonisme parfait que manifestent l'atropine et la pilocarpine quant à leur influence sur les extrémités périphériques des fibres nerveuses glandulaires de la corde du tympan, en ce qui concerne la glande sous-maxillaire ; sur les points où les extrémités des fibres glandulaires du rameau de Jacobson viennent se mettre en rapport avec les éléments sécréteurs, en ce qui concerne la glande parotide. On est conduit, par analogie et sans en pouvoir fournir une démonstration aussi péremptoire, à admettre que l'action antagonistique s'exerce principalement sur les extrémités périphériques des filets cardiaques des nerfs pneumogastriques, en ce qui concerne le cœur. Les autres modifications sont justiciables des mêmes mécanismes, et l'on peut dire, en définitive, que les effets de l'atropine sont neutralisés par l'influence qu'exerce la pilocarpine sur les éléments anatomiques, dont les propriétés fonctionnelles sont modifiées par le premier alcaloïde, et réciproquement.

Si l'on vient à rechercher, expérimentalement, dans quelles conditions de doses peut s'observer cet antagonisme réciproque, voilà ce que l'on constate. L'atropine fait cesser ou empêche, à dose très minime, les effets de la pilocarpine, même lorsque cette dernière a été administrée à forte dose : ainsi 5 milligrammes de sulfate d'atropine, administrés en injection hypodermique à un chien de 20 kilogrammes, suffisent pour empêcher complètement, ou pour arrêter, si elle a commencé de se manifester, l'action excito-sécrétoire sur la salive d'une injection hypodermique ou même intraveineuse de $0^{cg},5$ de nitrate de pilocarpine; mais il ne faut pas injecter moins de 2 centigrammes d'atropine pour obtenir l'arrêt immédiat de la salivation abondante provoquée par l'injection du produit de l'infusion de 2 grammes de feuilles de jaborandi dans 30 grammes d'eau bouillante. Chez le chat, l'action sudoripare intense provoquée normalement par l'injection hypodermique de 1 centigramme de nitrate de pilocarpine est entravée par 1 à 2 milligrammes de sulfate d'atropine.

Mais, si l'animal est soumis d'abord à l'influence de l'atropine à faible dose, pour annuler cette influence et pour faire apparaître la sécrétion salivaire ou sudorale, l'expérience montre qu'il faudra employer des quantités énormes de pilocarpine; et encore ce résultat ne pourra-t-il pas être réalisé facilement au moyen des injections hypodermiques, ni même en pratiquant une injection hypoder mique de sulfate d'atropine, suivie après peu de temps d'une injection intraveineuse de nitrate de pilocarpine, et l'influence de l'atropine ne sera nettement et énergiquement contre-balancée et surmontée que si, à une injection préalable de sulfate d'atropine, on oppose l'injection du sel de pilocarpine dans l'artère de la glande ou dans son tissu même. Si l'on effectue d'abord une injection veineuse de 5 à 10 milligrammes d'atropine chez un chien de 20 kilogrammes, l'injection subséquente de pilocarpine est incapable de provoquer la salivation et la sueur.

Voilà qui justifie bien la *prise de possession* de certains éléments anatomiques par la substance active, et c'est surtout en ce qui concerne les substances douées d'une action élective sur les éléments du tissu nerveux que cette prise de possession se montre accentuée et persistante. On constate, en même temps, que cette influence s'exerce avec une intensité variable et que, l'imprégnation des cellules une fois accomplie par certaines substances, il est impossible d'arriver à en faire triompher la substance antagoniste. Par exemple, dans les expériences dont il vient d'être question, une dose suffisante (parfois assez élevée, et c'est ce qui constitue le danger) d'atropine vient toujours à bout d'arrêter les hypersécrétions provoquées par la pilocarpine, tandis que des doses même considérables de pilocarpine n'arrivent pas à déterminer les hypersécrétions empêchées par l'injection préalable d'une dose d'atropine, voisine de la dose toxique. La durée du temps pendant lequel l'organisme se trouve en puissance de l'agent toxique joue aussi un rôle important ; et si, par exemple, on laisse aux cellules nerveuses la possibilité de s'imprégner profondément d'une dose même modérée d'atropine, l'injection ultérieure de pilocarpine ne peut plus triompher de cette prise de possession et rétablir les hypersécrétions. Il se passe alors quelque chose d'analogue à ce qu'on observe dans la teinture, relativement à la fixation d'une matière colorante sur une fibre.

Si la substitution, dans les mêmes éléments cellulaires, d'un agent toxique à un autre ne peut pas toujours se réaliser, entraînant ainsi la production de phénomènes réactionnels qui constituent l'antagonisme, en revanche, les actions toxiques s'ajoutent, et l'on peut voir la mort résulter de l'administration de *doses non toxiques séparément* de chacun des deux alcaloïdes. C'est ce qu'a signalé Fraser dans ses expériences relatives à l'antagonisme existant entre l'atropine et l'ésérine.

A dose suffisante, la pilocarpine qui ralentit les mouvements du cœur paralyse les éléments excito-moteurs du sympathique cardiaque, mais, à dose plus élevée, elle paralyse aussi l'appareil modérateur. Comme l'a dit très justement Morat, l'antagonisme est, dans ce cas, non plus dans les substances, mais dans l'appareil nerveux du cœur, c'est-à-dire dans la façon dont la substance impressionne cet appareil. Et c'est encore une preuve que les influences toxiques s'ajoutent. Les effets antagonistes sont toujours enfermés entre des limites assez étroites, et une fois ces limites franchies, les deux poisons agissent conjointement dans le sens d'une abolition plus ou moins complète de la fonction, finissant par entraîner la mort.

Les expériences de Prévost et Monnier (de Genève) concernant l'antagonisme entre l'atropine et la muscarine sont peut-être encore plus probantes et suggestives. Chez un chat préalablement chloralisé et auquel on pratique, suivant son poids, une injection hypodermique de 1 à 5 milligrammes d'atropine, il faut injecter de 20 à 50 centigrammes de muscarine pour faire apparaître la salivation ou la diarrhée, et encore cette injection doit-elle être pratiquée directement dans la glande sous-maxillaire ou dans le bout périphérique d'une des branches des artères mésentériques, et l'on voit alors les contractions tétaniformes se produire seulement dans l'anse correspondante. Chez un chat, on pratique d'abord une injection hypodermique de 2 milligrammes d'atropine, et on constate qu'il ne faut pas lui injecter ensuite moins de 76 milligrammes de muscarine pour arriver à déterminer les symptômes de l'empoisonnement muscarinien; si l'on veut alors annihiler ces symptômes et replacer l'animal sous l'influence toxique de l'atropine, il est nécessaire de lui en injecter de nouveau 5 à 6 milligrammes; puis, si l'on veut à ce moment faire réapparaître le syndrome muscarinien, ce sont des quantités extraordinaires de muscarine qui doivent être employées, car ce résultat ne peut s'obtenir que par l'injection de $2^{gr},20$ de muscarine, une dose plus de mille fois mortelle !

Sur certains appareils, la prise de possession est encore plus accentuée. Ainsi il est impossible d'arrêter, avec la pilocarpine ou la muscarine, le cœur d'une grenouille préalablement atropinisée ; de même que, chez les animaux à sang chaud préalablement atropinisés, il est impossible de produire l'hypersécrétion salivaire ou la provocation du péristaltisme intestinal, à moins d'employer des doses sûrement mortelles et auxquelles l'animal succomberait à bref délai. Et il ne s'agit pas ici, comme nous l'avons vu précédemment pour la nicotine et la muscarine, d'influences s'exerçant sur des régions différentes du système nerveux, mais bien d'influences portant toutes deux sur les extrémités terminales, dans les centres intracardiaques. Tous ces phénomènes doivent, bien certainement, être attribués à une différence dans l'intensité de l'imprégnation, ce que j'appelais d'une façon imagée la *prise de possession des cellules*, intensité dont la valeur, d'ailleurs essentiellement variable, nous est jusqu'alors tout à fait inconnue.

Au point de vue des applications thérapeutiques, il en résulte que *les doses non toxiques par elles-mêmes ne sauraient enrayer la marche d'une intoxication*. En réalité, les poisons ne se neutralisent pas, chacun tend à produire ses effets propres, et ces effets se superposent, donc parfois s'ajoutent, en amenant l'épuisement successif des différents appareils sur lesquels chacun porte plus spécialement son action.

J'ai voulu exposer aussi complètement que possible cette question de l'antagonisme et de l'antidotisme, afin de bien délimiter les services que l'on était en droit d'en attendre et de faire ressortir le danger que le sujet peut courir si l'on attribue à ces phénomènes une portée exclusive dans le traitement des empoisonnements. Mais, s'il ne faut pas compter aveuglément sur des résultats aussi incertains, il serait, d'autre part, tout à fait maladroit et fâcheux de se priver de l'aide importante qu'ils sont susceptibles d'apporter pour permettre à l'organisme de lutter contre l'intoxication, et l'observation prouve qu'il peut résulter, de l'emploi des substances douées d'antagonisme, réel ou apparent, des conditions nouvelles permettant à l'économie d'éliminer le poison et de survivre à l'intoxication, à moins que les modifications cellulaires résultant de l'imprégnation par la substance toxique ne soient trop profondes et suffisantes pour déterminer une atteinte irrémédiable. Cette intervention peut, dans un assez grand nombre de cas, empêcher des lésions irréparables et donner à l'élimination le temps de s'accomplir.

C'est ainsi que le chloral, intervenant dans les cas de tétanos ou de strychnisme, peut, en faisant cesser les accidents convulsifs et en relâchant les muscles, permettre de nourrir et de médicamenter le malade, de soutenir ses forces. D'un autre côté, le chloral abolit la douleur et la sensibilité normale dans tous ses modes ; il supprime les irritations périphériques activant ou entretenant le travail morbide dont la moelle est le siège, et, dans ces conditions, il aide, dans la plus avantageuse mesure, à la réparation du tissu nerveux et à la restitution de son état normal. Si ces altérations persistaient, la mort surviendrait rapidement, soit par asphyxie pendant les crises convulsives, soit par abolition progressive d'aptitude fonctionnelle de la moelle.

Les actions antidotiques sont beaucoup plus efficaces et leur résultat plus certain. Malheureusement, comme je l'ai déjà fait remarquer,

leur sphère d'influence est très limitée, et bien rares sont les circonstances dans lesquelles il est possible de les mettre en œuvre,
d'autant plus qu'il importe essentiellement que la rencontre, la réaction entre le poison et son antidote s'effectuent avant que ce poison
soit absorbé, c'est-à-dire, dans la plupart des cas, alors qu'il se
trouve encore dans le tube gastro-intestinal. Le type de cet antidote à action chimique, par opposition à l'antagoniste à action pharmaco-dynamique, est représenté fort bien par la *mixture ferro-ma-
gnésienne*, utilisée comme antidote de l'acide arsénieux et de la plupart
des sels métalliques. Voici la formule de cette mixture :

1. { Sulfate ferreux cristallisé .... 60 grammes.
   { Eau distillée 250   —

2. { Magnésie calcinée .... 15 grammes.
   { Eau distillée 250   —

Les deux liqueurs (celle à la magnésie constituant un liquide lac-
tescent en raison de l'insolubilité de la magnésie dans l'eau) seront
mélangées *au moment du besoin* et agitées vigoureusement pour
tenir en suspension le précipité d'hydrate ferroso-ferrique mélangé
à la magnésie en excès, et on administrera une cuillerée à soupe de
cette mixture toutes les cinq minutes d'abord, puis, au bout de quelque temps, toutes les dix minutes. Ce mélange détermine la précipitation, à l'état insoluble, de tous les métaux ou métalloïdes toxiques
qui doivent être ensuite évacués par lavage de l'estomac ou de l'intestin, en raison de leur solubilisation ultérieure possible par les
sécrétions gastro-intestinales.

Le sulfate ferreux pourrait, à la rigueur, être remplacé par
35 grammes de perchlorure de fer officinal à 30° B. ; mais le sulfate est préférable, en raison de la formation de sulfate de
magnésium (prenant naissance par suite des doubles décompositions
qui s'effectuent au moment du mélange des deux liquides), qui
contribue très efficacement à l'exonération intestinale. Il y a souvent
même avantage à administrer, en plus, par voie buccale ou rectale,
une solution de 15 à 20 grammes de sulfate de magnésium.

On ne doit jamais chercher à corriger la saveur urineuse et
atramentaire de ce mélange par addition de sucre ou de sirop, en
raison de la solubilisation possible par les liqueurs sucrées du poison
que l'on cherche à précipiter, et il faut se souvenir, tout particulièrement, que *les liquides sucrés dissolvent fort bien l'arsénite de
magnésium*.

Un autre procédé, capable de rendre de signalés services dans un
grand nombre de cas, consiste à faire ingérer une certaine quantité

de poudre de charbon en suspension dans une petite quantité d'eau. La poudre de charbon léger, celle de bois de bouleau ou de peuplier, par exemple, et encore plus celle connue sous le nom de *noir animal*, possèdent un pouvoir absorbant et fixant des plus marqué. Non seulement les sels minéraux, mais encore les alcaloïdes et, plus énergiquement peut-être, les colloïdes, les albumoses, les toxines en un mot, sont énergiquement attirés et fixés sur le charbon, qui empêche ainsi leur absorption et leur dissémination par la voie circulatoire. De l'huile phosphorée filtrée, à l'abri de l'air, sur du noir animal ou de la poudre de charbon de peuplier, leur cède tout le phosphore qu'elle tenait en dissolution.

La plupart des substances pulvérulentes inertes : amidon, talc, kaolin, ceyssatite (terre d'infusoires), etc., ainsi que d'autres substances capables d'exercer, soit par leur masse, soit par suite de doubles décompositions, des influences actives : fleur de soufre, oxyde de zinc, sous-nitrate de bismuth, etc., possèdent également des propriétés absorbantes ; mais nulle autre substance ne les manifeste à un degré égal à celui de la poudre de charbon. Un lavage convenablement exécuté devra toujours parfaire l'enlèvement de la substance toxique fixée.

DIAGNOSTIC DE L'EMPOISONNEMENT.

Lorsqu'il n'existe aucune donnée positive sur la nature de la substance qui peut causer les accidents que l'on est appelé à combattre, il faut chercher à découvrir la nature du poison en fonction des symptômes présentés par le patient. Il sera plus facile ensuite, quand on aura acquis une donnée plus ou moins certaine à cet égard, de diriger le traitement dans le sens le plus opportun. Le traitement symptomatique ne doit occuper la première place qu'en cas de danger de mort imminente ou bien lorsqu'on a des raisons de supposer que, l'absorption s'étant effectuée d'une façon complète, il faille renoncer à la poursuite du poison dans l'intimité de l'organisme.

Les symptômes objectifs les plus marqués, je dirais volontiers les plus tapageurs, des diverses intoxications peuvent permettre d'établir les subdivisions qui ont été exposées précédemment et qui vont nous servir de guide pour arriver à déterminer la nature de la substance ayant provoqué les manifestations observées sur le sujet de l'empoisonnement.

I. — Poisons irritants et corrosifs.

Leur principale manifestation se traduit par une action irritante locale, qui peut aller jusqu'à l'inflammation la plus violente, révélée par la corrosion et la désorganisation des tissus en contact avec la substance vénéneuse. Quand ces poisons sont introduits dans l'organisme par voie d'ingestion, ce qui est, de beaucoup, le cas le plus fréquent, leurs effets se trouvent presque exclusivement bornés à des lésions des organes digestifs.

Ce groupe comprend : les acides et les alcalis concentrés, le chlore, l'iode, le brome, les sulfures alcalins (en raison de leur alcalinité), les cantharides, les phénols. Les purgatifs drastiques représentent un terme de passage entre ce groupe et le suivant.

Les symptômes de l'empoisonnement consistent d'abord dans une saveur brûlante et une douleur très vive dans le pharynx, le long de l'œsophage et jusque dans l'estomac. Le plus ordinairement, il survient presque aussitôt des vomissements, souvent sanguinolents, de couleur jaune ou brune. Par la réaction des matières vomies sur le papier de tournesol, on peut juger de leur caractère acide ou alcalin. Ces vomissements sont suivis, à très bref délai, de coliques et d'évacuations alvines abondantes et répétées. Le patient accuse une déglutition très douloureuse, une soif inextinguible. On observe les signes d'une gastro-entérite très violente : ventre ballonné, anurie ou, tout au moins, oligurie, pouls misérable et très fréquent, facies décomposé. La mort peut survenir au bout de cinq à six heures.

Lorsque la dose du poison n'est pas mortelle, les vomissements et les évacuations du début se calment au bout d'un certain temps, mais la douleur persiste. La déglutition peut même devenir de plus en plus difficile jusqu'à se montrer impossible ; on peut voir se détacher, sous forme de fausses membranes, des lambeaux de muqueuse sphacélée, ce qui entraîne parfois des hémorragies consécutives. La digestion reste profondément troublée, et la nutrition devient de plus en plus difficile ; le patient finit alors par succomber dans le marasme après des mois de souffrance.

Si la mort n'est pas, à plus ou moins longue échéance, le résultat de l'intoxication, il n'est pas rare de voir persister en certains points une atrésie plus ou moins marquée résultant de la formation de tissu cicatriciel qui envahit les parois de l'œsophage, de l'estomac, des intestins, rendant leurs fonctions imparfaites et expliquant les gastralgies et les dyspepsies, parfois très rebelles, qui succèdent à ces empoisonnements.

L'existence de taches d'un aspect particulier sur les lèvres, la langue, les parois buccales, le fond de la gorge; le siège primitif de la douleur le long de l'œsophage, la nature des matières vomies et surtout leurs caractères particuliers : réaction au papier de tournesol, aspect, odeur, etc., qui permettront de les différencier des vomissements porracés de la péritonite, des vomissements bilieux de la colique hépatique et de la gastrite, des vomissements stercoraux de l'étranglement intestinal; les troubles gastro-intestinaux prolongés et le marasme succédant aux manifestations primitives de l'empoisonnement permettront de poser les éléments du diagnostic différentiel avec la perforation intestinale, l'étranglement interne ou externe, la gastrite et la péritonite suraiguës, la colique hépatique. Il est à noter, en outre, que l'empoisonnement est encore caractérisé par l'invasion subite de la crise chez un individu en état de santé normal et après l'ingestion de breuvages ou d'aliments.

L'antidote à utiliser variera nécessairement avec la nature du poison : magnésie en suspension dans l'eau, eau de chaux, solution saturée de bicarbonate de soude s'il s'agit d'acides; eau vinaigrée, limonades tartrique ou citrique s'il s'agit d'alcalis; eau salée s'il s'agit de nitrate d'argent; solution de sulfate de soude s'il s'agit de phénols. Dans tous les cas, la médication antiphlogistique active et soutenue s'impose.

II. — Hyposthénisants ou cholériformes.

Avec les poisons de cette classe, bien que l'influence irritante soit toujours plus ou moins prononcée, les accidents généraux résultant de l'absorption sont tout à fait disproportionnés avec les effets locaux et sollicitent exclusivement l'attention. Ces accidents consistent en évacuations abondantes et répétées, vraiment cholériformes, suivies d'une dépression rapide et profonde des forces vitales. On observe, en même temps, une altération plus ou moins manifeste du sang et une action toujours marquée sur le système nerveux.

Ce groupe comprend : arsenic, antimoine, phosphore; sels minéraux en général, mais plus particulièrement mercure, étain, zinc, bismuth; nitre, sel d'oseille, aconit, digitale, muguet, scille, hydrastis, ergot de seigle, certaines espèces de champignons, tous les végétaux contenant des saponines, colchique, vératrum et, d'une façon générale, les drastiques, qui pourraient servir de transition entre cette classe et la précédente.

Les drastiques joignent, en effet, l'action irritante à l'influence hyposthénisante. L'irritation se manifeste par des douleurs brûlantes à exacerbations pongitives, dans le tube gastro-intestinal, provoquant des nausées, des vomissements bilieux et très pénibles, des évacuations alvines abondantes, dysentériques, cholériformes, hémorragiques, bientôt suivies de refroidissement général, de petitesse du pouls, de prostration aboutissant aux convulsions et aux paralysies qui précèdent de peu la mort.

Avec les hyposthénisants proprement dits, les accidents peuvent se faire attendre plus ou moins longtemps après l'ingestion du poison ; les vomissements sont plutôt muqueux et glaireux que bilieux et porracés ; la prostration des forces est extrême, accompagnée d'un état syncopal tout à fait caractéristique, capable même d'entraîner subitement la mort. On observe une oppression marquée, une soif ardente, parfois inextinguible, de l'anurie, du météorisme, des crampes, quelquefois des convulsions partielles ou généralisées, des ecchymoses disséminées, une algidité plus ou moins prononcée, de l'aphonie, finalement de la paralysie motrice et sensorielle. La mort peut se produire au bout de quelques heures ou après plusieurs jours seulement. La forme subaiguë est remarquable par des rémissions accentuées ; mais les forces continuent à diminuer graduellement ; il survient des palpitations, de la céphalalgie, parfois des accidents nerveux (tremblements, paralysies) et, si la mort ne vient pas terminer l'évolution, la santé du patient reste profondément altérée.

Dans les cas où l'intervention ne serait pas suffisamment précoce pour permettre de chercher à réaliser la médication antidotique, le traitement de la gastro-entérite toxique s'effectuera en pratiquant le lavage de l'estomac et de l'intestin, puis en cherchant à restreindre la réaction inflammatoire au moyen de la glace à l'intérieur et à l'extérieur, des boissons émollientes et du régime lacté. On emploiera, au besoin, les lavements alimentaires si l'intolérance gastrique est trop marquée. L'affaiblissement cardiaque et le collapsus seront combattus au moyen de potions éthéro-opiacées, de la teinture de musc, d'injections d'huile camphrée, de caféine, au besoin même d'atropine.

A l'algidité, on opposera les enveloppements chauds, les frictions sèches, les boules d'eau chaude, le marteau de Mayor. On essaiera de solliciter l'émonctoire rénal à l'aide de boissons salines acétate de potasse, tartrate borico-potassique), et on cherchera à obtenir l'évacuation des sels métalliques par l'emploi de la solution d'hyposulfite de soude :

Hyposulfite de soude........................	60 grammes.
Sirop simple...............................	100 —
Eau distillée de tilleul	400 —
Eau distillée...................	Q. S. pour 1000 cent. cubes.

que l'on administrera par tasses à thé à intervalles rapprochés, ou par l'emploi de l'iodure de potassium.

Le diagnostic différentiel devra être fait avec les formes graves de l'indigestion, le choléra, certaines formes ataxiques et adynamiques de la fièvre typhoïde, l'ictère grave.

Il sera bien difficile d'instituer un traitement rationnel si l'on n'arrive pas à établir avec précision, grâce aux commémoratifs surtout, la cause de l'intoxication, en raison de la différence de nature des substances toxiques.

III. — Stupéfiants et narcotiques.

L'influence dépressive intense exercée sur le système nerveux imprime à cette classe sa caractéristique. Cette influence peut aller de la simple diminution d'activité des facultés intellectuelles, accompagnée d'un air d'ahurissement ou d'indifférence, jusqu'à l'enchaînement complet des fonctions nerveuses, motrices et sensitives. Il peut y avoir irritation locale, mais elle est toujours peu intense. Certains de ces poisons exercent surtout leur influence sur le cerveau et suscitent souvent des phénomènes singuliers tranchant, par leur caractère d'excitation, sur les manifestations narcotisantes. L'activité du système nerveux est particulièrement déprimée.

Ce groupe comprend : le plomb, les solanées vireuses, les opiacés, le chanvre indien, l'alcool, les hypno-anesthésiques ; les **gaz acide carbonique**, oxyde de carbone, hydrogène sulfuré, **hydrogène carboné** ; les ciguës, certaines espèces de champignons, les **nitriles de la série grasse**, notamment le nitrile formique (acide cyanhydrique) et ses dérivés.

Les premiers effets de ces poisons, effets qui se montrent seulement quelques heures après l'ingestion, consistent en une sensation de malaise, de défaillance, accompagnée de céphalalgie, de vertiges, de douleurs à l'épigastre, de nausées, souvent même de vomissements avec météorisme. Bientôt après survient du délire, tantôt calme, tantôt agité et compliqué d'hallucinations ou de coma, de paralysie et d'insensibilité générale ou partielle, parfois furieux. Parmi les symptômes les plus frappants, on remarque l'altération de la face, la dilatation ou le rétrécissement des pupilles, qui sont devenues insensibles à la lumière, l'embarras respiratoire, l'état misérable du pouls que parfois l'on ne parvient pas à sentir. La mort se produit, primitivement par la respiration, secondairement par le cœur. Dans un grand nombre de cas, le patient succombe à une syncope cardio-pulmonaire. L'empoisonnement aigu est rapidement jugé soit par la mort, soit par la guérison.

Le traitement comprendra d'abord le lavage de l'estomac et de l'intestin pour l'évacuation du poison, l'emploi de la glace et des boissons émollientes pour lutter contre les vomissements, la respiration artificielle contre la syncope respiratoire, les injections hypodermiques d'huile camphrée ou de caféine pour stimuler et ranimer l'appareil circulatoire. La mise en œuvre de la médication antagoniste, à la condition que la nature du poison soit nettement déterminée, pourra apporter un très utile et efficace appoint.

Le diagnostic différentiel devra être fait avec la méningite, l'apoplexie, l'hystérie.

IV. — Névrosthéniques et tétanisants.

L'excès d'incitation nerveuse pouvant aller jusqu'aux convulsions plus ou moins généralisées, et capable même de provoquer la mort subite, caractérise l'empoisonnement par les substances de ce groupe qui comprend : les strychnées, la coque du Levant, le genêt, la plupart des antithermiques analgésiques.

L'action des poisons de cette classe est toujours très prompte ; ils provoquent parfois presque subitement la mort précédée seulement de quelques convulsions bientôt suivies de coma. Les effets de stimulation du système nerveux central sont toujours très marqués ; ils consistent en : éblouissements, vertiges, tintements d'oreilles, agitation, délire, frémissements ou secousses musculaires douloureuses, accélération respiratoire, contractions spasmodiques, trismus, dysurie, érections avec sensations pénibles d'orgasme vénérien, convulsions généralisées que la moindre excitation suffit à provoquer et interrompues par des périodes de rémission durant lesquelles on remarque un état de flaccidité absolue, suffocation imminente, abolition des facultés sensorielles et motrices, coma et mort survenant par asphyxie en raison de la contracture des muscles respiratoires. L'issue mortelle peut ne pas se montrer aussi rapidement ; elle est alors la conséquence de modifications lentes et profondes dans la structure du système nerveux central. Quand la guérison se produit, elle est, en général, assez traînante, et l'on voit persister plus ou moins longtemps des vertiges, une anxiété précordiale très pénible, des paralysies musculaires et sensitives.

Le traitement consistera surtout, en plus des moyens propres à enlever la substance toxique, à empêcher la production des crises convulsives (chloral en potions, lavements, voire en injections veineuses ; paraldéhyde en potions ou lavements ; alcool, bromure de potassium, hypno-anesthésiques), de façon à permettre l'élimination de la substance toxique et à éviter les modifications histo-chimiques que pourraient produire le développement de ces crises (hyperthermie, acidification, perversion du métabolisme) ; le patient sera, autant que possible, soustrait à toutes les influences excitantes (bruit, lumière, attouchements, etc.), abandonné au sommeil dans une pièce fraîche et bien aérée, soumis au régime lacté dès qu'il deviendra possible de l'alimenter.

Le diagnostic différentiel devra être fait avec certaines névroses convulsives et de rares infections : tétanos, éclampsie, épilepsie, hystérie. L'angine de poitrine et le spasme de la glotte, lorsque ces affections sont suivies de mort presque subite, pourraient également être incriminées.

Comme dans la grande majorité des cas, d'ailleurs, un traitement rationnel et efficace ne pourra être institué que si l'on est fixé avec précision sur l'individualité de la substance toxique. Il suffit, pour en être convaincu, de tenir compte de la nature si diverse des poisons qui rentrent dans chacune de ces classes et de songer que les différences de doses peuvent, à elles seules, réaliser des différences profondes dans la symptomatologie. Par exemple, en dehors du curare qui fait partie de la tribu des strychnées, des doses faibles ou fortes de strychnine, de coque du Levant, de nitrile formique (acide cyanhydrique) produiront soit une exaltation des propriétés fonctionnelles du système nerveux central, soit la paralysie flasque avec abolition de la sensibilité. Au contraire, des doses faibles ou fortes d'antipyrine produiront la sédation des propriétés fonctionnelles du système nerveux central ou leur exaltation se traduisant par des phénomènes convulsifs.

Cette classification ne peut donc, et n'a pas d'autre but, que permettre d'orienter l'attention vers un groupe de substances dont l'action sur l'organisme se caractérise plus particulièrement par un ensemble de symptômes capables d'aider à reconnaître leur nature et d'indiquer le sens général dans lequel la médication doit être dirigée. En dehors du traitement des symptômes, qui a bien, il faut le reconnaître, son importance, on ne fera à peu près rien d'utile et d'efficace si l'on n'est pas exactement fixé sur la nature du poison qu'il s'agit de combattre.

————————

II. — MÉDICATIONS DES AUTO-INTOXICATIONS.

PAR

le Dr V. BALTHAZARD

Professeur agrégé à la Faculté de médecine de Paris.

L'idée d'une viciation des humeurs, susceptible de provoquer la maladie, constitue en médecine l'une des conceptions pathogéniques les plus anciennes. On abusa même longtemps des mouvements supposés aux humeurs putréfiées pour expliquer les troubles morbides ; mais comme on se payait de mots, qui ne pouvaient avoir à ce moment aucun sens précis, une réaction survint vers la fin du xviiie siècle, et la théorie des humeurs peccantes fut rangée au nombre des doctrines médicales surannées.

Ce fut alors avec Broussais le triomphe de l'inflammation, détrônée par la théorie des réflexes nerveux et des névroses, que les découvertes de Pasteur devaient elles-mêmes rejeter dans l'ombre.

Il semblait difficile, au moment où Pasteur montrait le rôle capital des microbes en pathologie, de faire revivre la vieille doctrine des intoxications, d'invoquer à nouveau en pathogénie l'intervention des humeurs viciées. Ce fut le mérite de M. Bouchard et de ses élèves d'édifier sur des bases solides, scientifiques, une doctrine nouvelle qui s'est rapidement imposée à la conscience médicale, sans laquelle il ne semble plus possible à l'heure actuelle de concevoir la pathogénie d'un grand nombre de maladies, et cette doctrine est celle des *auto-intoxications*.

D'autres avant M. Bouchard avaient conçu le rôle des émonctoires. Feltz et Ritter, en 1883, avaient même démontré la toxicité de l'urine en l'injectant en nature dans la veine marginale de l'oreille du lapin ; Bocci avait tué des grenouilles par les injections sous-cutanées d'urine ; Schiffer avait obtenu des substances toxiques dans l'extrait éthéré d'urine. M. Bouchard a non seulement indiqué une méthode de mesure de la toxicité urinaire, mais il a recherché la quantité totale de poisons sécrétés chaque jour par l'homme et a cherché à apprécier le dommage qui pourrait résulter pour lui de leur élimination insuffisante ou nulle. Bien plus, il a groupé une foule d'expériences précises sur la toxicité de la bile, du sang, etc., qui lui ont permis de délimiter le domaine des auto-intoxications, à côté du domaine des maladies microbiennes; et même il a montré que bien souvent les microbes agissent sur l'organisme parasité, inhibant les moyens de défense contre les poisons mis en circulation par les fermentations intestinales et la désassimilation.

L'intoxication d'origine endogène intervient parfois comme cause unique de la maladie; mais dans presque toutes les maladies, quelle qu'en soit l'étiologie, microbienne, parasitaire, nutritive, dystrophique, organique ou nerveuse, l'auto-intoxication constitue l'un des processus pathogéniques les plus constants dans la production des troubles morbides.

Les leçons de M. Bouchard, professées à la Faculté de médecine en 1885, ont eu un retentissement considérable; elles renfermaient, comme nous venons de le dire, une doctrine complète, à laquelle la découverte des glandes à sécrétion interne, par Brown-Séquard, a donné sur bien des points une précision remarquable.

Les travaux de M. Bouchard ont permis d'édifier une thérapeutique pathogénique des maladies qui reconnaissent l'auto-intoxication comme facteur étiologique essentiel; ils ont permis de combattre méthodiquement les troubles qui, dans les maladies les plus variées, relèvent de l'auto-intoxication; enfin ils ont expliqué les succès que donnaient, dans bien des cas, des pratiques thérapeutiques déjà anciennes, telles que la saignée, la purgation, le régime lacté, etc.

Nous exposerons rapidement les conceptions pathogéniques afin d'en déduire une thérapeutique générale raisonnée des auto-intoxications.

I. — LES POISONS DE L'ORGANISME.

« *A l'état normal comme à l'état pathologique, l'organisme*, a écrit M. Bouchard, *est un réceptacle et un laboratoire de poisons.* » Réceptacle des poisons venus de l'extérieur et introduits soit avec les aliments, soit par la respiration; laboratoire des poisons auxquels donnent naissance la digestion des aliments et les fermentations microbiennes dans le tube digestif, d'une part, l'élaboration et l'utilisation des graisses, des hydrates de carbone et des albuminoïdes dans l'intimité des tissus, d'autre part.

Poisons exogènes. — Les poisons exogènes sont des solides ou des liquides introduits chaque jour avec les aliments, ou encore des produits volatils qui pénètrent par les voies respiratoires.

Nous n'entendons pas parler des poisons accidentels ou des médicaments toxiques, et nous laissons de côté en particulier les aliments avariés ou falsifiés ; leur étude rentre dans le cadre des intoxications. Mais il est des substances toxiques contenues dans les aliments, en plus ou moins grande quantité suivant la nature de ces aliments, qui interviennent fatalement dans l'alimentation la plus normale.

Il suffit de rappeler qu'il n'est pour ainsi dire pas de substance dépourvue de toxicité et que tout est question de dose ; le chlorure de sodium, qui fait partie constituante de nos tissus, produit les plus graves désordres s'il est introduit en grand excès dans l'organisme ; il en est de même pour le sucre.

Beaucoup plus nocives sont les substances contenues dans certains aliments fermentés, hors-d'œuvre, gibier, fromages, qui renferment, même lorsque la fermentation n'est pas excessive, des matières extractives et des bases organiques, véritables alcaloïdes, d'origine animale.

Certes, les doses de ces substances toxiques, introduites chaque jour par l'alimentation, restent minimes, et l'organisme est bien armé pour n'éprouver aucun dommage, dû à l'action de ces poisons qu'il sait neutraliser, détruire ou éliminer. Mais chaque fois que nous verrons faiblir les moyens de défense contre l'intoxication, nous devrons nous souvenir que les aliments ont une toxicité très variable et que le premier acte thérapeutique consiste à instituer un régime alimentaire, qui, en introduisant dans l'organisme le moins de substances toxiques possible, soit susceptible de soulager le malade dans la lutte qu'il soutient contre les poisons.

Les principaux poisons de l'alimentation normale sont des éléments minéraux, surtout les sels de potasse. Charrin et Roger le prouvent par une expérience élégante : si l'on nourrit des lapins avec des choux, il faut injecter 15 à 20 centimètres cubes de l'urine de ces lapins dans la veine de l'oreille d'un animal de même espèce par kilogramme pour amener la mort au milieu de convulsions violentes ; si les lapins ont été alimentés uniquement avec du lait, qui renferme moins de potasse que les choux, la quantité d'urine sécrétée restant la même dans les vingt-quatre heures, il faut 30 à 40 centimètres cubes de cette urine pour tuer un kilogramme d'animal, et les convulsions terminales sont beaucoup moins intenses ; la suppression de la potasse dans l'alimentation diminue donc nettement la toxicité de l'urine.

La potasse s'éliminant surtout par les urines, nous saurons que, chez tous les individus dont la sécrétion rénale est insuffisante, il faudra éviter les aliments riches en potasse, et particulièrement certains légumes verts, tels que les choux.

Poisons endogènes. — Tous les *actes de la nutrition* aboutissent à la formation de substances excrémentitielles, dont la toxicité n'est plus à démontrer.

L'une des plus importantes est l'acide carbonique, continuellement éliminé par le poumon ; son accumulation dans l'organisme entraîne rapidement la mort.

Mais il faut compter encore plus avec les produits azotés, qui proviennent de l'élaboration et de l'utilisation des matières albuminoïdes : acides urique et hippurique, dérivés xanthiques, bases alcaloïdiques, etc. Un certain nombre de ces produits sont doués d'un pouvoir toxique élevé ; tous s'éliminent presque totalement par les urines, et une faible fraction seulement passe dans les fèces.

Une élaboration parfaite de la molécule albuminoïde aboutit à la formation de corps azotés, parmi lesquels prédomine l'urée ; la quantité d'azote contenue dans l'urée produite doit être les 84 centièmes de la quantité totale d'azote de l'albumine. L'azote restant est éliminé à l'état d'acide urique, d'acide hippurique, de xanthine, de leucine, de créatine, de créatinine, etc.

Parmi ces corps, les plus toxiques sont ceux dont la molécule est la plus complexe ; le plus inoffensif est l'urée, dont la molécule est la plus petite parmi tous les produits azotés.

Si donc, à l'état normal l'organisme doit se défendre contre les substances toxiques, mises à chaque instant en circulation sous l'influence des actes nutritifs physiologiques, on conçoit combien cette lutte devra être plus active si la nutrition est moins parfaite, si elle aboutit, dans l'élaboration des albuminoïdes, à la production d'une moins grande quantité d'urée, d'une plus grande quantité de corps azotés à grosses molécules, si, en un mot, le rapport entre la quantité d'azote de l'urée produite et celle de l'azote total élaboré, s'abaisse au-dessous de sa valeur normale, qui est de 0,84. Il en est ainsi dans les diathèses caractérisées par un ralentissement de la nutrition, comme l'arthritisme, et dans les maladies qui en dérivent.

Suivant la nature des matières azotées élaborées en excès, suivant les organes où elles s'arrêteront avec prédilection, on verra se constituer des maladies différentes, mais reconnaissant toutes l'auto-intoxication comme facteur étiologique essentiel. Existe-t-il un excès d'acide urique, la goutte apparaîtra si l'acide urique précipite dans les articulations ; la gravelle et la lithiase rénale apparaîtront au contraire si les dépôts se font au niveau du rein. De même on peut observer des lithiases toxiques.

Le ralentissement de la nutrition ne porte pas toujours uniquement sur l'élaboration des albuminoïdes. Une destruction incomplète des hydrates de carbone aboutit à la mise en circulation d'une quantité exagérée de glucose, à l'hyperglycémie et à la glycosurie. Au cours du diabète, l'auto-intoxication se manifeste par suite de l'action toxique du sucre en excès, sur toutes les cellules de l'organisme. L'obligation, pour le diabétique soumis à une diète des hydrocarbonés trop rigoureuse, d'emprunter aux graisses l'énergie calorique nécessaire à la vie, détermine souvent la production de poisons bien plus dangereux que le sucre, l'acétone, l'acide dioxibutyrique, qui provoquent le coma diabétique.

Ainsi, bien des poisons proviennent normalement des actes nutritifs, de la vie cellulaire même. La quantité de ces poisons normaux s'accroît, et des poisons anormaux apparaissent dans la circulation quand la nutrition est ralentie ou viciée.

La *digestion gastrique et intestinale*, en dehors de toute fermentation, est une nouvelle source de poisons. Elle donne naissance, en effet, en même temps qu'aux peptones, à des substances extractives, à des alcaloïdes. Certes, la muqueuse intestinale ne résorbe pas avec la même facilité les produits nocifs de la digestion et les substances utiles ; mais, dans le cheminement des fèces à l'intérieur du tractus intestinal, une résorption partielle intervient toujours. Or, les produits toxiques de la digestion s'accroissent chez les individus qui ont une mauvaise hygiène alimentaire ; ils s'accroissent également chez tous ceux qui souffrent de dyspepsie gastro-intestinale.

Les *fermentations gastro-intestinales*, observées même à l'état normal, enrichissent encore de nouveaux poisons le contenu intestinal. Le danger devient sérieux lorsque, sous une influence pathologique, les fermentations prennent des proportions excessives et aboutissent à la formation de produits très toxiques.

C'est ainsi que la dilatation de l'estomac, avec la stase alimentaire qu'elle provoque constamment, s'accompagne de fermentations anormales et de production d'acides organiques toxiques, tels que l'acide lactique, l'acide butyrique, et d'alcaloïdes. Dans les cas graves de stase gastrique, surtout consécutive à la sténose pylorique cancéreuse, il survient des accidents nerveux mortels, décrits par Küssmaul sous le nom de *tétanie gastrique* et que l'on peut légitimement rapporter à la résorption des produits putrides qui prennent naissance dans l'estomac.

Les expériences de Roger et Garnier ont précisé la toxicité du contenu intestinal à l'état normal et pathologique, en particulier dans les cas d'obstruction intestinale expérimentale ; bien qu'une partie des poisons semble sécrétée par la muqueuse intestinale plutôt que produite par la putréfaction, la mort n'en est pas moins le résultat d'une auto-intoxication.

Il faut également faire intervenir la résorption des substances toxiques, pour une part non négligeable, dans les accidents dont se plaignent les individus atteints de dyspepsie intestinale. Parmi ces substances, on doit placer en première ligne les acides sulfo-conjugués, l'indol et le scatol, et les ptomaïnes de la putréfaction.

Enfin signalons encore les *poisons microbiens*, qui prennent naissance du fait même de la vie des microbes saprophytes dans la cavité intestinale. Le danger devient grand lorsque les toxines microbiennes sont produites par des microbes pathogènes, qui sont demeurés dans la lumière du tube digestif ou qui ont envahi l'organisme. Les microbes réalisent encore l'auto-intoxication par un procédé indirect ; ils mettent en effet en liberté des nucléo-albumines et des substances toxiques en tuant, à l'aide des toxines, des cytolisines qu'ils sécrètent, nombre de leucocytes et même de cellules nobles de l'organisme.

II. — LA DÉFENSE DE L'ORGANISME.

Pour se défendre contre les poisons endogènes, l'organisme utilise les mêmes moyens que dans la lutte contre les poisons exogènes, à savoir :

1° La neutralisation ou la destruction des poisons ;

2° Leur élimination.

Bien souvent les deux processus sont combinés et les poisons, avant d'être éliminés, subissent des modifications qui les rendent moins irritants pour les émonctoires.

I. — Neutralisation ou destruction des poisons endogènes.

Toutes les cellules de l'organisme concourent à la modification chimique des poisons, soit en ramenant ces corps, par hydrolyse ou oxydation, à l'état de molécules moins complexes et par suite moins toxiques, soit en saturant les chaînes latérales des molécules. Le double processus est bien connu pour les poisons exogènes : l'alcool, ingéré en quantité modérée, est complètement détruit et transformé en eau et en acide carbonique, par un processus d'hydrolyse et d'oxydation ; les composés arsenicaux et mercuriels minéraux sont rendus au contraire moins toxiques, grâce à leur combinaison avec des substances albuminoïdes de l'organisme.

Dans bien des cas, les cellules mobiles, les leucocytes jouent un rôle prépondérant dans la lutte contre les poisons dont ils se gorgent et qu'ils véhiculent au dehors.

Il faut pour cela que la quantité de poisons soit minime ; les expériences de Feuillié démontrent qu'en pareil cas il se produit par les canalicules urinaires, biliaires, par la muqueuse intestinale, un véritable exode de leucocytes.

Bien des albuminuries toxiques seraient dues à l'élimination de ces leucocytes, balayés dans les canalicules urinaires par l'urine.

Mais, lorsque les doses de poisons sont considérables, les cellules mobiles ne suffisent plus et les cellules fixes des organes doivent intervenir ; ce sont surtout les cellules glandulaires qui entrent en jeu, grâce à leur aptitude à la production de ferments oxydants et hydrolysants.

En première ligne intervient le foie ; c'est lui qui constitue la première barrière entre l'organisme et la lumière de l'intestin, destinée à arrêter, à fixer, à neutraliser, à détruire la plupart des poisons résorbés au niveau de la muqueuse intestinale. Les expériences de Schiff, Hegger et Roger prouvent en effet qu'il faut une dose plus considérable d'une substance toxique pour tuer un animal, lorqu'on injecte cette substance par la veine porte, que quand on l'introduit dans la grande circulation. D'ailleurs Thoinot et G. Brouardel ont prouvé cette aptitude du parenchyme hépatique à neutraliser les poisons, en injectant aux animaux, sans qu'il en résulte de dommage pour eux, des mélanges de doses mortelles de divers alcaloïdes avec une quantité de pulpe hépatique.

A quantité égale de poisons exogènes et endogènes introduits dans l'organisme, l'auto-intoxication sera d'autant plus facilement réalisée que le foie aura au préalable subi des altérations plus graves.

Le foie trouve pour cette lutte contre les poisons endogènes des auxiliaires précieux dans les autres glandes à sécrétion interne, corps thyroïde, pancréas, thymus, capsules surrénales, testicules ou ovaires, hypophyse, reins. Certaines de ces glandes interviennent même avec élection pour neutraliser l'action d'un poison déterminé.

Pour mieux expliquer notre pensée, nous prendrons pour exemple le cas des capsules surrénales. Chez les individus atteints de crises nerveuses, telles que celles provoquées par l'épilepsie, il se produit, par dégénérescence de la substance nerveuse, une base de toxicité élevée, la *choline*, qui apparaît dans le sang (Claude et Blanchetière). Or les expériences de Desgrez et Chevalier ont établi le pouvoir hypotenseur considérable de cette base, qui constitue le véritable antagoniste de l'adrénaline.

La présence de la choline dans la circulation amène l'excitation de nombreuses sécrétions glandulaires (Desgrez); il se produit en particulier dans les capsules surrénales une sécrétion exagérée d'adrénaline, qui a pour effet heureux de combattre l'action hypotensive de la choline. Ainsi les glandes vasculaires sanguines, excitées par la présence des poisons dans le sang, sécrètent des substances qui neutralisent jusqu'à un certain point les effets produits par ces poisons.

L'intervention des glandes vasculaires sanguines n'est pas toujours sans danger. Les capsules surrénales sont incapables de neutraliser ou de détruire la choline ; elles ne peuvent que pallier, par une sécrétion exagérée d'adrénaline, l'effet hypotenseur de cette glande. Or l'adrénaline exerce une action manifeste sur l'aorte et provoque l'apparition de lésions d'athérome (Josué). Teissier et Jouvenot ayant prouvé que la présence de la choline n'a pas d'action empêchante sur la production des lésions vasculaires par l'adrénaline, la présence habituelle de choline dans le sang a peut-être pour corollaire indirect le développement de l'athérome aortique. Ceci explique sans doute l'apparition précoce de l'athérome aortique chez les grands épileptiques.

Les produits de sécrétion des glandes vasculaires internes ont des actions antagonistes (Gley et Langlois) ; la déficience d'une de ces glandes entraîne des troubles aujourd'hui bien étudiés, dus à la prédominance d'action des sécrétions des autres glandes. D'ailleurs toutes ces glandes ont une fonction antitoxique : le corps thyroïde, les capsules surrénales interviennent dans la destruction des poisons qui résultent de l'activité musculaire. De l'atrophie ou de la simple insuffisance fonctionnelle d'une de ces glandes résultera une auto-intoxication par les poisons endogènes qui ne pourront plus être détruits.

Ce n'est pas ici le lieu de signaler les conséquences de l'insuffisance de chacune des glandes vasculaires sanguines et même des insuffisances pluriglandulaires (Claude et Gougerot). La thérapeutique du myxœdème, de l'acromégalie, de l'insuffisance hépatique, pancréatique, surrénale, est étudiée dans des chapitres spéciaux ; l'opothérapie constitue l'une des méthodes les plus rationnelles de l'art de guérir, celle qui se base le plus sur les conceptions pathogéniques. Il était cependant nécessaire de montrer combien la doctrine des auto-intoxications, telle qu'elle a été exposée par M. Bouchard, s'est montrée féconde, et de rappeler l'extension qu'elle a prise depuis la découverte des perturbations que provoquent l'insuffisance ou l'excès de sécrétion interne des glandes vasculaires sanguines.

II. — Élimination des poisons.

La totalité des poisons qui prennent naissance dans les tissus, une partie de ceux qui sont introduits dans l'intestin ou qui s'y forment, se déversent dans le sang. Ils sont éliminés par la peau, le foie, l'intestin et les reins. Les poisons volatils, au premier rang desquels on doit placer l'acide carbonique, s'éliminent par les poumons.

Le rôle des émonctoires est amplement prouvé : la sueur, la bile, les fèces et l'urine ont, à un degré variable, une toxicité que personne ne conteste plus à l'heure actuelle.

Ardin-Delteil a mesuré la toxicité, faible d'ailleurs, de la sueur ; la peau n'est pas un émonctoire très actif, et l'on ferait en vain appel à la sécrétion sudorale pour suppléer à l'insuffisance de l'un des autres émonctoires.

Bouchard, Le Play, Roger ont étudié la toxicité des matières fécales, en général peu considérable, lorsqu'elles ne sont pas putréfiées.

La bile est évidemment toxique ; mais des difficultés d'ordre expérimental s'opposent à la mesure précise de la toxicité de cette humeur. De plus, un certain nombre des produits éliminés par la bile sont résorbés dans l'intestin pour être définitivement éliminés par l'urine.

Si bien que l'émonctoire principal des poisons est le rein ; c'est l'urine qui élimine la plus grande partie des poisons de l'organisme, et l'on sait avec quelle intensité peuvent se manifester les symptômes d'intoxication lorsque le rein ne suffit pas à sa tâche. Si large soit la place que l'on donne dans la pathogénie de l'urémie à la viciation de la sécrétion interne du rein, il n'est pas douteux que cette maladie doive être placée avant tout sous la dépendance d'une insuffisance de la sécrétion de l'urine.

Aussi l'étude des poisons de l'urine constitue-t-elle la clef de voûte de l'édifice construit par M. Bouchard ; c'est sur elle que repose surtout la doctrine des auto-intoxications. Nous nous y arrêterons pour plusieurs raisons : tout d'abord parce qu'il faut démontrer la réalité des auto-intoxications, bien que l'opinion médicale conquise n'exige plus cette démonstration ; puis parce que des découvertes récentes ont montré que des causes d'erreur s'étaient glissées dans les mesures de la toxicité urinaire, telles que les faisait M. Bouchard en 1885, et qu'il est utile de rechercher si les résultats obtenus en sont faussés au point d'ébranler la doctrine ; enfin parce que la mesure de la toxicité urinaire reste une pratique courante, sinon dans tous les cas d'espèce, au moins dans les cas de principe, et que, suivant les résultats qu'elle donne dans telle maladie plutôt que chez tel malade, on peut connaître le degré d'auto-intoxication dans cette affection et édifier une thérapeutique pathogénique.

III. — LA TOXICITÉ URINAIRE.

M. Bouchard a le premier, dès 1883, mesuré la toxicité de l'urine et estimé la quantité de poisons éliminés chaque jour à travers le rein, soit par l'homme, soit par l'animal. La méthode qu'il employait a été attaquée de divers côtés, et Van den Bergh, condensant toutes les critiques, a nié non seulement la possibilité de mesurer la toxicité de l'urine, mais même de prouver sa réalité.

Des expériences que nous avons reprises soit avec Claude, soit sous la direction de M. Bouchard, découle un enseignement très différent. Non seulement la toxicité des poisons de l'urine peut être mise en évidence, mais il est même possible de la mesurer, en faisant subir aux résultats obtenus par la méthode primitive les corrections nécessitées par les causes d'erreur dues au défaut d'isotonie et à la pléthore.

Mesure de la toxicité urinaire. — Nous mesurons la toxicité urinaire en injectant l'urine filtrée dans la veine marginale de l'oreille du lapin à l'aide d'une seringue de 20 centimètres cubes, pourvue à son extrémité d'un robinet à deux voies, qui permet de la remplir autant de fois qu'il est nécessaire sans introduire de bulles d'air dans les vaisseaux de l'animal.

On évalue la quantité d'urine introduite dans la veine, au moment où l'animal meurt, et on la rapporte au kilogramme de lapin. Soit un lapin de $2^{kg},300$, qui a succombé à la suite de l'injection de 92 centimètres cubes d'une urine ; la dose toxique de cette urine par kilogramme d'animal sera de 40 centimètres cubes. La quantité de poisons nécessaire pour tuer 1 kilogramme de lapin constitue l'unité de toxicité, la *toxie* ; nous disons donc que 40 centimètres cubes de l'urine étudiée renferment une toxie. S'il a été éliminé 1200 grammes de cette urine dans les vingt-quatre heures, le rein aura sécrété 30 toxies ; si enfin l'homme qui a éliminé cette urine pèse 60 kilogrammes, chaque kilogramme de ses tissus aura élaboré, pour être éliminée par le rein, une demi-toxie ($0^{toxie},5$). Cette dernière valeur a reçu le nom de *coefficient urotoxique*.

Critique des objections faites à la mesure de la toxicité urinaire. — La mesure de la toxicité de la même urine, a-t-on dit, répétée plusieurs fois de suite, donnerait des résultats différents.

Ce fait ne se produit pas en réalité lorsqu'on emploie une technique invariable ; au moins n'observe-t-on pas d'écarts sensibles.

Voici comment nous procédons : l'injection est faite régulièrement de façon que la mort du lapin survienne en dix minutes environ. Pour arriver à ce résultat, il est nécessaire de faire une expérience préalable, donnant une idée approximative de la toxicité de l'urine ; lorsqu'on a ce renseignement, il est facile de calculer la vitesse d'injection nécessaire pour faire pénétrer, dans la circulation, en dix minutes environ, la quantité de liquide qui détermine la mort. Dans ces conditions, l'écart maximum entre deux mesures ne dépasse pas un dixième de la dose mortelle. Il convient de dire que l'on obtient de temps à autre, au cours de ces expériences, surtout lorsqu'on injecte des urines peu toxiques, un résultat tout à fait anormal ; le lapin succombe après injection d'une dose très différente de celle qu'on avait considérée dans les essais précédents comme dose mortelle ; le résultat anormal doit être écarté.

On a pensé que l'injection élevait la tension intravasculaire et qu'il en résultait une gêne notable pour le bon fonctionnement du cœur. Mais l'aiguille de Pravaz constitue un tube capillaire interposé entre la seringue et les vaisseaux ; la pression intravasculaire reste indépendante de la pression dans la seringue. La meilleure preuve en est dans les expériences de Dastre et Loye, qui établissent l'invariabilité de la pression sanguine pendant l'injection.

On pouvait se demander si l'injection ne provoquait pas chez le lapin un refroidissement nuisible, la température du lapin étant d'environ 40°, celle de l'urine de 15°. La différence de température étant de 25°, l'injection de 40 centimètres cubes par kilogramme de lapin ferait perdre 1 calorie par kilogramme d'animal et ne pourrait, par suite, abaisser la température de plus de 1°. Nous avons d'ailleurs vérifié expérimentalement que la dose mortelle d'urine ne varie pas quand on injecte cette urine soit à 15°, soit à 40°.

De même l'acidité de l'urine ne saurait être considérée comme un facteur de nocivité au cours de l'injection. Un calcul simple prouve en effet que, pour saturer l'alcalinité du sang, il faudrait injecter 200 centimètres cubes d'urine normale par kilogramme ; or l'urine normale tue le lapin à la dose de 40 centimètres cubes par kilogramme. Il y aurait inconvénient à neutraliser l'urine avant l'injection dans la veine du lapin, car on provoquerait la précipitation d'une petite quantité de phosphates qui pourraient entraîner avec eux des substances toxiques, en particulier des diastases.

On a parlé enfin de coagulations intracardiaques causées par l'injection intraveineuse d'urine ; nous ne les avons jamais observées lorsque l'animal a été examiné immédiatement après la mort, mais nous devons dire qu'elles se forment très rapidement lorsque le cœur a cessé de battre. Peut-être les coagulations peuvent-elles se former lorsque l'urine contient du sang ou du pus, auquel cas on devrait ne pas tenir compte de l'expérience.

Nous arrivons à deux causes d'erreur qui ne sont sûrement pas négligeables, à savoir : le défaut d'isotonie entre l'urine injectée et le sang du lapin et la pléthore que provoque chez l'animal le liquide injecté.

L'urine, dont la tension osmotique est inférieure à celle du sang, gonfle les globules sanguins ; l'urine hypertonique (c'est le cas habituel) les ratatine. Le défaut d'isotonie ajoute donc à l'action propre des poisons de l'urine sur l'organisme une action nocive sur le sang.

Pour éliminer cette cause d'erreur dans la mesure de la toxicité, il faudrait diluer l'urine jusqu'à la rendre isotonique avec le sang du lapin, avant de l'injecter. On sait que les liquides isotoniques ont même degré de congélation. Or le sang du lapin congèle à $-0°,56$; il faudrait donc ajouter de l'eau distillée à l'urine jusqu'à ramener à $-0°,56$ son degré cryoscopique.

Mais, lorsqu'on dilue l'urine, on accroît la quantité de liquide qu'il est nécessaire d'injecter au lapin pour amener la mort. Si bien que, en cherchant à éviter l'erreur due au défaut d'isotonie, on en accroît une autre due à la pléthore et qui peut être beaucoup plus considérable que la première.

D'où la nécessité de mesurer la toxicité avec l'urine non diluée et de faire subir aux résultats obtenus une correction calculée d'avance.

Voici comment nous avons procédé avec M. Bouchard pour évaluer approximativement la correction de défaut d'isotonie et de pléthore.

L'urine a été assimilée à une solution renfermant de l'hydrate de chloral et du chlorure de sodium. En faisant varier la teneur en chloral, on pouvait modifier la toxicité vraie de la solution ; en augmentant la quantité de chlorure de sodium dissoute, on pouvait, sans changer la toxicité vraie (le chlorure de sodium n'étant pas toxique), élever ou abaisser la tension osmotique.

Cherchons tout d'abord l'influence de la pléthore, les injections étant pratiquées avec des solutions isotoniques congelant à $-0°,56$ Nous préparons une solution de chloral à 44 p. 1000 isotonique, et nous la diluons à 22 p. 1000, 8,8 p. 1000 et 4,4 p. 1000, en utilisant pour la dilution une solution de chlorure de sodium congelant à $-0°,56$, de façon que le degré cryoscopique des diverses solutions reste invariable.

Avec ces diverses solutions, il faudra les quantités suivantes de solution et de chloral pour tuer 1 kilogramme de lapin :

		Dose mortelle de solution.	Quantité de chloral contenue dans la dose mortelle.
1	Solution de chloral à 44 p. 1000.........	10 cent. cubes	425
2	Solution de chloral à 22 p. 1000 + NaCl.	20 —	405
3	Solution de chloral à 8,8 p. 1000 + NaCl.	40 —	398
4	Solution de chloral à 4,4 p. 1000 + NaCl.	90 —	392

La dose de 425 milligrammes de chloral est la quantité mortelle pour 1 kilogramme de lapin, quand le poison tue uniquement par toxicité vraie. Si l'on injecte le poison dissous dans 20 centimètres cubes, il ne faudra plus que les 96 centièmes de la dose précédente ; dans 40 centimètres cubes, les 93 centièmes ; dans 90 centimètres cubes, les 92 centièmes. Ce qui revient à dire que, dans la première expé-

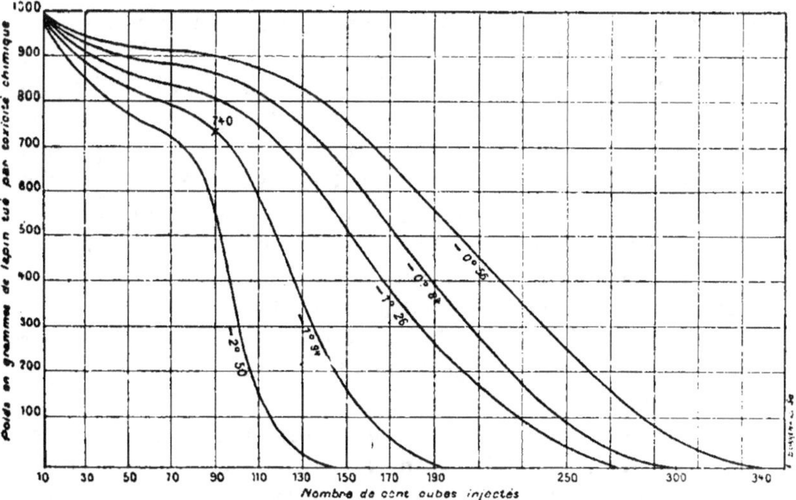

Fig. 1. — Tableau servant aux corrections des erreurs dues à la pléthore et aux défauts d'isotonie.

rience, 1000 grammes de lapin ont été tués par toxicité vraie ; dans la seconde, 960 grammes ont été tués par toxicité vraie et 40 grammes par pléthore, et ainsi de suite, si bien que, dans la dernière expérience, 80 grammes ont été tués par pléthore et 920 grammes par l'action propre du chloral.

On peut représenter ces résultats par une courbe (fig. 1) : portons sur la ligne horizontale le nombre de centimètres cubes injectés et sur la ligne verticale le poids de lapin tué par toxicité vraie ; on obtient la courbe la plus élevée, marquée — 0°,56, qui réunit les résultats obtenus en injectant des solutions isotoniques ; elle rencontre la ligne horizontale au point 34°, parce qu'il faut pour tuer le lapin 340 centimètres cubes par kilogramme d'une solution isotonique non toxique de NaCl, qui tue uniquement par pléthore.

Cette courbe permet d'obtenir la correction de pléthore pour toutes les urines dont le point de congélation est de — 0²,56. Supposons qu'il faille 190 centimètres cubes d'une urine isotonique pour tuer 1 kilogramme de lapin ; la ligne verticale qui passe par 190 rencontre la courbe — 0°,56 en un point qui correspond à 550, ce qui veut dire que la quantité d'urine injectée n'a tué que 550 grammes par toxicité vraie et qu'elle renferme par suite 0 [toxie,] 550 ; 550 grammes de lapin seulement par kilogramme ont été tués par toxicité vraie.

En répétant la même expérience avec des solutions de teneur variée en chloral, mais congelant toutes soit à — 0°,84, soit à — 1°,26, soit à — 1°,94, soit enfin à — 2°,50, on obtient les autres courbes de la figure 1, grâce auxquelles toutes les corrections d'isotonie et de pléthore deviennent possibles.

Supposons une urine congelant à — 1°,94 ; s'il faut 90 centimètres cubes par kilogramme pour amener la mort du lapin, cela signifiera que 90 centimètres cubes de cette urine renferment une quantité de poisons qui tue 740 grammes de lapin par toxicité vraie. Ces 90 centimètres cubes renferment donc 0 [toxie,] 740 ; il devient par suite facile de calculer le nombre exact de toxies éliminées par les reins dans les vingt-quatre heures.

Si le point de congélation de l'urine est intermédiaire à ceux qui ont servi à construire ces courbes, il est facile de se figurer la courbe qui lui correspondrait, et on peut obtenir la correction approchée par le même procédé indiqué plus haut.

Plus de 160 expériences ont été nécessaires pour l'établissement des courbes, dont l'emploi a donné en pratique de bons résultats. Une observation importante se dégage de leur examen : tant que l'on injecte moins de 100 centimètres cubes et que l'urine congèle entre — 0°,59 et — 1°,94 (cas habituel), les sept dixièmes au moins de l'effet produit sur le lapin doivent être rapportés à l'action des poisons de l'urine, c'est-à-dire à la toxicité vraie de l'urine. Ceci suffit à prouver que les précisions nécessitées par les découvertes récentes ne doivent pas conduire à rejeter d'une façon définitive les résultats obtenus par la méthode initiale de mesure de la toxicité urinaire.

IV. — CAUSES DE LA TOXICITÉ URINAIRE.

La thérapeutique pathogénique des auto-intoxications n'est possible que si l'on connaît avec précision les causes de la toxicité urinaire. Nous avons déjà indiqué la provenance et la nature des poisons de l'organisme; il faut apprécier à présent leur proportion relative dans l'urine.

La toxicité de l'urine est due pour une part aux matières minérales, pour une autre part aux matières organiques.

Matières minérales. — Il n'est guère qu'une substance minérale dans l'urine dont la toxicité soit considérable, à savoir le chlorure de potassium.

Ce sel est en effet convulsivant et tue le lapin à la dose de $0^{gr},18$ par kilogramme; or les dosages de Bénech ont montré que, suivant le régime alimentaire, l'urine humaine peut contenir de $0^{gr},8$ à $3^{gr},58$ de potasse par litre (exprimé en K^2O).

Matières organiques. — L'urée est peu toxique, car, pour tuer, il faut en injecter dans les vaisseaux 6 grammes par kilogramme d'animal; encore la mort survient-elle à la suite d'actions hémolytiques, que la fréquence du chlorure de sodium dans la solution injectée ne peut empêcher.

Les acides urique, hippurique sont plus toxiques, mais leur proportion dans l'urine est très faible. De même pour le carbonate d'ammoniaque.

Les matières colorantes ont plus d'importance, mais il est difficile d'être fixé exactement sur leur toxicité globale, le procédé qui consiste à mesurer la toxicité urinaire avant et après décoloration par le noir animal étant des plus critiquable. Bénech a montré en effet que ce réactif fixe une plus ou moins grande quantité de matières toxiques de l'urine, autres que les matières colorantes.

Il faut faire surtout intervenir comme facteurs de toxicité les matières extractives et des substances complexes, telles que les diastases.

M. Bouchard a expérimenté l'action produite par les substances urinaires solubles dans l'alcool, après redissolution dans l'eau du résidu sec obtenu. Il a constaté que ces substances déterminent la mort dans le coma; au contraire, les substances insolubles dans l'alcool, parmi lesquelles se trouve la potasse, produisent chez l'animal du *myosis* et des *convulsions*.

Dans des expériences récentes poursuivies avec MM. Bouchard et Jean Camus, nous avons prouvé que l'urine perd un tiers de sa toxicité vraie lorsqu'on la chauffe pendant vingt minutes à la température de 57°, résultat qui peut s'expliquer soit par l'oxydation de substances réductrices, soit plutôt par la destruction de ferments solubles toxiques.

Enfin Abelous et Bardier ont isolé du résidu sec de l'urine par l'éther une substance qui exerce sur la circulation une action hypertensive aussi prononcée que celle de l'adrénaline ; cette substance, que l'on trouve même dans les urines normales, est une base alcaloïdique, l'*urohypertensine.*

La toxicité urinaire est la sommation des toxicités des substances qui entrent dans la composition de l'urine.—En résumé, on voit que, dans les effets observés à la suite des injections d'urine, il faut faire intervenir toutes les substances de l'urine, dont certaines sont même antagonistes. Toutefois la toxicité de l'urine est due à la potasse, aux matières extractives et surtout à des substances complexes que l'on n'a pu encore extraire à l'état de pureté, parce qu'elles existent en quantité très minime et qui paraissent voisines les unes des ferments solubles, les autres des alcaloïdes et des ptomaïnes.

Si donc nous voulons expliquer les accidents que provoque la suppression de la sécrétion de l'urine, quelle qu'en soit la cause, nous n'aurons pas à faire intervenir, comme dans les anciennes théories de l'urémie, un poison unique, soit l'urée, soit l'acide urique, soit le carbonate d'ammoniaque, soit la potasse. Avec M. Bouchard, il faut considérer l'urémie comme une auto-intoxication résultant de la sommation des effets toxiques produits dans l'organisme par tous les poisons qui ne s'éliminent plus par l'urine.

M. Bouchard indiquait pour le coefficient urotoxique la valeur 0,4 ; ce qui signifie que chaque kilogramme du poids du corps chez l'homme normal élaborerait une quantité de poisons, éliminés par le rein, suffisante pour tuer 0^{kg},4 de lapin. En deux jours et demi, chaque kilogramme du corps humain fournirait donc assez de substances toxiques pour tuer 1 kilogramme de lapin. Si l'on suppose que la sensibilité de l'homme aux poisons est de même ordre que celle du lapin, la mort devrait survenir dans les cas d'anurie au bout de deux jours et demi ; il devrait en être ainsi en particulier lorsqu'il se produit une obstruction brusque et simultanée des deux uretères par des calculs. Et de fait, souvent les symptômes d'intoxication urémique sont déjà manifestes au bout de quarante-huit heures ; mais en général la mort survient beaucoup plus tardivement, et les premiers symptômes d'intoxication peuvent n'apparaître que le sixième, septième et même huitième jour.

En réalité, la valeur du coefficient urotoxique, indiquée par

M. Bouchard, est trop élevée, car les mesures de la toxicité n'avaient pas été corrigées des causes d'erreur dues au défaut d'isotonie et à la pléthore. Dans les expériences que nous avons reprises, le coefficient urotoxique s'est trouvé être de 0,28 chez l'homme normal, toutes corrections faites. L'intoxication urémique demanderait donc trois jours et demi pour être réalisée à la suite de l'anurie totale. C'est encore dans la majorité des cas un délai trop court, en désaccord avec l'observation clinique.

Il faut expliquer ce désaccord apparent entre l'expérimentation et la clinique. Tout d'abord, il n'est guère probable que l'homme soit aussi sensible que le lapin aux poisons que son propre organisme sécrète, surtout si l'on envisage les poisons d'ordre alcaloïdique ou diastasique ; de ce fait, le coefficient urotoxique mesuré chez le lapin est trop élevé pour l'homme. D'autre part, il est peu probable que tous les poisons que les reins sont impuissants à éliminer concourent à l'intoxication ; l'organisme a d'autres moyens de détruire ces poisons grâce aux sécrétions glandulaires, de les éliminer par d'autres émonctoires, l'intestin, la peau. On conçoit donc fort aisément comment, dans l'anurie, l'urémie peut se manifester d'une façon tardive si l'organisme est sain et si ses moyens de défense contre les poisons, autres que l'élimination rénale, sont intacts, alors qu'elle peut survenir d'une façon précoce chez les individus déjà porteurs de tares viscérales et d'insuffisance fonctionnelle du foie, des glandes vasculaires sanguines et des autres organes d'émonction, intestin, peau.

V. -- INDICATIONS THÉRAPEUTIQUES GÉNÉRALES.

Les indications thérapeutiques générales dans les maladies par auto-intoxication se déduisent immédiatement des données pathogéniques que nous venons d'exposer. Pour tous les individus qui, pour une cause quelconque, mettent en circulation ou accumulent dans leurs tissus un excès de substances toxiques, qu'ils détruisent ou éliminent mal, il faudra avoir présents à l'esprit un certain nombre de préceptes généraux, pour arriver à l'établissement d'un régime alimentaire, d'une hygiène et d'une thérapeutique médicamenteuse appropriés.

1° Introduire dans l'organisme le moins de substances toxiques possible, tout en assurant une alimentation suffisante. — Nous signalerons plus loin les dangers que peut faire courir aux individus auto-intoxiqués ou en imminence d'auto-intoxication l'administration de certains médicaments. Pour le moment, nous nous bornerons à l'étude des poisons exogènes contenus dans certains aliments.

A la vérité presque tous les aliments renferment des substances toxiques, soit à l'état minéral, soit à l'état organique. Viser à constituer un régime alimentaire, qui n'introduirait dans l'organisme aucune substance toxique, serait une chimère. Encore est-il possible de faire un choix parmi les aliments et d'assurer une alimentation suffisante avec les moins dangereux pour l'organisme des intoxiqués.

Les aliments sont nocifs pour les auto-intoxiqués de deux façons : soit parce qu'ils renferment des poisons tout formés, soit parce que, Dans l'organisme, ils donnent naissance, grâce aux fermentations intestinales, grâce aux processus de digestion ou de désassimilation, à des substances toxiques. Nous nous occuperons seulement en ce moment de ceux qui contiennent des substances toxiques, poisons minéraux et substances extractives.

Nous avons montré que l'urine de l'homme normal doit sa toxicité pour plus de moitié aux sels de potasse, et pour une part plus faible aux matières extractives. Or les sels de potasse sont introduits dans l'organisme par l'alimentation ; quant aux matières extractives, elles sont pour une part préformées dans certains aliments et résultent pour une autre part de la désassimilation.

C'est à la présence de la potasse que les urines des lapins, des cobayes doivent leur toxicité, plus considérable que celle de l'homme ; chez le lapin, la toxicité des sels de potasse dépasse 80 p. 100 de la toxicité totale de l'urine.

Charrin et Roger ont prouvé qu'il est possible de réduire dans des proportions notables la toxicité de l'urine du lapin, en précipitant la potasse qu'elle renferme à l'état de bitartrate de potasse ; cette expérience n'est pas exempte de critiques, car il est possible que la cristallisation entraîne des substances diastasiques ou alcaloïdiques très toxiques. Mais les mêmes auteurs sont arrivés à abaisser également la toxicité, en supprimant le plus possible la potasse dans l'alimentation des lapins, en substituant par exemple le lait aux choux.

Il convient donc, chez l'homme, de supprimer les aliments riches en potasse toutes les fois qu'il existe des menaces d'auto-intoxication, toutes les fois que l'auto-intoxication est réalisée.

Or dans un régime normal, mixte, comportant à la fois de la viande, des féculents et des légumes verts, l'élimination urinaire de la potasse atteint environ $2^{gr},50$ dans les vingt-quatre heures, à l'état de chlorure de potassium (1). La toxicité de ce sel étant de

(1) Nous ne tenons pas compte de l'élimination de la potasse par les matières fécales, à peu près équivalente à celle qui s'effectue par la voie rénale, car cette potasse n'étant pas absorbée ne saurait exercer une action toxique sur l'organisme.

0^{gr},18 par kilogramme (1), l'urine élimine donc, avec un régime mixte, en six jours environ, une quantité de potasse suffisante pour tuer l'individu qui a sécrété cette urine. Réserve faite des suppléances, on conçoit combien la conservation d'un régime alimentaire normal, chez un malade atteint d'anurie, serait de nature à précipiter l'évolution de l'auto-intoxication.

Il est difficile de proscrire complètement tous les aliments renfermant de la potasse; au moins est-il possible de constituer un régime très suffisant avec ceux qui en contiennent une quantité minime.

La *viande* est très riche en sels de potasse, car, sur les 10 grammes de matières minérales que renferme 1 kilogramme de chair musculaire de bœuf, on trouve, à l'état de chlorure, de sulfate et surtout de phosphate de potasse, un total de 8^{gr},5 de sels de potasse. C'est-à-dire qu'une ration alimentaire de 250 grammes de viande introduit dans l'organisme plus de 2 grammes de sels de potasse. On doit donc défendre la viande aux auto-intoxiqués, ou du moins, eu égard aux besoins de l'organisme en albumines animales, n'en autoriser l'ingestion qu'en quantité modérée.

Mais ce qu'il importe surtout d'interdire, c'est l'ingestion du bouillon de viande. Avec 1 kilogramme de viande crue, on prépare habituellement 2^{l},500 de bouillon, dont la composition par litre, en matière minérale, est la suivante (A. Gautier) :

Chlorure de potassium...................... 0^{gr},537
Sulfate de potasse......... .... 0^{gr},233
Phosphate de potasse .... 1^{gr},946

Le total, en tenant compte du non-dosé, forme 3 grammes de matière minérale.

Chaque litre de bouillon introduirait donc dans l'organisme 2^{gr},80 de sels de potasse, pour une quantité d'azote égale seulement à 3 grammes (à l'état de gélatine et de matières extractives).

Nous verrons plus loin combien sont toxiques les matières extractives ; mais simplement à cause de sa faible valeur nutritive comparée à sa teneur élevée en potasse, l'usage du bouillon de viande ne peut être permis dans les maladies par auto-intoxication. Il serait préférable d'autoriser l'ingestion de viande rôtie qui, à toxicité égale, due à la potasse et aux matières extractives (en totalité presque dans le bouillon), aurait une valeur nutritive sept fois plus grande que le bouillon qu'elle sert à préparer.

(1) Cette valeur a été obtenue par M. Bouchard, en injectant dans l'oreille du lapin une solution de chlorure de potassium assez concentrée : en injectant une solution isotonique de ce sel, nous avons obtenu une valeur voisine, 0^{gr},25 par kilogramme.

Mais, si l'on tient à tirer parti chez les auto-intoxiqués des propriétés nutritives de la viande, sans avoir à redouter la toxicité des poisons qui y existent avant tout début de digestion, il suffit d'en écarter toutes les substances solubles dans l'eau bouillante, de la débarrasser en un mot de tous les poisons qui forment la partie essentielle du bouillon de viande. Lorsque la viande a été convenablement cuite dans l'eau, elle n'a perdu qu'un dixième environ de sa valeur nutritive (estimée d'après sa richesse en azote), alors qu'elle est devenue complètement dépourvue des sels de potasse et de magnésie, des matières extractives, c'est-à-dire la presque totalité des substances auxquelles elle doit sa toxicité.

Nous permettrons donc l'usage de la viande aux auto-intoxiqués et conseillons de la préparer de la façon suivante : on jette dans 2ˡ,5 d'eau bouillante, non salée, 1 kilogramme de viande de bœuf coupée en tranches, dont l'épaisseur ne doit pas dépasser 5 centimètres; la cuisson doit être prolongée deux à trois heures. La viande est alors légèrement égouttée et mangée avec du sel, s'il n'existe pas d'indications pour le régime déchloruré, ou avec tout autre condiment.

Il est utile de ne mettre à cuire la viande qu'au moment où l'eau est bouillante ; on gagne ainsi quelques grammes d'azote provenant d'albuminoïdes solubles dans l'eau froide et coagulables par la chaleur, qui sans cette précaution seraient perdus et passeraient dans l'écume du bouillon. Il vaut mieux faire cuire la viande dans l'eau non salée, dans laquelle diffusent mieux les sels de potasse et les matières extractives ; cette pratique est indispensable lorsque la viande est destinée à l'alimentation de brightiques soumis au régime déchloruré.

On objectera peut-être que la préparation culinaire de la viande, telle que nous l'indiquons est celle qui offre au goût le moindre attrait. Mais il ne s'agit pas le plus souvent d'exciter l'appétit d'individus dyspeptiques blasés; les auto-intoxiqués sont en général des affamés pour lesquels on a peine à instituer un régime alimentaire susceptible de satisfaire leur faim et de pourvoir aux besoins de leur organisme, sans leur être trop nuisible. D'autre part, le bœuf bouilli, s'il n'était pas apprécié par Brillat-Savarin, constitue un aliment recherché par bien des individus, et il constitue même la base de l'alimentation de la classe ouvrière ; il serait d'ailleurs bien plus recherché si l'on utilisait pour sa préparation non pas, comme on le fait d'ordinaire, les parties de la viande de bœuf de deuxième choix, bas gîte, culotte, plates côtes, etc., mais bien les morceaux de choix, faux filet, aloyau, gîte à la noix. De plus, la cuisson de la viande dans l'eau peut n'être que le premier temps de sa préparation culinaire ; rien n'empêche ensuite, suivant une pratique courante, de l'accommoder avec une sauce, de la faire frire dans le beurre.

Nous ne saurions recommander l'usage de la viande de veau pour plusieurs raisons : elle est encore plus riche en potasse que la viande de bœuf, et la cuisson dans l'eau lui fait perdre toute saveur ; de plus, c'est une viande qui s'altère avec une grande facilité, surtout dans la saison chaude, et qui peut, sans qu'on s'en doute, renfermer de dangereuses ptomaïnes. Or nous dirons plus loin avec quel soin on doit écarter de l'alimentation des auto-intoxiqués tous les aliments susceptibles de renfermer des poisons ignorés.

La viande de porc peut être permise, à condition qu'elle n'ait pas été conservée dans le sel. Comme on ne prépare pas par cuisson dans l'eau la viande de porc fraîche, trop riche en graisse, il faudra recommander le jambon fumé et prolonger longtemps la cuisson dans l'eau non salée.

La viande des poules, oies, canards, dindes, a parfois une teneur en potasse double de celle du bœuf. Pourtant, exception faite pour le canard, d'altération facile, la viande de ces oiseaux peut servir à l'alimentation des auto-intoxiqués, à condition d'avoir été cuite dans l'eau. On a d'ailleurs l'habitude de préparer de cette façon les vieilles poules, trop coriaces pour être rôties ; il sera préférable, bien entendu, de faire cuire à l'eau de jeunes poulets plus tendres.

Pour le poisson, des réserves doivent être faites sur la fraîcheur souvent douteuse ; la cuisson prolongée à l'eau, après enlèvement de la peau, non pas dans un court-bouillon (eau, sel, vin blanc, etc.), mais dans l'eau pure, éliminera la potasse, les sels ammoniacaux, les matières extractives. Dans ces conditions, les filets de sole, de turbot, de barbue, accommodés avec une sauce, peuvent être autorisés.

Pour nous résumer, nous n'éliminons pas systématiquement la viande de l'alimentation dans les maladies par auto-intoxication ; la haute valeur nutritive de cet aliment peut être mise à profit par l'organisme, à condition de le débarrasser au préalable des substances toxiques qu'il renferme, potasse et matières extractives, par une cuisson prolongée dans l'eau. De cette façon, on peut autoriser l'usage de la chair musculaire de bœuf, du jambon non salé, du poulet, de certains poissons. Il n'y a pas lieu de recommander les ris de veau, les rognons, les cervelles, etc., toujours trop riches en matières extractives, qui ne passeraient pas totalement dans l'eau de cuisson. Il faut proscrire complètement les viandes conservées dans des saumures, les hors-d'œuvre, les aliments fermentés, le gibier.

Le *lait* et les *laitages* jouissent depuis longtemps d'une réputation méritée dans le traitement des intoxications ; leur vogue, basée sur l'expérience clinique, n'est pas moindre dans la cure des auto-intoxications. Nous expliquerons plus loin les raisons pour lesquelles le lait rend de si grands services dans l'alimentation des auto-intoxiqués ; mais, au point de vue strict qui nous occupe, le lait n'est pas l'aliment de choix, et sa richesse en potasse est en général trop élevée. Suivant l'alimentation des vaches laitières, la teneur du lait en matières minérales varie beaucoup, de 3 à 9 grammes par litre, suivant les analyses, parmi lesquelles on trouve 1 à 3^{gr},41 de chlorure de potassium ; chaque litre de lait introduit donc dans l'économie en moyenne 2 grammes de chlorure de potassium et les 3 litres de lait qui constituent le régime alimentaire minimum d'un adulte, apporteraient environ 6 grammes de chlorure de potassium, quantité peu inférieure, par suite, à celle qui entre dans la composition des aliments du régime mixte ordinaire de l'homme.

Le régime lacté intégral a déjà été battu en brèche dans l'urémie par Widal, qui reproche au lait sa teneur excessive en chlorure de sodium ; il mérite également d'être rejeté, quels que soient ses avantages, à cause de la teneur élevée du lait en potasse. Cependant il est un moyen simple d'utiliser la haute valeur nutritive du lait, tout en écartant les matières minérales toxiques : cela consiste à faire coaguler le lait par la présure ou par un bacille lactique. Le sérum ou petit-lait entraine une quantité infime de substances albuminoïdes ; il renferme, par contre, la totalité des matières minérales solubles, en particulier tout le chlorure de sodium et tout le chlorure de potassium. Le *fromage blanc*, bien égoutté, *constitue un aliment de choix dans les maladies par auto-intoxication*. Tous les autres fromages sont défendus.

Les *œufs* sont formés de deux parties : le blanc, pauvre en matières minérales ; le jaune, qui pèse environ 17 grammes par œuf, et renferme seulement 4 centigrammes environ de potasse. Toutes les fois qu'il n'existe pas de contre-indications spéciales, tirées de l'état des reins ou de l'intestin, l'usage des œufs en quantité modérée pourra donc être autorisé.

Les *légumes verts* seraient d'un usage excellent ; ils stimulent la fonction intestinale par les détritus cellulosiques abondants, non assimilables, qu'ils fournissent. Mais leur teneur en potasse est extrêmement élevée ; ils ne renferment pas moins de 4 grammes de matières minérales p. 100, dont plus de la moitié de potasse.

On pourra cependant recommander l'ingestion des légumes verts, poireaux, salades, épinards, etc., à la condition de les préparer par cuisson prolongée dans l'eau et de les égoutter soigneusement, avant de les accommoder soit avec du beurre, soit avec de la crème. Les légumes crus sont donc à rejeter de l'alimentation.

Les fruits bien mûrs sont, par contre, bien tolérés en quantité modérée, crus, ou sous forme de compotes, de confitures.

Les *céréales*, blé, riz, etc., sont également utiles. Le pain pourra être pris en petite quantité, mais surtout le riz, après cuisson prolongée dans l'eau et rejet du bouillon.

Les *légumes secs*, pois, haricots, fèves, etc., préparés de la même façon, abandonneraient leur potasse ; mais leur usage ne doit pas être recommandé, parce qu'ils favorisent les fermentations intestinales, autre source d'auto-intoxication, comme nous le verrons plus loin.

Les pommes de terre cuites à l'eau et écrasées en purée sont en général bien supportées ; elles ne renferment pas plus de $0^{gr},5$ p. 100 de potasse.

Nous avons eu surtout en vue jusqu'à présent la teneur des aliments en potasse ; si nous avons parlé en même temps des substances extractives, c'est que le procédé préconisé pour éliminer la potasse, à savoir la cuisson prolongée à l'eau, élimine en même temps la plupart des substances extractives. Il est bien entendu que l'on doit proscrire de l'alimentation tous les aliments qui renferment des poisons organiques d'une façon naturelle ou par suite d'un début de fermentation ou d'altération ; c'est ainsi que les poissons conservés dans la saumure ou fumés, le gibier, les fromages fermentés, les viandes de charcuterie (sauf le jambon dans les conditions déjà signalées), les pâtés, les conserves de viande ou de crustacés (homard), les mollusques seront interdits.

Il sera prudent d'éliminer de l'alimentation, surtout pendant la période des chaleurs, non seulement les aliments altérés, mais aussi tous ceux qui, comme la viande de veau, le poisson, sont d'altération facile et peuvent renfermer des ptomaïnes, sans que rien le décèle à la vue, à l'odorat ou au goût.

2° Restreindre la quantité de poisons qui proviennent de l'élaboration de la matière et de la désassimilation. — Alors même que l'alimentation n'introduirait dans l'organisme que des substances dépourvues de toxicité, les actes de la digestion et de la nutrition, par le dédoublement, l'oxydation et l'hydratation des molécules d'albumine, de graisse, donnent naissance à des corps toxiques.

La toxicité globale des produits de dédoublement d'origine alimentaire et nutritive dépend évidemment de la quantité d'aliments ingérés et utilisés, de la nature de ces aliments, de la perfection plus ou moins grande de la nutrition en qualité.

Il est bien certain que la quantité des produits de désassimilation croît avec la quantité d'aliments ingérés et absorbés. Aussi devra-t-on *limiter l'alimentation* des auto-intoxiqués strictement aux besoins de l'organisme ; il ne faudrait pas l'abaisser au-dessous de ces besoins, car alors l'énergie nécessaire à la vie serait empruntée aux tissus mèmes, et l'on provoquerait l'amaigrissement et la cachexie. La constance du poids du corps constitue un bon critérium pour apprécier si l'alimentation est suffisante sans être excessive. Il sera d'ailleurs avantageux de conseiller les aliments qui, à valeur nutritive égale, donnent le moins de produits de désassimilation toxiques ; à ce point de vue, les hydrates de carbone sont supérieurs aux albuminoïdes urinaires, car l'urine, en dehors des matières minérales, doit presque exclusivement sa toxicité aux substances azotées. On restreindra donc au strict nécessaire l'ingestion de viande et d'aliments riches en albumine.

Certains aliments, sans être toxiques par eux-mêmes, donnent naissance, après avoir été digérés, élaborés, à un excès de produits toxiques : tels sont les viandes riches en nucléo-albumines, cervelle, ris de veau, rognons, etc., certains poissons, crustacés et mollusques, que l'on écartera de l'alimentation, au même titre que les aliments riches en matières extractives toxiques préformées.

L'imperfection de la nutrition, ralentie dans sa qualité, aboutit à une élaboration moins achevée des matières alimentaires azotées, à la production de molécules plus éloignées de l'urée, plus toxiques. Tout l'effort doit donc viser à améliorer les actes nutritifs, en favorisant les oxydations et les hydratations dans l'organisme.

L'observation a depuis longtemps montré l'heureuse activation de la nutrition produite par le *séjour au grand air*, par l'*exercice modéré* ; M. Bouchard a établi qu'une journée d'activité musculaire à l'air pur diminue d'un tiers le pouvoir toxique de l'urine. Mais il convient de ne pas arriver jusqu'à la fatigue, jusqu'au surmenage, qui ont au contraire pour effet d'accroître parfois du simple au double la toxicité urinaire.

Les aliments sont digérés, rendus assimilables, grâce à l'intervention de ferments solubles provenant des glandes qui déversent leur contenu dans la lumière du tube digestif ; ce sont des ferments analogues, sécrétés par les glandes à sécrétion interne, qui permettent leur utilisation dans l'organisme, leur dédoublement par oxydation et hydratation. Il convient donc de stimuler les sécrétions glandulaires.

Le traitement par les *sels neutres* et *alcalins* répond à cette indication, et c'est pourquoi les auto-intoxiqués tirent souvent un grand bénéfice des cures de Vichy ou de Carlsbad. On pourra avec avantage administrer le matin à jeun, tous les quatre ou cinq jours, une cuillerée à café de *sel de Carlsbad* dans un grand verre d'eau chaude.

C'est encore en stimulant l'activité des glandes, par l'intermédiaire du système nerveux, qu'agit le *sulfate de strychnine*, dont on donne 2 à 4 milligrammes par jour, un jour sur deux. Cette médication, qui produit en général des effets remarquables, peut être malheureusement contre-indiquée dans les cas où, au ralentissement de la nutrition, s'ajoute un certain degré d'imperméabilité rénale.

L'hydrothérapie, qui agit par action réflexe sur les glandes, en excitant les terminaisons nerveuses cutanées, peut rendre les plus grands services. On utilisera, surtout, sauf contre-indication, les *bains chauds carbo-gazeux*, naturels ou artificiels, et les *frictions au gant de crin* sur la peau humectée d'eau de Cologne ou de vinaigre aromatique.

3° Modérer et même supprimer les fermentations gastriques et intestinales. — Nous avons montré plus haut que les fermentations gastriques et intestinales sont la source, pour une part importante dans certains cas, des substances toxiques éliminées par l'urine; ce fait suffit à justifier la troisième indication.

Parmi les substances toxiques qui se formeraient sous l'influence des fermentations intestinales et qui, résorbées par la muqueuse intestinale, s'éliminent par l'urine, on avait coutume de placer en première ligne les acides sulfo-conjugués. On pensait même trouver par le dosage de ces acides dans l'urine la mesure des fermentations intestinales.

Des recherches récentes de H. Labbé et Vitry paraissent démontrer que la quantité des acides sulfo-conjugués contenus dans l'urine varie uniquement avec sa teneur en azote total, ce qui revient à dire que ces acides proviennent uniquement de la désagrégation de l'albumine. Mais cette albumine désagrégée n'en a pas moins deux origines : elle provient soit de l'alimentation, soit de la désassimilation des albumines de l'organisme. Et c'est pourquoi, lorsqu'il existe des fermentations intestinales abondantes, par exemple dans les entérites aiguës ou chroniques, dans la fièvre typhoïde, on voit augmenter d'une façon considérable l'élimination d'acides sulfo-conjugués dans l'urine, alors même que le régime alimentaire est très pauvre en albumine.

Les acides sulfo-conjugués ne sont d'ailleurs pas les seuls produits toxiques qui dériveraient des fermentations putrides de l'intestin;

des bases organiques, par exemple, véritables ptomaïnes, peuvent prendre naissance dans l'intestin et causer de graves accidents stercorémiques.

Il importe donc d'éloigner de l'alimentation des auto-intoxiqués tous les aliments facilement fermentescibles, d'une part; de modérer et de supprimer même les fermentations gastriques et intestinales, si possible, d'autre part.

C'est pour remplir la première indication que nous avons rejeté l'usage des choux, même cuits à l'eau bouillante et ainsi dépourvus de potasse, malgré les services que l'on pourrait tirer de leur richesse en potasse; que nous avons conseillé d'écarter de l'alimentation certains légumes secs, comme les haricots, qui à d'autres points de vue présenteraient bien des avantages.

Il faudra donner des *aliments de digestion facile*, de *volume modéré*, séjournant peu dans l'estomac, susceptibles de parcourir rapidement tout le tube intestinal. On restreint notablement les fermentations en réglant l'alimentation de telle façon que le contenu intestinal soit peu volumineux et solide; cette condition est également peu favorable à la résorption des produits putrides, puisque le contact des matières fécales avec la paroi, au moins dans le gros intestin et dans la portion terminale du tube digestif, est réduit au minimum. On réalisait empiriquement ce desideratum chez les urémiques par le *régime lacté*, le lait étant ingéré par petites quantités à la fois, à intervalles espacés. Mais il ne faut pas oublier que le véritable excitant de la motricité intestinale est constitué par le volume même des masses fécales; c'est pourquoi on aura tout avantage à faire ingérer les légumes verts, préparés comme nous l'avons indiqué, qui offrent cette particularité de donner des résidus digestifs abondants, de nature cellulosique et, par suite, non fermentescibles.

Les *purgatifs* sont employés depuis longtemps, non seulement pour produire une dérivation vers l'intestin des produits toxiques que les autres émonctoires sont insuffisants à éliminer, mais aussi pour balayer le contenu intestinal en voie de fermentation. Ce sont des remèdes que l'on ne doit employer que dans des cas exceptionnels et lorsqu'il y a urgence. Les *laxatifs* suffiront, dans la plupart des cas, pour assurer une traversée digestive rapide.

Par l'administration du *charbon*, on parvient à désinfecter les matières fécales, certains produits toxiques, comme les matières colorantes, les alcaloïdes, se fixant sur le charbon. La toxicité urinaire diminue parfois de moitié.

Les putréfactions intestinales dépendant avant tout de la vie et de la multiplication des bactéries, M. Bouchard a cherché à réaliser l'antisepsie du tube digestif. Bien des médicaments, dont la pratique courante avait depuis longtemps montré l'utilité, agissent surtout comme antiseptiques intestinaux, tels le *calomel*, l'*iode métallique*, les *hyposulfites*. Ils ont l'inconvénient d'être solubles, absorbables, toxiques. La naphtaline, préconisée par Rossbach, le salicylate de bismuth employé par Vulpian et surtout le benzonaphtol, dont l'usage est devenu courant depuis les recherches de M. Bouchard, sont au contraire insolubles et ne sont absorbés qu'en quantité infime.

Le *benzonaphtol*, associé parfois au *salicylate de bismuth* et au charbon, constitue le meilleur des antiseptiques intestinaux, à condition de l'administrer par doses fractionnées de $0^{gr},25$ à $0^{gr},50$ toutes les deux heures, jusqu'à 3, 4 et 6 grammes par jour. La poudre insoluble se répand alors autour et dans l'épaisseur des détritus intestinaux, tapisse la muqueuse et s'oppose à la multiplication des bactéries putrides ; si le benzonaphtol ne réalise pas d'une façon absolue l'antisepsie intestinale, au moins modère-t-il nettement les pullulations microbiennes et les fermentations qui en résultent. Cet antiseptique a de plus l'avantage de ne gêner en rien l'action des ferments solubles et de ne pas entraver les divers actes de la digestion gastrique et intestinale.

Une méthode nouvelle de bactériothérapie consiste dans l'administration de certains ferments lactiques ; elle est basée sur cette idée ingénieuse qu'il y aurait intérêt à modifier, dans bien des cas, la flore intestinale et à substituer, par concurrence vitale, aux bactéries putrides, des bactéries inoffensives et même utiles, comme les bacilles lactiques. Il ne semble pas que l'ingestion des bouillons de culture de bacilles lactiques conduise à cet heureux résultat, et c'est surtout aux modifications de régime ordonnées simultanément que l'on doit rapporter la modération des fermentations putrides de l'intestin.

4° Favoriser les processus antitoxiques de l'organisme. — Nous n'insisterons pas sur cette quatrième indication. — Déjà nous avons signalé le rôle que jouent les glandes à sécrétion interne pour neutraliser les poisons qui résultent de la nutrition, de la vie même des cellules ; on sait, par exemple, de quelle utilité est l'intervention des capsules surrénales pour préserver l'organisme contre les effets des poisons produits par l'activité musculaire.

On devra donc activer d'une façon générale les sécrétions internes, par la médication alcaline, par les stimulations nerveuses (sulfate de strychnine, hydrothérapie, frictions au gant de crin). Mais, de plus, il faudra surveiller certaines défaillances glandulaires et leur opposer un traitement opothérapique approprié.

5° Assurer l'élimination des poisons hors de l'organisme.

— Dans l'étude que nous avons faite des moyens de défense de l'organisme contre les auto-intoxications, nous avons établi qu'il convient de placer au premier rang l'élimination des poisons par les émonctoires, reins, foie, intestin, peau. C'est même le plus souvent à la suite de la déficience de l'un de ces émonctoires, le rein principalement, que l'auto-intoxication se réalise.

Il importe donc de veiller avant tout, autant dans un but prophylactique que thérapeutique, au bon fonctionnement des émonctoires.

Et tout d'abord nous ferons remarquer combien doit être prudente la thérapeutique médicamenteuse qui pourrait avoir pour effet d'entraver l'activité des émonctoires, ou qui, dans les cas d'émonction insuffisante, pourrait aboutir à l'accumulation des médicaments dans l'organisme et à l'intoxication médicamenteuse. Bien des cas d'intolérance médicamenteuse, dont la pathogénie est restée mystérieuse et que l'on a attribués à de vagues *idiosyncrasies*, auraient trouvé leur explication plausible dans l'insuffisance d'un émonctoire ou d'une glande vasculaire sanguine.

On devra donc éviter, chez les malades menacés par les accidents d'auto-intoxication, l'emploi des médicaments à toxicité élevée, ou tout au moins tâter tout d'abord la susceptibilité des malades par administration de doses faibles, avant d'arriver aux doses thérapeutiques usuelles.

Les bains de vapeur, les douches, les frictions au gant de crin suffisent pour stimuler les fonctions des glandes sudorales. Mais il est rare que l'insuffisance de sécrétion de ces glandes soit en cause, et il ne faudrait pas espérer suppléer par la sécrétion sudorale à l'insuffisance de la fonction rénale. A l'aide des bains de vapeur, par l'administration des sudorifiques comme le jaborandi, on enlève surtout de l'eau à l'organisme. Et cette spoliation d'eau, qui a comme corollaire fatal une diminution de la quantité d'urine, a entraîné chez des brightiques, à maintes reprises, de graves accidents urémiques, qui ont fait abandonner la pratique des sudations.

Les purgatifs accroissent, d'une façon aussi accentuée qu'on le désire et suivant une progression facile à réaliser, la sécrétion de la muqueuse intestinale. Il est certain que la spoliation aqueuse est abondante, mais il n'est pas douteux que des substances toxiques soient en même temps soustraites au sang, et il sera facile, par des boissons abondantes, de réparer les pertes en eau du sang, de façon à ne pas entraver la sécrétion urinaire (nous proscrivons comme boisson, à la suite de l'usage des purgatifs, le bouillon d'herbes, qui est avant tout une solution de sels de potasse). Les purgatifs agissent d'ailleurs par des procédés multiples : en activant la sécrétion de la muqueuse intestinale, en s'opposant à l'absorption par la muqueuse des substances contenues dans la lumière de l'intestin, en balayant le contenu intestinal toujours toxique. Et de fait leur emploi est classique au cours de l'urémie, où les purgatifs salins, l'eau-de-vie allemande ont donné d'excellents résultats.

Mais on conçoit que l'emploi du purgatif constitue un moyen d'action exceptionnel. Les purgations répétées mettraient obstacle complet à l'assimilation des aliments et entretiendraient une fluidité du contenu intestinal propice aux fermentations. Quant aux laxatifs, dont l'usage peut être poursuivi indéfiniment, ils n'ont pas d'action rapide sur la muqueuse intestinale, qu'ils stimulent cependant, et on leur demande surtout d'assurer une traversée rapide du tube digestif par les détritus alimentaires. Les vomitifs, très employés autrefois, offrent peu d'avantages et présentent deux inconvénients : ils abaissent la tension artérielle et diminuent la sécrétion rénale.

Les poisons volatils sont trop peu abondants dans l'organisme pour que l'on puisse espérer par les bains d'air chaud, qui activent l'évaporation pulmonaire, arriver à suppléer le rein devenu insuffisant.

Il y a intérêt à accroître la sécrétion biliaire, mais à balayer rapidement par l'usage des laxatifs, des sels neutres, la bile déversée dans l'intestin et qui serait en partie résorbée. La toxicité de la bile relevant surtout de la présence des matières colorantes, le charbon les fixera et en permettra l'élimination.

Mais il faut moins chercher à suppléer la fonction rénale déficiente par la mise en activité des autres émonctoires qu'à améliorer la sécrétion du rein, la plus utile de toutes dans la dépuration du sang et des tissus. C'est là une thérapeutique spéciale, variable avec les causes de l'imperméabilité rénale et que nous n'avons pas à aborder ; elle comporte des indications précises et variables suivant les cas, dont il faudra tenir compte dans l'établissement du régime alimentaire, tout en restant dans le cadre des prescriptions générales, que nous avons indiquées. L'existence d'une néphrite conduit-elle à ordonner un régime déchloruré, il n'en faudra pas moins pour cela avoir recours aux aliments non toxiques et, en particulier, dépourvus de potasse ; on pourra donc utiliser la viande, les légumes verts, les céréales, cuits longuement dans l'eau bouillante, à la condition de n'y pas ajouter de sel ultérieurement.

Le régime lacté a joui et jouit encore d'une réputation justifiée. C'est qu'en effet le lait, s'il est encore trop riche en potasse et en chlorure de sodium, possède la propriété, quand il est bien digéré, de donner un bol fécal peu volumineux, solide, peu fermentescible ; il est de plus diurétique et possède sous un volume relativement peu considérable une valeur nutritive élevée. Le fromage blanc, préparé par coagulation du lait à l'aide de la présure ou d'un bacille lactique, possède, après que le petit-lait s'est écoulé, tous les avantages du lait, et de plus il ne renferme ni potasse ni chlorure de sodium ; l'emploi en est particulièrement indiqué chez les brightiques.

Lorsque les émonctoires naturels sont impuissants à assurer l'élimination des poisons hors de l'organisme, alors même que l'on a pris toutes les mesures propres à réduire la quantité des poisons introduits par l'alimentation ou formés dans l'intestin et les tissus, lorsque les symptômes d'auto-intoxication deviennent graves et que l'existence du malade est menacée, on recourt à la *saignée copieuse*. Certains ont pensé que l'on éliminait par ce procédé une quantité notable de poisons, qu'on diminuait d'autant le processus d'auto-intoxication inhibant toutes les fonctions et que l'on permettait ainsi aux moyens de défense de l'organisme d'entrer en scène. Certes, il existe dans le sang des urémiques un excès d'urée, et sans doute aussi une proportion exagérée des divers principes toxiques du sang ; le point de congélation atteint — 0°,65, — 0°,70 et même — 0°,80, au lieu de — 0°,56 à l'état normal, ce qui implique une concentration moléculaire plus grande.

M. Bouchard a établi qu'une saignée de 32 grammes (quantité soutirée par deux sangsues) enlève au sang 50 centigrammes de substances extractives, c'est-à-dire autant qu'en moyenne en soustraient à l'organisme 100 grammes d'urine, 280 grammes de liquide diarrhéique, 100 litres de sueur. On conçoit donc que, dans les cas d'urémie en rapport avec une poussée aiguë d'imperméabilité rénale, une saignée de 300 à 400 grammes, telle que la préconisaient Abercrombie, Rayer, puisse directement éliminer de l'organisme une quantité appréciable de poisons, voisine de celle qui est normalement éliminée chaque jour par les émonctoires. Ainsi soulagé, l'organisme retrouve pour un temps son équilibre et la possibilité d'entamer à nouveau la lutte, de faire intervenir à nouveau les émonctoires fermés par l'irritation toxique.

La saignée est donc indiquée dans tous les cas où l'auto-intoxication menace les jours du malade, surtout lorsque l'on est en présence d'une intoxication liée à l'imperméabilité transitoire des émonctoires, par exemple dans les néphrites aiguës au cours des néphrites chroniques. C'est un moyen qui pare au plus pressé et qui donne le temps d'agir d'une façon plus ou moins directe sur les émonctoires.

Mais, à la vérité, les poisons retenus anormalement dans l'organisme ne restent pas dans le sang ; ils s'accumulent dans les liquides d'œdème et surtout dans les tissus. Déchargé des poisons extraits par la saignée, le sang devient capable d'en absorber de nouveaux, qu'il emprunte aux tissus, et les cellules nobles se trouvent soulagées d'autant. La saignée paraît agir encore et surtout par un mécanisme plus complexe, qui met en jeu par voie réflexe les organes hémato-poiétiques, rénove les éléments du sang, excite les sécrétions glandu-laires ; on peut admettre aussi qu'elle lutte contre la pléthore, souvent menaçante chez ces malades, soulage la circulation pulmonaire et assure ainsi une oxygénation meilleure du sang.

VI. — INDICATIONS THÉRAPEUTIQUES SPÉCIALES.

Toutes les indications thérapeutiques que nous avons jusqu'ici signalées s'appliquent à tous les malades, et ils sont nombreux, chez lesquels l'auto-intoxication intervient comme facteur pathogé-nique. Elles visent à restreindre au minimum les substances toxiques de provenance alimentaire, à modérer la formation des poisons de la nutrition et de la désassimilation, à favoriser leur neutralisation, leur destruction dans l'organisme et leur élimination par les émonc-toires. Elles sont donc purement symptomatiques, bien que basées sur une connaissance aussi complète que possible des processus de l'auto-intoxication.

Mais on ferait une œuvre vaine si l'on ne cherchait, après avoir paré au danger immédiat, à combattre la cause même de l'intoxication. Et c'est ici qu'une analyse clinique serrée des symptômes présentés par le malade pourra discerner ceux qui résultent de l'auto-intoxica-tion et ceux qui permettent de reconnaître son origine.

Au cours des maladies infectieuses aiguës, dans le choléra, la fièvre typhoïde, etc., il ne suffira pas de modérer ou même de supprimer les fermentations intestinales, il faudra s'efforcer d'atteindre par une thérapeutique anti-infectieuse le microbe qui en a permis le dévelop-pement, de neutraliser par une thérapeutique antitoxique spécifique les toxines qui ont annihilé les moyens de défense.

Les mêmes idées directrices guideront le médecin dans la lutte contre les maladies infectieuses chroniques, telles que la tuberculose ; mais les difficultés seront souvent plus grandes, puisque le propre des maladies chroniques est de n'avoir aucune tendance à la guérison spontanée et que le thérapeute ne trouvera pas dans les processus naturels de défense de l'organisme cette aide sur laquelle il est toujours en droit de compter dans les maladies aiguës.

L'auto-intoxication se rencontre même d'une façon secondaire dans les intoxications criminelles, accidentelles ou médicamenteuses ; les indications spéciales consisteront ici à provoquer l'élimination du poison non encore absorbé, à administrer les antidotes susceptibles d'en modérer les effets.

Dans les maladies de la nutrition, l'élaboration défectueuse de la matière met en circulation nombre de produits toxiques. La goutte, l'obésité, le diabète comportent une hygiène alimentaire spéciale ; certains groupes d'aliments, la viande pour le goutteux, la graisse pour l'obèse, le sucre et les hydrates de carbone deviennent contre-indiqués, alors même qu'ils ne renfermeraient pas de produits toxiques, alors même que leur élaboration n'en donnerait pas chez un individu normal. On trouvera dans le chapitre spécial les indications qui permettent d'éviter les accidents d'auto-intoxication si graves qui aboutissent au coma chez le diabétique, d'éviter le retour des crises articulaires chez le goutteux.

On s'attachera particulièrement à améliorer les conditions dans lesquelles s'opère la digestion gastrique et intestinale chez les malades intoxiqués par les produits de la fermentation gastrique ou intestinale, chez les dyspeptiques, chez les individus atteints de dilatation d'estomac avec stase alimentaire, dans les entérites chroniques.

Dans le cancer, le traitement qui tend à extirper la tumeur, à nécroser les cellules cancéreuses par la radiothérapie, la fulguration, aura de bons effets généraux, même s'il n'empêche pas l'évolution progressive des lésions et leur généralisation, puisqu'il supprimera pour un temps toute une partie de la source des poisons cancéreux.

Des indications spéciales sont relatives à l'amélioration des sécrétions internes ; on les trouvera étudiées dans le volume de l'opothérapie.

Enfin il conviendra d'améliorer souvent par une intervention directe la fonction des émonctoires en levant l'obstacle à l'excrétion biliaire dans l'ictère par rétention, à la sécrétion urinaire dans l'anurie calculeuse. L'intervention chirurgicale est même souvent couronnée de succès lorsque par la néphrotomie, la décapsulation des reins, elle vise, dans les néphrites aiguës, à libérer le rein enserré dans sa capsule par la congestion ou l'œdème et à permettre ainsi le rétablissement de la sécrétion.

Sur toutes ces indications spéciales, nous ne pouvons nous étendre, chacune trouvant sa place dans les chapitres qui traitent de la thérapeutique des maladies des organes en particulier.

VII. — RÉSUMÉ ET CONCLUSIONS.

Nous pensons avoir montré dans cet article le rôle important, incontesté depuis les travaux de M. Bouchard, que joue le processus d'auto-intoxication dans un grand nombre de maladies. Et cette étude n'est pas sans portée pratique, puisque, grâce aux notions pathogéniques précises qu'elle apporte, elle conduit à une thérapeutique logique. Pour instituer cette thérapeutique, il est nécessaire tout d'abord d'établir la réalité de l'intoxication; on y parviendra par la recherche des symptômes qui traduisent la présence de poisons dans l'organisme, symptômes presque tous d'ordre nerveux, qui, en s'extériorisant sur un organe quelconque ou sur tous les organes, démontrent la souffrance des cellules nerveuses; on y parviendra surtout en étudiant la fonction des émonctoires, en particulier la plus importante de toutes, la sécrétion rénale, si difficilement vicariée par les autres, et en démontrant l'insuffisante élimination des poisons urinaires par la diminution de la toxicité urinaire.

Dès que la notion d'auto-intoxication sera acquise, des indications thérapeutiques générales devront viser à restreindre au minimum la quantité de poisons introduits par l'alimentation, à modérer la quantité de ceux qui proviennent de la nutrition et de la désassimilation, à supprimer ceux qui prennent naissance dans les fermentations putrides du tube digestif, enfin à favoriser par tous les moyens possibles la dépuration de l'organisme, en veillant au bon fonctionnement des émonctoires.

Ayant ainsi paré aux dangers immédiats que créaient pour le malade les menaces d'auto-intoxication ou l'auto-intoxication réalisée, on devra s'efforcer d'en empêcher le retour en en recherchant et supprimant la cause première.

MÉDICATIONS GÉNÉRALES
DES ACCIDENTS PHYSIQUES

MÉDICATIONS DES ACCIDENTS
DUS AUX CHANGEMENTS DE PRESSION

PAR

le Dr J.-P. LANGLOIS

Professeur agrégé à la Faculté de médecine de Paris.

I. — MALADIE DES CAISSONS.

Technologie. — L'emploi de l'air comprimé permet de travailler à sec, soit dans l'eau elle-même, soit dans des terrains perméables et infiltrés. Il y a lieu de distinguer le travail des ouvriers tubistes dans les caissons et le travail des scaphandriers, les conditions de travail étant différentes.

Le caisson est constitué par une caisse métallique ouverte par le bas qui vient reposer sur le fond et recevoir de l'air sous pression. Pour pénétrer et sortir du caisson, les ouvriers passent par une écluse ou sas, dans laquelle se fait la mise en équilibre de la pression avec le chantier, période de compression, ou avec l'extérieur, période de décompression.

Pratiquement, on peut admettre que 1 atmosphère fait équilibre à une colonne d'eau de 10 mètres, et on exprime généralement les pressions en kilogrammes. Mais il existe deux méthodes de compter les pressions. Quand on parle de 2 ou 4 atmosphères, on fait entrer en ligne de compte la pression atmosphérique, alors que, lorsque l'on s'exprime en kilogrammes, il s'agit de la pression effective exercée 1 décimètre carré. De sorte que deux auteurs différents, traitant d'un travail fait sous une profondeur de 20 mètres d'eau, parleront d'une pression de 3 atmosphères et l'autre de 2 kilogrammes.

Il est indispensable d'unifier cette mesure et d'accepter les termes employés par les ouvriers, inscrits sur les manomètres et enfin insérés dans le décret de 1909 : le kilogramme effectif compté par suite en plus de l'atmosphère terrestre.

Symptomatologie. — Pendant la période de compression, on note assez souvent des douleurs d'oreille avec bourdonnements ou sifflements et, dans les cas extrêmes, une douleur vive accompagnée d'une véritable détonation indiquant la rupture de la membrane du tympan.

Il peut exister également une angoisse précordiale, des maux de tête et même des vertiges; très rarement la syncope vraie a été observée.

Pendant la période d'équilibre, dans la chambre de travail, on n'observe généralement aucun trouble ; le travail n'est pas plus pénible ; peut-être même l'ascension des longues échelles paraît-elle plus facile, les accidents que l'on a pu observer à ce moment ou bien se rattachent à des chutes brusques de pression produites par des « renards », fuites d'air sous le couteau, ou bien à des phéno-mènes d'intoxication provoqués par la viciation de l'air résultant du dégagement des gaz du sol ou des explosifs, ou provenant de l'impu-reté de l'air envoyé par les pompes, impureté ayant pour origine quelquefois l'échauffement des huiles de ces pompes.

Mais c'est pendant ou à la suite du stade de décompression que se produisent les accidents les plus fréquents et les plus graves. On ne paye qu'en sortant, suivant l'expression imagée des ouvriers tubistes. Nous ne pouvons qu'énumérer brièvement les symptômes très variés observés. Du côté de l'appareil auditif, bourdonnements et sifflements avec rupture possible du tympan. Des troubles labyrin-thiques, vertiges de Ménière, vomissements et otorragie, épistaxis, hématémèses, hémoptisies peuvent également s'observer. La grosse joue des tubistes est provoquée par une dilatation des canaux abou-tissant au canal de Sténon ou au canal de Wharton. Du côté des poumons, l'œdème pulmonaire aigu, l'emphysème soit pulmonaire, soit sous-cutané.

Du côté du cœur, angoisse précordiale, tous les symptômes de l'an-gine de poitrine ou de la dilatation brusque du cœur droit et enfin la syncope primitive d'emblée.

Le système nerveux peut présenter tous les symptômes qu'entraîne une anémie ou une hémorragie localisée dans une région quelconque : céphalalgie, aphasie, cécité verbale et hémiplégie cérébrale protu-bérantielle, médullaire ou enfin bulbaire (hémiparalysie respiratoire). Signalons enfin les *puces*, démangeaisons intenses cutanées, et les *moutons*, douleurs d'intensité très variable dans les muscles ou les articulations.

Tous ces accidents présentent un pronostic très variable, même ceux en apparence les plus graves, comme les paraplégies ; c'est qu'ici, plus que dans n'importe quelle catégorie d'accidents du travail, sévit l'hystéro-traumatisme et la simulation.

Aussitôt que l'ouvrier éprouve un malaise ou une indisposition même passagère, il cherche à exagérer son cas ; le demi-salaire n'étant payé qu'après quatre jours d'arrêt de travail, il a tout intérêt à dépasser ces quatre jours.

Pathogénie. — Les accidents d'oreille, des canaux glandulaires, de l'emphysème cutané ou pulmonaire, s'expliquent facilement par la lenteur avec laquelle certaines cavités, caisse du tympan, canal de Sténon ou de Wharton, poumon, se mettent en équilibre avec la pression extérieure. Quant aux autres accidents, depuis Paul Bert, le mécanisme en est bien connu. L'azote qui est dissout dans le sang à la pression normale ne dépasse pas 16 centimètres cubes par litre ; quand la pression augmente, la quantité s'élève et, comme il s'agit non du sang seulement, mais des 46 litres de solution saline que renferme le corps d'un homme adulte (60 p. 100 du poids total), on voit qu'il suffit d'élever la pression de 1 kilogramme pour faire passer la quantité totale d'azote dissout de 675 centimètres cubes à 1 075 centimètres cubes. Cette dissolution se fait lentement, 4 litres de sang au plus passant par minute dans les poumons, si l'on admet les chiffres de Tiggerstedt sur le débit systolique du cœur, et la saturation complète exigeant peut-être plusieurs heures. Il s'agit ici d'un cycle réversible ; par suite, la désaturation ne peut se faire que très lentement ; et, si la décompression est trop rapide, l'azote se dégagera du sang sous forme de bulles, d'où formation des embolies gazeuses.

Les accidents ne se produisent pas toujours pendant la décompression ou immédiatement après ; il existe de nombreux cas graves, paraplégie, mort subite, arrivés trois, quatre et six heures après la sortie du sas. Ces accidents tardifs s'expliquent encore avec la théorie de l'embolie gazeuse. La désaturation se fait très irrégulièrement suivant les régions ; il se produit des embolies. Les puces et les moutons sont une indication très nette de l'établissement, dans une région, d'une anémie localisée. Il suffit d'une modification dans la circulation locale pour favoriser le départ des bulles d'azote qui peuvent se fixer alors dans des régions aux fonctions essentielles, comme l'axe cérébro-spinal ou le cœur.

Prophylaxie. — Pour éviter les accidents, une sélection des ouvriers est nécessaire ; elle est prescrite par le décret de 1909. Les cardiaques, les emphysémateux et les artérioscléreux doivent être éliminés définitivement ; il devrait en être de même, sauf exception, pour tout sujet ayant cinquante ans. Les affections de l'oreille, des cavités nasales et bucco-pharyngiennes entraîneront une interdiction temporaire ou définitive suivant les lésions.

La décompression est réglée par le décret et varie suivant la pression :

20 minutes par kilo au-dessus de 3 kilos effectifs.
15   —   —   entre   3 et 2 kilos.
10   —   —   —   2 et 0 —

Quand la pression ne dépasse pas 1 kilogramme, la décompression peut se faire en cinq minutes.

Le décret français exige une décompression régulière. Les Anglais, avec Haldane, procèdent par des décompressions successives et brusques, séparées par des arrêts de plus en plus prolongés. Les résultats de la méthode de Haldane paraissent supérieurs à ceux de la décompression régulière.

Traitement. — Le traitement efficace contre tous les accidents dus à l'air comprimé en dehors de la rupture du tympan réside dans une récompression immédiate. On comprend que, sous l'influence de la récompression, les bulles gazeuses se dissolvent de nouveau, la circulation se rétablit, et il suffit alors de reprendre la décompression lente.

On peut évidemment utiliser pour la récompression le sas qui sert à l'entrée des ouvriers ; mais, en principe, il faut exiger une étuve à récompression indépendante du chantier et disposée de telle sorte que l'on puisse introduire la victime facilement, la coucher et que deux aides puissent lui donner des soins. Une petite écluse à main doit être annexée pour permettre l'introduction d'objets ou de médicaments réclamés d'urgence. Le décret de 1909 n'exige l'écluse que si la pression atteint 2 kilogrammes. C'est une concession regrettable.

La récompression s'effectuera à raison de cinq minutes par kilogramme de pression ; il suffit souvent de comprimer à une pression inférieure à celle de la pression primitive ; mais, dans d'autres cas, il faut dépasser la pression constatée dans la chambre de travail.

Si le sujet a perdu connaissance, provoquer des mouvements de déglutition par titillation du voile du palais ou par des tractions rythmées de la langue et maintenir ainsi l'équilibre dans la chambre auditive. Arrivé au stade maximum de compression, faire faire des mouvements divers au malade et des massages pour libérer les gaz ; donner alors de l'oxygène, qui permettra de déplacer l'azote,

l'oxygène n'étant contre-indiqué que si on opérait avec une sur
pression de 2ᵏᵍ,500.

Procéder ensuite, quand les symptômes toxiques ont disparu, à une
décompression très lente : trois minutes par dixièmes d'atmosphère
arrêter la décompression ou même refaire de la pression si les acci
dents reviennent. A Amsterdam, un malade n'a été remis qu'à la
quatrième récompression.

Pour être efficace, la récompression doit être exécutée sans retard
On sait en effet que les tissus nerveux supportent mal l'anémie prolongée et que, dans l'expérience de Sténon, il suffit de comprimer
l'aorte plus de vingt minutes pour observer des troubles médullaires
persistants, l'examen histologique montrant alors des lésions de
chromatolyse dans les cellules de la substance grise. C'est pour permettre cette intervention rapide que l'on demande une chambre de
repos pour les ouvriers et le logement des ouvriers dans un rayon
inférieur à 2 kilomètres du chantier.

Contre les troubles persistants soit du côté pulmonaire, soit dans
les membres, Catsaras conseille de pratiquer tous les jours de faibles
recompressions.

Deux procédés de traitement, soit préventif, soit curatif, ont été
conseillés : les inhalations d'oxygène et les mouvements musculaires
après la sortie du travail. Bernstein fait monter un escalier aux
ouvriers, et les Anglais conseillent la bicyclette.

Si les inhalations d'oxygène avant la décompression (von Schrötter)
ou pendant la récompression sont logiques, il n'en est plus de même
à l'air libre : faire respirer de l'oxygène pur à ce moment, c'est
diminuer la tension de l'azote et favoriser l'embolie azotée. De même
les mouvements musculaires dans les mêmes conditions peuvent
provoquer la mobilisation des embolies restées dans des régions non
délicates et les entraîner vers les centres nerveux. L'exercice n'est
justifié que s'il est pratiqué à proximité de l'écluse à recompression.

Naturellement, en cas de fléchissement du cœur ou même en cas
de syncope, les injections d'huile camphrée, de préférence aux injections d'éther, sont indiquées.

Les troubles dus à la viciation de l'air et qui acquièrent une gravité
exceptionnelle par suite de la suppression relèvent surtout des inhalations d'oxygène.

Quant aux affections de cause *a frigore* si fréquentes chez les
tubistes et qui sont attribuables au refroidissement provoqué par la
décompression, elles relèvent des traitements généraux, et ces affections doivent diminuer avec l'application des règles de décompression
lente.

II. — MALADIE DES SCAPHANDRIERS.

Les scaphandriers sont exposés aux mêmes dangers que les tubistes; ils descendent même à des profondeurs plus grandes, et il n'est pas rare de voir les plongeurs atteindre 40 à 50 mètres de profondeur, soit 4 à 5 kilogrammes d'effectifs, alors que les caissons descendent rarement au-dessous de 30 mètres. Mais leur séjour est plus court, et très souvent la saturation du sang n'est pas complète. Quoi qu'il en soit, la montée qui correspond à la décompression doit se faire très lentement, à raison de deux minutes par mètre pour les profondeurs dépassant 20 mètres et une minute et demie pour les profondeurs inférieures. Ces chiffres n'étant appliqués que pour des séjours au fond de moins d'une heure, Catsaras insiste sur l'interdiction des plongées successives, à intervalles trop rapprochés, la désaturation de l'organisme n'ayant pas alors le temps de s'accomplir. La durée du séjour au fond de l'eau est très difficile à fixer *a priori*; elle dépend de nombreux facteurs. Avec les grandes profondeurs, il faut tenir compte de la durée de la montée, durée qui dépend elle-même du laps de temps passé au fond.

Le tableau suivant montre la méthode de décompression par stage adoptée dans la marine anglaise sous l'inspiration de Haldane :

Profondeur.	Durée de séjour au fond.	Stages de décompressions. Durée des arrêts, montées comprises.				Durée totale de la montée.
		à 12 mèt.	à 9 mèt.	à 6 mèt.	à 3 mèt.	
35 mètres.	15 min. au moins.	»	2	3	7	15 min.
	15 à 25 min............. .	»	5	5	10	23 —
	25 à 35 — Durée habituelle.	»	5	5	10	33 —
	35 à 60 —	5	10	15	25	57 —
	60 à 120 — Exceptionnelle ..	10	20	30	35	97 —
	120 et au-dessus.........	30	35	35	40	142 —

Mais il faut faire intervenir le facteur *fatigue*, et ici ce sont les courants sous-marins contre lesquels doit lutter le plongeur qui provoquent la dépense d'énergie la plus grande : scaphandriers du *Pluviôse* avec les courants du Pas-de-Calais.

La température de l'eau influe également; pour lutter contre le refroidissement, il faut surtout assurer une nourriture calorigène prise deux heures au moins avant la plongée, interdire l'alcool, tout en permettant le vin à dose modérée, et envoyer par les pompes de l'air aussi pur et aussi sec que possible.

Si l'homme, en remontant, éprouve des malaises, il doit le signaler et être redescendu de quelques mètres. Cette manœuvre, évidemment très logique, n'est pratique que si le casque est muni d'un téléphone ; autrement le signal peut n'être pas compris.

A la sortie de l'eau, si des accidents éclatent, faire la récompression, en utilisant, faute d'écluse, le scaphandre lui-même. Mais la résistance de l'appareil est limitée et, pour réaliser une compression suffisante, le seul procédé possible consiste à redescendre le plongeur à une profondeur égale à celle où il travaillait et à le remonter lentement, ou par stade. On conçoit que cette méthode, très pratique quand il s'agit de supprimer les vives douleurs des moutons, ou quelques symptômes localisés, paraît très hasardeuse sur un sujet paraplégié ou en état de syncope. C'est cependant la seule ressource, si le bateau-pompe n'a pas d'écluse à bord.

III. — **MAL DES MONTAGNES OU DES AÉRONAUTES.**

Symptomatologie. — Les accidents par l'air raréfié sont observés dans les ascensions en montagne, en ballon ou en aéroplane.

A hauteur égale, les accidents se manifestent plus vite dans les ascensions en montagne que dans celles par ballon, et le fait s'explique par l'effort nul dans le second cas, excessif souvent dans le premier.

L'entraînement joue un très grand rôle ; le mal de montagne disparaît rapidement chez les voyageurs ou les guides après plusieurs ascensions ; il n'existe pour ainsi dire pas chez les habitants des hauts plateaux des Andes ou du Thibet.

Le mal des montagnes ou des aéronautes est caractérisé par une anhélation intense ; la respiration devient polypnéique et micropnéique, et même, à un moment, elle tend à s'arrêter.

Les bourdonnements et sifflements d'oreilles sont très pénibles ; puis succèdent des vertiges et finalement la syncope.

Quand l'ascension est très brusque en ballon, on a noté des épistaxis et des hémoptysies.

Pathogénie. — Le mal des montagnes dépend essentiellement des troubles de l'hématose. Normalement le sang artériel renferme par litre 20 centimètres cubes d'oxygène et 40 centimètres cubes d'acide carbonique avec des traces d'azote. Ce dernier gaz, dont le rôle est si important dans les accidents de l'air comprimé, n'intervient pas dans ceux de l'air raréfié. La quantité d'oxygène dissoute dans le sang est minime, et celle fixée sur l'hémoglobine est à l'état de combinaison si faible qu'il suffit de faire tomber la tension de l'oxygène dans l'atmosphère pour qu'une partie de ce gaz quitte l'hémoglobine.

Les travaux de Huffner, de Bohr, ont fait connaître les courbes de dissociation de l'hémoglobine en fonction de la pression.

Les formules de Regnault permettent de calculer rigoureusement la dépression en fonction de la hauteur; mais on peut approximativement admettre une chute de 1 millimètre par 10 mètres de hauteur jusqu'à 2 000 mètres et par 15 mètres au-dessus.

Jusqu'à 3 000 mètres correspondant à une hauteur de 530 mètres de mercure ou à une pression de $10^{cm},6$ pour l'oxygène, les accidents sont très rares et peu graves, le plus souvent de simples malaises qui disparaissent avec le repos; mais rapidement ensuite on entre dans la zone dangereuse, et, à 4 650 mètres (mont Rose), avec 430 millimètres au baromètre et 82 millimètres cubes pour l'oxygène, la dyspnée est intense; les troubles deviennent fréquents et sérieux.

La théorie de l'anoxémie proposée par Paul Bert ne paraît pas expliquer à elle seule tous les faits, et il paraît plus exact, sans accepter dans toute sa rigueur la théorie de l'acapnie ou de la diminution de l'acide carbonique défendue par Mosso, d'admettre une théorie éclectique :

La diminution de tension d'oxygène empêche la formation d'oxy-hémoglobine et, par suite, entrave l'hématose; la diminution de l'acide carbonique dans le sang entraîne une chute de l'activité des centres respiratoires, et finalement l'asphyxie se produira parce que le sujet fait passer une moindre quantité d'un air à faible tension d'oxygène.

Traitement. — De cette théorie mixte découle le traitement des accidents : faire respirer dès l'apparition des troubles un mélange : oxygène à 30 p. 100, acide carbonique à 15 p. 100 et azote à 50 p. 100 (Mosso et Aggazoti). On peut utiliser un masque respiratoire; mais le plus simple est d'entourer la tête d'un taffetas gommé, d'un vêtement imperméable et de faire arriver à proximité des voies respiratoires le tube du récipient. Un procédé pratique consiste à emporter des cartouches de bioxyde de sodium, d'oxyllite, et de glisser ces cartouches placées sur un linge mouillé au voisinage de la bouche. Par suite du confinement, l'air respiré se charge assez d'acide carbonique pour obtenir le taux désirable, et l'excès est absorbé par la soude mise en liberté.

Tous les procédés préconisés contre la syncope respiratoire ou l'apnée peuvent être utilisés : méthode de Silvester pour l'ampliation de la poitrine, tractions de la langue de Laborde, insufflation de bouche à bouche.

Enfin les piqûres d'huile camphrée, d'éther, peuvent être utiles contre l'adynamie cardiaque.

MÉDICATIONS
DES ACCIDENTS THERMIQUES

PAR

le Dr J.-P. LANGLOIS.

Professeur agrégé à la Faculté de médecine de Paris.

Les variations extrêmes du milieu thermique peuvent provoquer des accidents généraux en même temps que des accidents locaux. Il ne sera question, dans ce chapitre, que des accidents généraux dus à la chaleur ou au froid.

Accidents dus à la chaleur.

L'excès de chaleur peut se produire sous des formes et surtout dans des cas différents, qui permettent de faire trois groupes.

1° Le coup de soleil (*Sonnenstich*) est souvent réduit à une action locale sur l'épiderme (érythème), entraînant une desquamation ultérieure, mais quelquefois aussi il revèt une forme plus grave, susceptible même d'amener la mort. Bien que certains auteurs attribuent la mort dans ce cas à une altération du myocarde, il nous paraît probable qu'il s'agit surtout d'accidents réflexes.

2° Le coup d'échauffement (*Hitzschlag, Heatstroke*), qui se produit à la suite d'un travail musculaire exagéré, sous une température élevée. C'est le cas des troupes en marche, des moissonneurs. La chaleur ici n'intervient pas seule, et il est fort probable qu'on se trouve en présence d'une intoxication produite par les musculo-toxines dans des conditions spéciales, et agissant sur un organisme rendu moins réfractaire à leur action par un premier échauffement, l'élévation de la température interne favorisant l'action des poisons (Richet et Langlois).

3° Le coup de chaleur (*Warmeschlag, Heat apoplexy*) est différencié du second, en ce sens que la chaleur paraît être seule en cause, l'individu étant frappé en plein repos. On a voulu attribuer les troubles nerveux observés à un commencement de la fusion de la myéline (Harless). Cette explication est peu plausible, la myéline n'entrant en fusion chez l'homme qu'à 52°. De même, l'explication des troubles cardiaques par la coagulation de la myosine est très hypothétique. Il est plus simple d'admettre, dans ce cas, sous l'influence de l'hyperthermie, une double transformation et dans l'activité de la cellule cérébrale et dans la production générale des toxines.

Dans les expériences sur les chiens, Cl. Bernard, Regnard, Vallin, Vincent, ont vu la mort survenir avec une température rectale de 45°,5. Chez l'homme, Wood signale 42°,8 sous l'aisselle ; Hiller, 45° dans le rectum.

Prophylaxie. — Pour éviter l'insolation, il faut recommander et exiger le port d'une coiffure adaptée au pays : chapeau de paille, casque colonial. Éviter les vêtements de toile, de batiste trop légers, mais conseiller les lainages ou tout au moins les cotons.

Contre la chaleur émanée d'un foyer incandescent : soleil, chambres de chauffe, il est plus utile de protéger le corps par un vêtement ; au contraire, quand la chaleur est diffuse (mines, soutes, sécheries), le travail avec thorax nu est préférable.

L'influence de l'état hygrométrique du milieu ambiant est très importante. Dans les mines, dans les usines, il faut toujours tenir compte des données du psychromètre. La température du thermomètre sec peut atteindre 40° sans inconvénient, alors que, au-dessus de 25°, au thermomètre mouillé, le travail devient pénible et la température organique monte. On peut lutter contre les dangers de l'air chaud humide en assurant une ventilation suffisante, soit une vitesse de l'air de 1 mètre par seconde (1).

Dans l'armée, les insolations ont surtout été constatées dans les troupes marchant en colonne serrée ; on doit insister sur l'éparpillement, l'égaillement des hommes, la température au centre de la colonne dépassant de plusieurs degrés celle de l'atmosphère.

Enfin l'emploi modéré de l'eau fraîche, sans être froide, aussi bien à l'intérieur qu'à l'extérieur, est loin d'être dangereux, si l'on a soin de marcher ensuite pour assurer la réaction, et c'est le procédé le plus énergique et le plus sûr pour prévenir l'hyperthermie.

Traitement. — Quelle que soit l'hypothèse admise pour expliquer la mort, l'hyperthermie constitue l'accident dominant et que l'on doit combattre énergiquement et rapidement. Déshabiller complètement le sujet et assurer autour de lui une ventilation énergique et prolongée. A bord et dans les usines, utiliser les ventilateurs ou souffleries (nombreux cas traités ainsi dans la traversée de la mer Rouge). Passer une éponge ou un linge trempé dans l'eau alcoolisée à la température ambiante, pas d'eau froide qui provoque la vaso-constriction périphérique. Faire absorber par la voie buccale

(1) J.-P. Langlois, Études dans les mines.

Médications générales. 17

si possible de l'eau fraîche par 100 à 200 grammes, de dix en dix minutes, par la voie rectale 500 à 1 000 grammes d'eau salée avec une cuillerée de sel de cuisine par litre, et recommencer un quart d'heure après. Enfin on peut tenter une injection de sérum artificiel sous-cutanée ou même intraveineuse (200 à 500 grammes à 30°).

Si la peau est sèche, injection de 5 à 10 milligrammes d'azotate de pilocarpine (solution à 1 p. 1 000).

Contre la syncope respiratoire : respiration artificielle en faisant respirer en même temps un mélange oxygène avec traces d'acide carbonique. Rappelons qu'il est toujours facile d'avoir de l'acide carbonique; il suffit de renverser un siphon d'eau de Seltz et de recueillir les gaz.

Les symptômes graves disparus, ne pas oublier que l'insolé est un intoxiqué et le traiter comme tel. Repos absolu, régime lacté, pendant quarante-huit heures au moins pour favoriser l'élimination des toxines.

Accidents dus au froid.

Les accidents généraux dus aux froids intenses ont été signalés dans les expéditions militaires (Russie, Crimée, Sud-Oranais), ou scientifiques (explorations polaires ou dans les hautes altitudes), enfin; et plus rarement dans des cas isolés, piétons surpris par les neiges, et surtout ivrognes trouvés dans la rue. Les sujets sont frappés d'un engourdissement profond, d'une asthénie complète telle qu'ils sont incapables de faire le moindre mouvement et qu'ils se couchent sur la route, sachant qu'une fois immobiles ils ne se relèveront plus. Quelle est la température centrale compatible : 1° avec la vie, mais avec issue fatale; 2° avec survie. Chez l'homme adulte, on a pu observer la persistance des battements du cœur avec 26° (température rectale); chez le lapin, on peut descendre à 14°, mais la mort survient fatalement. 31° paraît l'extrême limite de l'abaissement thermique compatible avec le retour à la vie. Chez les nouveau-nés, qui physiologiquement établissent un point de passage entre les animaux homéothermes et poikilothermes, la limite d'hypothermie est beaucoup plus basse. Dans presque tous les cas de mort par le froid, on doit signaler que les individus frappés étaient à jeun, ou encore avaient bu de l'alcool.

La prophylaxie des accidents du froid est dominée par ces deux facteurs : nourriture abondante dans laquelle domineront les matières grasses, et suppression ou, tout au moins, stricte limitation des boissons alcooliques.

Traitement. — De même que, dans le coup de chaleur, il faut combattre l'hyperthermie, dans le coup de froid, il faut lutter contre l'hypothermie.

Frictions énergiques sur tout le corps, avec de la neige suivant la méthode russe. Faire ingérer des boissons chaudes stimulantes par toutes les voies naturelles, buccale et rectale. Injection intra-veineuse de sérum artificiel à 42° maximum.

Injection sous-cutanée de 4 à 10 milligrammes de sulfate de strychnine en plusieurs fois pour provoquer la contraction musculaire et faire éclater le frisson. Si celui-ci se produit, le sujet peut être considéré comme sauvé, et on voit la température monter rapi-dement.

Pour éviter les accidents locaux, éviter les réactions cutanées trop vives. Pas d'applications chaudes, pas d'exposition à la chaleur d'un foyer; seuls, les grands bains chauds à 38° peuvent être tentés, avec ou sans applications de compresses tièdes sur le thorax, suivant les réactions pulmonaires consécutives (1).

(1) Les accidents thermiques comprennent également les *brûlures* et les *gelures*, pour les-quelles nous renvoyons à l'article du Pr AUDRY, *Traitement des maladies cutanées*, in Traitement des maladies cutanées et vénériennes (Bibl. de Thérap., GILBERT et CARNOT).

MÉDICATIONS DES ACCIDENTS ÉLECTRIQUES

PAR

le Dr J. BERGONIÉ
Professeur à la Faculté de médecine de Bordeaux.

Les accidents causés par l'électricité peuvent se diviser en deux parties distinctes :

1º Les accidents causés par la foudre ;

2º Les accidents causés par l'électricité industrielle.

I. — Traitement des accidents causés par la foudre.

Il y a bon an, mal an, en France, une centaine de morts causées par la foudre et à peu près dix fois autant de blessés plus ou moins gravement. Depuis vingt ans, l'année la plus fertile en accidents causés par la foudre est l'année 1892, pendant laquelle il y eut 227 morts, soit 140 hommes et 87 femmes. Cet embryon de statistique indique qu'un médecin, surtout à la campagne, peut avoir à s'occuper du traitement des accidents causés par la foudre et doit, pour les comprendre et en établir la prophylaxie, posséder quelques notions sur l'électricité atmosphérique.

Notions sur l'électricité atmosphérique. — La différence de potentiel entre le sol et l'air augmente à mesure que l'on s'élève dans l'atmosphère. C'est la loi des potentiels croissant avec les hauteurs. D'ailleurs, cette différence de potentiel est variable et oscille entre 100 et 300 volts par mètre vertical.

Ordinairement, le sol a le signe positif par rapport à l'air, qui est négatif, mais les nuages situés dans l'air peuvent avoir des signes contraires et, si leur distance n'est pas trop grande, si la différence de potentiel qui existe entre eux est très élevée, une décharge disruptive éclate, triomphant de la *rigidité* du diélectrique interposé, c'est-à-dire de l'air, et l'éclair se produit, accompagné du tonnerre. La décharge peut avoir lieu de la même manière entre les nuages et le sol, et ces décharges ont par moment une énergie telle que l'on a pu évaluer à 20 000 ampères l'intensité du courant de l'une d'elles.

Avec une telle quantité d'énergie brusquement libérée, les effets destructifs produits par la foudre, quelque considérables qu'ils soient, sont très explicables ; à plus forte raison les accidents mortels ou les blessures, les brûlures graves produites sur l'homme ou les animaux.

La forme exacte de ces décharges instantanées est peu connue, mais on est bien certain aujourd'hui que ce n'est pas un flux continu d'électricité. Ces courants de la foudre sont formés d'oscillations électriques, probablement de haute fréquence, ce qui explique, jusqu'à un certain point, les anomalies constatées dans leur propagation. En effet, loin de suivre les bons conducteurs, de préférence à des conducteurs moins bons situés dans le voisinage, la foudre traverse les diélectriques, suit des chemins tortueux pour arriver au sol et choisit, on ne sait pourquoi, une ou plusieurs victimes au milieu d'autres dont elles ne se distinguent par aucune particularité. D'ailleurs, tout n'est pas connu dans ces phénomènes de l'électricité atmosphérique, et l'on peut dire que depuis De Romas, qui, en 1752, réussit à expérimenter avec l'électricité tirée de l'atmosphère au moyen de son cerf-volant électrique, tout s'est borné à des observations, et on a laissé absolument de côté toute expérimentation proprement dite. D'autre part, les expériences de A. Léauté (1) et de Courtois (2) ont montré que les décharges très brusques, par exemple celles dues à des décharges oscillantes de grande fréquence, peuvent produire des effets destructifs considérables, alors même que leur énergie est faible. La protection devient alors, sinon impossible, du moins illusoire, d'où l'incertitude des meilleurs procédés techniques pour protéger les édifices contre la foudre et aussi les lignes électriques aériennes.

Prophylaxie. — La meilleure manière d'éviter les accidents causés par la foudre, c'est de ne pas offrir au météore un point plus favorable de chute que les objets ou édifices voisins. On compte que, parmi les victimes de la foudre, les quatre cinquièmes sont des paysans qui, isolés au moment d'un orage sur un champ dénudé, formaient un point saillant sur lequel le météore est tombé de préférence.

L'accident sous les arbres est également bien connu. C'est l'arbre qui attire la foudre, mais c'est le sujet vivant, en contact avec lui, et

(1) C. R. de l'Acad. des sciences, 1903, p. 849.
(2) Bull. de la Soc. des élect., juin 1910, p. 371.

quelquefois meilleur conducteur que lui, que la foudre choisit pour arriver au sol.

Quelques accidents ont encore lieu dans des maisons isolées, non pourvues de paratonnerre.

Peu d'accidents ont lieu dans les villes.

De ces considérations résultent les mesures prophylactiques suivantes :

Éviter de se trouver isolé sur un champ. Si l'on est surpris par l'orage, se coucher dans un creux, ne serait-ce qu'au creux d'un sillon ;

Ne pas se réfugier sous les arbres ;

En temps d'orage, ne pas garder à la main des objets métalliques ;

Éviter dans les maisons isolées le contact de ces mêmes objets ;

Ne pas sonner la cloche dans les églises ;

Ne pas rester auprès des poteaux télégraphiques.

Nature des accidents. — Les symptômes présentés par un foudroyé peuvent être divisés en symptômes locaux et en symptômes généraux et nerveux.

Symptômes locaux. — Les symptômes locaux sont presque infiniment variés. Ainsi, par exemple, un homme s'étant réfugié sous un arbre est frappé par le météore. Il porte à partir du sein droit une large brûlure qui descend jusqu'à la cuisse droite, se bifurque et passe sur la jambe gauche à ce niveau, puis arrive au sol en suivant les deux jambes, brûlant les pieds et détruisant la chaussure de la victime. La peau présente des brûlures du premier et du second degré, mais on y rencontre aussi des taches rouges disséminées, des points noirs, comme si la victime avait reçu une décharge de fusil de chasse ; quelques pustules se montrent encore ; les poils sont brûlés ou arrachés ; la couleur de la peau passe du rouge au gris brun, avec des bandes, des stries, des spirales de forme et de dimensions variables.

Chez quelques foudroyés, on observe des taches en forme d'arborisations de feuilles de fougère, de fleurs, ressemblant aux figures si variées de Lichtenberg, réalisées dans tous les cabinets de physique.

Symptômes généraux. — Les symptômes généraux sont plus importants et plus graves, bien que quelquefois plus faciles à guérir lorsqu'on arrive à temps. Ils consistent en des phénomènes d'inhibition par choc nerveux dont la gravité et les variétés peuvent être considérables. Dans les cas légers, il n'y a qu'une perte de connaissance qui dure plus ou moins longtemps, une secousse violente, une véritable commotion électrique parcourant tout le corps et laissant après elle une impression de fatigue, de courbature et de dépression. Le choc nerveux peut aller beaucoup plus loin, et alors se montrent consécutivement des paralysies des membres, avec ou sans anesthésie, paralysies qui peuvent durer depuis quelques heures à plusieurs mois ; ces paralysies sont toujours périphériques ; quelques-unes, les plus graves, peuvent présenter des réactions anormales ; mais, chez les foudroyés examinés, on n'a jamais trouvé la réaction de dégénérescence réelle ; jamais, ou presque jamais, il n'y a de paralysie dite centrale ; presque jamais de paralysie de la vessie ou de l'intestin ; pas d'apoplexie ou d'hémorragie cérébrale proprement dite.

Les accidents les plus graves ont lieu par l'arrêt du cœur et de la respiration. Le collapsus est quelquefois si profond qu'on sent à peine le pouls, tellement il est faible et intermittent ; la respiration est lente, irrégulière ou supprimée. Ce sont là des symptômes auxquels il faut porter le plus rapidement remède.

A côté de ces symptômes que l'on pourrait appeler « primitifs », on peut observer des phénomènes tardifs, dont le médecin aura à s'occuper ; c'est ainsi qu'on a observé des paralysies hystériques, des états neurasthéniques, des cas d'hystéro-traumatisme semblables à ceux provoqués par les accidents de chemins de fer. Il y a encore bien d'autres phénomènes pathologiques produits par la foudre, du côté des organes des sens par exemple ; mais ceci rentre dans les brûlures, les destructions d'organes produits mécaniquement on par élévation de température, du fait même de la décharge. Dans cette catégorie d'accidents, on peut ranger : la cataracte précoce par fulguration ; les troubles de la cornée, les atrophies du nerf optique, les déchirures du tympan, etc.

Nous allons passer en revue les traitements appliqués à ces divers accidents.

Traitement des symptômes locaux. — Le traitement des brûlures produites par la foudre ne diffère pas du traitement des autres brûlures ; nous n'insisterons pas ici, remettant à plus tard ce que nous avons à en dire et renvoyant le lecteur au chapitre de thérapeutique qui les concerne dans cet ouvrage.

Traitement des symptômes généraux. — D'Arsonval a résumé dans une heureuse formule le traitement à appliquer aux foudroyés. « Un foudroyé, dit-il, doit être traité comme un noyé (1). » Or, chez un noyé, ce qui importe avant tout, c'est de rétablir la respiration et pour cela de pratiquer le plus tôt possible et le plus éner-

_____
(1) *C. R. de l'Acad. des sciences.* 4 avril 1896.

giquement possible la respiration artificielle. Nous n'insisterons pas ici sur la pratique de la respiration artificielle ; rappelons cependant qu'il faut commencer par se rendre compte qu'il n'y a, du côté de la bouche, des dents, de l'arrière-gorge, aucun obstacle à l'entrée et à la sortie de l'air. Pour éviter qu'il ne s'en produise, il faut retirer de la bouche ou de la gorge les dentiers, corps étrangers, débris d'aliments, etc., qui peuvent s'y trouver. Le malade doit être placé dans un milieu très aéré ; on doit écarter l'assistance, de manière à n'être pas gêné dans les mouvements de la respiration artificielle et éviter la viciation de l'air.

On peut adopter la méthode de respiration artificielle la plus généralement employée, c'est-à-dire la méthode de Sylvester, qui consiste, comme on le sait, à faire faire des mouvements passifs des bras alternativement en les élevant au maximum et les abaissant ensuite le long du corps, avec compression du thorax et de l'abdomen. La fréquence de ces mouvements doit être d'une vingtaine par minute. Ces mouvements doivent être aussi réguliers et énergiques que possible ; ils doivent être continués assez longtemps pour amener soit le résultat désiré, soit la conviction bien établie que la mort est définitive. Bien souvent ces mouvements de respiration artificielle ont été insuffisamment prolongés, tandis que l'on connaît des cas dans lesquels une longue persévérance a été récompensée par un succès complet.

A la méthode de respiration passive de Sylvester, pour laquelle le noyé ou l'électrocuté est couché sur le dos, on a voulu substituer récemment une autre méthode de respiration artificielle imaginée par Schäffer. Elle consiste essentiellement en ceci : le patient étant couché *sur le ventre*, on comprime le dos rythmiquement avec les paumes des mains, de chaque côté de la colonne vertébrale et au niveau des dernières côtes. Cette compression a pour effet d'aplatir le ventre et de refouler le diaphragme en haut, ce qui engendre l'expiration. La cessation brusque de la compression amène l'abaissement du diaphragme et l'expiration, par suite de l'élasticité des côtes et de l'augmentation du volume du ventre. Des mesures faites au spiromètre par Hamburger (1) ont montré qu'avec la méthode de Schäffer les échanges gazeux, c'est-à-dire les volumes d'air inspiré et expiré, ne sont pas moins actifs que dans la respiration naturelle. De plus, d'après le même auteur, il semble que cette méthode demande à l'opérateur une dépense de forces beaucoup moindre.

On a reproché à la méthode de Schäffer de ne ressembler que de

(1) Voy. *Semaine méd.*, 6 fév. 1910, p. 68.

loin à la respiration naturelle, puisque, dans celle-ci, l'inspiration est un phénomène actif, tandis que dans la méthode de Schäffer c'est un phénomène passif; mais, en réalité, peu importe, il est certain que la meilleure méthode est celle qui fait entrer, le plus rapidement, la plus grande quantité d'air possible dans le poumon. Comme dernier avantage de la méthode de Schäffer, on peut citer l'élimination plus facile des mucosités et le risque moins grand pour l'accidenté d'avaler sa langue.

A la respiration artificielle, on peut ajouter la manœuvre de Laborde, c'est-à-dire la *traction rythmée de la langue*; mais il semble bien, d'après les auteurs, que ce n'est là qu'un traitement secondaire, dont l'efficacité est certainement moindre que celle de la respiration artificielle. Battelli dit qu'elle est à peu près inutile; nous pensons qu'elle ne peut être nuisible et que, si les deux manœuvres peuvent être faites en même temps, on a raison de les appliquer ensemble.

Combien de temps doit-on continuer les manœuvres de la respiration artificielle sur un foudroyé?

Aujourd'hui, avec les succès obtenus par la persévérance dans les soins, on a moins de tendance à cesser trop tôt ces manœuvres. Il est bien certain cependant que, pour les fulgurés, comme pour les noyés, on laissait, il y a quelques années, la mort devenir définitive par l'effet de l'arrêt trop rapide de ces manœuvres. Donc, lorsque l'on commence à donner des soins à un fulguré ou à un électrocuté, en pratiquant la respiration artificielle, il faut immédiatement songer et prévoir que la manœuvre peut durer longtemps, qu'il faut que le premier opérateur soit remplacé après cinq ou dix minutes, suivant son énergie musculaire et son adresse, de manière à ce que le rythme soit bien conservé et que l'amplitude des mouvements, par conséquent leur efficacité, ne diminue pas à mesure que les forces de celui qui les fait s'épuisent. Des foudroyés sont revenus à la vie après une heure et plus de respiration artificielle. D'Arsonval cite le cas (1) d'un foudroyé *traité comme un noyé*, qui mit environ deux heures à revenir à la vie et chez lequel un succès tout à fait inespéré fut obtenu, grâce à cette persévérance.

II. — Traitement des accidents causés par l'électricité industrielle.

A mesure que les lignes de transports d'énergie se développent, les accidents d'*électrocution* causés par le contact involontaire avec

____

(1) *C. R. de l'Acad. des sciences*, mai 1894.

des conducteurs de très haute tension tendent à devenir plus fréquents. Leur gravité augmente, d'autre part, du fait que les électriciens industriels, poussés par l'économie nécessaire des capitaux engagés et du cuivre immobilisé, tendent de plus en plus à élever les tensions des courants. Autrefois, c'est-à-dire il y a quinze ans, les tensions de 8 000 à 10 000 volts étaient considérées comme des tensions extrêmes. Aujourd'hui, toutes les nouvelles lignes sont établies pour les tensions de 30 000 à 50 000 volts, et l'on prévoit, pour des lignes de transport donnant lieu au passage de puissances exceptionnelles, des tensions de 100 000 volts (Projet d'alimentation de Paris en force motrice par le Rhône).

Mesures prophylactiques. — A mesure que le nombre des lignes de transport d'énergie et leur tension se sont élevés, le législateur de tous les pays a prescrit des mesures de sécurité qui, bien observées, deviennent les meilleures mesures prophylactiques. Bien que nous n'ayons pas à nous en occuper ici, nous pouvons cependant dire qu'une ligne de très haute tension sera d'autant moins dangereuse qu'elle sera mieux établie mécaniquement et électriquement, que la difficulté d'accès au fil sera plus grande et que le parcours aérien sera plus éloigné de toute agglomération.

Les mesures prophylactiques peuvent s'adresser aux victimes possibles de ces accidents industriels. Parmi ces victimes, les unes sont ou des ouvriers électriciens relativement bien au courant des dangers que peut leur faire courir la moindre inattention, ou des personnes tout à fait en dehors du monde électrique, qui ne peuvent savoir le danger considérable que présente le contact de ces fils, innocents d'aspect, qui longent certaines routes. C'est par l'instruction des uns et des autres, comme le veut le Dr Jellinek (de Vienne) (1) que l'on évitera les accidents et que l'on fera la meilleure prophylaxie. Les ouvriers électriciens seront instruits dans des leçons, des conférences, par des dessins, etc., non seulement du danger auquel ils peuvent être exposés, mais de l'emploi pratique des moyens de protection, tels que : gants de caoutchouc, isolement du sol, outils à manche isolant, etc., qu'ils doivent utiliser. Ils seront avertis qu'aucune fanfaronnade n'est de mise, et qu'un contact qui, par hasard, n'a provoqué une première fois aucun accident, peut, à la seconde, être mortel, sans que les circonstances aient changé en apparence.

Pour les autres personnes, en dehors des ouvriers ou employés des installations électriques industrielles, l'instruction est aussi nécessaire, car il n'y aura bientôt plus une bourgade en France qui ne soit tra-

(1) Voy. *Arch. d'électricité méd.*, 25 août 1910.

versée par une ligne électrique plus ou moins dangereuse. Il faut que chez l'instituteur, dans les cours d'adultes, on prévienne du danger mortel que courent les personnes qui grimpent aux supports électriques des lignes, qui essaient d'atteindre, d'une manière quelconque, même par la ficelle d'un cerf-volant, les fils parcourus par ces courants. Il faut que les prescriptions formulées par l'Académie de médecine (Voir plus loin) soient affichées dans les écoles et dans les mairies pour qu'on ne s'approche pas d'un fil tombé et pour qu'on secoure, promptement et efficacement, sans courir soi-même de graves dangers, les personnes qui ont été frappées.

Variations de la gravité des accidents provoqués par l'électricité industrielle. — Les accidents causés par l'électricité industrielle peuvent être si graves que la mort s'ensuit immédiatement, ou au contraire si bénins que tout se borne à une commotion qui ne laisse aucune trace. Entre ces cas extrêmes, tous les cas intermédiaires peuvent se produire. Pourquoi ?

On a incriminé la tension électrique du fil ou du conducteur touché, la forme du courant transporté, le nombre des pôles, ou encore le temps pendant lequel la victime est restée en contact avec le courant. Il est possible de simplifier et de mieux comprendre le pourquoi de la gravité des accidents, en ne faisant dépendre cette gravité que de deux causes :

1º L'intensité du courant qui a traversé le patient ;

2º Le trajet suivi par le courant à travers son corps.

Variation avec l'intensité. — L'intensité, d'après la loi d'Ohm, s'évalue en divisant la différence de potentiel aux points d'entrée et de sortie par la résistance du conducteur. Donc, toutes choses égales d'ailleurs, plus la tension sera élevée, et plus les accidents seront graves. C'est ce que démontre tous les jours l'observation. Mais ceci n'est vrai qu'à condition de ne pas oublier la restriction : *toutes les autres circonstances étant égales d'ailleurs.*

Parmi ces circonstances, la résistance du corps est l'une des plus importantes, et particulièrement la résistance aux points d'entrée et de sortie du courant. Il est des ouvriers dont l'épiderme corné et sec est tellement résistant qu'ils peuvent toucher des fils à 5 000 volts et plus sans éprouver de commotion trop désagréable. Le contact doit être d'ailleurs aussi court que possible : mais supposons que, par une circonstance exceptionnelle, le contact soit parfait, la résistance faible, la peau humide ou mouillée au point d'entrée ; alors un courant même de très basse tension, soit 250 volts, soit 120 volts, soit même 60 volts, peut occasionner une intensité dangereuse et la mort. Il en a été ainsi pour cet accident de Revel, dans la Haute-

Garonne, d'il y a une dizaine d'années, où des fils d'une usine d'éclairage tombés sur le sol s'enroulèrent autour d'un seau métallique porté par une femme, qui fut foudroyée instantanément.

De même dans l'histoire de cette jeune fille, racontée par Jellinek, qui, étant dans sa baignoire métallique, prend à la main le conducteur d'une lampe électrique, au-dessous de 100 volts, et que l'on retrouva peu après inanimée.

La conclusion de ces courtes considérations techniques est que la gravité d'un accident est liée à ces deux facteurs *électriques* : *le bon contact, d'une part ; la tension du courant, de l'autre.*

Chemin parcouru dans l'intérieur du corps. — Voici le facteur *biologique.* Pour donner un exemple frappant de ce nouveau facteur, supposons qu'à travers le bulbe d'un animal endormi on fasse passer, avec quelques volts, une intensité de quelques milliampères pendant quelques secondes. On provoquera immédiatement l'arrêt définitif de la respiration qu'aucune manœuvre, aucun médicament, ne pourra rétablir, puisque l'on aura détruit le centre respiratoire.

Supposons, que, d'autre part, au moyen de ces courants de haute fréquence peu amortis qui servent aujourd'hui aux applications médicales de la *diathermie* et de l'*électro-coagulation*, on fasse traverser par un courant de plusieurs ampères le mollet ou la cuisse du sujet, entre deux électrodes, réglant exactement le trajet du courant et ne lui permettant pas de s'en écarter ; aucun accident ne surviendra si l'application n'a pas été trop longue ; avec une application, même prolongée, l'accident se bornera à une destruction plus ou moins grande de tissus qui s'élimineront par la suite sans causer ni choc ni phénomènes généraux quelconques.

Voilà donc deux cas fort différents par le trajet suivi : dans l'un, un très faible courant a provoqué la mort ; dans l'autre, de très forts courants peuvent n'avoir produit aucun effet. Dans les accidents d'électricité industrielle, il peut en être ainsi, et le trajet suivi par le courant dans le corps de l'accidenté est le facteur biologique de a gravité de l'accident le plus important.

Certains courants pénètrent donc profondément, atteignent et détruisent soit des centres nerveux, soit des organes indispensables à la vie. D'autres semblent se confiner à la surface de la peau, ne provoquant que des brûlures superficielles et des phénomènes d'inhibition, presque sans gravité, si les secours sont rapidement appliqués. Mais on ne peut dire *a priori* que telle forme de courant, telle tension, produit des effets superficiels ou profonds. Tout cela dépend d'une infinité de circonstances.

Durée du contact. — C'est un élément de gravité qu'il faut encore faire entrer en ligne de compte. Si le courant reçu par l'accidenté est continu, les phénomènes d'électrolyse qui se produiront auront d'autant plus d'importance que la *quantité* d'électricité ayant traversé le sujet sera plus grande. Or le facteur temps rentre dans l'évaluation de cette quantité. La quantité croîtrait comme le temps, si l'intensité restait constante, et de même la gravité de l'accident. Mais encore là d'autres éléments interviennent, qui font augmenter beaucoup plus vite cette gravité. Par le fait de la destruction plus ou moins rapide de la peau (actions tertiaires de l'électrolyse), cette sorte d'isolant protecteur est détruit; le contact devient meilleur et l'intensité s'élève très vite, à mesure que le courant se prolonge.

Avec les courants alternatifs, le contact devient aussi *meilleur* à cause de la contraction immédiatement provoquée des fléchisseurs, contre laquelle la volonté du sujet ne peut lutter ; la destruction des tissus par l'*effet Joule* croît alors très vite avec la durée du contact. D'ailleurs, avec l'une comme avec l'autre de ces formes de courant industriel, le tétanos physiologique de tous les muscles traversés est la règle; il est peut-être plus complet et plus violent avec le courant alternatif, mais il existe aussi avec le courant continu devenu tétanisant par sa très haute intensité.

Voilà une exposition bien succincte des conditions qui font varier la gravité des accidents, mais cependant suffisante pour que le médecin traitant ne puisse être étonné devant la gravité exceptionnelle ou au contraire l'innocuité presque complète des contacts électriques dont il pourra être le témoin.

Traitement des brûlures. — Comme pour les accidents causés par la foudre, ceux produits par l'électricité industrielle donnent lieu à des phénomènes pathologiques locaux ou à des désordres généraux. Les brûlures aux points d'entrée, de sortie et sur le trajet du courant sont le plus commun de ces phénomènes locaux.

Le courant, continu ou alternatif, se répartit dans l'intérieur du corps de l'électrocuté suivant des lois de conductibilité inéluctables. La graisse, à cause de sa mauvaise conductibilité, peut, jusqu'à un certain point, protéger les tissus sous-jacents, et si elle est en couche épaisse, comme chez certains animaux, l'électrocution, même avec de très forts courants, ne donne lieu qu'à des escarres insignifiantes aux points d'entrée et de sortie. Les muscles, au contraire, les vaisseaux sanguins et lymphatiques, les glandes, le tissu nerveux sont meilleurs conducteurs de l'électricité ; les membres œdématiés la conduisent encore mieux, et l'intensité du courant, facteur technique de gravité, comme nous l'avons vu, peut s'élever très haut, lorsqu'il parcourt ces bons conducteurs.

Aux points d'entrée et de sortie du courant, une autre cause intervient pour y provoquer des brûlures plus profondes et plus étendues. C'est la *densité* du courant en ces points. Il est ordinairement facile de les reconnaître à ce signe que les destructions des tissus par l'effet Joule ou par électrolyse y sont bien plus profondes. Les escarres sont plus étendues et plus graves que dans les régions voisines.

Avec le courant continu, l'escarre positive est sèche, noirâtre, comme taillée à la curette ; l'escarre négative, au contraire, est molle, savonneuse au toucher, grisâtre, quelquefois fluctuante.

Avec le courant alternatif, il n'y a aucune différence possible, techniquement. Cependant, pour l'un comme pour l'autre de ces courants, il est rare que le point de sortie ne porte pas une escarre plus large et moins profonde que le point d'entrée.

Nous avons déjà parlé de la conductibilité de la peau et de l'aggravation des accidents survenus chez des gens à peau humide, mouillée par la sueur ou tout autre liquide.

Certains auteurs ont affirmé (1) que les brûlures électriques ne provoquaient ni douleur ni réaction. Il semble bien, en effet, que la réaction inflammatoire qui suit la brûlure électrique soit moins vive que dans les brûlures ordinaires ; mais certains électrocutés souffrent cependant beaucoup de leurs brûlures, surtout quand elles sont superficielles et étendues.

Le traitement des brûlures électriques ne diffère guère de celui des brûlures ordinaires (2). Peut-être l'asepsie de ces brûlures est-elle plus facile à conserver, l'escarre se détache-t-elle plus nettement des téguments voisins et se sépare-t-elle avec une plus grande rapidité ; mais ceci n'est pas exact pour tous les cas, et j'ai observé des escarres négatives dont l'élimination se faisait difficilement et très lentement.

Lorsque les brûlures ont dépassé le deuxième degré, qu'elles ont atteint les muscles et les tissus profonds, le pronostic éloigné ne doit pas être plus favorable qu'avec les brûlures ordinaires. Il peut se faire en effet des réparations vicieuses, des chéloïdes étendues ; des muscles peuvent être remplacés par des masses conjonctives non contractiles, et des déformations articulaires peuvent suivre qui mettent le blessé dans le cas d'une incapacité de travail plus ou moins élevée.

On a recommandé, dans le cas de brûlures étendues par le courant continu, de laver avec de l'eau aseptique, légèrement acidifiée par l'acide chlorhydrique, les escarres négatives, de

(1) BRESSON, *Congrès international de médecine légale de Bruxelles*, août 1910.
(2) Voy., dans cette collection, le *Traitement des brûlures*, in AUBRY, Maladies cutanées.

manière à ce que le caustique alcalin produit par l'électrolyse ne continue pas son action après le passage du courant. De même pour l'escarre positive, on peut essayer les lavages avec un liquide alcalin aseptique, tel que de l'eau de Vichy ou du carbonate de soude. Il m'a semblé, dans un cas récent, que ces lavages avaient diminué la douleur du patient ; peut-être aussi ont-ils une bonne influence sur la marche de la cicatrisation.

L'emploi des pommades analgésiques n'est pas à recommander dans le traitement des brûlures par l'électricité. Elles retardent la réparation et ont peu d'effet sur les douleurs, d'ailleurs moins fortes que dans les brûlures ordinaires. Les greffes épidermiques ont été rarement employées. D'après Besson (1), elles donneraient le meilleur résultat, à cause de l'asepticité de la plaie.

Enfin, comme dans tous les cas d'artophie musculaire par destruction, par névrite ou circulation défectueuse, il y a lieu d'appliquer sans tarder aux muscles et nerfs qui avoisinent les régions que le courant a traversées un traitement électrothérapique convenable. C'est sous forme d'exercice électriquement provoqué que ce traitement agit le mieux. On comprend entre deux électrodes hémicylindriques le segment de membre ou le membre électrocuté, et l'on fait passer des courants faradiques rythmés et inversés, de manière à produire alternativement des mouvements des fléchisseurs et des extenseurs, aussi étendus que possible. Bien appliqués, ces courants ne doivent provoquer aucune douleur. Ils aident puissamment à la circulation, à la nutrition et à la réfection des tissus nobles, limitant peut-être à son minimum le tissu cicatriciel.

Médication des accidents généraux provoqués par l'électricité. — Lorsqu'en 1894 le ministre des Travaux publics demanda à l'Académie de médecine de rédiger le texte d'une instruction simple, concernant les soins à donner aux victimes des accidents électriques, l'Académie eut surtout en vue les accidents généraux, c'est-à-dire les syncopes, avec arrêt de la respiration. Voici cette instruction rédigée par M. Gariel, rapporteur, au nom d'une commission composée de MM. Bouchard, d'Arsonval et Laborde (2).

(1) *Loc. cit.*

(2) « Lorsqu'un individu est victime d'un accident dû au contact de conducteurs d'électricité ou de machines génératrices, le contact peut exister encore lorsque les secours arrivent, ou le contact peut avoir cessé.

« Dans le premier cas, des précautions particulières doivent être prises pour faire cesser le contact, sans que les personnes qui interviennent puissent être victimes également.

« S'il est possible, il convient de faire cesser immédiatement le fonctionnement de la machine génératrice ; si ce n'est pas possible, on interrompra le courant en coupant le conducteur avec des instruments dans lesquels la partie tranchante sera séparée du manche par des parties isolantes ; ou bien encore on établira la mise à la terre, ou une dérivation (un *shunt*)

Il n'y a encore rien à retoucher à cette instruction simple et claire. D'autre part, nous avons traité, à propos des accidents causés par la foudre, des secours à donner aux électrocutés. Nous n'y reviendrons pas. Nous répéterons seulement que l'électrocuté, ainsi que le foudroyé, doit être traité, suivant la formule de d'Arsonval, comme un noyé, et que toute les révulsions doivent être utilisées en même temps que la respiration artificielle longuement et énergiquement pratiquée. Si le choc n'a pas amené une mort instantanée, si la paralysie cardiaque n'est pas absolue, si le cœur n'est pas arrêté avec trémulations fibrillaires (signe de Battelli), la respiration a beau avoir été arrêtée depuis un certain temps, les chances de retour à la vie peuvent être considérables si des soins énergiques et prolongés sont donnés à l'accidenté.

Voici encore une série de mesures formulées plus récemment par Jellinek, cité plus haut, et qui viennent confirmer en les complétant les presciptions formulées par l'Académie de médecine.

« 1° Mettre la victime hors du circuit (les moyens diffèrent suivant le mode de fermeture du courant) ;

à l'aide d'un conducteur de faible résistance qui diminuera l'intensité du courant dans la partie où la victime est en contact avec le conducteur principal, etc.

« **Instructions sur les premiers soins à donner aux foudroyés victimes des accidents électriques.** — On transportera d'abord la victime dans un local aéré, où on ne conservera qu'un petit nombre d'aides, trois ou quatre, toutes les autres personnes étant écartées.

« On desserrera les vêtements et on s'efforcera le plus rapidement possible à rétablir la respiration et la circulation.

« Pour. rétablir la respiration, on peut avoir recours principalement aux deux moyens suivants : la traction rythmée de la langue et la respiration artificielle.

« 1° *Méthode de la traction rythmée de la langue.* — Ouvrir la bouche de la victime et, si les dents sont serrées, les écarter, en forçant avec les doigts ou avec un corps résistant quelconque, morceau de bois, manche de couteau, dos de cuiller ou de fourchette, extrémité d'une canne.

« Saisir solidement la partie antérieure de la langue entre le pouce et l'index de la main droite, nus ou revêtus d'un linge quelconque, d'un mouchoir de poche, par exemple (pour empêcher le glissement), et exercer sur elle de fortes tractions répétées, successives, cadencées ou rythmées de la respiration elle-même, au nombre d'au moins 20 par minute.

« Les tractions linguales doivent être pratiquées sans retard et avec persistance durant une demi-heure, une heure et plus.

« 2° *Méthode de la respiration artificielle.* — Coucher la victime sur le dos, les épaules légèrement soulevées, la bouche ouverte, la langue bien dégagée.

« Saisir les bras à la hauteur des coudes, les appuyer assez fortement sur les parois de la poitrine, puis les écarter et les porter au-dessus de la tête, en décrivant un arc de cercle; les ramener ensuite à leur position primitive en pressant sur les parois de la poitrine.

« Répéter ces mouvements environ vingt fois par minute en continuant jusqu'au rétablissement de la respiration naturelle.

« Il conviendra de commencer toujours par la méthode de la traction de la langue, en appliquant en même temps, s'il est possible, la méthode de la respiration artificielle.

« D'autre part, il conviendra concurremment de chercher à ramener la circulation en frictionnant la surface du corps, en flagellant le tronc avec les mains ou avec des serviettes mouillées, en jetant de temps en temps de l'eau froide sur la figure, en faisant respirer de l'ammoniaque ou du vinaigre. »

« 2° Étendre le malade horizontalement à l'air frais et en bonne lumière ; ouvrir ses vêtements ;

« 3° Avoir soin de maintenir la tête sur le même plan horizontal que les épaules, même un peu élevée (dans le cas d'hémorragie cérébrale, si la tête est trop basse, il peut se produire un écoulement de sang produisant une dilacération du cerveau) ;

« 4° Examiner la bouche et la gorge, retirer les dentiers ou corps étrangers qui peuvent s'y trouver ;

« 5° Pratiquer avec le plus grand soin la respiration artificielle (dans un accident qui s'est produit à Vienne, il est arrivé que la victime, sortant de déjeuner, eut la trachée et les bronches obstruées par le contenu de l'estomac comprimé) ;

« 6° Massage et excitation électrique du cœur ;

« 7° Irritation de la peau et du rectum par irrigation avec de l'eau froide (à zéro) ;

« 8° Un médecin fera une saignée, mais pendant cette opération on suspendra la respiration artificielle, pour éviter une embolie d'air dans les veines et le cœur (ce fait s'est produit à Vienne) ;

« 9° Le médecin fera aussi une ponction lombaire pour diminuer la pression du liquide céphalo-rachidien (dans un accident, nous avons constaté que cette pression était de 20 millimètres d'eau au lieu de 100 millimètres) ;

« 10° Dans un cas désespéré, le médecin pourra appliquer le même courant, cause de l'accident (l'électrode positive au cœur, la négative au rectum) ;

« 11° Il est interdit d'employer comme excitants des liquides, tels que le vin, les liqueurs, etc., à cause des dangers de suffocation :

« 12° Les premiers secours doivent être appliqués avec la plus grande constance ; on ne doit pas les interrompre avant les *signes certains* de la mort ; il y a malheureusement des accidents dans lesquels les malades ont été trop tôt condamnés. »

Médications des troubles nerveux. — En dehors de toute lésion organique ou bien au contraire accompagnant des lésions organiques plus ou moins profondes, on peut constater, à la suite de fulgurations ou de chocs électriques industriels, des phénomènes se rattachant à l'hystérie.

Des faits très probants ont été publiés depuis longtemps. On peut citer, par exemple, l'histoire du forgeron de Nothnagel (1), qui, frappé de la foudre, se réveilla avec une paralysie à la main droite, fut traité par l'électrisation pendant six semaines et guérit brusque-

(1) Nothnagel, Zur Lehre der Wirkungen des Blitzes auf den thierischen Korper (*Virchow's Archiv*, 1880).

Médications générales.

ment de sa paralysie et des troubles de la sensibilité qui l'accompagnait.

La leçon de Charcot (1) sur l'hémiplégie hystérique prouve bien par les faits qu'elle contient l'existence de l'hémiplégie et des paralysies hystériques après la fulguration. Nous pourrions encore citer nombre d'autres cas, celui de Collet entre autres (2), dans laquelle il s'agit d'une monoplégie brachiale par fulguration.

L'hémiplégie hystérique causée par les accidents industriels est peut-être plus rare, car la mise en scène est moins propre à frapper l'imagination du malade ; cependant, on en observe encore de nombreux cas. Je citerai comme exemple celui d'un jeune ingénieur électricien qui reçut dans son bras droit un courant électrique provenant d'une canalisation urbaine de faible voltage et qui se trouva paralysé presque immédiatement après le choc. Les réactions électriques permirent de constater l'intégrité absolue du système nerveux et musculaire, et cependant la paralysie était complète, et le bras retombait complètement inerte lorsqu'on essayait de le soulever. Tous traitements essayés l'on été en pure perte, et la paralysie dure sans atrophie sensible, sans lésion vasculaire ou nerveuse ; il n'est plus possible de porter aujourd'hui un autre diagnostic que celui de paralysie névropathique.

Dans les médications des accidents électriques, il faudra comprendre la médication de ces accidents hystériques. On sait combien cette médication est difficile, avec quel tact il faut l'appliquer et combien elle doit être variée avec l'état intellectuel du malade, avec les essais déjà faits, la durée ou l'étendue de la paralysie.

Le traitement de l'hystérie en général doit être ici repris tel qu'il est formulé dans cette *collection thérapeutique*.

Nous ferons observer cependant que, dans la plupart des cas d'hystérie par fulguration ou par électrocution, l'emploi d'un traitement électrique, si efficace dans les autres cas de paralysie hystérique provenant d'autres causes, n'est plus ici de mise. Il est bien rare que, sur le patient, cette application ne crée par un état nerveux, de crainte de voir s'étendre ou s'aggraver les phénomènes paralytiques dont il souffre déjà, et, par cela même, ne prive ces applications de toute leur efficacité. Il me semble donc que, dans le cas de manifestation hystérique à la suite d'électrocution ou de fulguration, on doit être très modéré dans les applications électrothérapiques, tandis qu'il en est tout autrement dans les cas de paralysie motrice par névrite ou dans les destructions organiques quelconques, à la suite des mêmes accidents

(1) Voy. *Sem. méd.*, 1891, p. 473.
(2) *Archives d'électricité médicale*, 1895, p. 11.

MÉDICATIONS DES ACCIDENTS DUS AUX RAYONS X

PAR

le Dr J. BERGONIÉ

Professeur à la Faculté de médecine de Bordeaux.

Le traitement des accidents, comme les accidents eux-mêmes, peut être divisé en trois parties distinctes : le traitement des radiodermites aiguës, le traitement des radiodermites chroniques et le traitement des autres accidents provoqués par les rayons X.

Nous n'avons pas l'intention de décrire ici en détail ni la pathogénie, ni l'évolution de ces divers accidents, encore moins d'en faire l'anatomie pathologique ; il faudrait y consacrer tout un volume ; nous n'en dirons que juste ce qui est nécessaire pour bien faire comprendre les médications à leur appliquer ou la prophylaxie que l'expérience a permis d'établir.

I. — Radiodermite aiguë.

On a dit avec juste raison que la radiodermite aiguë était la *maladie de l'opéré*, tandis que la radiodermite chronique était *celle de l'opérateur*.

Peu de médecins électriciens en effet sont affectés de radiodermite aiguë, mais les cas de malades radiographiés ou radioscopiés, surtout dans les premières années des applications des rayons X, atteints de radiodermite aiguë, sont nombreux.

Ce nombre diminue aujourd'hui dans des proportions sensibles, bien que les opérations radiographiques, radioscopiques et radiothérapiques aient augmenté dans d'énormes proportions. Il faut en chercher la cause dans le progrès général qui s'est fait et se poursuit chaque jour. Il est probable, sinon certain, que ces accidents deviendront de plus en plus rares, si surtout, suivant les conclusions du rapport du Pr Chauffard à l'Académie de médecine (janvier 1905) et du Pr Bouchard à l'Académie des sciences (juin 1909), on règle l'emploi médical des rayons de Röntgen, de manière à ce qu'il soit fait seulement par un médecin et sous sa responsabilité.

Mais le fait de la disparition ou de la diminution assez rapide des radiodermites aiguës ne tient pas seulement au progrès général de la technique, des instruments et des méthodes de mesure, il tient également à la connaissance plus parfaite du danger auquel on expose le patient lorsqu'on le soumet soit à des poses répétées pour radiographie, soit à des examens radioscopiques trop prolongés. Tandis que l'on recommençait cinq ou six fois, davantage même, certaines radiographies, il y a une dizaine d'années, aujourd'hui il n'est pas admis de recommencer la pose immédiatement plus de trois fois sur le même sujet, à moins de circonstances exceptionnelles. Et cependant les poses très courtes de la radiographie actuelle, rapide, ou instantanée, avec tubes *durs* ou demi-durs, sont beaucoup moins nocives que les longues séances de jadis, avec des tubes qu'on choisissait *mous* de préférence.

Il semble que, dans quelques cas rares, la succession de ces poses radiographiques puisse être difficilement évitée. Il en est ainsi, par exemple, pour cet accidenté du travail, qui, n'ayant pu obtenir chez un premier médecin radiographe le diagnostic de fracture de côte qu'il désirait, même après trois bonnes radiographies, s'en va immédiatement chez un autre, et, sans lui dire ce qui vient de se passer, se soumet à une série de nouvelles poses sur la même région. Ce qui devait arriver arriva : une radiodermite aiguë fit son apparition deux semaines après, radiodermite pour laquelle la responsabilité médicale fut engagée devant un tribunal, bien qu'elle ne fût nullement en cause.

On sait que la radiodermité aiguë peut présenter une période de latence, variable de quelques jours à plusieurs mois (dix mois dans un cas d'Oudin). Quelquefois on observe des phénomènes passagers de préréaction, qui sont presque autant généraux que locaux et qui ont jusqu'ici été peu étudiés. Mais la première manifestation de la radiodermite aiguë, c'est l'érythème, avec sensibilité de la région et épaississement de la peau : à la deuxième période, la teinte rouge devient violacée, les vésicules et les phlyctènes apparaissent, l'épilation se produit et les glandes de la peau cessent de fonctionner. A la troisième période, l'ulcération naît, d'abord, peu étendue, puis recouvrant ensuite à peu près toute la portion de la peau irradiée ; c'est à ce moment que les douleurs semblent être le plus vives, bien qu'elles ne doivent pas cesser, avec des exacerbations plus ou moins rapprochées, jusqu'à la guérison définitive. La quatrième période est celle de l'escarrification, avec contours plus ou moins irréguliers, fond jaune, gris ou brun, adhérant aux parties profondes ; escarre de consistance dure, suppuration rarement abondante, élimination du tissu cellulaire sans aucune tendance spontanée à la production des bourgeons charnus précédant une cicatrisation rapide. Des malades sont en effet restés des mois (1), portant sur l'abdomen ou ailleurs ces ulérations étendues, profondes, torpides, qu'aucune médication ne parvenait à améliorer, causes de souffrances continuelles, s'aggravant pendant la nuit et amenant chez quelques-unes de ces victimes un état d'inquiétude et d'excitation nerveuse faisant craindre pour leur santé psychique.

Mesures prophylactiques. — Puisque ici, comme dans beaucoup d'autres chapitres de la thérapeutique, il est plus facile d'éviter les radiodermites aiguës que de les guérir lorsqu'elles existent, indiquons le moyen de mettre le malade à l'abri de tels accidents.

Éviter les rayons trop mous. — Aujourd'hui la radiographie, encore difficile, de la région rénale et du bassin, avec un outillage défectueux et une technique arriérée, amène des accidents de radio-dermite. L'une des conditions les plus efficaces pour les éviter, c'est de ne jamais se servir de tubes donnant un numéro radiochromométrique plus petit que le n° 6 de Benoist. Si l'on pouvait rapprocher les clichés obtenus portant l'image du radio-chromomètre de Benoist des cas de radiodermite aiguë survenue à la suite de l'obtention de ces clichés, on trouverait presque toujours que le radio-chromomètre marquait le chiffre 5 ou le chiffre 4, tandis que le chiffre 7 ou le chiffre 8 était nécessaire et n'aurait jamais donné d'accidents.

Éviter les poses trop longues. — La seconde condition, pour éviter la radiodermite, c'est de ne pas faire de poses trop longues. Autrefois des poses de dix minutes pour un cliché d'articulation coxo-fémorale, d'une colonne lombaire, d'une région rénale, pouvaient passer pour normales. Aujourd'hui, l'on peut dire que les poses pour toutes ces régions, qui dépassent de beaucoup trois minutes, sont faites avec une instrumentation vieille et dangereuse, si on ne prend de grandes précautions. On arrive certainement à faire de bonnes radiographies, d'aussi bonnes même avec des poses d'une à trois minutes qu'avec la radiographie intensive ou la radiographie instantanée, mais il semble bien que le danger d'une radiodermite consécutive est moindre avec les nouvelles méthodes qu'avec les anciennes, celles d'il y a cinq ans.

Quelques auteurs ont émis l'avis qu'on pouvait, avec la radiographie intensive, filtrer les rayons et arrêter par exemple, par des feuilles d'aluminium de 1 à 5 dixièmes de millimètre d'épaisseur, les rayons

(1) Cas de Testaz : dimensions de l'escarre, 20 centimètres sur 10 ; deux ans après, 12 centimètres sur 5 (*in* RAMMSTED et JACOBSTAHL, *Fortschritte der Röntg*. Sh., p. 22, 1910, fasc. I).

trop mous, nocifs, absorbés par les couches superficielles des tissus et ne servant en rien à la production de l'image. Les expériences faites dans mon laboratoire avec des filtres de 1 à 3 dixièmes prouvent qu'il en est bien ainsi, mais la question est encore à l'étude.

Éviter les petites distances. — La distance des premières couches de tissus vivants au tube doit entrer encore en ligne de compte dans les mesures prophylactiques à prendre pour ne pas provoquer de radiodermites. Il faut songer en effet à la loi du carré de la distance, qui fait que les parties rapprochées reçoivent un flux de radiations beaucoup plus intense que les parties éloignées. Cette circonstance venant se joindre à celle-ci, que tous les rayons mous sont absorbés par les parties superficielles, doit rendre très prudent et éliminer tout dispositif technique dans lequel le tube serait seulement à quelques centimètres des parties molles.

Éviter les poses répétées. — Les poses répétées reviennent, comme résultat pratique, à augmenter exagérément la durée de la pose radiographique, si ces poses successives sont faites à quelques minutes d'intervalle. Il est difficile de donner une règle absolue, tout dépendant des circonstances, de l'outillage, de la rapidité de la couche sensible employée, etc. Mais, pour ne citer ma pratique qu'à titre de document, je dirai que je me suis fait une règle de ne jamais recommencer plus de trois fois une radiographie sur un même sujet, dans une même séance, et, s'il est nécessaire, de renvoyer à huit jours pour essayer d'obtenir un meilleur cliché. Je crois qu'avec la radiographie instantanée cette limite de trois poses est plutôt restreinte et que l'on est ainsi très en deçà de la limite de sécurité.

Radioscopie. — Beaucoup moins que la radiographie, les examens radioscopiques ont provoqué des radiodermites. Lorsqu'on n'avait qu'à voir en radioscopie les organes thoraciques, on se servait de tubes à rayons X ordinaires, à anticathode simple, et on ne poussait pas l'intensité qui les traversait au delà de 1 à 1,5 milliampère. On avait pour cela une bonne raison, c'est que ces tubes ne pouvaient pas supporter davantage d'une façon continue, sans mollir ou se détruire, et que, d'autre part, les images sur l'écran étaient assez brillantes et assez nettes pour faire le diagnostic.

Radioscopie intensive. — Mais, avec l'examen radioscopique des organes abdominaux, toujours beaucoup plus difficile, l'intensité que l'on cherche à faire passer dans le tube à rayons X employé a facilement doublé. Ces tubes sont devenus successivement des tubes à anticathodes renforcées, puis des tubes à refroidissement par eau ; enfin le tube à réfrigération par l'air (Barret), qui semble devoir permettre, d'une façon continue, des intensités qui atteindront 4 et 5 milliampères, peut-être davantage.

Avec de telles intensités, les examens radioscopiques des organes abdominaux amènent à de très intéressantes trouvailles et à des diagnostics inespérés ; mais le danger de provoquer des radiodermites s'accroît, et, pour rester exactement dans les limites de la sécurité ancienne, il faudrait n'exposer le malade que le tiers du temps consacré autrefois aux examens radioscopiques, puisque l'intensité du flux est de trois à quatre fois plus grande et que la distance de l'ampoule n'a pas sensiblement changé. Pour limiter la durée d'un examen radioscopique, qu'on pourrait appeler *intensif*, il y aurait avantage à se servir d'un compteur de temps coupant automatiquement le courant après une, deux ou trois minutes d'examen et ne plus recommencer lorsque trois examens semblables auraient été faits sur le même malade consécutivement. Aujourd'hui ces coupe-circuits automatiques indépendants, ou faisant corps avec l'appareil électrique général, se trouvent couramment chez nos constructeurs.

Emploi des filtres. — Une bonne mesure prophylactique est encore à recommander pour éviter la radiodermite à la suite de radioscopie intensive ou non, c'est l'emploi du filtre. Je me suis servi, pour ma part, depuis l'origine des examens radioscopiques, d'une lame d'aluminium de 3 dixièmes de milimètre d'épaisseur, interposée entre le tube et le malade. Cette lame d'aluminium, reliée au sol, mettait le malade à l'abri de toute décharge intempestive et était encore plus utile pour arrêter les rayons trop mous, les plus nocifs. Dans la plupart des cadres de radioscopie (Béclère, Guilleminot, Forssell, etc.), c'est une planche de bois, contre laquelle le malade peut s'appuyer, qui est interposée entre le tube et lui. Elle fait déjà office de filtre. Peut-être arrivera-t-on, si les intensités pour radioscopie continuent à s'élever, à la doubler d'une feuille d'aluminium de 3 à 5 dixièmes de millimètre d'épaisseur ; ce sera réellement là une bonne mesure prophylactique.

Idiosyncrasies. — Il peut arriver, malgré toutes les précautions prises, des accidents de radiodermite aiguë. Voici un fait comme exemple. Chez une jeune femme, l'examen radioscopique de l'abdomen fut fait un jour avec un tube traversé par 2 milliampères. Ce tube donnait des rayons moyens, n° 6 ou 6.5 au radio-chromomètre de Benoist. L'examen postérieur droit fut prolongé à peu près huit minutes avec le cadre de Béclère, diaphragme moyennement ouvert. Trois semaines après, il y avait un début de radiodermite aiguë qui mit près de deux mois à évoluer avec ulcération et desquamation assez étendues. Un pansement occlusif et une asepsie rigoureuse en vinrent à bout, mais l'explication du cas parut intéressante à chercher, puisque ce fait pouvait passer pour tout à fait anormal. Or nous ne trouvâmes qu'une explication, c'est une hyperhydrose extrêmement marquée chez cette personne, hyperhydrose étendue presque à toute la surface du corps et telle qu'aucune de ses robes ne résistait longtemps au niveau des aisselles, tellement le tissu était vite et constamment imprégné par la sueur.

Ce fait, rapproché de beaucoup d'autres observés, permet de conclure à une sensibilité toute particulière pour les rayons X chez certains individus. Il y a certainement des *idiosyncrasies*, suivant le vieux mot pédant; pour moi, c'est bien une réalité.

Traitement de la radiodermite aiguë. — Mais voici la radiodermite constituée. Nous avons devant nous soit une desquamation superficielle, soit une escarre profonde et grave. Quelle médication allons-nous employer pour :

1º Calmer les douleurs;

2º Favoriser l'élimination de l'escarre;

3º Aider ou provoquer la cicatrisation et l'épidermisation.

Ce qui apparaît comme bien certain, tout d'abord, c'est qu'au début d'une radiodermite, à la période d'érythème violacé, par exemple, aucune médication ne peut empêcher l'évolution des accidents. Je ne crois pas qu'une intervention chirurgicale précoce ait jamais été tentée à cette période; peut-être ne serait-elle pas irrationnelle, si l'on peut prévoir par les données techniques que l'on va avoir à traiter sûrement une radiodermite très grave et profonde.

Traitements médicaux. — Si la radiodermite, étant à la période d'état, ne dépasse pas le stade d'ulcération superficielle, comme dans le cas qui vient d'être signalé plus haut, on doit appliquer des pansements, au plus quotidiens, avec des précautions aseptiques les plus rigoureuses. L'emploi des lavages rapides et rares avec du sérum artificiel stérilisé au chlorure de sodium à 5 p. 1 000 m'a paru donner des résultats excellents. On peut aussi imbiber de cette solution physiologique la compresse de gaze qui recouvre la radiodermite et faire par-dessus un pansement occlusif à la gutta-percha.

Quelques auteurs recommandent (Wetterer) de saupoudrer la radiodermite du premier et du deuxième degré avec une poudre aseptique indifférente, qui protège simplement la peau. D'autres ont employé le liniment oléo-calcaire, ou de la poudre de bismuth (sous-nitrate) et ont obtenu de bons résultats. Cela prouve peut-être que les radiodermites du premier et du second degré guérissent spontanément et que le meilleur traitement est peut-être de préserver de l'infection et des traumatismes la surface atteinte, sans trop y toucher. Au contraire, dans le cas de radiodermite avec escarrification profonde, la tendance spontanée à la guérison est à peu près nulle, et l'on doit intervenir.

Le traitement symptomatique des douleurs par les stupéfiants ou les analgésiques a été tenté, mais les résultats ont été souvent contradictoires. On a donné aux malades de la phénacétine, de l'antipyrine, des bromures, de l'opium sous toutes ses formes, avec des succès et des insuccès qui se contre-balancent. Bathe Rawling (1) parle d'une drogue dite *népenthes*, qui aurait donné les meilleurs résultats pour calmer les douleurs et procurer le sommeil.

Quoi qu'il en soit, il semble qu'il y ait une contre-indication au traitement par la morphine ou les opiacés, des douleurs provoquées par les radiodermites aiguës lorsque le sujet est atteint en même temps d'une dépression psychique provoquée par les craintes que lui inspire son mal. Un traitement psychothérapique serait, en même temps que plus utile, plus efficace.

Au point de vue local, un nettoyage exact et aseptique de toute la région ulcérée s'impose aussi souvent qu'il est nécessaire. Pour cela, on éliminera avec soin les fragments de tissu. Si le prurit est excessif, on pourra employer la pommade à l'oxyde de zinc. On évitera tout excitant tel que les sels de plomb, les antiseptiques, quels qu'ils soient, et on pourra recouvrir la surface d'une poudre indifférente, telle que poudre de talc, d'oxyde de zinc, de charbon. A la période aiguë des douleurs, on fera garder le repos au lit pour éviter tout plissement, tout mouvement de la région pouvant provoquer des crises douloureuses ; par des compresses chaudes et aseptiques, on donnera plus de souplesse aux tissus, et, si l'action de l'air est douloureuse, on pourra la remplacer par des pansements hermétiques à la gutta. Le badigeonnage à la cocaïne même au centième ne semble pas produire de bons résultats. Le plus souvent, la sédation des douleurs n'est que momentanée et, d'après Wetterer, l'action de la cocaïne sur les vaisseaux serait néfaste, car elle en amène la contraction et diminue la rapidité de la cicatrisation.

Traitements chirurgicaux. — Nous avons parlé plus haut du traitement chirurgical possible des radiodermites graves, même avant leur période d'état ; ce traitement a été appliqué aux radio-

---

(1) The surgical aspect of X rays dermatite. Londres, 1910.

dermites invétérées sous trois formes : grattage, excision, greffage.

Le grattage avec la curette tranchante a donné de bons résultats. J'ai vu récemment, pour ma part, une radiodermite aiguë de la région lombaire grattée superficiellement sous chloroforme et dont les suites et l'épidermisation après ce grattage ont vraiment été excellentes. L'excision profonde de l'ulcus jusqu'à la couche des tissus sains à également été faite lorsque les médications avaient échoué ; mais cette médication radicale ne doit être recommandée que lorsque l'on est bien sûr que l'extension des parties nécrosées ne se fait plus et lorsque l'ulcère ne manifeste aucune tendance à la cicatrisation spontanée. Trop tôt opéré, dit Wetterer, les tissus se nécrosent secondairement.

C'est sur ces surfaces grattées ou opérées plus profondément que la méthode des greffes de Thiersch peut donner les meilleurs résultats. Autant que possible, il ne faut pas se servir de greffes isolées, mais au contraire de lambeaux pédiculés qui sont pris sur une partie saine, éloignée du point atteint de radiodermite et dont on ne sectionne le pont nourricier que dix à douze jours après la greffe, lorsqu'on est bien sûr qu'elle est prise. Holzknecht pense qu'il suffit, pour réussir des greffes semblables, de nettoyer légèrement et aseptiquement la plaie, sans enlever complètement la fausse membrane nécrotique qui la recouvre.

Traitement par les agents physiques. — Le traitement des ulcérations profondes par les agents physiques a été essayé tout à fait dès le début de la radiothérapie, au moment où ces accidents faisaient plus de bruit et provoquaient une certaine inquiétude. Apostoli a traité, un des premiers, l'ulcère Röntgen par l'effluvation statique et a obtenu un excellent résultat. Oudin a appliqué avec succès des effluves de résonance, à trois séances par semaine, de dix minutes de durée chacune. Je crois que le traitement d'Oudin mériterait d'être plus fréquemment essayé; il est susceptible, bien manié, de donner des résultats encourageants.

L'action de la lumière a été aussi préconisée, mais tout à fait empiriquement, puisqu'on a aussi bien employé la lumière rouge que la Finsenthérapie, c'est-à-dire des rayons lumineux pris aux deux extrémités du spectre et de propriétés physiques, comme thérapeutiques, tout à fait opposées. Dans le cas de Bar, cité par Oudin (1), un ulcère étendu abdominal, recouvert d'une plaque de verre incolore pour le protéger du contact de l'air, était exposé à la lumière du jour sous une galerie vitrée ; les rayons utiles traversaient une plaque de

(1) Oudin, Sur les accidents dus aux rayons X. (*Arch. d'élect. méd.*, p. 526, 1902.)

verre coloré en rouge. On a employé également la Finsenthérapie, mais avec un petit résultat, dit Wetterer, et sans que la technique de ces applications soit bien fixée, au moins en ce moment.

Soins consécutifs à donner aux radiodermites. — Lorsque l'épidermisation est terminée, le patient n'est pas toujours au bout de ses peines. La peau de la cicatrice, ou du moins le très mince épiderme qui la recouvre, est tellement fragile qu'il suffit d'une déchirure tout à fait superficielle pour voir apparaître, momentanément au moins, un ulcère limité ayant le même caractère que l'ulcère primitif. Si la région est située au-dessus d'une surface osseuse, comme au niveau du cuir chevelu, au niveau du sternum, les troubles trophiques par insuffisance circulatoire, par refroidissement local, peuvent spontanément se produire et provoquer des escarres d'étendue variable. Ces petites escarres, du volume d'un pois, qui ne sont que des escarres secondaires, sont quelquefois tout aussi longues à guérir que l'escarre primitive. Elles peuvent donner lieu à des démangeaisons, intolérables parfois, et l'on est obligé de recommencer un traitement lorsqu'on croyait déjà tout fini. Il faut donc, pour éviter non pas ces récidives, mais ces troubles trophiques secondaires sur la cicatrice, préserver du froid ces surfaces, pratiquer sur elles des frictions, des effleurages légers ; de temps en temps quelques douches d'air chaud courtes et menées avec ménagement. On obtiendra ainsi, sinon un résultat rapide, du moins une amélioration certaine de ces troubles secondaires.

II. — Radiodermite chronique.

Elle diffère de la radiodermite aiguë à tel point qu'on dirait deux maladies distinctes, bien qu'elles soient causées par le même agent. Comme nous l'avons dit au début, tandis que la radiodermite aiguë est la maladie des opérés, la radiodermite chronique est celle des opérateurs. Ce qui la cause, c'est l'exposition répétée, pour ainsi dire journalière aux rayons X, telle qu'il est à peu près impossible de l'éviter, malgré toutes les précautions prises, lorsqu'on s'occupe de radiographie, de radioscopie, de radiothérapie.

Rappelons les principaux symptômes de la radiodermite pour mieux en comprendre le traitement. C'est d'abord un érythème léger, dont les premières atteintes sont même rarement remarquées ; puis c'est un épaississement de la peau, comme légèrement œdématiée, mais cependant avec des plis plus marqués au niveau des régions articulaires ; un manque de souplesse de cette même peau ; une difficulté de fléchir complètement les phalanges et même la main ; une exfoliation qui se répète ; des crevasses superficielles situées d'abord au niveau des plis transversaux articulaires de la région dorsale des mains, car c'est le plus souvent, sinon toujours aux mains que se manifeste la radiodermite. Jusque-là, la radiodermite est légère. La radiodermite de moyenne gravité est caractérisée par l'ulcération, peu étendue, siégeant au niveau des articulations des doigts avec la main, ou plus fréquemment encore des phalanges entre elles. Les troubles unguéaux sont manifestes, mais les ongles persistent encore, quoique déformés. La coloration télangiectasique de la peau des doigts ou de la main est plus ou moins étendue. Elle est plus marquée quelquefois vers l'extrémité des doigts ; enfin il existe des productions épidermiques (hyperkératose) ressemblant à des verrues ou mieux à l'épithélioma des vieillards.

La radiodermite grave conserve tous les symptômes précédents, mais avec aggravation plus ou moins considérable. Les ulcères peuvent occuper une ou plusieurs phalanges, sans cependant que la nutrition osseuse soit atteinte, à moins de cas exceptionnellement graves ; non seulement des troubles trophiques de l'ongle existent, mais la matrice unguéale s'épaissit, produit des blocs cornés qui n'ont plus d'ongle que le nom ; l'atrophie des doigts en forme de baguette est très prononcée ; il n'y a plus trace de tissu élastique ; toute l'extrémité digitale forme un magma cicatriciel presque sans circulation et sans chaleur ; l'hyperkératose est exagérée à tel point que les productions verruqueuses sont plus ou moins confluentes ; sur d'autres mains, ce qui domine, c'est la coloration télangiectasique et les ulcères.

Dans ces cas graves, les lésions trophiques ont tout à fait l'aspect macroscopique et microscopique des lésions épithéliomateuses ordinaires, et ce sont en réalité des épithéliomas de la peau dont la tendance à guérir spontanément est nulle et dont, au contraire, la généralisation et les progrès sont quelquefois malheureusement trop rapides.

Il est rare qu'un médecin radiographe ait à la fois les deux mains également prises. Chez les opérateurs du début, c'est presque toujours la main droite qui est atteinte le plus gravement ; car, en l'absence de tout appareil pour mesurer soit l'intensité d'un rayonnement, soit sa nature, on plaçait sa main devant un écran radioscopique protégé du jour par une boîte de carton ; c'était le plus souvent la main droite qui était ainsi placée, la face palmaire contre l'écran, la face dorsale exposée au rayonnement du tube. Depuis cet âge presque préhistorique (dix à quinze ans !) de l'emploi des rayons X, toutes les applications nécessitent des manipulations variées, exposant presque toujours la face dorsale de la main au rayonnement du tube. Mais certains médecins radiographes, faisant surtout de la radioscopie, ont aujourd'hui la main gauche plus prise que la main droite, quoique toujours sur la face dorsale. C'est qu'en radioscopie ils manœuvrent l'écran, ou plutôt le diaphragme de l'écran, dans le châssis Béclère, par exemple, avec la main gauche. Aussi cette main est-elle seule presque toujours et longtemps exposée à un faible flux des radiations.

Gravité des ulcérations dans la radiodermite chronique. — Des divers symptômes que nous venons d'énumérer caractérisant la radiodermite chronique, le plus grave de beaucoup est l'ulcère épithéliomateux. Bien qu'une statistique soit difficile à établir, celle rapportée par Bathe Rawling mérite d'être citée. Elle comprend 23 cas bien suivis et bien analysés et donne 39 p. 100 de morts.

La malignité de ces ulcères est donc considérable, et l'on doit attacher la plus grande importance à leur évolution et à leur traitement. Dans les cas les plus graves, l'ulcération reste pendant un temps plus ou moins long sans s'aggraver, puis elle atteint les tissus profonds, pénètre jusqu'à l'os sur lequel on constate des symptômes très nets de dénutrition osseuse par la radiographie. C'est ordinairement à ce moment que se pose la question de l'amputation du doigt ou de la phalange.

Si le patient cesse tout à fait de s'occuper de rayons X, s'il s'éloigne d'un tube, comme on le faisait autrefois d'un pestiféré, tout peut s'arrêter là ; mais il n'en est pas toujours ainsi. Les personnes que l'on nommait autrefois les opérateurs, c'est-à-dire ces employés ou ces managers, constamment devant le public pour montrer les merveilles des rayons X, continuaient pour la plupart leur métier. On voyait alors, comme dans le cas de Bathe Rawling, une infection secondaire se produire, des ganglions se montrer dans la région épitrochléenne, puis dans l'aisselle, enfin une opération très large devenir nécessaire, allant jusqu'à la désarticulation. La récidive, dans le cas que je cite comme exemple, fut presque immédiate ; les nodules sous-cutanés et des escarres se développèrent de toutes parts ; aucune médication, même celle par les rayons X ne put empêcher le patient de mourir dans les plus terribles douleurs.

Aujourd'hui, nombre de médecins électriciens sont à l'un des stades plus ou moins avancés de la radiodermite chronique. Quelques-uns sont morts, d'autres ont été amputés, soit du bras, soit de la main, soit d'un ou plusieurs doigts ; d'autres enfin n'ont que de la radiodermite légère, et la martyrologe s'allonge toujours !

Mesures prophylactiques. — La radiodermite chronique est une affection où la prophylaxie peut tout et la thérapeutique rien. Cet axiome décevant n'est pas tout à fait exact, mais cependant ici la prophylaxie l'emporte, et de beaucoup, sur les moyens thérapeutiques. Cette prophylaxie consiste à éviter par tous les moyens de recevoir des rayons X sur les surfaces déjà affectées de radiodermite chronique. Il y a un moyen radical qui réussit toujours lorsqu'il est employé à temps, c'est celui de cesser de s'occuper de rayons X. Plusieurs exemples ont prouvé qu'il était efficace, et nous nous apercevons tous, nous, médecins radiographes, que les vacances font encore plus de bien à notre radiodermite qu'à notre cerveau.

Si l'on ne peut employer ce moyen radical, il faut au moins en employer d'autres, qui deviennent alors seulement palliatifs, c'est-à-dire les mesures de protection contre les rayons X. Nous ne passerons pas en revue tous les dispositifs utilisés pour arrêter les rayons X ou pour s'en préserver; nous ne ferons qu'en indiquer le principe. Ces dispositifs se divisent en trois groupes : ceux faisant obstacle à la propagation des rayons et placés au voisinage du tube; ceux faisant obstacle à cette même propagation des rayons et placés au voisinage de l'opérateur ou même sur sa personne ; enfin ceux qui placent l'opérateur en dehors du champ des radiations.

Premier moyen. — On ne se sert pour ainsi dire plus aujourd'hui de tubes nus; tous les tubes sont enveloppés d'une substance opaque aux rayons X, verre au plomb, caoutchouc bismuthé ou plombé, bois doublé de plomb, etc. Ces derniers appareils ne laissent sortir les rayons que dans une seule direction, bien déterminée, qui est celle du rayon normal ou de son voisinage. Malgré le soin apporté à la construction de ces appareils, ils présentent ordinairement deux défauts : 1° ils ont des fissures, laissant passer de minces filets de rayons; 2° les corps opaques dont ils sont formés arrêtent bien les rayons mous, moyens et même durs, mais laissent passer une partie des rayons très durs, ceux que l'on pourrait mesurer au point de vue qualitatif par le n° 12 au moins du radio-chromomètre de Benoist. Il n'y a qu'à rejeter les appareils présentant des fissures trop nombreuses ou trop larges, car on n'est jamais sûr de ne pas se trouver à un moment dans la direction de ces fissures. Pour ceux qui laissent passer les rayons très durs et qui sont ordinairement construits en cristal plombeux, il faut les choisir aussi épais que possible et les vérifier par expérience dans l'obscurité absolue. Quelques constructeurs de tubes, rajeunissant une ancienne pratique, font des tubes en cristal opaque sur lequel est soudée, en verre transparent, une fenêtre, juste assez grande pour le passage du faisceau utile. C'est une amélioration, mais elle n'est pas suffisante pour qu'on se passe d'envelopper le tube, et par conséquent ne simplifie rien.

Deuxième moyen. — Les rayons X peuvent être arrêtés au voisinage de l'opérateur, et l'on comprend que l'efficacité de ce moyen soit plus grande, puisque l'intensité du faisceau a déjà diminué en raison inverse du carré de la distance. Au point de vue technique, ce deuxième moyen serait meilleur encore que le précédent, car il ne modifie en rien le fonctionnement du tube. Je ne citerai pas ici tous les vêtements opaques dont se sont recouverts et se recouvrent encore quelques médecins radiographes, vêtements qui les font ressembler à des chevaliers du moyen âge bardés de plomb, au lieu d'être bardés de fer. Il semble que ces vêtements soient abandonnés, sauf peut-être le tablier de caoutchouc opaque que certains placent encore devant leurs organes génitaux. Les lunettes en verre au plomb, le casque, le tablier, tout cela a presque complètement disparu ; il ne reste que les gants, si utiles, mais si difficiles à établir bien opaques, et surtout si gênants pour les manipulations délicates. On a substitué aux vêtements désaffectés des écrans mobiles, comme des panneaux, moitié en plomb épais, moitié en verre au plomb, et l'on a, grâce à ces écrans, une bonne et complète protection. La guérite dans laquelle s'enfermait Albers Schönberg est un quadruple écran. Elle peut être complètement opaque aux rayons X ; des fenêtres fermées par des glaces au plomb permettent de voir à l'extérieur : elle n'a d'inconvénient que son encombrement et l'inquiétude qu'elle inspire au malade, ainsi isolé de son médecin pendant les opérations de la radiographie.

Troisième moyen. — J'ai indiqué depuis longtemps un procédé très simple pour placer le médecin hors de la région nocive dans laquelle se propagent les rayons X. Il consiste à coucher le malade sur un lit très bas, à même le sol, pourrait-on dire, et à maintenir l'anticathode du tube horizontale. L'espace est ainsi divisé en deux zones par le plan même de cette anticathode ; l'une supérieure, dite de *sécurité*, dans laquelle l'opérateur et ses aides peuvent très facilement se réfugier tout entiers en montant sur des escabeaux surélevés ; la seconde, dite *dangereuse* ou d'application, dans laquelle le malade seul est allongé et qui ne s'élève pas au-dessus des genoux du médecin quand il ne se place pas sur un escabeau. Depuis dix ans bientôt que ce procédé est employé dans mon service de l'hôpital de Bordeaux, il n'y a pas eu de radiodermite chronique, et la seule qu'il y ait eue, avant l'emploi de ce procédé, ne s'est pas sensiblement aggravée. Depuis l'emploi des radiographies intensives, les tubes, surtout mal réglés, émettent derrière l'anticathode quelques rares rayons ; mais le procédé que je viens de décrire à nouveau peut s'ajouter à tous les autres, et la sécurité s'en accroît.

Mesures prophylactiques applicables en radioscopie. — L'application radiologique la plus dangereuse aujourd'hui pour le médecin, c'est la radioscopie ; c'est là que les mesures prophylactiques doivent être sévèrement appliquées et que tout doit être mis en jeu pour éviter que les rayons X ne dépassent la région où ils sont utiles. Ici, plus de zone de sécurité ; les rayons atteignent le médecin, soit après avoir traversé le malade et l'écran, soit latéralement à l'extérieur du diaphragme. Ces deux dangers peuvent être évités : 1º en plaçant contre la face fluorescente de l'écran une glace au plomb très épaisse et éprouvée ; 2º en rendant bien étanche la cuirasse opaque qui environne le tube et surtout le diaphragme placé devant lui. Ces deux moyens de protection sont aujourd'hui couramment employés, mais il faut les perfectionner encore, et tout médecin radiographe doit, au moyen d'un second écran témoin, vérifier souvent l'étanchéité de son installation radioscopique, s'il ne veut être obligé d'abandonner bientôt ce moyen de recherche passionnant qu'est la radioscopie.

Traitement de la radiodermite chronique. — Malgré toutes les recommandations, malgré la connaissance parfaite du danger, et précisément parce que ce danger est de tous les jours, qu'on y est habitué, qu'il n'y a pas de signe douloureux pour l'écarter, on néglige les moyens prophylactiques, et la dermite chronique s'établit. Quel traitement lui appliquer ?

Les manifestations de la radiodermite chronique peuvent se ranger par ordre de gravité décroissante sous trois rubriques :

1º Les ulcères ;

2º Les hyperkératoses ;

3º Les télangiectasies.

Traitement de l'ulcère produit par les rayons X. — Comme pour l'ulcère de la radiodermite aiguë, l'ulcère de la radiodermite chronique qui lui ressemble, sauf l'étendue moindre et la tendance plus grande à la malignité et à la généralisation, les traitements appliqués peuvent être médicaux ou pharmaceutiques, physiques et chirurgicaux.

Traitement pharmaceutique. — Unna s'est beaucoup occupé du traitement des ulcères de Röntgen. Avec lui, d'autres ont formulé quantité de préparations, de pommades, d'onguents, dont nous n'allons donner que les principaux, car, vu leur nombre, vu la contradiction qui existe entre les auteurs sur leurs effets, vu le peu d'efficacité que nous reconnaissons à leur emploi, c'est un traitement qui ne peut être jamais que palliatif.

Lorsque l'ulcère est constitué, la première condition, pour arrêter
son développement et faciliter sa cicatrisation, c'est d'écarter de sa
surface tous les liquides irritants. Parmi ces liquides, il en est d'habituels, pour ainsi dire, que le médecin radiographe est obligé, par
profession, de manipuler, dans lesquels il trempe souvent ses
extrémités digitales, celles affectées d'ulcères particulièrement. Ce
sont les *révélateurs* et les *fixateurs* des clichés radiographiques. Il
devra donc éviter surtout les révélateurs, car, d'après Unna, tous
les corps réducteurs, et ceux-ci le sont au premier chef, ont une
influence déplorable sur la marche de l'ulcère de Röntgen. Particulièrement les révélateurs à la glycine, dit Unna, sont nuisibles. Par
expérience, le révélateur à l'hydroquinone et au métol est également
tout à fait défavorable et provoque, au niveau de l'ulcère, des douleurs que rien ne peut calmer.

Éviter le contact de ces liquides et d'autres semblables, quant à
leur action, tels que les antiseptiques au sublimé, à l'acide phénique,
au cyanure de mercure, etc., est une prescription absolue que le
médecin radiographe, atteint d'ulcère, doit respecter dans son intérêt. Mais, à côté de ce qu'il ne faut pas faire, voici ce que l'on peut
essayer : la pommade la plus simple est la pommade classique à
l'oxyde de zinc. On peut la formuler, comme Unna l'a fait, de la
manière suivante :

Cinabre ....   2 parties.
Oxychlorure de bismuth...................   30   —
Oxyde de zinc gélatineux.................   200   —

On peut aussi employer une pommade étendue à l'acide salicylique, en enduire de la gaze stérilisée et faire un pansement à la
ouate. On peut encore, lorsque l'ulcère est douloureux, en évolution
après une exposition aux rayons X qu'on n'a pas su éviter, prendre
des bains de mains chauds, soit avec une infusion calmante quelconque : camomille, pavot, etc., soit mieux avec la solution physiologique de chlorure de sodium à 6 ou 7 p. 1 000.

On peut ensuite poudrer soit au lycopode, soit au talc, soit à l'amidon, et recouvrir d'un pansement ouaté pour la nuit. Les bains chauds
sont ordinairement très calmants et m'ont paru avoir les meilleurs
effets sur les ulcères limités des phalanges. On peut encore employer
le dermatol, d'autres spécialités recommandées par les auteurs,
telles que : la *fibrolysine*, qui agit surtout sur les ulcères croûteux,
comme sur les hyperkératoses. Nous n'avons aucune expérience de
ces derniers traitements.

L'un des pansements les plus simples et qui m'a paru réussir le mieux, c'est, après le nettoyage de l'ulcère dans la solution physiologique, d'appliquer un pansement avec de la gaze salicylée débordant largement la surface ulcérée, formant un tampon de 3 à 4 millimètres l'épaisseur et protégeant l'ulcère contre les chocs et les frottements extérieurs. Ce pansement est ensuite fixé avec du diachylon en bande étroite ou mieux du leucoplaste, qui maintient le tout jusqu'au pansement du lendemain. Malgré l'avis d'Albers Schönberg, qui dit qu'on se décide assez rapidement à perdre une phalange plutôt que de changer si souvent le pansement, je crois que, si l'ulcère ne s'agrandit pas, si les douleurs ne sont pas trop fortes et si l'on se protège convenablement par le port des gants, le pansement n'est pas une telle sujétion que l'on ne doive la préférer à la perte d'une phalange, surtout quand celle-ci est la troisième phalange de l'index droit, celle dont la valeur pratique est si considérable.

Traitement par les agents physiques. — On a traité l'ulcère de Röntgen par la radiothérapie, et l'on a eu raison de le faire dans certains cas, sans s'arrêter à des considérations théoriques et parfois à une répugnance instinctive. Témoin le cas de ce regretté et sympathique constructeur parisien qui, à la suite d'une exposition forte aux rayons X, vit se fermer l'ulcère exposé et obtint une amélioration locale persistante. Ce mieux n'empêcha point, malheureusement, la généralisation de se produire.

On a également traité l'ulcère de la radiodermite chronique par la finsenthérapie. Nous ne connaissons pas *de visu* les résultats obtenus.

On les a également traités par le radium. Dans un cas cité par Bacher Rawling, d'un manager atteint d'un large ulcère de l'articulation métacarpo-phalangienne plusieurs fois opéré et greffé sans succès, le radium, appliqué par doses graduées (?), fit merveille, et l'ulcère fut remplacé par une peau fine et souple.

J'ai eu récemment l'occasion de voir un ulcère de Röntgen traité par l'exposition directe à la lumière solaire, pendant quinze jours consécutifs, avec un quart d'heure d'exposition tous les jours. Les résultats ont été excellents. L'ulcère s'est presque complètement fermé ; les douleurs ont disparu, et la peau environnante paraissait solide et souple. Le lavage au sérum physiologique était pratiqué avant l'exposition, et un pansement occlusif était fait après.

Traitements chirurgicaux. — Lorsque l'ulcère ne guérit pas, ou lorsqu'il s'étend, lorsqu'il prend un caractère de malignité par sa croissance et les douleurs qu'il provoque, il faut ne pas hésiter et réclamer une intervention, car il s'agit bien là d'un cancer épithélial, forme plus ou moins maligne, développé sur une cicatrice, sur une irritation primitive, comme il s'en développe sur d'autres cicatrices, à la suite d'eczémas, de lupus, etc. Il n'y a jamais néoplasme d'emblée avec les rayons X, mais néoplasme consécutif à un état déjà profondément pathologique de la peau et à une série d'irritations fréquentes et de longue durée.

On a recommandé comme traitement le grattage, l'excision et le greffage, tout comme dans la radiodermite aiguë ; mais ici les surfaces à gratter sont très petites ordinairement. Albers Schönberg, qui, de nous tous, a bien certainement le plus expérimenté sur lui-même, pense (1), que l'excision et l'excochléation à la curette coupante est la meilleure méthode pour amener la cicatrisation. Il dit tenir de Gundelach, le constructeur de tubes bien connu, un procédé dans lequel on *rabote* la surface de la plaie en enlevant une simple couche d'une fraction de millimètre. A la suite de cette sorte de *ruclage*, la tendance à la cicatrisation se manifeste, peut-être parce que la chronicité de l'ulcère réside seulement dans la persistance de cette couche, tout à fait superficielle. Inutile de dire que, après ces grattages, ces curettages, ces *rabotages*, faits avec une anesthésie générale ou avec une anesthésie locale qui réussit rarement, on doit prévoir la cicatrisation, non pas *per primum*, car il n'y a aucune possibilité le plus souvent de fermer la plaie par des sutures, mais par bourgeons charnus remplaçant lentement la couche jaunâtre et torpide qui a été enlevée.

Plus radicale est l'extirpation de l'ulcère, soit par un grattage très profond allant réellement jusqu'aux tissus sains, soit par l'amputation des phalanges et des doigts. Dans la discussion de l'avant-dernier Congrès de Röntgen, à Berlin, sur cette question (2), la plupart des auteurs, des radiologues dont la plupart étaient affectés de radiodermite chronique, furent pour une intervention plutôt précoce, afin d'éviter tout risque de généralisation.

Dessaüer, qui parlait en tant que patient, cita son cas et montra des cicatrices d'ulcus excisé en parfait état de guérison. D'après son expérience et celle de son entourage, il conseille l'excision rapide de l'ulcère.

Il est impossible de donner une ligne de conduite qui convienne à tous les cas. Chacun doit être jugé en particulier, et là encore le bon sens clinique et l'expérience doivent se donner la main pour que la détermination à prendre soit la meilleure.

Traitement des hyperkératoses. — Nous avons déjà dit quelques mots de ces verrues, de ces croûtes, de ces formations épider-

(1) *Congrès de Röntgen*, Berlin, 1909.
(2) *Loc. cit.*

miques planes ou saillantes, dont se recouvrent les mains atteintes de radiodermite chronique. Il faut ajouter à ces manifestations les dystrophies unguéales, les onychoses par les rayons, qui ont, avec les hyperkératoses, de nombreux points de ressemblance. Au début, les ongles sont irréguliers, puis se rayent longitudinalement, présentant l'aspect de l'onychorrexis de Dubreuilh dans la pelade, sauf les crénelures qui n'existent pas. Enfin les ongles se fendent et sont noircis au niveau des fentes par les poussières pouvant pénétrer par là et n'en plus sortir. La matrice unguéale s'épaissit ; l'hyperkératose envahit tout le dessous de l'ongle, qui est déformé, basculé, sorti presque en entier de ses insertions.

Quel traitement faire à ces hyperkératoses ? Unna recommande de les ramollir et préconise les bains, les moyens hygroscopiques, tels que les pansements humides, les ramollissants alcalins et enfin les corps gras. Pour une kératose peu étendue, une pommade avec de l'acide salicylique peut être suffisante. Si la kératose est très forte, on peut faire une pommade au peroxyde de soude de 2 à 10 p. 100. Enfin on peut laver à l'eau oxygénée pure les surfaces non saillantes atteintes d'hyperkératose. On peut enduire encore de lanoline pure, matin et soir, les mains trop desséchées et remplacer ainsi les glandes disparues de la face dorsale. On peut encore faire une pommade recommandée par Unna et contenant :

Lanoline anhydre...................... 7 parties.
Cire molle.................................. 3   —

On enduit les gants pour la nuit avec cette pommade, et le matin on en laisse une trace pour la journée.

Immelmann a recommandé, au Congrès de Röntgen (1909), le pansement à la *fibrolysine* pour les hyperkératoses. Il dit avec raison que les îlots cornés de la peau sont très résistants à tous les moyens de destruction et qu'ils récidivent. Il a obtenu des résultats avec ce produit, qui est une spécialité d'une maison allemande. Il étend cet emplâtre sur la croûte cornée, l'en recouvre pendant deux ou trois jours et le fixe avec le leucoplaste. Après ce temps, il prend un bain de main de 36° et obtient ainsi le meilleur résultat. Le plus souvent, dit-il, une seule application suffit.

On peut détruire les hyperkératoses saillantes par des procédés physiques qui semblent donner quelquefois de bons résultats. Ainsi, par exemple, l'application du froid au moyen du crayon d'acide carbonique solide m'a donné, dans un cas d'hyperkératose verruqueuse épaisse de 3 millimètres au moins, un résultat excellent. Le difficile est de régler la durée de l'application, et des essais successifs peuvent seuls donner l'expérience nécessaire pour déterminer cette durée dans chaque cas.

J'ai fait aussi quelques applications avec la thermo-pénétration par les courants de haute fréquence. Appliquée au moyen de boutons, de grandeur juste suffisante pour recouvrir les verrues de la radio-dermite, la thermo-pénétration a donné le meilleur résultat. On peut très bien graduer l'application, à cause de la douleur ressentie par le patient lorsque la température s'élève. Dans un cas où la tumeur était presque pédiculée, le résultat a été parfait. Peut-être qu'au niveau du pédicule, la densité du courant étant maxima, la destruction des cellules s'y est faite plus active. Mais, quoi qu'il en soit, que cette explication soit rationnelle ou non, le résultat a été peut-être meilleur que par tous les autres moyens, et il est resté à l'étude dans mon service d'hôpital et dans ma pratique.

Pour les dystrophies unguéales, les mêmes traitements que pour les hyperkératoses peuvent être appliqués, mais il faut de plus couper les ongles avec des ciseaux très affilés, éviter de faire chevaucher les parties de l'ongle au niveau des fentes longitudinales, couper et même curetter les épaississements de la matrice et se servir d'instruments bien aseptiques pour éviter toute suppuration ou toute complication. Quelquefois, malheureusement, l'ablation de l'ongle et aussi de sa matrice se trouvera indiquée.

Traitement des télangiectasies. — Parmi les accidents dus aux rayons X et aux applications du radium, il en est un autre moins grave que les précédents, mais cependant assez fréquent et assez inesthétique pour qu'on s'en occupe au point de vue thérapeutique : ce sont les télangiectasies. A la suite d'applications de rayons X répétées sur la même surface, et non filtrés, on voit apparaître, en même temps que l'atrophie complète de la peau, un lacis de fins vaisseaux dont la couleur rouge clair tranche sur la surface de la peau plus blanche qu'à l'ordinaire. Ces lacis capillaires occupent chez le médecin radiographe ayant eu de la radiodermite chronique la face dorsale de la main et des doigts; chez quelques-uns, toute la peau de la région est envahie, et il semble qu'ils viennent de plonger leurs mains dans un liquide hémorragique quelconque; chez d'autres, les doigts seuls sont colorés d'îlots plus ou moins espacés. Sur des malades traités par la radiothérapie, surtout sur des malades déjà anciennement traités, au moment où l'emploi des filtres était inconnu, on voit des télangiectasies recouvrir la surface traitée et guérie. Dans le lupus de la face, par exemple cas de Belot), dans un cas de sarcome du cou (cas personnel) à la suite du traitement des adénopathies tuberculeuses de la région cervicale, et sur les premiers cas traités (1), on voit se produire ces taches rosées plus ou moins étendues. Quelquefois le lacis veineux, ou plutôt capillaire, est très lâche; des vaisseaux isolés rampent sous la peau atrophiée, du volume de quelques dixièmes de millimètre de largeur à peu près, formant des anastomoses nombreuses, mais laissant des îlots de peau atrophiée non colorée. D'autres fois, au contraire, c'est un placard rose où l'on ne peut distinguer les capillaires composants. Dans les applications de radiumthérapie, les mêmes formations télangiectasiques consécutives peuvent se montrer, mais on en voit cependant beaucoup moins dans la pratique; pour le moment, car les applications de radium ont été filtrées presque dès le début et sont, malgré tout, infiniment plus rares que les applications thérapeutiques des rayons X.

Ces télangiectasies ne ressemblent que rarement à l'angiome plan, au nævus vasculaire congénital, à la tache de vin en un mot, que l'on observe si fréquemment. La couleur est bien à peu près la même; la disparition de la teinte par la pression s'y fait bien de la même manière, mais l'atrophie de la peau, la destruction de ses glandes, des poils qu'elle contient, accompagnent toujours les télangiectasies provenant de l'application des rayons X, tandis qu'il n'en est pas de même pour les télangiectasies congénitales.

Quelle médication appliquer à ces accidents des rayons X? On a pensé tout d'abord à toutes celles utilisées pour le traitement des angiomes plans; on a traité les télangiectasies par l'électrolyse négative, par les scarifications au bistouri, par les scarifications au galvanocautère, par la photothérapie (lampes de Finsen et de Kromayer), par la haute fréquence, etc.

Le nombre de ces méthodes prouve qu'aucune n'a dominé les autres et que, par conséquent, un traitement définitif efficace toujours, et cosmétique à souhait, est encore à trouver.

Électrolyse. — L'électrolyse devrait être appliquée aux manifestations télangiectasiques; elle donne de si bons résultats, surtout par la méthode bipolaire, dans le traitement des angiomes congénitaux, des angiomes stellaires, même de quelques taches de vin un peu épaisses, qu'on pensait qu'il en serait de même pour les télangiectasies. Mais les meilleurs succès de l'électrolyse, il faut le reconnaître, ont lieu surtout avec ces angiomes malins des enfants dont le développement est tellement rapide que quelquefois, d'un jour à l'autre, on peut voir la tache rouge augmenter de surface. Les cellules pariétales de ce lacis de capillaires sont en prolifération telle-

---

(1) J. Bergonié, Sur l'action nettement favorable des rayons X dans les adénopathies tuberculeuses non suppurées (*C. R., Acad. des Sciences,* 27 mars 1905).

ment rapide que leur fragilité à tous les agents destructeurs est en proportion de cette activité kariokynétique (1). Pour de tels angiomes, il suffit d'amorcer le processus dégénératif d'une façon quelconque par électrolyse, pointes de feu, vaccination, radiothérapie, réfrigération, traumatisme léger, applications d'air chaud, etc., pour qu'immédiatement ces cellules si fragiles soient tuées et que la dégénérescence cicatricielle et atrophique poursuive son œuvre vers la guérison. Mais, dans les télangiectasies par rayons X, il n'en est pas tout à fait ainsi : le processus s'établit très lentement, les taches rouges n'apparaissent qu'à la longue et, une fois fixées, elles n'ont aucune tendance à dépasser la zone primitivement irradiée ; en un mot, les vaisseaux n'augmentent pas de longueur ; les cellules pariétales ne prolifèrent point ; tout cela est en état définitif adulte et, par conséquent, peu sensible aux éléments de destruction et aux méthodes d'oblitération dont nous avons parlé plus haut. Aussi, comme dans la couperose, l'électrolyse est-elle fort délicate à appliquer. Il faut une main très experte et une expérience très assise pour tirer par l'électrolyse d'un cas de télangiectasie un résultat, des cicatrices qui ne soit pas plus désagréables à la vue, pas plus gênantes pour le malade que la télangiectasie primitive. Ici encore, tout dépend du cas : avec des télangiectasies à assez gros vaisseaux, vaisseaux que l'on peut cathétériser avec l'aiguille négative, l'essai de l'électrolyse est indiqué ; mais, si la télangiectasie est très fine et très mince, l'électrolyse, même aussi légère qu'on voudra, a un pouvoir destructeur trop limité pour ne pas laisser des points, ou désagréables à voir à cause de leur blancheur nacrée au milieu d'un reste de taches rouges, ou de petites kéloïdes d'aspect tout aussi inesthétique.

Scarifications sanglantes. — Comme la couperose, les télangiectasies peuvent être traitées par les scarifications sanglantes. Ces scarifications doivent être juste assez profondes pour atteindre la couche des vaisseaux, c'est-à-dire avoir quelquefois une profondeur d'à peine quelques dixièmes de millimètre et assez rapprochées pour ne laisser intacte aucune anastomose. Le traitement est très douloureux. L'anesthésie n'est guère possible, et le malade se soumet rarement à un nouvel essai, d'autant plus que l'hémorragie est abondante et le résultat souvent insuffisant. Les essais personnels que j'ai faits n'ont pas donné mieux que ceux faits par le Dr Belot.

M. Lenglé ajoute aux scarifications sanglantes des applications de haute fréquence et obtient ainsi, par ces deux méthodes successivement appliquées, de meilleurs résultats ; mais le premier temps,

_____
(1) Voy. BERGONIÉ et TRIBONDEAU, Relations entre la fragilité cellulaire et l'activité reproductrice des cellules (*Soc. de biol.*, 1901, 1905 et 1906.)

celui de la scarification, n'est pas éliminé; or c'est celui pour lequel médecins et malades ont le plus de répugnance.

Scarification ignée.— Cette méthode, dit Belot, consiste : «essentiellement à couper par une série de traits de feu les vascularisations. Je me sers pour cela du galvanocautère. Les cautères employés sont des couteaux constitués par l'aplatissement d'un fil de platine. Suivant les lésions, je choisis un couteau arrondi ou un couteau angulaire à surface de contact plus ou moins étendue. Je règle le courant de façon que la coloration du fil de platine soit entre le rouge sombre et le rouge-cerise. A l'aide de cet instrument, je coupe le vaisseau, perpendiculairement à sa direction, par une série de traits de feu distants les uns des autres de $0^{mm},5$ à 1 millimètre. Lorsqu'il n'y a pas de vaisseau principal, je pratique les scarifications ignées perpendiculairement à la plus grande dimension de la surface atteinte. Le galvanocautère doit être enfoncé suffisamment pour couper les vaisseaux. On ne doit pas dépasser, autant que possible, le plan de ces vaisseaux ».

Belot s'est très bien trouvé du procédé dont nous venons de donner la description d'après son travail (1) ; mais il dit cependant que, pendant quelques semaines, il reste une cicatrice et que l'aspect définitif est seulement moins disgracieux que dans les télangiectasies précédentes.

Photothérapie. — Wetterer à préconisé la finsenthérapie dans le traitement des télangiectasies ; mais il faut continuer ce traitement longtemps et le faire d'une façon intermittente pour attendre que l'effet définitif des séances antérieures se soit produit.

Haute fréquence. — J'ai signalé, au Congrès de Montauban de l'A . F . A . S ., un traitement des angiomes plans par l'aigrette de haute fréquence, plus ou moins mélangée d'étincelles, que j'ai appliquée ensuite, dès le Congrès international de Berne, au traitement des télangiectasies (2). Il me semble encore que c'est là le traitement de choix. Mais l'effluve de haute fréquence peut être appliquée avec des variations d'intensité et de forme si considérables qu'elle peut provoquer la destruction de tissus profonds, comme produire à peine un léger érythème. Le succès ou l'insuccès réside donc dans un maniement de l'aigrette attentionné et guidé par l'expérience. Sur les télangiectasies, comme sur les angiomes plans, de nombreux succès, bien complets, ont été obtenus par cette méthode. Récemment, un sympathique ingénieur, auquel les applica-

(1) *C. R. des séances de la Soc. de radiol.*, 9 nov. 1909, p. 241.
(2) J. Bergonié, Traitement des angiomes plans par les courants de haute fréquence (*Congrès de l'A. F. A. S. de Montauban* et *Arch. d'élect. méd.*, 1902, p. 497).

tion des rayons X à la médecine doivent de notables progrès, me montrait le dos de sa main, où un essai par les courants de haute fréquence pour guérir les télangiectasies étendues qu'elle porte avait complètement réussi, sans cicatrice et sans sclérose.

Les applications d'aigrettes, mêlées de petites étincelles, sont un peu douloureuses, pas assez cependant pour que le malade n'en supporte pas facilement l'application. D'autre part, cette douleur permet peut-être de ne pas aller trop loin et évite de provoquer les cicatrices vicieuses. C'est jusqu'à aujourd'hui la méthode qui me paraît la meilleure pour le traitement des télangiectasies.

Réfrigération. — Diathermie. — Ce sont deux méthodes qui n'ont pas fait leurs preuves, mais qui sont assez rationnelles pour qu'on les essaie dans les télangiectasies ; elles ont donné de bons résultats dans les angiomes.

La *réfrigération* se fait pour les angiomes au moyen d'un cylindre d'acide carbonique solide ; pour les télangiectasies, quelquefois si superficielles, qu'une peau si mince recouvre, l'application du même agent pourrait être de très courte durée (quelques secondes), et l'on devrait acquérir pour chaque cas, avant de continuer, une expérience spéciale.

La *diathermie* me paraît ainsi une méthode rationnelle. Pratiquée sans anesthésie avec des surfaces métalliques ne dépassant pas 5 millimètres de diamètre, presque tous les appareils de haute fréquence pourraient être utilisés, et la destruction des capillaires ou la coagulation du sang dans la nappe télangiectasique donneraient probablement de très bons résultats.

Radium. — On a essayé de traiter aussi les télangiectasies par le radium. Il est, je crois, possible d'obtenir de bons résultats, mais encore là la technique ne peut être fixée une fois pour toutes, et seulement ceux qui manient le radium tous les jours peuvent se permettre d'essayer ce traitement.

III. — Autres accidents provoqués par les rayons de Röntgen.

Parmi les accidents qui peuvent suivre les applications de rayons X en dehors de la radiodermite aiguë ou chronique, nous devons signaler l'action destructive sur les cellules nobles du testicule. Cette question a été récemment très étudiée (1).

Ce qui résulte de tous ces travaux, c'est que des cas d'azoospermie

(1) Voy. Bergonié et Tribondeau, note, *C. R. de la Soc. de biol.*, 12 nov. 1904, et la dernière publication : Action des rayons X sur le testicule (*Arch. d'élect. méd.*, 1907, 1908 et 1909), où l'on trouvera un résumé et un index de toutes les publications antérieures.

chez l'homme ont été très souvent observés, surtout chez des médecins électriciens et chez des assistants qui, dans les Services d'électricité médicale, s'approchent des sources de rayons X. Cette azoospermie peut quelquefois être définitive, comme Philip en a publié un cas, mais elle est le plus souvent passagère, bien que pouvant durer plusieurs années, comme on en connaît des exemples. Chez tous ces sujets, la puissance génitale avait été conservée malgré l'infécondité.

Le traitement dans ce cas est bien difficile à prescrire, et la prophylaxie est encore ici supérieure. C'est la protection locale qui s'impose avec les principes et la technique que nous avons indiqués plus haut.

ACCIDENTS PROVOQUÉS PAR LES APPLICATIONS DU RADIUM

Ces accidents n'ont guère été signalés encore dans la pratique médicale, probablement parce que ces applications, à cause du prix élevé du radium, ne sont pas généralisés et sont la spécialité de quelques laboratoires possédant ces produits radifères si précieux. On cite, parmi les accidents inattendus, celui de Becquerel, auquel on doit la découverte de la radio-activité qui, ayant gardé, en 1901, dans la poche de son gilet, pendant deux heures environ et dans un tube scellé, des matières radio-actives, vit apparaître, au niveau de la paroi abdominale voisine, une ulcération dont la cicatrisation fut difficile.

M. et Mme Curie ont eu aussi des lésions plus ou moins marquées, provoquées par des applications voulues ou non.

Ces radiumdermites ressemblent absolument aux radiodermites. Jusqu'ici aucun traitement n'a été préconisé à cause de la rareté de ces lésions ; mais il est probable que tous les traitements applicables aux radiodermites aiguës ou chroniques sont applicables aux radiumdermites, toute mesure et toute opportunité clinique gardées.

MÉDICATIONS CELLULAIRES
GÉNÉRALES

─────

I. — MÉDICATIONS HISTOPOIÉTIQUES ET MÉDICATIONS HISTOLYTIQUES

PAR

le Dr Paul CARNOT
Professeur agrégé à la Faculté de médecine
Médecin de l'hôpital Tenon.

─────

A côté des médications générales s'adressant aux causes mêmes de la maladie (médications pathogéniques), ou à ses principaux symptômes (médications symptomatiques), on doit faire une place importante aux *médications cellulaires* qui agissent, directement ou indirectement, sur les tissus de l'organisme, soit pour en favoriser la prolifération au cours de la croissance, des réparations ou des greffes (*médications histopoiétiques*), soit, au contraire, pour en entraver la vie et pour en refréner l'exubérance (*médications histolytiques*).

L'importance de ces médications cellulaires est considérable, au triple point de vue anatomo-physiologique, pathologique et thérapeutique.

a. Au point de vue *anatomo-physiologique*, l'évolution d'un organisme est dominée par deux faits essentiels. D'une part, les éléments de la colonie cellulaire se multiplient avec une activité variable, pour réaliser, d'abord, la croissance du nouvel être et, ultérieurement, la rénovation de ses tissus. D'autre part, cette prolifération cellulaire se limite d'elle-même, aussitôt que sont réalisées la forme et la fonction ancestrales, à tel point que toute prolifération exubérante est immédiatement refrénée.

La prolifération cellulaire et le maintien de l'équilibre trophique constituent donc deux processus, antagonistes et complémentaires, qui maintiennent, morphologiquement et physiologiquement, un organisme dans ses limites naturelles, empêchant, à la fois, ses déviations par excès ou par défaut.

b. Au point de vue *pathologique*, on peut ramener la plupart des lésions chroniques (indépendamment de leur cause initiale) à un trouble, par défaut ou par excès, de la prolifération cellulaire.

C'est ainsi que, au cours du *dévelo{ pement* et de la *croissance*, l'insuffisance de prolifération cellulaire aboutit à un arrêt de développement, total comme dans l'infantilisme thyroïdien, partiel comme dans la paralysie infantile. L'excès de prolifération aboutit, par contre, au gigantisme total ou partiel.

Plus tard, à la suite d'une *lésion traumatique*, l'insuffisance cytopoiétique se caractérise par une réparation défectueuse ou traînante, telle que le retard de consolidation des fractures, ou la non-cicatrisation de certaines plaies. L'exubérance de prolifération post-traumatique aboutit, par contre, à des formations végétantes (papillomateuses par exemple), qu'il y a lieu de refréner.

A la suite d'une *lésion morbide*, d'origine infectieuse ou toxique, on observe, de même, certaines insuffisances de prolifération cellulaire, qui rendent définitive la dégénérescence atrophique d'un organe. Ou bien il se produit, au contraire, une exubérance de prolifération qui peut aboutir à certaines formations hyperplasiques, adénomateuses ou néoplasiques.

D'une façon générale, l'organisme ayant pour propriété caractéristique de se renouveler et de se réparer sans cesse, une lésion provoquée par une cause transitoire ne devient définitive que si sa réparation ne se fait pas, ou se fait trop tumultueuse, c'est-à-dire lorsque le processus cyto-trophique est vicié, par défaut ou par excès.

c. Au point de vue *thérapeutique*, il serait, évidemment, d'une importance primordiale de pouvoir redresser les troubles morbides relatifs à la prolifération et au trophisme cellulaires.

S'agit-il de *troubles de la croissance*, tendant vers le nanisme ou le gigantisme, totaux ou partiels? On devra chercher à accélérer ou, au contraire, à refréner la prolifération cellulaire.

S'agit-il de *cicatrisations post-traumatiques*, déficientes ou exubérantes? La médication histopoiétique ou histolytique permettra d'activer une réparation insuffisante ou, tout au contraire, d'enrayer une prolifération excessive ; elle permettra, de même, de réaliser les conditions de vie cellulaire les plus profitables au développement des greffes transplantées.

S'agit-il, enfin, de *réparations post-lésionnelles*? La thérapeutique ne pourra prétendre à une action restauratrice (et, par là même, définitive) que si elle se préoccupe d'agir sur la prolifération et le trophisme cellulaires : elle devra chercher, par exemple, à faire proliférer activement un cylindraxe détruit à la suite d'une névrite toxique, à faire régénérer un foie et un rein adultérés, à faire produire de nouvelles hématies aux anémiques, tandis qu'elle cherchera à refréner l'exubérance de prolifération de certaines adéno-cirrhoses ou de certains ulcéro-cancers.

Pour réaliser une pareille médication, nos moyens thérapeutiques sont encore bien rudimentaires. Il n'en est que plus important de les connaître et de les grouper : la rareté même des jalons dont est sillonnée la route ne nous les rend que plus précieux.

Dans une *première partie*, nous étudierons les *actions histopoié- tiques* et *histolytiques générales*, de nature physique, chimique ou biologique, qui influencent la vie et la prolifération cellulaires, et que l'on peut chercher à appliquer pratiquement.

Dans une *deuxième partie*, nous étudierons les *applications thérapeu- tiques* qui découlent de la connaissance de ces actions. Les agents his- topoiétiques seront surtout considérés dans leurs applications à la thé- rapeutique de la croissance, des réparations et des greffes; les agents histolytiques, à la thérapeutique des hyperplasies et des néoplasmes.

CHAPITRE PREMIER

ACTIONS HISTOPOIÉTIQUES ET ACTIONS HISTOLYTIQUES GÉNÉRALES

La plupart des agents histopoiétiques sont, en même temps, histo-lytiques : leurs effets opposés dépendent des doses, de la durée, du mode d'application, etc. Par exemple, les rayons actiniques ou les rayons X auront, suivant la technique et la dose, une action exci-tante sur la prolifération cellulaire (utilisable pour aider à la répa-ration des plaies) ou, inversement, une action stérilisante et nécro-sante (utilisable pour provoquer la mortification de certaines tumeurs). De même, un composé chimique, comme le phosphore ou la cantharidine, aura, sur la vitalité et la prolifération cellulaires, une action inverse, suivant sa dose et sa concentration.

Aussi doit-on étudier, simultanément, les actions inverses, favo-rables ou contraires, exercées sur la vie, la croissance et la reproduc-tion cellulaires par un même agent physique, chimique et biologique.

I. — Action des agents physiques
sur la vie et sur la prolifération cellulaires.

Les radiations diverses, étudiées surtout depuis quelques années, et qui ont, en physiothérapie, un rôle si important, ont, sur la vie et la pro-lifération cellulaires, des effets directement utilisables (1).

1º Actions physiques sur les cellules fécondantes, sur l'œuf et sur l'embryon. — *a.* L'action de la *chaleur* sur la vitesse du développement est bien connue. Par exemple, chez les animaux inférieurs à température variable, Hertwig a constaté que, entre 6 et 24º, la vitesse de segmentation des œufs de grenouilles double, environ, pour une élévation de température de 10º. Généralement, l'abaissement de température provoque, au contraire, un engour-dissement de la vitalité et de la prolifération cellulaires.

Chez les animaux supérieurs, l'action de la chaleur sur le dévelop-

____

(1) Consulter, sur ce sujet, l'excellent livre de Guilleminot : *Rayons X et radiations diverses* (Doin 1910).

pement de l'œuf est évidente. Les œufs de poule, par exemple, ne peuvent se développer qu'à une température optima constante : toute différence thermique, en plus ou en moins, provoque des monstruosités ou des arrêts de développement.

b. L'action des *radiations lumineuses*, de diverses longueurs d'onde, sur la cellule-œuf, le spermatozoïde et les tissus embryonnaires, a été étudiée depuis déjà longtemps. Dès 1858, Béclard observait une rapidité anormale de développement pour les œufs de mouches exposés à la lumière et, surtout, aux rayons violets et bleus. Yung, en 1878, constatait que des œufs de poisson incubaient en cinquante-trois jours dans le violet et en soixante-quinze jours dans le vert. Plus récemment, Leredde et Pautrier, Jakimowich, étudiant le développement des têtards de grenouille dans des bocaux de différentes couleurs, concluaient aussi que les rayons bleus et violets sont les plus activants.

Bohn, ayant soumis à une insolation de douze heures des œufs d'amphibiens, a constaté des accélérations tardives. Tandis qu'il n'observait aucune avance dans la date de l'éclosion, les embryons insolés présentaient cependant, plus tard, une accélération de développement.

Les radiations à grande longueur d'onde paraissent donc exciter nettement la prolifération embryonnaire.

Il semble, d'autre part, que, chez certaines espèces animales où la détermination du sexe est tardive, les radiations lumineuses aient une influence sur cette détermination : chez le ver à soie, par exemple, la lumière bleue paraît favoriser l'évolution de l'œuf vers le sexe femelle.

c. Les *rayons X* ont, par contre, le plus souvent, une action retardante sur l'évolution des œufs.

Perthes a constaté que les œufs irradiés de l'*Ascaris megalocephala* sont nettement retardés dans leur éclosion. Gilman et Bactjer ont constaté, sur les œufs de poule insolés, une action d'abord accélérante, mais bientôt retardante. Mais, dans les expériences de Bordier et Galimard, tous les œufs de poule irradiés ont subi, dès le début, un arrêt de développement, sans aucun effet inverse de doses plus faibles.

Cette action nocive (ou abiotique, suivant l'expression de Dastre) est à rapprocher de celle exercée sur les cellules testiculaires. On sait qu'Albers Schönberg, Fischer, Seldin, Bergonié et Tribondeau, Regaud et Blanc, etc., ont constaté que, si les spermatozoïdes déjà développés semblent réfractaires aux rayons X, et si les spermatides paraissent peu influencés, par contre les spermatocytes et, surtout, les spermatogonies sont électivement détruits, tandis que les noyaux de Sertoli paraissent, au contraire, se multiplier par voie d'amitose. Avec une irradiation moindre, les cellules séminales en voie de maturation ne sont pas modifiées et évoluent jusqu'au stade spermatozoïde, tandis que les spermatogonies subissent un temps d'arrêt et ne recommencent à proliférer qu'après plusieurs semaines (léthargie cellulaire de Regaud).

d. Le rayonnement des *corps radio-actifs* paraît exercer, sur les éléments générateurs, une action variable.

D'après Bohn, les mouvements des spermatozoïdes de l'Oursin s'affaiblissent rapidement; mais ce rayonnement semble, par contre, favoriser le développement parthénogénique des ovules d'Oursin non fécondés.

Perthes, Bohn ont observé, sur des ovules fécondés d'Oursin et d'*Ascaris megalocephala*, soumis aux rayons de radium, un retard d'évolution avec production de monstruosités. Sur les œufs de poule, l'action tératogène du radium s'exercerait surtout sur les parties centrales de l'embryon : les protovertèbres font défaut (Jean Túr).

Des doses faibles de rayons α, β, γ peuvent, semble-t-il, impressionner, d'une façon latente, les cellules primordiales (Bohn) et ne manifester leur action qu'au cours du développement ultérieur.

Une courte exposition détruit les spermatozoïdes (qui sont des amas de chromatine nue), tandis que ceux-ci ne sont pas touchés par les rayons X. Mais l'absorption des rayons α, β, γ par la chromatine paraît supérieure à celle des rayons X.

Par contre, la même irradiation exciterait la chromatine de l'ovule et en provoquerait le développement parthénogénique : une exposition plus longue tue, d'ailleurs, également l'ovule.

Aux premiers stades du développement, Bohn a vu que les larves de grenouille et de crapaud, exposées aux irradiations α, β, γ, dans une cuve renfermant une mince couche d'eau, subissent un retard de croissance pouvant aller jusqu'à l'arrêt complet de développement et à la mort ; beaucoup deviennent des monstres, avec persistance des branchies externes et anomalies du squelette céphalique.

En résumé, il semble que les rayons lumineux et les rayons X aient, suivant les conditions, une action inverse sur la prolifération cellulaire. Si la phase excitante des rayons bleus et ultra-violets est prédominante, la phase retardante, léthargique ou abiotique des rayons X, et surtout des rayons α, β, γ, constitue leur caractéristique et peut donner lieu à des applications thérapeutiques importantes.

2° Actions physiques sur les tissus en voie de croissance ou de rénovation. — L'action des diverses radiations sur les tissus, jeunes ou adultes, en voie de croissance ou de réparation, a été précisée, dans ces dernières années. Nous étudierons successivement cette action sur les différents tissus.

Action sur la peau. — *a.* L'action des *rayons hertziens* sur la peau est encore mal précisée, et l'on ne connaît guère que la vasodilatation qu'ils occasionnent. On sait, cependant, que l'effluvation de certaines pertes de substance accélère le travail de la réparation.

On a, d'autre part, constaté la fréquente vitesse de réparation des brûlures électriques, et l'accélération du travail de cicatrisation grâce au rayonnement électrique.

b. Les effets de la *chaleur radiante* ne diffèrent pas beaucoup de ceux de la chaleur de contact, sèche ou humide. On sait les nombreuses applications que l'on a faites, en thérapeutique, de l'eau chaude, de l'air chaud, etc.

Il semble établi (d'après les expériences de Richet notamment) que les cellules de l'organisme supportent des températures assez hautes, atteignant 58° ; certaines, cependant, comme celles du myocarde et des muscles, semblent altérées à des températures plus basses ; plus haut, l'altération est considérable et définitive, caractérisant la brûlure (coagulation du cytoplasme, etc.). Moins brutale, la chaleur paraît avoir une action excitante remarquable (sur la prolifération épithéliale notamment) utilisable dans la thérapeutique des réparations cicatricielles. Le traitement des plaies atones par l'eau chaude (Reclus), par l'air chaud, semble, en particulier, faciliter beaucoup la réparation ; il provoque, de plus, un afflux considérable de leucocytes.

L'action cicatrisante sur les plaies cutanées de la lumière et de la chaleur électriques paraît donner des résultats constants et remarquables. Dans les premières minutes, il se produit de l'hyperémie ; puis une exsudation séreuse recouvre la surface et se sèche en une mince pellicule, des bords vers le centre ; enfin la plaie se cicatrise rapidement (Dupuy de Frenelle).

Les résultats obtenus par Rivière, Maton avec la haute fréquence, par Keating Hart avec l'étincelle de la haute tension et de basse intensité, sur les ulcères variqueux notamment, sont probablement de même ordre.

Récemment, on a montré que les cellules néoplasiques étaient altérées à une température relativement peu élevée (55°), à laquelle les autres cellules de l'organisme n'étaient pas encore sensibles. On en a tiré une méthode thérapeutique intéressante (diathermie de Nagelschmidt, électro-coagulation thermique de Doyen) en utilisant des courants de haute fréquence et de basse tension à travers un bain d'eau salée et en réalisant, ainsi, une élévation de température de la plaie dans toute son étendue, permettant d'utiliser, avec beaucoup de précision, l'effet électif de la chaleur sur les cellules cancéreuses.

c. Les effets des *rayons lumineux* et *ultra-violets* sur la croissance des tissus et la réparation des plaies diffèrent suivant le degré d'intensité. Dans une phase assez étendue (et thérapeutiquement maniable), ils provoquent une excitation proliférative de même ordre que lors des premiers temps du développement. Cette action permet d'accélérer la cicatrisation de certains ulcères traînants.

Par contre, à un degré plus accentué, ils produisent, sur la peau saine, des effets nocifs, caractéristiques du coup de soleil : il survient de l'érythème, de la cuisson, une tuméfaction douloureuse et œdémateuse, qui atteint son maximum dix à vingt-quatre heures après l'insolation ; quatre à huit jours après, se manifeste la desquamation ; plus tard encore, persiste une pigmentation durable. Bouchard a montré que les rayons rouges ne produisent pas cette effet ; les rayons jaunes produisent une légère cuisson ; les rayons verts, un érythème léger ; les rayons bleus, de la cuisson et de l'érythème ; les rayons violets, une vraie phlyctène. On sait que les rayons actiniques, absorbés par le verre, ne produisent aucun effet, tandis qu'ils sont nocifs à travers une lame de quartz qui ne les retient pas (Widmark). La pigmentation consécutive est un procédé de défense énergique de la peau, qui arrête la pénétration des rayons lumineux. D'ailleurs, les cellules pigmentées apparaissent plus résistantes et plus vivaces que les autres (1).

Sur les tissus plus profonds, l'action des rayons lumineux est encore assez mal définie, ce qui tient à leur absence de pénétration, principalement dans les tissus vasculaires : on sait que, dans la méthode de Finsen, il est nécessaire de recourir à une compression énergique pour rendre les tissus exsangues et faciliter ainsi la pénétration des rayons dans leur intimité.

d. L'action des *rayons X* et des *radiations* α, β, γ sur la peau a été fort bien étudiée, principalement leur action histolytique. Kienböck avait observé, chez une série de malades röntgénisés, qu'une ampoule molle occasionne plus facilement des accidents cutanés qu'une ampoule résistante, et que, d'autre part, un écran de plomb suffit à préserver les parties qui en sont couvertes. Oudin vit, d'autre part, que les accidents se produisent plus ou moins facilement, suivant la pénétrabilité diverse d'écrans interposés : l'action était donc bien due aux rayons X eux-mêmes et non au champ électrique environnant.

(1) P. Carnot, Recherches sur le mécanisme de la pigmentation. Thèse de doctorat ès sciences naturelles, Paris, 1896.

Becquerel, ayant conservé dans la poche de son gilet, pendant deux heures, un échantillon de sels de radium, placé dans un tube de verre scellé, vit se produire, après quinze jours, de l'érythème et bientôt une ulcération atone, à marche très lente, de la peau sous-jacente. Curie eut, à la main, un accident analogue.

Les altérations cutanées causées par les rayons X et les rayons du radium rappellent un peu les lésions du coup de soleil ; mais elles s'en distinguent par la lenteur avec laquelle elles se manifestent et par leur marche traînante. Tandis que les brûlures dues à la chaleur radiante sont instantanées, le coup de soleil actinique ne donne de réactions qu'au bout de quelques heures ; les radiodermites des rayons X mettent plusieurs jours à se manifester ; celles des rayons γ semblent plus longues encore à se produire. La période de latence qui sépare le moment de l'irradiation de la réaction cutanée paraît d'autant plus longue que la longueur d'onde de la radiation est plus courte et que le rayonnement est plus pénétrant.

Les lésions histolytiques aiguës, produites sur les téguments par les rayons X, sont variables suivant les doses.

La durée de la période de latence, assez variable, n'est pas proportionnelle à la gravité ultérieure de la lésion : elle peut être de vingt-quatre ou trente-six heures seulement ; elle est, habituellement, de six à dix jours ; elle peut, enfin, atteindre jusqu'à trois semaines ; on cite même des cas où elle aurait atteint plus de six semaines.

Après ce délai, on voit apparaître, dans les cas les plus légers, un érythème, d'abord rosé, qui se fonce et occasionne des démangeaisons ; une desquamation survient après quelques jours. L'épiderme reste luisant ; les poils sont ordinairement tombés, et il persiste une légère pigmentation.

Dans les cas les plus intenses, il se produit des bulles et des phlyctènes bientôt purulentes, qui, en crevant, laissent à découvert une ulcération superficielle. La réparation se fait peu à peu : l'épiderme se reconstitue ; mais la peau reste amincie avec aspect cicatriciel et télangiectasies durables ; l'épilation est définitive ; mais, parfois, à la zone limite de la lésion, des poils persistent, plus forts et plus foncés, qui montrent un travail d'excitation de la papille et d'hyperpigmentation.

Dans les cas graves, sur la plaie de teinte uniforme, apparaissent des taches jaune-grisâtre, en îlots, qui se rejoignent et constituent une escarre : la période d'escarrification est excessivement douloureuse ; l'escarre est adhérente, se détache avec une lenteur désespérante et fait place à d'autres qui évoluent avec la même lenteur, à tel point que la réparation n'a lieu qu'après plusieurs mois, quelquefois un an et plus. La cicatrice est toujours mince et fragile, pigmentée et télangiectasique, et s'ulcère au moindre traumatisme.

Si, au lieu de soumettre la peau à une dose massive, on la soumet, de temps en temps, à de petites doses, comme cela arrive aux mains des radiothérapeutes, il peut se produire des lésions assez différentes : la peau devient rouge, violacée, rappelant l'aspect des engelures ; le derme s'épaissit, l'épiderme se fendille ; des crevasses apparaissent ; les poils tombent ; les ongles se strient et deviennent cassants. A un degré de plus, des ulcérations apparaissent très douloureuses. Parfois même, se développent des productions épidermiques exubérantes ; les ulcérations deviennent néoplasiques, et l'on est obligé d'intervenir chirurgicalement. Nombreuses déjà, parmi les radiologues, sont les victimes de ces radiodermites chroniques dégénérées en cancer. Nul fait, peut-être, n'est plus suggestif, pour montrer combien voisines sont les propriétés proliférantes ou nécrotiques de certains agents.

A côté de l'action destructrice des radiations, il y a lieu d'utiliser leur action prolifératrice. Ici la marge d'action est moindre et, par là même, les effets sont plus difficiles à utiliser. Pourtant, on a déjà utilisé l'action cicatricielle du radium et des rayons X.

Chez les animaux, on a pu reproduire, simultanément, les ulcérations et destructions cutanées d'une part, les formations végétantes, néoplasiques de l'autre (P. Marie et Clunet).

Chez l'homme, Chevrier a utilisé des injections de poudre de charbon radifère pour provoquer l'épidermisation d'une plaie atone ou d'un ulcère.

De même, P. Marie et Clunet (1) ont cherché à utiliser, thérapeutiquement, l'action hyperplasique des rayons X sur les tissus : ils ont notamment traité ainsi un ulcère de jambe tenace et obtenu une cicatrisation rapide après une séance de 5 H.

Action sur les tissus glandulaires. — Nous avons déjà vu l'action des radiations sur les *glandes génératrices* mâles ou femelles. Chez le mâle, cette action s'exerce, principalement, sur les spermatogonies : elle aboutit, après irradiation, à la perte du pouvoir fécondant, sans diminuer l'activité sexuelle. Chez la femelle, on produit ainsi l'atrophie des ovaires, et cette action a été utilisée par Bordier (de Lyon), au même titre que la castration chirurgicale, pour provoquer la régression de certains fibromes utérins.

Sur la *glande mammaire*, les champs hertziens ou l'effluvation

<hr>

(1) CLUNET, *Recherches expérimentales sur les tumeurs malignes*. Thèse de Paris, 1910.

semblent avoir une action excitante, aboutissant à la prolifération glandulaire et à l'exagération de la sécrétion lactée.

Les rayons X semblent, par contre, avoir sur les mamelles de cobaye en gestation une action atrophiante (acini mesurant 20 à 40 µ au lieu de 30 à 80 µ : Retterer, Cluzet et Basal).

Sur le *foie*, Hudellet a vu que l'action des rayons Röntgen est d'autant plus intense que l'animal est plus jeune. Dans le foie des nouveau-nés, on observe des lésions allant jusqu'à la dégénérescence ; dans celui des animaux jeunes, il y a atrophie sans nécrose ; dans celui des animaux adultes, on n'observe que quelques troubles de nutrition intracellulaire.

L'animal jeune, dont le foie seul a été irradié, subit, d'autre part, une diminution du poids total, ou un retard de croissance qui atteint des proportions considérables comparativement aux témoins.

Sur la *glande thyroïde*, les rayons X produisent une excitation fonctionnelle, avec troubles nutritifs comparables à ceux qui surviennent après ingestion de corps thyroïde : diminution du rapport de l'acide phosphorique à l'urée, puis augmentation de ce rapport (Lépine).

Sur la *prostate*, on note peu de modifications histologiques (Afredo Lanari, de Buénos-Ayres), malgré les bons résultats thérapeutiques obtenus dans la cure de l'hypertrophie prostatique par la radiothérapie.

Sur les *reins*, les seules lésions observées jusqu'ici paraissent secondaires à la destruction leucocytaire.

Il semble, cependant, résulter d'un travail que nous poursuivons avec Bonniot qu'une irradiation faible 2 à 4 H provoque des proliférations et des mitoses, ainsi qu'une accélération dans l'hypertrophie compensatrice consécutive à une néphrectomie unilatérale (1). Une irradiation plus forte peut provoquer, par contre, l'albuminurie avec des lésions importantes de sclérose rénale.

Sur le *sang* et les *organes lymphoides*, l'action histolytique des rayons X est très nette. Si l'on soumet un petit animal à une irradiation suffisante pour provoquer, sinon la mort, du moins des lésions graves, on constate, avant tout, une grande diminution des leucocytes, de l'atrophie splénique, des lésions atteignant les ganglions lymphatiques, les follicules intestinaux, la moelle osseuse. Il y a donc, comme le font observer Krause et Ziegler, une susceptibilité particulière des cellules de la lignée leucocytaire.

En irradiant des souris blanches et des cobayes dont il avait protégé la tête, Heincke trouva, constamment, une rate petite, brune, avec

(1) Le rein restant augmente, en 14 jours, de 35 à 42 °/₀, tandis qu'il n'augmente guère que de 20 à 25 °/₀ chez les témoins.

augmentation du pigment, disparition des cellules malpighiennes, raréfaction des éléments cellulaires de la pulpe splénique, la moelle osseuse étant dégénérée, remplie de débris d'hématies, pauvre en polynucléaires et en myélocytes ; il y avait, tout particulièrement, leucopénie du sang. De nombreux auteurs ont vérifié cette action histologique des radiations X sur les éléments sanguins (Milchner et Moose, Aubertin et Beaujard, Helber et Linser, Schwarz, Krause, etc.).

Aubertin et Beaujard, notamment, ont vu que, si on soumet un cobaye à une dose incidente de 8 à 12 unités H, dose qui ne produit aucun trouble ailleurs que sur l'appareil hématopoiétique et les glandes génitales, on voit, deux ou trois heures après la séance, le chiffre des leucocytes monter brusquement à 20 000, 28 000, avec polynucléose. Mais à cette leucocytose immédiate succède une leucopénie due à une énorme destruction leucocytaire : à ce moment, on voit des formes de dégénérescence ; les éléments granuleux sont abondants (ce qui n'aurait pas eu lieu s'il y avait eu, seulement, insuffisance médullaire d'élaboration). Enfin la moelle osseuse, loin d'être dégénérée, est hyperactive.

Du côté de la rate, il y a, d'abord, nécrose folliculaire, vite réparée ; pendant toute la période de leucopénie, il y a suractivité énorme dans les cordons et les sinus.

Il y a donc, d'après Aubertin et Beaujard, deux formes possibles de leucopénie par les rayons X : une, due à une dégénérescence complète de tout l'appareil hématopoiétique, peut s'observer après irradiations massives et répétées, et semble due à la dégénérescence même du tissu myéloïde. L'autre est produite par la destruction des leucocytes dans tout l'organisme : il y a hyperplasie médullaire et, cependant, la destruction reste plus forte que la néoformation. C'est ce qui se passe après les irradiations thérapeutiques, où il y a leucopénie par hyperdestruction.

Quant au *système osseux*, l'animal jeune, soumis aux rayons X, subit un retard d'évolution de son squelette osseux (Récamier et Tribondeau).

D'une façon générale, il semble qu'il y ait (Bergonié) une électivité spéciale d'action des rayons X pour les cellules jeunes, en voie de croissance, rapprochées de la phase embryonnaire ou en voie de karyokinèse active. Même si ces éléments sont profondément situés, ils sont impressionnés davantage que les cellules supercielles, plus stables, moins sensibles, bien que davantage irradiées. D'où l'application thérapeutique de ces radiations, pour provoquer l'histolyse de tissus jeunes, en voie de développement ou néoplasiques,

II. — Action des agents chimiques
sur la vie et la prolifération cellulaires.

Comme les agents physiques, les agents chimiques ont une influence souvent inverse, suivant leur dose et leur concentration : beaucoup ont, cependant, une caractéristique qui leur est propre. Nous étudierons leur action, d'une part sur la fécondation et le développement embryonnaire, d'autre part sur la vie, la croissance, la rénovation et la régénération des différents tissus.

1° Fécondation artificielle et parthénogenèse chimique. — L'action de divers composés chimiques sur la fécondation et les premiers processus du développement a été très étudiée dans ces dernières années. On a, en effet, un réactif très remarquable de ces actions dans les processus de fécondation artificielle et de parthénogénèse chimique : à cette étude se rattachent, surtout, les noms d'Hertwig, de Lœb, de Boveri, d'Yves Delage, etc.

Chez les animaux supérieurs et chez l'homme, l'introduction d'une parcelle vivante de substance chromatique étrangère, le spermatozoïde, est nécessaire pour provoquer la multiplication de la cellule-œuf : ce processus développant est, de beaucoup, l'amorce la plus considérable de la prolifération cellulaire, puisque, de la fusion des deux cellules génératrices, dérivent toutes les cellules de la colonie cellulaire qui constitue l'organisme.

Chez beaucoup d'animaux inférieurs, le déclenchement de cette extraordinaire prolifération cellulaire peut être, spontanément, causé par de multiples facteurs : c'est le développement parthénogénique, survenant en dehors de toute fécondation sexuée.

Enfin, chez certains animaux, tout particulièrement favorables à cette étude, le développement parthénogénique n'est pas spontané ; mais il peut être provoqué expérimentalement et permet de suivre, avec rigueur, l'influence d'une série de facteurs d'ordre physico-chimique sur la prolifération cellulaire initiale.

C'est ainsi que, dès 1895, R. Hertwig, en soumettant des œufs d'Oursin non fécondés à l'action passagère d'une solution à 1 p. 1 000 de sulfate de strychnine, et en les reportant aussitôt dans l'eau de mer, a vu ces œufs présenter des figures karyokinétiques et, parfois même, un début de segmentation.

Mead a vu que les œufs de *Chætopterus*, annélide marin, qui, normalement, n'expulsent leurs globules polaires qu'après fécondation, peuvent le faire lorsque l'on ajoute simplement, à l'eau de mer qui les baigne, un peu de chlorure de potassium, alors que le chlorure de sodium n'a pas le même effet.

Morgan a constaté que les œufs non fécondés d'oursin, transportés en milieux hypertoniques, puis remis dans l'eau de mer, présentent des figures de karyokinèse et de segmentation, sans toutefois aboutir à la formation d'embryons.

Lœb (1), surtout, a montré l'action développante de toute une série d'ions. Des œufs non fécondés d'*Arbacia*, laissés pendant deux heures environ dans une eau de mer dont la concentration avait été élevée de 40 p. 100, ou que l'on avait additionnée de chlorure de sodium, de potassium, de magnésium, d'urée et de sucre, ont présenté un développement parthénogénique qu'on n'observe jamais dans les conditions naturelles. Il en fut de même des œufs de *Strongylocentrotus* : laissés dans un mélange de 100 centimètres cubes d'eau de mer et de 5 centimètres cubes de chlorure de sodium $\frac{N}{2,5}$, ils présentèrent, après six heures, un début de segmentation ; après un ou deux jours, des larves nageaient.

L'acide carbonique pour les œufs d'Astérie, les ions potassium et calcium pour les œufs de certains Annélides, ont, semble-t-il, une action spécifique, indépendante du pouvoir osmotique. Le traitement des œufs d'Astérie par de l'eau de mer saturée d'acide carbonique produit, notamment, un nombre extrêmement élevé de larves parthénogéniques.

D'après Delage, le développement des œufs d'Astéries peut être obtenu en employant une solution de chlorure de magnésium dans l'eau distillée, à une concentration égale à celle de l'eau de mer : avec l'eau de mer chargée de carbonate de calcium, on a des larves géantes, formées par l'union de plusieurs blastules. D'après Driesch, l'argent, à très faible dose, a une action développante spécifique.

Lœb a constaté, d'autre part, que ces fécondations artificielles sont distinctes des fécondations naturelles en ce qu'il n'y a pas de formation de membrane périovulaire ; mais il a obtenu des fécondations de tous points analogues aux spontanées par une méthode en deux temps, en faisant agir, successivement, de l'eau de mer hypertonique, puis de l'eau de mer additionnée d'un acide (acide acétique), qui amène la formation d'une membrane.

On peut obtenir, de même, la formation d'une membrane par l'action d'acides de la série grasse (Lœb), de chloroforme (Hertwig), de benzol, de toluol, de créosote (Herbst) et, aussi, par l'action de

____

(1) J. Lœb, La dynamique des phénomènes de la vie (éd. française), Alcan, 1908.

sperme de Moule ou d'Échinoderme, à une certaine concentration, qu'il soit vivant, tué par la chaleur, ou même filtré après la mort (Kupelwieser).

De même, Lœb a découvert, dans le sang de certains Géphyriens, une substance capable de produire une membrane, qui agit à une dilution supérieure à 1000 et est détruite par la chaleur.

On a donné, de ce processus développant de la fécondation, de nombreuses explications physico-chimiques.

Pour Lœb, l'effet essentiel de la fécondation, naturelle ou artificielle, serait une mise en œuvre des oxydations dans l'œuf. Les enzymes nécessaires y existeraient déjà, et ce n'est pas le spermatozoïde qui les introduirait : mais, ou bien leur action est empêchée par des anticorps, que la fécondation annihile ou expulse ; ou bien ils sont à l'état de proenzymes.

Les oxydations seront nécessaires pour la synthèse des composés nucléiniques : car, quand l'oxygène est remplacé par l'hydrogène, ou quand cette action est entravée par cyanure de potassium, il ne se produit aucun début de développement.

L'action des milieux hypertoniques a pour effet de régler ces processus d'oxydation, qui amèneraient rapidement la mort de l'œuf entouré d'une membrane, par production de substances toxiques.

Le rôle de l'oxygène, dans la fécondation et dans la mitose en général, paraîtrait donc primordial. D'ailleurs, en l'absence d'oxygène, la division de l'œuf est très vite impossible, si on le met, par exemple, dans une petite chambre à gaz, traversée par un courant d'hydrogène. Mais il est probable que l'explication des faits est beaucoup plus complexe.

De ces faits si importants (et dont la relation avec les actions cytopoiétiques que nous envisageons est facile à comprendre), nous retiendrons que certains corps chimiques ont, sur l'œuf, une action développante spécifique : tels les ions potassium, calcium, magnésium, argent ; que, d'autre part, l'hypertonicité des solutions a, elle aussi, une action développante manifeste.

Nous allons retrouver ces faits dans la relation des diverses actions cytopoiétiques et cytotrophiques qui s'exercent sur les différents tissus.

2º Actions chimiques sur la vie, la naissance et la réparation des différents tissus. — L'action des substances chimiques sur la vitalité et la croissance des tissus est, généralement, complexe. On doit tenir compte, à la fois, de la concentration moléculaire des solutions, de leur réaction, acide ou alcaline, et enfin de la valeur propre et spécifique de tel ou tel ion.

Il y a, d'ailleurs, lieu de distinguer, d'une part, certaines conditions, très strictement limitées, qui sont nécessaires au maintien de la vie, d'autre part d'autres conditions plus anormales, qui ne permettraient pas la vie cellulaire, mais qui, passagèrement, donnent à la cellule une excitation proliférative efficace.

1º L'influence de la *concentration moléculaire* des solutions sur la vie cellulaire est bien connue. Elle a été, notamment, très bien précisée pour les hématies, grâce aux travaux de Malassez, d'Hamburger, etc. : seules, les solutions salines, isotoniques ou voisines de l'isotonie, permettent la conservation de la vie cellulaire. De même, on a pu préciser, pour les cellules rénales (Castaigne et Rathery), pour les cellules nerveuses, etc., les conditions de concentration moléculaire, très strictement limitées, qui ne produisent pas l'altération immédiate du protoplasma. Enfin, par une étude très précise, on a noté l'influence de différents ions, de l'ion calcium notamment, sur la conservation des propriétés vitales. Les milieux de Ringer et de Locke en sont dérivés (1).

Par contre, des solutions hypertoniques, qui seraient incapables d'assurer le maintien de la vie cellulaire, semblent capables d'agir passagèrement, pour exciter la prolifération et lui donner un coup de fouet initial.

En dehors des limites précédentes, les solutions hypo et hypertoniques sont des agents histolytiques importants, qu'il est possible d'utiliser thérapeutiquement. Par exemple, on sait que, presque instantanément, l'eau distillée, hypotonique, produit l'éclatement des hématies et la diffusion de l'hémoglobine ; les solutions hypertoniques produisent, au contraire, le ratatinement et la déshydratation des tissus.

2º L'influence de la *réaction*, acide ou alcaline, des solutions sur le maintien de la vie cellulaire est très nette : un degré, même faible, d'acidité rend un milieu impropre à la vie ; un degré plus considérable produit, immédiatement, des altérations graves des tissus. On utilise en thérapeutique, comme histolytiques, une série de *caustiques acides*, comme l'acide nitrique, l'acide acétique, l'acide sali-

---

(1) La formule du liquide de Ringer-Locke est la suivante :

Chlorure de sodium	9 grammes.
— de potassium	$0^{gr},2$
— de calcium	$0^{gr},2$
Bicarbonate de soude	$0^{gr},2$
Glycose	1 gramme.
Eau distillée saturée d'oxygène	1 000 grammes.

cylique et, aussi, une série de *caustiques alcalins*, comme la potasse ou l'ammoniaque.

Par contre, très passagèrement, l'utilisation de solutions acides ou alcalines est capable de provoquer une stimulation histopoiétique : nous citerons, par exemple, l'emploi de l'acide acétique en lotions excitantes pour provoquer la repousse des cheveux.

3° L'*action propre des substances chimiques* sur la vie et la prolifération cellulaires doit être dégagée des autres conditions de solubilité et d'alcalinité ; mais elle est, par là même, assez souvent difficile à préciser.

Pourtant, elle est évidente dans un très grand nombre de cas, et l'on peut affirmer la nocivité cellulaire de certains ions, tels que le mercure, l'antimoine, le plomb, etc. Cependant, ici encore, on doit distinguer entre les conditions permanentes qui rendent un milieu chimique favorable à la persistance de la vie, et d'autres conditions transitoires impropres à la vie, et cependant susceptibles de provoquer une excitation cellulaire, fonctionnelle ou prolifératrice.

Beaucoup de poisons cellulaires notamment peuvent, à faible dose ou pendant peu de temps, agir comme excitants de la prolifération : beaucoup, à faible dose, ont une action stimulante, qui, à doses plus fortes ou plus prolongées, ont une action paralytique ou nécrosante.

On ne peut donc parler de l'action cytopoiétique d'un corps qu'en précisant les doses, les concentrations, la durée d'action et la variété des cellules sur lesquelles on le fait agir.

L'ion Zinc, par exemple, sera, à la fois, un caustique énergique et un générateur de tissu scléreux sous forme de chlorure de zinc, et à doses histolytiques ; il sera, par contre, un épidermisant remarquable, sous forme d'oxyde et surtout de peroxyde de zinc, et à doses excitantes.

L'ion Fer sera un caustique ou un poison cellulaire nécrosant, sous forme de perchlorure de fer concentré ; il sera, par contre, un excellent épidermisant sous forme de sesqui-oxyde de fer un hémopoiétique très employé sous toutes les formes officinales de préparations martiales, etc.

Nous aurons, d'ailleurs, l'occasion d'étudier l'action, à la fois histolytique et histopoiétique, de beaucoup de substances chimiques, quand nous étudierons leurs applications thérapeutiques.

Parmi les substances chimiques ayant un rôle prépondérant sur la vie et le développement cellulaire, nous citerons seulement ici l'oxygène et l'acide carbonique.

L'oxygène paraît indispensable à la vie et à la prolifération cellulaires. On sait que Pasteur a démontré ce fait capital que les cellules de levure, privées d'oxygène, continuent à vivre et à produire des fermentations actives, mais que leur masse n'augmente pas (ou presque pas), même en milieu nutritif excellent; au contraire, en présence de l'oxygène, il y a multiplication active.

Il en est de même pour la prolifération cellulaire. Lœb a montré que la division cellulaire devient très vite impossible en l'absence d'oxygène, aussi bien que la division de l'œuf ou sa parthénogenèse expérimentale. Demoor a montré, d'autre part (1), que l'oxygène accélère fortement les mitoses. Il est, peut-être, nécessaire de faire, ici encore, quelques réserves. De même que, pour les microorganismes, il y a lieu de distinguer des espèces à développement aérobie et anaérobie, de même certaines cellules animales peuvent, peut-être, vivre (au moins un certain temps) en l'absence d'oxygène. Par exemple, Launoy, étudiant l'autolyse aseptique du foie, a constaté des phénomènes de mitose, qui se produisent en l'absence d'oxygène, mais qui, naturellement, ne se continuent pas.

Les suggestives recherches de Ross Harrison, de A. Carrel et de Burrows Monrose sur la culture de cellules isolées apporteront peut-être, sur ces points, une précision beaucoup plus grande.

III. — Action des agents biologiques
sur la vie et la prolifération cellulaires.

Les actions biologiques ne se distinguent pas essentiellement des actions physico-chimiques auxquelles on tend à les ramener; mais leur complexité même et l'inconnu qu'elles représentent souvent obligent, encore pour longtemps, à les envisager à part.

Leur influence sur la vie et la prolifération cellulaires doit être étudiée : 1° au cours de la fécondation et du développement embryonnaire; 2° au cours de la croissance et des rénovations ultérieures de tissus.

1° Actions biologiques sur le processus fécondant et le développement embryonnaire initial. — Le processus de la fécondation, qui fait dériver tout un organisme de la prolifération d'une cellule-œuf, est, certainement, le processus développant le plus intense que nous connaissions.

Si, chez certains animaux inférieurs, la prolifération de la cellule-œuf peut être obtenue par des procédés physico-chimiques (parthénogenèse expérimentale), par contre chez les animaux supérieurs on ne peut pas remplacer, par des actions purement physiques ou

Arch. de biol., t. XIII.

chimiques, le stimulus développant initial, apporté par l'élément mâle, stimulus qui, par là même, reste difficile à analyser.

On sait que, spontanément, la cellule-œuf est incapable de proliférer. Mais, si une parcelle nouvelle de chromatine, le spermatozoïde, pénètre dans l'ovule, sa prolifération commence aussitôt. Il se produit, d'abord, un épaississement périphérique qui empêche l'introduction d'autres éléments mâles ; puis le spermatozoïde introduit s'immobilise ; sa tête s'hydrate, se gonfle, se transforme en un long corpuscule entouré d'une aréole claire. L'ovule contient alors deux centres nucléaires, les pronucléi mâle et femelle, dont les grains chromatiques se répartissent en cordons, puis se fragmentent en anses allongées qui se fusionnent deux à deux (anse mâle avec anse femelle) avant de se reconstituer en un peloton unique. Finalement, les deux moitiés du noyau se séparent ; puis il y a séparation du protoplasma, chaque cellule-fille contenant la moitié des éléments chromatiques mâle et femelle.

Ce processus fécondant comprend deux termes, que l'on peut dissocier avec Lœb :

L'un est la *transmission héréditaire* de tous les caractères, même les plus subtils, empruntés aux deux cellules originelles : ce problème, le plus troublant peut-être de la biologie, ne nous importe pas ici.

L'autre est une *action développante* telle qu'une cellule, spontanément incapable de divisions, subit, après imprégnation par la chromatine mâle, une série interrompue de multiplications subintrantes, qui se poursuivent longtemps et aboutissent à la formation d'un nombre infini de cellules nouvelles : c'est ce deuxième terme qui, seul, nous intéresse ici, mais dont on connaît encore bien imparfaitement la nature.

Pour certains, l'incitation cytopoiétique, si intense, que provoque la fécondation, serait de nature physique. L'hydratation du spermatozoïde inclus dans l'ovaire produirait une compression modifiant la statique des éléments nucléaires, ainsi qu'une déshydratation de l'ovule, analogue à celle provoquée par les solutions hypertoniques dans les expériences de parthénogenèse artificielle de Lœb (Bataillon).

Pour d'autres, il y aurait lieu de faire intervenir, comme stimulus développant, l'introduction dans l'ovule, par le spermatozoïde, de tel ou tel ion, dont on a démontré, par ailleurs, l'action développante : on a, notamment, incriminé le manganèse qui, cependant, se trouve aussi dans la cellule-œuf.

Pour d'autres, le stimulus fécondant serait de la nature des enzymes. Winckler, Bierry, ayant filtré du sperme de Cœlentéré, dont les éléments vivants avaient été détruits par un excès de sel, ont pu, par addition de ce filtrat, provoquer, chez l'œuf vierge d'Oursin, un début de segmentation : mais le fait (qui n'eût pas été, à lui seul, applicables aux animaux supérieurs à segmentation difficile) n'a été confirmé ni par Gris, ni par Cremer, ni par Lœb.

Il est donc actuellement encore impossible de ramener à de simples actions physico-chimiques le processus développant de la fécondation. Il est, par là même, impossible de provoquer artificiellement, chez les animaux supérieurs tout au moins, le déclenchement initial des multiplications cellulaires.

La thérapeutique histopoiétique de la fécondation doit donc borner ses ambitions présentes à certaines techniques de *fécondation artificielle*, dans lesquelles des spermatozoïdes, prélevés dans de bonnes conditions, conservés ou excités dans des milieux appropriés, seront mis en bonne place au contact de l'ovule.

Elle peut aussi avoir un rôle utile en modifiant le milieu humoral, dans lequel les éléments mâles introduits doivent aller à la recherche des éléments femelles en conservant toute leur activité vitale, dans lequel doivent s'effectuer, d'autre part, les proliférations cellulaires consécutives à l'imprégnation de l'ovule par le spermatozoïde. Or, trop souvent, c'est en raison de conditions défectueuses de milieu et de nutrition que la vie des spermatozoïdes et le développement initial de l'ovule ne peuvent s'effectuer : ce sont ces conditions humorales que l'on doit s'efforcer de modifier dans un sens favorable pour entreprendre une médication cellulaire de la fécondation.

Par contre, très nombreux sont les agents histolytiques qui s'opposent à la fécondation et qui, en affaiblissant ou en tuant les spermatozoïdes, rendent impossible leur action développante sur la cellule-œuf.

On sait, en particulier, que le spermatozoïde est, presque immédiatement, immobilisé par le contact avec l'eau, que les solutions acides sont très fortement spermaticides, tandis qu'au contraire les solutions légèrement alcalines les conservent en vie.

Les liquides séminaux, fournis par la prostate, les vésicules séminales, etc., paraissent des milieux tout particulièrement utiles pour la conservation des spermatozoïdes. Nous avons même pu les utiliser dans ce but, afin de conserver longtemps vivantes des cellules animales lors de transplantations. Ce milieu, d'après nos anciennes expériences, serait particulièrement favorable aux cultures cellulaires, sur lesquelles les expériences de Harrison, de Burrow et de A. Carrel viennent, à nouveau, d'appeler l'attention.

Il y aurait grand intérêt à préciser les diverses influences, favorables ou nocives, qui agissent ainsi sur la vie et l'activité du spermatozoïde et de l'ovule : car l'on pourrait en tirer des déductions pratiques immédiates.

2° Actions biologiques relatives à l'histopoïèse et l'histolyse des différents tissus [1]. — Comme le processus initial de la fécondation, il est incontestable que la prolifération cellulaire d'une part, la limitation de cette prolifération d'autre part, sont réglementées par des processus humoraux.

On ne peut, en effet, expliquer par une intervention du système nerveux (non encore développé dans les premiers moments du développement ou des régénérations), la prolifération et le trophisme d'un tissu : c'est donc, très certainement, par l'intervention de substances humorales circulant dans l'organisme et se fixant au point nécessaire que sont dirigées, à certains moments, soit la prolifération, soit la résorption des différents tissus.

Action sur la nutrition cellulaire. — Parmi les influences biologiques complexes qui s'exercent sur la croissance et la prolifération, une place primordiale doit être réservée à la *nutrition cellulaire*. Une cellule, convenablement nourrie, augmente de volume. Elle atteint ainsi une certaine taille, au delà de laquelle elle se divise : car sa croissance individuelle est strictement limitée. Il semblerait que la croissance d'une cellule ne puisse pas dépasser certaine « grandeur critique », au delà de laquelle il se produit, en quelque sorte, automatiquement une division, provoquée par l'afflux même des éléments nutritifs et par l'exagération de la quantité de chromatine. Il y a, par là même, relation intime entre l'abondance de matériaux nutritifs, la croissance et la prolifération cellulaires.

Sachs, le premier, a montré, sur les Végétaux, que, entre autres facteurs de la prolifération cellulaire, l'augmentation de taille des éléments joue souvent un rôle prédominant. Chez les Algues chlorophycées, comme les Siphonées, lorsqu'on trouve des masses volumineuses de protoplasme continu, on trouve aussi un grand nombre de noyaux disséminés dans le protoplasme : la croissance cellulaire se produit tant que la quantité de protoplasme formé peut être gouvernée par les noyaux; après quoi survient la segmentation.

Mais cette loi de proportionnalité entre la croissance d'une cellule (dépendant de sa nutrition) et la division de son noyau, puis de son protoplasma, ne peut être considérée comme générale.

[1] P. Carnot, Les régénérations d'organes, in *Actualités médicales*, 1899, et Le problème thérapeutique des régénérations d'organes (*Presse méd.*, janv. 1900.).

Car nombreux sont les cas (au cours des régénérations notamment, et toutes les fois que la prolifération est active) où les divisions cellulaires sont subintrantes, se produisant avant même que les cellules divisées aient, à nouveau, atteint leur taille normale : à tel point que la caractéristique des tissus jeunes, en extension, est précisément de comprendre de nombreuses petites cellules, et non des cellules volumineuses, comme le voudrait la théorie de Sachs.

On doit cependant se garder de négliger l'influence prépondérante de la nutrition cellulaire sur sa prolifération. D'où cette première déduction pratique que la suralimentation cellulaire, en aboutissant à une surabondance de chromatine synthétique, peut aboutir à la prolifération cellulaire et, par là même, favoriser l'histopoïèse.

Mais il est bien d'autres facteurs humoraux de la prolifération cellulaire.

Cytopoiétines humorales. — D'une façon générale, il semble que les *tissus en prolifération active contiennent des substances excitantes de la prolifération cellulaire*, qui, vraisemblablement, actionnent cette prolifération et la dirigent.

1° *Tissus de l'embryon*. — Ces tissus semblent contenir des substances excitantes de la division cellulaire. Si certaines de ces substances paraissent chimiquement individualisées, d'autres ne le sont pas encore.

Parmi les substances chimiquement connues, ayant une influence sur la prolifération cellulaire, la *lécithine*, surtout, a été étudiée.

Danilevski a montré la richesse des tissus embryonnaires en lécithine. Les noyaux des cellules jeunes, se multipliant facilement, sont, d'après Danilevski, Lilienfield et Monti, particulièrement riches en phosphore organique.

On sait; d'ailleurs, depuis Gobley (1846), la richesse considérable du jaune d'œuf en lécithine (6,80 p. 100), ainsi que son rôle dans le développement de cet œuf. D'autre part, Danilevsky a montré l'influence de la lécithine sur le développement d'organismes tels que les œufs et les larves de grenouille. Une quantité, inférieure à 1 p. 15000 du poids total du milieu de développement produit une augmentation de la longueur du corps atteignant de 67 à 81 p. 100 : le poids des larves traitées est, alors, très supérieur aux témoins.

Chez les plantes, il en est de même : la racine de cresson, plongeant dans une solution lécithinée, s'allonge de 50 à 100 p. 100 et davantage, par rapport aux témoins.

Chez les animaux à sang chaud, l'injection d'une petite quantité de lécithine produit une sensible augmentation du poids du corps par rapport aux témoins, pendant la période de croissance. Seron est arrivé aux mêmes conclusions.

Chez les adultes, Desgrez et Ali-Zaky ont constaté, de même, après injection sous-cutanée de lécithine, un accroissement rapide de poids, avec augmentation de l'appétit, et, simultanément, une augmentation du coefficient d'utilisation azotée (90 au lieu de 84 p. 100). Cliniquement, les mêmes résultats ont été constatés par Gilbert et Fournier, par Carrière, par Morichau-Beauchamps, par Lancereaux et Paulesco, par Muggia, etc., notamment quant à la croissance des enfants.

Mais, en dehors des lécithines, d'autres substances activent la

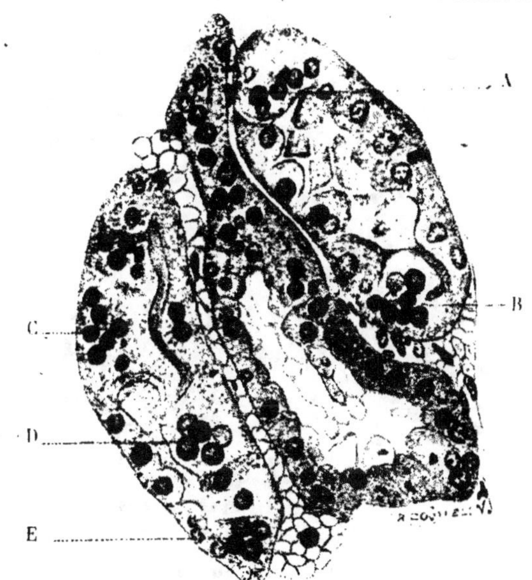

Fig, 2. — Rein de cobaye, dix-huit jours après administration d'extrait fœtal d'agneau. Deux tubes urinaires sont séparés par un tube vecteur. Prolifération cellulaire considérable : cellules à 7 noyaux en A, à 10 noyaux en B, à 7 noyaux en C, à 5 noyaux en D et E (Carnot et Lelièvre).

croissance et la prolifération cellulaires. La plupart ne sont pas encore connues chimiquement, et leur action est manifeste pour de si petites quantités que, comme la plupart des antigènes et des anticorps, on doit, pour le moment, renoncer à leur identification chimique et se contenter de les définir physiologiquement. A ces substances, nous avons appliqué le nom générique de *cyto-poiétines*.

Nous avons constaté que les extraits de tissus embryonnaires, faits suivant les méthodes générales de l'opothérapie, ont, sur la croissance et la régénération, une action très nette :

Si on fait des extraits totaux d'embryon de quelques jours et qu'on les injecte dans un tissu, on constate, peu après, un nombre considérable de mitoses (fig. 2, 3, 4, 5).

Médications générales.   21

Si on provoque, chez un animal, un processus de régénération (en lui faisant, par exemple, une néphrectomie unilatérale) et qu'on lui injecte alors un extrait de très jeune embryon ou qu'on lui fasse ingérer de la poudre d'embryon, on constate que l'organe se régénère plus rapidement que chez des animaux témoins et que les mitoses y sont anormalement fréquentes.

On obtient des résultats de même ordre avec tel ou tel organe

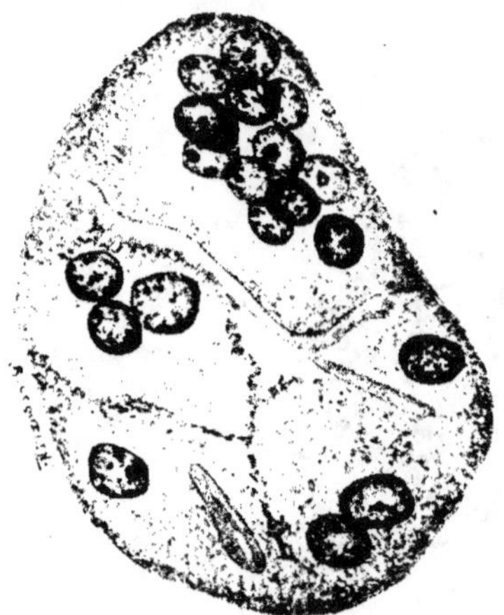

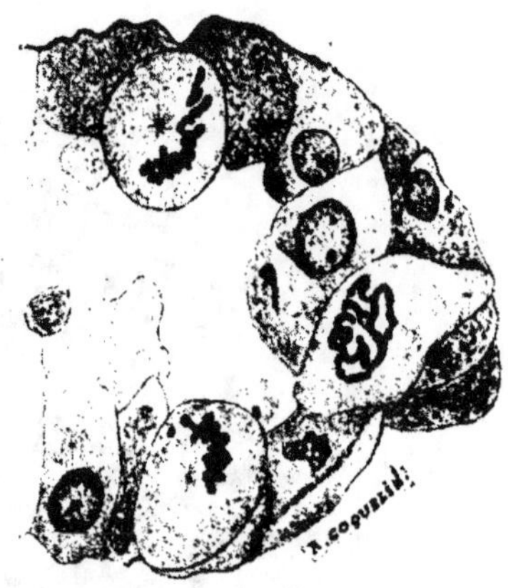

Fig. 3. — Même animal que figure 2 : coupe d'un tube urinaire pourvu de cellules à 1, 2, 3 et 12 noyaux.

Fig. 4. — Cobaye sacrifié dix-huit jours après ingestion d'extrait fœtal de rein d'agneau. Trois karyomitoses dans un même tube vecteur Phase du spirème à droite. Les figures de karyomitose supérieures et inférieures possèdent un centrosome et des connectifs achromatiques.

fœtal, celui-ci semblant avoir une certaine électivité d'action sur l'organe similaire.

Il est assez difficile de préciser la nature de ces cytopoiétines embryonnaires ; mais il semble qu'on ne puisse les identifier avec aucune substance chimique déjà connue :

2° *Tissus en rénovation et en régénération rapides.* — Dans ces tissus en rénovation, il semble exister, de même, des *cytopoiétines* ayant une action intense sur la prolifération cellulaire. Nous avons cherché à mettre en évidence ces substances de différentes manières, à propos de la régénération du sang, du rein et de la peau, etc.

Si, comme nous l'avons fait avec Mlle Deflandre (1), on provoque chez l'animal ou chez l'homme une rénovation rapide du sang grâce à une saignée préalable, on constate que le sérum, prélevé en pleine crise de réparation hématique, est doué de propriétés hématopoié-

(1) Consulter le volume de cette collection : Opothérapie, par P. CARNOT, 1910.

tiques : car, si on l'injecte à un animal neuf, il provoque, très rapidement, une augmentation considérable du nombre des hématies.

Cette *hémopoïétine* se retrouve dans différents tissus, et, notamment, dans la moelle osseuse, qui est rouge et en activité sangui-
formative ; elle est thermolabile, détruite à 56° : elle ne paraît pas
identifiable avec un constituant chimique connu ; mais elle est,
semble-t-il, soluble à la façon des lipoïdes.

Il semble que, déjà à l'état normal, le sérum possède, à un faible

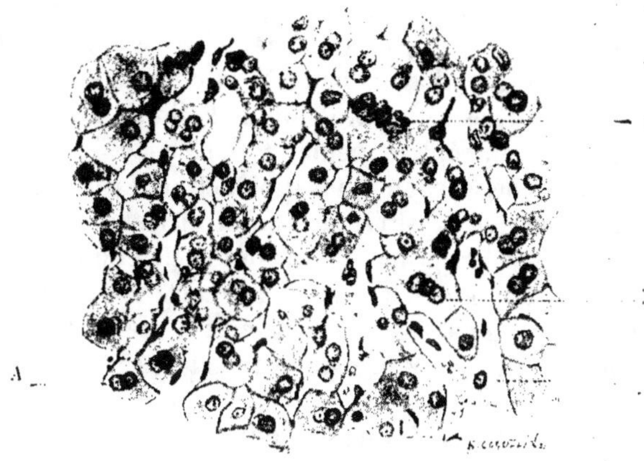

Fig. 5. — Foie de lapin traité par la poudre de foie en régénération.

Lapin sacrifié quinze jours après l'ingestion de la poudre de foie hyperplasié provenant
d'un autre lapin sacrifié quinze jours après résection partielle du foie.

La multiplication nucléaire est évidente ; on voit des cellules à noyau double (A), triple (B)
et même à 10 noyaux (C).

degré, une certaine action hémopoïétique ; mais elle se développe
bien davantage au cours des rénovations sanguines intenses, que
celles-ci soient provoquées par une saignée ou par un processus
hémolysant.

Le sérum hémopoïétique, injecté à l'homme normal ou dans certains cas pathologiques d'anémie, provoque, lorsque la moelle
osseuse est susceptible de réagir à cet excitant spécifique, une augmentation considérable du nombre des hématies. Par là même, il a
des applications thérapeutiques immédiates, sur lesquelles nous
reviendrons.

Les autres organes en rénovation intense semblent, eux aussi,
posséder des substances cytopoïétiques, excitantes de la prolifération
cellulaire.

Par exemple si, chez un animal, on extirpe un rein, l'autre rein
augmente rapidement ses dimensions et subit une hyperplasie compensatrice, qui n'est qu'une des formes de la régénération. Or, le

sang d'un animal, en pleine phase de régénération rénale, contient des cytopoiétines rénales : car, injecté à des animaux neufs, il provoque une activité proliférative du rein qui se traduit, notamment, par l'abondance des multiplications cellulaires et des mitoses. De même, le rein restant en voie d'hyperplasie contient ces mêmes substances : car l'injection ou l'ingestion de son extrait provoque une action proliférative rénale chez un animal neuf.

Ici encore, les applications thérapeutiques sont immédiates : dans certains cas de néphrite par exemple, on assiste, après ingestion de néphro-poiétine, à une poussée régénératrice évidente du rein, qui entraîne une dépuration urinaire plus complète et une diminution ou même parfois la suppression de l'albuminurie.

Nous avons démontré, de même, la présence de cytopoiétines au niveau d'autres organes en rénovation active. La peau, lorsqu'elle répare de larges pertes de substance ou cicatrise des scarifications nombreuses, acquiert des propriétés épidermo-poiétiques et peut servir à raccourcir le temps de cicatrisation de certaines plaies cutanées.

De même, le foie, après résection considérable de la glande, se régénère de façon diffuse, et cet organe acquiert des propriétés hépato-poiétiques remarquables.

Il semble donc qu'un mécanisme humoral explique le déclenchement et la régularisation des réparations et régénérations de tissus et soit, par là même, susceptible de nombreuses applications thérapeutiques.

Un organisme, s'il est privé de certains tissus et s'il doit en régénérer, contient, par là même, des substances activantes de la prolifération cellulaire, que l'on peut capter et utiliser pour d'autres organismes en vue de favoriser la prolifération des tissus similaires.

3° *Produits d'élaboration cellulaire*. — Il est encore d'autres substances dont on entrevoit nettement l'action histopoiétique. Les substances qui sont élaborées, transformées ou éliminées par une glande, et qui se trouvent en surabondance après leur extirpation, semblent impressionner l'organe restant et provoquer une prolifération compensatrice.

Nous avons constaté, par exemple, que l'urée a une action prolifératrice considérable et très nette sur l'hypertrophie rénale compensatrice qui se produit après néphrectomie unilatérale : le rein restant s'accroît alors plus rapidement que chez un animal témoin.

4° *Hormones cytopoiétiques*. — Enfin certaines hormones, provenant de glandes à sécrétion interne, agissent à distance sur d'autres organes synergiques dont elles provoquent l'hypertrophie. Par exemple, il semble résulter des recherches de Starling et Lane Claypon,

que les extraits ovarien, placentaire, fœtal, influencent la prolifération des glandes mammaires. On sait, de même, que la croissance
des cornes du cerf et de beaucoup d'attributs sexuels secondaires est
sous la dépendance directe des glandes génitales.

Il semble que la sécrétion thyroïdienne favorise la croissance et la
réparation, et, d'une façon générale, la prolifération cellulaire. Walther
a montré que l'ablation de la thyroïde empêche la régénération d'un
nerf coupé, et que celle-ci a lieu si on administre alors de l'extrait
thyroïdien. Nous avons constaté, d'autre part, que l'injection de thyroïde accélère l'hypertrophie compensatrice du rein après néphrectomie unilatérale.

On voit donc que, d'ores et déjà, nous connaissons un certain
nombre de produits biologiques qui influent sur la prolifération tis-
sulaire et la réglementent. Il en est probablement bien d'autres, et
l'on conçoit facilement tout l'intérêt thérapeutique qu'il y aurait à
les utiliser pratiquement.

CHAPITRE II

APPLICATIONS THÉRAPEUTIQUES

Les données précédentes, relatives aux influences diverses qui s'exercent sur l'histopoièse et sur l'histolyse, trouvent des applications multiples en Thérapeutique. Nous étudierons, d'une part, les médications cellulaires relatives à l'*histopoièse* et, d'autre part, les médications cellulaires relatives à l'*histolyse*.

I. — MÉDICATIONS HISTOPOIÉTIQUES.

Les médications histopoiétiques pourront favoriser la vie et le développement des cellules de l'organisme, soit au moment de la fécondation, soit au cours de la croissance, soit à l'occasion de réparations et régénérations, soit enfin à l'occasion de greffes et transplantations.

I. — Médications relatives à la fécondation.

Si les données acquises par Hertwig, Lœb, Delage, etc., et relatives à la fécondation chimique artificielle ne sont pas applicables aux organismes supérieurs, il n'en existe pas moins toute une série de médications, d'ordre cellulaire, agissant sur les éléments sexuels, et pouvant modifier, dans un sens favorable, les conditions vitales indispensables à l'acte fécondant.

On sait que, dans certaines circonstances thérapeutiques, on peut avoir recours à la *fécondation artificielle*. Celle-ci consiste, principalement, à prélever directement les spermatozoïdes que l'on veut employer et à les porter au contact le plus proche de l'ovule, c'est-à-dire dans la cavité intra-utérine. Ce faisant, on arrive à lever certains obstacles mécaniques, tenant à un défaut de pénétrabilité des voies génitales, et à réaliser une fécondation qui ne se produirait pas spontanément.

Dans beaucoup d'autres circonstances, l'obstacle à la fusion des deux cellules sexuelles paraît être d'ordre non plus mécanique, mais humoral. Mais jusqu'ici, et malgré le grand intérêt de la question, il ne semble pas qu'on l'ait étudiée systématiquement, en vue d'un résultat pratique. On sait, pourtant, que certaines sécrétions vagino-utérines, trop acides, paralysent les spermatozoïdes, ralentissent leurs mouvements, les immobilisent ou, même, les altèrent profondément. Il suffit parfois, alors, de modifier la réaction de ces liquides par des injections vaginales (ou même utérines) faiblement alcalines, pour permettre la conception. Dans un cas où la conception ne pouvait s'effectuer depuis de longues années, il nous suffit de faire pratiquer, aussitôt avant l'acte fécondant, des injections de sérum physiologique oxygéné et de sérum alcalinisé avec du bicarbonate de soude (1 p. 1 000), pour obtenir, peu après, une fécondation.

Il y aurait, d'ailleurs, semble-t-il, grand intérêt à étudier l'action spermaticide du sang et des humeurs chez certaines femmes stériles. Car ce que l'on sait, actuellement, des propriétés spermotoxiques de certains sérums préparés permettrait peut-être, en pareil cas, une médication conceptionnelle utile : de premiers résultats que nous avons obtenus dans cette voie nous semblent très encourageants.

Enfin, à côté des actions directes des humeurs sur les produits génitaux, il y aurait lieu d'envisager une série d'actions générales, qui influent sur la qualité même des cellules fécondantes.

La procréation d'un être nouveau, dans les conditions les meilleures, devrait être un acte conscient, réfléchi, presque religieux, longuement préparé par une hygiène et une nutrition parfaites, par l'épanouissement de toutes les qualités physiques et morales.

Les cellules génératrices seraient ainsi placées dans les meilleures conditions de vie. Le produit résultant de leur union serait, certainement, supérieur aux produits, souvent frelatés, avariés par une mauvaise nutrition, des fatigues excessives, l'alcool ou les maladies, dont sont issus les innombrables dégénérés qui peuplent nos cités, nos hôpitaux et nos asiles.

Mais bien du temps se passera, probablement, avant que l'on exige, pour la reproduction et la perpétuité de notre race les mêmes garanties que pour celle de nos bestiaux.

Beaucoup plus répandue, mais aussi peu scientifiquement étudiée, est la *médication anticonceptionnelle*, qui exerce ses ravages sur les pays dépeuplés par les théories de Malthus. Les injections vaginales d'eau, de liquides acides, de produits toxiques, suffisent, habituellement, à empêcher la conception. Le même but est atteint, plus sûrement encore, par divers procédés mécaniques empêchant la rencontre des spermatozoïdes avec l'ovule. On pourrait, plus scientifiquement, imaginer la préparation d'anticorps, agissant électivement sur les spermatozoïdes.

Enfin l'action abiotique des rayons X sur les produits sexuels fournit un procédé remarquable pour la stérilisation, temporaire ou définitive, d'un individu, sans lui faire perdre ses facultés viriles et sans supprimer, semble-t-il, sa sécrétion testiculaire interne. D'ailleurs, un dosage minutieux et assez délicat permet seul d'éviter l'atrophie définitive de la glande et ce qui, par là même, rend la stérilisation temporaire assez aléatoire ou assez dangereuse.

II. — Médications relatives à la croissance.

L'action de certains agents physiques, chimiques et biologiques sur la prolifération cellulaire et la croissance des différents tissus fournit une série de médications que l'on peut employer dans les cas d'arrêt de développement, total ou partiel.

Nous indiquerons seulement, ici, la place de cette médication qui fait, dans ce volume même, l'objet de chapitres spéciaux confiés, pour la puériculture, à la haute autorité du Pr Pinard (p. 388), et pour les troubles de la croissance, à la compétence de M. Apert (p. 399).

Rappelons que beaucoup de substances ont été étudiées quant à leur influence sur la croissance. Le *phosphore*, et certains produits phosphorés organiques, comme la *lécithine*, sont remarquables à cet égard. L'*arsenic* et ses composés ont, sur la croissance, un rôle bien connu, que se chargent de démontrer les arsenicophages de Styrie : leur action particulière sur la peau, les phanères, est couramment utilisée par les maquignons.

Le *manganèse*, employé déjà par Pétrequin dans les anémies et débilités prolongées, semble stimuler la croissance, et l'on a préconisé, récemment, dans ce but chez les enfants d'un à deux ans, 1 à 2 centigrammes de bioxyde de manganèse mêlé dans de la craie préparée.

L'*iode* et les composés *iodo-organiques* ont, d'autre part, une influence bien connue qui s'exerce peut-être en partie par l'intermédiaire du corps thyroïde.

Mais ce sont surtout les produits biologiques (principalement les extraits opothérapiques) qui donnent, dans les troubles de la croissance, des résultats remarquables.

L'action exercée par les *extraits thyroïdiens*, dans les cas d'arrêt ou de retard de croissance, est une des plus remarquables de la thérapeutique : il se produit, rapidement, une augmentation de la taille, une soudure des fontanelles, des épiphyses, un développement parallèle des organes génitaux, des circonvolutions cérébrales, etc.

L'action, sur la croissance, des *extraits hypophysaires, thymiques, génitaux, pancréatiques*, paraît être, quoique à un moindre degré, fort intéressante.

III. — **Médications relatives aux réparations et régénérations.**

Toutes les fois qu'un organe est touché par une cause passagère, que celle-ci soit d'origine mécanique, toxique ou infectieuse, il ne peut revenir à un état fonctionnel satisfaisant que lorsque les cellules, enlevées ou détruites, se sont régénérées, sur place ou à distance; alors même que la cause passagère aurait cessé, la lésion resterait définitive si elle ne se réparait pas. C'est donc dans l'activité réparatrice d'un organe que réside essentiellement le pronostic, après suppression de la cause pathogène. Aussi est-il d'une importance primordiale, en thérapeutique, de respecter ou d'encourager les processus régénératifs.

Nous étudierons, successivement, comme exemples de thérapeutique régénérative, les médications réparatrices de la peau, des os et du sang, qui sont parmi les plus utiles et les mieux connues.

1º Médications réparatrices de la peau. — Les résultats fournis par diverses médications histopoiétiques sont, principalement, faciles à étudier au niveau de la peau ; car on peut en suivre quotidiennement les effets, sous le contrôle même de la vue. Aussi est-ce par elles que nous commencerons.

La médication réparatrice de la peau trouve ses applications dans le traitement des pertes de substance consécutives à un traumatisme (plaies, ulcères, etc.), à des brûlures ou à des lésions cutanées. Ce sont donc les chirurgiens et les dermatologistes qui peuvent, à cet égard, nous fournir les données pratiques les plus précises.

Normalement, on sait que la réparation d'une perte de substance cutanée se fait différemment, suivant que les éléments épidermiques, qui pénètrent le derme, ont plus ou moins disparu.

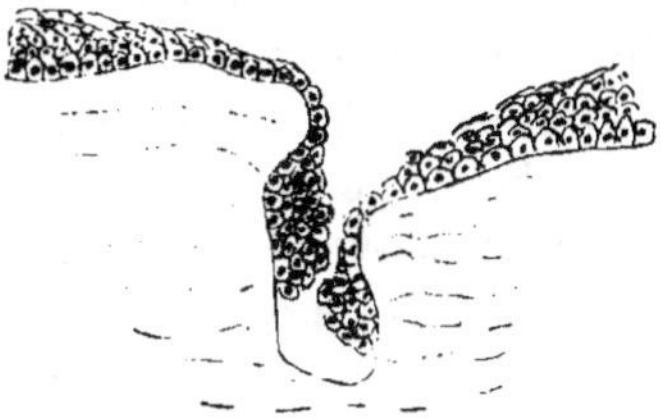

S'agit-il, par exemple, d'une perte de substance superficielle, la réparation de l'épiderme se fera très rapidement, grâce aux formations épidermiques profondes, folliculaires et glomérulaires, qui ont été respectées et constituent autant de centres de prolifération : les cellules épidermiques, qui proviennent de leur multiplication, remontent,

Fig. 6. — Régénération épidermique, après une plaie linéaire.

On voit. après quatre heures, se produire le glissement de l'épithélium, qui tend à combler, d'urgence, la plaie.

s'étalent en surface et constituent bientôt un revêtement cutané. Il en résulte que, plus une région cutanée est riche en formations profondes, et plus sa réparation superficielle est facile.

Au contraire, s'agit-il d'une plaie profonde, la réparation se fera d'emblée, à partir des bords, par un processus d'urgence bien connu depuis Ranvier : il y a *glissement* de l'épithélium voisin, celui-ci comblant une partie du déficit cutané. Si ce procédé de recouvrement rapide ne suffit pas, il se produit aussi un processus de *greffes spontanées*, sur lequel nous avons appelé l'attention. Un peu plus tard, interviennent, à leur tour, les *proliférations cellulaires* au niveau des bords de la plaie et des greffes spontanées, et la réparation se complète définitivement.

Ce mécanisme de réparation cutanée permet de comprendre toute l'importance d'une médication prolifératrice, susceptible de provoquer des mitoses, de faire avancer les bords de la plaie, en même temps qu'elle protège le frêle épiderme nouveau.

Beaucoup d'agents physiques et chimiques ont été étudiés quant à leur influence sur la cicatrisation des plaies et des ulcères.

a. **Épidermisants physiques.** — Parmi les agents physiques, nous citerons, d'abord, la *chaleur*.

Le traitement des ulcères chroniques par l'*air chaud* semble donner lieu, parfois, à une rapide épidermisation. Déjà Ambroise Paré vantait « la réverbération de quelques fers échauffés au feu », en vue d'obtenir la guérison de certaines mauvaises plaies. J.-F. Faure, au xviiie siècle, préconisait « l'exercice du charbon ardent », la plaie étant, tour à tour, rapprochée et éloignée du feu d'un charbon allumé ; il préconisait aussi l'exposition de la partie ulcérée à la chaleur du soleil, comme on procède de nos jours par l'héliothérapie.

Actuellement, l'action de la chaleur et de la lumière électrique paraît facile à mettre en œuvre. Par exemple, Dupuy de Frenelle utilise, simplement, une lampe électrique de 30 bougies, à verre dépoli, munie d'un réflecteur, qu'il maintient à 10 centimètres de la plaie rebelle, jusqu'à obtention d'une vive coloration rouge, avec exsudation séreuse : il éloigne alors la lampe à 20 centimètres, jusqu'à ce que l'exsudation séreuse commence à se dessécher en un mince verni : la lampe est maintenue, cinq à dix minutes, à 50 centimètres de la plaie, la durée totale de la séance étant de vingt à trente-cinq minutes. Les séances sont répétées jusqu'à cicatrisation. Mais il est nécessaire de ne pas employer de verre bleu, de ne pas approcher trop la lampe et de ne pas trop prolonger les applications. Sans quoi, il y aurait, au contraire, élargissement de la plaie et brûlures. Les résultats semblent excellents.

On a traité, d'autre part, les ulcères de jambe par la chaleur, à l'aide des appareils de Bier, de Tallermann, de Klapp, de Jayle, à l'aide d'insufflateurs d'air chaud, etc.

On peut rapprocher, des résultats obtenus par la chaleur, ceux obtenus par Rivière, par Mahar à l'aide de la haute fréquence, par Keating Hart à l'aide de l'étincelle de haute tension et de basse intensité (sur les ulcères variqueux par exemple).

L'action cicatrisante, en même temps que pigmentogène, des *rayons ultra-violets*, paraît donner des résultats pratiques intéressants.

Une dose minime de *Rayons X* a donné à P. Marie et Clunet un résultat fort encourageant dans un cas d'ulcère variqueux ancien : une dose plus forte est, au contraire, histolytique.

Le *radium* a été employé dans le même but, sous forme de pansement à la poudre de charbon radio-active, par Chevrier notamment.

b. **Épidermisants chimiques.** — Les agents chimiques vantés comme cicatrisants et épidermisants sont innombrables. Nous citerons, pour mémoire, une série de vieilles préparations, à la *litharge*, au *mercure* (emplâtre de Vigo, etc.), qui font bourgeonner le fond, épidermiser les plaies, et qui agissent, peut-être, à la fois comme antiseptiques et comme histopoiétiques (1).

Le *nitrate d'argent*, le *nitrate acide de mercure* cautérisent, aseptisent, nivellent les bourgeons, et préparent l'épidermisation en donnant un coup de fouet aux proliférations cellulaires : mais leur rôle est surtout histolytique.

Les sels de zinc (*oxyde de zinc* et surtout *peroxyde de zinc*) paraissent avoir une action épidermisante importante. Chaput admet que l'épidermisation d'une plaie, qui marche, en moyenne, à la vitesse de 2 millimètres par jour en direction centripète, marche à la vitesse de 3 et 4 millimètres sous l'influence du peroxyde de zinc.

Le *sesqui-oxyde de fer* paraît un des meilleurs épidermisants que nous ayons à notre disposition.

L'*iode* et l'*iodoforme* semblent, de même, agir, moins comme antiseptiques que comme épidermisants, pour favoriser la réparation cutanée.

Parmi les produits organiques, on peut citer l'*alcool*, base de tant d'élixirs vulnéraires, avec une série de substances végétales.

L'*acide phénique* agit, surtout, dans les plaies en surface et comme kératoplastique.

---

(1) L'emplâtre de Vigo est composé d'emplâtre simple (2 000), de cire jaune (100), de colophane (100), de bdellium (35), de gomme ammoniaque purifiée (35), d'encens (35), de myrrhe (35), de safran (20), de mercure purifié (700), de styrax liquide purifié (300), de térébenthine du mélèze (130), d'essence de lavande (10) : il renferme donc 1/5 de son poids de mercure. Bien que peu antiseptique et augmentant notablement la suppuration, il favorise la formation de bourgeons charnus, accélère l'épidermisation et donne, en définitive, de bons résultats. Le vinaigre aromatique a, aujourd'hui encore, une réputation cicatrisante réelle.

Différents baumes ont été très utilisés dans l'ancienne chirurgie. L'*onguent Styrax* (1), notamment, paraît, actuellement encore, jouir de propriétés cicatrisantes très remarquables.

Il est bien d'autres médicaments, plus ou moins utilisables, qui, appliqués sur l'épiderme, provoquent, dans la couche papillaire sous-jacente, des mitoses énergiques. Certains provoquent, d'abord, la mortification rapide de l'épiderme, son décollement, puis une prolifération épidermique nouvelle, qui a vite fait de réparer l'épithélium détruit : tels sont le *phénol*, la *résorcine*, l'*acide salicylique* (2); tels également la *cantharidine*, le *scarlach* (3). De faibles doses de ces agents

(1) L'onguent styrax est ainsi composé (*Codex*, 1908) :

Styrax liquide	80 grammes.
Colophane	145 —
Résine elemi	80 —
Cire jaune	80 —
Huile d'olive	115 —

Danlos prescrit la formule suivante :

Onguent styrax	75 grammes.
Onguent de Canet	75 —
Huile d'amandes douces stérilisée	Q. S.

Le styrax est un baume opaque fourni par le *Liquidambar orientalis*; un des principes en est l'acide cinnamique.

(2) La pommade de Reclus, très employée, a la formule suivante :

Antipyrine	$0^{gr},50$
Acide borique	$0^{gr},30$
Salol	$0^{gr},10$
Iodoforme	$0^{gr},10$
Acide phénique cristallisé	$0^{gr},10$
Sublimé	$0^{gr},01$
Vaseline	15 grammes.

(3) Cernezzi conseille de bien déterger les plaies et de les faire bourgeonner par plusieurs cautérisations, en les passant à l'acide salicylique jusqu'à élimination des parties mortifiées. Puis on enduit de pommade au *scarlach-roth*, et on recouvre le tout d'une feuille mince de caoutchouc; le pansement est changé chaque jour ou tous les deux jours. Au début, il convient de n'employer qu'une petite quantité de pommade et, même, d'en suspendre l'usage quelques jours, chez les enfants ou les sujets à peau irritable.

Après la première ou la deuxième application, les zones d'épidermisation progressent rapidement; les bourgeons charnus forment une teinte légèrement grisâtre, se décolorent et s'aplatissent. Le tissu conjonctif du fond de la plaie ne prolifère pas; mais l'épithélium s'y reproduit très activement et recouvre bientôt les bourgeons charnus comme d'un large voile.

Lemaire (de Lille) a traité, par le *scarlach-roth*, 34 malades atteints d'ulcères variqueux, de brûlures, de plaies du sein après amputation : il utilise la pommade suivante :

Scarlach-roth	4 à 8 grammes.
Chloroforme	Q. S. pour dissoudre.
Triturer avec lanoline	100 grammes.

Au-dessous de 4 p. 100, la pommade est inactive; au-dessus de 8 p. 100, elle est irritante. La plaie une fois détergée, on étend la pommade avec une spatule de verre; on la recouvre d'une compresse stérilisée, et on termine le pansement sans mettre d'imperméable.

Le *rouge écarlate* (imido-azo-toluol-β-naphtol) paraît avoir une action très remarquable sur la cicatrisation des plaies; il est soluble dans le chloroforme, les huiles végétales ou animales, l'essence de pétrole. On peut l'employer sous forme de pommade, dissous dans l'huile de vaseline et de lanoline, contenant 5 à 8 p. 100 de colorant, ou incorporé dans des emplâtres à l'oxyde de zinc au dixième. Son action est surtout remarquable dans les cas de plaies invétérées, d'ulcères variqueux de la jambe, par exemple.

peuvent provoquer des mitoses, sans occasionner ni nécrose ni desquamation et être, par là même, de bons cicatrisants. Mais leur action doit rester très légère.

Quand on emploie ces médicaments sous forme de savons purs, on entretient les téguments dans un état de mue légère, et il se produit un processus de rajeunissement, supérieur au processus normal. Il semblerait, en règle générale, que les réducteurs empêchent les mitoses, tandis que les oxydants les développent (Unna).

c. **Épidermisants opothérapiques**. — Récemment, on a essayé l'*opothérapie thyroïdienne locale* dans le traitement des ulcères chroniques. Mengies a obtenu de bons résultats de l'emploi d'une pommade à l'extrait thyroïdien, associé au calomel (1).

On a employé parfois la *bile* (2), qui semble avoir, par les sels biliaires, une action excitante générale.

Les pansements au *sérum* (sérum liquide ou poudre de sérum desséché) nous ont donné, dans la cicatrisation des ulcères de jambe, des résultats extrèmement remarquables : les bords de la plaie progressent avec une rapidité remarquable, qu'il est facile de constater lorsque, comme nous l'avons fait, on traite la moitié seulement de l'ulcère par le sérum Il s'agit là d'une indication nouvelle que nous ne saurions trop recommander.

Nous avons, récemment, appliqué au traitement local des plaies et ulcères la méthode générale de traitement par les cytopoiétines, que nous avons antérieurement indiquée pour le foie, le rein, etc.

Pour la préparation d'*épidermo-poiétines*, nous avons utilisé des extraits de peau en prolifération. Nous réalisons préalablement, une plaie assez étendue, ou, plus pratiquement, une série de scarifications rapprochées. La peau est ainsi soumise à un processus de réparation prolifératrice. Nous la prélevons après cinq à huit jours, pour en faire des extraits, aqueux ou glycérinés.

Les pansements faits avec ces extraits aqueux ou glycérinés

---

(1) On a essayé aussi les médicaments microbiens, le Streptocoque notamment (en raison de quelques guérisons d'ulcères chroniques après un érysipèle (Fehleisen); mais cette médication a causé quelques accidents et est abandonnée.

(2) La pommade de Beldan (de Riga), très employée contre les ulcères de jambes, est :

Fiel de bœuf.	15	grammes.
Huile d'olive	15	—
Miel rosat	8	—
Cire blanche	5	—
Sucre pulvérisé	2	—

A appliquer matin et soir.

nous ont donné des résultats très remarquables. Dans un cas, notamment, d'ulcère de jambe, de dimensions énormes, la cicatrisation du segment traité par l'extrait de peau en régénération (épidermo-poiétine) s'est produite avec une rapidité beaucoup plus grande que celle du segment de la même plaie, traité par le *scarlach*, et, même, que celle d'un segment traité par le sérum (réparation qui cependant était rapide).

La méthode générale des cytopoiétines nous paraît donc susceptible d'applications pratiques importantes pour hâter l'épidermisation des plaies cutanées ou pour traiter certaines dermatoses.

2° Médications réparatrices des muqueuses. — Lorsqu'un canal ou une cavité muqueuse ont été traumatisés ou réséqués, il se produit, normalement, un processus de cicatrisation extrêmement actif, que nous avons étudié avec Cornil. Si la plaie intéresse la sous-muqueuse, il se constitue, d'abord, une charpente de soutènement, grâce à un exsudat fibrineux, qui provoque l'adhérence aux organes voisins. Puis, sur ce bâtis provisoire, l'épithélium glisse en

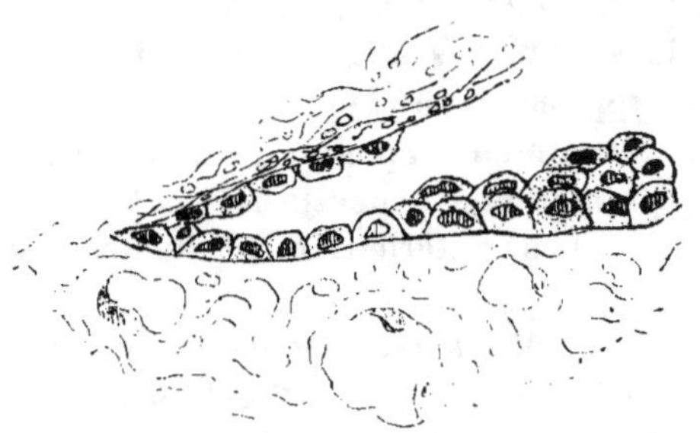

Fig. 7. — Réparation d'une plaie de l'uretère : celle-ci est spontanément obturée par de la fibrine, qui s'organisera ultérieurement en tissu conjonctif. On voit le glissement de l'épithélium se produire sur la nouvelle paroi (Cornil et Carnot).

bordure, tandis qu'au centre se produisent des greffes spontanées, qui, bientôt, entrent aussi en extension par une série de mitoses. Très rapidement, la forme cavitaire est ainsi restituée, avec son revêtement épithélial, malgré la grandeur du délabrement produit.

Il y a, naturellement, intérêt à aider la vie et la prolifération cellulaires indispensables à la réparation des muqueuses. Il est nécessaire, par exemple, au cours d'un acte chirurgical, de ne pas altérer l'épithélium ancien par l'usage d'un antiseptique, de respecter les greffes spontanées ou de pratiquer des greffes artificielles, de favoriser la prolifération cellulaire par une série d'agents stimulants, qui sont encore mal étudiés pour chaque cas particulier et se confondent, dans leur ensemble, avec les médications cicatricielles que nous avons déjà envisagées.

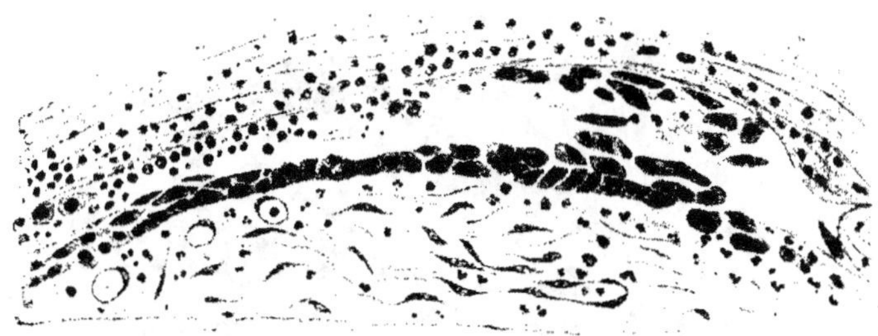

Fig. 8. — Réparation d'une large plaie de l'uretère après retournement des bords : le canal s'est reconstitué grâce à l'accolement d'une masse fibrineuse. Après dix heures, on voit déjà une greffe épithéliale de l'ancienne paroi (partie inférieure de la figure) sur la nouvelle (partie supérieure). Les cellules épithéliales dissociées, et devenues libres, se fixent sur le caillot fibrineux, qui reconstitue la partie supérieure du canal (Cornil et Carnot).

3° **Médications réparatrices des os**. — La réparation du tissu osseux s'effectue spontanément après une lésion traumatique, telle

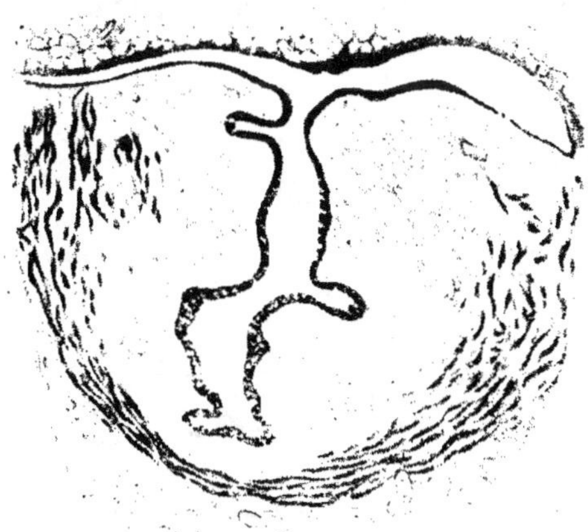

Fig. 9. — Réparation d'une large plaie de l'uretère après retournement : la plaie s'est obturée spontanément par l'accolement du grand épiploon. L'épithélium chemine en surface sur les bords de l'épiploon ; il s'est produit une greffe spontanée au milieu de la nouvelle paroi (Cornil et Carnot).

qu'une fracture ou une résection chirurgicale, ou après une altération osseuse (ostéomyélite).

Dans le cas de résection chirurgicale, on sait, depuis les recherches d'Ollier, qu'il est indispensable de conserver le périoste pour obtenir

une régénération de l'os. En effet, si on extirpe un os avec son périoste,
il ne se régénère pas (Duhamel) ; si on laisse le périoste, la régénération a lieu ; mais on l'empêche en raclant la couche interne du

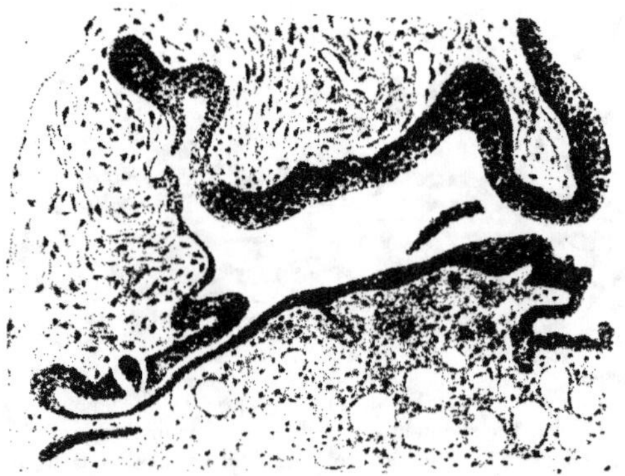

Fig. 10. — Régénération complète de l'uretère (examen après quinze jours). La nouvelle
paroi, constituée par le grand épiploon, est entièrement tapissée par un épithélium. disposé
sur plusieurs couches (Cornil et Carnot).

périoste conservé. Enfin, si on transplante du périoste, ou si on en
greffe, à distance, les cellules ostéogéniques, on peut faire apparaître
du tissu osseux en un endroit qui n'en possède pas normalement.

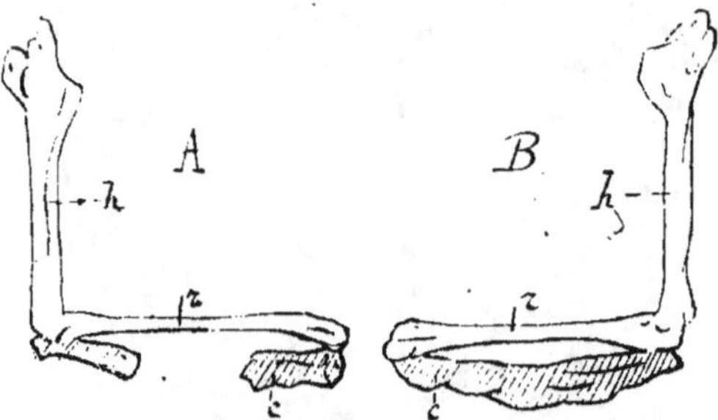

Fig. 11. — Mécanisme de la régénération osseuse, d'après Ollier.

A, membre antérieur droit de pigeon : résection du cubitus sans conservation du périoste.
— B, membre antérieur gauche : résection du cubitus avec conservation du périoste. — h,
humérus ; r, radius ; c, cubitus.

En excitant le pouvoir proliférant du périoste par divers agents
thérapeutiques, on peut accélérer le processus de réparation osseuse
et abréger la durée de constitution du cal.

L'intérêt thérapeutique de cette méthode est plus grand encore
lorsque, chez certains sujets (et pour des raisons habituellement
mal précisées), la réparation osseuse traîne en longueur ou manque

tenièrement. Il arrive, assez souvent, de constater, après une fracture, un défaut de consolidation du cal, que ne peuvent expliquer ni une interposition locale de corps étrangers ou de muscles, ni aucune cause générale évidente.

Or il semble que plusieurs médications soient, jusqu'à un certain point, susceptibles d'intervenir alors, de façon efficace, sur la réparation osseuse.

On sait qu'après une fracture il se produit, sous forme de cal plus ou moins exubérant, une réparation de nature périostique et médullaire; il se produit ainsi, autour de la solution de continuité, une virole de tissu nouveau.

Les ostéoblastes prolifèrent, tapissent les sinus, s'ordonnent le long des travées; puis les travées s'épaississent, se calcifient et emmurent les ostéoblastes.

La médication réparatrice de l'os aura donc pour but, d'une part, d'exalter l'activité prolifératrice des ostéoblastes; d'autre part, de provoquer la fixation des sels calcaires au niveau de l'osséine nouvellement formée.

Parmi les substances que l'on peut utiliser dans ce but, on doit mentionner, tout d'abord, le *phosphore*, sous ses diverses formes. On a préconisé, notamment, l'ingestion d'huile phosphorée, d'acide phosphorique. Le phosphate de chaux paraît avoir un rôle très réduit, en raison de sa facile élimination. Mais, parmi les substances phosphorées organiques, une mention spéciale doit être faite de la *lécithine*. D'après Chabrié, la lécithine aurait une action directe sur la rétention calcaire, sur l'activité de la moelle osseuse et, par là même, sur l'ostéogenèse. Desgrez et Ali-Zaky ont, de leur côté, constaté que l'accroissement de poids des animaux soumis à la lécithine correspond à l'augmentation du squelette en matières minérales, notamment du phosphore retenu sous l'influence de la lécithine.

L'*arsenic*, dont on connaît la parenté chimique avec le phosphore, a été aussi utilisé, mais avec un succès restreint, soit sous forme métallique, soit sous forme organique : il exciterait l'ostéogenèse, au même titre que les autres fonctions nutritives.

L'*iode* semble agir aussi comme excitant de l'ostéogenèse, peut-être directement, peut-être indirectement par son action sur la glande thyroïde.

Les sels de *chaux* ont été administrés, d'autre part, mais sans résultats bien nets : car il ne suffit pas de faire absorber des sels de calcium pour les faire fixer par les tissus osseux. Le régime récalcifiant de Ferrier pourrait trouver, en pareil cas, des indications :

Médications générales.　　　　　　　　　　22

il semble que les régimes antiacides aient, relativement à la fixation osseuse de la chaux, quelque utilité.

On a, d'autre part, préconisé au cours des réparations osseuses, une série de produits opothérapiques, d'origine osseuse ou glandulaire.

La *gélatine*, extraite des os, a été d'abord utilisée. Anzilotti (de Pise) a traité, par les injections de gélatine, une dizaine de cas de fractures, avec ou sans retard de consolidation, des ostéomyélites chroniques, des pseudarthroses. Il a associé cette action à celle du chlorure de calcium; les résultats obtenus lui ont paru excellents. Anzilotti se sert d'une solution stérilisée de gélatine à 2,5 p. 100 additionnée de 0,75 p. 100 de NaCl, de 0,50 de phénol et de 0,50 à 1 p. 100 de $CaCl^2$ pur : tous les jours ou tous les deux jours, il injecte 10 centimètres cubes de cette solution dans les muscles ou sous la peau.

Almeria a, également, utilisé la gélatine pour favoriser l'ostéogenèse, dans les cas de fracture mal consolidée. Colla a traité, de même, avec résultat favorable, un cas d'ostéomalacie avec fractures multiples.

L'*extrait osseux*, comprenant à la fois le tissu osseux décalcifié, le périoste et la moelle, peut être essayé et paraît susceptible de donner des résultats.

L'*extrait thyroïdien* a été préconisé par Gauthier (de Charolles), dans des cas de pseudarthrose ou de retard de consolidation : les malades ont été guéris, après quinze jours d'un traitement comprenant l'ingestion de 6 à 10 grammes de glande fraîche. Sur 37 cas, la guérison s'effectua rapidement dans 32 cas.

Beaucoup d'observations de Quénu, de Lambert, de Jaboulay, de Gangolfe, etc., montrent que, parfois, la consolidation ratardante a pu être obtenue dans un délai surprenant de brièveté : des fractures ont été guéries en dix-sept à dix-huit jours. Sous l'influence de la médication thyroïdienne, il se produit, à la période de réparation, une augmentation de volume du cal (Chappellier).

Inversement, Hanau et Steinlen ont vu, expérimentalement, que les animaux thyroïdectomisés consolident fort mal leurs fractures.

Dans un cas de Level, une fracture de l'humérus, chez un syphilitique, n'était pas encore consolidée après cinquante jours ; le traitement thyroïdien provoqua la réparation osseuse en moins de vingt jours, avec cal exubérant.

De même, chez un rachitique à os très fragiles, une fracture, survenue après un très léger traumatisme et qui ne présentait pas trace de consolidation après soixante jours, se consolida parfaitement après quinze jours de traitement thyroïdien (la quantité totale de thyroïde ne dépassa pas 3 grammes de glande crue). Malheureusement, à côté de très beaux succès, l'opothérapie thyroïdienne échoue assez souvent dans les cas de fractures mal consolidées.

Récemment, Morel a étudié l'action des *parathyroïdes* et a obtenu des résultats très favorables.

Nous avons, nous-mêmes, avec Slavu, étudié l'action de l'*adrénaline* sur la consolidation expérimentale des fractures. Le travail de consolidation du cal est beaucoup raccourci par l'ingestion d'adrénaline : par exemple, au dix-huitième jour, chez l'animal traité par l'adrénaline, une rondelle osseuse, détachée par le trépan, s'est entièrement fixée et ne peut plus subir aucun déplacement, tandis qu'elle est encore mobile chez l'animal témoin.

Histologiquement, le processus de réparation osseuse est très nettement accéléré par l'adrénaline : les lacunes médullaires du nouvel os sont plus nombreuses et plus fines chez l'animal adrénalisé que chez le témoin : les ostéoblastes sont plus abondants.

Ces résultats sont à rapprocher de ceux, très remarquables, que Bossi et d'autres auteurs ont obtenus, dans l'ostéomalacie, par l'emploi, longtemps continué, de l'adrénaline à des doses quotidiennes de plusieurs milligrammes.

4° Médications réparatrices du sang. — On sait la rapidité extraordinaire avec laquelle le sang se répare, dans les conditions normales.

Après une saignée de quelques centaines de grammes, après la saignée menstruelle de la femme, après des hémorragies traumatiques non récidivantes de gravité moyenne, la réparation sanguine se fait spontanément, chez les sujets jeunes, bien portants, avec une telle facilité qu'il est, le plus souvent, inutile d'intervenir pour favoriser ce processus.

Aussitôt après la perte de sang, se produit un afflux d'eau des tissus dans le système circulatoire, qui dilue la masse liquide et la ramène, presque immédiatement, à son volume initial ; cette dilution se caractérise par la diminution très sensible du nombre relatif des hématies par millimètre cube.

Puis les appareils hémopoïétiques entrent en jeu : la moelle osseuse s'active et devient rouge, et de très nombreuses hématies nouvelles sont lancées dans la circulation. Le pourcentage globulaire remonte ainsi, progressivement, en une semaine.

Enfin, dans un troisième temps, encore plus tardif, les nouveaux globules se perfectionnent et se chargent, progressivement, d'hémoglobine.

Lorsqu'il s'agit, par contre, d'hémorragies trop considérables et,

surtout d'hémorragies, même faibles, mais récidivantes, la réparation ne se fait plus normalement : souvent même elle est contre-
balancée et compromise par la production d'hémolysines, qui complètent la destruction sanguine amorcée par les hémorragies.

Dans d'autres circonstances, la déglobulisation provient de causes
microbiennes, toxiques ou autotoxiques, qui influent également
sur l'hémopoïèse, et la réparation ne peut plus se produire dans
de bonnes conditions.

Enfin, dans d'autres cas, il y a faiblesse, congénitale ou acquise,
de l'appareil hémopoïétique : la réparation sanguine se fait pénible-
ment, trop lentement ou incomplètement, comme dans les chloroses
et beaucoup d'anémies symptomatiques.

Dans tous ces cas, on doit chercher à intervenir thérapeutiquement pour renforcer le processus insuffisant de la réparation sanguine spontanée.

On peut agir sur l'hémopoïèse par une série de substances
qui excitent la moelle osseuse. Les plus anciennement connues
sont le fer et l'arsenic; les préparations opothérapiques, plus
récentes, ont d'autre part une influence intéressante.

Le *fer* a une action hémopoïétique évidente, hors de proportion,
semble-t-il, avec la très petite quantité de ce métal nécessaire à la
fabrication de l'hémoglobine. En effet, la teneur normale du sang
en hémoglobine étant de 13 à 14 p. 100 chez l'homme adulte, et le fer
n'entrant que pour une proportion de 0,4 à 8 p. 100 dans l'hémoglobine, il y a donc, seulement, $0^{gr},62$ de fer par litre de sang, soit environ
3 grammes dans la totalité de la masse sanguine. On voit combien
la quantité de fer thérapeutiquement administrée est hors de proportion avec la quantité strictement nécessaire à la rénovation sanguine.

Il est vraisemblable que le fer thérapeutique agit différemment, soit
en préservant le fer organique des aliments et des tissus contre certaines destructions telles que la sulfuration intestinale (Bunge) ou en
empêchant la déglobulisation et rendant les hématies plus résistantes
(Rinaledo-Marchesini), soit en excitant l'hémopoïèse par une action directe sur le tissu myéloïde (Hoffmann). On doit, d'ailleurs, se rappeler
l'inutilité clinique, bien démontrée, des doses massives de fer médicamenteux : comme l'a dit Dujardin-Beaumetz, « les plus petites doses
de fer sont celles qui produisent le plus grand effet thérapeutique ».

Le *manganèse*, proche parent chimique du fer, qui, lui aussi, représente, sous certaines formes instables, une véritable oxydase métallique est, également, utilisé pour favoriser la régénération du sang
(Pétréquin, Éloy, Debierre, Soulier) : d'après Rouchet, le manganèse à petites doses augmente l'activité des échanges : il incite les

ferments oxydants de la laccase (G. Bertrand), du globule rouge (Gaube du Gers); il a, peut-être, un rôle direct sur l'activité médullaire. Son action, surtout dans les cas de chlorose, est, en tout cas, très nette et hors de contestation.

L'*arsenic* est, également, un médicament hémopoiétique, sans

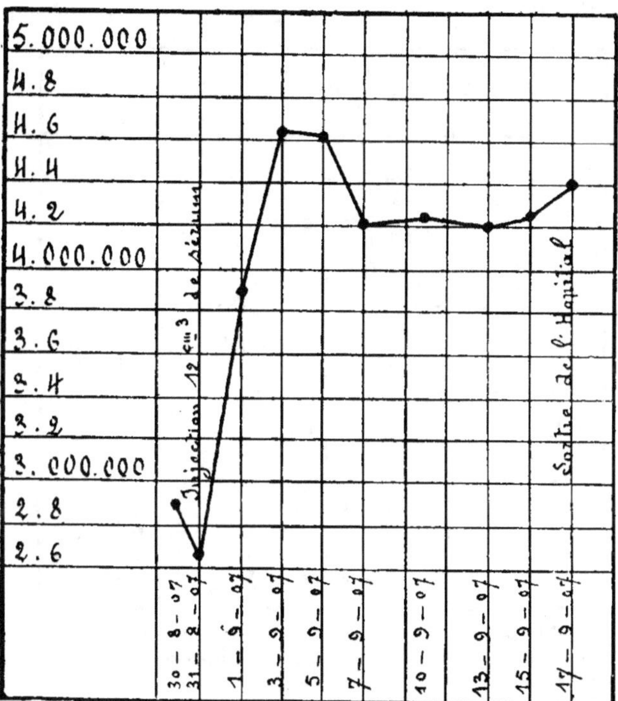

Fig. 12. — Réparation sanguine provoquée par le sérum hémopoiétique. Cas d'anémie consécutive à une fièvre typhoïde (après hémorragies intestinales graves). Le chiffre globulaire monte brusquement de 2 728 000 à 4 662 000 et se maintient aux environs de 4 200 000.

qu'on connaisse bien exactement le mécanisme de cette action : il semble plus indiqué que le fer dans les anémies symptomatiques graves, dans les anémies tuberculeuses, et agit, vraisemblablement, aussi par l'intermédiaire de l'appareil hémopoiétique.

A côté de ces médicaments minéraux, on peut chercher à stimuler l'appareil hémopoiétique à l'aide de produits opothérapiques ou naturels dont on a provoqué, d'une façon intensive, la formation.

Les produits naturels employés sont, surtout et avant tout, la moelle osseuse et le sérum.

On a beaucoup utilisé l'*opothérapie médullaire* pour exciter la néoformation sanguine, principalement dans les cas de chlorose : les résultats obtenus ont été assez variables.

Parfois, il y a eu augmentation considérable du nombre et de la qualité des hématies : tels les cas de Charrin et Chassevant, de Gilbert et Garnier, de Korkyski, de Dixon Mann, de Hamilton, etc. : par exemple, Dixon Mann eut une augmentation des hématies de

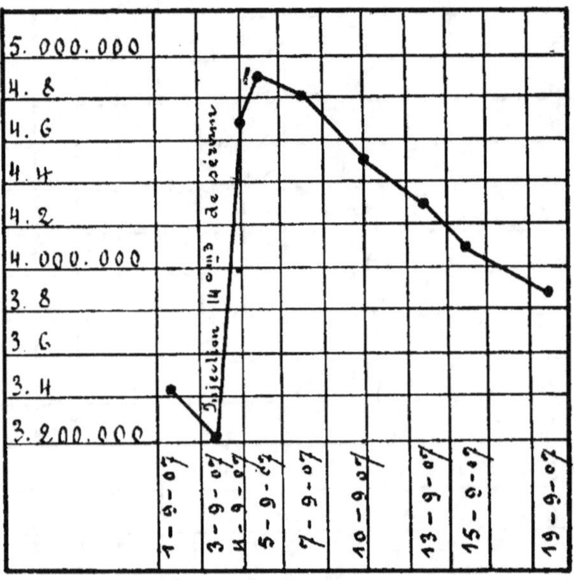

Fig. 13. — Action du sérum hémopoïétique chez un jeune tuberculeux de vingt-deux ans : augmentation de 1 500 000 hématies ; le processus hémolytique d'ordre infectieux continuant, le chiffre des hématies redescend lentement.

1 070 000 à 3 040 000 en quinze jours après de fortes hématémèses, de 1 350 000 à 3 680 000 en neuf semaines chez une anémique.

Même dans certains cas d'anémie pernicieuse, il y a eu de très remarquables réparations sanguines (Stargel, Fraser, Cacani, etc.). Dans un beau cas de Menetrier, Aubertin et Bloch, le nombre des hématies monta de 690 000 à 3 000 000 en cinq semaines, en même temps que disparaissaient les symptômes morbides graves : l'étude du sang montra que l'opothérapie avait agi en renforçant et régularisant l'effort de la moelle. Aussi cette médication hémopoïétique ne serait indiquée, pour ces auteurs, que lorsqu'il y a déjà réaction myéloïde, si faible soit-elle. Cependant, dans un cas plus récent de Chauffard et Lœderich, la guérison survint après opothérapie médullaire, même en l'absence de toute réaction myéloïde.

Le *protoplasma des hématies* (plasmase de Lumière) semble contenir des éléments utiles à la rénovation sanguine. La *chair musculaire*, employée si souvent sous forme de viande crue, contient, peut-être, aussi, certaines substances excitantes de l'hématopoïèse.

Les injections de *sérum normal* semblent, d'autre part, favoriser l'hémopoïèse et provoquer une réaction myéloïde légère (Josué). Dans certains cas d'anémie (et même d'anémie grave), on a utilisé

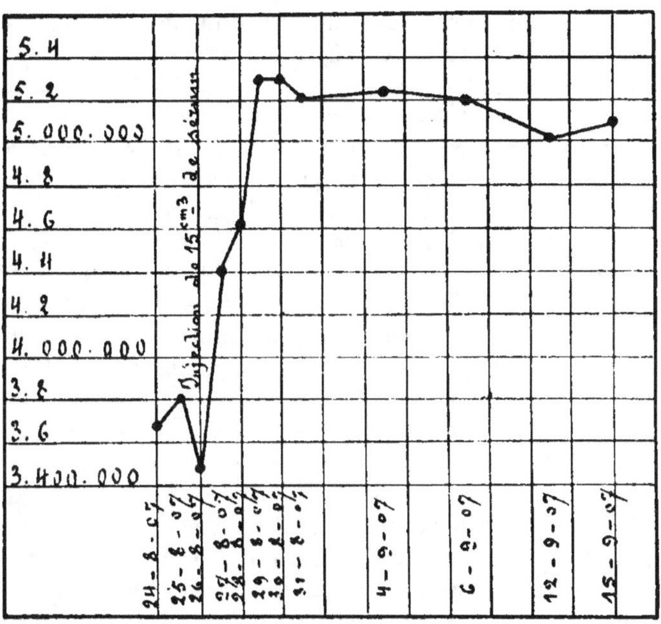

Fig. 14. — Traitement d'un anémique saturnin par une injection de 15 centimètres cubes de sérum hémopoiétique : le chiffre globulaire passe immédiatement de 3 600 000 à 5 200 000 et se maintient à ce taux.

le sérum normal ou, à son défaut, le sérum antidiphtérique que l'on peut se procurer partout facilement.

Enfin la *transfusion du sang*, méthode bien délaissée en raison des accidents qu'elle pouvait déterminer, tend, aujourd'hui, à être réhabilitée, dans certains cas graves et par une technique nouvelle (méthode de Crile) : il s'agit là d'une véritable méthode de greffe sanguine. On a publié, récemment, de très beaux succès de la transfusion du sang dans des cas d'hémophilie, d'anémie extrême de maladie de Barlow (Carrel).

Mais plus puissants surtout sur le processus de l'hémopoïèse sont les *extraits médullaires* et le *sérum préparés* et mis en état de réaction hémopoiétique, grâce à une technique appropriée.

Nous avons constaté notamment, avec Mlle Deflandre (1), que le sérum d'animaux en pleine crise de rénovation sanguine (à la suite d'une ou plusieurs saignées par exemple) a des propriétés hémopoiétiques beaucoup plus importantes que le sérum normal, et que son injection provoque une néoformation globulaire importante (2). Elle est, habituellement, de plus de 1 000 000 en quelques jours, et souvent même elle atteint des chiffres plus considérables. Par exemple, l'injection sous-cutanée de 12 centimètres cubes de sérum hémopoiétique de lapin à un typhique convalescent, qui restait anémique et ne se remettait pas, fit monter immédiatement le chiffre de ses hématies de 1 000 000 le premier jour et de plus de 2 000 000 le deuxième jour; le nombre des globules resta, ultérieurement, stationnaire au-dessus de 4 000 000, alors qu'il n'atteignait que 2 800 000 avant l'injection (fig. 12). Dans un autre cas d'anémie post-typhique, le chiffre des hématies monta de 3 500 000 à 5 400 000. Dans un cas d'anémie tuberculeuse, il monta de 2 400 000 à 3 600 000, puis à 4 650 000 avec amélioration correspondante de la dyspnée et de l'hématose et de l'état général. Dans un cas d'anémie saturnine, il passe de 3 700 000 à 4 400 000, 4 600 000 et 5 300 000 chiffre qui se maintint définitivement (fig. 14).

Dans certains cas d'anémie grave, il y a une réparation sanguine considérable (de 780 000 à 2 052 000 chez une femme atteinte d'anémie pernicieuse *post partum*, de 712 000 à 8 341 000 chez une autre).

La moelle osseuse rouge, embryonnaire, pendant la période active de la prolifération hématique, chez les embryons ou les animaux jeunes; la moelle osseuse, en réaction, d'un animal saigné ou impressionné par une infection légère, sont, elles aussi, douées de propriétés hématopoiétiques beaucoup plus intenses que la moelle normale et peuvent donner lieu, grâce aux hématopoiétines qu'elles possèdent, à une poussée de rénovation globulaire très importante, que l'on peut chercher à utiliser thérapeutiquement.

IV. — Médications relatives aux greffes et transplantations.

A côté des procédés thérapeutiques susceptibles de favoriser la prolifération et la réparation des tissus, on doit placer les techniques susceptibles d'implanter artificiellement une cellule nouvelle, ou un groupe de cellules étrangères et d'en amener le développement

---

(1) P. CARNOT et Mlle CL. DEFLANDRE, *C. R. Acad., Sciences*, 1910, et CL. DEFLANDRE, **Les** applications du sérum hémopoiétique. Thèse de Lille 1910.

(2) Ces faits ont été vérifiés par Minet, Déléarde, Albano, etc. Itami, admettant que la régénération du sang est plus rapide dans l'anémie par destruction globulaire que dans l'anémie post-hémorragique, a étudié l'action des **produits de destruction globulaire sur la régénération** : il a vu que le sang hémolysé par l'eau distillée provoque une rénovation sanguine **intense**.

ultérieur (greffes et transslantations). Beaucoup d'influences, précédemment constatées, vont se retrouver ici, ce qui se comprend facilement, puisque, dans les deux cas, il s'agit de favoriser la vie, la croissance et la prolifération de cellules vivantes.

La greffe a été, tout d'abord, pratiquée et étudiée sur les végétaux : on sait tout le développement qu'a pris cette méthode et combien nous devons aux horticulteurs de renseignements précieux sur les influences réciproques du greffon et du porte-greffe.

Sur les animaux et, thérapeutiquement, chez l'homme, on peut pratiquer : 1° des greffes cellulaires (greffes cutanées, ovulaires, muqueuses, etc.); 2° la transplantation d'organes entiers grâce à la technique des anastomoses vasculaires (1).

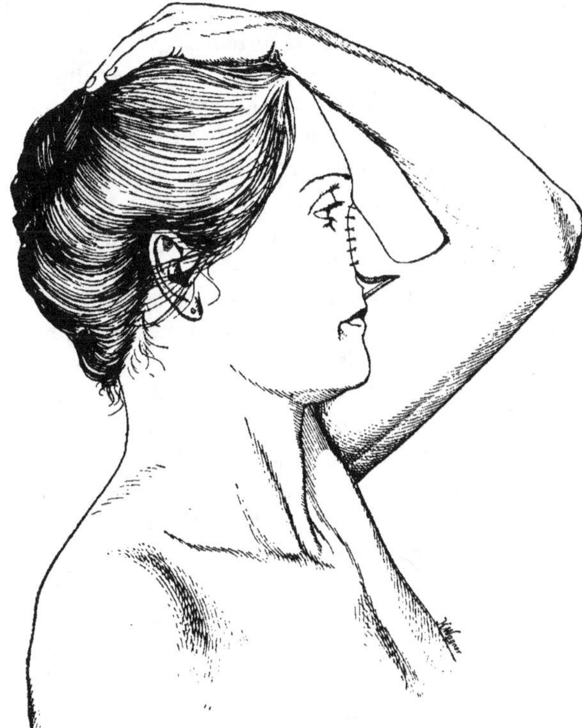

Fig. 15. — Autoplastie par la méthode italienne.

Le nez est remplacé par un lambeau pris sur la face antérieure du bras, et qui n'est détaché du bras qu'après l'établissement d'une nouvelle circulation au lieu de la transplantation.

Nous étudierons successivement ces techniques.

(1) La greffe d'embryons et de tissus embryonnaires donne des résultats très remarquables (Zahn, Léopold, Féré, etc.); elle provoque de petites tumeurs tératologiques qui grossissent lentement, avec développement de certains tissus, peu fragiles, tels que le cartilage.

1° **Greffes épidermiques**. — La greffe la plus fréquemment réalisée, la plus facile à suivre à l'œil nu et sur le vivant, est la greffe de peau ou de cellules épidermiques, telle qu'elle résulte des recherches de Reverdin (1865).

Plusieurs procédés sont utilisés pratiquement. Les uns comprennent des transplantations de fragments épidermiques minimes. Les autres comprennent, au contraire, la transplantation de grands lambeaux, transplantation qui, généralement, ne peut pas se faire en un seul temps, et qui, le plus souvent, exige la conservation des vaisseaux (autoplastie).

Autoplastie. — L'autoplastie se réalise suivant trois méthodes :

L'*autoplastie par glissement* (*méthode française*) est le procédé le plus employé par les chirurgiens. Après une large exérèse (pour cancer du sein par exemple), on décolle les lèvres de la plaie, à 4 ou 5 centimètres ; on les mobilise et on les rapproche. Il ne s'agit pas là, à proprement parler, de transplantations ni de greffes, puisque les connexions vasculaires antérieures persistent.

L'*autoplastie par la méthode indienne* prend le lambeau dans le voisinage de la plaie à combler et l'y amène par torsion.

L'*autoplastie par la méthode italienne* (fig. 15) emprunte le lambeau à une région éloignée (par exemple sur la paroi abdominale à la suite d'une plaie étendue de la main, sur la peau du bras pour une plaie étendue du visage, etc.) ; on maintient ces régions rapprochées (malgré la position incommode que pareil rapprochement détermine), après avivement de la plaie, taille et suture du lambeau. On coupe le pédicule vers le quinzième jour, alors que la vascularisation secondaire de la greffe s'est développée suffisamment pour assurer sa nutrition. On peut mobiliser ainsi la peau après des décollements très considérables, à la condition de drainer avec soin la partie sous-jacente de ces immenses lambeaux (Morestin).

Greffes d'Ollier-Thiersch. — Les greffes proprement dites sont représentées par les greffes dermo-épidermiques, dont les indications, en petite chirurgie, sont extrêmement nombreuses (1). Toutes les fois que la perte de substance, traumatique, post-opératoire ou post-ulcéreuse (ulcères variqueux, brûlures, etc.) est volumineuse, on peut chercher à en faciliter la cicatrisation par la pratique des greffes.

L'ulcération étant désinfectée par l'eau chaude, on curette la plaie, en grattant les bourgeons charnus jusqu'à la couche résistante de l'aponévrose. On taille, sur la cuisse par exemple, un lambeau dermo-épidermique, à l'aide d'un rasoir animé, parallèlement à

(1) Pauchet, *in* Pauchet et Ducroquet, Technique thérapeutique chirurgicale (*Bibl. de thérapeutique*, 1910).

la surface qu'il attaque, d'un mouvement de va-et-vient uniforme
(fig. 16) : on relève brusquement la lame pour interrompre le lambeau
au bout de 7 à 8 centimètres ; le lambeau doit être un peu plus
long que la surface à couvrir. Le copeau, chargé sur le rasoir, est
porté sur la plaie à couvrir : celle-ci doit être complètement asséchée
et, surtout, ne pas saigner. On fixe une extrémité de la greffe avec
une aiguille intestinale, et on retire le rasoir tangentiellement à la
surface de la plaie. Le ruban dermo-épidermique se déroule ainsi,
sa surface cruentée s'appliquant directement sur la plaie. On panse
alors, avec une série de lamelles de gaze, imbriquées, et dont les
deux extrémités sont fixées à la peau par du collodion pour éviter
tout glissement. On doit éviter tout contact de la greffe avec des
solutions antiseptiques. On laisse en place, dix à douze jours, ce

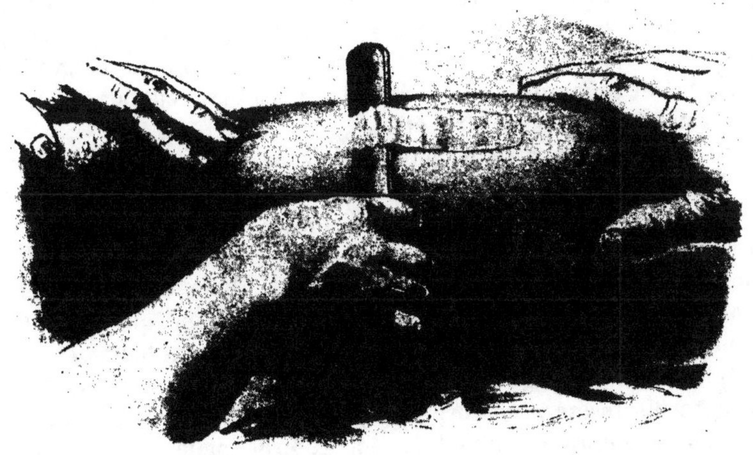

Fig. 16. — Technique des greffes de Thiersch.
La peau est fortement tendue par l'aide et par la main gauche du chirurgien. Celle-ci
taille un lambeau dermo-épidermique qui va être appliqué sur la face ouverte. Les greffes
sont prises sur la face antéro-externe de la cuisse. Cette opération peut s'exécuter sans anesthésie grâce à la cocaïnisation du nerf fémoro-cutané, par une injection pratiquée à 1 centimètre en dedans de l'épine iliaque antéro-postérieure.

pansement qui doit être, à la fois, « sec, souple compressif, absorbant,
immobile » (Pauchet). On le décollera très prudemment, avec de
l'eau oxygénée chaude, coupée d'eau alcaline. Il faut compter trois
semaines pour la guérison d'une greffe de Thiersch.

Greffes de Reverdin. — Les greffes de Reverdin comprennent,
avec l'épiderme, le sommet des papilles dermiques : ce sont,
cependant, en fait, des greffes épidermiques. C'est, en effet,
l'épiderme qui se soude, qui détermine la formation d'îlots cicatri-

ciels, et, dans les îlots, on ne voit se reproduire que de l'épiderme.

Au bout de vingt-quatre heures, le lambeau transporté est adhérent. « On peut, avec une épingle, le pousser doucement sans le déplacer » (Reverdin). Cependant l'aspect de la greffe elle-même ne présente, à ce moment, rien qui indique sa vitalité. Elle conserve, pendant les vingt-quatre premières heures, une pâleur considérable; puis son épiderme se flétrit et se plisse; il a un aspect presque cadavéreux. Mais bientôt, à cette pâleur livide, fait place une teinte rosée : la partie superficielle, ou couche cornée de la greffe, se déplace et tombe, en laissant une surface très rouge, analogue à celle d'un vésicatoire; cette surface récupère bientôt son aspect épidermique et sa couche cornée, exactement comme la surface d'un vésicatoire. Si, pendant les deux premiers jours, la greffe vit par imbibition, à partir du troisième jour on voit, de la profondeur, s'élever des vaisseaux de nouvelle formation qui vont, en partie, s'anastomoser avec les anciens vaisseaux contenus dans la greffe.

Au bout de quarante-huit heures, le lambeau est déjà bordé d'une petite zone d'un gris pâle, très étroite.

Au troisième ou quatrième jour, cette zone est rouge, plus foncée que les bourgeons : elle est lisse et devient plus apparente en se desséchant à l'air ; des stries rouges, indice d'une vascularisation nouvelle, apparaissent ; le lendemain, cette zone a pris une coloration grise, nacrée, et une nouvelle auréole, lisse et rouge, s'est formée tout autour. Un îlot cicatriciel s'est ainsi formé, qui s'accroît, et dont les parties centrales deviennent graduellement blanches.

L'épiderme se propage ainsi à la surface de la plaie, la revêtant d'un mince vernis formé d'un corps muqueux et d'une couche cornée. Il se produit, comme au cours de la réparation des plaies, un processus de glissement : les cellules épidermiques s'aplatissent et rampent, puis se divisent, se redressent, se tassent, se doublent, se cornent, tandis que le glissement et la multiplication se produisent plus loin et comblent une nouvelle bande de la plaie.

Lorsque la greffe n'est pas au milieu même de la peau, la zone d'extension s'accroît surtout du côté qui est le plus voisin du bord de la plaie et qui tend, ainsi, à rejoindre ce bord; celui-ci, de son côté, végète plus rapidement et, bientôt, il se forme, entre eux et la greffe, une véritable jetée d'épiderme (M. Duval).

Une fois la jonction faite aux parties voisines, il est impossible de reconnaître la greffe primitive, bien qu'elle reste souvent plus mince, et l'on reste ainsi sans renseignements sur la destinée ultérieure des cellules greffées.

Mais nous avons pu tourner la difficulté (Thèse doctorat ès sciences,

1896), en utilisant, pour l'étude de la descendance des cellules transplantées, la méthode des greffes pigmentées. Si l'on greffe, sur un épiderme blanc (de cobaye par exemple) de l'épiderme noir, les cellules greffées se fixent sous forme d'un point noir, qui, initialement, est de la grandeur de la greffe (et même un peu moins; car une partie de la greffe dégénère toujours); mais, bientôt, la greffe prolifère, et la tache noire s'étend. On peut ainsi, par des décalques successifs, suivre l'évolution de la greffe, qui est représentée par la tache noire, et constater son extension ou sa régression ultérieures.

On constate ainsi que la greffe de peau noire sur peau blanche, sur un animal bigarré, s'implante et s'étend, alors que la greffe de peau blanche sur peau noire ne s'étend pas : sur les albinos, par contre, la greffe de peau noire ne s'étend pas et régresse. D'une façon générale, on constate que la greffe subit une évolution plus intense lorsqu'elle est transplantée chez le sujet même que chez un sujet différent; dans ce dernier cas, elle évolue mieux si ce sujet est le frère ou le parent du sujet qui a fourni la greffe que s'il n'y a, entre eux, aucun lien familial. Elle évolue mieux, d'autre part, si le fournisseur est jeune, vigoureux, que s'il est vieux ou malade : prélevée sur un animal vieux, notamment, et transplantée chez un jeune, la greffe évolue mal et se résorbe, faisant ainsi la preuve de la sénilité cellulaire.

Par contre, la greffe prend d'autant mieux qu'elle provient d'un organisme plus vigoureux, plus proche du sujet porte-greffe et de tempérament moins différent. C'est ainsi que la greffe pigmentée, anormale, de nègre sur blanc finit par disparaître : nous avons suivi une de ces greffes, qui évolua pendant trois ans, mais qui finit par se résorber, la tache noire étant devenue progressivement méconnaissable.

On peut ainsi mettre évidence, par cette technique, une série de lois générales relatives à la vitalité même des éléments cellulaires, ainsi qu'aux influences qui s'exercent sur la prolifération des cellules greffées.

La greffe épidermique n'est pas seulement un procédé thérapeutique artificiel; elle est aussi un processus naturel et spontané de guérison des plaies. Nous avons, en effet, démontré que, dans les plaies cutanées, chez l'homme, il se produit souvent des *greffes épidermiques spontanées*. Nous l'avons noté, en particulier, de façon précise, sur une très large plaie cutanée, occasionnée chez un enfant par un vésicatoire et qui mettait à nu la couche musculaire de presque tout le thorax; il se produisit, au centre de la plaie, des greffes spontanées qui ne pouvaient s'expliquer ni par contiguïté ni par persistance d'épiderme, qui étaient, par conséquent, dues à un transport, au centre de la plaie, de cellules épidermiques provenant de la périphérie et, peut-être, transportées grâce aux frottements du pansement. Ces greffes s'étendirent progressivement : finalement, les îlots cutanés se réunirent les uns aux autres et aux bords proliférés de la plaie.

Les greffes artificielles ne représentent donc, en somme, que la copie d'un processus naturel et spontané de réparation des plaies.

2° Greffes d'autres formations épidermiques. — On peut transplanter non seulement la peau, mais aussi les phanères dérivés de la peau, et, notammemt, les dents, les poils et les plumes.

Dans la méthode d'épidermisation de Mangoldt, on se sert d'une sorte de pulpe d'épithélium obtenue en raclant la peau avec un bistouri, et qu'on étend en surface : la méthode a, surtout, été employée pour l'épidermisation de cavités osseuses.

Greffes de poils. — Des poils, arrachés avec leur gaine épithéliale externe et distribués sur une plaie cutanée, forment le centre d'autant de greffes épidermiques qui reproduisent de la peau. Nous avons fait, à maintes reprises, l'expérience suivante : si on coupe finement des poils auprès de leur racine et du bulbe et qu'on en saupoudre une vaste plaie cutanée ancienne, sans vestiges de débris épidermiques sous-jacents, il se produit, en maints endroits, des greffes cutanées, qui constituent autant d'îlots épidermiques et aident d'autant la réparation ; les cellules de la base du poil donnent donc, à nouveau, de l'épiderme. Nous avons préconisé ce procédé comme très pratique ; car il suffit d'arracher, au sujet même, quelques poils avec leur bulbe, de les couper en fines parcelles, et de saupoudrer la plaie de ces débris.

Les poils arrachés peuvent-ils être greffés et reconstituer des poils ? Dyondi aurait transplanté des cils sur une paupière qu'on avait dû restaurer avec la peau de la joue. Dieffenbach aurait greffé des plumes. Mais Paul Bert a répété sans succès ces expériences. Par contre, l'ergot de coq fut transplanté à maintes reprises sur sa crête (Duhamel, 1746; Hunter, P. Bert, etc.); Mantegazza (1865) le greffa même sur l'oreille d'un bœuf, où il prit un développement extraordinaire (jusqu'au poids de 396 grammes).

Greffes de dents. — Les dents peuvent être transplantées. Une incisive de cobaye, de 8 millimètres, greffée par Philippeaux (1853) sur la crête d'un coq continua à vivre et atteignait 13 millimètres après dix mois. Legros et Magitot ont pu suivre, de chien à chien, la transplantation de dents et la formation de dentine, mais non celle de l'émail.

La transplantation ou la réimplantation d'une dent, soit dans l'alvéole même dont elle provient, soit dans une autre alvéole ou sur un autre animal, est de pratique fort ancienne, puisqu'elle est attribuée à Albucasis, en 1122. Ambroise Paré raconte l'histoire suivante : « Une princesse, ayant fait arracher une dent, s'en fit mettre une autre d'une sienne demoiselle, laquelle se prit, et, quelque temps après, elle mâchait comme avec celle qu'elle avait fait arracher; cela ay-je ouï dire, mais je ne l'ai pas veu. » Cette réimplantation des dents fut pratiquée fort souvent dès cette époque : Lecluse, en 1755, l'avait pratiquée trois cent quatre-vingts fois!

Pareille méthode, qui s'est, depuis, beaucoup généralisée, ne mérite pas, en réalité, le nom de greffe; car elle réussit, même avec des dents sèches ou stérilisées qui sont de simples pièces prothétiques. Greffe ou prothèse, la réimplantation ne réussit guère avec des dents atteintes de carie ou dans les cas de périostite. On doit souvent faire, préalablement, une résection radiculaire simple, un drainage alvéolaire, etc. (1),

La dent réimplantée se fixe solidement, en trois à quatre semaines, et offre, dès lors, une grande résistance à l'extraction. Mais, si certaines d'entre elles persistent dix et vingt ans après réimplantation, parfois, au contraire, les racines des dents greffées se résorbent, et la dent tombe au bout de quelques semaines. Les réimplantations de dents sèches paraissent, d'ailleurs, donner moins de succès lointains que celles de dents fraîchement extirpées.

Greffes de mamelles. — Chez de très jeunes cobayes, Ribbert a greffé une mamelle entière sous la peau de chacune des deux oreilles. Lors de la gestation, il constata qu'une des mamelles transplantées se tuméfia et laissa sourdre du lait; Ribbert pratiqua alors son ablation : la glande avait gardé sa structure normale, malgré la suppression de ses connexions nerveuses. Mais une deuxième gestation étant survenue, la deuxième mamelle transplantée ne présenta aucune des modifications caractéristiques de la lactation, ce qui semble indiquer pour la vie de la partie greffée, une durée relativement limitée.

3° Greffes de muqueuses. — Comme les greffes épidermiques, les greffes de muqueuses sont susceptibles de se faire spontanément au cours des réparations cavitaires ou d'être pratiquées dans un but thérapeutique.

Les greffes muqueuses spontanées ont été nettement constatées

____

(1) GENSON. Greffes dentaires. Thèse de Paris, 1907.

par Cornil et Carnot au cours des réparations de divers canaux et de diverses cavités (1). Si, par exemple, on incise un uretère, un canal cholédoque, une vessie, une vésicule biliaire (et, surtout, si on use d'un artifice expérimental, tel que le retournement, pour agrandir la plaie en la forçant à rester largement béante), on constate que les lèvres de cette plaie adhèrent aux organes voisins, à l'épiploon notamment, et que, sur ce fond artificiel, en même temps que chemine, par glissement, l'épithélium des bords, se greffent, par décalque, des lambeaux de muqueuses qui s'implantent, vivent et

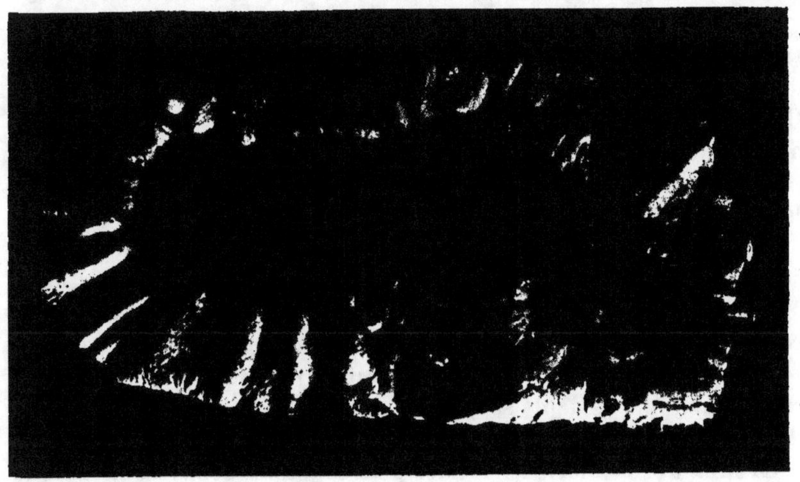

Fig. 17. — Greffes de muqueuse gastrique sur un large ulcère de l'estomac, provoqué expérimentalement, chez le chien, par une exérèse de la muqueuse (dix jours).

forment autant d'îlots distincts de prolifération, raccourcissant d'autant la réparation muqueuse.

On peut imiter ce processus naturel et réaliser, artificiellement, des greffes de muqueuse pour favoriser la réparation de larges ulcères, que ceux-ci soient d'origine spontanée ou chirurgicale.

Nous avons, par exemple, pratiqué des greffes muqueuses sur des ulcères gastriques expérimentaux (fig. 17). Après extirpation d'un très large lambeau de muqueuse (et lorsque la perte de substance est assez grande pour ne pas être comblée entièrement par la rétraction immédiate et le plissement de la plaie), il persiste un ulcère qui se cicatrise lentement, la cicatrisation s'effectuant, alors, par cheminement de l'épithélium des bords. Or, si on implante, au

(1) P. Carnot. Les greffes muqueuses sur ulcères gastriques expérimentaux (*Arch. de méd. expér.*, 1908).

milieu de la perte de substance, un ou plusieurs lambeaux d'épithélium muqueux, prélevés en un autre point de la muqueuse, et
maintenus en place grâce à un pont de tissu sous-muqueux sous
lequel on les passe, on constate que la muqueuse transplantée, qui

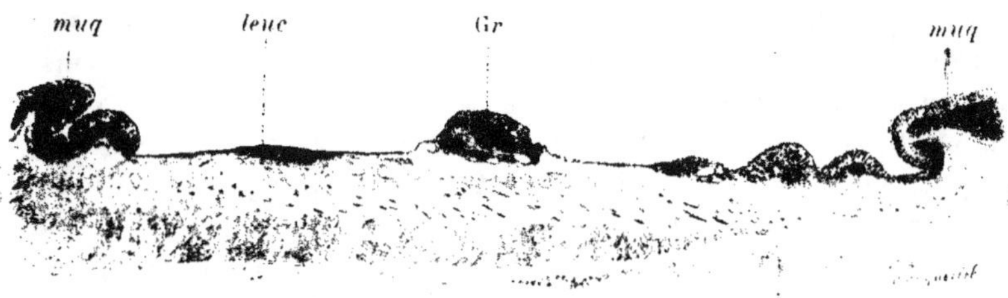

Fig. 18. — Greffes de dix jours sur ulcère gastrique.

La figure représente, grossie trois fois, la coupe transversale de l'ulcère : on y voit les
bords de la muqueuse (*muq*) et la greffe (*Gr*), évoluant au milieu de l'ulcus ; *leuc*, amas
leucocytaire, sur le fond de l'ulcus (P. Carnot).

se réduit d'abord, en partie, par nécrose, conserve cependant, sur une
certaine surface, sa vitalité, végète rapidement et constitue, au
niveau de chaque greffe, un centre actif de prolifération. La durée

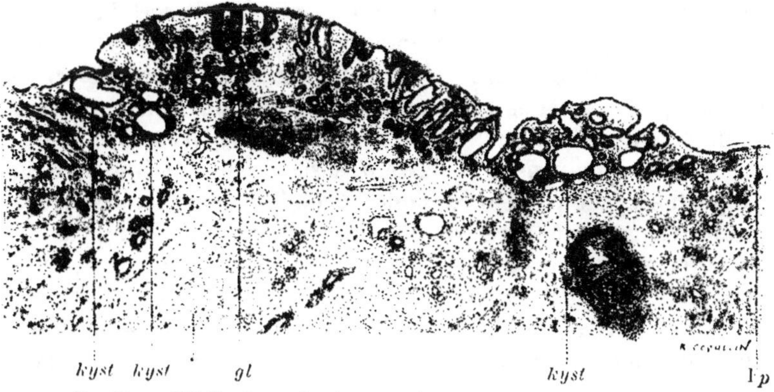

Fig. 19. — Détails, à un plus fort grossissement, d'une greffe muqueuse.

Elle comprend un épithélium de surface, en extension sur les bords (E*p*), des invaginations
glandulaires (*gl*) et un certain nombre de cavités à tendance kystique (*kyst*).

nécessaire à la réparation intégrale de la plaie se trouve ainsi
diminuée beaucoup.

L'épithélium reconstitué est, d'abord, simple et disposé sur un seul
rang. Puis, à mesure que le temps s'écoule, l'épithélium se redresse,
se plisse, tend à produire des invaginations glandulaires et des
glandes (fig. 18, 19). On voit parfois, au début, une tendance à la production de petites cavités kystiques, tendance qui disparaît ensuite.

Si les greffes de muqueuse sont faites non plus à la surface de la cavité, mais sur le grand épiploon par exemple. ou à l'intérieur d'un viscère (foie, muscle, tissu sous-cutané), on constate une évolution différente en apparence. En effet, la greffe produit alors des cavités kystiques et polykystiques : l'épithélium greffé, ne pouvant s'accoler à lui-même, chemine sur les adhérences aux tissus voisins, jusqu'à ce qu'il ait retrouvé l'autre bord. Il en résulte une cavité, pleine de liquide, pouvant atteindre parfois de grandes dimensions, souvent subdivisée en plusieurs cavités voisines, et qui se continue, avec d'autres petites cavités contiguës. Cette évolution kystique ou polykystique des greffes de muqueuse rend compte de la genèse d'un certain nombre de kystes par inclusion muqueuse. Elle explique que l'on retrouve souvent de petites formations kystiques sur les bords mêmes d'une plaie muqueuse réparée (fig. 19, *b*).

Au cours de l'évolution des greffes muqueuses, il se produit, habituellement, une grande simplification de structure, pour peu que la muqueuse greffée ait des éléments différenciés et délicats. Par exemple, la greffe de muqueuse fundique de l'estomac se simplifie : les cellules bordantes des glandes disparaissent ; il y a transformation muqueuse de l'épithélium, comme au cours de certaines gastrites par exemple : seuls, les éléments les plus résistants persistent et prolifèrent. Beaucoup plus tard apparaissent, à nouveau, des invaginations, puis des glandes, et l'épithélium nouveau se différencie et se complique, en suivant la marche même de l'évolution embryonnaire.

Les greffes muqueuses paraissent susceptibles d'entrer dans la pratique thérapeutique. Par exemple, l'évolution de greffes gastriques sur ulcères gastriques raccourcissant le temps nécessité par la réparation, nous avons proposé d'appliquer, chirurgicalement, cette technique à certains cas cliniques, soit par implantation directe de la greffe au niveau de l'ulcère, soit par simple ingestion de fragments de muqueuse, ceux-ci se fixant, d'eux-mêmes, sur le dépoli de la plaie.

Récemment, nos expériences ont été reprises et confirmées par Debernandi (de Turin), qui a transplanté de grands lambeaux de muqueuse stomacale sur des ulcères, « à la façon dont on coud une pièce sur un vêtement ». Les lambeaux ont continué à vivre et se sont soudés à la muqueuse voisine en gardant leur structure.

Nous ne connaissons pas encore d'application chirurgicale de cette technique à la cure des ulcères gastriques spontanés de l'homme : peut-être les conditions biologiques de la vie cellulaire seraient-elles alors moins favorables. Il nous semble, en tout cas, qu'il y aurait lieu d'essayer cette méthode.

4⁰ Greffes viscérales. — Parmi les greffes viscérales, nous étudierons seulement, comme exemple, les greffes thyroïdiennes et les greffes d'ovaire.

a. **Greffes de glandes thyroïdes et parathyroïdes.** — La greffe de *glandes thyroïdes* a été maintes fois tentée, dans le but de suppléer définitivement l'organe absent ou atrophié, tandis que l'opothérapie ne peut avoir qu'une action transitoire.

La plupart des greffes réalisées par les auteurs (Schiff, Murray, von Eiselsberg, Franz Walker, etc.) se sont résorbées et n'ont agi qu'à la façon des extraits thyroïdiens, pendant le temps même de leur résorption. Christiani (de Genève) a obtenu de meilleurs résultats, en se contentant de greffes très petites, incluses entre le muscle et la peau. Une partie se revivifie; une autre se nécrose; l'irrigation sanguine se rétablit ; du tissu thyroïdien nouveau se reforme par bourgeonnement des alvéoles, et la greffe peut, ainsi, prendre deux à quatre fois son volume primitif. Christiani a vu, chez le chat, de belles greffes sous-cutanées et péritonéales évoluant encore après quatre ans.

Il est, d'ailleurs, à remarquer qu'ici encore la greffe thyroïdienne prend d'autant mieux que l'organisme en a besoin (chez des éthyroïdés et des goitreux notamment) : au contraire, l'ingestion, à doses toxiques, de pastilles de glande thyroïde provoque l'atrophie et la dégénérescence des greffes chez l'homme.

Charrin et Christiani ont réalisé une très remarquable guérison définitive, par greffe, chez une hypothyroïdienne, les troubles étant survenus après ablation chirurgicale de la glande (1).

Gauthier et Kunner ont obtenu un changement radical dans le développement, physique et psychique, d'un enfant arriéré, après greffes thyroïdiennes.

Kocher, Garré, Page, ont obtenu, de même, de beaux résultats par la greffe de petits fragments glandulaires.

Pour les *glandes parathyroïdes*, Bush et Schmieder ont pu transplanter, avec succès, de petits fragments de parathyroïde.

Halsted a montré, lui aussi, que l'auto-transplantation des parathyroïdes était d'autant plus facile que l'on réalisait, en même temps, une insuffisance parathyroïdienne. La réussite des greffes se produit d'autant moins facilement que les sujets en ont moins besoin.

La valeur du tissu greffé est démontrée par ce fait que, chez les animaux à qui on a, préalablement à la greffe, enlevé tout le tissu

(1) Pour plus de détails, voir le volume de l'Opothérapie, in *Bibliothèque de thérapeutique*, 1910.

parathyroïdien accessible, l'ablation ultérieure de cette greffe détermine la tétanie parathyréoprive et la mort.

b. **Greffes d'ovaires.** — La question des greffes d'ovaires a suscité de nombreuses recherches chez l'animal et chez l'homme.

Expérimentalement, Knauer, ayant transplanté l'ovaire chez trois lapines dans la paroi abdominale, vit l'ovaire transplanté s'atrophier d'abord légèrement puis récupérer l'état normal : au microscope, les follicules contenaient des ovules bien conservés.

Ici encore, la greffe sur le même animal fournit toujours des résultats beaucoup plus constants que la greffe sur d'autres animaux de même espèce (Herlitzka, Kastsch, etc.).

Rubinstein a vu que, lorsque la greffe persiste, l'utérus reste normal : il y a, au contraire, atrophie utérine quand la greffe se résorbe.

D'après Limon, la glande greffée subit une première phase de dégénérescence, l'ovaire greffé n'étant plus irrigué et ne se nourrissant que par imbibition ; puis la vascularisation s'organise, de la périphérie vers le centre ; l'appareil interstitiel se réédifie, et la régénérescence progresse ainsi lentement.

Le contrôle histologique d'une greffe humaine d'ovaire, fait plusieurs fois (Pankow, Sauvé, Scheurer), a démontré que, dans les meilleures conditions, la greffe évolue et n'est pas éliminée.

Dans les greffes expérimentales de Sauvé, il n'y avait pas dégénérescence des greffes après sept mois : pourtant leur structure était un peu différente de celle de l'ovaire normal et rappelait celle de l'ovaire ectopique ; dans l'immense majorité des cas, il y avait des lésions minimes, des cellules sexuelles, suffisantes cependant pour compromettre leurs fonctions.

Les résultats de Knauer, de Grigorieff, montrent pourtant que, dans les cas où l'ovaire greffé reprend, il peut y avoir procréation.

Chez la femme, on a publié une quarantaine de cas, plus ou moins concluants, de greffes ovariennes.

Les plus remarquables sont ceux de Morris : chez une femme de vingt ans qui n'avait jamais été réglée, il pratiqua, dans le fond de l'utérus, une greffe provenant d'une femme plus âgée de dix ans : les règles apparurent, pour la première fois, huit semaines après, et eurent, dès lors, leur périodicité régulière.

Plus étonnant encore est le cas d'une femme de vingt et un ans, chez qui on enleva les ovaires, qui étaient scléro-kystiques, et chez qui on greffa deux lambeaux d'ovaire sain, d'environ un demi-pouce de long et un quart de pouce de large, provenant d'une femme de trente-trois ans opérée pour prolapsus utérin. Quatre mois après, il y eut une menstruation ; puis les règles cessèrent cinq mois ; elles revinrent ensuite régulièrement. Enfin il y eut une grossesse qui se termina par la naissance d'une fille pesant $3^{kg},750$. Morris pense que, dans l'explication de cette grossesse, on peut écarter entièrement l'hypothèse de la persistance d'un fragment ovarien après l'opération : car il s'était assuré, avec soin, qu'il n'avait laissé aucune trace d'ovaire. Néanmoins, Cragin et Cop, Lucas Championnière font de sérieuses réserves à cet égard.

5° Greffes cartilagineuses et osseuses. — Le *cartilage*, pour rester vivant, doit toujours être transplanté avec son périchondre : on a pu combler ainsi, avec des fragments de cartilages costaux, des pertes de substance de cartilage thyroïde ou de la portion cartilagineuse de la trachée (Mangoldt). Mais, sans périchondre, le cartilage est éliminé comme un corps étranger.

L'*os*, simplement détaché et transplanté dans les parties molles, ne peut y vivre et s'y résorbe. Dans les tissus osseux (rondelle de trépan, par exemple), la transplantation se fait comme s'il s'agissait d'un corps étranger bien toléré, sans provoquer d'irritation, mais sans redevenir vivant : à l'os mort se substitue, progressivement, un os vivant qui l'enserre et le remplace lentement. Il en est de même pour de l'os mort stérilisé, pour des chevilles d'ivoire ou des plaques de celluloïde.

Par contre, on peut greffer le périoste, même détaché de toutes ses connexions antérieures. Ollier a montré, par exemple, que les cellules périostiques, transplantées dans la crête d'un coq, y développent du tissu osseux nouveau.

On peut transplanter l'os recouvert de périoste et obtenir ainsi un os nouveau. Par exemple, on peut remplacer une phalange, après un *spina ventosa*, en greffant un fragment d'os avec son périoste, pris sur le cubitus. Telle est la méthode des greffes périostées d'Ollier, que l'on utilise quotidiennement en chirurgie osseuse (1).

6° Transplantations en masse. — La transplantation en masse d'un organe se fait d'après des techniques très différentes de celles que nous venons de voir. Elle suppose, en effet, l'intégrité de la circulation au niveau de l'organe transplanté ou sa restitution très

---

(1) Une injection intramusculaire ou hypodermique de périoste de jeunes lapins, émulsionné dans un mélange d'eau salée et de sang, détermine, à l'endroit de l'injection, un développement de tissu osseux. Le périoste conserve sa vitalité et son aptitude à proliférer longtemps après la mort. On pourrait donc tenter des injections de périoste, prélevé peu après la mort ou l'amputation, pour la cure des fractures sans consolidation ou de certaines lésions osseuses.

rapide; elle peut être, par là-même, réalisée grâce à deux techniques différentes, soit en deux temps pour laisser d'abord la circulation se rétablir, soit en un temps, mais avec anastomoses vasculaires extemporanées.

a. **Transplantation en deux temps.** — Le premier temps provoque simplement des adhérences vasculaires, pendant que persiste encore la circulation antérieure. Il se produit ainsi, artificiellement, un réseau circulatoire reliant l'organe à transplanter au territoire nouveau qu'il doit occuper. Le deuxième temps libère l'organe de ses connexions anciennes, sa vascularisation étant, d'ores et déjà, assurée par les anastomoses nouvelles.

C'est de cette façon que l'on réalise les transplantations étendues de peau dans la méthode italienne (p. 341).

On peut appliquer cette méthode aux différents viscères. Nous avons procédé, expérimentalement, à la transplantation en masse d'un volumineux segment de foie, après avoir préalablement provoqué la formation d'adhérences péritonéales et celle d'un réseau circulatoire anastomotique. L'organe transplanté a vécu, est devenu plus compact; ses cellules ont pris une ordination très spéciale autour des vaisseaux périphériques ; du tissu de sclérose s'est développé d'autre part.

Grâce à la technique de la transplantation en deux temps, Mehring et Minkowski, Hédon ont pu réaliser, expérimentalement, des greffes pancréatiques ; ils pratiquaient, d'abord, une transplantation du pancréas, en le plaçant simplement sous la peau avec sa vascularisation habituelle et en provoquant des adhérences vasculaires en nouvelle position; dans le deuxième temps, une fois la circulation nouvelle établie, on peut réaliser la libération définitive d'avec les anciens vaisseaux. On a ainsi démontré l'action de la sécrétion pancréatique interne sur le diabète, car la transplantation sous-cutanée de l'organe suffisait à empêcher la glycosurie, malgré la section des nerfs et des canaux; l'extirpation de la glande transplantée provoquait, par contre, aussitôt la glycosurie.

Les expériences célèbres de P. Bert, relatives à la transplantation en masse de la queue du rat sur son nez, ont été faites de même, en deux temps, grâce à l'établissement préalable d'adhérences vasculaires.

On peut, d'une façon plus compliquée, réaliser la transplantation en deux temps, d'un animal à l'autre, par la technique des greffes siamoises, qui a été appliquée à la solution de divers problèmes physiologiques. On a pu réaliser une technique assez compliquée, dans laquelle deux animaux sont ventralement anastomosés, et leurs organes transplantés après l'établissement d'adhérences vasculaires (Voy. *Parabiose*, p. 365).

b. **Transplantation avec anastomoses vasculaires**. — Une autre méthode, beaucoup plus récente et beaucoup plus féconde, consiste à assurer, d'emblée, la circulation nouvelle, grâce à la technique des anastomoses vasculaires. Cette méthode, essayée de bien des côtés, avec des résultats peu brillants, a été, depuis quelques

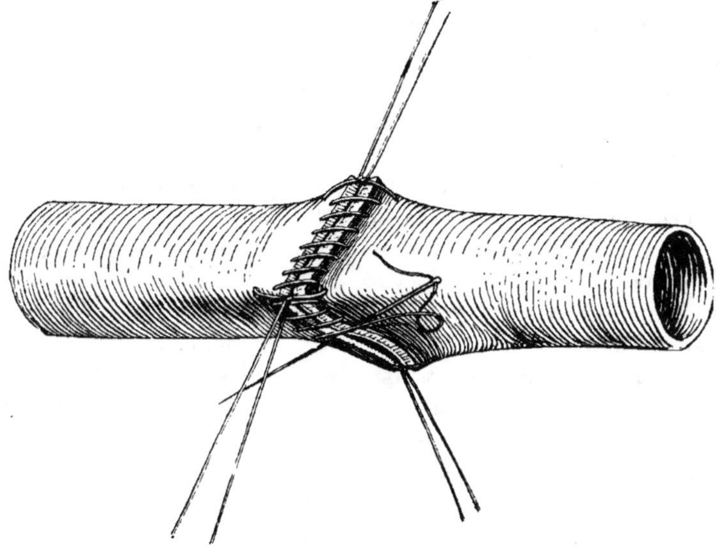

Fig. 20. — Suture artérielle.

On voit les trois points d'appui entre lesquels l'aiguille n° 16, montée sur un fil de soie floche n° 1 1/2, exécute trois surjets comprenant la totalité des parois artérielles.

années, entièrement renouvelée par les expériences d'Alexis Carrel et Guthrie, de Stich, Garré, Chapelle, Frouin, etc.

La partie fondamentale de cette technique consiste dans l'établissement d'anastomoses vasculaires.

Le premier essai de suture artérielle a été fait par Hallowel, mais avec des résultats négatifs, et l'on admit que la thrombose était une conséquence inévitable des sutures vasculaires. Mais les recherches de Murphy à Chicago, de Payr à Gratz, modifièrent notablement les résultats. Murphy obtint des sutures définitivement perméables en réunissant les artères par invagination. Payr se servit d'un tube anastomotique de magnésium sur lequel les artères étaient retournées, adossées par leur endothélium.

Plus simplement, Carrel se contenta de sutures très soignées faites avec de très fines aiguilles, sans invagination nécessaire, et put ainsi obtenir, grâce à une asepsie parfaite, des anastomoses définitives, sans thrombose ultérieure. Ces recherches, commencées à Lyon, puis à Chicago et enfin à l'Institut Rockefeller, ont été répétées avec succès par de nombreux auteurs (Watts, Stich et Makkas, Fred. T. Murphy à Boston, Mac Clure à Baltimore, Ward à New-York, Frouin à Paris, etc.).

Les anastomoses ainsi obtenues restent indéfiniment perméables. Ainsi, un chien, chez qui Carrel pratiqua, en août 1905, une anastomose en croix, de l'artère carotide avec la veine jugulaire externe, vivait encore trois ans après, en mai 1908, et la circulation se faisait toujours à travers l'anastomose artério-veineuse. La cicatrice de la ligne de suture est, d'ailleurs, si minime qu'elle est difficile à retrouver après quelques mois. Par contre, la moindre faute de technique, une asepsie imparfaite notamment, provoquent une thrombose et, par là même, un insuccès.

On peut, grâce à cette technique, simple mais délicate, faire des transplantations de vaisseaux, d'organes, de membres.

c. **Transplantation de vaisseaux.** — La transplantation d'un segment d'artère a été exécutée, pour la première fois, par Jaboulay (de Lyon) en 1896, afin d'appliquer cette technique au traitement des anévrysmes; mais il se produisit des thromboses habituelles. Hœppner réussit mieux, en employant la méthode de Payr. Carrel, surtout, a obtenu, par sutures circulaires aux deux extrémités, des résultats définitifs excellents.

La transplantation d'un segment d'artère, d'un animal à un autre de même espèce, est ordinairement suivie de succès, pourvu que le calibre des deux vaisseaux soit assez gros et assez égal. Un segment d'artère, transplanté à la carotide d'un chien, présente, trois mois après l'opération, exactement le même aspect que les autres parties de l'artère : sa structure ne subit pas, non plus, de grandes modifications (Wood). Neuf mois après l'opération, un chien, à qui Carrel avait transplanté un segment d'aorte venant d'un autre chien, vivait en parfaite santé, et son pouls fémoral était normal.

La transplantation d'un segment de veines sur une artère réussit plus souvent : elle a une importance pratique considérable. Carrel et Guthrie ont réussi à transplanter, sur la carotide, des segments de veine jugulaire. Très vite, cette veine subit des modifications de structure et, notamment, un épaississement de ses parois; la paroi est déjà plus épaisse et plus forte après quatorze jours, réagissant ainsi à la pression sanguine.

On peut, d'ailleurs, remplacer, également, un vaisseau par un morceau de péritoine et obtenir, ainsi, une conservation parfaite de la lumière vasculaire. Enfin Carrel, pour se rapprocher davantage encore des possibilités pratiques, a cherché à greffer des artères conservées à la glacière pendant trente-cinq jours : il a ainsi transplanté une carotide de chien avec un plein succès. On pourrait donc mettre en réserve à la glacière (au cours d'une amputation, par exemple) des segments vasculaires destinés à être utilisés plus tard, au fur et à mesure des besoins.

Il semble, d'autre part, que, pour ce qui est des transplantations vasculaires tout au moins, on puisse utiliser des animaux d'espèce différente, et que les transplantations hétéroplasiques puissent réussir. On a ainsi transplanté un segment d'artère fémorale, du chien au chat : un an et sept mois après, le pouls fémoral était encore normal. Par contre, les transplantations de chat à chien ont été, presque toujours, négatives. Stich et Makkas ont transplanté, avec succès, un fragment de vaisseau humain sur un chien. Si le cours du sang continue, il se produit habituellement, à la longue, une altération du segment transplanté ; les fibres élastiques et musculaires disparaissent, et le vaisseau est progressivement transformé en un tube conjonctif qui, parfois, subit une dilatation anévrysmale. Les expériences de Chapelle, assistant du Pr Garré, montrent que, même d'un animal à un autre de même espèce, les artères transplantées dégénèrent au bout d'un mois.

d. **Transplantation massive des thyroïdes.** — L'utilité de la transplantation en masse de certains organes est évidente. Car, si la très petite greffe qui peut résulter de la simple implantation ou du semis de fragments viscéraux suffit pour certains organes de petite taille, ayant sous un faible volume une grande importance physiologique (tels que l'ovaire ou la thyroïde), elle ne saurait réussir pour les organes volumineux tels que le rein. Il en est autrement pour une transplantation massive avec sutures vasculaires. La transplantation massive des organes peut alors devenir pratique et remplacer un organe malade.

Carrel et Guthrie ont, en 1905, pratiqué l'extirpation et la réimplantation de la glande thyroïde d'un chien : onze jours après l'opération, la plaie fut ouverte, et l'on put constater une bonne circulation dans la glande. Stich et Makkas ont, en octobre 1907, pratiqué une transplantation de thyroïdes de chien : ils extirpèrent deux thyroïdes et n'en remirent qu'une; trois mois après, celle-ci fut extirpée et trouvée histologiquement normale.

Sur 100 opérations de ce genre, Garré eut trois résultats positifs.

En raison de la petitesse des vaisseaux, Chapelle enlevait l'artère thyroïdienne supérieure avec un lambeau en losange taillé dans la carotide, et la veine thyroïdienne avec un lambeau taillé dans la jugulaire.

La reprise de la thyroïde transplantée était affirmée par l'absence
de tout symptôme d'insuffisance thyroïdienne, malgré l'ablation de
la glande voisine, et, inversement, l'apparition classique de ces
symptômes, lorsqu'on enlevait la thyroïde transplantée.

Bien que de petits fragments isolés de la thyroïde soient susceptibles de greffes évoluant ultérieurement, la transplantation avec sutures vasculaires est susceptible de résultats pratiques plus saisissants.

e. **Transplantation massive des surrénales.** — La transplantation des surénales paraît donner des résultats beaucoup moins
bons. Carrel a transplanté les deux glandes d'un chat avec les
segments correspondants de la veine cave et de l'aorte : une fois les
sutures faites, la circulation s'est établie immédiatement dans les
surrénales transplantées; mais il y eut, dans les quatre cas, dégénérescence ou résorption.

f. **Transplantation massive des ovaires.** — La transplantation
massive de l'ovaire, avec sutures vasculaires, a été faite par Carrel
et Guthrie; mais la simple greffe péritonéale réussit si bien que
la méthode massive est, pour le moins, inutile.

g. **Transplantation massive de la rate.** — La disposition anatomique de la rate du chien est très favorable à sa transplantation.
L'opération est très simple : les vaisseaux spléniques étant isolés et
sectionnés, on lave l'organe avec une solution de Locke, et on
suture les bouts périphériques des vaisseaux avec les bouts centraux.
Immédiatement, la rate devient rouge, et son volume s'accroît
beaucoup, par vaso-dilatation paralytique; on suture alors les nerfs
et on suspend la rate à la grande courbure de l'estomac.

h. **Transplantation massive des intestins.** — On extirpe une
anse d'intestin, et on la remplace par une anse prélevée sur un
autre animal; les vaisseaux sont anastomosés, et on fait deux
entéro-anastomoses. Presque immédiatement, l'anse intestinale
reprend sa couleur, et on voit apparaître des mouvements péristal-
tiques. Mais, dans les deux cas essayés par Guthrie, il y eut infection péritonéale rapide.

i. **Transplantation massive des reins.** — Le premier essai fut
fait en 1902, par Ullmann, qui extirpa le rein d'un chien et le
transplanta sur le cou en réunissant les vaisseaux par le procédé
de Payr; par Carrel, puis par Decastelle, Carl Beck (de Chicago),
par Floresco (1905). Carrel et Guthrie, ayant examiné les fonctions
d'un rein transplanté, virent que la sécrétion continue et s'effectue

à peu près normalement. Ils ont pu, chez un même chien, extraire les deux reins et les remplacer par les deux reins d'un autre chien sans provoquer la mort de l'animal, ce qui démontre péremptoirement leur fonctionnement. Stich et Makkas ont, de même, transplanté avec succès un rein à la région abdominale inférieure.

La transplantation en masse des reins consiste : 1° à extirper à un premier animal les deux reins, y compris leurs vaisseaux, les segments correspondants de l'aorte et de la veine cave, leurs nerfs et ganglions nerveux, leurs artères et la partie correspondante de la vessie ; 2° à placer cette pièce anatomique sur un deuxième animal dont on a, au préalable, extirpé les deux reins normaux, l'aorte et la veine cave étant coupées transversalement ; 3° à suturer les segments vasculaires entre les bouts de la veine cave et de l'aorte, à greffer enfin le lambeau de vessie sur la vessie normale.

Souvent la sécrétion d'urine commence aussitôt la circulation artérielle rétablie ; dans quelques cas, elle dépasse 100 centimètres cubes dans les premières vingt-quatre heures. La sécrétion continue ensuite abondante. Mais, plus ou moins tard, il se produit des modifications des fonctions rénales (hydronéphrose, volvulus, phlegmon, albuminurie surtout).

Un chat, vingt jours après l'opération, était en excellent état et urinait normalement : il avait, cependant, de l'albumine, et ses reins augmentaient quotidiennement de volume. Un autre mourut brusquement, au trente et unième jour après l'opération, avec des symptômes gastro-intestinaux. Un autre vécut sans accident dix-huit jours ; puis un peu d'albumine apparut dans l'urine ; l'animal mourut le trente-sixième jour avec calcification des artères. Si donc les résultats immédiats sont excellents, les résultats tardifs le sont beaucoup moins.

Chapelle, ayant transplanté les reins, sur le même animal ou sur un autre de même espèce, à la région cervicale (les vaisseaux rénaux étant implantés sur la carotide et la jugulaire et l'uretère fixé à la peau du cou), ou à la région iliaque (les vaisseaux rénaux étant abouchés aux vaisseaux iliaques et l'uretère implanté dans la vessie), a perdu presque tous ses animaux d'infection (phlegmons, pyonéphrose, péritonite, etc.).

Dans un cas, l'animal a vécu dix jours ; dans l'autre, trois semaines : la diurèse s'était rétablie rapidement ; l'urine, recueillie le troisième jour, était normale. Il ne s'agit donc que de réussites fort aléatoires et transitoires.

La méthode appelée « simple transplantation » consiste à sectionner les uretères et les vaisseaux et à les anastomoser avec d'autres vaisseaux sur le même animal ou sur un autre de même espèce. Sur cinq chiens opérés par Carrel, la sécrétion est restée normale aussi longtemps que des complications du côté de l'uretère ne survinrent pas : par exemple, une chienne ayant eu un rein enlevé et un rein transplanté à sa place le 6 février, on lui enleva l'autre rein normal quinze jours après : l'animal resta en parfaite santé.

La section des nerfs du rein et la suppression temporaire de la circulation rénale ne sont donc pas, nécessairement, préjudiciables à la conservation tardive de l'organe. Mais une série de complications rendent encore cette opération aléatoire et redoutable.

D'une façon générale, les résultats *durables* de l'*auto-transplantation* sont bien supérieurs à ceux de l'hétéro-transplantation. Borst et Enderler semblent même croire à une incompatibilité d'ordre chimique entre le sérum de l'hôte et les cellules rénales du transplant : ils préconisent, pour atténuer ces incompatibilités, des essais entre animaux jeunes d'une même portée ou entre animaux, ayant, au préalable, vécu en parabiose. Telle est aussi la conclusion de Villard et Tavernier.

j. **Transplantation massive de segments étendus du corps.** — Comme exemple de transplantations étendues, Carrel cite l'extirpation, à un chien, de toute la partie droite du cuir chevelu, du pavillon de l'oreille, des tissus de la région carotidienne, etc., avec transplantation des mêmes parties, prélevées sur un autre chien. Quelques minutes après le rétablissement de la circulation, l'oreille et le cuir chevelu reprirent leur aspect normal ; après quelques jours d'œdème et quelques phénomènes légers de pyohémie, la réussite fut définitive : l'aspect, la vascularisation, la température des deux parties étaient égaux. Sans la différence de couleur, il eût été difficile de s'apercevoir que l'animal avait une oreille qui n'était pas la sienne. Il mourut, trois semaines après, de pyohémie.

Dans d'autres cas, on a transplanté un membre entier. Hœpfner, par exemple, amputa la cuisse d'un chien et la réimplanta avec suture des parois ; la circulation resta excellente, mais l'animal mourut onze jours après l'opération : les tissus étaient bien unis, mais les os avaient peu de tendance à former un cal fibreux. Carrel transplanta une cuisse provenant d'un chien à un autre chien qu'il venait d'amputer, en suturant immédiatement les vaisseaux fémoraux, le fémur et les muscles, les nerfs, la peau, et en maintenant le tout par un bandage plâtré. L'animal vécut dix jours ; la jambe transplantée était plus chaude que l'autre et saignait abondamment, lors d'incisions nécessitées par la production d'un phlegmon auquel l'animal succomba : la circulation était donc rétablie.

7° Parabiose. — Enfin on a pu réaliser expérimentalement une sorte de transplantation sur un animal d'un autre animal complet en établissant des communications vasculaires permanentes entre les animaux (lapins) : telles sont les curieuses expériences de Sauerbruch et Heijde : sur un de ces animaux en parabiose, on peut extirper totalement les reins ; ceux de l'autre animal suffisent aux deux et s'hypertrophient, etc. Mais, d'habitude, l'un des deux animaux en parabiose se développe aux dépens de l'autre : l'un devient plus fort, l'autre plus faible, et l'équilibre nutritif est rompu.

II. — MÉDICATIONS HISTOLYTIQUES.

Si, dans beaucoup de circonstances, il y a lieu de favoriser la prolifération cellulaire, il est, inversement, une série de cas dans lesquels on cherche à enrayer une prolifération excessive ou désordonnée.

Les procédés thérapeutiques à mettre en œuvre pour provoquer la destruction ou, tout au moins, l'arrêt de développement d'un tissu sont nombreux. Car innombrables sont les agents qui troublent ou empêchent la vie cellulaire.

On peut chercher à faire soit une médication histolytique locale, capable de détruire, au lieu même de son application, un tissu pathologique, soit une médication histolytique générale, capable d'impressionner à distance, et électivement, telle ou telle espèce de cellules.

1° Médications histolytiques générales. — Nous serons bref sur les médications histolytiques générales. En effet, elles supposent des agents qui influencent uniquement les cellules exubérantes ou pathologiques que l'on veut détruire, sans altérer les autres éléments; or, à l'heure actuelle, ces agents sont encore inconnus ou trop difficiles à manier.

Tel serait le cas, par exemple, pour les *cytotoxines spécifiques*, que l'on obtient en faisant fabriquer à un organisme tel ou tel anticorps par injection d'antigène. Mais il est très difficile de graduer l'effet produit. D'autre part, la spécificité même de ces substances est, actuellement, fortement mise en doute : on sait, par exemple, que les sérums néphrotoxiques sont aussi toxiques pour le foie ; de même, les sérums hémolytiques sont aussi toxiques pour d'autres cellules.

D'ailleurs, les essais thérapeutiques de ces cytotoxines ont été peu remarquables.

On a essayé, par exemple, les sérums thyrotoxiques dans certains cas d'hyperthyroïdie et de basedowisme; mais les résultats obtenus par Murray, Jean Lépine et, surtout, par Rogers et Beebe en

Amérique, ne semblent pas devoir entraîner la conviction. Du moins, Mac Callum et Ewig, Kocher (de Berne) n'ont-ils pas constaté de résultats favorables.

On a, de même, cherché à obtenir des sérums anti, après injection de cellules néoplasiques pour antigènes. Mais les résultats obtenus de différents côtés (et notamment par J. Charcot) n'ont pas été brillants.

Il s'agit donc là d'une méthode, peut-être destinée à un grand avenir, mais actuellement trop dangereuse ou inefficace, trop délicate, en un mot, pour entrer dans la pratique courante.

D'autres agents histolytiques peuvent agir à distance, mais de façon fort différente, parce que leur pénétrabilité est considérable et que leur action nocive est, électivement, plus prononcée pour telle ou telle cellule. Par exemple, les radiations X, les radiations α, β, ζ du radium pénètrent plus ou moins loin dans les tissus de l'organisme et peuvent agir en profondeur, de telle sorte que leur action locale devient, par le fait, une action générale. D'autre part, ces radiations semblent impressionner électivement les cellules jeunes, en voie de division, les cellules génitales, les cellules fœtales, les cellules néoplasiques. Enfin leur zone cytotoxique est beaucoup plus étendue que leur zone cytopoiétique. De ces particularités découlent les applications histolytiques des radiations de Röntgen et du radium, notamment dans les cas d'hyperplasies et de néoplasies cellulaires, applications qui font, dans ce volume, l'objet d'un article spécial.

2° Médications histolytiques locales. — Les médications histolytiques locales sont beaucoup plus simples et leurs **agents** plus nombreux. Tout agent, physique, chimique ou biologique peut devenir, à certaines doses ou dans certaines conditions, toxique pour les cellules vivantes. Suivant le but que l'on poursuit, on pourra choisir des agents histolytiques très énergiques, nécrosant tous les tissus au contact desquels on les met (tels certains caustiques acides, alcalins), tandis que d'autres substances moins brutales altèrent les cellules nobles en laissant se développer le tissu conjonctif (tel le chlorure de zinc, à la fois histolytique et sclérosant); d'autres agissent de façon plus partielle encore et ne touchent la vitalité que de certaines cellules : par exemple, la chaleur, l'arsenic, l'acide lactique, etc., agissent électivement sur les cellules jeunes, néoplasiques, tuberculines.

A côté des caustiques proprement dits, il y a donc une série d'agents histolytiques, d'action plus fine, plus élective, moins brutale, dont on pourrait se servir avec d'autant plus de fruit que l'on connaîtrait davantage la nature et les particularités de leur action cellulaire.

a. **Histolyse mécanique** (EXTIRPATION, CURETTAGE, SCARIFICATIONS). — L'*extirpation mécanique* est, certainement, la médication histolytique de choix. Toutes les fois qu'il est possible d'atteindre le tissu à détruire et de l'enlever complètement, l'exérèse chirurgicale est, en dernière analyse, le procédé histolytique de choix à mettre en œuvre. Par exemple, en cas de néoplasme superficiel ou profond, l'exérèse très précoce et large est supérieure, de beaucoup, à toute autre méthode histolytique.

Le *raclage*, avec la curette tranchante de Volkmann, est un excellent procédé pour déblayer les surfaces fongueuses ou exubérantes. Il est assez rare qu'il suffise à lui seul ; mais il est souvent le premier stade d'un autre traitement histolytique ; la curette est un « instrument intelligent » : elle fait merveilleusement le départ entre des tissus sains et des tissus à sacrifier (lupus, tuberculose verruqueuse, épithélioma, etc.) (Audry).

Les *scarifications* ont pour but d'amener la thrombose et l'oblitération des vaisseaux superficiels, et de modifier, par là même, le tissu morbide.

b. **Histolyse par la chaleur**. — La cautérisation au fer rouge a été, pendant longtemps, une des pratiques les plus répandues. A l'usage de fers chauffés sur le feu du réchaud, et que l'on appliquait, par exemple, sur les plaies exubérantes, pour volatiliser les hémorroïdes, ou, simplement pour faire de la révulsion, s'est substitué celui de l'ingénieux thermocautère de Paquelin, dans lequel des lames creuses de platine sont entretenues incandescentes par un courant d'air saturé d'essence minérale. Le galvano-cautère, plus élégant encore et plus précis, est d'un usage quotidien, entre les mains des spécialistes, notamment pour cautériser ou détruire profondément des tissus exubérants (destruction d'un grain d'acné, d'un papillome, d'un bourgeon charnu, etc.).

C'est surtout en raison des propriétés désinfectantes et hémostatiques de la chaleur que l'on cherche à utiliser, en chirurgie. comme destructeurs de tissus, le thermo et le galvanocautère : si l'on veut obtenir l'hémostase, on chauffera seulement au rouge sombre ; si l'on veut obtenir la destruction des tissus et donner à la lame le pouvoir de rayonnement le plus étendu, celle-ci sera chauffée à blanc. La destruction ignée ne sera conservée que pour les lésions extrêmement minimes.

La *fulguration* est la projection des étincelles de haute fréquence sur des parties superficielles à détruire : il se produit. presque aussitôt, une escarre, qui se détache après peu de jours. Habituellement, la fulguration est combinée avec un curettage soigné de la lésion.

Un très grand nombre d'appareils utilisent la chaleur sous forme d'*air chaud* (appareils Tallermann), de *courants diathermiques* (électro-coagulateur de Doyen), de *chaleur radiante* (appareils Dowsing), et peuvent ainsi porter, à une température définie, parfois très haute, le tissu sur lequel on veut agir.

Cette méthode permet, surtout, de produire une hyperémie artificielle ; elle peut prétendre, également, à attaquer certaines cellules néoplasiques, moins résistantes à la chaleur que les cellules saines ; elle peut enfin procéder à la destruction d'éléments cellulaires exubérants.

c. **Histolyse électrique.** — *Électrolyse.* — Lorsque le corps humain est traversé par un courant, il y a entrée et sortie de certains ions ; mais, si les ions ne rencontrent, à chaque pôle, que des électrodes métalliques, ils perdent leurs charges électriques et redeviennent atomes, avec toutes leurs affinités chimiques. Ils déterminent, alors, toute une série de phénomènes qui constituent l'électrolyse des tissus.

On peut utiliser une ou deux électrodes métalliques enfoncées dans les tissus (méthode monopolaire ou méthode bipolaire) ; on a, ainsi, au niveau du pôle ou sur la ligne qui joint les pôles, une destruction plus ou moins grande des tissus.

Le courant électrique agit, en réalité, par la substance chimique qui se trouve mise en liberté au niveau des pôles : autour d'une aiguille positive de platine se formera une zone contenant des roduits chlorés ; autour d'une aiguille de fer, la zone péripolaire contiendra du perchlorure de fer, qui renforce l'action coagulante spontanée du sang (en cas de tumeurs anévrysmales, d'angiomes, de nævi vasculaires) ; une anode en cuivre est utilisée pour les granulomes conjonctivaux ; une en argent, pour les métrites gonococciques, etc. Nous renvoyons au volume du Dr Nogier (1) pour ces applications et pour leurs indications thérapeutiques (*Traitement électrolytique des rétrécissements de l'urètre de l'œsophage ; Traitement électrolytique des fibromes utérins,* etc.).

d. **Histolyse chimique.** — *Caustiques.* — Les caustiques chimiques agissent, plus ou moins brutalement, sur les tissus et les mortifient.

Les *caustiques acides* coagulent l'albumine, déshydratent le tissu, se combinent aux bases organiques. L'escarre, qui résulte de la mortification, est mal délimitée en profondeur, si on emploie les acides forts. L'*acide sulfurique* est rarement employé (caustiques de Car-

____

(1) Nogier, Électrothérapie, 1909, 1 vol. in-8 (*Bibliothèque de thérapeutique* Gilbert-Carnot).

michail, de Velpeau). L'*acide chlorhydrique*, employé couramment par Bretonneau pour les ulcérations buccales, est, actuellement, délaissé : car il attaque l'émail des dents. L'*acide nitrique* est, plus souvent, utilisé (chancres, verrues, végétations); il donne une escarre, jaune sur la peau, blanche sur les muqueuses, mal limitée si la cautérisation est énergique. L'acide chromique est un oxydant énergique qui donne une cautérisation indolore et une escarre jaune brunâtre, bien délimitée; il est employé sous forme de cristal ou en dilution à 1 p. 2 ou 1 p. 5.

L'*acide arsénieux* (souvent appelé arsenic), anciennement très employé par frère Côme et Rousselot comme caustique contre les carcinomes et cancroïdes superficiels, est, actuellement encore, le seul caustique chimique employé en pareil cas : il a été, notamment, utilisé par Czerny, Trunecek, Jaboulay, pour détruire certaines tumeurs malignes facilement accessibles. Il semblerait, en effet, que les cellules néoplasiques soient particulièrement sensibles à cette action et se nécrosent les premières.

L'*acide phénique*, pur ou additionné d'alcool, peut servir à détruire végétations et verrues : la cautérisation est peu douloureuse; mais on doit préserver les tissus voisins par de la vaseline pour éviter l'infiltration.

L'*acide acétique cristallisable* provoque une phlyctène sur la peau, une tache blanche, puis brune sur les muqueuses; on l'emploie souvent contre les cors, les verrues, les végétations, les nævi.

L'*acide trichloracétique* est plus énergique encore.

L'*acide lactique*, employé comme caustique, doit être laissé un assez long temps (vingt minutes) au contact des tissus; on commence par les solutions à 20 p. 100, et on augmente progressivement la concentration jusqu'à pratiquer les attouchements avec l'acide lactique pur : il semble détruire, électivement, les tissus tuberculeux, en respectant les tissus sains.

L'*acide salicylique* est, souvent, employé en emplâtre à 30 ou 40 p. 100, ou en collodion à 20 p. 100, contre les papillomes, verrues, cors, etc.

Les *caustiques alcalins*, qui donnent une escarre molle, humide, onctueuse (par saponification des graisses organiques), sont, surtout, la *potasse* (à la chaux, à l'alcool), employée sous forme de pierre à cautère, de caustique de Filhos, de poudre de Marie; la *soude*; la *chaux* (1), employée comme épilatoire; l'*ammoniaque*.

---

(1)   Chaux vive.................... .... 1 gramme.
          Vaseline................................ .... 12 grammes.
Appliquer une minute.

Médications générales.   24

Parmi les autres caustiques chimiques, nous citerons la *teinture d'iode*, l'un des meilleurs, des plus faciles à graduer et des plus employés, notamment pour les cautérisations légères.

Le *nitrate d'argent*, sous forme de crayon (pierre infernale) ou de solution au 1/50 ou au 1/100, limite son action aux surfaces : en attouchements superficiels, il est très efficace contre les végétations, voire même contre les verrues ; en solution, il est surtout employé comme antiseptique.

Le *nitrate acide de mercure* est un caustique énergique, que l'on doit manier avec précaution, qui contient toujours un excès d'acide nitrique, et qui est fort employé pour détruire les végétations ou cautériser les plaques muqueuses.

Le *chlorure de zinc*, caustique énergique, produit une escarre qui a trois fois le volume du caustique lui-même ; on utilise la pâte de Canquoin (au tiers) et la solution au quinzième. Comme caustique, la solution au vingtième permet de détruire les fongosités des abcès froids ; la solution au dixième, à la dose de quelques gouttes, est employée dans la méthode sclérogène de Lannelongue.

Pour cautériser un noyau cancéreux, on peut employer des solutions à 15 ou 30 p. 100 de chlorure de zinc, en compresses, qu'on laisse de six à vingt-quatre heures en place ; il se produit une volumineuse escarre qui s'évacue après quelques jours.

Les *sulfates de zinc*, de *cuivre* (pierre divine) sont, suivant les doses, employés comme caustiques ou comme astringents.

c. **Cytotoxines, etc.** — Il est, enfin, une série d'agents cytolytiques d'ordre biologique.

Certains sont dérivés de la vie animale, comme tel ou tel anticorps artificiellement fabriqué, comme tel ou tel produit organique dont la *bile* est le type.

D'autres sont dérivés de la vie microbienne : on a cherché, par exemple, à utiliser l'action de l'érysipèle, c'est-à-dire des *Streptocoques* et de leurs toxines pour modifier les tissus, qu'il s'agisse de lupus ou de néoplasme. Peut-être y a-t-il là une thérapeutique non négligeable ; mais il faut bien avouer que la bactériothérapie cellulaire est, encore, pratiquement inexistante.

3° Applications diverses des méthodes histolytiques. — Les agents histolytiques que nous venons d'énumérer peuvent provoquer une série d'actions d'intensité très variable.

L'histolyse la plus complète et la plus violente aboutit à la destruction totale du tissu (par exérèse, cautérisation ignée, cautérisation chimique, etc.), comme dans les cas de néoplasmes, etc.

Puis viennent une série d'actions histolytiques beaucoup plus faibles, à utiliser lorsque l'on veut détruire des exubérances cellulaires moins dangereuses, dont l'histolyse ne vaut pas la mortification générale d'un tissu : tels certaines végétations, certains papilomes, cors, verrues, etc.

A des degrés moindres encore, la plupart des agents deviennent cyto-toxiques, au moins dans des circonstances déterminées ; ils présentent, alors, souvent une action inverse légèrement irritante à faible dose et qui provoque, non plus la destruction, mais la prolifération des tissus.

Pour préciser les idées, nous relaterons quelques exemples de médications histolytiques, suivant l'intensité même du but à poursuivre.

a. **Histolyse locale des verrues.** — Pour détruire localement des verrues, on utilise une série de topiques histolytiques. On peut les toucher avec l'acide nitrique, l'acide acétique, l'acide phénique pur, en procédant délicatement et évitant que le liquide coule sur les parties avoisinantes.

Dans les cas de verrue plane, on peut utiliser le collodion salicylé à 2 p. 100, dont on dépose une petite goutte sur la lésion ; chaque soir, on enlève la couche restante et on renouvelle l'application.

On peut également utiliser un collodion composé de 1/10 d'acide salicylique et 1/10 d'acide lactique.

On peut pratiquer l'extirpation à la curette, rarement nécessaire, ou l'attouchement au galvano cautère employé très légèrement.

· Enfin, on a pu, dans des cas moins simples, avoir recours à l'électrolyse (pôle négatif), à la radiothérapie, à l'effluve de haute fréquence. Mais les méthodes simples sont, au moins, aussi efficaces et d'un emploi beaucoup plus facile.

b. **Histolyse locale des condylomes génitaux.** — On peut mettre en œuvre contre les végétations, et suivant leur importance, toute la gamme des médications histolytiques.

Le traitement par les astringents ne paraît pas avoir une très grande efficacité. On a, cependant, utilisé les mélanges de poudre de sabine et d'alun (Lesser), de poudre de sabine et d'acide salicylique (ãã), les applications de perchlorure de fer, de sulfate de zinc, de tanin, d'ichtyol à 1/15 (Petit), de collodion salicylé ou résorciné à 1/10 (Balzer).

Ces moyens sont à réserver pour les cas les plus bénins et ont peu d'efficacité.

On a utilisé, d'autre part, toute la gamme des caustiques chimiques, liquides ou en pâte (acides sulfurique, azotique, chromique au 1/15, nitrate acide de mercure, potasse à 40/100, pâte de Vienne, chlorure de zinc, etc.) ; mais ils nécessitent des applications répétées, fusent plus loin qu'il ne faudrait, provoquent des cicatrices ultérieures, etc. Ces méthodes sont donc à délaisser habituellement.

Enfin, on a préconisé les cautérisations ignées à la pointe fine du thermocautère ou au galvanocautère, méthode applicable uniquement pour les toutes petites végétations.

Schein (de Budapest) a conseillé la congélation par des pulvérisations au chlorure d'éthyle : cinq ou dix jours après, les condylomes se flétrissent et s'éliminent.

Tout récemment, Chicotot a préconisé la radiothérapie pour guérir rapidement les végétations.

Enfin, l'excision aux ciseaux pour les végétations pédiculées, le raclage à la curette tranchante de Volkmann, avec attouchement au thermocautère, à la teinture d'iode, au perchlorure de fer ou à l'acide prussique à 1/150, représentent le traitement actuellement le plus rapide et le plus sûr.

c. **Histolyse locale des épithéliomes cutanés.** — Dans les cas de néoplasies épithéliales très nettement superficielles et circonscrites, on peut mettre en jeu une série de méthodes histolytiques, qui, toutes, cèdent le pas à l'exérèse chirurgicale dès que l'on hésite sur l'extension des lésions ou la rapidité du processus. Comme il est très important de pratiquer une histolyse totale et d'éviter toute médication, irrritante ou histopoiétique, les méthodes à mettre en jeu, sont, avant tout, au nombre de trois : les caustiques chimiques, la radiothérapie, l'extirpation.

1° Les *caustiques*, qui ont été, successivement, employés dans la cure des épithéliomes cutanés, sont innombrables. Actuellement, seuls les caustiques arsenicaux doivent être conservés.

On peut employer les pâtes ou les solutions hydro-alcooliques d'acide arsénieux. Telle la pâte de Dubreuilh :

Talc pulvérisé..	10 grammes.
Acide arsénieux	} ãã 1 gramme.
Gomme arabique en poudre.............................	}

que l'on étale sur la surface ulcérée et qu'on laisse sécher : après quelques heures, il se produit du gonflement, de la rougeur, avec une douleur parfois très vive : puis la masse néoplasique se transforme en une escarre noire, qui se détache après une ou deux semaines, laissant après elle une plaie qui se répare assez vite et fournit, le plus souvent, une belle cicatrice.

Comme l'action de la pâte arsenicale est un peu brutale, on peut utiliser les solutions hydro-alcooliques de Czerny et Trunecek à 1/50,

1/100 ou 1/150, dont on fait plusieurs badigeonnages successifs.

Il est nécessaire qu'il y ait contact direct de l'arsenic avec les cellules néoplasiques : dans les cas d'épidermisation superficielle, il faut détruire d'abord, par la curette ou autrement, l'épiderme protecteur (Audry).

Cette méthode est à préconiser pour les petits épithéliomas, un peu végétants, ulcérés, purulents, et même lorsqu'ils on une tendance térébrante, à condition toutefois qu'ils évoluent lentement : en ces cas, l'acide arsénieux est supérieur même au bistouri : il est à la portée de tous et n'effraye pas le malade (Audry).

2° La *radiothérapie* doit être pratiquée, d'emblée. avec des doses suffisantes, après ablation des croûtes et, au besoin, après curettage léger des masses exubérantes. On peut faire une séance initiale de 10 H, une deuxième après trois semaines, une troisième après le même temps, le traitement exigeant une moyenne de 40 à 80 H.

Il semble que la radiothérapie doive être réservée aux épithéliomas non ou peu ulcérés, surtout s'ils sont largement étendus. Nous n'insisterons pas sur ces points, qui font l'objet d'un article spécial de MM. Pierre Marie et Clunet (p. 374) et qui sont traités, d'autre part, dans le volume de MM. Oudin et Zimmern sur la *Radiothérapie*.

3° Enfin l'*exérèse* est la méthode de choix pour tous épithéliomas facilement extirpables, pour tous épithéliomas épais et infiltrés, pour tous épithéliomas à développement rapide.

L'exérèse peut être, d'ailleurs, combinée à la thermothérapie, à la fulguration, à la radiothérapie.

On voit, par ces quelques exemples, toute l'importance des médications cellulaires, soit pour activer la prolifération des tissus, dans les cas d'insuffisance de croissance ou de réparation, soit pour réfréner cette prolifération dans les cas d'exubérance de développement ou d'hyperplasie morbide.

Si ces méthodes ne sont encore jusqu'ici qu'ébauchées, leur intérêt est considérable : car, par elles seules, on pourra prétendre agir sur la prolifération et le trophisme des organes, influer leur croissance, contribuer à leur régénération ou réfréner leur hyperplasie, reproduire enfin et provoquer les processus spontanés de rajeunissement et de réparation des tissus qui sont la caractéristique fondamentale de l'être vivant.

II. — ACTION DES RAYONS X SUR LES CELLULES CANCÉREUSES

PAR

le Pr **PIERRE MARIE** et le Dr **JEAN CLUNET**
Professeur à la Faculté de médecine de Paris Ancien interne des hôpitaux,
Médecin de l'hospice de la Salpêtrière. Préparateur à la Faculté de médecine
de Paris.

L'action destructive des rayons X sur les cellules vivantes est généralement reconnue : qu'il s'agisse de tissus adultes normaux ou pathologiques, d'œufs d'invertébrés ou de vertébrés, de plantes, tous les auteurs ont constaté, d'une part, qu'une dose suffisante de rayons X produit la mort des éléments exposés et leur destruction définitive si la couche génératrice a été atteinte ; d'autre part, que lorsque des tissus complexes reçoivent une même dose, les divers éléments sont frappés en proportion de leur activité fonctionnelle et surtout de leur activité reproductive (division cellulaire par mitose). La radiothérapie des tumeurs malignes est fondée sur ces faits et, comme l'a bien montré Béclère, on peut voir disparaître des néoplasmes sous une peau intacte : les cellules néoplasiques ont reçu moins de rayons que les cellules de l'épiderme, puisqu'elles sont situées plus loin de l'ampoule, mais elles ont une beaucoup plus grande activité génératrice ; elles sont partant beaucoup plus sensibles, et une dose qui ne détruit point la couche basale de l'épiderme et ne provoque point, par conséquent, d'ulcération des téguments les frappe à mort.

Le faisceau de rayons X bien manié semble ainsi un bistouri invisible et intelligent qui détruit, sur tout son trajet, les cellules nuisibles par leur activité reproductrice désordonnée, tout en respectant les éléments normaux.

Les auteurs qui se sont occupés de la radiothérapie des cancers se sont presque tous placés jusqu'ici sur le terrain purement clinique.

C'est ainsi que, à la Conférence internationale pour l'étude du cancer de 1906, Béclère s'attache particulièrement à montrer l'action curatrice des rayons sur les tumeurs profondes, en respectant l'épiderme. Hübner rapporte des cas de guérisons rapides et complètes qu'il a surtout observées chez les sujets jeunes ; il a, d'autre part,

maintes fois constaté, après des radiothérapies insuffisantes, un
accroissement de la prolifération destructive de la tumeur et attribue cet effet à l'entraînement progressif des cellules néoplasiques
à l'action des rayons. — Huxheimer montre les avantages de la
radiothérapie sur les autres méthodes non sanglantes dans le traitement des cancers cutanés. Il constate, lui aussi, des cas exceptionnels de coup de fouet donné aux tumeurs par irradiation insuffisante, et surtout des proliférations inexpliquées, après une période
de régression, malgré la continuation du traitement. Lewisohn n'a
guère obtenu que des résultats favorables palliatifs, cessation de la
douleur et des exsudations, régressions partielles suivies de nouvelle prolifération. Il attribue le petit nombre de succès durables à
la gravité particulière des cas qu'il a pu traiter.

Si nous cherchons à résumer ces résultats purement cliniques,
nous voyons que, tout au moins dans le traitement des cancers
superficiels, l'on peut obtenir avec les rayons X des résultats curatifs
complets ; que, d'autre part, dans des conditions de technique radiologique et d'histogenèse encore imprécises, on observe des insuccès
et même des accroissements de prolifération.

Il nous a semblé que la méthode clinique seule était insuffisante
pour l'étude de ces phénomènes, et, depuis plusieurs années, nous
avons entrepris une série de recherches anatomo-cliniques et expérimentales, nous efforçant de suivre sous le microscope, d'aussi près
que possible, les diverses phases de l'action biologique des rayons.

On pourrait nous objecter que toute méthode fondée sur l'étude
morphologique est vouée à l'insuccès en matière de radiothérapie,
puisque des histologistes de la valeur d'un Cornil (1) n'ont point
craint d'affirmer qu'il n'y avait aucune différence de structure
appréciable entre un cancer du sein longuement traité par les
rayons et en partie résorbé sous leur influence, et les cancers du
sein non traités de même type.

Il est inconcevable qu'une régression de plusieurs centimètres de
diamètre dans une masse épithéliale se produise sans altération
morphologique des éléments de cette masse. Mais, pour surprendre
ces altérations, il faut que l'examen soit pratiqué dans un délai
précis, variable avec la nature de la tumeur et la modalité du traitement. Trop tôt, les altérations biologiques produites par les
rayons X n'ont pas encore eu le temps de se traduire par des modifications morphologiques (période de latence); trop tard, les élé-

---

(1) Cornil et Vigouroux, Traitement des tumeurs du sein par les rayons X (Acad. de
méd. de Paris, 1903 et 1906).

ments frappés sont entièrement détruits et résorbés ; il ne subsiste que les cellules voisines qui ont résisté et ne diffèrent point par leur structure des éléments de tumeurs semblables non traitées.

MÉTHODE. — Pour ne pas laisser échapper la période d'observation fructueuse, nous avons employé deux méthodes :

1° Celle des *biopsies successives* : une biopsie avant chaque séance de radiothérapie, la biopsie étant toujours faite en un point comparable de la tumeur ;

2° Celle de *coupes sériées* : étude de toutes les parties de la tumeur, des plus superficielles, ayant reçu le maximum d'H, aux plus profondes, qui en ont le moins reçu ; étude faite au moment où soit une intervention chirurgicale, soit la mort due à une maladie intercurrente, est venue interrompre le traitement.

Le plus souvent nous avons dû nous contenter de l'une des deux méthodes à l'exclusion de l'autre, mais, chaque fois que la chose nous a été possible, nous les avons employées concurremment toutes les deux dans l'étude d'un même cas, et ces observations complètes nous ont montré la concordance parfaite des résultats obtenus par les deux procédés.

Nos recherches ont été entreprises dans un esprit purement biologique ; nous nous sommes efforcés d'étudier l'action des rayons X sur les tumeurs malignes, comme d'autres auteurs ont étudié l'action de tel ou tel poison microbien sur un tissu déterminé.

Précisément, parce que nous n'avons pas eu la moindre préoccupation *a priori* de justifier ou de condamner un procédé thérapeutique, nous pensons que les résultats obtenus ainsi pourront être un document utile à ceux qui cherchent à formuler les applications pratiques.

Notre matériel comprend vingt-neuf tumeurs humaines, la plupart traitées par nous-mêmes avec la collaboration du Dr Raulot-Lapointe, à l'hospice de Bicêtre.

Nous avons contrôlé les résultats obtenus sur les tumeurs humaines avec lesquelles nous n'avions pu employer qu'une seule méthode : épithéliomas mammaires et sarcomes, en étudiant par les deux méthodes combinées deux tumeurs de la souris entretenues au laboratoire par greffes en série.

Nous avons réussi enfin à obtenir, sur la peau de rats blancs normaux, par des irradiations répétées à maintes reprises, non seulement les proliférations cellulaires bénignes qui caractérisent les radiodermites chroniques hyperplasiques, mais même, dans un cas, un néoplasme malin amenant par son envahissement destructif la mort de l'animal.

Nous résumons (1) les principaux résultats obtenus, distinguant pour plus de clarté :

1° Les phénomènes de radio-destruction ;

2° Les phénomènes de radio-excitation.

I. — Phénomènes de radio-destruction.

Les épithéliomas malpighiens de l'homme fournissent le matériel de choix pour cette étude, en raison du volume et de la haute différenciation des éléments : avant de disparaître sous l'action des rayons X, ces tumeurs passent schématiquement par cinq phases :

1° Phase latente ;

2° Maturation monstrueuse ;

3° Kératinisation ;

4° Dislocation et phagocytose ;

5° Organisation d'une cicatrice conjonctive souple.

1° La *phase latente* a une durée variable de six à quinze jours ; pendant cette phase, aucune modification histologique appréciable. La durée en paraît être un peu plus courte pour les épithéliomas spino-cellulaires que pour les baso-cellulaires.

2° La *phase de maturation monstrueuse* est marquée :

a. Par l'augmentation de volume de toutes les parties de la cellule, noyau et protoplasma. Cette hypertrophie peut atteindre des proportions considérables (deux et trois fois en diamètre) ;

b. Par le nombre plus grand des mitoses atypiques ;

c. Par l'apparition de noyaux bourgeonnants monstrueux, très chromophiles, mais non pycnotiques ;

d. Par l'apparition dans le corps cellulaire de formations archoplasmiques d'aspect pseudo-parasitaire.

3° La *kératinisation* est à la fois disséminée, totale et atypique :

Disséminée, en ce sens que chaque cellule se kératinise pour son propre compte, indépendamment de sa voisine, sans qu'il y ait imbrication à la manière des globes épidermiques.

Totale, en ce sens que toutes les cellules atteintes par une même quantité d'H subissent cette évolution cornée, bien qu'à des

---

(1) On trouvera l'exposé détaillé de ces faits dans nos publications antérieures : J. Clunet et P. Ménétrier, Contribution à l'étude de la radiothérapie des cancers épithéliaux (*Arch. de méd. exp. et d'anat. pathol.*, 1908. p. 159). — Jean Clunet et Gaston Raulot-Lapointe, Action des rayons X sur les épithéliomas malpighiens (*Soc. méd. des hôp.*, 30 juillet 1909). — Pierre Marie, Jean Clunet et Gaston Raulot-Lapointe. Contribution à l'étude du développement des tumeurs malignes sur les ulcères de Rœntgen : Tumeur maligne développée sur une radiodermite expérimentale chez le rat blanc (*Bull. de l'Assoc. franç. pour l'étude du cancer*, t. III, p. 404, 18 juillet 1910). — Jean Clunet, Recherches expérimentales sur les tumeurs malignes. Thèse de Paris, Steinheil, édit., juillet 1910.

moments différents : au début du processus, on trouve l'une à côté de l'autre des cellules réduites à un petit bloc de corne et des cellules au début de la kératinisation ; mais bientôt tous les éléments ont subi leur évolution, et toute la région est transformée en masses cornées visibles aux plus faibles grossissements et simulant des perles géantes.

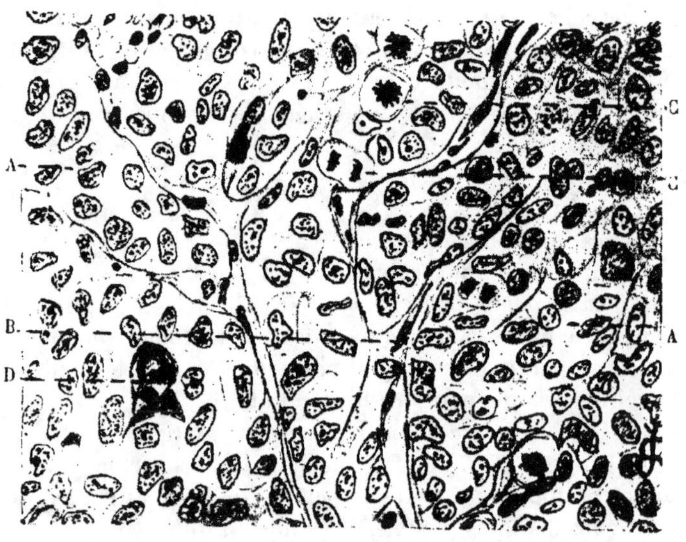

Fig. 21. — Épithélioma végétant de la face. *Biopsie de la superficie de la tumeur avant radiothérapie* (Gross. : 230 diamètres).

La préparation montre des travées épithéliales pleines, formées de cellules métatypiques, dépourvues de prolongements épineux. Le stroma très grêle contient quelques fibroblastes et quelques éléments migrateurs.

Les karyokinèses des cellules épithéliomateuses sont très nombreuses et pour la plupart typiques.

Par places, on trouve une légère tendance de quelques cellules à la kératinisation spontanée ; mais ce phénomène est toujours très limité, nulle part de véritables globes épidermiques.

A, travées épithéliales pleines, formées de cellules métatypiques ; B, stroma conjonctif ; C, mitoses ; D, kératinisation spontanée partielle (pseudo-globe).

ATYPIQUE en ce sens que protoplasma et noyau subissent le plus souvent l'un et l'autre, pour leur propre compte, l'évolution cornée, sans passer par des stades que l'on observe dans l'épiderme normal et dans les globes des cancroïdes. Le protoplasma devient granuleux, d'abord orangéophile, puis éosinophile ; les granulations augmentent de volume et finissent par se fusionner en un bloc homogène présentant toutes les réactions colorantes de la kératine.

Ces granulations ont sans doute une constitution chimique analogue à celle de l'éléidine, mais elles n'en présentent à aucun moment les réactions colorantes caractéristiques. Le noyau subit une évolution différente suivant les cas : après un stade de pycnose, tantôt il y a karyorrhexis, puis diffusion dans le protoplasma ; tantôt le noyau s'éclaircit, se charge de granulations acidophiles et finit par se transformer directement en un bloc de kératine. La kérati-

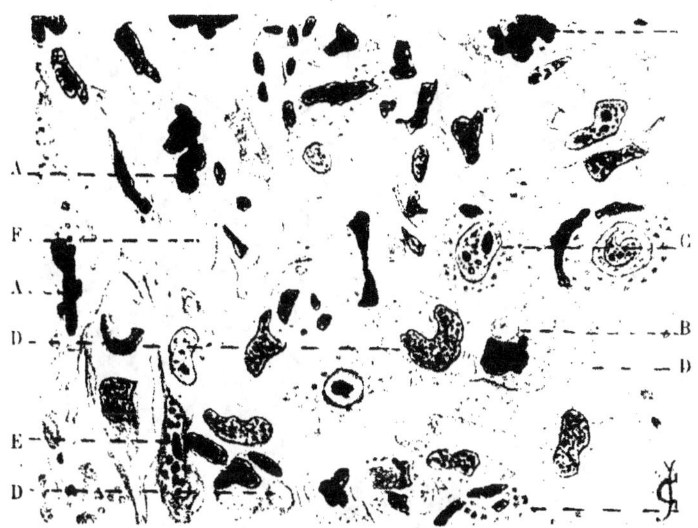

Fig. 22. — Même cas que figure 21. Biopsie de la superficie de la tumeur quinze jours après le début de la radiothérapie effective. *Maturation monstrueuse des éléments néoplasiques* (Gross. : 230 diamètres).

Le grossissement de la figure 22 est rigoureusement le même que celui de la figure 21. On est d'abord frappé de l'augmentation de volume de toutes les parties de la cellule : noyau et protoplasma, dont les diamètres ont doublé, triplé même par places.

Les noyaux hyperplasiés bourgeonnent et deviennent très chromophiles. Nombre de cellules présentent des inclusions pseudo-parasitaires. On voit apparaître dans le protoplasma des granulations de volumes divers qui ne présentent pas les réactions histo-chimiques de l'éléidine normale, mais semblent néanmoins marquer un premier stade de l'évolution cornée.

A, noyaux bourgeonnants très chromophiles, mais non pycnotiques ; B, formations archoplasmiques d'aspect parasitaire ; C, grosses granulations protoplasmiques (éléidine modifiée) ; D, petites granulations protoplasmiques de même nature ; E, début de kératinisation nucléaire ; F, membrane nucléaire encore distincte, ne renfermant plus de chromatine.

nisation nucléaire peut évoluer sans stade préalable de pycnose ; elle semble alors le plus souvent commencer par les nucléoles ; dans certaines cellules, elle paraît précéder la transformation cornée du corps cellulaire.

4° La *dislocation* et la *phagocytose* des masses cornées paraît être surtout l'œuvre des polynucléaires neutrophiles et des fibroblastes du stroma, qui prolifèrent avec activité. Plus tard, apparaissent les macrophages et les plasmastzellen, qui s'accumulent autour des vaisseaux et persistent longtemps après la disparition des cellules néoplasiques. On trouve aussi parfois à la périphérie des blocs, quelques plasmodes qui affectent le type habituel des cellules de corps étranger ; mais nous n'avons trouvé ces éléments en abondance que dans un petit nombre de cas. Les masses cornées, avant

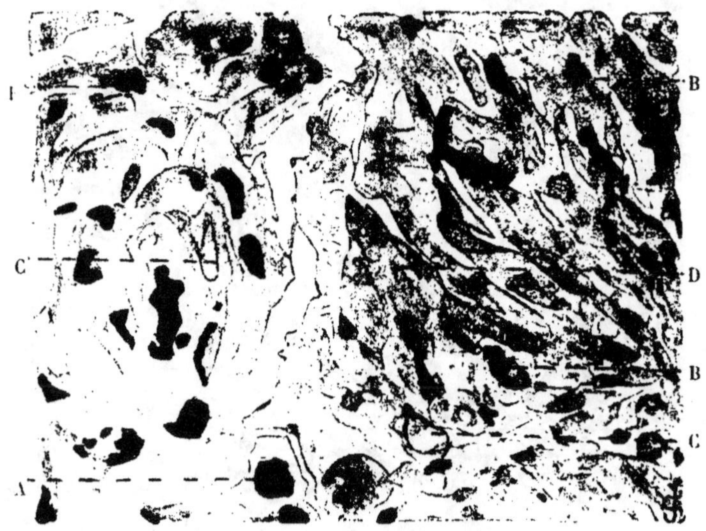

Fig. 23. — Même cas que les figures 21 et 22. *Biopsie de la superficie de la tumeur, après le début de la radiothérapie. Kératinisation* (Gross. : 230 diamètres).

Presque tous les éléments de la préparation sont complètement transformés en masses cornées qui se fragmentent, si bien que les contours cellulaires ont presque partout disparu. Dans la partie gauche de la figure, on voit de nombreux fragments de noyaux en pycnose. Par places, on retrouve des membranes nucléaires encore distinctes, mais dépourvues de toute chromatine.

A, cellule dont le protoplasma est déjà entièrement kératinisé, mais dont l'architecture nucléaire est encore distincte ; B, fragments de noyaux pycnotiques; C, membrane nucléaire ne renfermant plus de chromatine (kératinisation complète du noyau); D, masse cornée fragmentée en petits blocs, disposés sans aucune ordination systématique.

d'être entièrement détruites, peuvent perdre les réactions colorantes de la kératine et demeurer longtemps enchâssées dans le derme, sous forme d'amas de corpuscules chromophobes dépourvus de noyaux.

5° L'*organisation de la cicatrice conjonctive*, même dans les tumeurs ulcérées, ne s'accompagne pas, le plus souvent, de la formation de gros tractus fibreux; le tissu reprend la structure du derme sain, à cette différence près qu'il ne contient plus ni poils, ni glandes, et

que les fibres élastiques y sont moins nombreuses et plus grêles
qu'à l'état normal. Dans cette cicatrice souple, il peut ne persister
aucun élément néoplasique, et c'est la guérison définitive; ou, au
contraire, il subsiste, dans la profondeur, quelques cellules frappées

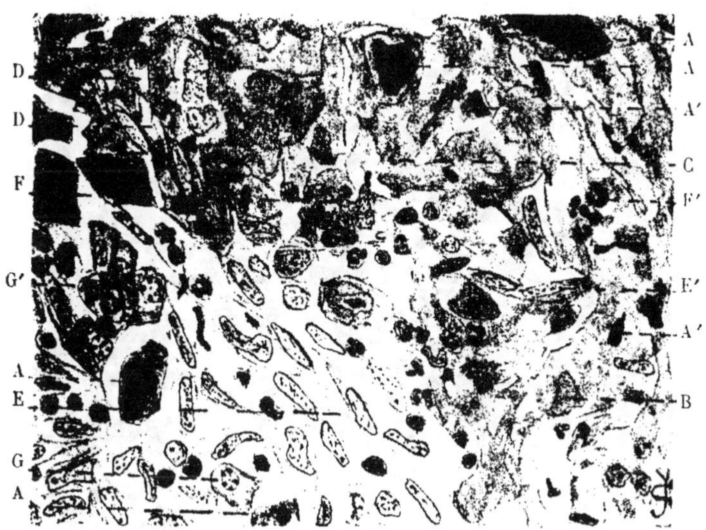

Fig. 24. — Même cas que les figures 21, 22 et 23. Fragment de la zone moyenne de la tumeur prélevé lors de l'autopsie (mort par pneumonie), deux mois après le début du traitement, en une région presque complètement guérie macroscopiquement. *Dislocation et
phagocytose des blocs kératinisés* (Gross. : 230 diamètres).

La région supérieure et droite de la figure représente une masse de corne fragmentée,
presque anhiste, dans laquelle on distingue encore quelques noyaux pycnotiques; cette masse
est envahie par des polynucléaires, des cellules libres du tissu conjonctif, qui semblent jouer
un rôle de phagocytose, et des fibroblastes jeunes.

La région inférieure gauche de la figure montre le tissu conjonctif de néoformation qui
s'est substitué à la néoplasie détruite. On y remarque, outre les fibroblastes jeunes qui
enveloppent quelques débris de cellules épithéliales kératinisées, de nombreux leucocytes et
quelques plasmastzellen.

A, cellules épithéliales kératinisées à noyau pycnotique; A', fragments de noyaux pycnotiques; B, membranes nucléaires ne renfermant plus de chromatine (kératinisation complète
du noyau); C, masses cornées anhistes fragmentées en petits blocs, disposés sans aucune
ordination; D, cellules conjonctives libres, ayant pénétré dans l'épaisseur des masses cornées; E, fibroblastes jeunes remplaçant le néoplasme détruit; E', fibroblastes jeunes ayant
pénétré dans l'épaisseur des masses cornées; F, leucocytes; F', leucocytes en pycnose;
G, plasmastzellen; G', plasmastzellen autour d'un néocapillaire.

par les rayons X, mais non détruites; ces cellules à noyau très
chromophile mais non pycnotique, à protoplasma réduit et avide
des colorants basiques, sont à l'état de vie ralentie (léthargie cellulaire) : si le traitement n'est pas continué, c'est la récidive plus
ou moins différée.

Cette distinction de cinq phases est évidemment schématique : elle ne s'applique pas à l'ensemble d'une tumeur, en un même moment de la durée. Nous les avons observées les unes après les autres, dans les biopsies successives prélevées en des points comparables de la superficie d'une même tumeur. Lorsque nous avons

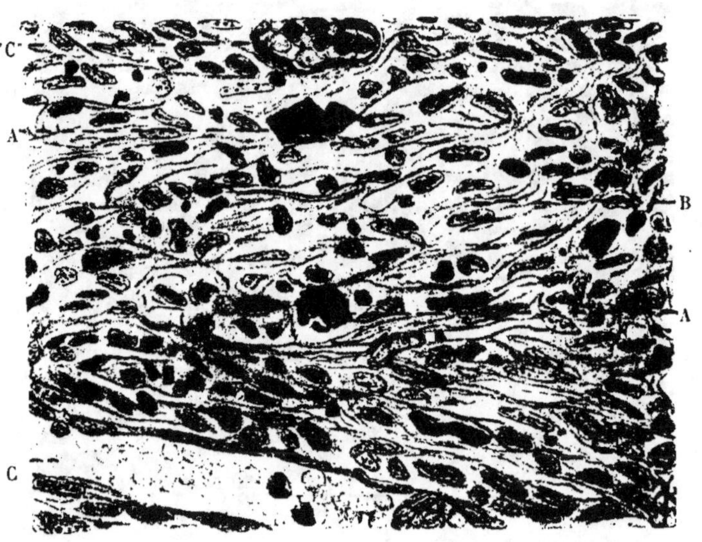

Fig. 25. — Même cas que les figures 21, 22, 23 et 24. Fragment de la superficie de la tumeur prélevé, lors de l'autopsie (mort par pneumonie), deux mois après le début du traitement, en une région complètement guérie en apparence. *Organisation de la cicatrice conjonctive* (Gross. : 230 diamètres.)

La figure montre un tissu conjonctif jeune formé de fibroblastes volumineux, avec sécrétion minime de collagène ; quelques capillaires contenant un grand nombre de leucocytes surtout polynucléaires. Au milieu des tractus conjonctifs, on aperçoit quelques cellules épithéliales groupées par deux ou trois. Ces cellules, réduites de volume, ont des noyaux très chromophiles, mais non pycnotiques ; leur protoplasma est également réduit et légèrement basophile. Ce sont des cellules épithéliomateuses en état de vie ralentie (léthargie cellulaire), qui auraient pu, en cas d'interruption du traitement et de survie du malade, donner des récidives à longue échéance.

A, cellules épithéliomateuses à l'état de vie ralentie ; B, fibroblastes jeunes ; C, néocapillaires renfermant des hématies et de nombreux leucocytes.

pu étudier dans son ensemble un néoplasme en cours de traitement (opération ou autopsie, méthode des coupes sériées), nous avons retrouvé simultanément ces divers aspects ; on les observe dans le même ordre, lorsqu'on parcourt successivement sur les coupes sériées les zones profondes, puis les zones de plus en plus superficielles, c'est-à-dire les points qui ont reçu peu d'II, puis ceux qui en ont reçu davantage.

L'étude des épithéliomas mammaires traités par les rayons X chez l'homme et la souris nous montre un processus identique dans ses grandes lignes : phase latente ; — augmentation de volume et monstruosité cellulaire ; — mort de l'élément caractérisée par la pycnose ou la karyorrhexis du noyau, par l'acidophilie et la vacuolisation du protoplasma ; — dislocation des blocs de cellules nécrosées par les polynucléaires et les cellules conjonctives jeunes ; — organisation d'une cicatrice souple renfermant longtemps des cellules à l'état de vie ralentie.

Dans les sarcomes de l'homme et de la souris traités d'une manière intensive, nous avons encore observé la même série de phénomènes ; mais la phase latente est de bien plus courte durée et ne dépasse point quarante-huit heures ; — les phénomènes de monstruosité cellulaire sont extrèmement prononcés et souvent marqués par la transformation d'une partie des éléments néoplasiques en vastes plasmodes à noyaux bourgeonnants et même à noyaux multiples distincts.

Dans un cas humain de sarcome fuso-cellulaire traité avec des doses relativement minimes, nous croyons assister à un autre processus, déjà décrit par Dominici dans certaines tumeurs de ce type traitées par le radium : dans ce cas, il n'y a plus de monstruosité puis mort cellulaire suivies de résorptions. Les rayons semblent agir en modifiant l'évolution des éléments néoplasiques sans les détruire. La cellule sarcomateuse fusiforme reprend la morphologie et les propriétés du fibroblaste du tissu conjonctif normal ; elle sécrète à nouveau du collagène, et, si l'on parcourt successivement sur des coupes sériées les régions non traitées, puis les régions qui ont reçu de plus en plus d'H, on voit succéder au sarcome pur du fibro-sarcome, du fibrome, enfin du tissu cicatriciel ne présentant plus aucune morphologie néoplasique.

II. — Phénomènes de radio-excitation.

Nous grouperons provisoirement sous ce titre divers phénomènes d'hyperplasie secondaire aux irradiations : nous avons pu ainsi observer :

1° Des coups de fouet donnés aux tumeurs malignes par une irradiation insuffisante ; 2° des radiodermites chroniques hyperplasiques ; 3° des tumeurs malignes développées sur des radiodermites chroniques, professionnelles ou expérimentales.

1° Si l'on mesure la circonférence d'une volumineuse tumeur avant et quelques jours après une première irradiation faible, comme la chose est particulièrement facile pour les néoplasmes de la région cervicale, on peut constater une augmentation de volume de parfois plusieurs centimètres, augmentation qui cède rapidement à une irradiation nouvelle. Si le traitement n'est pas continué, l'accroissement de l'énergie de prolifération néoplasique persiste ; l'irradiation insuffisante pour détruire la tumeur lui a donné un coup de fouet.

La plupart des radiologues ont observé des faits de ce genre, et l'on commence à redouter les doses insuffisantes au même titre que les doses trop fortes qui produisent des radiodermites graves. Nous avons pu examiner sur coupes sériées un épithélioma thyroïdien, qui avait presque doublé de volume en dix jours après une séance insuffisante de rayons mous, alors que le développement de ce néoplasme avait été jusque-là lent et progressif. Nous avons trouvé sur les préparations une structure homogène très atypique avec nombreuses formes de division cellulaire, mais pas d'images cytologiques particulières, qu'on puisse rattacher à l'action des rayons X ; il est vrai que cet examen n'a pu être pratiqué que six semaines après l'irradiation.

2° Menetrier et Mallet (1) à Paris, Rowntree (2) à Londres, opérant sur l'oreille et la queue du rat blanc, ont obtenu par des irradiations faibles et répétées des hyperplasies de l'épiderme (épaississement de toutes les couches) et des métaplasies (transformation des glandes sébacées et des poils en travées malpighiennes pleines, formation de globes épidermiques). Nous avons reproduit ces expériences et obtenu les mêmes résultats. Nous avons d'ailleurs retrouvé des structures analogues à la périphérie des anciens ulcères de Rœntgen, au pourtour des néoplasmes développés sur ces ulcères, et sur des téguments humains non ulcérés recouvrant des tumeurs malignes sous-cutanées longtemps traitées.

3° On connaît depuis plusieurs années, en clinique, des épithéliomes cutanés du doigt développés sur des radiodermites chroniques chez des radiologues imprudents. Nous avons eu l'occasion d'examiner une pièce de ce genre, dans laquelle, sur des coupes sériées, nous avons pu étudier toutes les transitions entre la peau saine, la radiodermite hyperplasique et l'épithélioma corné. Fait remarquable, les cellules néoplasiques présentaient en grand nombre les figures de dyskératose et les monstruosités qui marquent les premiers stades de la radio-destruction des épithéliomes cutanés habituels.

Nous avons réussi à obtenir une tumeur maligne, développée sur une radiodermite ulcéreuse expérimentale chez le rat blanc. La

(1) *Bull. de l'Assoc. franç. pour l'étude du cancer*. t. II, p. 150, 21 juin 1909.
(2) *Arch. Hosp. Middles.*, vol. XIII, p. 182 ; vol. XV, p. 192, et *Lancet*, 20 mars 1909.

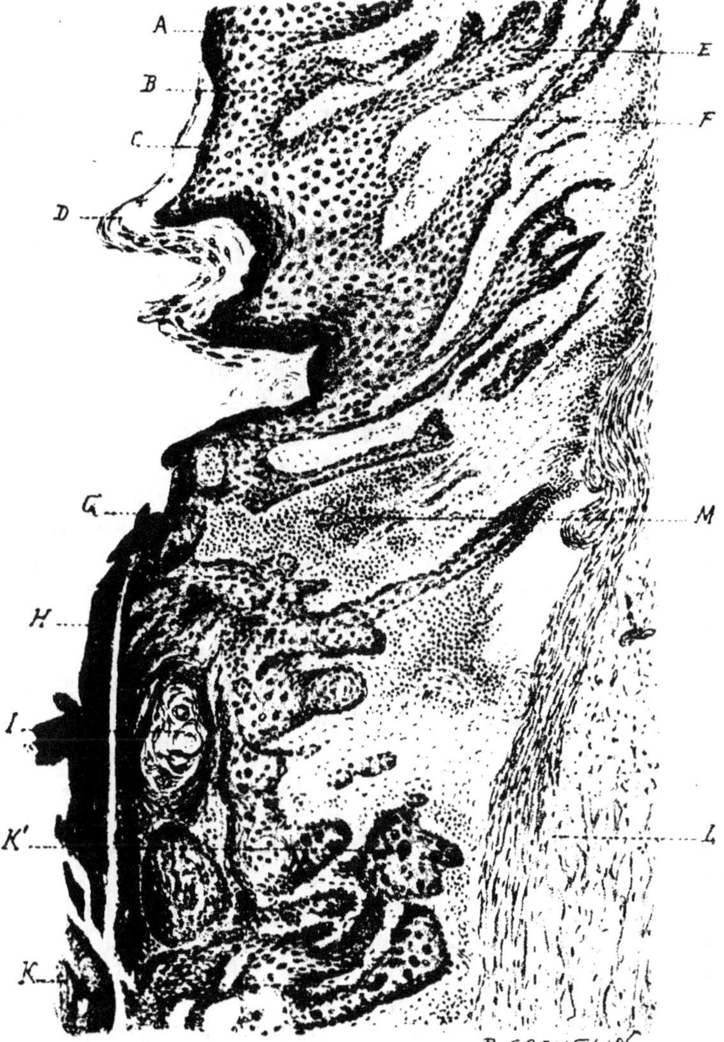

Fig. 26. — *Cancroïde du doigt développé sur une radiodermite ulcéreuse chronique chez un radiologue.* Peau de la région dorsale de la seconde phalange; transition entre la zone de radiodermite hyperplasique papillomateuse et la zone néoplasique (Gross. : 46 diamètres).

Tandis que la zone papillomateuse est recouverte d'un revêtement corné épais contenant au-dessous du point D des vestiges nucléaires colorables, la zone néoplasique ulcérée est recouverte d'un amas de débris cellulaires et de leucocytes. La monstruosité cellulaire qui fait entièrement défaut dans la zone papillomateuse apparait brusquement avec le cancer. Les travées épithéliomateuses sont encore superficielles dans le champ dessiné ; quelques millimètres plus loin, elles envahissent et détruisent la gaine aponévrotique sous-jacente.

A, couche basale de l'épiderme ; B, corps muqueux de Malpighi ; C, couche granuleuse épaissie ; D, revêtement corné très épais ; E, prolongement épithélial interpapillaire hypertrophié ; G, point où les cellules épithéliales deviennent néoplasiques : début de l'atypie cellulaire, limite de l'ulcération ; H, débris cellulaires et leucocytes recouvrant le tissu néoplasique ; I, volumineux globe corné dans le tissu néoplasique ; K, cellule épithéliomateuse à noyau géant et bourgeonnant ; K', cellule épithéliomateuse à noyau géant en dyskératose ; L, gaine aponévrotique de l'extenseur ; M, amas leucocytaire du derme.

Médications générales. 25

tumeur apparue après huit alternatives d'ulcération et de cicatrisation, quatorze mois après le début des irradiations, a récidivé après ablation chirurgicale, microscopiquement complète, et a entraîné la mort de l'animal par sa prolifération et l'envahissement destructif de tous les tissus voisins. La malignité de cette tumeur, ses relations de dépendance de l'ulcère de Röntgen sur lequel elle s'est développée nous paraissent incontestables; mais les rayons X ont-ils provoqué le développement du néoplasme par une action biologique spécifique, ou seulement d'une manière indirecte par l'ulcération chronique infectée qu'ils ont déterminée?

Sans nous croire encore en droit d'être affirmatifs, nous penchons pour la première hypothèse, d'autant qu'à la périphérie du tissu néoplasique nous avons retrouvé les réactions hyperplasiques obtenues par Menetrier, Rowntree et nous-mêmes sur la peau saine, et observées à la périphérie des cancers digitaux des radiologues. Enfin, dans la tumeur expérimentale comme dans le cancer du doigt étudié, les monstruosités cellulaires sont si particulières et ressemblent tellement aux altérations produites par les rayons X sur les tumeurs du même type, soumises à la radiothérapie, qu'elles semblent marquer la trace de l'action spécifique de ces rayons.

*
* *

Les faits que nous venons de résumer ne modifient en rien la première loi de Béclère:

« Tout élément cellulaire vivant, sain ou malade, s'il absorbe une quantité suffisante de rayons de Röntgen, devient le siège de transformations chimiques dont le dernier terme est la dégénérescence et la mort de l'élément irradié. »

Mais nous croyons qu'on peut compléter cette loi par les remarques suivantes :

1° Les éléments néoplasiques frappés par une *quantité suffisante* de rayons X ne sont pas détruits d'une manière immédiate et brutale comme ceux qu'atteint un thermocautère ou un caustique : après une *période de latence, variable avec la nature de la tumeur et non pas avec l'intensité ni la durée de la radio-exposition*, ces éléments présentent une maturation monstrueuse et une sénescence particulière à chaque tissu dont dérive le néoplasme. Les éléments morts sont ensuite disloqués par les leucocytes et les fibroblastes jeunes qui édifient une cicatrice souple dans laquelle persistent ou ne persistent pas des cellules néoplasiques à l'état de vie ralentie, mais susceptibles d'une reviviscence tardive.

2º Une *application insuffisante* de rayons X sur une tumeur maligne produit la monstruosité des éléments néoplasiques sans que ces éléments arrivent à la maturation complète et à la sénescence : la tumeur, loin de régresser, prolifère avec une ardeur nouvelle.

3º Une *application de rayons X faible et répétée*, insuffisante à déterminer une ulcération, produit sur la peau normale une radiodermite hyperplasique caractérisée par des proliférations épidermiques.

4º Une *application de rayons X forte et répétée* produit sur la peau normale une radiodermite atrophique avec état lisse de l'épiderme, puis un ulcère de Rœntgen. On peut voir apparaître sur ces ulcères des tumeurs malignes, dont le développement paraît lié à l'action des rayons X.

Ces données obtenues au cours de recherches biologiques dépourvues de toute préoccupation pratique nous paraissent avoir un double intérêt :

Elles peuvent servir de document à ceux qui cherchent à préciser la technique de la radiothérapie des cancers.

Elles nous permettent d'entrevoir la pathogénie de certaines tumeurs malignes dont nous connaissons dans tous les détails les circonstances étiologiques, alors que nous ignorons tout de l'origine des autres tumeurs malignes de même structure.

MÉDICATIONS GÉNÉRALES
DU DÉVELOPPEMENT

I. — MÉDICATIONS GÉNÉRALES EN PUÉRICULTURE

PAR

le Pr PINARD
Professeur à la Faculté de médecine de Paris,
Membre de l'Académie de médecine.

Une science nouvelle s'est différenciée et esquissée depuis une quinzaine d'années. C'est celle qui a pour but la recherche des connaissances relatives à la conservation et à l'amélioration de l'espèce humaine. Elle se nomme : la PUÉRICULTURE.

Elle comprend trois parties : la puériculture *avant la procréation*, la puériculture *de la procréation à la naissance*, la puériculture *après la naissance*.

Les deux premières seront seules envisagées ici, la troisième ressortissant pour la plus grande part à la pédiatrie. Ajoutons encore que, dans chaque partie, le côté thérapeutique sera uniquement abordé. Je dis le côté thérapeutique : car les puériculteurs ne réclament que l'*optimum physiologique*, l'état euphorique des individus sains, au moment de la procréation, et toute médication ne doit s'appliquer qu'à des individus malades.

Ces médications n'ont en vue que le *traitement de l'hérédité pathologique* et le *traitement des maladies survenant dans l'organisme maternel pendant la gestation et pouvant atteindre le fœtus.*

« L'avenir de la race est en grande partie sous la dépendance de la puériculture avant la procréation (1). » Pendant bien longtemps

(1) A. PINARD, De la conservation et de l'amélioration de l'espèce (in *Revue scientifique*, 11 fév. 1899).

la médecine s'est principalement, pour ne pas dire exclusivement, occupée des *individus* : elle n'a guère songé à l'*espèce*.

Depuis vingt ans, les choses ont changé, et déjà quelques progrès ont été réalisés.

TRAITEMENT DE LA SYPHILIS HÉRÉDITAIRE.

Avant d'exposer les médications dans le traitement de l'hérédo-syphilis, il est nécessaire de résumer dans quelles conditions peut se transmettre et se transmet l'hérédité syphilitique.

Depuis Ambroise Paré, qui dit : « Souvent, on voit sortir les petits enfants hors du ventre de leur mère ayant cette maladie ; et tous après, avoir plusieurs pustules sur leur corps ; lesquels étant ainsi affectés, baillent la vérole à autant que nourrices qui les allaitent, » l'on sait que la syphilis est héréditaire.

Ce furent seulement les travaux de Doublet (1), de Mahon (2), de Bertin (3) qui, il y a un peu plus d'un siècle, jetèrent certaines clartés sur ce sujet. Mais l'histoire de l'hérédo-syphilis a été surtout magistralement observée et étudiée par le Pr Fournier (4) et continuée par son fils E. Fournier (5).

Malgré tous ces travaux, le *traitement de l'hérédité*, ou le traitement de l'espèce, n'avait pas encore été exposé avec toute la plénitude qu'il comporte. Il a commencé à l'être seulement par le Dr Ferdinand Laporte, dans sa thèse inaugurale (1), et d'après les leçons que je professe depuis plus de trente ans.

I. — Traitement prophylactique de l'hérédité syphilitique.

Le traitement de l'hérédité doit être envisagé suivant que l'hérédité spécifique est transmise par le père : *hérédité paternelle* ; par la mère : *hérédité maternelle* ; par les deux : *hérédité double*.

Hérédité paternelle. — Cette hérédité a été niée par quelques

(1) Doublet, Mémoire sur les symptômes et le traitement des maladies vénériennes chez les enfants nouveau-nés, lu à l'Assemblée particulière de la Faculté de médecine, 1781.

(2) Mahon Louis Lemove, Recherches importantes sur l'existence, la nature et la communication syphilitiques chez les femmes enceintes, les enfants nouveau-nés et les nourrices, 1804.

(3) Bertin, Traité de la maladie vénérienne chez les enfants nouveau-nés, les femmes enceintes et les nourrices, 1818.

(4) A. Fournier, Syphilis et mariage, 1880. — Du traitement préventif de l'hérédité paternelle au cours de la grossesse (*Semaine méd.*, 1898).

(5) E. Fournier, Des stigmates dystrophiques de l'hérédo-syphilis. Thèse de Paris, 1898.

(6) Ferdinand Laporte, Étude sur le traitement prophylactique de l'hérédo-syphilis. Thèse de Paris, 1897.

auteurs, malgré les preuves innombrables et journalières qui prouvent sa réalité par son action désastreuse et désolante. Tout en reconnaissant son existence, le Pr Fournier a écrit : « Si l'hérédité paternelle, comme nous venons de le dire, ne s'exerce que d'une façon rare, exceptionnelle, toujours est-il qu'elle s'exerce *quelquefois*. On a vu des enfants naître syphilitiques du fait de leur père, leur mère restant indemne de toute contamination. » A l'heure actuelle, nombre de médecins professent encore la même opinion et pensent que l'origine paternelle de l'hérédo-syphilis est chose rare.

Avec tous les accoucheurs bons observateurs, je m'élève contre cette manière de voir, en m'appuyant sur les faits constatés chaque jour.

J'affirme, je proclame que la syphilis d'origine paternelle n'est pas seulement observée *quelquefois*, mais qu'elle est *beaucoup plus fréquente* que la syphilis d'origine maternelle et que la syphilis d'origine double.

Cela étant dit, l'on doit rechercher si l'hérédité paternelle est *fatale* ou simplement *possible*.

Bien qu'au point de vue scientifique cette question soit toujours voilée du doute que comporte l'origine paternelle dans l'espèce humaine, en ne s'appuyant que sur la *loi du grand nombre*, on peut et on doit dire que l'hérédité syphilitique paternelle n'est pas toujours fatale, mais *qu'elle est toujours possible*.

Un syphilitique dont la syphilis a été *traitée*, ou dont la syphilis est *vieille*, peut procréer un enfant qui ne sera ni syphilitique ni même dystrophique, bien que cela soit plus rarement observé, ainsi qu'on le verra plus loin.

Mais, il faut bien que tous les médecins et tous les syphilitiques sachent que, quand un individu a été syphilitique, quelle qu'ait été la durée du traitement antispécifique, quel que soit l'âge de la syphilis, quelle que soit la longueur du temps écoulé depuis la disparition des derniers accidents, il ne peut et il ne doit jamais avoir la certitude de ne pas procréer un enfant hérédo-syphilitique. *D'où, comme conséquence formelle, la nécessité absolue chez tout individu qui a été syphilitique d'un traitement avant toute procréation.* C'est ce traitement que j'appelle le *traitement de l'hérédité* ou le *traitement de l'espèce* ; on le voit, ce n'est pas l'individu qui est visé ici, mais bien sa descendance.

Pendant combien de temps doit durer le traitement ? — Si la durée du traitement de la syphilis individuelle est variable et arbitraire, puisque nous ne savons pas encore, à l'heure actuelle, quand un individu est guéri de cette maladie, et même s'il en guérit complètement, on ne peut assigner une limite à la durée du traitement de l'espèce qu'en s'appuyant sur de nombreuses observations. Or, depuis plus de trente ans j'observe, et le *traitement suivi pendant plus de six mois consécutifs* m'a généralement donné de bons résultats.

En quoi consiste le traitement ? — Le traitement que je conseille est l'ingestion d'*iodhydrargyrate de potasse* à la dose quotidienne de 40 à 60 centigrammes.

Quand la syphilis a été longuement traitée et que depuis longtemps aucune manifestation spécifique n'a pu être observée, je conseille de ne prendre que 40 centigrammes par jour. Quand la syphilis est plus récente, quand la durée du traitement a été relativement courte, j'élève la dose à 50 centigrammes et même 60 centigrammes par jour.

Le médicament est administré en solution formulée ainsi :

Biiodure d'hydrargyre	10	centigrammes.
Iodure de potassium	10	grammes.
Eau distillée de menthe	50	—
Eau distillée	250	—

Une cuillerée à entremets au milieu de chacun des deux principaux repas.

Cette formule est celle à laquelle je me suis définitivement arrêté pour des raisons multiples, dont les principales sont les suivantes : l'eau distillée me paraît être le véhicule favorisant le moins la décomposition de l'iodhydrargyrate, et cette solution a toujours été bien tolérée même par les estomacs les plus réfractaires.

Beaucoup d'autres préparations mercurielles ont été vantées comme agissant fructueusement, je le reconnais. Je n'en parle pas ici, car, ne les ayant jamais employées, il me serait impossible de formuler à ce sujet un jugement judicieux éclairé. Tandis que depuis plus de trente ans, étant resté fidèle à l'emploi de l'iodhydrargyrate de potasse, j'ai pu en observer et apprécier les effets et suis autorisé à dire qu'il s'est toujours montré agissant avec une puissante efficacité.

Syphilis d'origine maternelle. — Tout ce qui a été dit plus haut à propos de l'homme syphilitique doit s'appliquer à la femme syphilitique. Toutes chose égales d'ailleurs, le traitement doit être plus intensif chez la femme que chez l'homme pour donner de bons résultats.

Je me résume en formulant ce précepte :

Tout syphilitique honnête doit, avant de procréer, se soumettre au traitement de l'espèce.

Le traitement de l'hérédo-syphilis d'origine paternelle ne doit pas s'arrêter là : il doit, dans tous les cas, être poursuivi pendant toute la durée de la gestation. Même si la mère est saine, elle doit suivre le même traitement qu'a suivi le père avant la procréation. C'est à travers la mère et par son intermédiaire qu'on fera de la *thérapeutique fœtale.*

Je puis dire que c'est exclusivement le fœtus qu'on doit avoir en vue, car je n'ai jamais vu de cas de *syphilis conceptionnelle.*

II. — Traitement fœtal de l'hérédo-syphilis.

Que la syphilis soit d'origine paternelle, maternelle, ou puisse provenir des deux procréateurs, *l'hérédo-syphilis doit être traitée pendant toute la durée de la gestation.*

Toute femme saine fécondée par un syphilitique doit être traitée pendant toute la durée de la gestation.

Ici, plus que jamais, le traitement par l'iodhydrargyrate de potasse me paraît indiqué, quand la syphilis est ancienne et qu'elle a été déjà traitée, parce que je sais, par expérience, que cette *thérapeutique fœtale* donne d'excellents résultats. Il faut remarquer, fait important, que les femmes enceintes supportent admirablement le traitement à l'iodhydrargyrate. Les vomissements ne sont pas plus fréquemment observés chez ces femmes traitées que chez les autres femmes enceintes.

Quand la syphilis est récente et, *a fortiori*, quand elle a été contractée pendant la gestation, le traitement de la mère doit avoir le pas sur la thérapeutique fœtale. Je me contente de dire ici que le traitement maternel doit être aussi intensif que possible. Si, malgré l'intensité du traitement, la fœtus meurt souvent, on peut cependant, comme je l'ai observé avec le Pr Fournier, voir naître des enfants vivants, issus de mères ayant contracté la syphilis au début de la gestation. Mais tous les enfants que j'ai pu suivre ont présenté, soit au moment de la naissance, soit plus ou moins longtemps après, des manifestations hérédo-syphilitiques : les uns ayant hérité véritablement de la syphilis, les autres n'étant que des dystrophiques. J'ai vu les uns et les autres, traités convenablement, continuer à vivre.

Le Pr Fournier raconte avoir vu un enfant engendré par un père en état de syphilis virulente, lequel en ce même moment a transmis la syphilis à la mère future de cet enfant. Cet enfant se développa dans le sein d'une mère affectée d'une syphilis maligne précoce, naquit bien portant à terme et resta indemne de tout symptôme syphilitique pendant les six mois pendant lesquels seulement il fut soumis à son observation.

C'est au mercure, dit-il, qu'on doit ce résultat stupéfiant, extraordinaire, prodigieux, et l'on conçoit dès lors quelle confiance je suis conduit à accorder au mercure en tant que *modificateur*, en tant que *correctif* de l'influence malfaisante qu'exerce l'hérédité sur le produit de conception (traitement fœtal) (1).

Lorsque les deux procréateurs sont syphilitiques, le traitement doit être, pendant toute la durée de la gestation, aussi intensif que possible. Mais, même dans ces cas, m'appuyant sur ma longue observation, je recommande l'usage de l'iodhydrargyrate de potasse.

D'après de récentes publications, il semble que l'emploi du 606 soit particulièrement dangereux pour la mère et pour l'enfant chez les femmes enceintes.

Résultats du traitement de l'hérédité syphilitique. — Suivi rationnellement, le traitement donne, d'après mon expérience, des résultats aussi satisfaisants que possible.

J'ai toujours vu les enfants procréés par un syphilitique, soumis rigoureusement au traitement que je préconise, naître vivants. Et cela est d'autant plus remarquable, que chez nombre d'entre eux, la procréation n'avait donné jusque-là que des fœtus mourant pendant la gestation.

Que sont les enfants au moment de leur naissance ? Que deviennent-ils ?

Au moment de leur naissance, ces enfants sont généralement volumineux. Leur poids est sensiblement au-dessus de la moyenne. Ils résultent souvent d'un *gros œuf*, c'est-à-dire que l'œuf contient un gros placenta et une quantité de liquide amniotique au-dessus de la moyenne, bien qu'il n'y ait pas à proprement parler d'hydramnios.

La plupart des enfants que nous avons pu suivre pendant longtemps se sont développés normalement. Quelques-uns, les premiers nés, à la suite du traitement de l'hérédité, ont seuls présenté quelques traces de dystrophie, mais ce sont des *dystrophies au minimum*.

J'emploie cette expression qui me paraît justifiée de par ce fait que ces dystrophies n'ont pas empêché les garçons de faire leur service militaire et les filles de devenir mères dans les conditions normales.

Ainsi je dirai en terminant : un syphilitique bien traité peut honnêtement procréer.

(1) A. FOURNIER, A propos de la prophylaxie et du traitement de l'hérédo-syphilis. Quatre fautes à ne pas commettre, Ch. Delagrave, 1910.

TRAITEMENT DU PALUDISME HÉRÉDITAIRE.

Également ici, il est nécessaire de résumer dans quelles conditions peut se transmettre et se transmet l'hérédité paludéenne.

Si, dès la plus haute antiquité, — Hippocrate (1) dit que les enfants nés de mères atteintes de cachexie palustre sont gras et boursouflés, — l'influence du paludisme de la femme enceinte fut remarquée, ce n'est qu'au xviie siècle que paraissent les observations authentiques et complètes du paludisme congénital (Sue, Stokes). C'est vers la même époque que furent publiés les premiers travaux démontrant l'action déterminante du paludisme dans l'avortement (Astruc), et, en 1884, Pasquali (2) faisait un premier rapprochement entre le paludisme et la syphilis, en disant : « Le paludisme est à l'accouchement prématuré ce que la syphilis est à l'avortement. »

Aujourd'hui, on sait, d'une façon scientifique, c'est-à-dire absolument certaine, que les hématozoaires du paludisme peuvent exister dans le sang d'un nouveau-né issu d'une mère atteinte de paludisme [Bouzian (1892) (3), Économas (1907) (4), Dumalard et Viallet (1910) (5), Lemaire, Dumalard et A. Laffont (6)]. Si l'*origine maternelle* du paludisme héréditaire est démontrée d'une façon indiscutable, en est-il de même de l'*origine paternelle*? Il faut reconnaître que, si quelques auteurs citent des faits de transmission du paludisme dus au *spermatozoïde*, la mère étant indemne [Filkin (7), Bernadac (8)], les cas ne sont pas encore assez nombreux pour entraîner une absolue conviction.

En résumé, l'on sait aujourd'hui, d'une façon certaine, que l'infection palustre détermine très souvent l'expulsion prématurée de l'œuf humain : avortement ou accouchement prématuré ; l'on sait que l'œuf peut être tué dans l'utérus ; l'on sait que, quand le produit de conception est expulsé vivant, son sang peut contenir des hématozoaires du paludisme (9).

On sait également que les enfants issus de procréateurs paludéens, s'ils ne sont pas aussi souvent paludéens que les enfants issus de

---

(1) Hippocrate, Traité des eaux, des airs et des lieux (Trad. Littré, t. II, 1840, p. 29).

(2) Pasquali, *Annali di obstetrica*, 1884.

(3) Bouzian, *in* Thèse de Montpellier, 1892.

(4) Économas, *Société d'obstétrique de Paris*, 28 fév. 1907.

(5) Dumalard et Viallet, Un cas de paludisme congénital (*Société médicale des hôpitaux*, 5 fév., 1910).

(6) Lemaire, Dumalard et A. Laffont, *Société médicale des hôpitaux*, juin 1910, Paris.

(7) Filkin, *Société d'obstétrique d'Édimbourg*, février, et in *Edimburg medical Journal*, juin 1889.

(8) Bernadac, Thèse de Montpellier, 1903.

(9) Laffont, Du paludisme congénital. Thèse, 1900.

syphilitiques sont syphilitiques, présentent pour la plupart sinon des dystrophies, du moins, tout d'abord, un état cachectique spécial, un état de débilité et de faiblesse générale et ensuite un développement anormal, un hypo-développement. La graine (spermatozoïde ou ovule) est fréquemment très avariée chez les paludéens, soit par l'hématozoaire lui-même soit, par la toxine paludéenne.

I. — Traitement prophylactique de l'hérédité paludéenne.

Tout paludéen, homme ou femme, doit être traité avant la procréation Il ne s'agit pas seulement de faire changer de climat, il faut chercher à atteindre l'agent pathogène.

Que l'on exige de tout paludéen ayant présenté des manifestations de paludisme récent une *retraite* avant de procréer, cela est bien. Pendant ce temps, les toxines peuvent s'éliminer. Mais il faut faire plus. *Il faut faire absorber de la quinine.*

Cette médication ne peut encore être précisée à l'heure actuelle. Je ne puis dire que ceci : chez trois individus, ayant contracté l'infection paludéenne aux colonies et dont les femmes, n'ayant jamais quitté la France, absolument indemnes, n'avaient pu mener à terme sept grossesses (l'une avait avorté trois fois, et les deux autres deux fois), j'ai fait suivre le traitement suivant : ils ont pris le sulfate de quinine à la dose quotidienne de 0^{gr},25 pendant quinze jours, trois mois de suite. Tous les trois ont aujourd'hui des enfants nés à terme et paraissant se développer normalement.

II. — Traitement fœtal de l'hérédo-paludisme.

Doit-on, chez un femme enceinte et qui a eu des accès de paludisme à une époque voisine du début de la gestation, attendre l'apparition de la fièvre pour la traiter? Ce serait à notre avis une faute capitale. Sans préciser encore ici la médication, il me semble que les doses quotidiennes de 0^{gr},25 de sulfate de quinine, prises quinze jours par mois, sont indiquées pendant toute la durée de la gestation.

Lorsque les accès apparaissent *pendant la gestation*, « *la meilleure façon d'empêcher l'avortement est de traiter le paludisme et de donner de la quinine* » (Laveran).

L'on sait aujourd'hui expérimentalement que les sels de quinine ne possèdent pas de propriétés ocytociques *pendant la gestation.*

Je rappelle ici les nombreuses expériences que j'ai faites autrefois dans le but de provoquer l'accouchement chez des femmes ayant le bassin rétréci. J'ai donné dans ces cas le sulfate de quinine à doses fractionnées et pendant dix jours de suite ; je l'ai fait absorber à doses massives : 1 gramme à 2 grammes par jour pendant trois jours, 3 grammes en un seul jour ; je n'ai jamais pu faire naître une contraction utérine douloureuse, c'est-à-dire un début de travail (1).

L'accès devra donc être traité chez la femme en état de gestation comme chez toute paludéenne ; c'est la seule chance de salut pour le fœtus.

DE LA MÉDICATION LACTÉE EN PUÉRICULTURE.

Depuis 1875 (2), le *régime lacté absolu*, préconisé chez les femmes présentant de l'albuminurie gravidique, s'est montré toujours et partout puissamment efficace. Suivi rigoureusement pendant huit jours au moins et constamment ensuite, il a toujours donné une garantie certaine contre l'apparition des *convulsions* dites *éclamptiques*. Sans doute, ce traitement est empirique, et il n'est pas douteux que de nouvelles notions concernant la pathogénie de l'albuminurie gravidique en feront mieux préciser l'emploi. Mais, prescrit et suivi dans tous les cas, nous savons aujourd'hui quels services il peut rendre et rend effectivement.

Ce traitement, si favorable à la mère, ne l'est pas moins au fœtus.

Nous savons pourquoi les enfants des albuminuriques naissent maigres (enfants araignées) ou meurent dans l'œuf. Ils se développent mal, ils maigrissent, parce que l'organe par l'intermédiaire duquel ils reçoivent leur nourriture est atteint de lésions plus ou moins graves : le *placenta* chez les femmes albuminuriques devient le siège d'*hémorragies* d'abord, d'*infarctus blancs* ensuite (3). Ce sont ces hémorragies qui, parfois abondantes, franchissant les limites du placenta, produisent les hémorragies *rétro-placentaires*, qui peuvent tuer du même coup la mère et l'enfant.

On comprend, dans ces conditions, que si des lésions limitées ne font que restreindre l'apport des éléments nourriciers du fœtus et, par cela même, entravent son développement, des lésions plus étendues en arrivent à supprimer l'apport suffisant pour entretenir la vie fœtale. Dans ces cas, le *produit de conception meurt d'inanition*.

Or, l'observation journalière démontre que les femmes enceintes albu-

(1) Voy. aussi Bonfils, Paludisme et puerpéralité, p. 76 et 77. Thèse, 1885.
(2) Tarnier, in *Progrès médical*, 1875.
(3) Voy. Des lésions du placenta dans l'albuminurie, par Antoine Rouhaud, Thèse, 1887, et Hémorragies placentaires de l'albuminurie, par Léonce-Jules-Raoul Cacny, 1891.

minuriques, soumises au régime lacté absolu, ne présentent que peu ou point de lésions placentaires.

Le régime lacté absolu est donc, dans ces circonstances, doublement prophylactique : prophylactique pour la mère, prophylactique pour l'enfant.

Chez les brightiques, le régime lacté absolu, suivi rigoureusement par les femmes en état de gestation et qui présentent des *lésions rénales,* rend également les plus grands services. L'on sait que, si chez les femmes enceintes brightiques l'urine contient généralement des quantités moindres d'albumine que dans les cas d'albuminurie gravidique, les lésions placentaires ne sont pas moindres.

Dans nombre de cas où, chez des brightiques, des gestations successives avaient abouti à l'expulsion d'œufs morts par suite de lésions placentaires, jai pu, chez ces mêmes femmes, mener des grossesses à terme, ou près du terme, avec expulsion d'enfants vivants, grâce au régime lacté absolu, suivi pendant toute la durée de la gestation.

Je me hâte d'ajouter que, dans ces cas, le régime lacté doit être aidé par tout ce qui peut favoriser les émonctoires : température du milieu, vêtements de flanelle, drastiques, diurétiques ; etc.

DU RÉGIME DÉCHLORURÉ EN PUÉRICULTURE.

Naguère encore, existait dans tous les traités ou manuels d'accouchement un chapitre intitulé : *De la mort habituelle du fœtus.* « Il est des femmes chez lesquelles le fœtus meurt pendant le cours de plusieurs grossesses successives. Lorsque cette mort a lieu dans les premiers mois, elle amène une série d'avortements. On lui donne plus spécialement le nom de *mort habituelle du fœtus,* lorsqu'elle urvient dans les derniers mois de la grossesse » (Tarnier et Budin) (1).

« Dans certains cas de mort habituelle du fœtus, la cause nous échappe, et l'on est obligé d'admettre avec Nægelé une disposition particulière de la femme : c'est surtout à ces faits qu'il faudrait réserver la dénomination de mort habituelle du fœtus » [Ribemont-Dessaignes et Lepage (2)].

Depuis nombre d'années, je m'élève contre cette expression, qui ne signifie autre chose que notre ignorance. J'ai la conviction qu'une observation attentive possible et sagace permettra, avant longtemps, de reconnaître la cause de la mort de tous les fœtus dans l'œuf.

(1) TARNIER et BUDIN, Traité de l'art des accouchements, t. II, p. 363 et 364.
(2) RIBEMONT-DESSAIGNES et LEPAGE, Précis d'obstétrique, p. 824.

Je n'en veux pour preuve que l'observation communiquée à la Société obstétricale de Lille, le 3 mars 1910, et dont voici le résumé :

Femme ayant eu *onze* grossesses ; les deux premiers enfants et les deux derniers seuls vivants. Les troisième, quatrième, cinquième, sixième, septième, huitième et neuvième étaient morts à une époque plus ou moins rapprochée du terme, et tous présentaient de l'œdème granuleux et possédaient également un placenta œdémateux.

Après avoir essayé toutes les médications connues, le Dr Prouvost (de Roubaix), ayant eu connaissance des travaux originaux de Widal sur le rôle pathologique des chlorures, et de Bar et Daunay, sur les bons effets de la déchloruration dans l'albuminurie et l'œdème gravidique, soumit sa cliente à la cure déchlorurante lors de sa dixième grossesse. Celle-ci évolua juqu'à terme, et l'enfant fut expulsé vivant et pesant 4 260 grammes. Le placenta était normal.

Le même régime fut appliqué et suivi pendant la onzième grossesse, qui se termina par l'expulsion d'un enfant vivant pesant 4 525 grammes. Aujourd'hui, ces deux enfants sont en excellente santé.

Cette observation (1), il me semble, se passe de commentaires et suffit à montrer les progrès constants de la thérapeutique même *fœtale*.

(1) *Bulletin de la Société d'obstétrique de Paris*, mars 1910.

II. — MÉDICATIONS GÉNÉRALES DE LA CROISSANCE

PAR

le Dr E. APERT
Médecin de l'hôpital Andral.

CONSIDÉRATIONS GÉNÉRALES SUR LA CROISSANCE ET SES TROUBLES.

Évolution générale de la croissance. — Depuis le moment où son individualité est constituée par la fusion de l'ovule et du spermatozoïde, l'être humain s'accroît rapidement. De 0^{mm},2, diamètre de l'ovule fécondé, à 10 millimètres, diamètre de l'embryon de quinze jours, l'œuf a augmenté 50 fois en longueur, c'est-à-dire 125 000 fois en volume. Cet énorme accroissement diminue ensuite de rapidité au fur et à mesure du développement. Il est encore très rapide pendant toute la *période embryonnaire* ; il continue à être très considérable pendant la *vie fœtale* ; il reste très actif dans la *première enfance*, puisque le nouveau-né a doublé son poids à cinq mois et l'a triplé vers douze ou quatorze mois ; il demeure intense pendant la *seconde enfance* ; il est plus lent dans la *troisième enfance*, puis subit une poussée au moment de la *puberté* ; ultérieurement l'augmentation de taille devient minime et cesse tout à fait quand les dernières épiphyses se sont soudées, c'est-à-dire à vingt-deux ou vingt-cinq ans. Cependant l'organisme n'a pas atteint encore ses dimensions maxima ; le poids et le volume continuent en général à s'accroître jusqu'à un état d'équilibre autour duquel ils oscillent dans l'*âge adulte* ; dans la *vieillesse*, la régression sénile entraîne le plus souvent, avec l'amaigrissement et le ratatinement des tissus, une diminution de volume, de poids et même une certaine diminution de la taille.

Croissance totale et croissances partielles. — Telle est l'évolution de l'organisme pris en bloc. Mais cette *croissance totale* n'est que la résultante d'une série de *croissances partielles*, qui ne sont proportionnelles ni entre elles, ni à la croissance totale. Ainsi les membres s'accroissent surtout dans la deuxième et la troisième enfance ; le tronc, après la puberté ; la tête, qui est volumineuse dès la période embryonnaire, s'accroît ensuite moins que les autres segments du corps. On pourrait faire les mêmes remarques pour les *viscères* ; le cerveau, les capsules surrénales, le foie, volumineux chez le fœtus et l'enfant, s'accroissent peu ultérieurement ; c'est le contraire pour les poumons ; il est même un organe, le thymus, qui cesse de croître peu après la naissance et disparaît dans la seconde enfance par atrophie ; inversement certains organes, comme les cheveux et les ongles, continuent de croître jusque dans l'extrême vieillesse.

Chez les êtres multicellulaires comme l'homme (dont les cellules ne dépassent pas des dimensions très minimes, variables du reste selon le tissu et l'espèce cellulaire à laquelle elles appartiennent), l'accroissement a presque exclusivement pour agent les *multiplications cellulaires*. Dans certains organes comme le cerveau, les cellules cessent de bonne heure de se multiplier ; aussi l'organe s'accroît peu ou pas. Dans d'autres organes, l'accroissement exagéré qui résulterait d'une multiplication cellulaire intense est en partie compensé par des destructions cellulaires ; dans l'épiderme, les muqueuses et les glandes holocrines, la multiplication cellulaire dure toute la vie.

Croissance normale et déséquilibres de croissance. — Les proliférations cellulaires dont résulte la croissance sont un phénomène naturel, inhérent à la constitution protoplasmique des cellules et conséquence de leur *pouvoir d'assimilation* vis-à-vis des matériaux nutritifs que leur apporte la circulation sanguine. Ces proliférations et, par suite, la croissance, sont troublées quand le milieu sanguin est altéré, que ce soit du fait d'intoxications ou d'infections d'origine extérieure (hétéro-intoxication), ou que ce soit du fait du fonctionnement vicieux de certains groupes cellulaires, déversant dans le sang des toxines qui l'altèrent ou remplissant mal leur rôle de le débarrasser des matières toxiques excrémentitielles (auto-intoxication). Dans tous ces cas, les proliférations cellulaires sont troublées et la croissance totale est par suite ralentie. Selon la nature des tissus, le retentissement peut être plus ou moins marqué sur tel ou tel organe, de là des *déséquilibres de croissance* d'où résultent des organismes mal harmonisés.

Il y a un groupe de tissus dont les troubles de croissance retentissent plus particulièrement sur la morphologie générale du corps. Ce sont les *tissus squelettiques*, os et cartilages, qui forment la charpente solide de l'organisme. L'os a un mode particulier de croissance, par juxtaposition de formations nouvelles, qui lui est du reste imposé par sa solidité même. Dans les os longs des membres, en particulier, existe un organe spécial, le *cartilage de conjugaison*, qui préside à l'accroissement de ces os en longueur, et dont dépend, par conséquent, l'accroissement en hauteur de l'organisme ; on a une taille normale quand les cartilages de conjugaison fonctionnent normalement ; quand ils fonctionnent trop, la taille s'exagère ; quand ils fonctionnent insuffisamment, la taille cesse de s'accroître de façon satisfaisante.

De même que dans les autres tissus de l'organisme, les multiplications cellulaires dans le cartilage de conjugaison sont troublées quand la composition du sang vient à être modifiée par infections, par hétéro-intoxications, par auto-intoxications. Le défaut d'épuration du sang par fonctionnement insuffisant ou par fonctionnement dévié des *glandes vasculaires sanguines* entraîne des modifications graves dans les processus ossificateurs qui ont ce cartilage pour point de départ, et, par suite, la croissance en hauteur est profondément atteinte. Cela est démontré non seulement par la physiologie, l'anatomie pathologique et la physiologie pathologique, mais aussi par les résultats de la thérapeutique ; la médication opothérapique par les extraits de glandes vasculaires sanguines a, nous le verrons bientôt, une action pour ainsi dire spécifique contre certains troubles de la croissance.

En résumé, la régularité de la croissance est sous la dépendance : 1° de l'intégrité du pouvoir de multiplication des cellules dépendant de leur constitution protoplasmique primordiale transmise héréditairement ; 2° de l'intégrité de la composition du milieu intérieur lié lui-même à une alimentation normale, au fonctionnement régulier des appareils d'absorption, de nutrition, de respiration, de dépuration du sang, et plus directement à l'intégrité des glandes vasculaires sanguines. C'est dire que, dans les conditions normales, quand l'enfant est né sain, d'un père sain, d'une mère saine, bien portante et bien nourrie pendant sa grossesse, quand l'enfant lui-même est placé dans les conditions alimentaires et hygiéniques qui lui conviennent, quand aucune maladie ne vient altérer gravement aucun organe, l'enfant se développera régulièrement ; le rôle du médecin consistera seulement à lui assurer les bonnes conditions alimentaires et hygiéniques dont nous venons de mettre en relief la nécessité. C'est surtout dans la première enfance, dans la période qui s'étend de la naissance à la sortie des dernières dents de lait, que cette nécessité s'impose. C'est dans cette période que s'observent les troubles particuliers de croissance connus sous le nom d'*atrophie infantile*, d'*hypotrophie infantile*, d'*athrepsie*. Aussi la médication de la croissance à cet âge doit former un chapitre spécial. Dans un second chapitre, nous étudierons les troubles beaucoup plus variés de la croissance tels qu'on les observe chez les enfants plus grands et les adolescents. Dans aucun de ces chapitres nous n'oublierons que nous étudions ici la médication de la croissance en général, et nullement celle des maladies dites de croissance, chacune en particulier (rachitisme, myxœdème, acromégalie, chlorose, etc.), dont les traitements seront étudiés dans des chapitres distincts, dans un autre volume de cette collection.

MÉDICATIONS DE LA CROISSANCE DANS LA PREMIÈRE ENFANCE.

Croissance normale dans la première enfance. — Le poids moyen du nouveau-né à terme est de 3 250 grammes, un peu plus élevé pour les garçons que pour les filles, pour les cadets que pour les aînés, pour les enfants de femmes ayant dépassé vingt-cinq ans que pour les enfants de toutes jeunes femmes. Les variations peuvent s'étendre de 2 500 à 4 000 ou 5 000 grammes, même en dehors de toute influence pathologique.

L'enfant né sain, de parents sains, alimenté convenablement (c'est-à-dire au sein de sa mère, à intervalles réguliers de deux heures au moins), et suffisamment (c'est-à-dire absorbant par tétée environ le cinquantième de son poids, et par jour le dixième de son poids, plus 200 grammes), doit, à partir du cinquième jour au plus tard après la naissance, augmenter régulièrement de poids ; l'accroissement journalier atteint 25 grammes les premiers mois, tombe à 20 grammes dans le second trimestre, à 15 grammes dans le troisième, à 10 grammes dans le quatrième, à 5 grammes dans la deuxième année ; l'enfant double son poids de naissance à cinq mois ; il le triple vers douze ou quatorze mois ; il le quadruple peu après deux ans. Quant à la taille, elle est de 50 centimètres à la naissance, de 70 centimètres à un an, de 80 centimètres à deux ans. Voilà pour la croissance générale. Quant à la croissance relative des différentes parties du corps, on observe que le tronc se développe plus que la tête, les membres plus que le tronc, le thorax plus que l'abdomen. Les premières dents apparaissent de six à sept mois ; ce sont les incisives médianes inférieures ; à neuf mois poussent les incisives supérieures médianes, puis les latérales ; à douze mois, les incisives se complètent ; de quinze à dix-huit mois apparaissent les premières molaires ; à deux ans, les canines, enfin les secondes molaires vers trente mois. Il faut tenir compte de variations familiales et individuelles assez étendues dans l'ordre de sortie et l'époque d'apparition des dents de lait. Pour ce qui est de la marche, l'enfant normal fait ses premiers pas de douze à seize mois, un peu plus tard pour les garçons que pour les filles. C'est vers la même époque qu'il dit les premiers mots ayant une signification.

Irrégularités de la croissance dans la première enfance. — Il est tout à fait exceptionnel que la croissance de l'enfant en poids, en hauteur, en dimensions, ait une courbe uniformément et régulièrement progressive. Il y a souvent des périodes de quelques semaines pendant lesquelles la progression se ralentit, périodes dont les intervalles répondent au contraire à des progrès plus rapides. Il est à remarquer qu'il y a parfois comme une *alternance* entre les progrès en poids et les progrès en taille ; il semble que l'organisme emmagasine les matériaux dans une première période et les utilise pour la croissance des os longs dans la seconde période.

On observe aussi des oscillations minimes de la courbe de croissance dans un certain nombre de circonstances. Ainsi le retour de la période menstruelle chez la mère ou la nourrice amène souvent chez l'enfant une stagnation, quelquefois même une diminution de poids, en même temps qu'un peu d'agitation, d'insomnie et de modifications de couleur et de consistance des selles. Quand ils restent peu marqués et d'une durée seulement de deux ou trois jours, ces phénomènes ne doivent pas empêcher la mère de continuer l'allaitement. Toutefois, chez certaines femmes, le lait devient toxique pendant la période menstruelle au point de causer à l'enfant un malaise très accentué et une perte de poids considérable. En cas semblable, heureusement très exceptionnel, on sera obligé de changer la nourrice ; si l'enfant est allaité par sa mère, s'il est encore trop jeune pour que le biberon exclusif n'ait encore des inconvénients, si les conditions ne permettent pas de remplacer la mère par une bonne nourrice, on pourra mettre l'enfant à l'allaitement artificiel temporaire, la mère se tirant le lait pendant les périodes menstruelles et redonnant le sein ou donnant l'allaitement mixte dans les intervalles.

La *période de dentition* est aussi une cause d'affaissement transitoire de la courbe de croissance, surtout au moment de la sortie des incisives supérieures et des premières molaires. Tous ces légers incidents passagers de la croissance ne méritent pas une médication, mais seulement une plus grande rigueur dans l'observation des préceptes alimentaires et hygiéniques pendant les périodes en question.

Troubles de la croissance dans la première enfance. — Il n'en est plus de même dans les cas où la croissance se montre manifestement insuffisante pendant plusieurs semaines consécutives, et où il y a ralentissement prolongé ou même progressif de la croissance, se manifestant par une augmentation insuffisante ou même une stagnation ou une diminution de poids.

Il faut alors rechercher la *cause* de cet état vicieux, afin d'y porter au plus vite remède. Dans certains cas, la cause est évidente : l'enfant a des *troubles digestifs* (c'est là la cause la plus banale); ou bien l'*infection hérédo-syphilitique* est en jeu ; ou encore l'enfant a eu sa santé gravement troublée par une maladie aiguë : *rougeole, broncho-*

pneumonie, *gastro-entérite*, pour ne citer que les plus fréquentes. Dans des cas qui doivent nous arrêter plus longuement, parce qu'ils sont plus difficiles, la cause n'apparaît pas d'emblée ; il faut la rechercher. Ou bien il s'agit d'un enfant qui, déjà petit le plus souvent au moment de la naissance, montre d'emblée une augmentation insuffisante ; c'est un enfant qui ne « part » pas. Ou bien un enfant qui s'est bien développé pendant les premières semaines ou les premiers mois décline à un moment donné. Dans le premier cas, on pensera plutôt à une *influence héréditaire*, dans le second cas à une *influence actuelle* ; néanmoins l'enquête doit être menée de la même façon : le médecin examinera l'enfant couché sur le dos dans son berceau ou, ce qui est plus commode, sur un oreiller mis sur une table, ou encore sur les genoux de la mère ; il notera l'*aspect général* de l'enfant, ainsi que la *coloration* du visage et des muqueuses, et son attention se portera spécialement sur l'*état du ventre*, qui doit être arrondi et ferme, sans être ni ballonné, ni flasque, ni gargouillant ; la percussion de l'abdomen doit donner, dans toute l'étendue non occupée par le foie, une sonorité égale, sans tympanisme, seulement un peu plus marquée dans la région stomacale. Le médecin relevant les pieds saisis dans la paume d'une de ses mains, écartant les fesses avec les doigts de l'autre main, s'assurera de l'intégrité de la *région périanale* ; la rougeur autour de l'anus indique des selles irritantes, résultat de digestions défectueuses ; la rougeur qui, localisée aux fesses, épargne le pli fessier n'a pas la même importance ; elle est due à la macération dans l'urine quand l'enfant n'est pas changé assez promptement après la miction. Autant que possible, le médecin se fera présenter la *selle* la plus récente. Chez l'enfant au sein bien portant, elle doit être pâteuse et jaune d'or, ressemblant à des œufs brouillés ; chez l'enfant au biberon, elle est plus compacte et plus pâle. La présence de *grumeaux* blanchâtres et compacts en abondance dans les selles indique une élaboration incomplète du lait. Ils sont constitués soit par de la *caséine*, soit beaucoup plus souvent par des agglomérations de cristaux d'*acides gras*, ou de *graisses saponifiées* reconnaissables au microscope. La présence de *glaires* dans les selles indique une irritation catarrhale de l'intestin. Toutefois, il n'est pas d'enfant qui n'ait de temps en temps quelques flocons glaireux dans les selles, provenant des dernières portions du gros intestin, et peu ou pas colorés par la bile. Seules les glaires abondantes, mélangées largement aux matières, et nettement colorées en jaune ou en vert, témoignent de digestions anormales. A plus forte raison, la fétidité exagérée des selles ou leur état diarrhéique. Quant à la *coloration*, il faut se méfier d'une cause d'erreur ; souvent une selle émise jaune d'or est tachée de vert peu après, du fait de l'oxydation spontanée à l'air de la bilirubine en biliverdine ; le vert est dans ce cas observé surtout dans les parties périphériques et dans les parties superficielles de la selle. Il faut savoir aussi que certains enfants, sans que ce soit l'indice d'un trouble de la santé, émettent régulièrement ou par intermittences des selles vertes, colorées par la biliverdine. Ces selles, d'un vert franc, *vert-épinard*, n'ont pas la mauvaise signification des selles liquides, mousseuses et vert noirâtre, *vert-oseille*, qui caractérisent la diarrhée verte. Le médecin se renseignera sur le nombre de selles, les cris, le sommeil de l'enfant. Il s'assurera que les intervalles des tétées sont régulièrement observés, que la mère ou la nourrice sont en bon état de santé, que les seins sont pleins et fournissent du lait suffisamment. Enfin, afin d'élucider l'intervention possible de *causes héréditaires*, il se renseignera sur la façon dont s'est passée la grossesse, sur l'état de santé habituel de la mère, du père et leurs maladies antérieures, sur les autres enfants et sur la façon dont ceux-ci se sont élevés. Si l'enquête ne suffit pas à révéler avec assez d'évidence la cause de l'insuffisance de la croissance, il faudra procéder à *l'analyse du lait de la mère*, mais en se gardant de tirer des résultats de l'analyse des conclusions trop fermes et trop rigoureuses. Tout d'abord la composition du lait varie beaucoup du début de la tétée à la fin ; le lait du début est plus riche en caséine, le lait de la fin plus riche en matières grasses ; aussi ne faut-il tenir compte que des analyses faites sur le lait total d'un sein, vidé complètement quatre heures après une tétée, ou au moins en prenant 20 grammes au début de la tétée et 20 grammes à la fin ; même quand l'analyse est faite sur un lait ainsi recueilli, il ne faut pas y attacher une importance primordiale, car, d'une part, on trouve des variations très grandes dans la composition des laits de nourrices pourtant excellentes ; d'autre part, des laits qui intoxiquent le nourrisson, parfois même les divers nourrissons successifs, apparaissent de composition normale à l'analyse chimique ; c'est que celle-ci ne nous révèle nullement dans le lait la présence ou l'absence des ferments et des toxines, substances très actives en quantité infinitésimale et échappant aux analyses par les procédés courants. Aussi il ne faut attacher d'importance qu'aux variations de caséine et de graisse qui s'écartent beaucoup de la normale ; dans les circonstances ordinaires, le beurre peut varier de 25 à 45 grammes par litre, la caséine de 12 à 25 grammes, sans que ces variations soient à elles seules capables d'expliquer un état de souffrance du nourrisson.

Selon le résultat donné par l'enquête, on s'occupera de remédier à la cause de la croissance insuffisante. Si, par exemple, la syphilis est rencontrée dans les antécédents, il faudra instituer un traitement mercuriel énergique, pour peu que l'enfant ait la rate grosse ou du coryza. En dehors de ces cas, on sera souvent réduit à une médication anodine, plus hygiénique que réellement médicamenteuse. Une réglementation différente des tétées, la précaution de laisser l'enfant tranquille en son berceau dans l'heure qui suit la tétée, parfois la diète nocturne, par suppression de la ou des tétées de la nuit (ce qui permet à l'estomac et à l'intestin de se reposer huit à dix heures sur vingt-quatre), suffisent à amener une amélioration. D'autres fois, on pourra user d'autres procédés : ainsi, si on a reconnu un lait trop gras, on pourra faire donner à l'enfant, au lieu d'un seul sein à chaque tétée, les deux seins en les vidant incomplètement ; on évite ainsi le dernier lait plus chargé de graisse.

Quand les selles contiennent de gros grumeaux, une cuillerée de *citrate de soude* au centième avant chaque tétée peut donner de bons résultats en donnant dans l'estomac un coagulum de lait à caillots plus fins. Quelques centigrammes de *pepsine*, de *papaïne* ou de *ferment-lab* (*pegnine*), à une ou plusieurs des tétées, dans un peu de lait que se tire la mère, peuvent également rendre des services. Les bains légèrement salés, les frictions douces à l'eau de Cologne, les onctions abdominales à l'huile de camomille peuvent aussi être recommandés; mais, en somme, il faut chercher moins à médicamenter l'enfant qu'à modifier son *hygiène*, quelquefois en tâtonnant un peu, jusqu'à ce qu'on ait trouvé le mode alimentaire convenable, variable souvent avec les dispositions individuelles. Quand on s'est assuré qu'il n'y a dans les antécédents aucune raison à l'anomalie de la croissance, quand on a rétabli, s'il y avait lieu, un mode alimentaire rationnel, quand, malgré les essais de modification au régime, l'enfant ne se développe pas, on devra changer la nourrice, même si l'analyse ne révèle rien d'anormal dans son lait, puisque, je le répète, l'analyse ne donne que des renseignements insuffisants.

S'il s'agit d'un *enfant au biberon*, les modifications au régime sont plus faciles. Il sera facile d'augmenter l'eau de coupage si le lait semble insuffisamment digéré, d'augmenter au contraire la proportion de lait si l'arrêt de croissance semble tenir à une alimentation insuffisante, d'employer au besoin les laits émulsionnés, maternisés, humanisés, les bouillies de malt, etc., sans oublier que ces laits constituent de véritables médicaments qu'il ne faut pas continuer longtemps, et que, le plus souvent, il suffira de changements plus simples (espacement des tétées, coupages) pour arriver plus efficacement au résultat cherché.

Médication de l'atrophie infantile (hypotrophie, athre-

psie). — Dans les pages précédentes, j'ai supposé que le médecin était appelé dès le début du ralentissement de la croissance, comme cela se passe le plus souvent dans les milieux aisés; dans ces conditions, à moins de tares héréditaires entraînant une sorte d'inaptitude irrémédiable à l'assimilation et par suite à la vie, on arrivera le plus souvent, sinon facilement, au moins après quelques tâtonnements, à déterminer le régime qui assurera le retour à une croissance satisfaisante.

Mais parfois on présente au médecin des enfants arrivés à un degré extrême d'atrophie, qu'ils soient tombés peu à peu dans cet état en conséquence le plus souvent de troubles digestifs chroniques non soignés, ou qu'ils y soient arrivés plus vite, à la suite d'une maladie aiguë, le plus souvent une gastro-entérite, qui a semblé épuiser le pouvoir digestif de la muqueuse gastro-intestinale et le fonctionnement des viscères en rapport avec les fonctions d'assimilation et de nutrition, en particulier du foie. Cependant l'événement montre que des enfants à un état d'atrophie extrême sont susceptibles d'être remontés et de survivre, quand, à leur mauvaise hygiène antérieure, succèdent des soins éclairés, attentifs et prolongés. Ces faits sont rares ; trop souvent, quoi qu'on fasse, le relèvement ne se prononce pas ; ou bien s'il semble s'amorcer d'abord, il est définitivement interrompu par la survenue de complications intercurrentes (pyodermites, broncho pneumonie, convulsions), auxquelles ces atrophiques sont particulièrement sujets, surtout dans les milieux septiques, comme les salles d'hôpital ; mais il suffit que quelques sujets soient susceptibles d'en profiter pour qu'il faille tenter le relèvement. Les méthodes nouvelles permettent du reste mieux qu'autrefois d'établir le *pronostic*; l'*intradermo-réaction* permettra de distinguer les enfants dont l'atrophie relève d'une tuberculose disséminée latente, incurable à cet âge ; la *méthode de Triboulet* donnera des renseignements précieux sur l'insuffisance plus ou moins accentuée des sécrétions intestinales et biliaires (1).

Les jeunes enfants atteints d'atrophie sont non seulement en retard sur leur âge et ont le poids, la taille, la dentition, l'état

---

(1) Voici la méthode de Triboulet : délayer environ 1 centimètre cube de matière dans un tube à essai contenant 15 à 20 centimètres cubes d'eau distillée, additionnée de VIII à X gouttes de la solution suivante : eau, 100 centimètres cubes ; sublimé, 3^{gr},50 ; acide acétique, 1 centimètre cube ; agiter, puis laisser reposer. Au bout d'une ou deux heures, un dépôt occupe le fond du tube, et le liquide, ainsi que le dépôt, est coloré en rose, jaune, vert, grisâtre ou reste incolore. Sans entrer dans les détails, disons que, d'une façon générale, la coloration rose du liquide indique la présence de stercobiline, c'est-à-dire un fonctionnement normal du foie et de l'intestin ; une coloration verte indique la présence de biliverdine, ce qui n'est normal que chez les très jeunes sujets au sein ; des teintes grisâtres indiquent l'absence de ces pigments et un pronostic fatal. Un liquide trouble indique que l'intestin desquame normalement ; un liquide clair indique l'absence de renouvellement de l'épithélium intestinal, ce qui est d'un mauvais pronostic.

d'ossification des os d'un enfant plus jeune de deux, trois, six mois
et plus ; mais, en outre, ils ont des lésions caractéristiques ; la peau
est souvent flétrie, parfois même ridée, trop large pour le corps ; la
face est simiesque, les membres grêles, l'abdomen élargi et flasque,
avec des reliefs et des sillons dessinant sur la peau les circonvolutions
des anses abdominales ; le plus souvent des déformations osseuses
rachitiques (thorax aplati latéralement, fausses côtes déjetées,
chapelet costal, nouures épiphysaires, saillie des bosses frontales)
complètent le tableau. Ces atrophiques n'ont pas toujours des selles
très mauvaises ; il semble que la gastro-entérite, qui est le plus
souvent à l'origine de leur atrophie, ait guéri, mais en laissant une
impossibilité d'absorption et d'assimilation, sans doute par lésions
toxiques des épithéliums et des parenchymes ; mais les fermentations

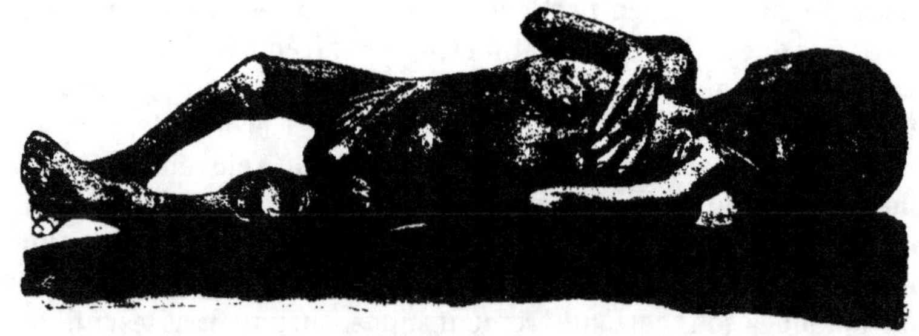

Fig. 27. — Athrepsie. — Enfant de cinq mois, gastro-entérite chronique, amaigrissement
progressif (poids, 3 350 gr.). Peau livide, sèche, flétrie, lâche, plissée. Pannicule adipeux
entièrement disparu. Facies sénile. Ventre rétracté.

dont le tube digestif était le siège ont disparu. Aussi assez souvent
ces enfants supportent-ils une alimentation appropriée sinon à leur
âge réel, du moins à l'âge répondant à leur poids ; mais, comme l'a
fait remarquer Variot, s'ils supportent cette alimentation, il est
nécessaire d'en forcer un peu la quantité si on veut obtenir une
augmentation de poids ; il semble que, assimilant moins, ils aient
besoin de plus de matériaux nutritifs mis à leur disposition pour
en fixer une quantité suffisante. Le sein, si possible, pour les enfants
de moins de huit à neuf mois, le lait de vache pur jusque vers
un an, ultérieurement les bouillies, les purées de pomme de terre,
les œufs, voire même un peu de jus de viande si l'anémie se joint à
l'atrophie, aident ces enfants à reprendre peu à peu un accroissement
régulier. Dans les cas où il subsiste des troubles dyspeptiques, l'alimentation sera beaucoup plus difficile à régler, et il faudra souvent
tâter la susceptibilité du tube digestif avec les bouillies aux décoctions
de céréales, les laits de poule, les bouillies maltées, et ne pas se

presser d'obtenir des augmentations notables de poids. Ce n'est parfois qu'après des semaines et des mois de régime que ces petits atrophiques « repartent » et se mettent à faire des gains satisfaisants.

Faut-il joindre au régime un *traitement médicamenteux*? Chez les très jeunes enfants, cela paraît plus nuisible qu'utile; au cours de la deuxième année, il pourra être bon de donner par courtes périodes et en alternant soit les *sels de chaux* (glycérophosphate de chaux, 10 centigrammes mélangés à une bouillie; formiate de chaux, 10 centigrammes par jour dans du sirop de fleurs d'oranger, ou une cuillerée à café de sirop de lacto-phosphate de chaux), soit les *préparations iodées* (sirop iodotannique exempt d'iode libre, une cuillerée à café ou deux par jour; iodalose, II à VI gouttes), ou encore, si l'anémie domine, le *fer* (sirop de protoiodure de fer, une cuillerée à café; sirop de tartrate ferrico-potassique, même dose) et l'*arsenic* sous forme organique (arrhénal en solution aqueuse, 1 centigramme par jour pendant quatre ou cinq jours consécutifs).

MÉDICATIONS DE LA CROISSANCE DANS LA GRANDE ENFANCE ET L'ADOLESCENCE.

Chez les grands enfants et les adolescents, la médication des troubles de la croissance est tout autre que chez les enfants du premier âge. On observe encore, il est vrai, chez eux, des atrophies totales de l'organisme, tenant à des états de souffrance générale du fait d'alimentation insuffisante ou vicieuse, ou d'infections et d'intoxications chroniques, et ayant par suite une analogie certaine avec l'atrophie infantile; mais, dans beaucoup de cas, c'est malgré les soins hygiéniques les plus parfaits que se développent les troubles de la croissance, et c'est dans une maladie ou un trouble fonctionnel de tel ou tel organe qu'on trouve l'explication du syndrome. On est donc en droit de décrire des troubles de la croissance d'origine cardiaque, d'origine hépatique, d'origine thyroïdienne, d'origine hypophysaire, etc., chacun d'eux ayant sa physionomie clinique spéciale et sa médication spéciale. Enfin, fait qui ne se voit guère dans la première enfance, on observe chez les sujets plus âgés des troubles partiels de la croissance, en ce sens que, souvent, c'est sur un système spécial que portera le trouble, à l'exclusion des autres portions de l'organisme, ou encore en ce sens qu'une croissance retardée de certains organes ou de certaines parties du corps coïncidera avec un excès de croissance d'autres parties, tel l'infantilisme des organes génitaux dans le gigantisme acromégalique. Ces troubles si divers de la croissance ne peuvent ni être étudiés ensemble, ni surtout être traités par la même médication.

Il est absolument nécessaire d'étudier l'un après l'autre un certain nombre de syndromes cliniques représentant, parmi les modalités diverses des troubles de la croissance, les types particulièrement fréquents ou particulièrement bien caractérisés au point de vue de leur symptomatologie, de leur étiologie, de leur pathogénie ; à propos de chacun d'eux, nous dirons la médication qui lui convient spécialement. Puis nous consacrerons quelques pages aux types plus complexes et moins fréquemment rencontrés. Nous terminerons par un résumé synthétique sur les anomalies de la croissance et sur leur médication en général.

I. — Médications des retards simples et uniformes de la croissance.

Le trouble de la croissance le plus simple et aussi le plus fréquent est celui qui consiste en un simple ralentissement de la croissance pouvant aller, dans les cas intenses, jusqu'à l'arrêt complet, et laissant le sujet en retard sur les sujets du même âge (fig. 28) ; ce retard peut se chiffrer grâce aux mesures de la taille, du poids, des différents segments du corps, ce qui permet, par comparaison avec mêmes mesures prises chez les sujets normaux, de dire que le retard atteint une, deux, trois, quatre années ou plus. Ce qui caractérise les sujets que nous avons en vue en ce moment, c'est que le retard est uniforme, c'est-à-dire que le sujet réalise complètement la morphologie d'un sujet plus jeune de n années ; ainsi un sujet qui par son âge devrait être adulte, un sujet de vingt-cinq ans par exemple, peut être retardé d'une dizaine d'années et présenter la morphologie d'un adolescent, avec le thorax étroit, le

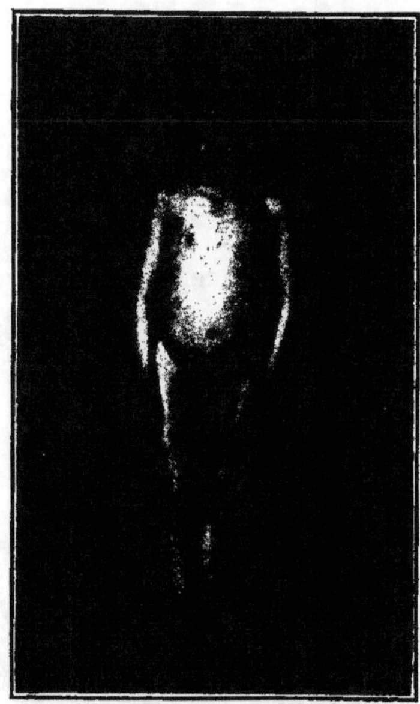

Fig. 28. — Retard uniforme de la croissance. — Quatorze ans ; taille, 1ᵐ,10 ; poids, 18 kilos ; tour de poitrine, 56 centimètres ; molaires de lait encore en place ; aucune trace de puberté (échelle 1/20).

torse allongé, les membres maigres et longs, la tête fine, les organes génitaux encore de petite taille, les caractères sexuels accessoires à peine ébauchés (barbe et pilosités axillaires et pubiennes à peine à l'état de duvet, ou, s'il s'agit d'une femme, mamelles à peine lenticulaires, hanches peu saillantes). Si le retard atteint une vingtaine d'années chez un sujet de vingt-cinq ans, une quinzaine d'années chez un sujet de vingt ans, la morphologie sera celle d'un jeune enfant, avec la tête grosse, l'abdomen volumineux, les membres relativement courts, les organes génitaux minuscules, les régions pubiennes et axillaires ainsi que la face chez l'homme, tout à fait glabres, les mamelles représentées uniquement par le mamelon. C'est à ces sujets seuls que s'appliqueraient idéalement les termes de *juvénilisme* et d'*infantilisme*, si leur sens n'avait pas subi une extension peut-être regrettable, mais consacrée par l'usage (1). Le terme *retardataires* par lequel j'ai proposé de les désigner (2) a l'avantage de s'appliquer à eux exclusivement.

Origine hypothyroïdienne des retards uniformes de la croissance. — La démonstration de l'origine hypothyroïdien des retards uniformes de la croissance découle de plusieurs preuves.

1° PREUVES EXPÉRIMENTALES. — L'ablation du corps thyroïde chez les jeunes animaux (en ayant soin de laisser les parathyroïdes en place),

(1) Il importe cependant de rappeler l'évolution de la signification de ces expressions. Lorrain a employé tout d'abord le terme d'*infantilisme* pour désigner l'état de certains sujets de famille tuberculeuse, qui ont une morphologie spéciale : ils sont petits, maigres, élancés, débiles ; à trente ans, ils en paraissent dix-huit ; leur développement sexuel est insuffisant ; chez les hommes, les testicules restent petits et le pénis grêle, la barbe n'apparaît pas ; chez les femmes, la poitrine ne se développe pas, les hanches ne s'élargissent pas, les règles font défaut, les poils axillaires sont insuffisants ou nuls. Ces sujets restent en un mot tels que sont les adolescents au moment où la puberté s'annonce ; ils sont figés indéfiniment à cette période dangereuse de la vie, sur laquelle Delpeuch a insisté (*Société médicale des hôpitaux*, 1899, p. 423), pendant laquelle le tronc est mince, les membres longs et le volume des viscères à son minimum relativement à l'étendue du corps. Il s'agit là d'une morphologie d'adolescents plus que d'une morphologie d'enfants, et, comme le dit Delpeuch, l'étiquette d'infantilisme est, en ce cas, très discutable.

Ultérieurement, Brissaud a appliqué avec plus de raison le terme d'*infantilisme* à des sujets qui n'ont plus les caractères de l'adolescence, mais bien ceux de l'enfance ; au lieu d'être tout en longueur comme les adolescents, ils sont ronds comme les jeunes enfants ; ils ont la tête grosse, l'abdomen volumineux, les membres relativement courts. Ils sont aussi différents des premiers qu'un enfant est différent d'un adolescent. Le nom d'infantilisme s'applique idéalement à eux (Brissaud). Aussi a-t-on tendance à l'abandonner pour les premiers ; le terme *juvénilisme* représente beaucoup mieux leur état, et on les substitue de plus en plus à la périphrase « infantilisme type Lorain ».

Enfin le mot infantilisme a été encore dévié de son sens primitif quand on l'a appliqué à ce qu'on a appelé les *infantilismes partiels*. C'est ainsi qu'on a décrit un *infantilisme psychique* (infantilisme intellectuel, infantilisme moral, caractère infantile) et surtout un *infantilisme sexuel*, c'est-à-dire l'état infantile des organes génitaux, ayant pour conséquence l'absence ou l'imperfection des caractères sexuels secondaires. Le terme infantilisme a été dès lors employé surtout pour désigner l'imperfection du développement sexuel, même quand le sujet, par tout le reste de sa morphologie, ne rappelle en rien l'enfant, parfois même en diffère plus encore que l'adulte normal. C'est dans ce sens restreint d'imperfection sexuelle qu'il faut comprendre les expressions d'*infantilisme acromégalique*, de *gigantisme avec infantilisme*.

(2) APERT, Les enfants etardataires, *Actualités médicales*, 1902.

a pour résultat un arrêt de la croissance [Gley (1), Hofmeister, Moussu, Jeandelize]. L'animal reste petit et conserve la conformation du jeune (tète grosse, abdomen volumineux, pattes courtes). Le développement des organes génitaux externes n'apparaît pas à l'âge voulu, pas plus que celui des caractères sexuels accessoires (cornes).

2° PREUVES CLINIQUES. — Dès 1892, Thibierge avait montré que le myxœdème fruste peut se manifester uniquement par des troubles de la croissance.

Marfan et Guinon (2) ont observé un cas très démonstratif, où l'arrèt de développement a débuté à la suite d'un abcès de la région sous-maxillaire ayant lésé le corps thyroïde.

3° PREUVES ANATOMIQUES. — Aux autopsies de retardataires, même lorsqu'ils n'ont présenté aucune infiltration myxœdémateuse des téguments, on trouve des lésions du corps thyroïde. J'ai fait trois autopsies de ce genre. Dans le premier cas, il s'agissait d'un garçon de dix-neuf ans, tuberculeux, pottique, ayant la conformation et la taille d'un enfant de douze ans (1m,26). Le corps thyroïde était

Fig. 29. — Retard uniforme de la croissance, vingt-deux ans; taille, 1m,15 ; aspect d'un enfant de huit à dix ans. Tuberculose pulmonaire ; déformation hippocratique considérable de doigts et des orteils.

sclérosé et parsemé de petits adénomes, dont un, à centre myxomateux, formait dans le lobe droit une tumeur de la grosseur d'une noisette (3) ; dans un second cas (juvénilisme), le corps thyroïde était

(1) GLEY, *Soc. de biolo.*, mai 1894.
(2) MARFAN et GUINON, *Revue mens. des mal. de l'enfance*, 1893, p. 481.
(3) APERT, *Soc. de pédiatrie*, 1901, p. 200.

kystique, et l'examen histologique montrait l'absence de substance colloïde, quel que fut le point examiné ; enfin, dans un cas de retard considérable de la croissance (fig. 29) (vingt-deux ans, 1ᵐ,15 ; proportions corporelles et intelligence d'un enfant de huit à dix ans), le corps thyroïde (7 grammes) ne présentait pas de lésions grossières, mais une structure qui ne se voit que chez les tout jeunes enfants [lobulation bien marquée ; vésicules la plupart uniquement formées de cellules agglomérées, sans matière colloïde ; elleprésente une métachromie marquée, variable du reste avec les vésicules (1).]

4° PREUVES THÉRAPEUTIQUES. — C'est par centaines que se comptent aujourd'hui les observations de retardataires ayant repris leur croissance normale à partir du moment où la médication thyroïdienne leur a été administrée. Sous l'influence de cette médication, le développement reprend au point où il s'était interrompu.

Parfois même

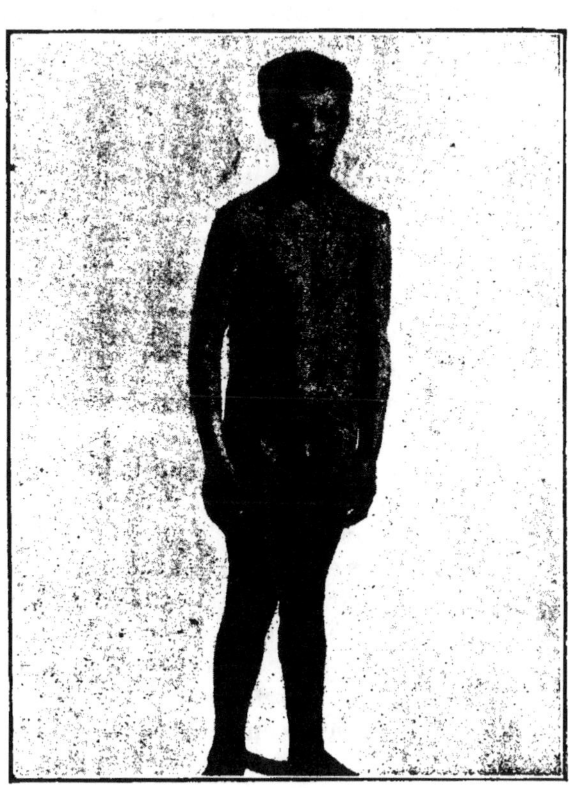

Fig. 30. — Retard uniforme de la croissance. Dix-sept ans et demi ; taille, 1ᵐ,45 ; poids, 39 kilogrammes ; aucun indice de puberté ; retard psychique parallèle au retard physique. Sous l'influence d'un traitement thyroïdien prolongé, ce sujet a fini par reprendre une taille (1ᵐ,60) et un poids (62 kilogrammes) normaux ; il s'est marié et est père d'un beau bébé.

il devient plus rapide que le développement normal, c'est-à-dire que la courbe d'accroissement de la taille, pour nous en tenir à cette

______

(1) APERT, *Soc. de pédiatrie*, 1901, p. 118. — *Soc. méd. des hôp.*, 1907, p. 536. Tout récemment, M. de Brun (de Beyrouth) a publié des constatations annalogues relatives à l'infantilisme palustre (*Revue de médecine*, 10 oct. 1910).

dimension, non seulement redevient parallèle à la courbe normale, mais même devient plus rapidement ascendante, si bien que le sujet rattrape peu à peu son retard. Paraissant destiné à rester un déchet social, il renaît à la vie normale et finalement ne diffère plus en rien de ses semblables (fig. 30).

Objections à l'origine thyroïdienne des retards de croissance. — Les preuves ci-dessus forment un faisceau tel qu'on ne peut nier que nombre de cas de retards de croissance sont d'origine thyroïdienne. Le seul refuge des adversaires de cette opinion a été de contester l'universalité de cette pathogénie, de chercher à la trouver en défaut dans certains cas particuliers, et d'opposer à l'*infantilisme hypothyroïdien* un prétendu *infantilisme anangioplasique*; seuls les infantiles type Brissaud seraient hypothyroïdiens; les infantiles type Lorain (juvéniles) seraient des anangioplasiques. Nous avons montré qu'il n'y a, en somme, entre les deux types qu'une différence chronologique; la maladie est la même; le stade où le développement s'est arrêté est seul différent. Avec Hertoghe, Ausset, Breton, nous avons soutenu l'unité de l'infantilisme, montré dans deux autopsies des lésions thyroïdiennes graves chez des infantiles type Lorain, et affirmé la nécessité du traitement thyroïdien dans l'un comme dans l'autre type. Cette nécessité s'est, semble-t-il, imposée à tous aujourd'hui et est admise dans la thèse d'Halmagrand (1), élève de Brissaud. Elle est prouvée par les résultats du traitement thyroïdien, aussi bons dans l'un que dans l'autre infantilisme.

Le corps thyroïde est-il aussi en cause dans les cas où les troubles de la croissance sont manifestement en relation avec une maladie bien déterminée : tuberculose, syphilis, paludisme, lèpre, alcoolisme chronique, malformations congénitales du cœur, affections mitrales, cirrhose biliaire? Il faut faire ici une distinction. Les maladies chroniques, et, d'une façon générale, tous les états de souffrance chronique de l'enfant, à commencer par l'inanition chronique (faméliques de l'Inde), ont pour conséquence un rabougrissement de l'individu, qui reste de petite taille, de petit développement physique et intellectuel, avec plus ou moins de conformations vicieuses dites dégénératives, plus ou moins de troubles organiques et de méiopragies; mais, en somme, ces individus sont des affaiblis, des malades et non plus des retardataires; ce sont des êtres achevés, achevés dans de mauvaises conditions, il est vrai, mal bâtis, déformés, plus ou moins éloignés du type normal de l'espèce, mais éloignés autant, sinon plus, du type normal de l'enfant ou de l'adolescent, que du type de

____

(1) HALMAGRAND, État actuel de l'infantilisme. Thèse de Paris, 1907.

l'adulte. Leurs cartilages de conjugaison sont soudés (Delpeuch) (1), ce qui montre bien que leur croissance est achevée. Elle a été déviée, mais non retardée. De tels sujets (2) ne sont pas justiciables de la médication thyroïdienne; nous les retrouverons plus loin, au paragraphe des déviations complexes de la croissance, et nous parlerons alors de la médication qui leur convient.

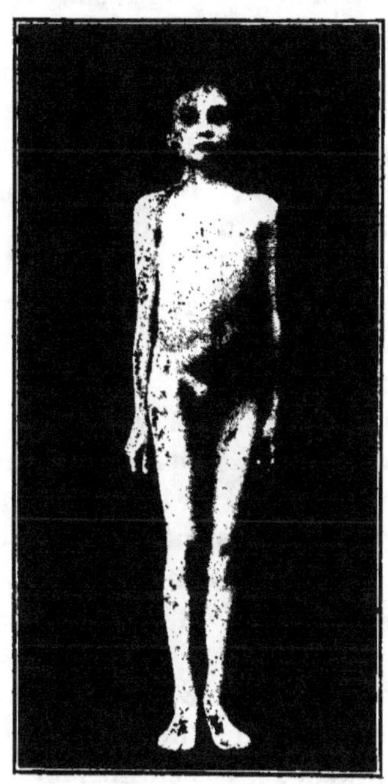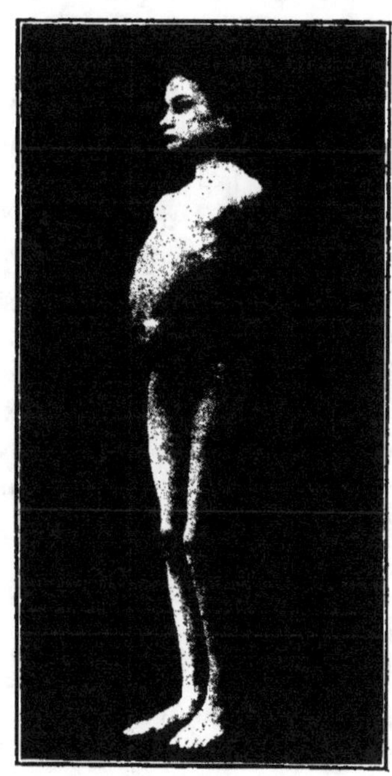

Fig. 31 et 32. — Quatorze ans et demi; poids, 28 kilos; taille, 1^m.33 ; aucun développement des seins, aucun indice de puberté. Grosse cirrhose cardio-tuberculeuse, mal de Pott sous-occipital avec fistule au côté gauche du cou; gros souffle d'insuffisance aortique (échelle 1/20).

A côté de ces faits, on observe plus souvent encore des retards de croissance vrais, avec conservation de la morphologie du jeune âge et persistance des cartilages de conjugaison, chez des sujets ayant souffert d'infections et d'intoxications chroniques, ou de maladies organiques telles qu'insuffisance mitrale ou cirrhose biliaire, etc. (3).

(1) DELPEUCH, *Soc. méd. des hôp.*, 1899, p. 428.
(2) M. Bauer a proposé tout récemment la dénomination de *chétivisme* pour désigner l'état de ces sujets. Ce terme nous paraît bien approprié et mérite d'entrer dans le vocabulaire médical pour être opposé au *juvénilisme* et à l'*infantilisme*. (*Presse médicale*, 4 déc. 1909, p. 870).
(3) J'ai consacré une série de paragraphes à ces diverses causes de retard de développement dans mon livre : les Enfants retardataires (*Actualités médicales*, 1902).

Dans ces cas, le corps thyroïde a été touché, et il y a coexistence d'infantilisme dysthyroïdien et d'atrophie par affaiblissement général ; la médication thyroïdienne conserve une certaine activité, ce qui montre que le retard de la croissance est, au moins en partie, sous la dépendance de la souffrance du corps thyroïde et ne se rattache à la protopathie que par l'intermédiaire de celui-ci (1). Il est toutefois certain que la médication thyroïdienne n'aura dans ces cas qu'une efficacité très limitée. Les sécrétions thyroïdiennes ne peuvent faire de bonne besogne qu'avec de bons matériaux ; la médication suppléera bien aux sécrétions insuffisantes, mais nullement aux défectuosités de fonctionnement du reste de l'organisme, en sorte que le résultat ne peut être qu'imparfait. Toutefois, dans un cas de retard marqué de la croissance chez un hérédo-syphilitique, j'ai vu le sujet rattraper rapidement une taille et un poids normaux par la médication thyroïdienne, et cela en l'absence de tout traitement antisyphilitique, une tentative dans ce dernier sens ayant entraîné des incidents immédiats d'intolérance (2).

Technique de la médication de la croissance uniformément retardée. — La médication thyroïdienne, dont nous venons d'établir la nécessité, doit-elle être donnée de façon continue, ou intermittente ; doit-elle être accompagnée d'autres médications ou alterner avec elles ; comment enfin doit-elle être administrée ? La réponse à ces questions n'est pas univoque ; elle diffère selon les circonstances.

Dans les cas où le retard de la croissance constitue le symptôme primordial et ne paraît pas sous la dépendance d'un autre état protopathique que le trouble thyroïdien, dans les cas en un mot où le sujet a l'apparence d'un enfant ou d'un adolescent, mais d'un enfant ou d'un adolescent en bon état de santé, la médication thyroïdienne suffit à elle seule à amener la transformation progressive de l'individu.

Il n'y a pas besoin de fournir à l'organisme des matériaux spéciaux pour lui faciliter sa reconstitution ; l'organisme s'en charge de lui-même ; sous l'influence de la médication thyroïdienne, l'appétit s'accroît, l'activité métabolique de l'organisme augmente, les réserves accumulées dans les tissus entrent en circulation, les aliments sont mieux utilisés, et, à condition qu'ils soient suffisamment abondants et variés, l'organisme y trouve tous les éléments dont il a besoin. C'est seulement dans les cas complexes, que nous étudierons dans

(1) C'était évident dans les deux autopsies de retardataires tuberculeux que j'ai pratiquées et où existaient des lésions du corps thyroïde (*loc. cit.*).

(2) Apert, La dysthyroïdie bénigne chronique, (*Soc. méd. des hôp.*, 1907, p. 531).

un paragraphe spécial, qu'il sera nécessaire de joindre à la médication thyroïdienne, d'autres procédés thérapeutiques.

Sous quelle forme faut-il donner la médication thyroïdienne? Sans entrer à ce point de vue dans des détails qui feraient double emploi avec les renseignements donnés dans le volume *Opothérapie* de cette collection, rappelons que la forme de choix est le corps thyroïde frais en nature ; mais, à cause de la difficulté de s'en procurer journellement, on est conduit, dans la pratique courante, à lui substituer des préparations susceptibles de se conserver : poudre de corps thyroïde desséché à froid dans le vide et pulvérisé, extrait glycériné ou aqueux de corps thyroïde, enfin substances chimiques définies retirées du corps thyroïde, thyroprotéide de Moskine, thyréo-antitoxine de Frænkel, iodothyrine de Baumann.

Quelle préparation faut-il préférer? La *poudre de corps thyroïde* en cachets, en comprimés, ou en pilules, a l'avantage de contenir tous les éléments du corps thyroïde, et son activité est peu éloignée de celle du corps thyroïde frais ; mais elle est souvent mal supportée par l'estomac et peut causer des vomissements ou de l'embarras gastrique ; les *extraits glycérinés* ou *aqueux*, présentés sous forme de pilules ou de dragées, sont mieux supportés, mais moins actifs ; parmi les substances définies, l'*iodothyrine* est la plus active au point de vue qui nous occupe et doit être préférée ; elle est présentée en pastilles représentant 10 centigrammes de corps thyroïde frais. Enfin les *injections sous-cutanées* d'extrait glycéro-aqueux conservé en ampoules ont l'avantage d'avoir une activité certaine et de ne pas fatiguer l'estomac ; mais elles provoquent une sensibilité locale que tous les malades ne tolèrent pas.

En général, il faut commencer par de *petites doses* tâtant la susceptibilité du malade et procéder par *séries successives* de cinq jours par exemple, avec arrêt de cinq jours. On élèvera à chaque série la dose, de façon à arriver peu à peu à la dose nécessaire. On surveillera le pouls, la langue et le poids, de façon à suspendre la médication et à ne la reprendre qu'à doses moins élevées si le pouls augmente, si la langue devient saburrale, si le poids baisse notablement. En général, on peut partir d'une dose répondant à 20 centigrammes de corps thyroïde frais, augmenter de 10 centigrammes à chaque série, et atteindre une dose pouvant aller, chez certains sujets rebelles, à 1 et 2 grammes. Une fois la croissance « repartie », il suffira de faire de temps en temps un *traitement d'entretien*, avec doses plus faibles et séries plus espacées.

II. — Médication du nanisme dit essentiel.

Sous le nom de *nanisme simple ou essentiel*, Leriche (1) a
publié une observation concernant un sujet de vingt et un ans, de
taille minuscule (1^m,35), mais ayant avec cette petite taille les proportions et la conformation générale de son âge, en un mot
une morphologie normale, mais à une échelle très réduite. Lorsque
cette réduction est peu accentuée, elle ne constitue pas un état
pathologique et ne nécessite aucun traitement. Les épiphyses étant
soudées, on ne peut faire grandir ces sujets. Lorsqu'ils ont atteint
l'âge adulte, ils subissent, comme normalement, la puberté;
les organes génitaux externes et les organes sexuels accessoires se
développent à une échelle réduite, mais en rapport avec la réduction
totale de l'organisme.

Chez le sujet de Leriche, le nanisme simple ne s'expliquait par
aucun trouble actuel de la santé, ni par aucune tare pathologique
antérieure, individuelle ou héréditaire. Mais il y a des cas de
nanisme qui sont bien du *nanisme simple*, si on se place uniquement
au point de vue morphologique, en ce sens que les proportions des
différentes parties du corps restent normales, et que l'individu n'est
pas *retardé*, mais seulement *diminué* dans toutes ses dimensions,
mais qui ne sont plus du *nanisme essentiel*, car le trouble de la
croissance est sous la dépendance nette d'une lésion organique. Tel
est le cas dans le *nanisme mitral* de Gilbert. Toutes les lésions organiques chroniques, toutes les maladies prolongées de l'enfance entravent du reste la croissance de l'individu, mais le plus souvent les
conséquences en sont complexes; ce sont souvent des sujets à la
fois retardés et diminués; parfois même la croissance en taille est
exagérée. La plupart de ces sujets appartiennent donc aux formes
complexes des troubles de la croissance, et non plus au nanisme
simple.

Il s'agit encore de nanisme simple, mais avec réduction poussée
à l'extrême, et chez des sujets encore jeunes (et destinés sans doute
à ne guère vieillir), dans les cas du prince Colibri, exhibé chez
Barnum, du petit Hindou Smaun-Shing-Hpoo, exhibé à Lilliput (2)
et qui a 0^m,70 de taille, et du nain du roi de Pologne, Bébé, qui
pesait 1 livre à sa naissance et 9 livres et demie à quinze ans. Ces

(1) Leriche, Nanisme simple ou essentiel (*Gaz. des hôp.*, 20 sept. 1904).
(2) Sur les 150 nains que comptait cette exhibition, plus de 120 étaient des hypothyroïdiens;
un vingtième étaient des achondroplasiques; chez quelques-uns des uns et des autres, des
déformations rachitiques s'ajoutaient à l'affection principale, mais jamais le rachitisme n'était
seul en cause. Enfin 2 ou 3 sujets seulement se rapportaient au type que nous étudions en ce
moment.

sujets *holomicres* (ὅλος, entier; μικρος, petit) réalisent vraiment le type le plus parfait du nanisme. Ils sont encore trop peu étudiés scientifiquement pour qu'on soit fixé sur l'étiologie et la thérapeutique de ces cas. Toutefois Fournier, en étudiant le crâne de Bébé conservé au musée Orfila, y a trouvé une exostose qu'il considère comme hérédo-syphilitique. Ils sont en tout cas très différents des nains *hypothyroïdiens*, à morphologie d'enfants; aussi est-il à croire que la médication thyroïdienne, héroïque chez ces derniers, serait de peu d'efficacité sur eux.

III. — Médication du nanisme achondroplasique et du nanisme micromélique.

Une autre catégorie de nains, bien étudiés ceux-là au point de vue médical, est formée par les *achondroplases*. Ils sont nains uniquement à cause du raccourcissement considérable de leurs membres. Pour le développement des caractères sexuels et de l'intelligence, ils sont normaux. Ce raccourcissement est constitué dès la vie intra-utérine. La croissance des membres continue à être très minime après la naissance. On sait que cette anomalie de croissance des membres est due à une lésion spéciale du cartilage de conjugaison. La multiplication des cellules cartilagineuses, au lieu de se faire en séries longitudinales, préparant l'ordination des colonnettes osseuses, se fait irrégulièrement et en tous sens, ce qui entrave la croissance de l'os en longueur. Aucune médication n'a pu jusqu'à présent modifier cet état; on comprend mal du reste, après étude des lésions épiphysaires, comment une médication pourrait agir sur ces lésions une fois constituées? On peut en dire autant des nains micromèles par *dysplasie périostale* de G. Durante.

IV. — Médication de la croissance accélérée avec puberté précoce.

Il s'agit dans ces cas d'enfants qui, dans leurs premières années et parfois même dès la naissance, prennent un *développement étrangement rapide*. Ils grandissent rapidement, grossissent en proportion et se transforment; s'il s'agit des filles, un écoulement vaginal séro-sanguin apparaît, puis se reproduit à périodes régulières; les seins grossissent; le pubis se couvre de poils; chez les garçons, les organes génitaux externes grossissent, du duvet apparaît aux lèvres. C'est surtout de zéro à deux ans qu'apparaissent ces pubertés précoces. On sait qu'il se fait peu après la naissance, chez tous les nouveau-nés, une poussée congestive des glandes génitales, avec début de maturation des follicules ovariens chez la fillette, des épithéliums des tubes séminipares chez le garçon ; elle se manifeste, en général, uniquement par une *tuméfaction temporaire des mamelles* avec sécrétion lactée peu marquée, par un *fonctionnement exagéré des glandes sébacées* avec *milium* du bout du nez, par le développement sur tout le corps d'un *duvet* qui tombe rapidement, le *lanugo*, et chez le garçon par une légère *hydrocèle vaginale*. Chez les sujets qui nous occupent, cette poussée, au lieu de disparaître définitivement, persiste, s'accuse, ou ne s'atténue que pour bientôt reparaître. Sous l'influence, sans doute, des sécrétions internes des testicules ou des ovaires, l'organisme se développe rapidement, l'appétit est exagéré en conséquence, en sorte que la santé générale n'en souffre pas ; au contraire, ces sujets sont, en général, robustes, musclés, trapus. En outre, ils acquièrent rapidement une précocité intellectuelle remarquable, un sérieux et un jugement qui ne sont pas de leur âge ; mais, d'autre part, les instincts sexuels se développent également prématurément ; aussi ces enfants exigent-ils une grande surveillance. Dans l'observation de Rowlet, l'enfant, réglée à un an, devient enceinte à neuf ans et accouche d'un enfant pesant 7 livres trois quarts. Les faits de Haller, Schmidt, Molitor sont semblables. Dans un cas de Gall, un jeune garçon de cinq ans présentait tous les attributs de la virilité et se livrait avec passion à la masturbation.

Tous ces enfants sont plus grands, plus gros, plus robustes que les autres enfants ; ils les dépassent d'un cinquième à un tiers comme taille et pèsent souvent plus du double ; leur force musculaire est considérable. En général, ces enfants appartiennent à des familles où le sens génital est très développé, où on note des règles précoces et persistant à un âge avancé, une grande fécondité, des grossesses doubles et même triples ; elles donnent parfois naissance à des enfants aussi précoces qu'elles, ce qui fait qu'on a pu voir des grand'mères de vingt ans.

A côté de ces cas où l'anomalie est certainement due à une *disposition hérédo-familiale*, on peut voir des pubertés précoces avec croissance accélérée débuter brusquement, au cours d'une enfance jusque-là normale, en coïncidence avec le développement d'une *tumeur surrénale* (Apert) (1) *ovarienne* (Marjolin, Schwartz) ou *testiculaire* (Morro). Dans le cas de Morro, il s'agissait d'un sarcome du testicule, qui avait plus que doublé le volume de la glande. Après ablation de la tumeur, les poils du pubis tombèrent ; il se fit une

---

(1) Apert, Surréno-dystrophies *Société de pédiatrie*, déc. 1910).

régression vers l'état prépubère, analogue à celle que Gandy a décrite chez l'adulte sous le nom d'infantilisme réversif.

Beaucoup de tumeurs testiculaires et ovariennes se développent chez l'enfant sans entraîner des troubles de croissance; il est probable que seules sont actives celles qui sont formées de tissus appartenant aux épithéliums des glandes génitales (épithéliums génitaux ou cellules interstitielles). On a parfois vu une menstruation régulière précoce s'établir sans exagération corrélative de la croissance, ce qui montre qu'il peut y avoir indépendance entre les deux processus.

Signalons enfin que certaines tumeurs de la glande pinéale provoquent une croissance rapide, avec obésité exagérée et accélération du développement sexuel (Raymond et Claude); mais il existe en même temps des symptômes de tumeur cérébrale (somnolence, troubles visuels) qui empêchent de confondre ces faits avec ceux qui nous occupent.

Le *traitement* de ces états est tout indiqué quand il s'agit d'une tumeur des glandes génitales; il faut enlever la tumeur. Il n'en est plus de même quand il s'agit d'une disposition naturelle familiale à la précocité sexuelle. Les thérapeutiques susceptibles de la modérer seraient plus nuisibles que le mal lui-même, et il faut se contenter de surveiller les enfants et d'écarter d'eux toute cause d'excitation.

V. — Médication du gigantisme acromégalique.

On peut opposer au *gigantisme précoce* que nous venons de décrire le *gigantisme acromégalique*. Le premier est une accélération de la croissance; l'enfant met moitié moins de temps qu'un autre à arriver à l'état adulte; mais il soude également ses épiphyses de façon précoce, et finalement, à trente, quarante ans, ne diffère plus beaucoup des sujets du même âge. C'est l'inverse chez les géants acromégales; dans leur jeune âge, ils ne diffèrent pas de leurs camarades; c'est tardivement, dans l'*adolescence*, qu'ils se mettent à grandir démesurément (fig. 33); leur accroissement persiste au delà de l'âge normal, parce que leurs épiphyses tardent à se souder; à vingt-cinq, trente ans et plus, ils ont encore leurs épiphyses fonctionnant et, par suite, ils continuent à augmenter de taille. Le plus souvent, ils ont en même temps un retard de leur développement sexuel; la verge et les testicules, ou, s'il s'agit d'une fille, les mamelles les hanches restent à l'état juvénile; les régions axillaires, pubiennes et, chez l'homme, le visage ne se couvrent que de poils follets.

Ce gigantisme acromégalique reconnaît pour cause les *tumeurs hypertrophiantes de l'hypophyse*, comme l'acromégalie elle-même; si la tumeur débute à l'âge adulte, elle a pour conséquence l'acromégalie ; si elle débute avant que les épiphyses ne soient soudées et avant que le développement sexuel ne soit complet, elle entraîne en outre l'arrêt du développement sexuel et l'arrêt du processus de soudure des épiphyses, avec persistance de leur pouvoir ossificateur, c'est-à-dire l'*infantilisme sexuel* et le *gigantisme*.

Toutefois, il faut savoir que le retard sexuel n'est, chez les géants acromégales, ni aussi constant, ni aussi définitif qu'on l'a dit. Si l'on parcourt les études consacrées au gigantisme et, en particulier, la monographie de Launois, qui réunit à peu près toutes ces études et reproduit de nombreuses photographies de géants, on voit qu'il y a certes un grand nombre de géants des deux sexes qui réunissent le gigantisme et l'infantilisme ; mais on voit aussi un certain nombre de géants qui ont de la barbe, le pubis garni, la verge et les testicules présentables, les proportions d'un homme adulte et non celles d'un adolescent. *Pourquoi certains géants sont-ils infantiles, d'autres non ?* Nous croyons en avoir trouvé la raison dans le résultat des autopsies, telles qu'elles sont rapportées dans le livre de Launois. Sur 7 autopsies utilisables pour nous (1), 3 se rapportent à des géants dont les organes génitaux externes et les caractères sexuels accessoires avaient un développement satisfaisant (obs. VIII, XV, XLVI) ; or, dans ces 3 cas, on trouve, outre l'hypertrophie de l'hypophyse, une *hypertrophie considérable du corps thyroïde* : il pèse 250 grammes (obs. VIII), 112 grammes (obs. XV) ; il a quatre ou cinq fois le volume normal (obs. XLVI). Au contraire, les 4 autres cas se rapportent à des géants nettement infantiles (obs. III, IV, XVI, XLIV) ; dans ces

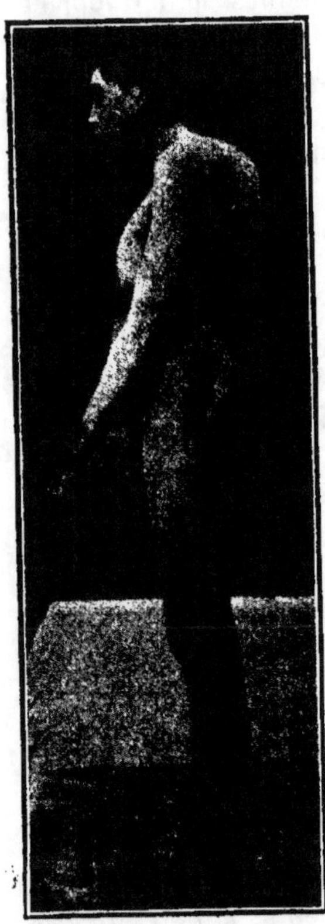

Fig. 33.— Dix-sept ans. Gigantisme acromégalique avec cyphose très prononcée (Danlos, Apert et Lévy-Frænkel, *Soc. méd. des hôp.*, 1909, I, p. 658). Taille, 1ᵐ,72 (malgré la cyphose). Une cyphose semblable et des stigmates acromégaliques existaient chez plusieurs de ses parents. (Échelle 1/20.)

(1) Les autres ne sont pas utilisables, soit parce que l'état de développement sexuel n'est pas mentionné dans l'observation clinique, soit parce qu'il n'est pas question du corps thyroïde dans l'observation nécropsique.

quatre cas, le corps thyroïde est normal comme dimensions et comme structure et, parconséquent, insuffisant relativement à l'hypophyse.

On peut tirer de ces constatations une conséquence au point de vue de la médication du *retard du développement sexuel* dans le gigantisme acromégalique ; il faut le traiter par la *médication thyroïdienne* ; et on peut conclure que, d'une façon générale, qu'il y ait ou non acromégalie, le retard du développement, même accompagné de retard de soudure des épiphyses, relève de la médication par les préparations thyroïdiennes.

Quant au gigantisme lui-même, il ne faut pas compter sur la médication thyroïdienne pour en entraver l'évolution ; au contraire, elle active le processus ossificateur dans les épiphyses ; c'est plutôt, semble-t-il, à l'*opothérapie testiculaire ou ovarienne* qu'il faut s'adresser, et nous sommes ainsi amenés à faire une opothérapie combinée. Quant à l'opothérapie hypophysaire, elle est, nous semble-t-il, trop délaissée dans l'acromégalie et le gigantisme ; sans doute, on a trop vite conclu de l'hypertrophie de l'hypophyse à son hyperfonction (1). L'expérimentation a montré que le suc hypophysaire, loin d'augmenter la croissance du squelette, ralentit l'augmentation en longueur des os longs et accroît les dimensions en largeur de leurs épiphyses (2). Il y aurait donc peut-être lieu d'essayer de nouveau l'opothérapie dans le gigantisme acromégalique.

Enfin on sait que la *chirurgie* a entrepris la cure de l'acromégalie par l'exérèse de l'hypophyse. C'est une opération très grave. Elle est justifiée quand la tumeur hypophysaire entraîne des douleurs de tête atroces, on comprime les nerfs optiques au point d'amener la perte totale de la vision ; peut-être les progrès de la technique chirurgicale en accroîtront-ils un jour les indications aujourd'hui restreintes à ces cas particuliers. On peut, du reste, espérer que la *radiothérapie* nous donnera bientôt un moyen d'obtenir sans danger l'atrophie de l'hypophyse hypertrophiée ; du moins Béclère a obtenu, grâce à elle, le retour de la vue chez une acromégale, et, si de nouveaux faits viennent confirmer l'efficacité de la méthode, elle trouvera des indications également dans le gigantisme acromégalique.

----

(1) On a eu d'autant plus tort que les autopsies ont montré parfois des lésions destructives de la glande (Boyce et Beadles, Widal, Huchard et Launois).

(2) CERLETTI, Effet des injections de suc d'hypophyse sur l'accroissement somatique (*Arch. ital. de biol.*, 1907, p. 123).

VI. — Médication de l'état eunuchoïde.

Les eunuques ont une taille moyenne supérieure à la normale, mais c'est surtout à cause de l'allongement de leurs membres, le tronc restant souvent, au contraire, insuffisamment développé. Toutefois, la taille est loin d'atteindre les proportions qu'on voit dans le gigantisme acromégalique ; les cartilages de conjugaison persistent cependant très tard chez les eunuques, mais leur pouvoir ossificateur est ralenti, en sorte qu'en définitive la croissance n'est pas très exagérée. Elle peut toutefois persister beaucoup plus tardivement que la normale (1). Il en de même pour les femmes ovariotomisées dans l'enfance. En outre, chez les unes comme chez les autres, les caractères sexuels accessoires ne se développent pas.

Cette morphologie des eunuques se retrouve quand les glandes génitales sont atrophiées par un processus pathologique [orchite ourlienne, tuberculose, fièvre typhoïde (2), etc.].

L'opothérapie testiculaire ou ovarienne est formellement indiquée dans ces cas. Elle peut modifier heureusement la morphologie au point de vue de la conformation générale, de la vigueur, et quelquefois des caractères sexuels.

La *cryptorchidie* entraîne l'état eunuchoïde, quand les testicules ne sont pas ramenés dans les bourses, au plus tard à la période de

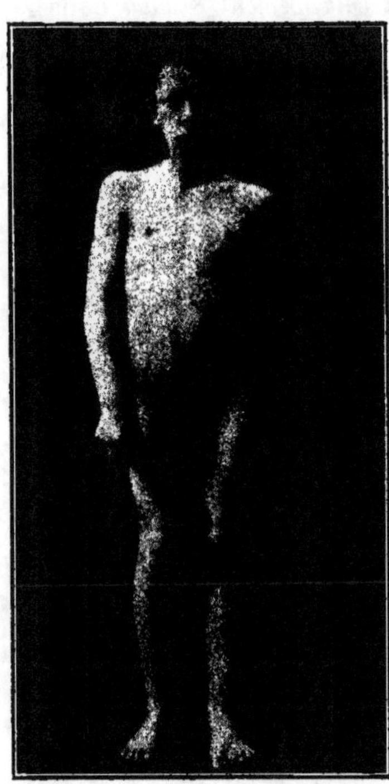

Fig. 34.— Dix-sept ans. Myxœdème congénital avec malformation congénitale double de la hanche, cryptorchidie congénitale double, traité depuis l'âge de six ans par la médication thyroïdienne. Le myxœdème cutané ne persiste qu'à la jambe gauche, où il simule un trophœdème ; le pubis s'est couvert de poils ainsi que les aisselles ; la verge s'est développée ; l'intelligence est devenue satisfaisante. Taille, 1m,45 ; poids, 39 kilogrammes. (Échelle 1/20.)

(1) Il en était ainsi chez un sujet castré accidentellement à l'âge de quelques mois, que j'ai observé à la consultation de l'hôpital Tenon et adressé à M. Launois, qui l'a présenté à la *Société médicale des hôpitaux*, le 4 mars 1904. Il mesurait 1m,54 seulement à vingt ans, mais a continué de grandir jusqu'au delà de vingt-six ans et a atteint finalement 1m.76.

(2) WIDAL et DIGNE, Gigantisme eunuchoïde (1m,83) ayant débuté seulement à dix-sept ans à la suite d'une fièvre typhoïde. Féminisme. Épiphyses soudées. Absence de symptômes acromégaliques (*Soc. méd. des hôp.*, 4 mars 1904, p. 219).

la puberté. J'ai toutefois vu un myxœdémateux cryptorchide, traité par moi depuis l'âge de six ans par la médication thyroïdienne, non seulement guérir presque totalement de son myxœdème, mais à seize ans se développer au point de vue des pilosités pubienne et axillaire et des dimensions de la verge (fig. 34), bien que les testicules soient restés complètement cachés dans l'abdomen. Grâce sans doute à la médication thyroïdienne, leur fonctionnement s'était éveillé malgré leur situation anormale.

Il est des cas où la cryptorchidie, liée à un certain degré d'obésité, guérit par la *médication thyroïdienne*. J'ai observé (fig. 35 et 36) deux faits de ce genre. Les testicules, au bout de quelques mois de traitement, étaient à leur place dans les bourses. Peut-être faut-il faire jouer un rôle à la fonte du tissu graisseux de la paroi abdominale, qui obstruait la voie funiculaire. Plus probablement, il faut faire jouer

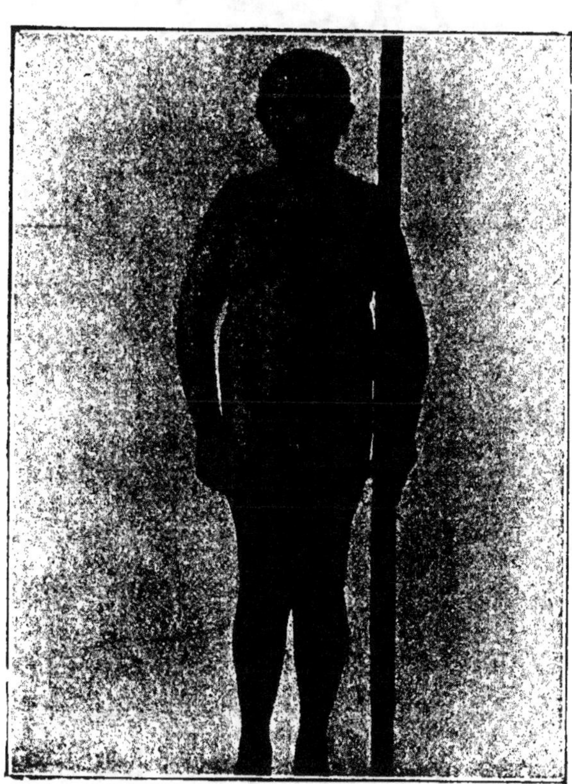

Fig. 35. — Quinze ans et demi. Obésité, cryptorchidie, avec quelques caractères féminins (seins développés, les hanches sont plus larges que les épaules).

un rôle au pouvoir accélérateur des sécrétions thyroïdiennes vis-à-vis des divers modes du développement.

Si la médication thyroïdienne, commencée dans l'enfance, n'aboutit pas à la descente du testicule quand l'âge de la puberté approche, il faudra recourir à l'opération chirurgicale.

L'*anorchidie* et la *microrchidie* congénitale entraînent les mêmes troubles de croissance que l'atrophie pathologique du testicule et aboutissant à la même morphologie eunuchoïde (1). J'ai eu à traiter un certain nombre de sujets de ce genre, mais l'opothérapie testiculaire, associée ou non à l'opothérapie ovarienne, n'a guère changé leur morphologie. Celui qui a suivi la médication le plus longtemps était un ieune étranger de vingt et un ans, instruit et intelligent, bon observateur de lui-même, et qui, s'affectant gravement de son état, avait vainement tenté l'usage de tous les médicaments passant pour fortifiants et reconstituants ; on y avait joint un traitement local par massages, onctions, frictions, fumigatious ; sur un conseil médical, on lui avait donné une maîtresse de bonne volonté, chargée de l'entraîner peu à peu à des tentatives de coït, dans l'espoir que la fonction ferait

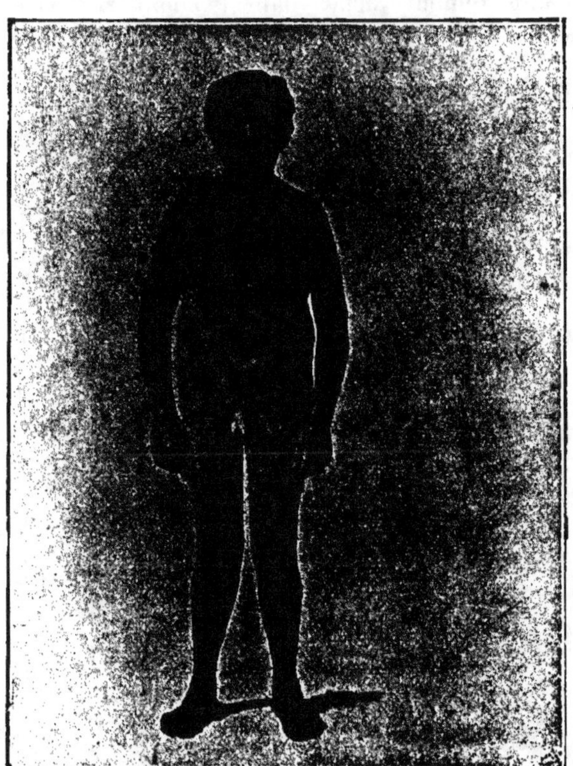

Fig. 36.— Même sujet que figure 35 apres deux mois de traitement thyroïdien. Les testicules sont descendus dans les bourses.

l'organe ; on l'avait fait voyager avec elle, séjourner avec elle à la mer, à la montagne, dans des villes d'eau, et le résultat était déplorable. Les tentatives de coït aboutissaient à des crises nerveuses de frissons et de lipothymies, suivies d'accès de désespoir qui avaient été jusqu'à une tentative de suicide. J'ai conseillé le repos et l'alternance de l'opothérapie orchidienne et de l'opothérapie thyroïdienne ;

(1) Cette règle est sujette à exception. J'ai pu examiner un sujet que Widal et Lutier présentèrent en 1902 à la *Société médicale des hôpitaux* et dont les testicules étaient réduits à la grosseur d'un haricot. Sa morphologie était parfaite, et la verge elle-même était de dimensions normales.

pendant les quelques mois où je l'ai suivi, le malade avait repris des forces et l'état neurasthénique avait disparu ; la largeur bi-acromiale avait augmenté de 2 centimètres ; mais, au bout de six mois de traitement, j'ai reçu une lettre de son médecin à l'étranger me disant qu'il n'était survenu d'autre changement dans la morphologie qu'une hypertrophie des mamelles que nous n'avions ni désirée ni prévue. Dans un cas rapporté par Hutinel et Tixier (1), les injections sous-cutanées de suc orchitique, administrées à un sujet de dix-sept ans bien constitué, mais atteint d'infantilisme sexuel très accusé, amenèrent aussi un résultat autre que celui que l'on cherchait : le sujet gagna 5 millimètres de hauteur en cinq mois, mais l'état tout à fait infantile des organes génitaux ne fut en rien modifié.

VII. — Médication des poussées exagérées de croissance de taille chez l'enfant et l'adolescent.

Il est normal que la croissance en taille se fasse par poussées pendant lesquelles l'organisme croît en quelques mois plus qu'il ne fera ensuite en un an. Dans l'intervalle de ces poussées de croissance en hauteur, l'organisme augmente davantage en épaisseur et en poids, fait que nous avons déjà signalé dans la première enfance. Dans la période prépubertaire, la croissance en hauteur prend les plus grandes proportions relatives, et ce n'est que quand la puberté est bien établie que se fait en même temps l'accroissement en largeur et en force, en même temps que les caractères sexuels se développent rapidement.

Des *poussées exagérées de croissance* se voient parfois dans la convalescence des *maladies aiguës*, surtout dans celle de la *fièvre typhoïde* ; elles peuvent s'accompagner de sensations douloureuses au niveau des cartilages de conjugaison et sont parfois assez intenses et assez brusques pour distendre la peau et provoquer l'apparition de *vergetures*, surtout à la partie inférieure de la cuisse, où elles se disposent concentriquement à la rotule. Quand ces poussées de croissance en hauteur s'exagèrent et se prolongent, comme cela se voit chez les enfants débilités, soit du fait de maladies aiguës répétées, soit par une faiblesse congénitale ou une hérédité mauvaise, l'accroissement en poids et en largeur ne se produit pas en proportion, et il en résulte une morphologie spéciale ; l'enfant, en grandissant, prend le type de ces adolescents trop longs, trop

(1) Hutinel, Les maladies des enfants, art. *Infantilisme*, par Hutinel et Tixier, p. 525.

minces, à longues jambes, à longs bras, à petit tronc souvent incurvé en avant, à petite tête perchée sur un long cou. La *gracilité du tronc* traduit l'insuffisant développement des poumons, constatable au spiromètre. De tels sujets plus grands que leur âge d'un an, deux ans, donnent au *spiromètre* des chiffres répondant, au contraire, à des retards d'une ou plusieurs années ; la mesure de la *circonférence thoracique* sous les bras donne des résultats analogues. Le cœur, qui a à suffire à l'irrigation d'un corps très allongé, est souvent relativement plus développé que les poumons et, par suite, que le thorax ; de là une hypertrophie apparente, décrite sous le nom d'*hypertrophie cardiaque de croissance*. On comprend que la force physique et la résistance organique soient diminuées chez ces sujets, ce qui fait que leur état nécessite un traitement. Quant à leur intelligence, elle ne se ressent pas toujours de leur état physique et peut rester en rapport avec leur âge. Arrivés

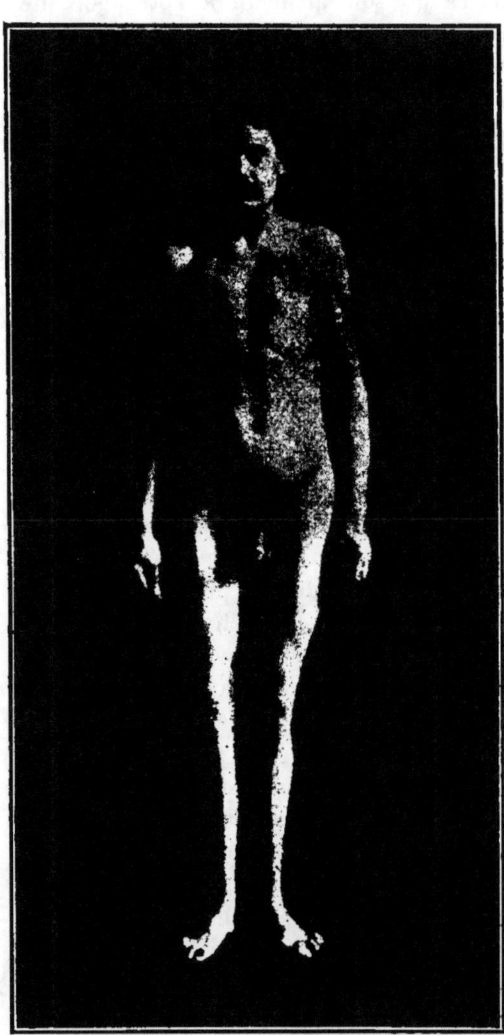

Fig. 37. — Vingt-deux ans ; sujet de haute taille, 1^m,90 ; membres longs, torse étroit, tête petite. (Échelle 1/20.)

à l'âge adulte, ce sont des sujets de haute taille qui conservent une conformation physique rappelant celle de l'adolescence : membres longs, torse étroit, tête petite (fig. 37).

Dans des cas de ce genre, *faut-il faire un traitement opothérapique ?* Je ne le pense pas. Certes, l'état de faiblesse générale a agi sans doute en troublant le fonctionnement des glandes à sécrétion interne en général, et ce n'est qu'ainsi qu'on peut s'expliquer la coïncidence d'un excès de croissance en hauteur, avec un déficit des autres modes ; mais l'opothérapie n'empêcherait pas la faiblesse générale, et, si le fonctionnement d'un système se trouvait activé, ce pourrait par suite être aux dépens d'un autre. On risquerait de substituer une déviation de la croissance à un trouble passager.

Toutefois, Dor, Maisonneuve et Monziols (1) ont conseillé la médication orchitique ; ils ont constaté expérimentalement un ralentissement de la croissance chez de jeunes lapins soumis à cette médication et ont traité de jeunes garçons, qui avaient grandi trop rapidement et étaient fatigués de ce fait, par des injections sous-cutanées de liquide orchitique, à dose quotidienne répondant à 3 grammes de glande fraîche ; les résultats cliniques ont confirmé les recherches expérimentales. On a songé aussi à la radiothérapie des extrémités articulaires, et spécialement de l'extrémité inférieure du fémur (2). Sauf des cas exceptionnels, il nous semble que la principale indication est le repos, au besoin la chaise longue plusieurs heures par jour, l'alimentation substantielle, les exercices respiratoires rythmés, et la médication phosphatée, soit sous forme de *glycérophosphates de chaux et de magnésie* (deux fois par jour aux repas, un cachet contenant 0^{gr},10 de chaque), soit sous forme de sirop de *lactophosphate de chaux* (une cuillerée à soupe chaque matin), soit sous forme de *phytine* (un cachet de 0^{gr},5 à chaque repas). La phytine est un anhydro-oxyméthylène-phosphate double de chaux et de magnésie.

VIII. — Médication des déviations de la croissance en relation avec des lésions graves du système nerveux.

On sait combien les lésions graves du système nerveux retentissent profondément sur le développement des organes correspondants ; il suffit de la destruction de quelques cellules des cornes antérieures pour amener un arrêt très prononcé du développement des muscles et des os du membre correspondant ; chez les enfants dont une grande partie des centres nerveux sont atteints, le trouble de développement peut porter sur l'organisme entier ; dans les lésions graves des hémisphères cérébraux remontant à la vie fœtale, à la naissance (traumatismes obstétricaux), ou aux premières années de la vie, qu'il

1) Dor, Maisonneuve et Monziols, *Soc. de biol.*, 23 oct. 1905.
(2) Bohn, *Acad. des sciences*, 1903.

s'agisse de porencéphalie, de sclérose cérébrale, de ramollissement étendu, d'hémorragies corticales diffuses, on observe, outre un retard général du développement physique et surtout du développement intellectuel, des complications diverses, contractures, choréo-athétose, troubles trophiques, entraînant des déviations graves de la morphologie corporelle. Celle-ci est encore plus altérée quand l'idiotie ou l'imbécillité résultent d'une tare héréditaire ; souvent des anomalies congénitales s'ajoutent au tableau précédent ; ce sont des asymétries faciales, des anomalies de forme et d'orientation du pavillon de l'oreille, des anomalies des extrémités, syndactylie, pieds bots, etc. La puberté est le plus souvent retardée chez ces sujets, mais parfois elle est activée, particulièrement chez les idiots masturbateurs. De telles déviations sont au-dessus de nos moyens d'action, et ce n'est que dans les cas légers qu'on pourra opposer aux troubles de développement une médication appropriée, variable selon le sens de la déviation, et analogue à celles exposées dans les paragraphes précédents.

IX. — Médication des déviations complexes de la croissance.

La plupart des sujets atteints de troubles graves de la croissance sont susceptibles d'être rangés dans l'une quelconque des catégories dont nous avons étudié successivement la médication. Il est toutefois des individus gravement atteints dans leur morphologie et qui cumulent des caractères appartenant à plusieurs de ces catégories : cela se voit surtout chez les sujets qui ont gravement souffert dans leur enfance, soit par tares pathologiques acquises (tuberculose, affections cardiaques, affections hépatiques) ou héréditaires (hérédo-syphilis, hérédité alcoolique, hérédité nerveuse ou mentale). Aux troubles de la croissance à proprement parler, tels que retard du développement, retard de soudure des épiphyses, nanisme, infantilisme sexuel, il s'ajoute souvent chez ces sujets des déformations diverses, incurvations vertébrales, malformations thoraciques, déformations palatines, vices de situation des dents de la deuxième dentition, etc.

Ces vices retentissent à leur tour sur l'état général, par le trouble apporté à la locomotion, à la respiration, à la circulation, et finalement on se trouve en présence d'un sujet malingre, souffreteux, anémique, et, au milieu d'un tel état général qu'il est difficile de dire quelle est la part qui revient à l'altération de tel ou tel organe.

Dans des cas plus intéressants, parce qu'ils offrent beaucoup plus de prise à la médication, mais tout aussi complexes, l'état général est moins atteint, parce que les organes préposés aux grandes fonctions de l'économie, digestion, respiration, circulation, ne sont pas le siège d'altérations ou de troubles importants ; mais le dévoloppement général est singulièrement vicié par un mélange de troubles de croissance qu'il est impossible de rattacher à tel ou tel des organes à sécrétion interne, mais qui semblent tenir à des lésions diversement combinées de ces organes. De tels faits s'expliquent parfaitement quand on sait combien ces organes sont intimement liés les uns aux autres pour entretenir par leur commun accord ce que j'ai appelé *l'équilibre sanguin résultant du fonctionnement harmonique des glandes vasculaires sanguines* (1), expression que L. Lévi et H. de Rothschild ont condensée dans le terme heureux d'*équilibre endocrinique* (2) ; quand l'un de ces organes est atteint, un ou plusieurs autres sont susceptibles de fonctionner plus activement et de s'hypertrophier ; de là des suppléances fonctionnelles ; mais, si elles rétablissent en partie la fonction primitivement troublée, ces suppléances ne sont pas sans entraîner des inconvénients dans les fonctions accessoires des organes hypertrophiés ; ceux-ci sont, du reste, susceptibles de s'altérer à leur tour par surmenage ; pendant ce temps, l'organe primitivement altéré est capable de se régénérer en partie ; cette régénération est due à la production d'hypertrophies cellulaires et de noyaux adénomateux, comme j'en ai constaté dans le corps thyroïde sclérosé d'un infantile hypothyroïdien. Nous avons déjà vu (p. 422) un exemple de cette hypertrophie compensatrice : le corps thyroïde s'hypertrophie notablement chez certains géants acromégaliques, et, grâce à cette action vicariante, ceux-ci échappent à l'arrêt de développement génital, qui est ordinairement la conséquence de l'acromégalie survenue dans le jeune âge. Inversement l'hypophyse peut être hypertrophiée dans le myxœdème (3). Djemil-Pacha (4) a publié un fait qui met en évidence l'hypertrophie mammaire vicariante du corps thyroïde ; ayant débarrassé un gynécomaste de ses deux volumineuses mamelles, il vit se développer chez lui du myxœdème, signature de l'insuffisance de son corps thyroïde.

C'est par des considérations du même genre qu'on peut expliquer des faits tout à fait paradoxaux qu'on observe de temps en temps.

<hr>

(1) Apert, *Iconographie de la Salpêtrière*, mai 1904.

(2) L. Lévi et H. de Rothschild, Études sur la physiopathologie du corps thyroïde, 1908.

(3) Boyer et Beadles, Hypertrophie de l'hypophyse dans le myxœdème avec remarques sur l'hypertrophie de l'hypophyse associée aux modifications du corps thyroïde (*Journal of pathology and bacteriology*, 1883, t. I, p. 223).

(4) Djemil-Pacha, Myxœdème opératoire par l'extirpation de deux mamelles hypertrophiées chez un homme (*Arch. internat. de chir.*, 1903. p. 81).

Telle l'*association du myxœdème franc avec la puberté précoce*. Kendee(1) a publié un cas typique de ce genre. Une enfant myxœdémateuse et crétine, sœur de crétins, fut réglée dès l'âge de cinq ans tout en restant myxœdémateuse. A neuf ans, elle avait 90 centimètres seulement de taille, au lieu de 1^m,25, mais elle avait des seins très développés et une toison bien fournie au pubis et aux aisselles. Sou-

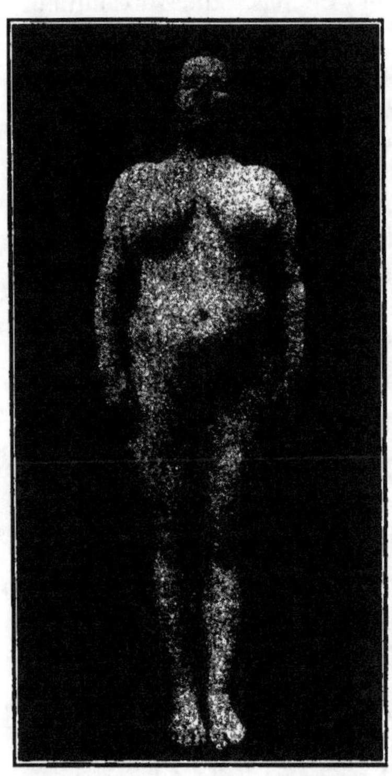

Fig. 38. — Quatorze ans, developpement précoce coïncidant avec du myxœdème cutané, de l'apathie, des métrorragies; taille, 1^m.43; poids, 60 kilogrammes. (Échelle 1/20.)

mise à un traitement thyroïdien, elle grandit de 0^m,17 en un mois, et en même temps les seins s'atrophièrent et les poils pubiens et axillaires tombèrent, si bien qu'elle reprit une morphologie enfantine.

J'ai en ce moment, dans mon service de l'hôpital d'enfants, une grande fille atteinte de myxœdème spontané tardif, avec infiltration myxœdémateuse de tout le tissu cellulaire sous-cutané, apathie physique et intellectuelle, signe du sourcil, et notion familiale (mère et plusieurs sœurs hypothyroïdiennes). C'est à dix ans que le myxœdème a débuté, mais en même temps apparaissaient les premières règles, les seins se développaient, et le pubis et les aisselles se garnissaient de poils. Actuellement cette fillette de quatorze ans a l'aspect d'une femme adulte (fig. 38); elle est atteinte de métrorragies continues que le séjour au lit prolongé et des traitements locaux divers, appliqués durant trois mois dans un service de chirurgie, n'ont pas enrayé, et qui ont cédé en une dizaine de jours à un traitement thyroïdien à dose minime (0^{gr},10 par jour).

Mais les contre-coups glandulaires, les hypertrophies compensatrices et les régénérations peuvent être beaucoup plus complexes et englober non seulement les glandes purement endocrines, comme la thyroïde

1) Wellesley Kendee, *British med. Journ.*. 1905.

l'hypophyse, les surrénales, l'ovaire ou le testicule, mais aussi des glandes comme le foie, le pancréas (1), les glandes salivaires (2) ; on comprend la complexité symptomatique de cas pareils ; ainsi un dysthyroïdien, dont j'ai publié l'observation, était resté complètement infantile jusqu'à trente-six ans ; il mesurait 1m,50 à vingt ans, était cryptorchide et dépourvu de duvet au pubis, aux aisselles et sur la figure ; il grandit peu à peu et atteignit 1m,45 à trente-six ans ; à cet âge, un rudiment de puberté se manifesta par un duvet léger au menton et au pubis, et dès lors la taille cessa définitivement de grandir ; on note chez lui un hypertrophie notable des mamelles et glandes salivaires, et l'examen des urines révèle de la glycosurie (3) ; sa morphologie était curieuse (fig. 39) . petit corps boulot, face en pleine lune élargie encore par l'hypertrophie parotidienne, quelques poils au menton, grosses mamelles tombantes, ventre en tonneau, petites jambes courtes et maigres, organes génitaux

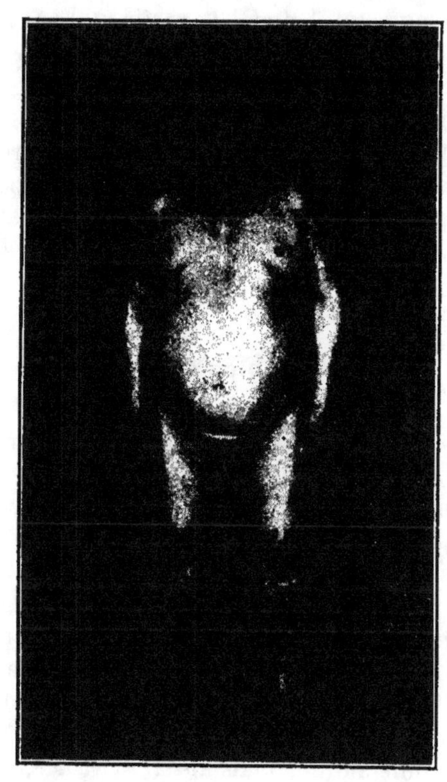

Fig. 39. Soixante-six ans. Myxœdème fruste ; croissance tardive ; hypertrophie mammaire et parotidienne ; diabète. Taille : 1m,45. (Échelle 1/20.)

externes peu apparents. Il est certain qu'en pareil cas la médication ne doit pas être univoque, l'opothérapie thyroïdienne ne suffit pas ; en présence d'altérations glandulaires multiples, il faut employer une opothérapie multiple ; à l'insuffisance pluri-glandulaire, il faut

---

(1) FALTA, Des rapports entre la sécrétion interne du corps thyroïde, du pancréas et du système chromaffine (*XXVe Congrès allemand de médecine interne*, tenu à Vienne en *1908*).

(2) JOSEPH et DE JONG, Infantilisme et hypertrophie des glandes salivaires (*Soc. méd. des hôp.*, 1908, p. 140).

(3) APERT, Myxœdème fruste, croissance tardive, diabète (*Iconographie de la Salpêtrière*, 1904).

Médications générales. 28

opposer la poly-opothérapie, en alternant judicieusement les diverses glandes selon la symptomatologie et les effets obtenus.

Dans le cas ci-dessus, nous avons joint la médication pancréatique à la médication thyroïdienne avec un résultat satisfaisant. Rénon (1), Claude (2), Laignel-Lavastine (3) ont récemment insisté sur les syndromes pluri-glandulaires et la nécessité de leur opposer des opothérapies associées. Le mode d'association ou d'alternance de ces médications variera avec chaque cas, selon la symptomatologie dominante et les effets obtenus ; c'est affaire de tact clinique et d'observation délicate, et il est impossible de poser à ce sujet d'autres règles que celles de surveiller de près le malade, de façon à modifier les combinaisons opothérapiques selon les nécessités variables et à éviter des répercussions inattendues.

X. — Troubles de croissance encore mal classés.

Avant de clore cette revue des diverses variétés de troubles de croissance, il est nécessaire d'énumérer au moins quelques types encore assez mal connus pour que leur pathogénie (et conséquemment leur médication) soit encore quelque peu hypothétique.

Un de ceux qui commencent à se dégager le mieux est le suivant : une fillette se développe normalement jusqu'à six, huit, dix ans ; à ce moment, son aspect se modifie rapidement ; elle s'épaissit, s'infiltre de graisse ; en même temps du duvet se développe sur le corps, non seulement aux régions qui deviennent pileuses chez la femme adulte, mais aussi au visage, à l'abdomen, à la poitrine ; la répartition des poils reproduit plutôt le type masculin que le type féminin ; parfois même une atrophie de la vulve et des seins, et un développement exagéré du clitoris ébauchent un pseudo-hermaphrodisme. Telle la fillette étudiée par MM. Guinon et Bijon (4), figurée ci-contre (fig. 40, 41 et 42).

(1) Rénon et Arthur Delille, Insuffisance thyro-ovarienne et hyperactivité hypophysaire. Amélioration par l'opothérapie thyro-ovarienne ; augmentation de l'acromégalie par la médication hypophysaire (*Soc. méd. des hôp.*, 1908, p. 973). — Dyshypophysie et insuffisance thyrotesticulaire (*Soc. méd. des hôp.*, 1909, p. 204).

(2) Claude et Gougerot, Sur l'insuffisance simultanée de plusieurs glandes à sécrétion interne (*Soc. de biol.*, 28 déc. 1907).

(3) Laignel-Lavastine, Corrélations des glandes à sécrétion interne et syndromes pluriglandulaire (*Gaz. des hôp.*, 14 nov. 1908).

(4) L. Guinon et Bijon, Déviation du type sexuel chez une jeune fille, caractérisée par l'obésité et le développement d'attributs masculins simulant l'hermaphrodisme (*Bull. de la Soc. de péd.*, 1906, p. 129).

Les autopsies d'un certain nombre de cas semblables (Guthrie et Emery, Bortz, etc.) semblent établir que ces faits coïncident avec la présence d'adénomes surrénaux ou de tumeurs rénales à structure hypernéphroïde. On a, d'autre part, constaté de l'hyper-

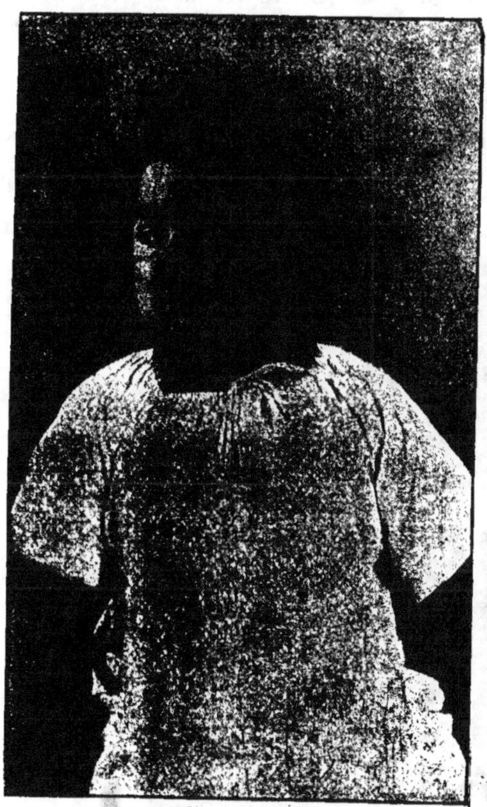

Fig. 40. — Douze ans. Obésité avec masculisme (Guinon et Bijon).

Fig. 41. — Douze ans. Même sujet que figure 40.

trophie surrénale corrélative à l'atrophie ovarienne. Ces faits ont été jusqu'à présent observés surtout dans le sexe féminin; il est probable que l'analogue existe dans l'autre sexe.

L'insuffisance surrénale a, d'autre part, été mise en cause dans un cas très bizarre de nanisme publié par M. Variot. L'enfant, âgée de quinze ans, mesurait seulement 1^m,02 et pesait seulement 11 kilos; elle paraissait absolument privée de graisse, quoique bien musclée, en sorte que la peau collée aux muscles laissait voir ceux-ci, ce qui donnait l'aspect d'un écorché ; cet aspect était particulièrement curieux au visage; la peau était du reste amincie, privée de duvet; il n'y avait pas un poil sur le corps, mais de nombreuses taches de vitiligo; les ongles étaient très altérés (1).

M. Gilford a publié plusieurs cas semblables sous le nom de *progeria*. Il semble donc exister deux types opposés de dystrophies

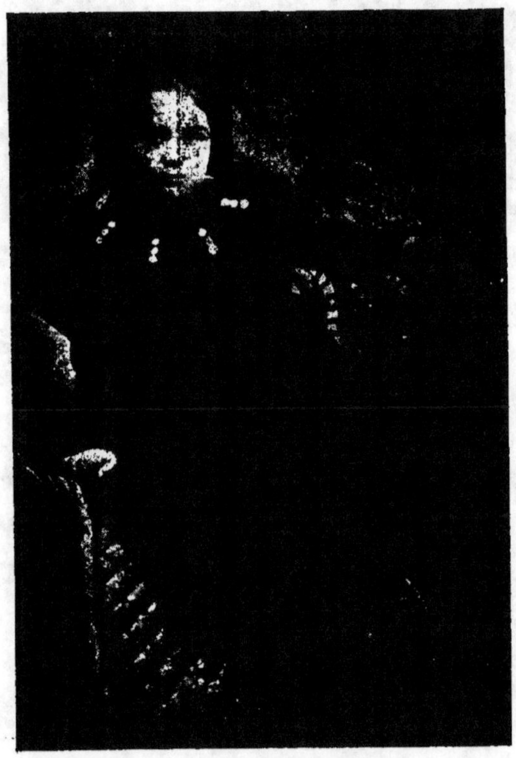

Fig. 42. — Même sujet que figures 40 et 41, à l'âge de six ans, avant le début des troubles de croissance.

d'origine surrénale; l'un, le *progeria* en rapport avec l'atrophie de la corticalité surrénale; l'autre, pour lequel j'ai proposé le nom *d'hirsutisme*, en rapport avec l'hypertrophie de cette corticalité (2).

(1) VARIOT, Nanisme avec dystrophie (*Soc. de péd.*, juin et nov. 1910).
(2) APERT, Dystrophies en relation avec des lésions des capsules surrénales (*Soc. de péd.*, déc. 1910).

XI. — Vue d'ensemble sur les anomalies de la croissance et leur médication.

En résumé, le déterminisme d'une croissance régulière tient à deux facteurs : 1º le *facteur héréditaire* : chaque individu, dès qu'il est formé par la fusion de l'ovule et du spermatozoïde, a une composition protoplasmique très voisine de celle que l'un et l'autre de ses parents avaient au même stade ; elle ressemble à celle de l'un d'eux par certains caractères, à celle de l'autre parent par certains autres, mais elle est plus rapprochée de l'une et de l'autre que de celle de la plupart des autres individus de la même espèce ; par suite, si cet individu rencontre des conditions de vie semblables à celles qu'ont rencontrées l'un et l'autre de ses parents, il croîtra et se développera de même façon qu'ont crû et que se sont développés ceux-ci ; 2º le *facteur circonstanciel* : il est constitué par l'influence sur l'individu des circonstances extérieures ; l'effet de celles-ci est de beaucoup diminué par le jeu des fonctions auto-régulatrices de l'organisme, qui fait que le milieu intérieur ne subit guère les actions extérieures : quelle que soit la température extérieure, le milieu intérieur se maintient à 37º ; quelles que soient les variétés d'aliments absorbés, le milieu intérieur ne change pas de composition chimique, ou ne change que de façon très minime et passagère, etc. Aussi ce ne sont vraiment que les causes pathogènes qui, en modifiant profondément et de façon suivie le milieu intérieur, sont capables de retentir sur le mode de croissance. Encore les plus actives sont celles qui, ayant altéré gravement des glandes endocrines, retentissent, par suite, d'une façon plus directe et plus permanente sur la composition sanguine.

Contrairement à ce qu'on pourrait croire à première vue, il n'est pas impossible d'agir sur les troubles de croissance dus au premier facteur, facteur héréditaire. L'hérédité est composée de mille petites hérédités partielles, parmi lesquelles on trouve les hérédités de la vigueur ou de la faiblesse constitutionnelle de tel ou tel tissu. L'hérédité de la faiblesse constitutionnelle du corps thyroïde (hypothyroïdisme bénin familial) a été particulièrement bien mise en lumière ; mais il en est certainement de même des autres tissus [je crois l'avoir montré pour l'hypophyse avec Danlos et Lévy-Fraenkel (1)], et il peut y avoir là une indication d'opothérapie précoce et pour ainsi dire préventive.

(1) Danlos, Apert et Lévy-Fraenkel, Cyphose hérédo-familiale à début précoce avec acromégalo-gigantisme (*Soc. méd. des hôp.*, 1909, t. Ier. p. 653).

Il est toutefois certain que c'est surtout quand le second facteur est en jeu que la médication doit être active, car les conséquences sont alors en général beaucoup plus marquées. Tant qu'il ne s'agit que de ces troubles transitoires et peu intenses de la croissance, attribuables à des vices alimentaires, à du surmenage, à une hygiène vicieuse, à la faiblesse survivant à la convalescence de maladies aiguës, le traitement doit être surtout hygiénique et tonique; le grand air, le repos, l'alimentation choisie et reconstituante, les préparations phosphatées et phosphorées, les formiates, l'iode et l'arsenic métalliques ou en combinaison organique, le bioxyde de manganèse seront employés. On n'aura recours à l'opothérapie que dans les cas de troubles mieux définis indiquant le trouble fonctionnel des organes endocrines correspondants. Nous avons indiqué, chemin faisant, dans les paragraphes précédents, les modes d'administration des diverses préparations opothérapiques. Nous donnons ici des formules médicamenteuses pour les petits troubles de croissance plus vagues et très souvent rencontrés en pratique :

Phosphore. — *Huile de foie de morue phosphorée* (*Codex* de 1908). Elle contient $0^{gr},001$ de phosphore pour 20 grammes d'huile. On donne une cuillerée à café aux enfants de un an, une cuillerée à dessert de deux à cinq ans, une cuillerée à soupe aux grands enfants et aux adolescents.

Quand l'huile de foie de morue phosphorée est mal supportée, on peut lui substituer *l'huile d'amandes douces phosphorée*. L'huile phosphorée du *Codex* (1908) est au centième et se prescrit par gouttes, I ou III gouttes selon l'âge, qu'on peut mélanger aux aliments. Ou encore on prescrit :

```
Huile phosphorée au centième du Codex............    1 gramme.
Huile d'amandes douces..........................    200 grammes.
```

Cette huile se trouve ramenée à la même dose de phosphore que l'huile de foie de morue phosphorée du *Codex* et se prescrit aux mêmes doses.

Phosphure de zinc, en granules de $0^{gr},004$. Un par jour seulement chez les grands enfants.

Hypophosphites. — Les hypophosphites sont peu stables, quand leur préparation n'est pas faite dans d'excellentes conditions ; aussi y a-t-il souvent intérêt à prescrire les spécialités d'hypophosphite. On peut toutefois prescrire :

```
Hypophosphite de soude ou de chaux...............    1 gramme.
Sirop de fleurs d'oranger........................    10 grammes.
Sirop simple.....................................    90   —
```

Par cuillerées à café, une à quatre par jour.

Sirops de lactophosphate de chaux, de chlorhydrophosphate de chaux, de biphosphate de chaux du *Codex*, une cuillerée à café, à dessert ou à soupe par jour, selon l'âge.

Glycérophosphates. — Glycérophosphate de chaux........... 0gr,15
              —   de magnésie.......... 0gr,12
              —   de fer................ 0gr,03
Pour un paquet. Un paquet à chaque repas.

Le *glycérophosphate de soude* déliquescent doit être prescrit seulement en solution ou en sirop.

Acide phosphorique. — Acide phosphorique........ 1 gramme,
                   Phosphate de soude........ 3 grammes.
                   Eau ou sirop de sucre...... 200   —
                   Teinture de zeste de citrons. 1 gramme.
Par cuillerées à soupe, deux par jour, chez les grands enfants, spécialement en cas de dépression nerveuse s'adjoignant aux troubles de la croissance.
Phytine (anhydro-oxyméthylène-phosphate acide de chaux et de magnésie): 0gr,10 à 1 gramme par jour, en paquets, délayé dans un peu d'eau.

Formiates. — Formiate de soude ou de chaux....... 6 grammes.
               Eau distillée ou sirop simple.......... 200   —
Une ou deux cuillerées à dessert par jour.

Iode. — *Teinture d'iode.* — I à III gouttes dans un bol de lait une fois par jour dans les retards de croissance, surtout s'ils s'accompagnent d'obésité ou de petits signes d'hypothyroïdisme.
Peptone iodée (iodalose, protiode): X à XV gouttes par jour.
Sirop iodotannique : la formule suivante a l'avantage de joindre à une grande activité une innocuité complète vis-à-vis des fonctions digestives :

Teinture d'iode................................... 20 grammes.
Extrait fluide de ratanhia....................... 15   —
Sirop de sucre......... .... ⎱
Eau.. ⎰ āā 500   —

Chauffer doucement jusqu'à ce que le sirop ne bleuisse pas le papier amidonné, ce qui indique l'absence d'iode libre.
Une cuillerée à café, à dessert ou à soupe, selon l'âge, le matin avec le premier déjeuner.
Sirop de raifort iodé, même emploi.

Arsenic. — Arséniate de soude...... 0gr,005 à 0gr,02 selon l'âge.
           Eau distillée............. 100 grammes.
Une cuillerée à café deux fois par jour.

Arrhénal (méthylarsinate de soude)................. 0gr,50
Sirop de gentiane ou sirop simple................ 100 grammes.
Une cuillerée à café une ou deux fois par jour pendant cinq jours consécutifs.

Cacodylate (diméthylarsinate) de soude............. 0gr,01 à 0gr,05
Eau... 1 cent. cube.
Pour une ampoule pour injection hypodermique; une par jour pendant cinq jours consécutifs.

Manganèse. — Bioxyde de manganèse..................... 0gr,05
             Lactose 0gr,25
Pour un paquet, un ou deux par jour.

III. — MÉDICATION GÉNÉRALE PRÉVENTIVE PAR L'HOMINICULTURE

PAR

le Dr E. MAUREL
Professeur à la Faculté de médecine de Toulouse.

Principes et bases de l'hominiculture. — Lorsqu'une cause morbide quelconque, intoxication, infection, agents atmosphériques ou même traumatiques, exercera son action sur un organisme, celui-ci se trouvera dans des conditions de résistance d'autant meilleures que tous ses organes présenteront un pouvoir fonctionnel au moins égal à leur normalité, et que, par un exercice méthodique, ils auront été mieux préparés à se prêter entre eux un mutuel secours.

Si, au contraire, parmi les organes, il s'en trouve un dont le pouvoir fonctionnel reste au-dessous de ses normalités, ou même s'il est sur les limites de ces dernières, c'est sur lui, les conditions d'exposition aux agents en cause étant les mêmes, que se localiseront les causes morbides.

J'ai vu se confirmer cette proposition, on pourrait presque dire cette loi de pathologie générale, de la manière la plus saisissante dans les diverses atteintes du paludisme. Dès 1876, appelé à exercer à la Guyane française, à un moment où les travaux de terrassement avaient réveillé le paludisme avec une intensité telle qu'elle lui faisait dominer toute la pathologie, je voyais, lorsque le sujet présentait un organisme bien équilibré, l'accès évoluer normalement; et, à peine quelques heures après les sueurs, l'impaludé reprendre le cours de ses occupations, parfois même de ses plaisirs, comme pendant une excursion. Mais, par contre, si ce sujet présentait un de ces ulcères des membres inférieurs si fréquents dans ce pays, et déjà même amené près de la guérison par des soins assidus, je trouvais, dès le lendemain de l'accès, cet ulcère saignant et couvert de putrilage. Cet accès de fièvre m'avait fait perdre dix à quinze jours de soins. S'agissait-il d'une diarrhée ou d'une dysenterie chronique en voie également de guérison, l'accès paludéen provoquait une rechute. Les éléphantiasiques des membres inférieurs ou du scrotum voyaient, après l'accès, une poussée érysipélateuse apparaître sur ces organes;

les catarrheux, les tuberculeux subissaient une aggravation de leur mal à chaque atteinte. Il en était de même des dyspeptiques, des hépatiques, des cardiaques et même des opérés récents. J'ai suivi pendant plusieurs mois une pyélonéphrite qui était réveillée à chaque accès paludéen. J'ai même vu, chez un sujet sain, exempt de toute blennorragie, une orchite survenir, après un surmenage génésique suivi d'un accès paludéen.

Dans tous ces cas, et je pourrais multiplier les exemples (1), *il y avait localisation sur l'organe ayant le moins de résistance*. Or, qu'on le remarque, parmi ces sujets se trouvaient des jeunes militaires arrivant de France, en apparence vigoureux, fortement musclés et à large poitrine, mais qui avaient un organe nativement faible ou affaibli par la maladie ou le surmenage.

Par contre, à côté d'eux se trouvaient d'autres sujets en apparence moins musclés, et chez lesquels l'accès paludéen passait sans laisser de localisation. C'est que chez les premiers, avec leur forte musculature et leur large poitrine, il y avait un organe dont le pouvoir fonctionnel était diminué, tandis que chez les seconds tous les organes fonctionnaient d'après leurs normalités. L'ensemble de leurs organes était mieux équilibré.

Certes, je ne veux pas, dans ce qui précède, nier les avantages de muscles bien développés et encore moins, on le verra, d'une large poitrine, mais j'estime que, s'ils contribuent à augmenter la résistance aux causes morbides, ils ne sauraient suppléer à l'insuffisance des autres organes. La préparation à la résistance contre ces causes doit donc porter sur la totalité des organes ; et, par des exercices bien dirigés, elle doit les rendre aptes, comme je l'ai dit, à réagir rapidement dans un but de solidarité réciproque, quel que soit l'organe menacé. Il y a sûrement des organes qui ont une fonction plus importante que celles d'autres, mais l'insuffisance d'un quelconque de ces organes ne fait pas moins sentir son influence sur tous les autres ; et souvent, grâce aux réflexes qui les rendent solidaires, beaucoup plus qu'on aurait pu le supposer.

Or, d'une part, l'influence des affections hérédo-pathologiques, syphilis, arthritisme, tuberculose, cancer, grandissant toujours, et, d'autre part, cette influence se manifestant sur les descendants le plus souvent par des malformations ou au moins par des malfonctions d'organes, il en résulte que désormais cette nécessité s'impose de procéder, pour chaque sujet, dès son bas âge, à l'examen de tous ses organes, pour constater s'ils sont suffisants ou s'ils ne le sont pas ;

(1) Voy. Traité des maladies paludéennes à la Guyane, Doin, Paris, 1883.

et de remédier, dans la limite du possible, à cette insuffisance, dans ce dernier cas.

C'est de cette nécessité qu'est née l'*hominiculture* (1). J'ai, en effet, compris sous ce nom l'*ensemble des principes et des moyens propres à maintenir les deux sexes dans les conditions de leurs normalités, selon leur âge, ou de les y ramener, quand la nature ne les y a pas elle-même placés.*

En tenant compte de la fréquence des insuffisances de divers organes, qui toutes, je l'ai dit, tendent à diminuer la résistance de l'organisme, et aussi, comme on le verra, de la possibilité également fréquente de remédier d'une manière plus ou moins complète à ces insuffisances, on est conduit à cette autre proposition, qui justifie tout ce qui va suivre, *qu'en partant du nouveau-né, tel que l'ont produit les influences héréditaires, la résistance qu'il présentera dans la suite aux causes morbides dépendra de l'éducation bonne ou mauvaise de ses organes*; ou d'une manière encore plus générale, que *le nouveau-né devenu adulte sera ce que l'aura fait cette éducation.*

Cette proposition déjà vraie pour les enfants sains et normaux, c'est-à-dire pour ceux dont tous les organes ont un pouvoir fonctionnel qui dépasse un peu leurs besoins, l'est encore bien davantage, quand il s'agit des enfants dont les organes sont insuffisants ou seulement sur la limite de la suffisance.

Même pour les premiers, de la naissance à l'âge adulte, tous les organes subissent des transformations qui doivent correspondre aux nouveaux besoins imposés par la croissance. Le thymus disparaît, et un certain nombre d'organes, tout en augmentant comme volume réel, diminuent, au contraire, quand on les rapporte au kilogramme de l'enfant, de l'adolescent ou de l'adulte. Il en est ainsi du poumon, du rein, et de la plupart des organes digestifs, notamment de l'estomac, du foie et du pancréas. D'autres, au contraire, prennent un grand développement; et c'est ce qui existe pour le système dentaire et surtout pour les organes génitaux.

Or, si le plus souvent ces modifications s'accomplissent dans les proportions voulues, par les seuls efforts de la nature, il peut cependant en être autrement. La diminution proportionnelle de certains organes peut être trop ou pas assez marquée, leur laissant ainsi un pouvoir fonctionnel insuffisant ou exagéré. Dans d'autres cas, la nature ayant laissé un pouvoir fonctionnel suffisant, il peut se faire que la mauvaise utilisation de ces organes ne leur permette pas de bénéficier de la totalité de ce pouvoir fonctionnel, ce qui équivaut naturellement à leur insuffisance.

(1) De la viriculture. Ses principes, ses bases, ses divisions, sa direction. (*Province méd.*, 18 sept. 1909).

Il en est souvent ainsi pour les organes digestifs en ce qui concerne la mastication, la régularité des selles, l'abus de certains aliments et l'ingestion trop abondante ou insuffisante des liquides. Il en est ainsi également de l'acte respiratoire. L'enfant peut s'habituer à respirer par la bouche; sa poitrine, par défaut d'amplitude des mouvements respiratoires, peut ne se développer qu'incomplètement. Enfin il peut en être ainsi des sens, et notamment de celui de la vue, par l'habitude de trop se rapprocher des livres.

Ce sont là tout autant de causes de moindre résistance, qu'une éducation mieux dirigée de ces fonctions eût sûrement évitées.

Et, qu'on le remarque, ce sont là des imperfections de ces fonctions qui, dans les cas envisagés, sont complètement acquises, puisque j'ai supposé que ces sujets étaient nés avec des organes ayant un pouvoir fonctionnel suffisant. Or, il en est souvent autrement. Des enfants assez nombreux, je l'ai dit, sont des hérédo-pathologiques; et nous savons combien il est fréquent que la syphilis, la tuberculose, l'arthritisme, ou même des intoxications chroniques, telles que l'alcoolisme, le saturnisme existant chez les parents, se traduisent chez les enfants par des imperfections d'organes. Nous ne connaissons pas encore les rapports exacts entre chacune de ces influences héréditaires et telles ou telles malforma-tions. Mais nous savons au moins que, par suite de ces influences, ces malformations sont fréquentes.

Il n'est même pas nécessaire de l'existence de ces fortes influences pathologiques pour voir les enfants présenter des imperfections de quelques-uns de leurs organes. Des dispositions naturelles des parents peuvent aussi se transmettre aux enfants; et comment s'en étonner, quand nous voyons se transmettre la taille, la couleur des cheveux et de la peau, les caractères craniens, la forme du nez, du menton, etc., et enfin tous les caractères qui constituent l'air de famille, qui, nous le savons, se perpétue de générations en géné-rations? Pour tous les enfants nés dans ces conditions, il est donc au moins possible, et je pourrais dire probable, que quelques-uns de leurs organes laissent à désirer.

Ce sont là, je crois, des faits qui sont maintenant trop générale-ment admis pour qu'il soit nécessaire de m'attacher à les démontrer. Or, de l'étude attentive de l'évolution des organes et de mes obser-vations personnelles, il me paraît tout aussi nettement démontré que beaucoup de ces imperfections d'organes peuvent être corrigées dans une large mesure. Il en est surtout ainsi pour celles qui ne résultent que des imperfections acquises par suite d'une éducation vicieuse de la digestion, de la respiration ou de toutes les autres fonctions.

Il suffit, par des exercices méthodiques et appropriés, de corriger les habitudes vicieuses. J'en ai acquis la certitude pour la plupart des défauts relatifs à la digestion, à la circulation, à la respiration, et même pour ceux des sens.

Mais, de plus, j'ai vu aussi des imperfections d'organes dues à des influences héréditaires être corrigées, dans une mesure suffisante, à la condition d'y mettre le temps, pour donner à ces organes un pouvoir fonctionnel normal.

Il est rare que l'on ait à intervenir pour une exagération de la fonction. Cependant le cas peut se présenter pour une trop grande impressionnabilité, conduisant à un état nerveux maladif ou à une impulsivité dangereuse.

Il faut, pour tous ces cas, compter sur l'alimentation, qui devra être presque exclusivement végétale, et sur l'éducation intellectuelle, qui devra porter davantage sur les travaux s'adressant à la raison qu'à ceux qui perfectionnent les sens et l'imagination, comme la musique, la peinture, la littérature, etc.

Mais, je l'ai dit, le plus souvent, il s'agit d'une insuffisance fonctionnelle; et, pour tous ces cas, le principe général me paraît être le travail méthodiquement répété de la fonction. Nous pouvons admettre, d'une manière générale, que tout organe qui exerce sa fonction sous l'influence de son excitant naturel se perfectionne; et par contre, que tout organe qui n'est pas exercé par défaut de son excitant naturel s'atrophie. Quant au procédé pour demander à un organe d'entrer en fonction et à la mise en action de son excitant naturel, il varie pour chaque organe, et selon les modifications à obtenir.

Mais j'insiste sur ce point que, tous les organes étant en voie d'évolution active pendant la croissance, les divers moyens que l'on peut employer pour les modifier, surtout dans le sens de l'augmentation de leur fonction, réussissent souvent de manière à surprendre et vraiment parfois au delà des prévisions.

Pour traiter de ces procédés d'une manière utile, il faut le faire pour chaque organe en particulier et même en s'inspirant du genre d'imperfection et de son degré.

Mais évidemment la mise en œuvre de ces moyens ne peut être faite d'une manière sûre et utile qu'à la condition de connaître le but à atteindre. Je viens de parler des imperfections d'organes par défaut ou par exagération de leur pouvoir fonctionnel, et aussi d'indiquer, quoique très largement, quelques-uns des moyens propres à corriger leurs imperfections. Mais d'abord, pour savoir si un organe est suffisant ou insuffisant, il faut que nous connaissions que est le pouvoir fonctionnel que nous devons considérer comme normal ; et c'est ce que j'ai appelé les *normalités*. Ce n'est, on le conçoit, qu'à la condition de connaître ces dernières que l'on pourra apprécier si le pouvoir fonctionnel de l'organe visé reste au-dessous ou les dépasse, et aussi à quel moment il faut arrêter les moyens employés.

Un des points les plus importants, peut-être le plus important pour diriger l'éducation d'un organe, est donc de connaître ses normalités. Sans cette connaissance, on ne peut que s'exposer à faire fausse route parce qu'on marche sans guide.

Normalités fonctionnelles et éducation des différents organes. — Dans ce qui précède, se trouvent résumées les idées principales qui me paraissent devoir servir de base à ce que j'ai désigné sous le nom d'*hominiculture*.

Quant à la marche à suivre dans sa constitution, elle devra consister d'abord à fixer les normalités de chaque organe aux différentes périodes de la vie, depuis la naissance jusqu'à l'extrême vieillesse ; ensuite à indiquer les procédés permettant de constater ces normalités, et enfin à trouver les moyens propres à les conserver ou à les atteindre.

L'hominiculture une fois constituée, il appartiendra au médecin de chaque famille de s'assurer, dès que l'âge de l'enfant le permettra, si le pouvoir fonctionnel de ses divers organes correspond à la normalité moyenne, et il cherchera à y remédier dans les cas contraires.

Les données physiologiques actuelles nous permettent déjà de fixer un assez grand nombre de normalités ; et si quelques autres nous manquent encore, ce n'est pas la difficulté de les fixer qui en est la principale cause, mais seulement, au moins pour beaucoup, parce que leur utilité jusqu'à présent n'avait pas été comprise. De plus, et il était logique de procéder ainsi, les études physiologiques se sont d'abord attachées tout naturellement à pénétrer le mécanisme intime des fonctions ; et ce n'est que, ce premier point connu, qu'elles ont pu penser à évaluer cette fonction en *quantité*, et traduire son pouvoir fonctionnel en chiffres.

Enfin chercher une précision même approximative à cet égard devait aussi paraître ne devoir donner que peu de résultats, tant que les besoins correspondants à chaque fonction n'avaient été évalués que pour l'*enfant* ou l'*adulte moyens*, et surtout sans tenir compte des conditions si nombreuses qui modifient leurs besoins. Il a fallu que la multiplication, je puis dire la généralisation de l'expérimentation sur les animaux, conduisît d'abord les expérimentateurs et ensuite le corps médical tout entier à évaluer ces besoins d'après le kilogramme de poids d'une espèce animale, pour que l'on ait pu entrevoir la possibilité de rapporter le pouvoir fonctionnel de chaque organe à cette même quantité de 1 kilogramme comme *unité de la matière vivante.*

Au moins pour un grand nombre de normalités, nous allons le voir, cette unité est indispensable à leur fixation. Elle devient leur base nécessaire. Telles sont, au moins pour la plupart, celles relevant de la digestion, de la respiration, de la circulation, de la nutrition, de la locomotion ainsi que de la fonction urinaire. Ce ne sont donc guère que celles qui relèvent des organes de la génération et surtout du système nerveux, en y comprenant les sens, qui échappent au rapport du kilogramme de matière vivante pour ne relever que de l'unité du sujet.

Quelques exemples vont me permettre, je l'espère, de mieux faire comprendre ma pensée.

Nous pouvons évaluer la quantité d'hydrates de carbone devant être fixée à l'état de glycogène par le foie, pour éviter toute glyco-surie à 3 grammes environ par prise et par kilogramme, et la quantité d'albuminoïde à 1 gramme par prise et par kilogramme, sans faire apparaître trace de peptonurie. Nous pouvons aussi évaluer la section thoracique sterno-xiphoïdienne à 8 centimètres carrés par kilogramme de poids, et la quantité d'urine entre 15 et 20 centimètres cubes pour la même unité. Avec ces données, rapportées à un de nos kilogrammes, il nous sera ensuite facile de calculer les quantités de chacune de ces normalités pour des sujets de 60, 70 et 80 kilogrammes.

Ces normalités peuvent donc avoir pour base le kilogramme. Pour celles des organes de la génération, il est difficile de les rapporter à cette même unité. On peut, certes, établir un rapport entre le poids des testicules, des ovaires et de l'utérus et le poids total du corps mais, évidemment, tout en ayant son importance, ce rapport pourrait ne pas nous donner toujours des évaluations exactes sur la valeur fonctionnelle de ces divers organes. Enfin il en est également ainsi et à plus forte raison, pour le système nerveux. L'acuité visuelle, l'auditive, la gustative, l'olfactive et la tactile ne sauraient se rapporter au kilogramme du sujet ; et il en est de même pour les fonctions du centre nerveux rachidien et de l'encéphalique. Pour ces derniers, de même que pour les organes de la génération, il y aura bien quelques présomptions à tirer du rapport de leur poids au poids total du sujet ; mais évidemment ce ne sera qu'avec beaucoup de réserves que nous pourrons apprécier ainsi leur pouvoir fonctionnel.

Toutes les normalités ne peuvent donc pas être rapportées au kilogramme, mais au moins un nombre important peuvent l'être d'une manière ferme; d'autres, basées sur ce même rapport, peuvent encore donner des indications utiles, et enfin pour les quelques autres qui échappent à cette base, le plus souvent nous le verrons, nous pourrons les établir d'une manière encore assez précise en choisissant d'autres bases d'appréciation.

D'après ces explications, pour être complet, il faudrait maintenant prendre successivement chaque fonction, chacun de leurs organes et préciser pour toutes les fonctions et pour tous leurs organes quelles sont leurs normalités, quels sont les moyens de constater ces dernières, et enfin quels sont les procédés propres à les conserver ou à les acquérir. Ce serait là un traité complet d'hominiculture; et on peut, d'après ce que j'en ai dit, apprécier quelle serait son importance au point de vue du développement individuel, et aussi celle qu'elle pourrait acquérir au point de vue social. Mais, quelque convaincu que je sois, que, dans un organisme, tous les organes sont solidaires les uns des autres, puisque chacun d'eux remplit une fonction qu'il est seul à pouvoir remplir; et que, par conséquent, il est nécessaire que chaque organe possède au moins sa normalité, il faut reconnaître qu'au point de vue de la résistance aux causes morbides, point de vue auquel j'écris spécialement, il est certaines fonctions dont l'importance l'emporte de beaucoup sur les autres; et, parmi ces dernières, se placent surtout les *fonctions digestives* et la *fonction respiratoire*.

Certes, il n'est pas sans intérêt, au point de vue de la résistance aux causes morbides, que l'organisme ait une bonne fonction musculaire et qu'il ne laisse rien à désirer en ce qui concerne sa locomotion, ses fonctions d'élimination et même ses fonctions nerveuses; mais cependant, à ce point de vue, ces fonctions ne sauraient être placées sur le même plan que les deux premières. Or, tenant compte du but spécial de ce travail, je me contenterai de traiter ici des *fonctions digestives* et des *fonctions respiratoires*, me promettant de traiter ailleurs des autres fonctions, pour compléter l'exposé de l'hominiculture telle que je la comprends (1).

(1) L'*éducation musculaire* a été communiquée à la Société de médecine de Toulouse, le 11 juillet dernier, et l'*éducation urinaire*, au Congrès de l'Association française pour l'avancement des sciences (Section d'hygiène) de Toulouse, le 5 août 1910.

I. — ÉDUCATION DIGESTIVE.

Normalités anatomiques.

Estomac. — Sa capacité est forcément variable, même pour le même sujet, quand on la mesure à quelques instants d'intervalle. Elle dépend, en effet, beaucoup du plan musculaire, qui peut être en état de résolution complète ou dans un état variable de contraction. Toutefois les mensurations auxquelles on s'est livré ont permis de fixer les capacités de cette cavité aux différents âges d'une manière suffisamment approximative pour fournir quelques indications utiles pour la pratique. Cette utilité a été comprise surtout pour le nourrisson ; mais elle existe aussi, nous allons le voir, quoique à un degré moindre, pour l'enfant et même pour l'adulte.

D'après Comby (1), les capacités gastriques pendant les six premiers mois seraient les suivantes :

A la naissance	40 à	50	cent. cubes.
2e semaine	70 à	80	—
3e —	80 à	90	—
2e mois	100 à	120	—
3e —		140	—
5e —		250	—
6e —		300	—

Marfan (1), de son côté, en tenant compte des chiffres donnés par Beneke, Fleischmann, Frolowsky, d'Astros et Zucarelli, est arrivé aux moyennes suivantes, s'étendant aux deux premières années :

A la naissance	40 à	50	cent. cubes.
A 1 mois	60 à	70	—
A 3 —		100	—
A 5 —	150 à	200	—
De 6 mois à 1 an	200 à	250	—
A 2 ans		350	—

Enfin Variot, ayant procédé aux mêmes évaluations, a constaté que la capacité de l'estomac augmente très rapidement pendant les deux premiers mois. De 30 grammes à la naissance, elle passe à 45 grammes dans la deuxième semaine, pour atteindre 90 grammes à la fin du deuxième mois.

Comme on le voit, ces différentes évaluations se rapprochent assez les unes des autres pour qu'on puisse en tirer une moyenne approximative.

---

(1) Traité des maladies de l'enfant, t. I : *Physiologie et hygiène de l'enfant*, par Comby

Elles nous fixent d'abord sur un point important, sur la quantité de lait à donner à chaque tétée, ou, si l'enfant n'est pas élevé au sein, à chaque prise de lait, et, comme une conséquence naturelle, sur le nombre de ces tétées ou de ces prises, en tenant compte de la quantité totale de lait à donner dans les vingt-quatre heures. C'est surtout pendant le premier mois que ces indications sont importantes. Le nouveau-né de 3^{kg},500 doit recevoir, en moyenne, environ 125 centimètres cubes de lait par kilogramme (1), soit entre 400 et 450 grammes de lait. Or, étant donné que son estomac ne peut guère en recevoir que 60 à 70 centimètres cubes à la fois, il semble prudent de répartir la totalité du lait en huit tétées ou huit prises, pour être sûr de ne pas dépasser la capacité gastrique. Mais, par contre, d'après les évaluations des divers auteurs, au moins dès le second mois, la capacité gastrique arrive entre 80 et 90 centimètres cubes ; et, dès lors, on peut ramener à sept les tétées ou les prises. Enfin, à partir du cinquième mois, la capacité gastrique, arrivant au moins à 200 centimètres cubes d'après Comby et à 150 centimètres cubes au moins d'après Marfan, on peut, sans craindre d'atteindre les limites de cette capacité, ramener les prises à six. On a à cet égard toute latitude.

Il m'a paru intéressant d'évaluer ces différentes capacités relativement au poids. Or, je suis arrivé à ces résultats que c'est au moment de la naissance que la capacité gastrique présente le rapport le plus faible. Elle ne dépasse guère 15 centimètres cubes par kilogramme de poids du nouveau-né ; mais, avant la fin du premier mois, elle arrive à 20 centimètres cubes, s'élève à 25 centimètres cubes entre le deuxième et le troisième mois, et enfin atteint 35 et 40 centimètres cubes vers le sixième mois, pour descendre vers 30 centimètres cubes à la fin de la deuxième année.

Nous allons voir, du reste, que ces quantités sont largement suffisantes dans la suite.

La capacité gastrique à partir de la troisième année a été moins étudiée ; mais nous pouvons savoir au moins quelle est celle qui est nécessaire aux différents âges pour assurer leurs besoins en tenant compte de nos habitudes.

Pendant la troisième année et au moins jusqu'à la quinzième, l'enfant fait quatre repas ; mais deux d'entre eux sont plus importants, celui de midi et celui du soir. Or, en évaluant le volume des divers aliments, y compris les boissons, pris pendant ces deux repas, et suffisant pour couvrir les besoins (2), on arrive à ces

____

(1) L'alimentation et la nutrition, t. II, p. 467.

(2) Voy. L'alimentation et la nutrition, t. II, p. 582 et suiv.; *Les régimes types.*

Médications générales.   29

résultats approximatifs que chacun de ces repas comporte un volume de 250 centimètres cubes pour la troisième année ; de 300 à 350 centimètres cubes pour la quatrième ; de 350 à 400 centimètres cubes, de la cinquième à la septième ; de 500 centimètres cubes, de la huitième à la quatorzième ; de 700 à 800 centimètres cubes, de la quinzième à la dix-huitième ; de 800 à 1 000 centimètres cubes pendant la dix-neuvième et la vingtième ; et enfin 1 000 à 1 300 centimètres cubes pour l'adulte.

Ces quantités représentent le volume total des repas les plus importants ; on pourrait donc en conclure que l'organisme devrait pouvoir se suffire avec les capacités gastriques correspondantes ; mais, étant donné que ni l'enfant ni l'adulte ne mesurent leurs aliments, et que ces quantités ne représentent que des moyennes, il faut admettre que ces capacités doivent être un peu supérieures pour que les quantités d'aliments ingérées puissent dépasser ces moyennes sans que l'estomac en soit incommodé. Néanmoins, ces quantités me paraissent avoir une certaine importance, parce qu'elles nous fixent sur la quantité d'aliments nécessaires et, par conséquent, sur la capacité gastrique que nous devons considérer, en somme, comme suffisante. Or, cela étant, il me paraît qu'il ne peut y avoir que des inconvénients à distendre l'estomac outre mesure, et surtout d'une manière continue. On ne peut ainsi qu'affaiblir le plan musculaire de l'estomac et, comme conséquence forcée, diminuer l'activité de son plan glandulaire.

Quant au rapport de la capacité gastrique avec le poids, on peut l'évaluer, depuis la troisième année et pendant la période adulte, entre 20 et 25 centimètres cubes par kilogramme du poids réel. Le premier de ces chiffres doit être considéré, pour la plupart des sujets, comme un minimum nécessaire ; et le second comme un maximum qu'il est au moins inutile de dépasser, s'il n'y a pas d'inconvénients.

Foie. — Le foie, proportionnellement très volumineux à la naissance, diminue ensuite rapidement ; et, dès la fin de la deuxième année, il atteint les proportions qu'il conservera au moins pendant la période adulte. Il serait intéressant de savoir ce qu'il devient pendant la vieillesse, quand il ne présente aucune lésion, dans les cas où il n'est influencé que par les années.

Chez le nouveau-né, son poids s'élève à 150 grammes, soit, en prenant comme moyenne pour ce dernier 3^{kg},500, un peu plus de 40 grammes par kilogramme. Mais déjà à deux ans son poids n'est que de 280 grammes environ, soit sensiblement 25 grammes par kilogramme. Enfin, chez l'adulte moyen, on estime le poids du foie à 1 500 grammes environ, soit également un peu moins de 25 grammes par kilogramme.

Le foie diminue donc de volume à partir de la naissance et dans des proportions si considérables qu'on doit supposer que ses grandes dimensions relatives à la naissance sont justifiées, au moins en partie par une fonction fœtale.

Glandes salivaires. — Je ne crois pas que le poids des glandes salivaires chez le nourrisson et chez l'enfant ait été sûrement établi. Mais, chez l'adulte, le poids de la parotide est évalué à 25 grammes environ et celui des sous-maxillaires à 6 grammes. C'est donc 30 grammes à peu près de chaque côté, et 60 grammes en tout, soit sensiblement, pour l'adulte, 1 gramme par kilogramme de son poids.

Pancréas. — Le poids du pancréas, chez le nouveau-né, est environ de 10 grammes, soit sensiblement 3 grammes par kilogramme. Ce poids reste proportionnellement le même pendant la première année. Il arrive, en effet, à 20 grammes à la fin de cette période, et sa proportion varie donc entre $2^{gr},50$ et 3 grammes. A cinq ans, quand le poids moyen est de 15 kilogrammes, il atteint 80 à 100 grammes d'après Alvarez (1), ce qui élève sa proportion de $5^{gr},50$ à $6^{gr},50$. Est-ce là sa proportion maxima? je l'ignore; mais, sans savoir à partir de quel moment cette proportion diminue ensuite beaucoup; chez l'adulte, le pancréas ne pèse guère que 70 grammes, soit sensiblement 1 gramme par kilogramme du poids du sujet.

Dents. — La première dentition, comprenant vingt dents, évolue, en moyenne, du sixième au trentième mois. Les incisives inférieures et supérieures apparaissent du sixième au douzième mois ; les molaires antérieures, du treizième au seizième mois ; les canines, du vingtième au vingt-deuxième mois, et enfin les molaires postérieures, du vingt-sixième au trentième mois. Une évolution normale doit donc être complète vers deux ans et demi. Cette évolution, qui n'a presque pas laissé de répit pendant deux ans, est suivie d'une période de repos d'une durée à peu près égale. Ce n'est guère, en effet, que vers cinq ans que commence la seconde dentition. Elle débute par les premières grosses molaires, qui font leur éruption de cinq à sept ans. De sept à neuf ans apparaissent les quatre incisives; de dix à onze ans, les premières petites molaires; de onze à douze ans, les canines; de onze à douze ans, les secondes petites molaires ; à treize ans, les secondes grosses molaires, et enfin, vers vingt ans ou plus tard, les dents de sagesse.

(1) Gonzalez Alvarez, Anatomie et physiologie du nouveau-né, Madrid. 1903, p. 173.

Ce ne sont là évidemment que des dates approximatives, et ce qu'il faut surtout retenir, dans ce qui précède, c'est l'ordre d'apparition, qui n'est que rarement modifié.

Normalités fonctionnelles. — Je viens d'indiquer quel est le poids des divers organes digestifs aux différents âges ; et, autant que possible, de donner une évaluation approximative sur la quantité qui revient à chaque kilogramme. Mais ces indications, tout en conservant un certain intérêt, ne sont pas celles qui en ont le plus au point de vue de l'appréciation de la suffisance ou de l'insuffisance des fonctions digestives, condition indispensable pour diriger l'éducation de ces fonctions. Ce sont les normalités suivantes qui nous guideront à cet égard.

Albuminoïdes. — Les besoins de l'organisme des nourrissons en albuminoïdes ne dépassent pas, sauf peut-être dans les premiers mois, 2 grammes de substances albuminoïdes par kilogramme de leur poids. Cette quantité peut être descendue à 1^{gr},75, qui reste sûrement suffisante, pendant toute la croissance de deux ans à vingt ans. Pour l'âge adulte, on peut également considérer la quantité de 1^{gr},50 comme sûrement suffisante ; et enfin, à partir de soixante ans, je pense qu'on peut encore tout aussi sûrement descendre cette quantité. Or, d'une part, les besoins de l'organisme aux divers âges étant ainsi fixés, et, d'autre part, étant donné que ces quantités représentent des moyennes, j'estime que la puissance digestive des organes destinés à digérer ces substances doit pouvoir en digérer une quantité un peu supérieure pour être sûr qu'elle ne se trouvera pas insuffisante dès que ces quantités seront un peu dépassées (1).

Hydrates de carbone. — Les quantités de ces substances, représentées exclusivement par la lactose pendant l'allaitement et, plus tard, par les divers sucres, les fécules et l'alcool, qui sont nécessaires pour couvrir les besoins, varient avec l'âge.

Pour les nourrissons, pendant la première année, elles doivent arriver entre 6 à 7 grammes par kilogramme ; de trois à six ans, elles doivent être élevées de 6^{gr},50 à 7^{gr},50 ; de sept ans à quatorze ans, de 7^{gr},50 à 8 grammes. Puis, de quinze à vingt ans, elles doivent être descendues de 8 grammes à 6 grammes ; et enfin elles doivent rester à cette dernière quantité pendant l'âge adulte, pour être encore diminuées pendant la vieillesse.

Cette augmentation des hydrates de carbone après la période

____

(1) Pour tout ce qui a trait aux quantités des divers aliments nécessaires aux différents âges, voy. L'alimentation et la nutrition t. II.

d'allaitement est nécessitée par la diminution graduelle des corps gras, à laquelle condamne, d'une part, la modification de certains organes digestifs et, d'autre part, la composition la plus habituelle de notre alimentation.

Corps gras. — Chez le nourrison, ses organes digestifs sont disposés, vu son alimentation naturelle, pour digérer une grande quantité de corps gras. Cette quantité est environ de 5 à 4 grammes pendant la première année, elle est encore de 4 grammes à 3ᵍʳ,50 pendant la deuxième. Mais, à partir de la troisième année, ses organes se modifiant et l'alimentation lactée étant peu à peu abandonnée, pour ménager la transition et suivre les modifications des organes digestifs, je considère comme prudent de descendre les corps gras de 3ᵍʳ,50 à 3 grammes pendant les troisième, quatrième et cinquième années, puis dans les environs de 3 grammes à 2 grammes de sept à dix ans; à 2 grammes ou 1ᵍʳ,50, de onze à dix-neuf ans, pour arriver à 1 gramme pendant la période adulte, et enfin probablement rester au-dessous pendant la vieillesse.

Telles sont les quantités des deux ternaires qui sont nécessaires pour couvrir nos besoins aux divers âges; mais, de même que pour les albuminoïdes, je dois faire remarquer qu'il est nécessaire que le pouvoir fonctionnel des organes digestif puisse dépasser ces quantités, aussi bien pour les hydrates de carbone que pour les corps gras. A chaque repas, en effet, ces deux catégories d'aliments doivent pouvoir se suppléer, et ce serait un pouvoir digestif bien peu sûr que celui qui ne pourrait dépasser aucune de ces quantités.

J'estime donc que, dans l'examen des fonctions digestives, tout en partant de ces quantités qui correspondent à un pouvoir digestif minimum, il faut s'assurer que des quantités un peu supérieures peuvent être digérées en totalité et sans fatigue digestive.

L'insuffisance pour les hydrates de carbone sera traduite par la glycosurie alimentaire et celle pour les corps gras par la stéarrhée.

Eau. — Les besoins en eau vont en diminuant du premier âge à l'âge adulte et peut-être même pendant la vieillesse.

Dans les premiers mois, le nourrisson a besoin de 60 à 50 grammes d'eau par kilogramme de son poids; au milieu de la première année, ces besoins tombent dans les environs de 55 à 45 grammes, pour descendre à 45 et 40 grammes de deux à cinq ans, et enfin à 40 grammes jusqu'à l'âge adulte, pour lequel cette quantité varie entre 40 et 35 grammes.

Mais, de nouveau, ces quantités correspondent seulement aux besoins moyens; et, pour être assuré que la quantité d'eau correspondra toujours aux dépenses, qui peuvent varier, il sera nécessaire de les élever légèrement pour être sûr que l'élimination des produits minéraux et organiques pourra se faire dans de bonnes conditions.

Qu'il s'agisse des aliments organiques ou de l'eau, les quantités qui leur correspondent seront réparties en huit prises dans les premiers mois de l'allaitement; en sept ou six prises dans la suite; en cinq prises de la troisième à la cinquième année; en quatre prises jusque vers l'âge de quinze ans, en y comprenant le goûter; enfin en trois repas pendant l'âge adulte, jusqu'à l'extrême vieillesse, époque à laquelle il est prudent de revenir à quatre ou cinq repas, pour diminuer l'importance de chacun d'eux.

Vu le nombre forcé de ces repas, quand il s'agira de déterminer si les organes digestifs peuvent répondre aux besoins, c'est seulement la quantité qui correspond aux principaux repas qui devra être soumise à cet examen. C'est donc en tenant compte de cette indication que l'on devra rechercher sinon les peptones, du moins les albumines hydratées, quand il s'agit des albuminoïdes. C'est aussi en tenant compte de la même indication qu'il faudra rechercher la glycosurie pour les hydrates de carbone et enfin les matières grasses dans les selles pour les corps gras.

Pour ces trois substances, les quantités correspondant au repas le plus important seront augmentées d'un quart ou d'un tiers, et c'est sur ces quantités que sera évalué le pouvoir fonctionnel des divers organes digestifs.

A ces normalités fonctionnelles, je puis ajouter les suivantes, relatives au *nombre et à la nature des selles.*

Pendant les premiers mois, les *selles* du nourrisson ne devront pas dépasser trois dans les vingt-quatre heures; et l'on devra, par un dosage bien fait de l'alimentation et grâce à la régularité des tétées ou des prises de lait, les limiter à deux dans les vingt-quatre heures. Il y aura souvent encore deux selles jusqu'à l'âge de quatre à cinq ans; mais il faudra tendre à une seule selle par jour dès l'âge de dix ans et y arriver au moins vers la quinzième année. Il en est de même pour l'adulte, et enfin il faudra y veiller également pendant la vieillesse, surtout chez la femme.

Quant à la *consistance*, sauf pendant les premiers mois, pendant lesquels on peut tolérer des selles crémeuses, il faut tendre, dès les mois suivants, à obtenir des selles assez consistantes pour être moulées au moment de la défécation; et, à partir de la fin de l'allaitement, il faut veiller à ce que les selles soient toujours moulées, et plutôt dures que molles.

Enfin, pour le nourrisson comme pour l'adulte, les matières fécales ne doivent pas être fétides au moment de la défécation.

Prescriptions hygiéniques.

Outre les prescriptions d'hygiène qui découlent naturellement de ce qui précède en ce qui concerne la quantité des aliments, leur qualité, leur préparation et le nombre des repas, je crois devoir ajouter les suivantes, qui me paraissent les plus propres à bien diriger l'éducation digestive et, par conséquent, à mettre les organes digestifs, et par eux l'organisme, dans les meilleures conditions de résistance.

1° Pour se rapprocher autant que possible des quantités d'aliments qui doivent être prises à chaque repas, et que j'ai indiquées dans les divers régimes types (1), il est important de ne se servir qu'une fois pour chaque plat. Revenir à un plat, même quand on s'est servi modestement une première fois, conduit presque forcément à dépasser la quantité voulue. Cette recommandation vise surtout les enfants.

2° Il faut surveiller les boissons, et principalement chez ces derniers. Par étourderie, par forfanterie, ou simplement par fantaisie, la plupart boivent trop ou pas assez. C'est aux parents à les guider sous ce rapport et à leur donner l'habitude de boire modérément. Une fois cette habitude prise, elle se conservera pendant la période adulte. J'ai déjà dit que c'est la quantité d'urine qui doit être le meilleur guide pour la quantité de boisson à ajouter à l'eau contenue naturellement dans les aliments (2).

3° On arrive assez facilement à prendre les divers aliments organiques et minéraux en quantité voulue en s'inspirant de cette règle : *que chacun des deux principaux repas doit comprendre un plat tiré du règne animal et un autre du règne végétal.*

4° Je considère comme une bonne préparation à la période adulte que de varier les aliments autant que possible et de les faire accepter tous par l'enfant. Il faut qu'il puisse s'alimenter sans dégoût, avec tous les aliments qu'offre sa région.

5° Pendant la première enfance, il est important d'observer la régularité des heures de repas, et il en est de même jusqu'à seize ou dix-huit ans. Mais, à partir de ce moment, je considère comme une bonne préparation à la vie de lutte que comporte la période adulte de pouvoir se dégager de cette régularité et de ne pas s'en rendre esclave. Certes, il y a toujours avantage, surtout pour les organes digestifs dont l'état fonctionnel est menacé d'insuffisance, de conserver la régularité des heures de repas ; mais, pour les sujets normaux, il faut pouvoir devancer et surtout retarder ces heures sans en être

(1) L'alimentation et la nutrition, t. II, p. 620 et suiv., Doin, Paris. 1908.
(2) L'alimentation et la nutrition, t. II. p. 188.

trop gêné. Ces irrégularités commandées par les devoirs professionnels ou les intérêts de la carrière seront facilement supportées, si l'on sait, dans les cas de retards, ce qui active l'appétit, se contenter de la même quantité d'aliments qui aurait été prise au même repas à son heure habituelle.

Ces conseils visent surtout les années qui précèdent le service militaire, et je considérerais comme une bonne préparation à la vie en campagne et en temps de guerre que d'habituer les troupes à quelques-uns de ces retards.

6º Chaque repas doit comprendre une certaine quantité de substances indigestibles, trachées végétales, cellulose, pour augmenter le résidu fécal et, par leur présence, provoquer les contractions du plan musculaire du tube intestinal, surtout celui du gros intestin. C'est là, on le sait, le meilleur moyen préventif contre la constipation. D'où cette règle d'augmenter ces substances indigestibles, quand il y a de la paresse intestinale. C'est cette pensée qui a inspiré une partie des spécialités contre la constipation.

7º Il faut donner une attention spéciale à la mastication et surveiller beaucoup les enfants à cet égard. Pour eux, on ne peut y arriver qu'en leur imposant presque le silence pendant les repas. Dans tous les cas, il faut leur interdire les discussions animées, pendant lesquelles la mastication est souvent négligée.

Ces conseils conservent une partie de leur importance pour les adultes. Pour tous, il est avantageux de bien mâcher les aliments, et pour tous aussi une conversation animée compromet la mastication. Mais la mise en pratique de ces conseils s'impose surtout pour tous ceux dont les fonctions digestives laissent à désirer, et même si elles ne sont que menacées d'insuffisance. Je recommande de manger *sans parler et sans lire à table* à tous les dyspeptiques.

8º Une des conditions les plus importantes pour assurer une bonne mastication est d'avoir une bonne dentition. Or, vu la fréquence des éruptions dentaires jusque vers l'âge de quatorze à quinze ans, il est indispensable de se rendre souvent compte de la manière dont s'effectuent ces éruptions. Beaucoup d'enfants, même étant gênés, ne se plaignent pas. Il faut commencer dès cette période par soigner les dents et s'occuper de celles qui doivent disparaître comme des autres. On doit les soigner, les obturer au besoin comme les permanentes pour les conserver le plus longtemps possible. Leur perte ou leur avulsion précoce a pour résultat de gêner l'éruption des dents permanentes, parce que les maxillaires ne s'agrandissent pas d'une manière suffisante. De plus, la carie des dents de la première dentition favorise la carie de celles de la seconde. Or il y a un gros intérêt à veiller à leur conservation. Il ne peut y avoir une bonne mastication, je viens de le dire, qu'à cette condition.

9° La mastication est facilitée par de petites bouchées. C'est là une habitude à donner aux enfants, pour qu'elle se maintienne instinctivement dans la suite. Cette précaution peut permettre à l'adulte normal de ne pas garder le silence pendant les repas.

10° Les repas ne doivent pas être prolongés par les causeries; ils doivent n'avoir, comme durée, que le temps nécessaire à la prise sans hâte des aliments.

11° La table doit être quittée dès que le repas est terminé. Prolonger la situation assise alourdit. S'il entre dans les habitudes de prendre du café ou du thé après les repas, il faut le faire en se déplaçant dans l'appartement ou au moins debout.

Pour les enfants, il faut, immédiatement en sortant de table, les occuper à des jeux demandant des mouvements.

12° La durée du parcours intestinal, qui est environ de vingt-quatre heures chez l'enfant et l'adolescent, arrive, tout en restant normale, à trente-six heures environ chez l'adulte. Elle tend à augmenter encore chez les vieillards; mais il faut veiller à ce qu'elle ne dépasse pas quarante-huix heures.

13° La régularité des selles est une des conditions importantes du bon fonctionnement des organes digestifs. Elle doit être surveillée surtout chez l'enfant. Le mieux est de choisir une heure, et il est préférable de choisir soit celle du lever, soit celle du coucher. D'une manière générale, surtout pour les enfants, c'est celle du lever qui vaut le mieux, parce qu'elle précède ainsi les soins de la toilette. On arrive assez facilement à cette régularité, en cherchant à assurer cette fonction toujours à la même heure.

14° Dans les cas de constatation d'insuffisances fonctionnelles des organes digestifs chez l'enfant, ces insuffisances étant recherchées par les procédés connus, il y aura lieu d'exercer l'organe, siège de cette insuffisance, en tenant compte de sa fonction spéciale.

On pourra aider cette excitation de l'organe insuffisant, glandes salivaires, foie, pancréas, plan glandulaire gastrique, plan musculaire de l'estomac ou de l'intestin, outre l'utilisation des excitants physiologiques, par le massage méthodiquement fait, par l'hydrothérapie, par une gymnastique appropriée à chaque insuffisance, par des exercices physiques généraux et aussi par la vie au grand air.

II. — ÉDUCATION RESPIRATOIRE.

Normalités anatomiques. — Comme pour la plupart des organes digestifs, ceux de la respiration sont proportionnellement plus développés chez l'enfant que chez l'adulte. A la naissance, les poumons pèsent en moyenne 50 grammes avant d'avoir respiré et 100 grammes après, soit environ 30 grammes par kilogramme dans ce dernier cas, tandis que chez l'adulte, en admettant comme poids moyen 1 200 grammes pour les deux poumons, on ne trouve guère que 20 grammes par kilogramme de son poids. D'après Massini, cité par Gonzalez Alvarez, la circonférence du thorax serait de 54 centimètres à deux ans; de 57 centimètres à trois ans; de 60 centimètres à cinq ans et demi; de 62^{cm},5 à sept ans et demi; de 65 centimètres à dix ans; de 66 centimètres à onze ans; et enfin de 78 centimètres à seize ans.

Mais ce ne sont là que des données purement approximatives et qui ne peuvent conduire à aucune application pratique. Les données relatives à la circonférence ont contre elles cette objection capitale, que la même circonférence peut circonscrire des sections très différentes (1). Or, mesurer le périmètre de la poitrine, c'est évidemment dans le but d'évaluer la surface circonscrite par ce périmètre; et, je viens de le dire, cette surface ou section sera bien différente pour le même périmètre, selon que la section thoracique se rapprochera ou s'éloignera du cercle.

De plus, le périmètre ne peut donner une indication utile que par un rapport avec la taille et le poids du sujet. Or, même en tenant compte de ce rapport, j'ai dû renoncer à la mensuration du périmètre, comme ne pouvant conduire à aucune application, soit théorique, soit pratique. J'ai dû renoncer également, successivement, aux différents instruments destinés soit à évaluer la capacité pulmonaire, tels que les divers spiromètres, soit à mesurer la force de l'inspiration et de l'expiration comme le pneumomètre de Maréchal (2). Tous ces instruments, qui peuvent se montrer utiles pour certaines études, ont les défauts suivants qui leur sont communs. D'abord tous peuvent présenter des erreurs instrumentales que l'ingéniosité des inventeurs n'est arrivée ni à supprimer ni à rendre constantes; ensuite, tous demandent une espèce d'apprentissage de

(1) *Loc. cit.*, p. 113.
(2) Voy. Manuel de sémiologie technique, Doin, Paris, 1890 : *Stéthométrie*, p. 100 ; *Stéthographie*, p. 107 ; *Isographie*, p. 123 ; *Spirométrie*, p. 134 ; *Spirographie*, p. 149 ; *Pneumodynamométrie*, p. 157.

la part des examinés ; et enfin il est bien difficile de faire comprendre, surtout aux enfants, dans quelles conditions ils doivent s'en servir. Il est rare, à vingt-quatre heures d'intervalle, de trouver les mêmes capacités pour le même sujet. C'est après avoir constaté ces imperfections dans l'emploi successif de ces appareils que j'ai été conduit à donner la préférence à deux procédés de mensuration indépendants de la volonté du sujet : l'*indice thoracique* et la *section thoracique* sur lesquels je vais m'arrêter.

Indice thoracique. — L'indice thoracique est le rapport du *diamètre transversal maximum* du thorax, multiplié par 100, au *diamètre antéro-postérieur*. Il est donc pris et calculé dans les mêmes conditions que l'*indice céphalique*; mais avec cette différence dans les résultats que, tandis que, pour ce dernier, le diamètre antéro-postérieur l'emporte sur le transversal, et que, par conséquent, le rapport qui l'exprime est toujours forcément inférieur à 100, pour le thoracique, c'est le contraire, parce que c'est toujours le transversal qui l'emporte sur l'antéro-postérieur.

Au moins avec la plupart des auteurs, je l'ai pris et je conseille de le prendre à la hauteur de l'articulation sterno-xiphoïdienne, comme la section thoracique. C'est là un point anatomique facile à trouver, qui correspond sensiblement à la partie la plus large du thorax, et qui, de plus, est placé assez bas au-dessous des seins, pour que ceux-ci ne gênent pas, quand on veut prendre cet indice chez la femme.

Le diamètre antéro-postérieur doit être pris le premier avec un compas d'épaisseur assez grand, comme mon stéthomètre, en appliquant une branche du compas sur l'articulation sterno-xiphoïdienne marquée par une croix au crayon dermographique, tandis que l'autre va rechercher l'apophyse épineuse correspondant à la même hauteur, point sur lequel on trace une seconde croix. Ce diamètre pris et ces deux points marqués, je conseille, pour être sûr de prendre le diamètre transversal à la même hauteur, d'appliquer sur le thorax un cordon qui passe par ces deux points ; et c'est au niveau de ce cordon que doivent être appliquées les deux branches du compas, en cherchant l'écart maximum. On aura soin de tenir l'instrument perpendiculairement à l'axe transversal.

On peut aussi, quand on prend la section thoracique, se servir de son tracé pour évaluer les deux diamètres. On est sûr, ainsi, de pouvoir comparer ces deux dimensions à la même hauteur et, de plus, de constater ce qui, dans le diamètre transversal, appartient aux deux côtés.

Cet indice a été étudié successivement et à divers points de vue, par Fourmentin (1), Sappey (2), Wengesber (3) et par Truc (4). Mais je m'en suis occupé moi-même dès 1890 ; et, grâce à mes recherches personnelles et à celles de deux de mes élèves, Durand (5) et Ducourneau de Carritz (6), je pense pouvoir en donner une étude complète, et tout spécialement au point de vue qui nous occupe.

A la naissance, les deux diamètres sont presque égaux ; le transversal ne l'emporte sur l'antéro-postérieur que de 1 à 2 centimètres. La différence est encore moins grande chez les prématurés que chez les enfants nés à terme ; et, parmi ceux-ci, ce sont les moins développés, chez lesquels la différence est la moins grande. Mes observations me donnent : 105 pour les prématurés, 107 pour les enfants nés à terme et pesant de $2^{kg},500$ à 3 kilogrammes, et 108 pour ceux au delà de 3 kilogrammes.

Mais la prédominance du diamètre transversal s'accentue bientôt ; et, dès le quatrième mois, l'indice thoracique arrive à 118, puis à 123 à la fin de la première année ; et il atteint déjà 129 à dix-huit mois.

Je n'ai pas d'observations, de deux à cinq ans ; mais, à partir de six ans jusqu'à seize ans, cette question a été bien étudiée par Ducourneau de Carritz, qui a donné les moyennes suivantes : de six à huit ans, 144 ; de huit à dix ans, 146 ; de dix à douze ans, 149 ; de douze à quatorze ans, 150, et enfin de quatorze à seize ans, 154.

Ces indices sont, du reste, très rapprochés de ceux que j'avais trouvés moi-même, à savoir : pour les enfants de treize à quinze ans, 150 ; pour ceux de quinze à dix-sept ans, 156, et également 156 pour ceux de dix-sept à dix-neuf ans.

Durand, dans ses mensurations, avait trouvé, pour trois séries d'hommes adultes, successivement : 150, 149 et 158, soit une moyenne de 152.

Enfin mes observations, prises chez la femme, se rapprochent de celles prises sur les hommes : j'ai trouvé les moyennes de 151 aussi bien pour les jeunes filles de dix-sept à dix-neuf ans que pour les femmes adultes.

Ces résultats s'écartent légèrement, sur certains points, de ceux donnés par Sappey et par Truc.

Le premier donne un indice thoracique de 140 pour les petites

(1) Fourmentin, Études précises sur les déformations de la poitrine avec application à la pleurésie et à la phtisie. Indice thoracique. Thèse de Paris. 1874.

(2) Sappey, Traité d'anatomie descriptive. t. I, 1876.

(3) Wengesber, De l'indice thoracique. Thèse de Paris. 1879.

(4) Truc, Du thorax normal (*Lyon méd.*, t. XLVI, 1884).

(5) Durand, Thèse de Montpellier. Stéthographie normale. 1888.

(6) Ducourneau de Carritz. Étude du thorax et de la section thoracique chez l'enfant de seize à six ans. Thèse de Toulouse, 1903.

tailles et de 137 pour les grandes. Pour le second, les moyennes de l'adulte seraient comprises entre 135 et 140 ; ces indices, je le répète, sont un peu au-dessous de ceux que nous avons trouvés, Durand et moi ; mais les chiffres de Truc se rapprochent davantage des miens et de ceux de Ducourneau de Carritz pour les enfants. Ce sont, en effet, 125 pour le thorax du jeune enfant et 142 pour la seconde enfance.

Je résume les chiffres de Ducourneau de Carritz, ceux de Durand et les miens dans le tableau suivant :

AGE des deux sexes.	INDICE thoracique.	AUTEURS.	AGE ET SEXES.	INDICE thoracique.	AUTEURS.
Prématurés...	105	Maurel.	6 à 8 ans. Garçons	144	Ducourneau.
A terme 2^{kg},500			8 à 10 — —	146	—
à 3 kilos.....	107	—	10 à 12 — —	149	—
Au-dessus de			12 à 14 — —	150	—
3 kilos	108	—	14 à 16 — —	154	—
4 mois........	118	—	15 à 19 — —	156	Maurel.
1 an..........	123	—	17 à 19 — Filles.	151	—
18 mois.......	129	—	Adultes. } Hommes.	152	Durand.
			Femmes.	151	Maurel.

Résumé et conclusions. — Il résulte donc de ce qui précède :

1° Que la forme du thorax, appréciée par ses deux principaux diamètres, subit une évolution régulière depuis la naissance jusque vers l'âge de quatorze à seize ans ;

2° Que les modifications par lesquelles se traduit cette évolution sont d'autant moins marquées qu'on s'éloigne davantage de la naissance ;

3° Que, chez le nouveau-né, la forme circulaire qu'affecte la section thoracique permet au même périmètre de circonscrire une section plus grande, ce qui est en rapport avec le besoin plus grand d'oxygène pour 1 kilogramme de poids ;

4° Que, sous l'influence de causes qui nous échappent, dès les premiers mois, la poitrine s'aplatit par l'agrandissement plus accentué du diamètre transversal ;

5° Qu'à partir de quatorze à seize ans, ainsi que je l'ai dit, les deux diamètres restent dans des rapports constants, et que, par conséquent, leur agrandissement se fait dans les mêmes proportions ;

6° Que, pour l'adulte et pour les deux sexes, le rapport entre les deux diamètres, évalué par l'indice thoracique, doit être compris, pour être considéré comme normal, entre 150 et 160 ;

7° Que, d'une manière générale, il doit y avoir des avantages à ce que ces rapports soient conservés, et qu'il en est surtout ainsi quand l'indice thoracique dépasse 160. Dans ce cas, en effet, il est à craindre que l'aplatissement de la poitrine ne fasse descendre la section thoracique au-dessous de la proportion suffisante ;

8° Enfin, fait sur lequel j'insiste, que les déformations dues simplement à la prédominance exagérée d'un des deux diamètres peuvent être facilement corrigées, au moins jusque vers l'âge de vingt ans, par des exercices respiratoires auxquels s'ajoutent des pressions méthodiquement faites (1).

Section thoracique. — L'indice thoracique peut donc rendre des services en nous faisant connaître certaines modifications de la poitrine, et en nous faisant soupçonner l'insuffisance de la fonction pulmonaire par l'exagération du diamètre transverse, qui tend à diminuer la section thoracique. Mais il ne nous donne aucune indication précise sur cette dernière, qui évidemment est la plus apte à nous fournir des indications sur la suffisance ou l'insuffisance de cette fonction. Aussi est-ce cette section que j'ai essayé de mesurer; et, après quelques essais, j'en suis arrivé à un procédé que j'ai fait connaître presque dès le début de mes études, vers 1887, sous le nom de *stéthographie métrique*.

On trouvera ce procédé décrit notamment dans le *Traité de l'hypo-hématose*, publié en 1890, et dans le *Manuel de sémiologie technique* paru la même année.

Évidemment, je ne me suis jamais dissimulé ce qu'il y a d'inexact dans un procédé qui évalue le pouvoir fonctionnel du poumon en mesurant la section extérieure de la cage thoracique. Cette section, outre qu'elle n'est pas en rapport constant avec celle de l'intérieur du thorax au même niveau, puisque la différence entre ces deux sections concentriques varie selon que les sujets sont gras ou maigres, peut aussi être faussée par l'état anatomique du tissu pulmonaire. Enfin la section ne tient pas compte de la hauteur du thorax, qui ne varie pas toujours en rapport avec elle. J'ai signalé moi-même ces imperfections en faisant connaître le procédé. Aussi ne l'ai-je donné que comme le moins imparfait. Mais heureusement la pratique, dès ses premières applications, a parlé en sa faveur; et elle m'a prouvé que, malgré toutes ces causes d'imperfection qui pouvaient fausser les résultats, ceux-ci sont toujours restés suffisamment exacts aussi bien pour la pratique que pour des déductions scientifiques que je crois d'un haut intérêt.

---

(1) Ces exercices ont été décrits dans le Traité de l'hypohématose, p. 338.

Mes premières recherches sur ce sujet remontent au commencement de 1887, et mes premières publications au mois de juin de la même année (1). Mais recherches et publications furent continuées en 1888 et 1889 (2). Pendant cette dernière année, j'envoyai même deux mémoires à l'Académie de médecine, l'un sur la *stéthographie normale* et l'autre sur l'*hypohématose* (19 juin 1889) qui furent suivis d'un rapport de Dujardin-Beaumetz (3). Je revins sur cette question au mois d'août suivant, au Congrès pour l'avancement des sciences de Paris (4); et enfin, en 1890, mes observations cliniques s'étant multipliées, d'une part, je discutai les valeurs des divers procédés pour évaluer le pouvoir fonctionnel du poumon dans le *Manuel de sémiologie technique* (5); et, d'autre part, je réunissais ce qui a trait aux conditions de développement du thorax (6) et à son insuffisance dans un volume contenant en même temps les exercices propres à remédier à cette dernière (7).

Reprenant mes études antérieures, je donnais d'une manière complète dans ce traité les rapports de la section thoracique ainsi méthodiquement mesurée (8) avec la *taille* et le *poids* pour les adultes des deux sexes ainsi que pour les adolescents et les enfants de dix-huit, seize et quatorze ans (9).

En ce qui concerne la *taille*, j'étais arrivé à ces conclusions : 1° que, pour les adultes des deux sexes, la section doit avoir 3 centimètres carrés pour 1 centimètre de taille; 2° que, pour les sujets de dix-huit ans des deux sexes, le rapport tombe entre 3 et 2,50; 3° que, pour les garçons de seize ans, ce rapport varie entre 2,75 et 2,25; 4° enfin que, pour les garçons de quatorze ans, ce rapport descend entre 2,50 et 2.

---

(1) De la stéthométrie et de la stéthographie (*Bull. gén. de thérap.*, 6 nov. 1887); Des moyens de mensuration de la poitrine (*Soc. d'anthropologie de Paris*, 19 juin 1887).

(2) Rapport de la section thoracique à la taille (*Soc. de méd. de Toulouse*, 1888); De la stéthométrie et de la stéthographie (*Gazette médico-chirurg. de Toulouse*, 1888); Note sur l'hypohématose (*Arch. gén. de méd.*, juin 1889).

(3) Mémoire sur la stéthographie normale (*Académie de médecine*, juin 1889); Mémoire sur l'hypohématose (*Académie de médecine*, 19 juin 1889).

(4) Rapport de la taille et du poids avec la section thoracique aux différents âges et dans les deux sexes (Section d'anthropologie. p. 319); Étude clinique de l'hypohématose (Section des sciences médicales, p. 347).

(5) Manuel de sémiologie technique, Doin, Paris, 1890. Voy. les chapitres : *Stéthométrie*, p. 100; *Stéthographie*, p. 107; *Isographie*, p. 123; *Spirométrie*, p. 134; *Spirographie*, p. 149; *Pneumo-spirométrie*, p. 157.

(6) Traité de l'anémie par insuffisance de l'hématose ou hypohématose, Doin. Paris, 1890. p. 53 à 113.

(7) Même traité : *Gymnastique respiratoire*, de la page 330 à 343.

(8) Traité de l'anémie par insuffisance de l'hématose, Doin, Paris, 1890, p. 154 à 172, et Manuel de sémiologie technique, Doin, Paris, 1890, p. 112 à 122.

(9) Traité de l'anémie par insufffisance de l'hématose, Doin. Paris. 1910, p. 221.

Mais, de plus, dès cette époque, j'avais été conduit à ces résultats pratiques :

« 1° Que, si à l'état normal, à chacun de ces âges correspond une section thoracique donnée, probablement ce ne sera pas en vain que ces proportions seront changées ;

« 2° Qu'il ne peut plus nous rester indifférent de savoir si un adolescent ou un enfant dont nous avons à surveiller le développement a ou n'a pas la section thoracique voulue pour sa taille ;

« 3° Que cette même recherche s'impose pour l'homme, qui, par son âge, semble arriver à son complet développement ;

« 4° Qu'il y aura lieu de rechercher si certaines maladies, comme je vais le dire dans un instant, ne tiennent pas d'une manière plus ou moins exclusive à ce manque de proportions ;

« 5° Enfin, qu'il appartient à l'hygiéniste autant qu'au médecin de ramener à leurs proportions normales les sections thoraciques inférieures à celles voulues par la nature ; et c'est là, on le verra bientôt, l'application la plus importante de ces recherches. »

Mes résultats furent encore plus satisfaisants en ce qui concerne le *rapport de la section thoracique au poids.* Tandis que, pour la taille, le rapport variait de 3 centimètres carrés pour l'adulte à 2 centimètres carrés pour l'enfant de quatorze ans, les écarts étaient beaucoup moins étendus en comparant la section thoracique au poids. Pour l'adulte des deux sexes, je trouvais toujours 8 centimètres carrés de section thoracique pour 1 kilogramme de poids, et, pour 1 kilogramme d'enfant de quatorze ans, la section thoracique donnait 9 centimètres carrés. Pour la taille, son rapport avec la section thoracique était d'autant moins grand que l'enfant était moins âgé, et pour le poids je trouvais le contraire.

Après avoir donné ces résultats, je concluais à la nécessité (1) :

« 1° De s'enquérir si un enfant a une section thoracique proportionnelle à son poids ; 2° si l'adulte l'a acquise ; 3° si elle est inférieure à ce qu'elle doit être, d'y remédier. »

C'est également dans ce traité, dans la partie consacrée au traitement de l'hypohématose, que je résumais les principes *de l'hygiène et de l'éducation respiratoires* (p. 299), et aussi que je décrivais, sous le nom de *gymnastique respiratoire*, les différents exercices propres à remédier soit aux atrésies simples du thorax, soit à celles qui sont compliquées de déviations. Ce sont ces mêmes exercices que j'ai fait suivre depuis vingt ans maintenant à près de 200 sujets que j'ai eu à traiter.

(1) Même traité, p. 232.

Je n'ai pas eu à les modifier. Ils comprennent des exercices *silencieux* et d'autres *oraux* ; et enfin ces deux séries d'exercices peuvent se faire en *laissant le thorax libre* ou en *exerçant des pressions* selon des indications spéciales.

C'est en me guidant sur les rapports de la section thoracique à la taille et surtout au poids que j'ai apprécié la suffisance ou l'insuffisance de la fonction respiratoire jusqu'en 1904. Les données que me fournissaient ces rapports pouvaient, à la rigueur, me suffire pour les adultes et pour les adolescents ; mais, évidemment, elles perdaient beaucoup de leur valeur pour les enfants au-dessous de quatorze ans ; et cependant les sujets de cet âge que j'avais à examiner étaient nombreux. Mais, à cette époque, conduit par mes études à établir des rapports entre les divers organes, je pus constater d'abord qu'il y avait un rapport constant, et pour tous les âges, entre le volume du foie et la surface cutanée (1) ; et peu après, fait capital pour la question que j'étudie, qu'un rapport également constant existait entre la même surface cutanée et la section thoracique (2).

Dans ces recherches, aussi bien pour le foie que pour la section thoracique, la surface cutanée, pour être calculée d'après le poids du sujet, avait été assimilée à celle d'un cylindre, de même densité que notre corps et dont la hauteur serait le double de son périmètre. Les principales raisons de cette assimilation sont d'abord qu'en effet notre périmètre thoracique est sensiblement la moitié de notre taille ; de plus, je pensais que, si le périmètre de la tête reste bien au-dessous de celui du thorax, et si la surface totale des deux membres inférieurs reste également sensiblement au-dessous de celle du tronc, ces deux infériorités peuvent être compensées par la surface des membres supérieurs qui n'entre pas dans ce calcul.

Or, en partant de cette donnée, mon ami, le Dr de Rey Pailhade, me donna la formule suivante, permettant de calculer la surface en fonction du poids : $S = 7{,}35 \times \sqrt[3]{p^2}$. C'est-à-dire que, ce poids étant connu, il suffit, pour avoir cette surface approchée, d'élever le poids au carré, de prendre la racine cubique de ce produit et de la multiplier par la constante 7,35.

Ce n'était évidemment qu'un procédé bien imparfait pour mesurer

(1) Rapport des poids du foie au poids total et à la surface totale de l'animal (*Congrès français de médecine de Toulouse,* avril 1902). — Rapport du poids du foie à la surface totale de l'animal (*Soc. de biol.,* nov. 1902, et *Acad. des sc. de Paris,* 10 janv. 1903). — Rapport du poids du foie au poids total et à la surface totale de l'animal (*Soc. de biol.,* 10 janv. 1903, et *Acad. des sc. de Paris,* 2 fév. 1903). — Rapport du poids du foie au poids total et à la surface totale de l'animal. Déductions théoriques et pratiques (*Soc. de biol.,* 7 fév. 1903).

(2) Adaptation de la section thoracique à la surface cutanée par rapport au poids depuis la naissance jusqu'à l'âge adulte (*Soc. de méd. de Toulouse,* 15 mai 1904, et *Soc. de biol.,* 1er juin 1904, p. 669).

Médications générales.

la surface cutanée ; et qui, tout d'abord, dans ma pensée, ne devait me servir que pour établir un rapport éloigné. Or, il s'est trouvé que, de même que pour le procédé destiné à mesurer la fonction respiratoire d'après la section thoracique, les résultats ont, en précision, dépassé de beaucoup mes prévisions. Les sections thoraciques et les surfaces cutanées évaluées par cette formule se sont constamment trouvées réunies par un rapport constant : *j'ai toujours trouvé 4 centimètres carrés de section thoracique pour 1 décimètre carré de surface cutanée.* Ce rapport a été constant non seulement pour les adultes des deux sexes, mais aussi pour les adolescents et les enfants jusqu'à l'âge de quatorze ans, âge auquel je m'étais arrêté.

De plus, ce fait important ainsi établi pour l'état normal, je pus bientôt le vérifier à l'état pathologique pour les *pleurésies avec rétraction costale* (1) et les *déviations du rachis* (2). En outre, revenant sur un sujet abordé dès 1891 (3), la question de la section thoracique en rapport avec les tuberculoses a été reprise, à ce point de vue, par moi-même en 1905 (4) ; et l'année suivante, dans sa thèse très soignée, mon préparateur, le Dr Joffres (5), établissait aussi d'abord l'action préventive de la gymnastique respiratoire contre la tuberculose et ensuite la prédisposition de l'atrésie thoracique pour cette affection.

Enfin, en 1905, j'ai pu compléter mes études sur la section thoracique et son rapport avec la surface cutanée en faisant porter, grâce à l'obligeance du Pr Audebert, mes observations sur les nouveau-nés (6) ; et, la même année, le rapport que j'avais établi jusqu'à quatorze ans était confirmé et complété dans une thèse consciencieuse faite par un de mes élèves, le Dr Ducourneau de Carritz (7), pour les enfants de six à seize ans.

Toutes ces recherches faites sur des sujets normaux et toutes les observations cliniques relatives à la pleurésie, aux déviations du rachis et à la tuberculose pulmonaire se sont donc successivement

<hr>

(1) Adaptation de la section thoracique à la surface cutanée après les pleurésies suivies de rétraction costale (*Soc. de biol.*, 2 juillet 1904, p. 45).

(2) De la section thoracique dans les déviations du rachis (*Soc. de biol.*, 31 mars 1906, p. 622).

(3) De la gymnastique respiratoire comme moyen prophylactique de la tuberculose (*Congrès pour l'avancement des sciences de Marseille*, août 1891).

(4) Dimensions du thorax et tuberculose pulmonaire (*Acad. des sc. de Toulouse*, 9 février 1905, p. 389).

(5) De la section thoracique et de ses variations au cours de la tuberculose. Thèse de Toulouse, 1906.

(6) Étude de la section thoracique chez les nouveau-nés (*Soc. de biol.*, 28 avril 1906, p. 733).

(7) Ducourneau de Carritz, Étude du thorax et de la section thoracique chez l'enfant de six à seize ans. Thèse de Toulouse, 1905.

confirmées, et elles ne laissent désormais aucun doute sur ces points :

1° Que, d'une manière constante, pour tous les âges et pour les deux sexes, pour que l'hématose soit suffisante, la section thoracique doit donner 4 centimètres carrés pour 1 décimètre carré de surface cutanée ;

2° Que, lorsque la section thoracique reste inférieure à cette proportion, l'hématose est insuffisante ;

3° Qu'au moins dans de nombreux cas, dans lesquels un hémithorax est diminué, l'autre, par les seuls efforts de la nature, s'agrandit jusqu'à ce qu'il ait compensé le premier ;

4° Enfin que, dans de nombreux cas de section thoracique insuffisante, des exercices respiratoires peuvent l'agrandir, et qu'en même temps disparaissent les troubles qui en résultaient.

Normalités physiologiques. — Elles ont trait au *nombre de mouvements respiratoires*, au *mode*, au *type* et au *rythme*.

Nombre de mouvements respiratoires. — Les mouvements respiratoires, d'après Huffelmann, cité par Comby (1), seraient au nombre de 35 à la naissance ; de 27 à un an ; de 25 à deux ans ; de 22 à six ans ; de 20 à douze ans ; et diminueraient ensuite lentement pour arriver entre 15 ou 17 chez l'adulte. Je crois ce dernier chiffre un peu inférieur à celui donné par la plupart des physiologistes, qui le portent entre 18 ou 20.

Mode respiratoire. — Le mode est déterminé par la voie suivie par la veine aérienne pour arriver au pharynx. Deux voies, en effet, lui sont ouvertes, la voie *buccale* et la voie *nasale* ; et ce sont déjà deux modes respiratoires, le *buccal* et le *nasal*. Mais, de plus, leur combinaison peut en constituer un troisième, le mode *mixte*.

Dans le mode buccal, les deux temps de la respiration se font par la voie buccale ; dans le mode nasal, par la voie nasale, et dans le mode mixte, l'inspiration se fait par le nez et l'expiration par la bouche.

La préférence à donner à un de ces trois modes, encore discutée il y a une vingtaine d'années, quand j'ai commencé mes études sur cette question, me paraît définitivement acceptée par le monde médical, surtout depuis les nombreux travaux sur les productions adénoïdiennes. Un seul mode respiratoire est physiologique et en accord avec l'hygiène : c'est le *mode nasal*. Aussi n'est-ce pas sans étonnement que j'ai vu le manuel de gymnastique approuvé par le

(1) Traité de l'hypohématose, p. 320.

ministre de la Guerre (1) et aussi celui plus récent, rédigé en commun par les ministres de l'Instruction publique, de la Guerre et de l'Intérieur, d'où dépendent, par conséquent, tous les moniteurs de gymnastique, conseiller, au chapitre de l'éducation respiratoire, d'*inspirer par le nez* et d'*expirer par la bouche* (1).

Je me suis élevé contre ce conseil au dernier Congrès de physiothérapie (2), et j'espère qu'il suffira d'avoir signalé cette erreur pour qu'on la fasse disparaître. Les raisons qui me la font combattre sont restées les mêmes que celles que j'ai données il y a vingt ans. Je résumais ainsi les inconvénients de l'expiration buccale :

« Le premier de ces inconvénients, disais-je, est que c'est une complication ; c'est une habitude à prendre. Le second, c'est que cette expiration est peu gracieuse : dix-huit fois par minute, on voit les lèvres s'entr'ouvrir. Enfin, un troisième, plus important, est le suivant. J'ai dit qu'un des avantages du mode nasal est de permettre à l'air inspiré de se charger d'une certaine quantité d'humidité qui conduit son état hygrométrique au même degré que celui de l'air pulmonaire. Or, l'air étant plus chaud dans la cavité pulmonaire que dans les fosses nasales et l'air pulmonaire étant toujours presque saturé, il en résulte que, lorsque cet air repasse par les fosses nasales, il abandonne une certaine quantité de vapeur d'eau, et qu'ainsi se trouve restituée à la muqueuse nasale l'humidité que l'air extérieur lui avait empruntée en entrant. « Au contraire, si nous supposons que l'expiration se fasse par la bouche, la muqueuse nasale devra toujours fournir l'humidité, mais sans en recevoir ; et elle sera rapidement desséchée, ce qui deviendra une cause de diminution du sens de l'odorat et aussi un défaut capital pour les fonctions de purification de l'air qui lui sont dévolues. »

Je n'ai rien à ajouter à ces raisons. Du reste, je l'ai dit, cette question me paraît jugée, et je ne crois pas qu'un médecin, en ce moment, puisse conseiller une autre voie pour accomplir les deux temps de la respiration.

La troisième *normalité* est celle relative au *type respiratoire*, c'est-à-dire au procédé employé pour effectuer l'inspiration. L'agrandissement de la cage thoracique peut se faire surtout par deux procédés : *par le redressement des côtes*, qui augmente en même temps le diamètre antéro-postérieur et le transversal, et par l'*abaissement du diaphragme*, qui augmente presque exclusivement le diamètre vertical.

(1) Règlement de l'instruction de la gymnastique approuvé par le ministre de la Guerre, 22 oct. 1902, 3e édition, 1908, p. 96, chez Charles Lavauzelle, Paris.

(2) Sur le mode respiratoire (*Congrès international de physiothérapie de Paris*, 1910). (Section de kinésithérapie, séance du mardi soir 29 mars).

De nouveau, les opinions diffèrent, et de nouveau il est important de savoir celui de ces deux procédés qu'il faut préférer.

Les deux procédés sont *physiologiques*; et l'on ne saurait nier que l'agrandissement de la poitrine peut être obtenu par les deux, et aussi, grâce à l'habitude, avec des résultats presque d'égales valeurs. La nature, procédant pour cette fonction comme pour toutes les autres, a doté notre organisme de moyens de suppléance. Mais quel est de ces deux procédés celui qui est le plus naturel et celui qui représente la suppléance?

La nature ne donne jamais la même importance à deux organes destinés à assurer la même fonction. Le rôle habituel, normal, appartient toujours à l'un des deux. Or, je crois que le procédé le plus naturel pour accomplir l'inspiration est celui qui agrandit la cage thoracique par le soulèvement des côtés. D'abord, d'après mes observations que je poursuis depuis plus de vingt ans, il m'a semblé que, toutes conditions égales d'ailleurs, la quantité d'air inspirée par ce procédé dépasse celle inspirée par l'abaissement du diaphragme. De plus, j'ai constaté que ce procédé assure mieux la répartition de l'air inspiré dans toute l'étendue du poumon et notamment dans ses deux sommets. J'ai déjà signalé la coïncidence fréquente de la respiration diaphragmatique et de la tuberculose pulmonaire; de sorte que j'ai été conduit à considérer cette manière de respirer comme prédisposant à cette affection. Enfin, et c'est là encore une considération importante, je ne crois pas qu'un abaissement marqué répété, s'opérant de seize à dix-huit fois par minute, de tous les viscères abdominaux soit sans influence sur les ptoses, surtout chez les sujets dont les organes suspenseurs, pour une cause quelconque, sont affaiblis : dispositions naturelles, grossesses, amaigrissements. J'accorde bien que ces déplacements seront peu marqués si la concavité diaphragmatique est peu diminuée; mais, dans ces cas, le moindre examen fait constater que les mouvements respiratoires sont peu étendus et que la quantité d'air introduite à chaque inspiration est bien loin de celle qu'introduit l'inspiration costale.

Dans la position assise, l'inspiration diaphragmatique est forcément gênée, surtout si, comme pendant l'écriture ou même souvent pendant la lecture, le tronc est incliné en avant. L'inspiration diaphragmatique est donc condamnée à être incomplète et peut-être insuffisante. Or la position assise est obligatoire pour tous les enfants au moins quelques heures par jour; pour la plupart des femmes, pendant de longues heures, et il en est même ainsi pour de nombreuses professions exercées par l'homme. Dans tous ces cas et pour tous ces sujets, l'inspiration diaphragmatique me paraît exposer à une respiration et à une oxygénation insuffisantes. Au contraire, dans ces mêmes cas et pour ces mêmes sujets, la station assise laisse le thorax libre et permet à l'inspiration de se faire d'une manière très suffisante par le relèvement des côtes.

Dans la station debout, les organes suspenseurs, ayant à lutter contre la pesanteur, ont leur travail maximum. Or il me paraît évident que ce n'est que difficilement que les suspenseurs résisteraient en même temps au poids des organes et à l'effort du diaphragme. Il faut tenir compte que les organes suspenseurs ne sont pas constitués par des éléments musculaires qui pourraient se perfectionner par le travail, mais que leur résistance dépend surtout du tissu conjonctif et élastique.

Dans la position couchée, la respiration diaphragmatique, pour les raisons que je viens d'indiquer, a moins d'inconvénients, et j'accepterais qu'elle fût tolérée, au moins comme prenant part à l'inspiration. Elle pourrait ainsi donner un repos relatif aux muscles inspirateurs. Mais dans les deux autres positions, assise et debout, je considère l'appoint qu'elle peut apporter à la respiration costale comme négligeable; et je crois que c'est cette dernière qui doit pouvoir assurer la presque totalité de cette fonction.

Toutes ces raisons me paraissent déjà suffisantes pour justifier le choix que j'ai fait entre les modes d'agrandissement de la cage thoracique pour tous les sujets à l'état normal.

Mais, de plus, d'autres et importantes viennent s'y ajouter, si nous envisageons les principales applications des exercices respiratoires à la thérapeutique.

Examinons d'abord ces enfants à mouvements respiratoires peu étendus, dont les côtes restent presque immobiles, comme si elles étaient ankylosées, et qui presque tous ont un abdomen proéminent, conséquence fréquente, au moins en partie, de la respiration diaphragmatique. Comment lutter contre les raideurs articulaires costales? Ne sera-ce pas par des mouvements respiratoires ayant pour but de triompher de cet abaissement permanent des côtes? Et quel exercice est le plus propre pour atteindre ce but, si ce n'est la respiration costale? Je ne crois pas qu'il y ait des doutes à cet égard. Or, si la respiration costale est la plus apte à combattre les raideurs costales, pourquoi ne pas l'adopter dès le principe, sans attendre qu'elle ait à remédier aux inconvients produits par la diaphragmatique?

Avec l'âge, tous les ligaments articulaires et les cartilages tendent à perdre leur souplesse. Or, je vois là encore une raison qui doit nous faire préférer la respiration costale, parce que, grâce au jeu incessant des articulations vertébro-costales, elle conservera un peu d'élasticité à leurs ligaments.

Après ces cas, relevant des exercices respiratoires thérapeutiques, se placent les déviations de la colonne vertébrale, pour lesquelles, au moins dans des cas nombreux, ces exercices peuvent rendre de si grands services.

N'est-ce pas également surtout par les grandes inspirations obtenues par le relèvement des côtes que l'on pourra obtenir d'abord un jeu plus étendu de leur part et aussi un agrandissement permanent de la cage thoracique diminuant ou même faisant disparaître l'essoufflement, un des inconvénients les plus pénibles de ces malformations? Que pourra, dans ces cas, la respiration diaphragmatique contre les raideurs articulaires costales? Ses efforts, quand on l'exagère, se portent beaucoup sur les organes abdominaux et fort peu sur le thorax.

Les avantages de la respiration costale apparaissent encore plus nettement, si c'est possible, quand il s'agit, dans ces derniers cas, de redresser la colonne vertébrale par des exercices respiratoires. Les heureux résultats de ces exercices, dans beaucoup de ces cas, ne sont plus à démontrer. On les obtient surtout en faisant faire de grandes inspirations costales, pendant que l'on exerce de larges et fortes pressions sur le côté le plus développé du thorax. Ces pressions ont pour résultat de forcer à s'élargir le côté le moins développé et sur lequel les raideurs articulaires sont les plus prononcées. Or, de nouveau, que pourront, dans ces cas, les inspirations diaphragmatiques?

Enfin j'envisage une autre catégorie de sujets dont je me suis occupé : ce sont ceux atteints de rétraction costale après la pleurésie. Dans ces cas, si l'on ne lutte pas contre la rétraction costale, l'hémithorax atteint se rétrécit. L'autre, il est vrai, par un effort de la nature, s'agrandit ; mais, d'une part, cet agrandissement a une limite, et, d'autre part, quand la rétraction s'est un peu accentuée, il est fréquent de voir la colonne vertébrale s'incliner de son côté. Or, dans ces cas, les exercices respiratoires rendent de grands services pour conserver au côté pleurésié ses dimensions normales ou les lui rendre s'il les avait perdues, et aussi pour éviter la déviation de la colonne vertébrale ou la redresser. Mais, de nouveau, ces heureux résultats ne peuvent être obtenus que par de grandes inspirations costales accompagnées de fortes et larges pressions sur le côté sain. Or il suffit de comparer les résultats que l'on peut obtenir comme déplacements des côtes par ces deux modes d'inspiration pour voir celui qui peut donner les meilleurs résultats.

Ainsi, dans tous ces cas pathologiques, c'est incontestablement la respiration costale qui doit recevoir la préférence, non seulement parce qu'elle peut donner les meilleurs résultats, mais aussi peut-être parce qu'elle est la seule qui puisse en donner.

Mais la respiration diaphragmatique, à laquelle je ne laisse qu'une bien faible part dans les mouvements respiratoires à l'état normal, et que j'exclus même d'une manière à peu près complète des exercices respiratoires dans les applications thérapeutiques que je viens d'indiquer, peut au contraire, je pense, rendre de réels services dans beaucoup d'autres cas, qui sont devenus depuis quelques années le sujet d'étude d'un jeune et distingué confrère, le D^r G Rosenthal (1).

C'est d'abord à la respiration diaphragmatique qu'il faudra s'adresser dans les cas de *paralysies* du *diaphragme*, comme après la diphtérie. Il en sera également de même dans l'*incoordination tabétique* de ce muscle et aussi dans les *parésies unilatérales consécutives aux affections pleuro-pulmonaires* (2).

Quoique d'une manière moins exclusive, il en sera également de même après de nombreuses *affections des voies respiratoires*, ayant plus ou moins compromis le tissu pulmonaire ou la plèvre. Dans ces cas, il peut être utile, pour combattre quelques points persistants de congestion ou pour lutter contre quelques adhérences pleurales, de soumettre le poumon à des pressions diverses, en mettant en œuvre tantôt les inspirateurs et tantôt le diaphragme, de manière à pratiquer comme un véritable massage.

Dans d'autres cas, il peut y avoir avantage à exercer ces mêmes manœuvres sur les organes de la *cavité abdominale*; et, bien entendu, les contractions du diaphagme pourront devenir utiles. Enfin, après de nombreuses affections qui ont nécessité un *séjour prolongé au lit*,

(1) *Presse médicale*, 1904 : Insuffisance respiratoire. Traitement par la gymnastique et la rééducation respiratoire, n⁰ 77, 27 février ; n⁰ 23, 19 mars ; n⁰ 43, 28 mars ; n⁰ 64, 10 août. — *Soc. méd. des hôpitaux de Paris*, 1905, 27 janvier : Pleurésie séro-fibrineuse chez un tuberculeux. — Traitement par la rééducation et la gymnastique respiratoire. Pratique au commandement. Augmentation en poids de plus de 7 kilogrammes.

(2) Voir aussi : *Soc. de l'internat*, juillet 1904. — *Tribune médicale*, 17 décembre 1904. — *Soc. méd. des hôpitaux*, 1904, 18 novembre 1904 : Prophylaxie de la tuberculose pulmonaire post-pleurétique par la rééducation respiratoire. — Voy. aussi : *Journal de physiothérapie*, juillet et novembre 1903. — *Soc. méd. des hôpitaux*, 27 janvier 1905 : La gymnastique et la rééducation respiratoires dans le traitement des convalescences. — Traité des maladies de l'enfance, 2⁰ édition, t. V, p. 1897 : Gymnastique et rééducation respiratoires. — *Revue de cinésie*, novembre 1908 : Les exercices physiologiques de la respiration dans le traitement des inflammations pulmonaires aiguës. — *Archives générales de médecine*, janvier 1909 : Recherches sur la gymnastique respiratoire médicale. — *Congrès international de physiothérapie*, Paris, avril 1910 : Les résultats éloignés des exercices physiologiques de la respiration appliqués au traitement et à la prophylaxie de la tuberculose pleuro-pulmonaire.

surtout dans le décubitus dorsal, fièvre typhoïde, fièvres éruptives, cas chirurgicaux, etc., il peut être utile de réveiller la circulation pulmonaire et abdominale, auxquelles la position horizontale avait fait perdre de leur énergie; et, dans ces cas, le diaphragme trouve naturellement sa place à côté des muscles inspirateurs thoraciques.

Toutes ces applications ont été fort bien précisées par mon distingué confrère, G. Rosenthal, et je suis heureux de pouvoir lui rendre hommage. Mais évidemment ce ne sont là que des applications thérapeutiques de la contraction du diaphragme, et elles ne sauraient permettre de conclure à la nécessité des mêmes contractions à l'état physiologique et normal.

En ce qui concerne le *type* respiratoire, je crois donc pouvoir conclure :

1° Qu'à l'état physiologique et normal l'inspiration doit être assurée presque exclusivement par le relèvement des côtes actionnées par les muscles thoraciques ;

2° Que c'est également surtout aux muscles thoraciques qu'il faut demander l'agrandissement permanent de la cage thoracique dans les cas d'atrésie, et aussi la mobilisation des articulations costales ;

3° Mais qu'au contraire il existe un certain nombre de cas, bien précisés par le Dr Rosenthal, dans lesquels les exercices respiratoires doivent être accomplis soit exclusivement par le diaphragme, soit alternativement par lui et les muscles thoraciques, soit enfin dans d'autres cas concurremment avec ces derniers.

Rythme. — Le rythme est déterminé par la durée relative des deux temps de la respiration. A l'état normal, ces deux temps se succèdent sans intervalle, et leur durée relative est telle, d'après les tracés de Marey, que celle de l'expiration est à peu près le double de celle de l'inspiration. Pour prendre un terme de comparaison qui fera bien ressortir la succession de ces deux temps, on peut considérer une série de mouvements respiratoires comme une série de mesures à trois temps, toutes composées d'une noire et d'une blanche, la première correspondant à l'inspiration et la seconde à l'expiration.

Il est bon de remarquer que la durée des bruits respiratoires présente des proportions inverses. Le souffle de l'inspiration est deux fois plus long que celui de l'expiration ; c'est qu'en effet le souffle s'entend pendant toute la durée de l'inspiration, tandis qu'on ne peut le percevoir que pendant une faible partie de l'expiration. Pendant le reste de sa durée, celle-ci est silencieuse. C'est donc en surveillant l'acte respiratoire par la vue et non par l'auscultation qu'il faudra s'assurer si le rythme respiratoire se fait ou ne se fait pas dans de bonnes conditions.

Or, il y a un gros intérêt à s'en assurer. Beaucoup d'enfants, à cet égard, respirent mal. Le défaut le plus fréquent est une expiration trop courte, et, par conséquent, incomplète. Dans ces conditions, l'air résidual et l'air complémentaire sont forcément augmentés au détriment de l'air courant, celui dont dépend cependant l'activité des échanges respiratoires. Il faudra donc, dans ces cas, habituer l'enfant à expirer d'une manière plus complète. On y arrivera assez facilement par des exercices respiratoires consistant à porter l'expiration aussi loin que possible.

Prescriptions hygiéniques.

Les principales découlent naturellement des considérations que je viens de présenter sur les normalités anatomiques et fonctionnelles. Quand on devra diriger l'éducation respiratoire d'un sujet et plus spécialement d'un enfant, il faudra s'assurer :

1° Que le nombre de ses mouvements respiratoires se rapproche sensiblement de celui qui correspond à son âge ;

2° Qu'il en est de même de son indice thoracique ;

3° Point capital, que sa section thoracique présente des dimensions en rapport avec la taille, le poids et surtout avec la surface cutanée, calculée d'après ce dernier ;

4° Que le sujet respire par le mode nasal et par le type costal ;

5° Enfin que son rythme est normal.

Chacun des défauts constatés dans cet examen, je puis l'affirmer, est assez facilement corrigé grâce à quelques exercices respiratoires, complétés par l'attention des parents.

C'est le plus souvent chez l'enfant qu'on aura à les constater et à les corriger ; mais les cas ne sont pas rares dans lesquels on aura à faire bénéficier des adultes de ces mêmes indications ; et c'est au corps médical et plus spécialement au médecin de la famille qu'il appartient de reconnaître ces défauts de l'acte respiratoire et de donner les indications propres à y remédier.

Quant aux exercices, ils varient, bien entendu, avec chaque défaut. J'ai décrit les plus généraux ; mais c'est évidemment au médecin, en s'aidant des divers manuels, à préciser ceux qui conviennent le mieux dans chaque cas.

Me voici arrivé à la fin de cette étude, que, d'après le cadre même que je m'étais tracé, je laisse incomplète. Pour exposer tous les avantages que l'organisme peut retirer de l'hominiculture bien dirigée au point de vue auquel je me suis placé, il aurait fallu m'occuper également de la *circulation*, de la *locomotion*, de la *température*, de la *génération*, de l'*élimination*, des *sens* et même des *fonctions cérébrales*, en donnant pour chacune de ces fonctions, comme je l'ai fait pour la digestion et la respiration, leurs normalités anatomiques et fonctionnelles, ainsi que les moyens propres à leur assurer ces dernières. Or, on le voit, je suis resté bien loin de là. Toutefois, vu l'importance prépondérante qu'ont, au point de vue auquel je me suis placé, les deux fonctions dont j'ai traité, j'espère avoir au moins atteint les buts suivants :

Le premier est d'avoir montré l'utilité de faire l'éducation de chaque fonction et de chaque organe en se basant sur leurs normalités anatomiques et fonctionnelles pour augmenter ainsi leur résistance aux causes morbides.

Le deuxième, cette utilité étant admise, est de montrer aussi la nécessité d'abord d'établir les normalités anatomiques et fonctionnelles par rapport au poids normal du sujet, quand elles font encore défaut, et ensuite de mieux indiquer et spécialiser les moyens propres à agir sur ces organes pour activer ou modérer leurs fonctions.

Le troisième est de faire ressortir la grande facilité que nous donnent les modifications que subissent tous les organes pendant la croissance pour leur faire acquérir, grâce à cette éducation, les proportions qu'ils doivent atteindre pour la période d'adulte, qui est celle pendant laquelle l'organisme aura besoin d'une plus grande résistance.

Enfin la quatrième, j'y ai insisté dès le début, est d'établir que la résistance aux causes morbides ne dépend pas exclusivement d'une puissante musculature, même quand il s'y ajoute une large poitrine ; mais que, tout en reconnaissant que ces conditions y contribuent largement, cette résistance dépend surtout de la normalité de tous les organes et de tous les tissus.

J'estime que c'est cette normalité et aussi la proportionnalité de tous les organes et tissus qui constituent les meilleures conditions de cette résistance. Je ne crois pas que le plus grand développement d'un tissu ou d'un organe puisse servir beaucoup pour compenser l'insuffisance d'un autre.

Nous savons, en effet, que tous les agents toxiques, quelle que soit leur nature, ont une action élective sur un élément anatomique, et que tous les éléments anatomiques peuvent être électifs de quelques-uns de ces agents. Nous savons aussi que l'organisme, impressionné par un de ces agents, réagit aussitôt et élabore des substances capables au moins d'atténuer leur action. Or il me paraît probable, puisque chacun de ces agents exerce plus spécialement son action sur un élément anatomique, que ce soit ce même élément anatomique, qui parfois est le seul impressionné, qui élabore lui-même le produit qui doit lui permettre de résister à cet agent. Et comment, en effet, les autres éléments anatomiques seraient-ils sollicités à intervenir contre cet agent, s'ils ne sont pas impressionnés par lui? Dans toutes ces conditions, la résistance à ces agents morbides doit donc être assurée par le système anatomique impressionné et par lui seul. C'est lui-même qui est chargé de sa propre défense sans qu'il doive compter sur les autres, au moins quant à ce moyen de résistance.

De là s'impose donc la nécessité pour tous les éléments anatomiques, et, par conséquent, pour tous les organes, d'être dans des conditions anatomiques et fonctionnelles suffisantes pour élaborer les produits leur permettant de résister à ces agents. La spécialisation des divers éléments anatomiques est si distincte qu'il faut que chacun d'eux puisse lui-même suffire à sa défense.

Certes, je sais bien que l'organisme menacé dans un de ses tissus ne le laissera pas abondonné à ses propres moyens, et qu'il n'assistera pas indifférent à cette lutte engagée entre un agent morbide et un de ses tissus. L'organisme interviendra sûrement et activement; mais les secours au tissu menacé lui viendront des autres parties de l'organisme en tant qu'organes et non comme tissus. D'autres organes, en vertu d'une solidarité admirablement réglée, viendront apporter leurs concours à celui qui est menacé, mais, je le répète, ils interviendront en tant qu'organes en mettant en œuvre leurs propres fonctions. S'il s'agit d'une impression de froid restreignant l'évaporation cutanée, le rein augmentera sa sécrétion et suppléera à la fonction des téguments devenue insuffisante. Mais, dans cette suppléance, la cellule rénale n'aura pas rempli la même fonction que les cellules sudoripares ; elle aura conservé sa fonction de cellule du rein, et elle aura seulement, comme telle, augmenté sa fonction. En d'autres termes, le rein aura suppléé la peau, non comme élément anatomique, mais comme organe.

Je prends un autre exemple choisi dans la pathologie : lorsque le rein devient insuffisant pour éliminer ces produits toxiques, il est assez fréquent de voir l'organisme éliminer les produits par la voie intestinale. Mais de nouveau, dans ce cas, les cellules glandulaires de l'intestin ne revêtent pas les caractères fonctionnels de la cellule rénale. Elles conservent leur fonction ; et, même dans leur nouveau rôle, elles restent cellules glandulaires de l'intestin. Comme précédemment, l'intestin est venu au secours du rein, non comme élément anatomique, mais seulement comme organe et en utilisant seulement ses propres fonctions.

Enfin l'exemple suivant me paraît encore mieux s'appliquer à ce qui précède sur l'indépendance de la résistance des divers tissus.

Lorsque, sous l'influence de certains toxiques, la fibre cardiaque est frappée d'insuffisance, nous voyons, pour diminuer son travail, le rein activer ses fonctions, l'intestin exagérer ses sécrétions, les veines se mettre en vaso-dilatation, toutes conditions, il est facile de le voir, capables de diminuer l'effort que le cœur devra faire pour accomplir ses contractions. Mais, de nouveau, dans ce cas, l'organisme laisse à la fibre cardiaque le soin d'élaborer les anticorps, quels qu'ils soient, qui doivent lui permettre de lutter contre l'agent agresseur, et s'il vient à son secours par le rein, la muqueuse intestinale et le système veineux, ce n'est pas en remplaçant la fibre cardiaque, mais en remédiant à son insuffisance par d'autres organes. Ici encore, d'une manière bien nette, c'est un secours non de certains éléments anatomiques se substituant à un autre, mais un secours porté à un organe par d'autres organes qui ne mettent en cause que leurs propres fonctions.

De là découle donc la nécessité, pour chaque tissu et pour chaque organe, de jouir de ses normalités pour assurer sa propre résistance.

Si, dans ce travail, j'ai visé surtout la résistance aux causes morbides, et si je n'ai étudié que deux fonctions, il sera facile d'appliquer les mêmes principes aux autres fonctions et notamment à celles des centres nerveux, pour perfectionner le développement intellectuel et moral du sujet. Or j'espère que, comprenant l'importance de cette dernière question, le corps médical voudra bien entrer dans cette voie, et que, par ses études, il arrivera à fixer les bases de cette éducation des centres nerveux, comme celle des organes digestifs, respiratoires, etc.

Le rôle de la médecine, qui depuis quelque temps s'est si largement accru par l'importance que notre science a prise dans les décisions de la Justice et dans celles de l'Administration, grandirait encore bien davantage. Le corps médical deviendrait ainsi désormais le véritable éducateur des jeunes générations. Il n'aurait pas seulement pour but de faire des générations résistantes aux causes morbides, d'éclairer la Justice et l'Administration, il aurait aussi la noble mission de préparer des générations bien équilibrées au point de vue de l'intelligence, honnêtes et d'un jugement droit, tendant ainsi à réaliser l'idéal de l'humanité, le *mens sana in corpore sano*.

IV. — MÉDICATIONS GÉNÉRALES DE L'INVOLUTION SÉNILE

PAR

le Dr G. RAUZIER
Professeur à la Faculté de médecine de Montpellier.

Il est indispensable, avant de s'occuper des procédés thérapeutiques applicables à la période d'involution, de définir cette dernière, de souligner ses caractères, d'apprécier ses causes, de parcourir sa nosologie, en un mot d'offrir au lecteur, réunis en un bref aperçu de physio-pathologie, les documents nécessaires pour établir et légitimer les indications sur lesquelles doivent se fonder et la thérapeutique et la prophylaxie de la sénilité. Nous allons tenter de résumer tout d'abord, à grands traits, ces notions préalables, nécessaires à la claire intelligence du sujet (1).

I. — APERÇU GÉNÉRAL SUR L'INVOLUTION SÉNILE.

Pour le philosophe et le moraliste, la *vieillesse* est une phase nécessaire de la vie, une échéance fatale, inéluctablement acquise le jour où le « glas des années » a sonné une heure arbitrairement ou conventionnellement fixée. Au point de vue médical, — ajoutons qu'une pareille étude n'a tenté jusqu'ici qu'un petit nombre de médecins, — il ne saurait en être ainsi, et l'âge n'acquiert d'importance que par les lésions, les troubles ou les prédispositions, qui l'accompagnent ; à la notion de vieillesse nous devons désormais substituer celle de *sénilité*.

Sénilité normale. — La sénilité, terme habituel du processus de la *sénescence*, encore appelée *sénilisation* ou, de préférence, *involution sénile* (Canstatt), est donc une conséquence ordinaire de la vieillesse ; celle-ci lui sert le plus fréquemment de raison d'être et de porte d'entrée, mais ne lui est pas nécessairement inféodée : on peut être vieux sans être sénile ; on peut aussi être sénile sans avoir atteint

(1) Il sera fait, dans cet article, des emprunts nombreux, souvent même textuels, à certains' chapitres d'ensemble de notre récent Traité des maladies des vieillards (J.-B. Baillière et fils, 1909).

un âge avancé. « La vieillesse est simplement fonction de temps ; la sénilité est fonction d'une altération pathologique des tissus (1). »

Avec la plupart des auteurs, nous admettons, dès lors, que la sénilité, — comme la valeur, célébrée par le poète, — n'est point liée par des rapports étroits et inflexibles au nombre des années, et que son degré n'est nullement subordonné, d'autre part, au chiffre de ces dernières ; *ætas non annis, sed viribus, æstimatur*, disaient les anciens. Toutefois, comme il faut, ne fût-ce que pour obéir à la tradition, assigner au début de la vieillesse une date conventionnelle, nous fixerons, avec Littré, aux abords de la soixantaine la barrière (très artificielle, répétons-le) qui sépare la vieillesse de l'âge mûr.

Sénilité précoce. — A côté de la *sénilité normale* et régulière, celle qui survient à un âge avancé et ne reconnaît le plus souvent pour cause que la détérioration de l'organisme résultant du fonctionnement prolongé des organes, il existe une autre forme de sénilité, indépendante de l'âge et dont nous allons passer en revue les multiples origines : c'est la *sénilité précoce* (Verneuil et Richet, 1871), l'involution symptomatique, la sénilisation prématurée. La plupart des facteurs susceptibles de l'engendrer sont à la fois individuels et acquis ; ce sont le plus souvent, en effet, le surmenage, les fatigues prolongées, les privations, les chagrins, la débauche, les excès de tous ordres, qui précipitent l'involution ; la misère est également une active pourvoyeuse de la sénilité, et l'on a proclamé à juste titre que « les années de misère comptent double ». Nombre d'intoxications, en particulier l'alcoolisme, le saturnisme, le tabagisme, plus rarement l'hydrargyrisme et les intoxications phosphorée ou sulfo-carbonée, accélèrent la sénescence. Diverses auto-intoxications : par abus ou défectuosité de l'alimentation, par élaboration vicieuse des aliments ingérés (troubles digestifs en général ; toxi-infection émanant du gros intestin, d'après Metchnikoff), par insuffisance des émonctoires destinés à évacuer les déchets (néphrites), contribuent à l'engendrer précocement. Certaines maladies dyscrasiques : le rhumatisme chronique, la goutte, le diabète, figurent dans cette étiologie ; enfin il n'est pas jusqu'aux maladies infectieuses, surtout celles à manifestations prolongées ou chroniques, telles que la fièvre typhoïde, la grippe à répétition, le paludisme, la tuberculose et la syphilis, qui n'aient été incriminées.

Il faut également, en dehors des prédispositions individuelles, faire une part aux influences héréditaires. En matière de sénilité,

(1) LÉRI, Rapport sur le Cerveau sénile (*Congrès des aliénistes et neurologistes,* Lille, 1906).

comme en bien d'autres circonstances, « les morts dominent les vivants » (Auguste Comte) ; non point, il va sans dire, qu'il existe une transmission atavique de la vieillesse anticipée, mais parce que les ascendants lèguent aux descendants des dispositions favorables au développement de la sénilité ; à ce titre, un des rôles les plus importants est dévolu aux diathèses et surtout à la diathèse arthritique. Boy-Teissier (1) incrimine surtout, dans la genèse de la sénilité, le retentissement des diathèses sur les fonctions générales, tel qu'on l'observe dans le rhumatisme, la goutte ou le diabète ; au contraire, les déterminations diathésiques portant sur des fonctions un peu étroites, dans la lithiase biliaire ou rénale par exemple, n'exerceraient aucune action sénilisante.

Il y a lieu, enfin, de tenir compte de certaines influences émanant du sexe, de la race, du climat. La femme vieillit plus vite que l'homme ; les populations méridionales se sénilisent plus tôt que les peuples du Nord ; les contrées malsaines, les régions marécageuses, comportent un coefficient accru de sénilité prématurée.

Sénilités partielles. — Ce n'est point encore tout. De même qu'on oppose à la sénilité normale la sénilité précoce, de même il y a lieu d'opposer à la *sénilité générale*, sénilité d'ensemble, totale et proportionnée, les *sénilités partielles* ou *locales*, qui portent, avec un exclusivisme ou une prépondérance très variable, sur tel ou tel des systèmes ou des appareils organiques : moelle, cerveau, cœur, foie ou rein. L'homme, a dit Bichat, meurt en détail. « On ne vieillit pas également de tous les organes en même temps et parallèlement ; l'involution sénile est faite d'une série de vieillissements partiels. Avant d'être vieux de partout, on vieillit de certains organes, tout en restant jeune de certains autres. On n'a donc pas l'âge de ses artères ; ou, pour mieux dire, *chaque grand appareil a son âge chez un même individu*. N'avez-vous pas souvent rencontré un cerveau de cinquante ans et des artères de soixante-dix, chez un homme à qui l'état civil assigne soixante ans ?... L'ordre dans lequel les organes vieillissent varie d'un individu à un autre... Les grands appareils vieillissent d'autant plus vite qu'ils ont plus tôt atteint le maximum dans la perfection de leur développement... Le cerveau psychique est l'*ultimum senescens* chez l'homme qui vieillit normalement et physiologiquement (2) » (Grasset).

I. — Troubles anatomiques et fonctionnels de la sénilité.

Les désordres inhérents à la vieillesse ont pour substratum une *altération anatomique* des organes et des tissus. « Il n'existe pas, dit

(1) Boy-Teissier, Leçons sur les maladies des vieillards, Paris, 1895.
(2) Grasset, Préface de notre « Traité des maladies des vieillards ».

Léri, d'organe sénile sans lésions. » Celles-ci, graves ou légères, macroscopiques ou microscopiques, obéissent à des lois générales qui les imposent, sous une forme presque identique, à la plupart des organes. « Les lésions de la sénilité, qu'elle soit tardive ou précoce, générale ou locale, ont toutes des caractères communs, qui montrent bien l'unité de la cause qui les produit (1) » (Demange).

Parmi ces lésions, les unes sont fondamentales ou prépondérantes, les autres inconstantes ou accessoires.

a. Les lésions prépondérantes sont au nombre de trois : 1° l'*atrophie*, qui envahit tous les organes du vieillard (à l'exception du cœur et de la prostate) et réduit à la fois leur volume et leur poids ; elle frappe de préférence les éléments nobles des parenchymes (cellules) et s'associe le plus souvent à l'une des formes de la *dégénérescence* cellulaire : dégénérescence graisseuse ou granulo-graisseuse, colloïde, pigmentaire ou amyloïde ; l'atrophie n'existe à l'état de pureté que dans la fibre musculaire, la cellule nerveuse, les cellules glandulaires et ganglionnaires ; 2° la *prolifération du tissu conjonctif*, ou *sclérose interstitielle*, qui, plus ou moins accentuée suivant les cas, s'observe également dans tous les organes, qu'elle envahit en totalité ou en partie ; dans tous les cas, l'hyperplasie scléreuse est, par sa masse et son poids, insuffisante à compenser le déficit organique résultant de l'atrophie ; 3° des *lésions vasculaires* plus ou moins généralisées, un peu moins constantes chez les vieillards que les précédentes, portant sur les artères (artériosclérose et athérome), les veines (phlébosclérose), ou même l'ensemble du système vasculaire (angiosclérose).

b. Les *lésions accessoires*, qu'il suffit d'énumérer, sont : 1° des *formations osseuses* (cartilages, tendons) ; 2° un certain degré d'*irritation formative* (épiderme) ; 3° des *néoformations* bien spécialisées (prostate) ; 4° une *disposition catarrhale des muqueuses* (catarrhe chronique des vieillards) ; 5° une tendance à l'*incrustation calcaire*.

De toutes ces modifications anatomiques, portant sur l'ensemble des organes, résultent un grand nombre de *perturbations fonctionnelles*, qui donnent à la vieillesse, même non compliquée, l'apparence d'une maladie. *Senectus ipsa morbus est.*

Les deux grands caractères qui dominent la physiologie normale et pathologique du vieillard (elles sont ici fort difficiles à séparer l'une de l'autre) sont : 1° l'amoindrissement et le ralentissement des fonctions, autrement dit la *méiopragie* (μεῖον, moins ; πράσσειν, faire), d'une part ; 2° la diminution du coefficient de résistance vitale (Boy-Teissier), d'autre part.

Au point de vue objectif, la modification principale, la plus

(1) Demange, Études cliniques et anatomo-pathologiques sur la vieillesse, Paris, 1886.

impressionnante au premier abord est constituée par l'ensemble des caractères que l'on réunit sous le nom d'*habitus sénile* : « Vous connaissez tous, dit Charcot (1), l'aspect extérieur du vieillard : cette peau sèche et ridée, ces cheveux rares et grisonnants, cette bouche privée de dents, ce corps voûté et ramassé sur lui-même ; tous ces changements correspondent à une atrophie générale de l'individu. »

Au cours de la vieillesse normale, sans prédispositions et sans tares, la déchéance est progressive, totale, proportionnée et équilibrée. Que si, au contraire, — et le fait est fréquent, — tel ou tel organe se trouve l'aboutissant d'une prédisposition personnelle ou héréditaire, cet organe, prématurément sénilisé, devient une proie facile pour la déchéance et prélude, quelquefois de plusieurs années, à l'involution de l'ensemble.

A côté des divers organes ou appareils individuellement atteints de méiopragie chez le vieillard, les fonctions d'ensemble subissent également une atteinte à peu près constante. La *nutrition* est profondément altérée : à un point de vue très général, on peut dire que, dans la vieillesse, non seulement la puissance d'absorption et d'assimilation s'atténue, mais aussi les fonctions de désassimilation se restreignent et se ralentissent ; avec Landouzy, on doit conclure qu'il s'agit d'une véritable « bradytrophie ». Le taux des éliminations urinaires s'affaiblit, le poids du corps diminue, la taille s'affaisse ; l'adiposité, accrue dans la phase présénile, se réduit généralement à un âge avancé. — Pour ce qui est de la *thermogenèse*, on a cru longtemps qu'elle était notablement modifiée chez le vieillard, dont la température axillaire est sensiblement inférieure à celle de l'adulte ; on sait, depuis Charcot, qu'il s'agit là d'une hypothermie purement périphérique et qu'il n'existe pas, même à l'âge le plus avancé, d'hypothermie centrale. Si le vieillard produit moins de chaleur que l'adulte, en raison de l'atténuation des échanges organiques, il en perd moins, d'un autre côté, par suite de la diminution du rayonnement périphérique, de l'amoindrissement à la fois des sécrétions de la peau et de l'évaporation cutanée, toutes circonstances qui mettent obstacle à la déperdition du calorique ; ainsi l'équilibre thermique demeure à peu près constant.

II. — Genres de mort et longévité.

La vieillesse étant caractérisée par le ralentissement progressif de toutes les fonctions de la vie de relation et de la vie organique, il est pour le vieillard deux façons de *mourir* :

(1) Charcot, Leçons cliniques sur les maladies des vieillards, Paris, 1867.

Ou bien, — cette issue est la plus fréquente, — il succombe par le fait d'une complication, facilitée et rendue plus grave par le défaut de résistance des organes ; le plus souvent, il s'agit d'une altération du cœur, des vaisseaux ou des reins, d'une affection bronchopulmonaire, d'une lésion cérébrale ou d'une carcinose à siège variable. Nous reviendrons tout à l'heure, à propos de la nosologie du vieillard, sur ces complications, distinctes de l'involution sénile.

Ou bien la mort est l'aboutissant fatal et sans secousses de la déchéance organique, de l'usure générale ; le vieillard « meurt de vieillesse » quand, pour ainsi dire, il n'a plus l'énergie de vivre, quand il n'a plus assez de force pour entretenir les fonctions indispensables à l'existence. C'est ici la mort physiologique, la mort « par difficulté croissante d'être » (Fontenelle), opposée à la mort par maladie, à la mort pathologique. « Cette mort est douce et calme, car elle est exempte de toutes manifestations douloureuses ; elle est donc enviable, et tous nos efforts doivent tendre à la procurer autour de nous ; nous devons nous efforcer de la faire accepter comme un événement heureux » (Boy-Tessier).

Jusqu'à quelle date l'inéluctable échéance peut-elle être reculée, et quelles limites peut atteindre le champ de l'existence chez les sujets exceptionnellement favorisés ?

L'étude de la *longévité* et des circonstances qui la favorisent a fait récemment l'objet d'un important travail de Metchnikoff, qui a, d'autre part, consacré à la vieillesse des pages intéressantes, pleines d'aperçus originaux (1).

Habituelle et considérable dans certaines espèces animales (perroquets, corbeaux, rapaces, vertébrés à sang froid), la longévité est exceptionnelle chez les mammifères, parmi lesquels seuls l'éléphant et l'homme sont susceptibles d'atteindre et de dépasser la centaine.

Haller proclamait que l'homme doit vivre deux cents ans ; Buffon et Flourens assignaient à la vie humaine non compliquée une durée six ou sept fois plus longue que celle de la période d'accroissement, et la prolongeaient jusqu'à 90 ou 100 ans. Ces prévisions optimistes (celles des deux derniers auteurs) ne se trouvent malheureusement réalisées que dans un nombre restreint de cas. Metchnikoff conclut de nombreuses statistiques compulsées que l'on compte, en France, chaque année, 150 personnes environ âgées

____

(1) METCHNIKOFF, Études sur la nature humaine, 1903 ; Essais optimistes, 1907. — Voy. aussi : LEJONCOURT, Galerie des centenaires, 1842 ; CHEMIN, cité par METCHNIKOFF ; LEBON, Thèse de Nancy, 1893-1894, n° 9 ; RÖSER, Vieillesse et longévité, 1910.

de 100 ans et plus, la longévité étant, d'une façon générale, un apanage plus fréquent chez la femme que chez l'homme.

Voici quelques exemples de longévité exceptionnelle : sans parler de Mathusalem, qui aurait vécu 969 ans, de l'Illyrien Dando, de ce roi des Lacmiens, que cite Metchnikoff, et dont la vie se serait prolongée durant cinq ou six siècles, ou encore de Nestor, auquel on attribue trois siècles d'existence, citons : Kentigern, encore appelé Saint-Mango, le fondateur de l'abbaye de Glasgow, qui mourut en l'an 600, à l'âge de 185 ans ; le cultivateur hongrois Pierre Zortay, qui succomba au même âge, en 1774 ; le Norvégien Drakenberg, dit le Vieil Homme du Nord, qui s'éteignit en 1772, âgé de 146 ans ; le fameux Thomas Parr, qui vécut 152 ans cinq mois ; Rowir, Saluski, Galvini, qui atteignirent les chiffres de 172, 157 et 138 ans, etc.

Les cas dans lesquels la durée de la vie se prolonge entre 100 et 120 ans ne sont pas très rares ; en 1885, Ornstein affirmait la présence, en Grèce, de 133 hommes et 145 femmes, dont l'âge était compris entre 95 et 110 ans ; Chemin, en 1896, relève dans les statistiques de Serbie, Roumanie et Bulgarie, l'existence de 5 545 centenaires.

Parmi les sujets ayant ainsi atteint un âge avancé, beaucoup ont fait preuve de longévité intellectuelle et ont conservé jusqu'au bout l'intégrité de leurs fonctions psychiques ; tels Le Titien, Michel-Ange, Arago, Bouillaud, Thiers, Voltaire, Littré, Chevreul, Legouvé, Victor Hugo, et bien d'autres, parmi lesquels Fontenelle, qui mourut en 1757, à 100 ans, et dont la vie mondaine s'était prolongée si tard qu'en voyant passer son convoi Piron fit observer que « c'était bien la première fois que M. de Fontenelle sortait de chez lui sans aller dîner en ville ».

Parmi les circonstances susceptibles de favoriser la longévité, il faut tenir grand compte des influences héréditaires. La plupart des auteurs qui se sont occupés de la question proclament leur importance ; Lebon cite à cette occasion la famille de Thomas Parr, comprenant quatre générations d'hommes, tous morts entre 112 et 124 ans ; le cas de Philippe Herbelot, dont le père était mort à 113 ans, le grand-père à 112, et qui mourut lui-même à 115 ans ; celui de Pierre Zortay (ou Czortan), qui, au moment de sa mort, à 185 ans, laissait plusieurs enfants, dont l'aîné avait 155 ans et le plus jeune 99 ans ; celui de Rowir, mort à 172 ans, laissant une veuve de 164 ans et deux orphelins, dont l'aîné comptait 115 printemps et le cadet 100 à peine. Le père de Galvini, dont il a été question plus haut, avait succombé à 150 ans, et le fils de Galvini vécut jusqu'à 113 ans. Metchnikoff cite, dans son livre, un grand nombre de faits du même ordre.

Les circonstances qui, en dehors de l'hérédité, disposent à une exceptionnelle longévité nous échappent à l'heure actuelle. Certainement il en est, parmi les centenaires, qui semblent devoir à une vie calme, sobre, frugale et bien ordonnée, la prolongation anormale de leur existence. Oustalet et Metchnikoff considèrent le régime alimentaire comme un facteur important de la longévité ; mais le fait est loin d'être constant et, en regard de ces cas, favorables à la cause de la morale comme à celle de l'hygiène, on peut citer des faits contraires, comme celui de Philippe d'Herbelot, qui, en 1714, âgé de 103 ans, répondait à une question de Louis XIV touchant le secret de sa verte vieillesse : « Sire, dès l'âge de 50 ans, j'ai fermé mon cœur et j'ai ouvert ma cave » ; ou encore celui de l'Irlandais Brown, qui vécut 120 ans et sur la tombe duquel il fut écrit « qu'il était toujours ivre et que, dans cet état, il était si terrible que la mort même avait peur de lui ».

III. — Mécanismes de la sénilité.

La vieillesse est, — le fait paraît acquis, — anatomiquement caractérisée par l'atrophie, quelquefois la dégénérescence de l'élément noble des organes (cellules), ainsi que par l'hypertrophie de l'élément accessoire, encore dénommé de soutien (tissu conjonctif) ; au point de vue physiologique, elle provoque une diminution et un ralentissement, parfois notables, des diverses fonctions de l'organisme.

L'âge est-il, par lui-même et à lui seul, une raison suffisante de déchéance ? Autrement dit, s'agit-il d'une usure générale, primitive et essentielle ? ou faut-il invoquer, pour interpréter ces troubles et ces lésions, l'altération prédominante d'un organe ou d'un appareil ? Quelle est, en un mot, la *pathogénie* de l'involution sénile ?

Pour les uns (Reveillé-Parise, Hamelin), la sénescence est fonction d'une *insuffisance de l'hématose,* liée à l'ossification du thorax, conséquence forcée du développement ostéogénique de la cage thoracique. — Pour d'autres (Weissmann, Minot, Bühler), elle résulte d'un *affaiblissement,* d'ordre purement évolutif, *du pouvoir de multiplication cellulaire.* — Dans le même ordre d'idées, elle est, pour Brousse (1), la conséquence « d'un affaiblissement général et progressif de la nutrition des éléments organiques sous l'influence de l'âge ». — Pour Boy-Teissier, il existe une sclérose particulière à l'âge avancé, la *xérose,* ne reconnaissant d'autre cause que l'évolution

(1) Brousse, L'involution sénile. Thèse d'agrégation, 1886.

même des organes et des tissus, ou plutôt leur involution sous la seule influence de l'âge. Cette sclérose, sur le développement de laquelle il serait trop long d'insister ici, n'est point séparée de l'artériosclérose, ou sclérose pathologique, par une barrière infranchissable : ces deux processus, très distincts en apparence, s'unissent et se juxtaposent le plus souvent pour engendrer la sénilité ; il ne semble même pas exagéré de prétendre que la xérose pure est exceptionnelle chez le vieillard et que la plupart des troubles survenant à un âge avancé sont imputables à l'artériosclérose. — D'après ces dernières théories, la vieillesse est un *âge*, « une période naturelle de la vie normale, la plus proche parente de la mort, comme a dit Chateaubriand » (Grasset).

Pour Metchnikoff et un certain nombre d'autres auteurs, au contraire, « la vieillesse est non une période normale de la vie physiologique, mais une *maladie*, évitable dans une certaine mesure... La mort n'est plus la *fin* nécessaire et la condition de la vie ; ce n'est plus la terminaison naturelle d'une vieillesse physiologique ; c'est le résultat des désharmonies naturelles ou acquises de l'organisme humain » (Grasset).

Lorand et Husnot (1) incriminent, dans cet ordre d'idées, l'*insuffisance de l'appareil antitoxique* et considèrent la sénilité comme « un processus morbide dû à la dégénérescence des glandes vasculaires sanguines qui ont le rôle de maintenir les processus trophiques : glandes thyroïdes et parathyroïdes, glandes testiculaires, glandes surrénales glande pituitaire ». Les agents reconnus délétères pour ces glandes, tels que grossesses multiples, abus sexuels, intoxications endogènes et exogènes, maladies infectieuses chroniques, etc., sont justement ceux que l'on accuse généralement de causer la sénilité prématurée.

Demange, Hipp. Martin, Duplaix, Launois, attribuent à l'*artériosclérose* toute la responsabilité de l'hypo-fonctionnement sénile. Rouille de la vie, comme l'a dit Peter, et issue du contact prolongé avec les vaisseaux de toutes les substances irritantes, physiologiques ou pathologiques, que l'organisme a charriées pendant toute la durée de l'existence, l'artériosclérose surviendrait fatalement à un moment donné de l'évolution, plus ou moins tard suivant les cas, mais nécessairement et comme une conséquence logique du fonctionnement prolongé de la vie. L'altération des vaisseaux amènerait une diminution des échanges organiques et l'atrophie des éléments nobles des tissus, insuffisamment nourris ; périvasculaire ou dystrophique, suivant la théorie admise, la sclérose des organes ferait suite à la sclérose des

____

(1) Lorand, *Société de biologie*, 3 déc. 1904. — Lorand, La vieillesse, Paris, 1910. — Husnot, *Congrès des aliénistes et neurologistes*, Lille, 1906.

vaisseaux, et ainsi serait réalisé l'ensemble des troubles que l'on a donnés comme caractéristiques de l'involution sénile : atrophie des cellules, prolifération conjonctive, amoindrissement des fonctions.

Metchnikoff admet l'existence « d'une intoxication de tout l'organisme propre à la vieillesse » ; cette intoxication, qui diminue la résistance des éléments nobles et les rend plus facilement accessibles à l'action nocive de certains macrophages (neuronophages, myophages, chromophages, etc.) aurait son point de départ dans le gros intestin. Celui-ci, dont les dimensions atteignent leur maximum chez les mammifères (ceux des animaux dont la vie est proportionnellement la plus courte), n'excerce aucune fonction utile et n'est « qu'un dépôt des déchets de la nourriture ». Ces détritus de la nutrition stagnent, fermentent, se putréfient, servent de milieu de culture à d'innombrables espèces microbiennes, dont les corps ou les sécrétions franchissent la barrière intestinale, pénètrent dans la circulation et vont impressionner fâcheusement les organes ou les tissus. La preuve d'une intoxication de l'organisme consécutive aux fermentations intestinales est fournie par la présence d'éthers sulfo-conjugués dans les urines des constipés. « On est, déclare Metchnikoff, en droit de conclure que la durée de la vie des mammifères a été notamment raccourcie à cause d'un empoisonnement chronique par leur flore intestinale si abondante. »

Ces diverses théories sont-elles aussi antagonistes les unes des autres qu'il semble au premier abord, et n'existe-t-il point dans chacune d'entre elles une part de vérité? Certainement la vieillesse est une échéance fatale, une étape forcée de l'existence; nul n'y peut échapper, pas plus qu'à la croissance et à la mort; comme le dit Boy-Teissier, « la sénescence et la mort sont bien réellement fonctions de la vie ». Mais la « date » de l'échéance est essentiellement variable ; et cette date, nous pouvons souvent à notre gré, et dans des conditions déterminées, la précipiter ou la rendre plus lointaine, l'influencer en un mot.

En somme, et pour résumer en quelques lignes, comme nous l'avons fait ailleurs, l'ensemble des données actuelles sur l'involution sénile, on peut dire que la vieillesse est essentiellement caractérisée par un trouble dans la nutrition cellulaire; celui-ci est l'aboutissant de l'action sur les cellules des produits toxiques charriés par l'organisme pendant toute l'existence et devenus plus nocifs avec l'âge en raison de l'insuffisance des émonctoires. L'affaiblissement des organes hématopoiétiques, l'amoindrissement de l'hématose, contribuent à la viciation du sang, et les cellules, mal irriguées, s'atrophient, dégénèrent, perdent leur activité première et fonctionnent de moins en moins, en même temps qu'un tissu conjonctif de remplissage, une sclérose de soutien, quelquefois indépendante de toute lésion vasculaire, vient combler les vides et maintenir, en partie tout au moins, le volume et la forme des organes.

IV. — Nosologie générale de la sénilité.

Ces quelques données préalables de physiologie étaient nécessaires pour embrasser maintenant, d'un large coup d'œil synthétique, la *nosologie générale du vieillard*. Il faut être, en effet, « pénétré de l'unité de la vie humaine à l'état normal et pathologique. La pathologie est impossible sans la physiologie. La médecine est l'étude de l'homme vivant à l'état normal (physiologie) et à l'état morbide (pathologie). Pour mieux dire, il n'y a qu'une *biologie humaine*, dont la physiologie et la pathologie forment deux chapitres, fondement et déduction l'un de l'autre » (Grasset).

1. La *nosologie sénile* comprend, d'une part, une série d'affections (dont le cancer est le type) qui s'observent surtout à un âge avancé; d'autre part, des maladies communes à la vieillesse et aux autres périodes de l'existence, mais à l'évolution desquelles la sénilité imprime un cachet spécial.

Comme nous l'avons établi dans notre Traité, il est possible de faire entrer la plupart des maladies des vieillards dans l'une des catégories suivantes :

1° *Maladies en rapport avec l'hypotonie des organes ou des tissus chez les vieillards.* Ex. : constipation, hernies.

2° *Maladies en rapport avec l'altération scléreuse des vaisseaux et des organes.* — L'artériosclérose, généralisée ou localisée, constitue le plus gros chapitre de la pathologie sénile; permanente et quelquefois soumise à des recrudescences spasmodiques (claudication intermittente), l'insuffisance fonctionnelle qui l'accompagne (méiopragie) peut porter sur tout ou partie des organes et engendrer : la myocardite scléreuse, l'angine de poitrine, l'aortite, certains anévrysmes de l'aorte, la cirrhose atrophique, la néphrite interstitielle, l'emphysème, la cérébrosclérose, l'otite scléreuse, etc.

3° *Maladies d'origine dystrophique, avec ou sans sclérose.* — Cette catégorie de troubles, relevant tous d'une nutrition défectueuse, ralentie ou déviée, comprend des maladies générales (goutte, rhumatisme chronique, diabète) et des manifestations localisées (lithiases, cataracte, ostéoporose).

4° *Formations néoplasiques.* — Celles-ci peuvent être bénignes (hypertrophie prostatique), de signification indécise (adénomes), ou franchement malignes (épithélioma, carcinome). Très spéciales à la vieillesse, sans lui être exclusivement inféodées, et bien différentes en cela d'autres tumeurs malignes, telles que le sarcome, qui offrent quelquefois pour l'enfance et la période adulte de la vie plus de prédilection que pour l'âge avancé, ces néoplasies peuvent affecter la plupart des organes, de préférence l'estomac, le sein, l'utérus, l'intestin et le foie ; elles jouent, d'ailleurs, un tel rôle dans la pathogénie sénile qu'un clinicien serait impardonnable de ne point songer, en présence d'une affection cachectisante chez un vieillard, à l'existence possible d'un néoplasme.

5° *Maladies infectieuses.* — La plupart des infections courantes, telles que les fièvres éruptives, la fièvre typhoïde, la tuberculose, s'observent rarement chez le vieillard. D'autres, telles que l'érysipèle, le choléra, le typhus, la peste, le frappent au même titre que l'adulte. Par contre, certaines infections semblent avoir pour la vieillesse une véritable prédilection ; telles sont les infections vésicales et celles qui atteignent l'appareil respiratoire : bronchites, bronchopneumonie et pneumonie, cette dernière (ou plutôt ces dernières) constituant, comme on l'a dit, la « fin naturelle » des vieillards.

6° Un certain nombre d'affections portant sur le *système nerveux* ne peuvent trouver place dans les catégories précédentes ; ce sont : la maladie de Parkinson, le tremblement sénile, la chorée des vieillards, la démence sénile.

Ajoutons que l'*hérédité* ne joue pas, dans la pathogénie sénile, le rôle qui lui est dévolu dans les premières phases de l'existence ; il existe, toutefois, quelques exceptions : l'hérédité peut se poursuivre dans les manifestations séniles de l'arthritisme ; elle domine l'étiologie du cancer et engendre fréquemment l'hémorragie cérébrale chez plusieurs membres d'une même famille.

II. La *symptomatologie* des affections séniles est essentiellement caractérisée par « l'absence de réactions » générales ou locales.

Chez l'adulte, et à plus forte raison chez l'enfant, l'organisme réalise une fédération dont les divers éléments sont étroitement unis les uns aux autres ; quand un organe est atteint, surtout de façon aiguë, il est de règle que les organes fédérés prennent part au processus et viennent donner leur note dans le concert morbide. « A cet âge, déclare Charcot, les réactions sont, pour ainsi dire, exagérées, tumultueuses, et le trouble violent des fonctions est loin de prouver un mal grave. »

Chez le vieillard, au contraire, les réactions à distance font presque toujours défaut. « L'organisme, dit Charcot, semble demeurer impassible devant les altérations les plus graves; les organes semblent rester en quelque sorte indépendants les uns des autres ; ils souffrent isolément, et les diverses lésions dont ils peuvent devenir le siège ne retentissent guère sur l'ensemble de l'économie ; aussi les désordres les plus graves se traduisent-ils par des symptômes peu accentués; ils peuvent même passer inaperçus, et c'est dans l'âge sénile que l'on observe le plus grand nombre de maladies latentes. »

Boy-Teissier considère cette notion du morcellement de l'organisme chez le vieillard comme fausse, ou tout au moins comme exagérée. Il prend pour exemple, à l'appui de son opinion, contraire à la doctrine classique, le fait d'une hyperthermie « centrale » correspondant aux maladies aiguës chez le vieillard, alors qu'autrefois, s'en tenant aux températures « périphériques », on proclamait l'oligo ou l'hypothermie.

L'analyse des urines au cours des affections aiguës révèle, d'ailleurs, des modifications tenant à un accroissement des combustions organiques et tout à fait comparables à celles qui accompagnent l'hyperthermie de l'adulte.

L'hypothermie vraie, centrale aussi bien que périphérique, est toutefois, elle aussi, d'observation fréquente dans la vieillesse, où les états dits d'algidité et de collapsus ne sont pas rares. — Il est bon d'ajouter que le vieillard supporte mal les brusques écarts de sa température organique, ou les variations extrêmes de celle-ci dans un sens comme dans l'autre.

Cette question de la température mise à part, on peut dire que « ce qui domine dans la physiologie pathologique de la sénilité, c'est l'*amoindrissement des réactions nerveuses* ». Le système nerveux du vieillard est habituellement privé, à l'état normal, de son impressionnabilité d'antan ; cet état de déchéance se manifeste également au cours des maladies, et peut-être serait-on autorisé à lui rapporter la plupart des particularités qui caractérisent la pathologie sénile : le retentissement moindre des lésions d'un organe sur l'ensemble de l'économie, la tendance au collapsus, la sévérité fréquente du pronostic. Pour nous en tenir aux faits moins discutables, il est deux symptômes, d'observation courante chez le vieillard, et dans l'interprétation desquels la méiopragie du système nerveux ne saurait être mise en doute : ce sont l'asthénie et l'hypo ou l'analgésie. L'*asthénie* accompagne la plupart des manifestations morbides de l'âge avancé, qu'elles soient sérieuses ou légères, courtes ou durables, généralisées ou localisées; d'où la « forme adynamique » qu'on leur attribue dans la plupart des traités classiques. La *douleur*, d'autre part, quelle que soit sa cause (colique hépatique ou néphrétique, point de côté, algies cancéreuses) est infiniment moins vive chez le vieillard que chez l'enfant ou l'adulte.

III. Bien rares sont les affections un peu sérieuses du vieillard qui se terminent par une *restitutio ad integrum* complète et rapide ; on peut même dire qu'une *résolution lente et traînaillante* doit être considérée comme une issue enviable. Le plus souvent elles laissent à leur suite des *séquelles* durables ou passent à l'*état chronique*, constituant, pour l'avenir du sujet, de véritables infirmités.

IV. Les *complications* des maladies séniles affectent avec prédilection : 1° le *cœur* ou le *système cardio-aortique*; d'où cardiasthénie avec ou sans arythmie, mort subite, hyposystolie ou asystolie, etc. ; 2° l'*appareil respiratoire* : pneumonie, bronchopneumonie, congestion pulmonaire, hypostase ; 3° le *tube digestif* : inappétence, atonie de l'estomac, constipation opiniâtre ; 4° l'*appareil urinaire* : rétention d'urines, cystite ou cysto-pyélo-néphrite, insuffisance rénale et urémie.

V. La fréquence et la gravité de ces complications assombrissent le *pronostic*, qui doit toujours être très réservé chez les vieillards, alors même que l'on se trouve en présence d'une affection légère et en apparence bénigne. Une notable hyperthermie, ou inversement l'hypothermie avec collapsus, la tachycardie, le délire, la bronchoplégie, la diarrhée, le muguet ont une signification particulièrement fâcheuse.

VI. Quant au *diagnostic*, il est généralement rendu difficile, chez les vieillards, par l'insuffisance des réactions générales et locales, par l'absence ou le caractère suspect des commémoratifs, souvent aussi par la prépondérance de certaines complications qui voilent et obscurcissent la manifestation première. Le cancer, la tuberculose, les lithiases, sont loin de présenter, à un âge avancé, l'ensemble de la symptomatologie classique, et, pour ce qui est de la pneumonie, chacun sait combien latente et insidieuse peut être son évolution. Aussi doit-on toujours pratiquer un examen complet des malades âgés et racheter par l'exploration attentive du sujet les défectuosités de l'interrogatoire. On n'oubliera pas qu'en présence d'une affection aiguë mal caractérisée il faut songer à la pneumonie, et qu'un état chronique cachectisant, sans localisation apparente, doit faire penser au cancer.

II. — LA THÉRAPEUTIQUE CHEZ LE VIEILLARD.

Les notions de physio-pathologie que nous venons d'exposer nous permettront d'apprécier sans peine les particularités, qu'elles font d'ailleurs pressentir, de la thérapeutique chez le vieillard.

Mais, avant de considérer la façon dont il faut traiter les vieillards, bien portants ou malades, une question préalable se pose : est-il possible, par une hygiène déterminée, un régime spécial ou des procédés tirés de la matière médicale, de retarder l'échéance de la sénilité? Existe-t-il, autrement dit, une prophylaxie de la vieillesse?

Médications de la vieillesse et médications chez les vieillards feront, dans cette étude, l'objet de quatre paragraphes :

I. Prophylaxie de la sénilité ;

II. Indications et contre-indications générales au cours de l'involution sénile;

III. Diététique et hygiène chez le vieillard ;

IV. Thérapeutique proprement dite au cours de la sénilité.

I. — Prophylaxie de la sénilité.

La vieillesse « physiologique », c'est-à-dire l'usure organique en relation exclusive avec l'accumulation des années, constitue pour l'existence un terme enviable, par conséquent un but à favoriser et à poursuivre. C'est dire qu'il ne saurait être question d'une prophylaxie de la vieillesse proprement dite. Ce qu'il faut rechercher, c'est, au contraire, la suppression des causes susceptibles de contrarier cette évolution désirable et de provoquer la sénilité prématurée; et c'est surtout, en principe, du côté des organes affectés d'une prédisposition héréditaire ou acquise qu'une semblable prophylaxie devra s'exercer.

Le problème, ainsi posé, comporte une solution positive, et l'on peut hardiment affirmer avec Grasset que, de même qu'on décrit une « étiologie adjuvante » de la vieillesse, il existe également une « prophylaxie retardante ».

On doit, proclame Boy-Teissier, « combattre les causes de précocité de la vieillesse...; poursuivre la recherche des moyens de vieillir moins vite et de vieillir mieux. Ces moyens, d'ailleurs, ne sont pas exclusivement applicables à la sénilité précoce; ils sont utilisables aussi contre la sénilité vraie ».

Il faut, pour cela, obtenir de l'être raisonnable et prévoyant qui ambitionne de « bien vieillir » qu'il écarte ou tente résolument d'écarter de sa route toutes les circonstances capables de favoriser ou de précipiter l'involution : surmenage, débauche, excès de tous ordres, etc.; nous les avons déjà signalés en énumérant les facteurs de la sénilité précoce.

Parmi les générateurs d'involution qu'il est possible d'éviter, il faut faire une part importante aux infections, aux intoxications et aux dyscrasies, en un mot aux affections diverses, surtout chroniques, qui imprègnent l'économie (humeurs et cellules), modifient sa manière d'être dans un sens défavorable et provoquent un métabolisme vicieux. « Il a été remarqué, déclare Metchnikoff, que la grande majorité des centenaires ont été bien portants pendant toute leur vie. »

Les diathèses, source indiscutable de sénescence prématurée, sont justiciables d'une prophylaxie qui, puisqu'il s'agit de maladies héréditaires, doit être poursuivie durant la totalité de l'existence ; les moyens à mettre en usage varient naturellement suivant la qualité de la diathèse en jeu.

La prophylaxie des intoxications chroniques nous appartient mieux encore ; il dépend de chacun de ne point faire usage ou abus de l'alcool ou du tabac, dont certains faits exceptionnels ou déconcertants (nous en avons signalé en parlant des causes de la longévité) semblent d'ailleurs démontrer la nocuité inconstante. Pour ce qui est des intoxications d'ordre professionnel, la sollicitude des pouvoirs publics et de l'industrie privée en a sensiblement restreint la portée à l'heure actuelle.

Quant aux infections, elles n'ont d'importance, comme facteurs d'involution, que si elles sont chroniques ou répétées : les infections aiguës et passagères, difficilement évitables, ne semblent point avoir une grande influence sur la sénilisation. Parmi les infections chroniques, la syphilis est une de celles qui abrègent le mieux l'existence en provoquant, par l'intermédiaire de l'artériosclérose, une sénilisation prématurée, ou en compromettant la vie par des manifestations telles que l'angine de poitrine, l'anévrysme de l'aorte, le cancer de la langue, etc. Metchnikoff et Roux conseillent, à titre prophylactique, pour les cas suspects, l'usage d'une pommade contenant 30 p. 100 de calomel ; Neisser insiste sur les bienfaits de son emploi.

Tous ces procédés, en vue de prévenir une sénescence précoce, sont utiles et d'un emploi légitime. Mais sont-ils suffisants et n'existerait-il pas, à côté ou en dehors d'eux, quelque autre moyen, spécifique en quelque sorte, d'empêcher ou de retarder l'involution ? Théoriquement on peut en concevoir ; mais ils n'ont point reçu, et ne recevront probablement de longtemps, la sanction de la pratique. C'est ainsi que Metchnikoff envisage la possibilité soit d'atténuer l'énergie des macrophages, qu'il considère comme les destructeurs des cellules chez le vieillard, soit de fortifier ces dernières et d'accroître leur résistance à l'endroit des leucocytes destructeurs.

« Puisque, dans l'organisme des vieillards, ce sont les éléments nobles, affaiblis, qui sont dévorés par les macrophages, on devrait croire qu'une destruction ou qu'une détérioration de ces cellules voraces pourrait servir à prolonger la vie. Mais, comme les macrophages sont indispensables dans la lutte contre les agents infectieux, surtout contre ceux qui produisent les maladies chroniques telles que la tuberculose, il devient nécessaire de les conserver intacts. Il y aurait plutôt lieu de songer à quelque remède capable de renforcer les éléments nobles et de les rendre, par conséquent, moins aptes à être dévorés par les macrophages. » Metchnikoff entrevoit, dès lors, l'éventualité d'un sérum cytotoxique, qui, destructeur des cellules à haute dose, serait, à dose infime, conservateur de leur énergie et facteur important de leur résistance.

Mais ce ne sont là, répétons-le, que des vues théoriques, et Metchnikoff, après avoir souligné leur caractère spéculatif, insiste, au point de vue pratique, sur un facteur d'involution, trop souvent négligé d'après lui, et contre lequel nous disposons d'une prophylaxie efficace : c'est l'infection générale, qui a son point de départ dans le gros intestin. « En outre des microbes qui viennent du dehors, il existe une source abondante d'actions nuisibles de la part des microbes qui vivent au dedans de notre corps. »

Le gros intestin, appareil indispensable chez les mammifères qui se nourrissent d'aliments végétaux grossiers et qui ont besoin d'un réservoir pour maintenir, dans l'intervalle des évacuations, les déchets alimentaires, est un organe inutile chez l'homme ; nombreux sont, en effet, les cas où l'on a pu, sans inconvénient, exclure par une intervention opératoire le gros intestin de la circulation des matières. Non seulement il est inutile, mais encore il est nuisible, car il constitue un milieu éminemment favorable aux proliférations bactériennes ; et, de fait, les explorations bactériologiques y démontrent l'existence d'une flore extrêmement riche, comprenant à la fois des espèces peu nocives et des germes pathogènes. Ces germes pénètrent dans le tube digestif avec les aliments ou les boissons, surtout quand ceux-ci ont subi des fermentations anormales ou un commencement de putréfaction, et la cuisson ou l'ébullition, qui détruisent en partie la nocuité des agents infectieux, sont insuffisantes pour l'annihiler de façon complète.

De l'intestin comme centre rayonnent des infections, générales ou locales, qui ont d'autant plus de chances de se produire que les évacuations intestinales se réalisent de façon lente ou incomplète. Cliniquement on connaît bon nombre d'infections à point de départ intestinal, et Metchnikoff insiste sur ce fait que les constipés meurent

généralement à un âge moins avancé que les sujets dont les garde-
robes sont quotidiennes ou même un peu plus fréquentes.

Les antiseptiques intestinaux (naphtol, benzonaphtol, bétol, calomel, salol) n'exercent sur l'infection du gros intestin qu'une action
médiocre ; seul le thymol est actif, et encore faut-il, pour réduire au
treizième de leur nombre initial le chiffre des bactéries intestinales,
administrer la dose énorme, répartie en trois jours consécutifs, de
9 à 12 grammes de thymol (Cohendy) ; encore ne s'agit-il là que
d'une désinfection passagère.

Les acides exercent, à l'endroit de ces fermentations nocives, une
action favorable pour l'individu, et il est à peine utile de rappeler
l'usage, très justement accrédité, de faire mariner dans du vinaigre
les viandes, poissons ou végétaux, susceptibles de se putréfier.
Certains aliments (lait, choux, betterave, concombre) subissent
spontanément, dans des conditions déterminées, une transformation
acide qui prévient la putréfaction et la fermentation butyrique.
Cette action inhibitoire sur la putréfaction est due à l'acide lactique,
résultat d'une fermentation provoquée par un germe bienfaisant, le
bacille lactique, antagoniste avéré de la plupart des germes
pathogènes.

La fermentation lactique, si utile dans la prophylaxie des infections exogènes d'origine alimentaire, donne également des résultats
favorables vis-à-vis des infections endogènes qui ont leur source
dans l'intestin ; introduit en nature ou sous forme de culture microbienne en milieu sucré, l'acide lactique exerce sur les microbes
intestinaux et leurs sécrétions une action empêchante, qui se traduit par une sensible diminution de l'indican et de la plupart des
éthers sulfo-conjugués contenus dans les urines. L'action des
microbes producteurs d'acide lactique est préférable à celle de l'acide
lui-même, pour cette raison que les germes, rapidement acclimatés
dans l'intestin, poursuivent l'œuvre protectrice, alors même que
l'on cesse d'en faire pénétrer dans l'économie.

Metchnikoff conseille, en vue d'annihiler l'action précocement
sénilisante des fermentations nocives du gros intestin, d'introduire
et d'acclimater dans ce dernier un ferment lactique isolé du yoghourt
ou yahourt (lait aigri, très utilisé pour l'alimentation dans les pro-
vinces balkaniques) et décrit sous le nom de « bacille bulgare ». Ce
germe sécrète à la fois, lorsqu'on le cultive en milieu sucré, de l'acide
lactique et certaines substances également contraires aux putréfactions intestinales. De plus, il a l'avantage, sur les autres germes
générateurs d'acide lactique, de ne point provoquer simultanément
la formation d'alcool et d'acétone, alors que le koumys et le kéfir,

riches eux aussi en acide lactique, contiennent une notable quantité de ces toxiques. On peut utiliser comme milieu de culture le lait bouilli de préférence au lait cru, qui peut servir de véhicule aux bacilles de la tuberculose, du choléra et de la fièvre typhoïde, ou à divers champignons ; on a soin de l'écrémer, pour le débarrasser d'un excès de matières grasses.

La fermentation du lait sous l'action du bacille bulgare peut fournir 25 grammes d'acide lactique par litre de lait ; mais, comme le goût du lait résultant de cette fermentation est quelque peu défectueux, Metchnikoff conseille d'associer au bacille bulgare un bacille paralactique, qui réduit peut-être la teneur du mélange en acide lactique, mais communique au lait aigri un goût franchement agréable. On laisse la fermentation s'accomplir pendant un nombre d'heures variable suivant la température extérieure, et on administre par jour 500 à 700 grammes de la préparation.

Chez les sujets qui ne supportent point le lait, il est facile de provoquer une autre fermentation lactique ; il suffit de faire absorber des cultures pures de bacille bulgare dans un véhicule contenant du sucre (le bacille lactique provoque, en effet, la fermentation de tous les sucres : lactose, saccharose, glycose) : eau sucrée, confiture, etc. Les cultures peuvent, d'autre part, être ingérées à volonté sous forme sèche ou à l'état liquide.

En somme, et si l'on accepte, avec Metchnikoff, le rôle fâcheux pour l'organisme et, partant, favorable à une involution précoce, des fermentations nocives qui s'accomplissent dans le gros intestin, il faut, pour prévenir et combattre cette cause d'infection, hostile à l'accès de la longévité, réaliser en permanence, ou tout au moins par intervalles, l'antisepsie de l'intestin soit par l'usage du lait aigri préparé avec une association de bactéries lactiques, soit par l'ingestion de cultures pures du bacille bulgare, associées à une certaine quantité de sucre de lait, de saccharose ou de glycose.

A l'appui de son opinion, Metchnikoff cite des faits qui ont, à ses yeux, la valeur d'expériences ; il insiste sur l'exceptionnelle longévité que l'on observe dans certains pays et chez certaines races (Arabes, Bulgares) où le lait aigri forme la base de l'alimentation ; nombre de centenaires interrogés sur leur genre de vie ont, d'autre part, révélé une alimentation particulièrement riche en ferments lactiques.

Voici les conclusions par lesquelles Metchnikoff termine l'important chapitre qu'il consacre à cette question. « Si la théorie qui attribue notre vieillesse précoce et malheureuse aux empoisonnements de nos tissus par les poisons (dont une grande partie viennent de notre gros intestin, peuplé d'une infinité de microbes) est exacte, il est évident que les moyens qui empêchent les putréfactions intestinales doivent, en même temps, servir pour retarder et améliorer la vieillesse. Cette conclusion *a priori* est corroborée par l'ensemble des faits relatifs aux peuplades qui se nourrissent avec du lait aigri et qui arrivent à un âge très avancé... En attendant, c'est la sobriété générale et la vie d'après les règles d'hygiène rationnelle qui doivent guider les hommes désirant conserver leur intelligence aussi longtemps que possible et parcourir le cycle le plus complet de la vie la plus normale dans les conditions actuelles. »

II. — Indications et contre-indications générales au cours de l'involution sénile.

La vieillesse, cette « avant-dernière manière d'être » (Boy-Teissier), est constituée ; il n'est plus question d'en prévenir le glas prématuré ; il faut maintenant en prolonger la durée dans la mesure du possible et s'efforcer de la conduire jusqu'au terme le plus avancé.

Les indications et contre-indications qui dominent le traitement de la sénilité découlent des explications que nous avons fournies sur l'anatomie et la physiologie de la vieillesse. Celle-ci, ne l'oublions pas, est essentiellement caractérisée par l'amoindrissement des forces en général et l'affaiblissement de chacun des organes pris en particulier, par une « méiopragie » de l'ensemble, ou encore, comme dit Boy-Teissier, par une « diminution du coefficient de résistance ». Il faut donc s'attacher, dans la mesure du possible, à mettre le vieillard à l'abri des circonstances multiples et très variées qui seraient susceptibles de réduire encore ce coefficient de résistance viale ; il faut également — et Boy-Teissier insiste là-dessus — s'occuper tout spécialement des organes les plus compromis et « éviter l'inégalité dans l'épuisement des fonctions ».

La plupart des desiderata de la vieillesse peuvent être compris dans l'une des quatre propositions suivantes :

1° *Écarter toutes causes de débilitation; insister, à l'occasion, sur les moyens toniques.* — La première partie de cette formule n'a pas besoin d'être justifiée. Quant à la seconde, elle signifie que, dans un grand nombre de circonstances, on pourra être appelé, l'asthénie étant une des manifestations dominantes de la sénilité normale ou compliquée, à faire usage de toniques. Mais cet usage devra répondre à une nécessité momentanée, et il ne faudrait point songer à maintenir en permanence le vieillard sous l'influence d'une médication fortifiante.

De plus, il s'agit ici de *toniques* et non point de *stimulants*, ces derniers, d'action énergique et passagère, provoquant à la fois l'excitation et la dépense des forces que les toniques se bornent à emmagasiner, et devant être réservés pour faire face à des situations exceptionnelles. « On doit, écrit Boy-Teissier, proscrire énergiquement tout ce qui, sous couleur d'excitants ou d'antidéprimants, épuise en pure perte, en l'exaltant hors de proportion, le taux des échanges nutritifs. »

2° *Favoriser le jeu des émonctoires, et bannir tout ce qui peut atténuer leur fonctionnement.* — Le rein, l'intestin et la peau doivent être spécialement surveillés ; ces organes sont, chez le vieillard, les principaux fauteurs d'intoxication, et des circonstances minimes suffisent quelquefois à troubler leur fonction, déjà ralentie par l'âge.

3° *Supprimer tous les facteurs d'artériosclérose ; surveiller le cœur ; ménager les vaisseaux, dont l'élasticité est généralement amoindrie chez le vieillard.* — L'artériosclérose est à tel point fréquente, à un âge avancé, que l'on est tenté — nous l'avons vu en résumant la pathogénie de l'involution — de considérer cette dernière comme une résultante de la sclérose vasculaire ; si le fait n'est pas constant et si l'artériosclérose fait défaut chez certains vieillards, il n'en est pas moins vrai qu'il s'agit là d'un processus commun, sinon habituel, à un âge avancé, et dont il y a lieu de tenir grand compte dans la hiérarchie des indications.

4° *Surveiller et combattre les intoxications d'origine gastro-intestinale.* — Le tube digestif, à côté de sa fonction d'émonctoire, en détient une autre d'égale importance : celle d'absorption et d'assimilation ; en même temps qu'un appareil d'élimination, il constitue la voie d'introduction la plus importante pour les substances qui, provenant de l'extérieur, vont pénétrer dans le cycle, assez bien défini à l'heure actuelle, de la nutrition organique. Comme émonctoire, et pour raison d'atonie, le tube digestif se montre souvent, nous l'avons vu, insuffisant à sa tâche, et devient le siège de fermentations nocives suivies de résorptions toxiques. En tant qu'organe de pénétration alimentaire, il ouvre indifféremment la porte à des substances utiles et inoffensives, ou à des éléments (tels l'alcool et les détritus de l'alimentation carnée), qui deviennent des poisons pour des tissus ou organes à activité restreinte. Il faut donc non seulement veiller à la régularité des exonérations intestinales, mais encore prêter une attention soutenue à la qualité des ingesta chez le vieillard, de façon à prévenir chez lui, plus encore qu'à toute autre période de l'existence, la survenue de toxi-infections d'origine alimentaire.

En somme, comme le proclame Boy-Teissier, « la lutte contre la sénilité se résume ainsi : modérer les diverses influences qui diminuent ou modifient l'activité des mutations nutritives ».

Tel est le but à remplir; nous allons détailler tout à l'heure les moyens à mettre en usage pour y parvenir. Mais, avant d'aborder cette étude analytique, il est bon d'insister sur les difficultés que rencontre le médecin, de la part des intéressés eux-mêmes, dans cette lutte contre la sénilité. « Il faut savoir être vieux, » dit Boy-Teissier, et la collaboration, persistante et convaincue, du vieillard qui veut durer est indispensable au praticien dont il implore la direction. Or rien n'est plus difficile que d'obtenir un pareil effort, et l'axiome de La Rochefoucault : « Peu de gens savent être vieux » demeure aussi vrai aujourd'hui que jadis. Le vieillard, insiste Boy-Teissier, doit être surveillé, guidé pas à pas dans cette « seconde enfance » qui, plus que l'autre, a besoin de discipline, « puisque ici l'enfant est plus grand, plus fort, plus personnel, et, malgré les apparences, pas plus expérimenté, bien qu'il parle constamment de son expérience ».

Quels sont donc les *moyens* de « bien vieillir », c'est-à-dire d'éviter, dans la mesure du possible, ce qu'on peut appeler la « mort accidentelle », pour aboutir sans secousse à la « mort naturelle », par affaiblissement progressif des organes et des fonctions?

Les moyens à mettre en usage pour remplir les indications précitées sont surtout tirés du régime alimentaire et de l'hygiène proprement dite ; certaines considérations relatives à la thérapeutique interviendront également dans cette étude.

III. — Hygiène et diététique chez le vieillard.

Un praticien de quatre-vingt-trois ans, le Dr Weber (1), détaillait récemment comme il suit l'ensemble des mesures hygiéniques que l'on doit proposer aux vieillards. « Il faut conserver tous les organes en état de vigueur. Il faut reconnaître et combattre les tendances morbides, soit celles qui sont héréditaires, soit celles qui ont été acquises pendant la vie. Il faut être modéré dans la consommation des aliments et des boissons, ainsi que dans l'accomplissement d'autres jouissances corporelles. L'air doit être pur dans l'habitation et en dehors d'elle. Il faut exécuter des mouvements corporels tous les jours et par n'importe quel temps. Dans beaucoup de cas, il faut aussi pratiquer la gymnastique des mouvements respiratoires, ainsi que des promenades à pied et des ascensions. Il faut se coucher et se

(1) WEBER, *Brit. med. Journ.* et *Deutch. med. Wochenschr.*, 1904.

lever de bonne heure ; le sommeil ne doit pas durer plus de six à sept heures. Il faut prendre tous les jours un bain, ou bien se frictionner le corps : l'eau employée pour cela peut être froide ou chaude, selon les tempéraments ; quelquefois on peut employer l'eau chaude et l'eau froide alternativement. Le travail régulier et les occupations intellectuelles sont indispensables. Il faut aussi s'éduquer pour la joie de vivre, pour la tranquillité de l'âme et pour une conception de la vie pleine d'espérance. D'un autre côté, il faut combattre les passions et les sensations nerveuses d'angoisse. Il faut enfin une volonté ferme, qui obligera l'individu à conserver sa santé et à éviter les liqueurs alcooliques et les autres stimulants, ainsi que les narcotiques et les substances analgésiques. »

Une demoiselle Nausenne, citée par Chemin ainsi que par Metchnikoff, et qui mourut le 12 mars 1756, âgée de 125 ans, à l'hôpital de Dinay, résumait son secret en une formule plus concise : « Beaucoup de sobriété ; nulle inquiétude ; les sens et l'esprit également calmes. »

A. L'HYGIÈNE (1) du corps doit être méthodiquement réglée chez le vieillard, et aucun détail n'en saurait être indifférent. Le médecin doit d'autant plus s'en préoccuper qu'il sera souvent le seul à le faire, « On en est arrivé, déclare très justement Boy-Teissier, à considérer uniquement dans l'homme le cerveau seul ; les autres organes ne sont que des compagnons gênants, dont il serait bon de pouvoir se séparer et honorable de ne s'occuper jamais. »

L'*exercice* doit être, d'une façon générale, conseillé aux vieillards. Ce ne sont point, il va sans dire, les exercices violents, tels que l'escrime, l'équitation, ou une gymnastique fatigante, qu'il faut accréditer auprès d'eux ; ceux-là, on les tolère simplement lorsqu'une longue habitude a conféré la souplesse nécessaire pour les réaliser sans effort, mais on ne saurait en inaugurer la pratique à un âge avancé. Au contraire, des exercices modérés, qui entretiennent le jeu des muscles et des articulations, favorisent l'hématose et activent les combustions respiratoires, la marche par exemple, la gymnastique de chambre ou la gymnastique suédoise, méritent d'être préconisés.

Souvent il faudra, pour convaincre un vieillard de la nécessité d'un exercice régulier, être aussi pressant que persuasif, tant cette prescription vient à l'encontre des goûts et des tendances communs à un âge avancé. « Les vieillards, écrit Durand-Fardel, se laissent aller trop volontiers à l'immobilité et à la passivité, auxquels les convient la raideur des articulations, l'obtusion des sens, la somno-

____

(1) Voir RÉVEILLÉ-PARISE, Traité de la vieillesse, hygiénique, médical et philosophique, 1853.

lence de l'esprit, l'affaiblissement du système nerveux. » — « Le vieillard, proclame très justement Boy-Teissier, a une prédilection marquée, et bien explicable d'ailleurs, pour l'immobilité, qu'il exagère; il se recroqueville sur lui-même au coin du feu, inerte, sans action et, par conséquent, sans réactions; il se laisse alors envahir par la somnolence, dans un milieu dont la température est souvent d'autant plus élevée qu'il se rapproche plus du foyer que, par un sentiment de pieuse déférence, on lui abandonne le plus possible. »

Les *températures* extrêmes, grand froid ou forte chaleur, doivent être soigneusement évitées; elles disposent aux congestions viscérales et, tout spécialement, à l'hémorragie cérébrale. Il en est de même des brusques variations de température, dont le vieillard s'accommode mal, parce que, chez lui, l'équilibre thermique s'établit avec une certaine difficulté.

Par contre, une large *aération*, toutes précautions prises pour éviter le refroidissement, est chose indispensable, plus encore à un âge avancé qu'aux autres périodes de l'existence. Les combustions étant généralement ralenties chez les vieillards, il importe de les activer par l'apport d'une quantité aussi considérable que possible d'oxygène, dont l'air pur constitue le meilleur des vecteurs; à plus forte raison le taux de ce dernier ne doit-il jamais être réduit. « Il faut s'efforcer d'empêcher que la ration d'oxygène ne soit jamais au-dessous du taux normal... On ne saurait oublier que, dans les échanges intimes dont la totalisation constitue véritablement les mutations nutritives, l'oxygénation tient une place importante, et que ce serait affaiblir un coefficient de résistance vitale déjà amoindri que de diminuer la quantité d'oxygène nécessaire » (Boy-Teissier).

Mais, ici encore, que de difficultés à vaincre! « Le vieillard en général, surtout dans les milieux urbains et fortunés, a horreur du plein air, et son entourage, d'ailleurs, partage ses craintes; si bien que l'homme d'un certain âge croit devoir s'emprisonner, se calfeutrer et redoute le grand air. Il y a plusieurs raisons qui excusent cette manière de vivre... Les vieillards ont la terreur du refroidissement, et l'on met généralement sur le compte de l'aération les troubles qui incombent aux conditions défectueuses de la circulation périphérique. » L'impressionnabilité sénile à l'égard du froid tient, en effet, pour une grande part, au mauvais fonctionnement de la peau dans la vieillesse. Or, il est bon de le proclamer, le refroidissement n'est point un corollaire obligé de l'aération; on parvient sans peine à s'en défendre, tout en sauvegardant l'indication majeure du plein air nécessaire. — C'est surtout par l'usage de *vêtements* souples, chauds et légers, en laine ou en flanelle par exemple, que le vieillard devra se protéger contre la température extérieure ; au contraire, les vêtements lourds et massifs, en drap épais, qui, par leur poids, gênent les mouvements et provoquent la fatigue, méritent d'être prohibés.

Chez les vieillards impotents ou malades, incapables par conséquent d'aller chercher le plein air à l'extérieur, l'aération n'en demeure pas moins possible ; les pièces occupées durant la journée seront largement ouvertes et ventilées avant qu'il y pénètre ; et la chambre à coucher, qu'il sera bon d'abandonner pendant le jour, sera soigneusement aérée. Si les circonstances obligent le vieillard à se confiner dans une seule pièce, on profitera des heures où la température est la plus clémente pour faire entrer, malgré sa présence, l'air et le soleil dans ce milieu restreint, que le vieillard, par goût, aurait tendance à transformer définitivement en espace clos.

Comme la *peau*, en raison de son fonctionnement vicieux, sert fréquemment de porte d'entrée au refroidissement et, plus fréquemment encore, est pour le vieillard le point de départ de sensations pénibles, il est bon d'en favoriser le fonctionnement par une série de moyens inoffensifs qui doivent faire partie de l'hygiène coutumière chez les personnes avancées en âge. Des frictions sèches (brosse en flanelle, gant de crin) ou alcoolisées (eau-de-vie de lavande, eau de Cologne, trois-six), portant sur tout le corps, doivent entrer dans le programme de la toilette quotidienne. Pour ce qui est de l'hydrothérapie, souvent mal supportée à un âge avancé, il faut être très réservé dans son emploi : l'eau froide ne convient point au vieillard, faute d'une réaction suffisante ; le choc de la douche en jet plein n'est point recommandable ; quant aux bains, à condition d'être tièdes, courts et répétés une fois par semaine environ, en ayant soin, d'autre part, d'appliquer, pendant toute la durée de leur administration, une compresse alcoolisée sur le front du sujet, ils ne sauraient avoir que des avantages. Liebig disait avec raison que la culture d'un peuple se mesure à la quantité de savon employée, et Czerny a constaté que le cancer de la peau a sensiblement diminué de fréquence chez les vieillards depuis que l'on insiste sur l'hygiène des téguments, alors que le bilan des affections cancéreuses paraît plutôt, à l'heure actuelle, en voie d'accroissement.

Il faut enfin conseiller aux personnes âgées une vie calme, tranquille et méthodiquemeut réglée : peu ou pas de veillées tardives ; pas d'excès génitaux, particulièrement nocifs à un âge avancé ; la vie dite de cercle ou de théâtre sera prohibée. Le vieillard « qui souhaite durer » doit se coucher et se lever de bonne heure, envisager les événements dont il est le spectateur avec une sérénité à laquelle le disposent et quelquefois le contraignent ses sensations émoussées, en un mot ménager jalousement ses forces et l'intégrité de son système nerveux.

B. Autant que son hygiène, le RÉGIME ALIMENTAIRE du vieillard mérite d'être surveillé.

Physiologiquement, l'alimentation poursuit un but de réparation organique: elle tend à compenser les pertes résultant des combustions qui se poursuivent sans relâche dans l'économie, et à établir une balance à peu près exacte entre le bilan des recettes et celui des dépenses. En réalité, le but est rarement rempli, et le taux des recettes dépasse habituellement celui des dépenses ; presque toujours on mange trop !

Chez le vieillard, dont les énergies sont sensiblement réduites et dont l'activité nutritive est amoindrie, les vices de la diététique usuelle deviennent bien plus manifestes qu'aux autres âges de la vie. « Chez le vieillard, soutient avec raison Boy-Teissier, il est inutile et même dangereux de songer à maintenir à un taux élevé les forces par l'alimentation. D'une manière générale, n'ayant plus une vie très active à mener, et même ne devant pas la mener, le vieillard n'a plus besoin que d'une alimentation d'entretien. Il faudra donc combiner l'alimentation seulement en vue de maintenir l'équilibre entre l'encaisse et la dépense. »

Les besoins du vieillard sont, en effet, sensiblement inférieurs à ceux de l'adulte ; le travail médiocre qu'il fournit en raison de la méiopragie sénile des organes et des fonctions, la diminution de poids du corps à un âge avancé, l'atténuation des échanges cutanés restreignent ses exigences réparatrices et amoindrissent le taux des nécessités alimentaires. D'où la formule de Boy-Teissier, qui conseille de réduire l'alimentation tant que le poids du corps ne varie pas et que l'azote urinaire ne diminue pas dans de sensibles proportions.

D'après Munck et Ewald (1), la ration minima du vieillard ayant cessé tout travail musculaire serait : pour l'homme, 90 grammes d'albumine, 40 grammes de graisse, 350 grammes d'hydrate de carbone ; pour la femme, 80 grammes d'albumine, 35 grammes de graisse, 300 grammes d'hydrate de carbone. — Quand le vieillard est astreint à un travail quelconque, sa ration alimentaire doit naturellement être accrue, et les auteurs précités proposent de la porter à 100 grammes d'albumine, 55 grammes de graisse et 450 grammes d'hydrate de carbone ; ou encore à 105 grammes d'albumine, 56 grammes de graisse et

---

(1) MUNCK et EWALD, Traité de diététique (Alimentation de l'homme normal et de l'homme malade), trad. par HEYMANS et MASOIN, Bruxelles, 1897.

500 grammes d'hydrate de carbone, s'il s'agit d'un travail fatigant. Le régime quotidien d'un vieillard au repos peut être ainsi détaillé : 240 grammes de viande, 250 grammes de lait, 300 grammes de pain, 60 grammes de biscuit, 32 grammes de beurre, 250 grammes de pommes de terre (ou 125 grammes de riz, ou 125 grammes de carottes), et 21 grammes de sucre; en plus, 200 centimètres cubes de vin et deux à trois tasses de café.

On le voit, c'est la quantité des aliments ingérés qui a de l'importance chez le vieillard, bien plus que le choix de ces aliments. Point n'est besoin d'une alimentation spéciale. « Rappelez-vous que le sénile n'est pas un malade ; toutes les fonctions de l'adulte existent chez le vieillard ; elles ne sont que diminuées; les fonctions sont les mêmes; leur activité seule est amoindrie » (Boy-Teissier).

Munck et Ewald détaillent de la façon suivante les aliments qui, sans constituer un cadre alimentaire exclusif, sont particulièrement indiqués chez le vieillard. « On prescrira surtout aux personnes âgées le lait, les soupes au lait, les viandes maigres telles que la volaille, les œufs à la coque, le pain blanc, les soupes farineuses, les nouilles, la décoction de cacao, la purée de pommes de terre, la bouillie de riz, les carottes bien bouillies, les choux-fleurs, les asperges, les fruits mûrs ; comme stimulants, on ordonnera les potages, la bière, le vin, le thé et le café. » — Le laitage, et en particulier le lait aigri, préconisé par Metchnikoff en vue d'une prophylaxie de la sénilité, peut être, pour les mêmes raisons qu'il a invoquées, considéré comme un aliment utile, susceptible de prolonger le terme de la vieillesse.

Si le choix des aliments est, en principe, à peu près indifférent, la façon de manger a, par contre, une grande importance ; le vieillard doit manger lentement et n'introduire dans son tube digestif que des aliments finement divisés. Quand l'état du système dentaire ne permettra point une mastication suffisante, il devra y suppléer par le port d'un dentier ou l'usage d'un masticateur de table ; faute de cela, il se contentera d'aliments mous (soupes, purées, hachis, œufs, cervelle, etc.), qui ne risquent pas d'imposer à son estomac le labeur supplémentaire exigé par un bol alimentaire trop compact.

Les repas ne doivent jamais être copieux, sous peine de provoquer, à leur suite, une fâcheuse hypertension ; quatre repas par jour sont préférables à l'ingestion massive d'une grande quantité d'aliments au repas de midi, comme on le pratique trop souvent. Le repas du soir doit être restreint et ne point comprendre de mets indigestes; un bol de lait ou une soupe maigre, deux œufs ou un légume, et un fruit cuit, suffisent largement. La marche après les repas est chose à conseiller, et rien n'est plus nocif pour une personne âgée que d'obéir à l'attrait d'une douce somnolence, facteur indiscuté de congestion cérébrale au moment de la pléthore digestive.

Une question autrefois discutée — mais aujourd'hui résolue dans le sens de la négative — est celle de l'opportunité des boissons alcooliques chez les personnes âgées. L'usage habituel de l'alcool doit leur être formellement déconseillé, parce que les vieillards sont plus sensibles encore à ce poison que les adultes, et aussi parce qu'il « épuise inutilement, chez eux, le coefficient de résistance vitale » (Boy-Teissier). Dans les maladies où l'alcool constitue un mode apprécié de traitement, la pneumonie par exemple, il ne faut le prescrire qu'à faible dose, et encore à condition d'avoir, au préalable, établi l'intégrité des principaux émonctoires. Le vin lui-même, qui reçut autrefois le nom de « lait des vieillards », ne doit être absorbé qu'à dose modérée ; il peut être tenu pour responsable d'un « bon nombre d'hémorragies cérébrales, d'attaques d'*angor pectoris* et de crises d'insuffisance urinaire » (Boy-Teissier).

IV. — La thérapeutique proprement dite au cours de la sénilité.

Une question préjudicielle avant d'entrer dans le fond du sujet : existe-t-il, en dehors des précautions de diététique et d'hygiène que nous venons d'exposer, une thérapeutique s'adressant à la vieillesse normale et non compliquée ? Autrement dit, l'usage systématique de certains agents, tels que les toniques, les médicaments vasculaires (iodures), les purgatifs, est-il légitime et efficace ?

On peut sans hésiter répondre par la négative ; les agents en question se trouvent fréquemment indiqués, à un âge avancé, non point en raison de la sénilité elle-même, mais par suite de la survenue passagère, ou de la prédominance habituelle, d'un trouble déterminé sollicitant l'indication ; ils se rattachent, par conséquent, à l'étude de la vieillesse plus ou moins compliquée.

Quant aux procédés de « gérothérapie » soi-disant spécifique, ils appartiennent presque tous au domaine de la légende ou de la réclame extramédicale. Sans remonter aux temps bibliques, où l'on « croyait que le contact des vieillards affaiblis avec les jeunes filles était capable de les rajeunir et de prolonger leur vie » (Metchnikoff), ni aux conceptions de Boerhaave et d'Hufeland, qui préconisaient de même une sorte « d'opothérapie juvénile », dangereuse au premier chef, il est certain que le « breuvage d'immortalité » des taoïstes et les « élixirs de longue vie », dont certains (à base de purgatifs) figurent encore dans les pharmacopées modernes, ne constituent point des moyens sérieux de prolonger l'existence. — Il y a quelques années, un savant physiologiste français, Brown-Séquard, considérant les symptômes de l'involution sénile comme étant en rapport avec la diminution ou la suppression de la sécrétion orchitique, conseilla la pratique de « l'opothérapie testiculaire », c'est-à-dire l'absorption, par voie rectale ou de préférence sous-cutanée, d'une émulsion de testicules d'animaux. Expérimentée sur lui-même, la méthode lui procura, à l'âge de soixante-douze ans, des satisfactions qu'il jugea décisives. Mais les résultats de ses recherches, auxquelles la notoriété de leur auteur conférait un crédit justifié, ne paraissent point avoir été confirmés par la plupart des expérimentateurs qui tentèrent de les vérifier, et la méthode de Brown-Séquard semble avoir aujour-d'hui perdu la plupart de ses adeptes. La spermine de Pœhl, proche parente de l'extrait testiculaire et constituée exclusivement par des substances chimiques extraites de testicules d'animaux, paraît avoir subi le même discrédit.

Du moment qu'il n'existe pas de thérapeutique spécifique ou systématique de la vieillesse, et puisque il ne saurait être question que d'une thérapeutique opportuniste, c'est-dire basée sur des indications et dirigée contre des espèces déterminées, on peut faire entrer toutes les particularités de la matière médicale spéciales aux affections des vieillards dans le cadre des quatre indications qui ont fait l'objet de l'un des paragraphes précédents et que nous allons reproduire. — Au point de vue de la *posologie*, il est bon de rappeler que les doses des médicaments doivent être d'autant plus réduites que l'âge du malade est plus avancé, les vieillards devant, en cette matière, bénéficier des mêmes ménagements que les enfants.

I. *Éviter toutes causes de débilitation et insister, à l'occasion, sur les moyens toniques.* — La plupart des manifestations morbides, aiguës ou chroniques, épisodiques ou durables, qui sur-viennent à un âge avancé, s'accompagnent d'*asthénie*; et celle-ci fait à peu près toujours, chez le vieillard, l'objet d'une indication spéciale. Aussi l'usage des préparations dites *toniques* est-il de règle en toutes ces circonstances; citons, parmi ces dernières: le bouillon et le jus de viande (quand le rein fonctionne normalement), le thé, le café, les œufs, les vins riches en tanin (bordeaux), l'alcool à petites doses, le quinquina, la kola, la strychnine, la caféine; cette dernière, hors le cas de fléchissement cardiaque, où les injec-tions sont préférables, peut être utilisée sous forme de vin caféiné ou de granulé. Voici quelques-unes des formules que nous utilisons couramment :

>   Extrait hydro-alcoolique de kola......... 10 grammes.
>   Sirop d'écorces d'orange amère.......... 200   —

Avec ou sans teinture de noix vomique, CL à CC gouttes.

Une cuillerée à dessert, deux fois par jour, au moment des prises alimentaires.

ou encore :

>   Extrait mou de quinquina. ....   } āā 10 grammes.
>   Extrait hydro-alcoolique de kola......   }
>   Sirop d'écorce d'orange amère.......   200   —
>   Élixir de Garus....................   100   —

Une cuillerée à soupe deux fois par jour, dans un peu d'eau.

Par contre, les agents débilitants, tels que le tartre stibié, le kermès à haute dose, seront soigneusement prohibés ; on se contentera, dans le traitement des affections aiguës de l'appareil respiratoire, des doses de $0^{gr},10$ à $0^{gr},15$ de kermès, $0^{gr},50$ à $0^{gr},75$ d'oxyde blanc d'antimoine, de l'infusion d'ipéca (à 1 gramme), des pastilles d'ipéca ou de kermès. La saignée générale est ordinairement contre-indiquée, à cause de ses effets débilitants et aussi en raison de la lenteur relative avec laquelle s'effectue la réparation de sang à une période avancée de l'existence.

II. *Favoriser le jeu des émonctoires; éviter tout ce qui peut atténuer leur fonctionnement.* — On conseillera, dans cet ordre d'idées, l'usage des boissons abondantes, des eaux faiblement minéralisées (Évian, Vittel, Contrexéville, Rochemaure), des diurétiques proprement dits (bicarbonate de soude, nitrate de potasse, théobromine et ses composés : santhéose, théobromose). La quantité d'urines éliminées chaque jour sera soigneusement dosée, et on ne négligera jamais, chez les sujets déprimés, paralytiques ou comateux, d'explorer la région hypogastrique au point de vue de la distension possible du globe vésical par l'urine accumulée.

L'usage de certains médicaments, tels l'antipyrine, l'opium et la morphine, qui restreignent la quantité des urines, est relativement contre-indiqué chez les vieillards. Par contre, la pratique du vésicatoire, quand son emploi est formellement indiqué (résolution traînaillante d'une pneumonie ou d'un épanchement pleural, par exemple) mérite d'être conservée, en raison de ses réels avantages, toutes les fois qu'il n'existe pas une contre-indication formelle du fait d'une complication rénale.

III. *Surveiller le cœur et les vaisseaux.* — Les deux grandes manifestations à redouter, du côté de l'appareil circulatoire, sont : l'hypertension de l'artériosclérose et la cardiasthénie avec ou sans myocardite. On combattra la première, quelle que soit la circonstance où elle survienne, par les iodures alcalins à faible dose ($0^{gr},50$

à 0gr,75 par jour), la teinture d'iode, la benzo-iodhydrine, l'iodalose,. l'iodone, etc., et par la médication nitrée (trinitrine, nitrite de soude, tétranitrol). Tous les aliments ou médicaments capables de favoriser l'hypertension (alimentation surabondante ou toxique, caféine, digitale) seront formellement contre-indiqués. On évitera, d'autre part, d'employer, chez les personnes âgées, certains procédés thérapeutiques susceptibles de déterminer des ruptures vasculaires ; l'usage des vomitifs, médication à la fois asthénisante et nocive pour un cœur ou des vaisseaux fragiles, est à peu près généralement abandonné chez le vieillard.

Pour ce qui est de la cardiasthénie, elle est justiciable de l'usage des toni-cardiaques usuels : caféine (vins ou granulés de caféine, iodure de caféine ou eupnine, injections hypodermiques), spartéine, huile camphrée. La digitale, surtout administrée en sa forme la plus active (digitaline), est écartée par nombre d'auteurs de la thérapeutique du vieillard scléreux, sous le prétexte qu'elle risque, chez les sujets atteints de myocardite (et il est toujours difficile d'écarter, chez le vieillard, l'hypothèse d'une sclérose du myocarde), de tétaniser les fibres du muscle demeurées saines et de provoquer des effets diamétralement opposés à ceux que l'on voulait obtenir. Cette crainte paraît théorique, et il semble que l'on doive simplement s'abstenir des doses élevées du médicament ; on se contentera d'un demi-milligramme de digitaline par jour pendant trois ou quatre jours, et on prescrira :

> Digitaline cristallisée............. ......   2 milligr.
> Potion....................................   240 grammes.

Quatre cuillerées à soupe par jour, pendant quatre jours consécutifs.

En cas d'intolérance, ou si la cardiasthénie est associée à de l'insuffisance rénale, on pourra remplacer la digitaline en potion par les injections hypodermiques de digalène.

Le repos, l'immobilité, la quiétude morale, contribueront à maintenir le fonctionnement d'un myocarde altéré.

IV. *Surveiller et combattre les intoxications d'origine gastro-intestinale.* — La liberté de l'intestin doit être, chez le vieillard, l'objet d'une constante surveillance, aussi bien à l'état de santé qu'au cours des diverses affections survenant chez un sujet avancé en âge. Les purgatifs légers, drastiques de préférence (rhubarbe, aloès, séné), sont préférables à la pratique des véritables purgations, qui affaiblissent le malade et sont généralement suivies d'une recrudescence de constipation. Les lavements, d'abondance modérée (un demi-litre à un litre d'eau tiède), peuvent, en cas d'atonie habituelle ou passagère, rendre d'importants services ; on peut y ajouter, pour les rendre plus actifs, trois cuillerées à soupe de glycérine et, à la rigueur, 10 à 15 grammes de gros sel. Les lavements purgatifs (6 à 10 grammes de follicules de séné et 30 grammes de sulfate de soude) répondront aux cas où il y a lieu d'agir vite et fort.

La révulsion intestinale offre, chez le vieillard, une réelle supériorité sur la révulsion cutanée ; en effet, la peau des sujets avancés en âge est peu susceptible, et les réactions en sont généralement amorties ; d'où le peu d'effet des sinapismes et des cataplasmes sinapisés, des enveloppements ouatés, qui, chez les jeunes, donnent de si bons résultats.

Quelques procédés thérapeutiques trouvent difficilement place dans le cadre précédent et méritent d'être discutés à part.

L'*hydrothérapie* ne joue qu'un rôle très effacé dans la thérapeutique du vieillard, comme dans son hygiène d'ailleurs. Froide, elle est en principe contre-indiquée : c'est ainsi que les bains froids et les douches froides ne trouvent jamais leur application dans les circonstances (fièvre typhoïde, infections diverses, névroses) où on les prescrit journellement chez les jeunes sujets. Tiède ou chaude, la prohibition n'est plus formelle, mais l'indication plutôt rare. La cause des insuccès de l'hydrothérapie chez le vieillard réside dans l'insuffisance des réactions cutanées et dans la survenue, physiologique en quelque sorte au cours des pratiques hydrothérapiques, de congestions viscérales que rend, ici, redoutables le mauvais état des vaisseaux.

Pour des raisons à peu près analogues, les hautes *altitudes* ne sauraient convenir aux sujets avancés en âge, et il sera bon de prohiber tout séjour à une altitude supérieure à 1 000 mètres. Si, dans un cas déterminé, il fallait passer outre, on aurait soin de conseiller un changement d'altitude progressif et par étapes successives.

Pour ce qui est des *cures thermales*, on n'y aura recours, avonsnous écrit ailleurs, qu'en cas de nécessité urgente, et on s'abstiendra de prescrire celles dont l'application, externe ou interne, est susceptible de produire des effets perturbateurs, hors le cas toutefois d'une accoutumance déjà ancienne du vieillard à l'action de ces dernières. D'une façon générale, l'administration interne des eaux minérales sera moins redoutée que les applications externes sous forme de bains et de douches.

Enfin, l'importante question des *interventions chirurgicales* chez le vieillard a subi, depuis moins d'un demi-siècle, d'importantes modifications, dont on trouvera l'écho dans un intéressant mémoire de Blum (1) et dans la thèse de Goïanski (2).

(1) Blum, *Archives générales de médecine*, 1892.
(2) Goïanski, Thèse de Paris, 1894-1895.

En 1862, Trélat, résumant l'opinion courante, proclamait une mortalité de 95 p. 100 chez les amputés âgés de soixante-dix ans ou davantage. Peu après, Gosselin et Verneuil s'élevaient contre les conceptions régnantes et se refusaient à voir, dans la vieillesse considérée en elle-même, un facteur de complications; pour eux, il fallait plutôt incriminer les « propathies » du sujet, c'est-à-dire les tares accumulées au cours de l'existence. A l'heure actuelle, les chirurgiens se rallient à la manière de voir de Blum, qui conseille d'opérer les vieillards, comme tous autres malades, à condition de les préparer à l'intervention : 1º en favorisant, au préalable, le jeu de toutes les fonctions; 2º en s'abstenant, autant que faire se peut, de l'anesthésie générale; 3º en surchauffant le milieu opératoire pour éviter le refroidissement, à l'endroit duquel le vieillard est particulièrement susceptible ; 4º en assurant l'hémostase au fur et à mesure de l'opération, pour éviter toute perte de sang inutile; 5º en réalisant une minutieuse antisepsie; 6º en alimentant précocement les opérés. — Dans ces conditions, conclut Blum, « les opérations graves peuvent être pratiquées chez le vieillard et ont autant de chances de succès que chez les personnes plus jeunes. La réussite dépend moins de l'âge des sujets que de leur santé antérieure ».

Est-il possible, au terme de cette étude, d'établir sur des faits la légitimité de nos allégations et de prouver, statistiques en main, que les règles précédemment énoncées sont susceptibles de favoriser la prolongation de la vie, de reculer le terme de l'existence? Peut-on affirmer que, de la sorte, « nous pouvons beaucoup, soit pour ralentir le mouvement de sénilisation, soit (c'est le cas le plus fréquent) pour combattre la sénilisation partielle, trop rapide ou trop accentuée » (Boy-Teissier)?

D'importantes recherches ont été réalisées sur ce point par Westergaard, dont Metchnikoff cite longuement les travaux, basés à la fois sur des statistiques obituaires et sur les données fournies par les caisses de retraites ou les compagnies d'assurances. L'ensemble de ces recherches permet de conclure, avec Metchnikoff, que « la mortalité, au xixᵉ siècle, a été, dans les pays cultivés, beaucoup plus faible que dans la plupart des siècles antérieurs. Il est indéniable que la longévité a augmenté en général et que les vieillards vivent à présent plus longtemps qu'ils ne vivaient autrefois. La prolongation de la vie obtenue doit être certainement attribuée aux progrès de l'hygiène ».

MÉDICATIONS SYMPTOMATIQUES GÉNÉRALES

I. — MÉDICATIONS DES TROUBLES NUTRITIFS

PAR

le Dr R. LÉPINE,
Professeur honoraire à la Faculté de médecine de Lyon.

L'expression *troubles nutritifs* est très compréhensive. Pour ne pas embrasser toute la pathologie, nous n'envisagerons que les troubles nutritifs généraux. Ainsi restreinte, notre tâche reste encore très vaste, car ils ne se rencontrent pas seulement dans les maladies dites de la nutrition : l'obésité, la goutte, etc. ; on les observe aussi dans beaucoup d'affections organiques. C'est ainsi que l'inanition est fréquente dans les maladies du tube digestif et l'hydropisie dans les néphrites. On les rencontre encore dans un grand nombre d'états morbides très divers, où, bien qu'accessoires, ils influencent l'état général d'une manière plus ou moins grave et, pour ce motif, s'imposent à l'attention du médecin.

Diverses médications, de valeur inégale, nous permettent de les combattre. Voici l'ordre que nous suivrons dans notre exposé : d'abord la médication diététique, puis celles qui ont recours aux agents pharmaceutiques, à l'opothérapie et aux eaux minérales. Comme ces dernières sont administrées non seulement à l'intérieur, mais en bains, elles nous serviront de transition pour passer à la médication qui agit sur l'innervation cutanée. Puis viendront celles dont l'action s'exerce aussi par l'intermédiaire du poumon et du système musculaire. Nous traiterons ensuite des courants électriques et des radiations qui pénètrent plus ou moins profondément dans l'intimité des tissus, et nous terminerons en mentionnant l'emploi éventuel de moyens propres à débarrasser l'économie de principes plus ou moins toxiques et troublant la nutrition.

Ce programme, si vaste, nous n'avons pas la prétention de le remplir, dans les quelques pages qui nous sont attribuées ; nous ne pouvons que l'esquisser. On ne trouvera donc dans ce qui suit que des généralités, assez incomplètes, en certaines parties. En effet les notions actuelles sur les agents propres à remédier aux troubles nutritifs sont, comme on sait, un peu incertaines, pour ne pas dire plus. Or, désireux de ne rapporter que des faits paraissant suffisamment établis, et dès à présent utilisables, nous avons laissé de côté bien des points douteux. D'autre part, nous avons volontairement négligé des notions de connaissance vulgaire. Les deux motifs précédents feront sans doute excuser les lacunes nombreuses qu'on pourra remarquer dans notre exposé.

I. — MÉDICATION DIÉTÉTIQUE.

Par le mot *diète* ou *régime*, on entend l'emploi systématique et réglé des aliments et des boissons.

Les aliments sont constitués par des matières albuminoïdes (1), des graisses, des substances sucrées (ou transformables en sucres dans le tube digestif), et des matières minérales. Les boissons consistent en eau, bouillon, lait et divers breuvages renfermant de l'alcool.

I. — Aliments particulièrement riches en substances albuminoïdes.

Viandes. — Au premier rang se placent les viandes de boucherie, qui, fraîches, renferment en moyenne 18 p. 100 de matières albuminoïdes et 82 p. 100 d'eau, de graisse et de sels. L'eau et la graisse varient en sens inverse, suivant la qualité de la viande. Il est des viandes qui ne renferment que 2 à 3 p. 100 de graisse. D'autres en contiennent jusqu'à 15 p. 100. Le quart des matières albuminoïdes de la viande est formé de nucléo-protéides (qui, en se dédoublant dans l'économie, donnent naissance aux corps puriques).

Beaucoup de médecins, admettant une différence fondamentale entre la viande de bœuf (viande rouge) et celle du veau (viande blanche), interdisent la première aux arthritiques, etc. Qu'une différence existe entre ces deux espèces de viande, on ne peut le nier ; mais elle ne justifie pas la proscription de la première. Quant à la digestibilité comparée de l'une et de l'autre, le Pr A. Gautier incline à penser, contrairement à l'opinion générale, que la viande de veau, plus riche en principes résistant à l'action des sucs acides, et relativement un peu plus riche en nucléines, se digère moins

(1) Les matières albuminoïdes sont fort nombreuses, et il est essentiel de savoir que 1 gramme de telle matière n'équivaut nullement, à notre point de vue, à 1 gramme de telle autre.

bien que celle du bœuf de bonne qualité. J'ai, pour ma part, connu un malade à qui le veau causait de l'hyperchlorhydrie. Il faut, en somme, tenir compte de la susceptibilité particulière de chaque estomac, de sorte qu'on n'est pas fondé à proscrire systématiquement telle ou telle viande.

Celle de cheval possède la valeur alimentaire de la viande de bœuf, si l'animal n'est pas trop vieux, s'il a été bien nourri, et non surmené. Elle a une saveur agréable, mais un léger goût douceâtre, dû à la richesse en glycogène et en sucres. Quant à la viande de porc, elle s'éloigne moins qu'on aurait pu croire de celle du bœuf, au point de vue de sa composition chimique ; mais elle est beaucoup plus grasse, plus compacte et généralement, pour les malades, difficile à digérer. Toutefois, d'après le Pr A. Gautier, elle serait de toutes les viandes la mieux supportée par les brightiques. Si ce fait était confirmé, il ne serait pas sans importance.

La chair de chevreuil et, en général, de tout gibier, est plus pauvre en graisse que celle des animaux domestiques, mais plus riche en matières extractives, où domine la créatine.

La volaille de basse-cour contient les mêmes éléments nutritifs que la viande de boucherie, mais la proportion d'eau y est moindre. C'est une excellente viande de malades.

La chair de poisson renferme de 16 à 18 p. 100 de matières albuminoïdes, c'est-à-dire un peu moins que la viande de boucherie. Mais, quand elle est bien fraîche, elle constitue un aliment excellent. Elle est aussi bien utilisée que la viande des mammifères. Le saumon et l'anguille renferment une forte proportion de graisse (jusqu'à 25 p. 100).

D'une manière générale, le poisson de mer passe pour ne pas convenir aux brightiques.

État dans lequel les viandes sont consommées. — La viande crue se digère, dit-on, plus vite que la viande cuite, même rôtie (1). Elle a moins de saveur que cette dernière et n'est acceptée qu'avec répugnance par quelques personnes. De plus, elle inspire une certaine défiance, en raison des germes et parasites qu'elle peut contenir. Cependant le mouton paraît, à cet égard, inoffensif.

La viande *fumée* a perdu une partie de son eau. Sa digestibilité n'est pas diminuée.

La viande salée ne renferme plus, en moyenne, que 50 p. 100 d'eau

____

(1) En soumettant 1 kilogramme de viande fraîche à l'action d'une presse, on obtient environ 400 grammes de suc rougeâtre, dont certains sujets peuvent consommer presque 1 litre par jour. Cette dernière quantité renferme 69 grammes d'extrait sec, dont 10 grammes d'albumine, plus de 47 grammes de matières extractives et environ 9 grammes de sels.

Médications générales. 33

(au lieu de 72). Bien qu'elle ait conservé la presque totalité des principes nutritifs de la viande fraîche, elle ne convient pas en général aux malades.

La viande rôtie est plus savoureuse que la viande crue ; mais elle ne possède plus les ferments qui contribuent à la digestibilité de la première, et il importe de savoir que les parties centrales (saignantes) peuvent conserver des germes et des parasites. Dans la viande rôtie, l'eau a diminué d'un cinquième.

Après quelques heures de séjour dans l'eau bouillante, la viande a perdu près de la moitié de son poids, 8 p. 100 de son albumine (1), la plus grande partie de ses matières extractives, de ses lécithines, de son glycogène, etc., une certaine quantité de graisse et de l'eau.

Un kilogramme de viande, sans os, donne $2^l,5$ de bouillon, dont voici la composition, par litre :

	Grammes.
Matières albuminoïdes...........................	7,5
— extractives.............................	1,5
— diverses...............................	5,0
— inosite...............................	1,5
Sels (surtout de potassium).......................	3,0
	18,5

Indépendamment de sa valeur plastique, le bouillon agit surtout comme aliment nervin. Son usage doit être restreint chez les arthritiques et chez les sujets atteints d'une insuffisance rénale. Le consommé, plus riche en matières extractives, est encore moins innocent chez ces malades.

Autres aliments riches en albuminoïdes. — Un œuf de poule, pesant environ 55 grammes (soit 36 grammes pour le blanc et 19 pour le jaune), renferme 12 à 13 grammes de matières assimilables, à savoir 6 grammes de matières azotées (albumine et nucléo-albumine) et plus de 6 grammes de graisse et lipoïdes.

Les œufs de poisson sont un peu plus riches en matières albuminoïdes (mais moins riches en graisse et lipoïdes). Les laitances sont plus riches que les œufs en matières azotées et particulièrement en nucléo-albumine, source de corps puriques. Au contraire, les albuminoïdes du lait, bien que riches en phosphore, ne donnent pas de corps puriques. Ces substances constituent donc une matière plastique des plus précieuse non seulement pour l'alimentation, mais pour la reconstitution d'une certaine catégorie de malades (2). Il en est

---

(1) Le bouillon n'en renferme que 5 p. 100, parce que 3 p. 100 sont restés dans l'écume.

(2) L'eucasine, le plasmon, le sanatogène, etc., préparations industrielles qui tendent à entrer dans la pratique, malgré leur prix assez élevé, sont constituées surtout par de la caséine. Quelques-unes de ces préparations renferment jusqu'à 80 p. 100 de matière albuminoïde.

de même des albumines végétales, le gluten, l'aleurone, la légumine contenue dans les céréales et les légumineuses.

A l'état sec, celles-ci renferment plus d'albumine que 100 grammes de viande fraîche, et, comme elles ne produisent pas de purine, on ne voit pas, théoriquement, pourquoi certains auteurs les interdisent aux goutteux. Si ces derniers supportent mal les purées de légumineuses, ce n'est sans doute pas en raison de l'albumine qu'elles renferment, mais plutôt à cause de leur trop grande valeur nutritive sous un petit volume, ce qui fait qu'ils en consomment trop.

II. — Aliments gras.

Les uns sont presque exclusivement gras, par exemple le saindoux, qui contient 99 p. 100 de graisse, le beurre et l'huile, qui en renferment plus de 85 p. 100. D'autres renferment aussi une forte proportion d'albumine, par exemple les amandes (18 p. 100 d'albumine contre 55 p. 100 de graisse), le jaune d'œuf (16 p. 100 d'albumine contre 31 de graisse). Le lait de vache renferme presque autant d'albumine que de beurre. Cela dépend d'ailleurs de l'alimentation de l'animal. Le lait de chèvre et surtout de brebis est plus riche en graisse; le lait d'ânesse, au contraire, en renferme moins de 30 p. 100.

Le lait pur, intégral, provenant de bêtes rigoureusement saines, et consommé aussitôt après la traite, présente, surtout au point de vue de la digestibilité, une valeur supérieure à celle des laits soumis à la stérilisation (1).

La pasteurisation ne détruit qu'une partie des germes, heureusement les plus nocifs ; et comme elle ne modifie pas beaucoup les qualités du lait normal, elle est bien préférable à la stérilisation.

Le lait concentré, non sucré, et le lait en poudre, ayant été soumis à la stérilisation, subissent, alors même qu'ils ont été préparés avec les meilleurs méthodes, certaines modifications. Une d'elles est parfois appréciable par le fait que les globules gras ne peuvent être remis en émulsion par l'addition d'eau et remontent en gouttelettes huileuses à la surface du liquide.

Le kéfir a autant de graisse (et autant d'albumine) que le lait avec lequel il est fabriqué, et dont il ne diffère que par la transformation d'une partie du sucre en acide lactique et en alcool.

Le yoghourt est une préparation de lait caillé, acidulé.

Fromages. — Beaucoup de fromages sont, comme le lait, plus riches en graisses qu'en matières albuminoïdes, et ils ont l'avantage

---

(1) La lécithine diminue de 12 p. 100 dans le lait chauffé à 95°, et de 30 p. 100 dans le lait soumis à la température de 105-110°. Cette décomposition de la lécithine explique en partie le défaut de digestibilité du lait stérilisé.

de fournir, sous un petit volume, une grosse somme de calories
plus de 400 calories pour 100 grammes de substance), tandis que le
(même poids de lait n'en donne pas beaucoup plus de 60.

Chocolat. — Les bonnes marques de chocolat contiennent 20 à
25 grammes de graisse, 4 à 5 grammes d'albumine, 40 à 55 grammes
de sucre et environ 1ᵍʳ,5 de théobromine, qui explique l'action diurétique parfois observée chez les enfants qui mangent trop de chocolat.

**Aliments absolument ou relativement riches en hydrates
de carbone (céréales, graines, tubercules, légumes herbacés et fruits).** — Les céréales et graines renferment de 7 à
16 p. 100 d'albumine, une petite quantité de graisse et au moins
70 p. 100 de matières amylacées. Ces dernières sont donc de beaucoup prédominantes. La proportion d'amidon est encore plus forte
dans les tubercules, notamment dans les pommes de terre. Ainsi, tandis
que les haricots, pour 100 d'amidon, renferment 40 d'albumine, la
pomme de terre n'en possède guère que 8. Certaines farines d'avoine,
récemment préconisées dans l'alimentation des diabétiques, sont
moins riches en amidon que la farine de blé (mais plus riches en
graisse). Il existe, suivant les provenances, de grosses différences.
Le tapioca et l'arrow-root ne renferment guère que de l'amidon.

Les légumes herbacés, sont très riches en eau. Ils renferment 2 à
4 p. 100 d'albumine et, en général, le double d'amidon. Les fruits,
le plus souvent, renferment moins de 1 p. 100 d'albumine et une
proportion variable de sucres divers et de matières peptiques.

Les hydrates de carbone et les graisses se suppléent en grande
partie. Ils suppléent même, en partie, l'albumine, mais ne peuvent
la remplacer tout à fait : une consommation quotidienne *minima*
d'une quarantaine de grammes d'albumine est indispensable. Si
cette quantité n'est pas apportée par l'alimentation, elle est empruntée
aux tissus.

Une partie (relativement minime) des aliments sert à la rénovation
des tissus. Le reste est détruit après une série d'hydratations et
d'oxydations.

Quant à l'alcool, on admettait, il y a quelques années, à la suite
des travaux de Ludger-Lallemand et Duroy, et de ceux de Maurice
Perrin, qu'il était presque entièrement éliminé en nature et que, en
conséquence, il n'agissait que comme stimulant. Mais des recherches
plus récentes, notamment celles d'Atwater et Benedict, ont montré
que cette opinion n'était pas fondée, du moins *pour les doses faibles*.
Ainsi quelques-unes des expériences publiées par ces physiologistes
semblent prouver que 1 gramme par kilogramme d'alcool (à l'état
de dilution) pourrait remplacer une dose isodyname de sucre ou

d'amidon (1). Mais on n'est pas, d'ores et déjà, fondé à tenir cette conclusion pour définitive. Ajoutons que ces expériences de Benedict et Atwater ont été faites sur des hommes sains, habitués à l'usage de l'alcool. On ignore si elles donneraient les mèmes résultats dans d'autres conditions.

Valeur dynamogénique des aliments. — On lit dans beaucoup d'ouvrages que 1 gramme d'hydrates de carbone ou d'albumine procure à l'économie 4 calories environ et que 1 gramme de graisse en donne 9. Ces valeurs sont exagérées. Elles ne tiennent pas compte du fait que l'absorption intestinale est incomplète, et elles majorent la quantité réelle de chaleur fournie. D'après le Pr Gautier, il faut seulement compter :

Calories.

Pour 1 gramme d'albumine	3,7
— d'hydrates de carbone	3,9
— de graisse	8,7

Les chiffres précédents résultant des expériences très précises d'Atwater peuvent être considérés comme exacts. Il est certain que 1 gramme d'albumine, d'amidon et de graisse produisent respectivement dans l'économie 3^c,7, 3^c,9 et 8^c,7, et cependant, pour des motifs qu'il serait trop long d'exposer ici, on ne peut admettre que 3^c,9 produites par 1 gramme d'albumine soient réellement isodynames à 3^c,7 produites par l'amidon, car l'utilisation des albuminoïdes entraîne un déchet beaucoup plus considérable que celle des autres substances. Ce déchet serait de plus de 30 p. 100 pour les albuminoïdes et de 13 p. 100 seulement pour les graisses. Il paraît bien moindre pour les sucres (2). Au point de vue purement fonctionnel, les hydrates de carbone semblent donc, théoriquement, l'aliment idéal ; mais, au point de vue de la reconstitution des tissus, l'albumine est le véritable aliment, à la condition toutefois qu'une proportion suffisante de glycose lui sera adjointe ; et d'ailleurs, d'après Chauveau et Rubner, l'albumine qui ne sert pas à la reconstitution des tissus, avant d'être utilisée par la cellule vivante, fournit, par dédoublement, la glycose directement utilisable (3).

(1) On verra plus loin que la valeur dynamogénique du sucre et de l'amidon est 3,9. Celle de l'alcool est 7.

(2) Voy. Weiss, *Bull. de l'Acad. de méd.*, 1909, p. 235. — Les expériences de Rübner témoignent dans le mème sens. En effet, chez un chien soustrait à la régulation thermique, la température ambiante étant maintenue à 33°, si la ration d'hydrates de carbone était de 100 calories, celles des graisses et des albuminoïdes devaient ètre respectivement de 112 et 140 calories pour maintenir l'équilibre.

(3) Une partie du glycose fourni par l'albumine est décelable dans le sang, où elle constitue le sucre *virtuel* fortement combiné (Lépine et Boulud), que l'on n'obtient que par l'hydrolysation de la matière albuminoïde du sang.

Ce qui précède montre avec quelle réserve il faut parler d'isodynamie (1) et combien sont artificielles les évaluations en calories que les livres reproduisent avec tant de complaisance. J'y attache, pour ma part, une très minime importance et ne les considère que comme grossièrement approximatives. Ces réserves faites, voici les chiffres relatifs à quelques aliments usuels. Pour les autres, on consultera les tables des ouvrages spéciaux, notamment celles de Balland (2).

100 grammes d'aliments non cuits renferment :

	Albumine.	Graisse.	Sucre.	Valeur nutritive estimée en calories.
Viande de boucherie.....	22	5	2	132
Jambon fumé............	25	36	»	405
Poulet..................	20	2	»	92
Oie grasse..............	16	46	»	459
Perdrix.................	25	1,4	»	105
Alose..................	18	9	»	146
Carpe	15	4,7	»	96
Saumon	21	12,7	»	188
Anguille...............	12	28		287
Foie de veau...........	17	2	0,5	65
Omelette...............	10	21	3	220
Pain...................	7	»	60	256
Riz....	6	1	75	324
Farine d'avoine.........	4	12	77	420
Haricots secs...........	19	1	60	304
Lentilles...............	23	1	60	328
Pommes de terre........	1,5	»	20	82
Épinards	4	»	5	32
Beurre.................	0,5	84,5		738
Fromage de Gruyère.....	36	26	1	360
Brie et camembert.......	19	25,8	»	294
Parmesan..............	41	19,2	»	316
Huîtres................	8,7	1,4	»	40
Champignons secs.......	25	2,7	6	98
Amandes...............	24	53	8	580
Chocolat...............	8	25	50	440
Un œuf................	6	7		80
Un litre de lait.........	35	40	35	630
Un litre de vin.........	»	»	»	près de 600

Avec les données précédentes, il est facile de régler les différents régimes nécessaires aux diverses indications.

(1) Voy. encore LAPICQUE, *Revue scientifique*, 12 juin 1909, p. 740.

(2) BALLAND, Les aliments, Paris, 1907. — Les chiffres que je donne sont des moyennes de chiffres empruntés aux meilleures sources. J'ai calculé les calories en me servant des coefficients d'Atwater corrigés. On remarquera qu'ils sont en général moindres que ceux des auteurs. Ainsi, j'admets pour 100 grammes de viande 132 calories, tandis que quelques auteurs leur attribuent le pouvoir d'en fournir 230 (!).

Admettons que le régime ordinaire d'un adulte soit le suivant :

90 grammes d'albumine donnant..............	330 calories (1).
80 — de graisse......................	528 —
400 — d'hydrates de carbone..........	1 562 —
Total.................	2 420 calories.

Cela fait, pour un homme de 65 kilogramme, près de 9 grammes de substance sèche par kilogramme (2) et 37 calories.

Ce régime, bon pour un adulte bien portant, ne conviendra ni pour la plupart des malades ni pour les convalescents.

III. — Régime reconstituant.

Supposons, par exemple, un convalescent de 50 kilogrammes, émacié, mais dont les fonctions digestives sont satisfaisantes. La ration précédente serait pour lui, à plusieurs égards, surabondante, puisqu'elle lui fournirait près de 48 calories par kilogramme, et, en même temps, mal adaptée à ses besoins ; car, pour reconstituer la substance des muscles, il faut que la proportion des albuminoïdes soit augmentée dans son alimentation aux dépens des hydrates de carbone. Il conviendra donc de lui prescrire, de préférence, un régime dans le genre du régime suivant :

	Albumine.	Graisse.	Sucre.
300 grammes viande et poisson....	64	20	6
Deux œufs......................	12	14	»
1 litre de lait..................	35	40	35
50 grammes de riz...............	3	»	38
20 grammes de chocolat..........	2	5	12
Pain, farines, biscuits et sucre......	16	»	200
	132	79	291

Si les 122 grammes de l'albumine ingérée étaient intégralement brûlés, ils donneraient 459 calories ; mais on peut admettre qu'une partie de l'albumine (supposons, pour fixer les idées, 22 grammes, correspondant à 100 grammes de muscle) sera retenue par les tissus. On peut de même supposer que, chez ce sujet émacié, toute la graisse ingérée ne sera pas brûlée et qu'une partie sera retenue dans l'organisme. Les 79 grammes de graisse fourniront donc à peine 600 calories. En somme, on peut estimer que l'économie avec le régime ci-dessous ne pourra guère disposer que d'environ 37 calories par

(1) En négligeant l'albumine non brûlée, utilisée par les tissus.
(2) Un enfant de huit à dix ans a besoin de 15 grammes environ de substance sèche par kilogramme.

kilogramme ; et cependant ce régime est beaucoup plus reconstituant que le précédent ; car un sujet émacié profitera mieux de 300 grammes de viande que de 150 grammes de pain, bien que 150 grammes de pain et 300 grammes de viande donnent théoriquement le même nombre de calories.

Dans certains cas, il conviendra de prescrire au convalescent ou au débilité un régime beaucoup plus reconstituant que le précédent. Cela n'offre aucune difficulté :

	Albumine.	Graisse.	Sucre.
300 grammes viande et poisson....	64	20	6
1 litre de lait.....................	35	40	35
Fromage à la crème..............	8	9	1
Quatre œufs.....................	24	28	»
50 grammes de beurre...........	1	40	1
30 grammes de chocolat..........	3	7	18
Pain, biscottes, farines, pâtes, entremets sucrés, etc.............	»	»	»
	15	6	329
	150	150	390

Alors même que 30 grammes d'albumine et 50 grammes de graisse seraient retenus dans l'économie, ce régime fournirait à un homme de 50 kilogrammes plus de 50 calories par kilogramme (1).

L'addition à ce régime d'une petite quantité d'alcool sous forme de vin ou de liqueur augmenterait le nombre des calories et aiderait peut-être à la digestion, surtout des matières grasses.

Les exemples ci-dessus pourraient être multipliés, mais ils suffisent pour donner un aperçu des modifications quantitatives qu'on peut apporter au régime ordinaire. Pour qu'un régime surabondant soit bien supporté, il importe de tenir compte des goûts du sujet, de ses habitudes et de ses aptitudes digestives. On ne négligera pas un emploi raisonnable des condiments propres à exciter l'appétit et l'énergie digestive.

Modifications qualitatives. — Nous venons de voir qu'un régime peut être reconstituant alors même qu'il ne fournit à l'économie qu'une trentaine de calories par kilogramme. Même en lui en fournissant moins, il peut encore reconstituer réellement un organisme débilité. Ainsi l'on voit parfois une diète stricte, avec 2 litres de lait seulement (soit 1 260 calories) remonter un dysentérique. S'il pèse 50 kilogrammes, ce régime lui apporte à peine 25 calories par kilogramme. Un régime valant théoriquement plus que 2 litres

(1) Je répète encore que ces évaluations en calories sont très grossières. Elles ont seulement l'avantage de donner brièvement une idée *approximative* de la valeur nutritive des aliments.

de lait, mais moins utilisable par l'intestin, le reconstituerait moins (1).

Les travaux modernes ont montré que les différentes albumines renferment toutes des amines acides et en proportion très différente. Ces amines sont essentielles à la constitution de l'albumine. Suivant la nature des amines apportées par l'alimentation et suivant les besoins des cellules, il y aura un excès de telles ou telles amines, qui devront être brûlées, tandis que celles qui sont nécessaires seront assimilées.

« Supposons, dit Maillard (2), qu'un homme dont les globules rouges sont en instance de régénération n'ait à sa disposition que la gliadine du pain. Étant donné que la globine des hématies exige pour sa constitution au moins 11 p. 100 d'histidine, et que la gliadine n'en contient que 1,7 p. 100, il faudra, pour former 100 grammes de globine, la quantité énorme de 647 grammes de gliadine. En revanche, la gliadine contenant 31,5 p. 100 d'acide glutamique, alors qu'il n'en faut que 1,73 pour les 100 grammes de globine, il y aura de reste 203,8 de cet acide... »

Ces 203 grammes d'acide glutamique ne seront pas, en réalité, *perdus*, parce que l'organisme trouvera moyen de les utiliser en partie, la globine n'étant pas la seule albumine à reconstituer ; mais cet exemple montre bien que, *théoriquement*, il y a certainement avantage, dans un cas donné, à ingérer telle ou telle albumine. En fait, des expériences précises, par exemple celle de Michaud, ont prouvé que le chien utilise mieux les albumines du chien que les autres albumines. Busquet a fait des recherches analogues chez la grenouille (3). Cette notion est assurément fort intéressante ; mais on ne voit pas, pour le moment, comment elle peut être utilisée pour l'homme.

Importance des substances minérales. — Sur l'utilité des sels minéraux dans un régime reconstituant, nos connaissances sont aussi fort rudimentaires. Nous en avons une idée par les expériences des agronomes et par l'expérience célèbre de Raulin. Pour l'animal, des recherches extrêmement nombreuses, dont il est inutile de donner

(1) D'après le Pr Treille (de Marseille), on se trouverait bien, dans certaines maladies de l'intestin avec constipation, de l'emploi d'une gelée faite avec le *Fucus crispus*. Cette algue est pauvre en principes reconstituants, mais fournit une gélose précieuse pour l'alimentation de malades qui ne se trouvent pas bien du lait pur et ne digèrent ni les pâtes ni les farines. On donne trois fois par jour 200 grammes de gelée sucrée et aromatisée.

(2) MAILLART, *Revue scientifique*, 1910, t. I, p. 259.

(3) *Journal de physiologie et de pathologie générale*, 1909. — Voy. aussi BILLARD, *Soc. de biol.*, 25 juin 1910. — WILLCOCK et GOWLAND (*Jahresbericht* de MALY, 1907, p. 622). Ces expérimentateurs ont vu que des souris nourries exclusivement de gluten meurent au quatorzième jour. L'addition de tyrosine est sans influence ; mais le tryptophane prolonge leur survie du double, et les animaux restent vifs. Ainsi le tryptophane est la source d'une substance importante pour la nutrition.

ici la bibliographie, mais parmi lesquelles il faut surtout citer celles de Bunge, de Jacques Lœb, d'Herbst, d'Overton, etc., nous ont apporté quelques données sur le rôle de divers éléments (chlore, sodium, potassium, calcium, etc.). De sorte qu'on ne peut douter de l'importance du rôle joué par les éléments minéraux dans la nutrition. Certains auteurs vont même jusqu'à dire que l'utilisation de l'azote est sous leur dépendance exclusive. Mais cette opinion me semble fort exagérée, et la réciproque renferme peut-être une plus forte part de vérité. D'après Biernacki, le métabolisme du chlore, de la potasse, de la soude et de la chaux dépend en grande partie de celui des autres aliments. Le beurre et le sucre en excès en amènent la rétention, ce qui n'est d'ailleurs pas extraordinaire, si l'on se rappelle que ces substances modèrent la désassimilation de l'albumine. D'autre part, l'alimentation avec une quantité exagérée d'albumine amène la déminéralisation (probablement par entraînement), tandis qu'une alimentation abondante, sans prédominance des albumines, est favorable à la calcification.

La digestion intestinale est aussi de grande importance (1). La chaux est mal assimilée, s'il existe un catarrhe de l'intestin, etc.

Les conditions de la minéralisation sont donc fort complexes, et il ne suffit pas de faire ingérer en excès tel ou tel principe minéral pour qu'il soit assimilé. Ces réserves faites, je ne conteste pas qu'il puisse être utile d'augmenter, dans certains cas, tel ou tel principe, par exemple la chaux, l'acide phosphorique ou le fer. Pour l'acide phosphorique, on trouvera dans un petit livre de Balland (2) une table indiquant la teneur en acide phosphorique de la plupart de nos aliments. Quant au fer, voici des chiffres que je considère comme assez exacts :

Fer en milligrammes dans 100 parties de substance sèche.

Sang de porc	226
Épinards	33
Asperges	20
Viande de bœuf	17
Lentilles	8,3
Haricots blancs	7,4
Chair de poisson	7
Pommes de terre	6,6
Œuf de poule	5,7
Pain blanc	4,8
Viande de veau	3

Le lait de vache, si riche en chaux, est très pauvre en fer.

(1) Voy. Hubbert Higgins, *Lancet*, 19 fév. 1910.
(2) Balland, Comment choisir ses aliments, Paris, 1909.

IV. — Cures de réduction.

Nous venons de voir que les régimes reconstituants sont divers. Plus variés encore sont les régimes auxquels on a recours dans les cures de réduction (en comprenant dans ces cures les régimes où la restriction est *qualitative*, c'est-à-dire porte sur certains aliments, par exemple celui du diabétique et du goutteux.

Cure de réduction chez l'obèse. — S'il n'y a pas de complication, la tâche est assez simple : il suffit d'établir une ration insuffisante, et cependant acceptable. Selon nous, il convient de procéder avec douceur, les cures brusques pouvant présenter de sérieux inconvénients, au moins chez certains sujets.

Sur quels éléments faut-il surtout faire porter la réduction? Sur les albuminoïdes, sur les graisses ou sur les hydrates de carbone? Cela dépend du régime antérieurement suivi. La première chose à faire est de corriger ce qu'il avait de vicieux et de le ramener à un régime qualitativement normal, mais quantativement insuffisant. S'il n'y a pas abus manifeste, et en l'absence d'indication spéciale, on restreindra surtout les graisses et aussi les hydrates de carbone ; car, ainsi qu'on sait, le sucre passe facilement à l'état de graisse. Les légumes verts et les fruits sont utiles, en raison de leur volume, qui empêche la sensation de vacuité de l'estomac, si pénible à ceux qui ont contracté l'habitude d'ingérer une quantité considérable d'aliments.

L'alcool, et même le vin, seront interdits à l'obèse.

Cura famis. — Il y a un peu plus d'un demi-siècle, un régime de restriction très rigoureux a été préconisé dans le traitement du cancer : c'était un régime végétarien *très insuffisant*. Vu son inefficacité et ses inconvénients, on y a promptement renoncé.

La cure de Valsalva, très employée autrefois dans le traitement des anévrysmes de l'aorte, est une variété de la *cura famis*, mais avec cette particularité que la restriction des liquides s'ajoute à la restriction des solides.

Restriction des liquides seuls. — Sans diminuer notablement les aliments solides, on peut restreindre beaucoup l'ingestion des liquides ; ce qui n'est pas sans utilité chez certains sujets, notamment chez des cardiaques avec dilatation du cœur. Le régime sec a été aussi recommandé dans certaines affections du tube digestif et aussi chez les obèses ; mais, bien que cette pratique ait été, dans certains cas, utile, elle ne saurait être recommandée d'une manière générale, car elle a amené parfois de graves accidents dus au défaut de dépuration de l'organisme.

V. — Régimes de restriction qualitative.

Avec les régimes dont il va être traité maintenant, on ne se propose pas de diminuer le poids du corps, mais de restreindre l'ingestion d'une espèce particulière d'aliments.

Régime apurique. — Il y a, par exemple, un intérêt considérable pour un goutteux à supprimer autant que possible la source de l'acide urique exogène. En conséquence, il devra s'abstenir des viscères et organes (particulièrement du riz et du foie de veau). Il ne devra manger de la viande et du poisson qu'en faible quantité (1). Mieux vaudrait même, en théorie, qu'il s'en abstînt tout à fait, mais, en pratique, cela est généralement irréalisable. Beaucoup de goutteux deviennent cachectiques si on les prive totalement de viande, parce que, en raison d'une longue habitude, elle est devenue pour eux un besoin. Il ne faut donc pas être trop sévère, car l'usage modéré d'un certain nombre d'aliments *interdits* (2) est souvent moins nuisible que l'excès d'aliments autorisés par l'usage (3).

Les aliments généralement autorisés sont presque tous les légumes et presque tous les fruits, le lait, le fromage et même les huîtres.

Pour le café, il semble que, chez quelques goutteux, la triméthylxanthine ne fasse pas d'acide urique, mais, chez la plupart, il n'en est certainement pas ainsi. D'après Besser, la théobromine augmenterait aussi l'acide urique, même chez l'homme sain. En conséquence, théoriquement, le chocolat devrait être défendu aux goutteux. L'alcool l'augmentant, comme on sait, aussi, son emploi est formellement interdit dans le régime apurique, sauf des cas particuliers.

Il sera souvent très utile de contrôler chez un goutteux la nocivité de tel ou tel aliment par le dosage de l'acide urique de l'urine, après l'avoir soumis un temps suffisant à un régime strictement apurique, grâce auquel l'excrétion de ce principe sera réduite à l'acide urique *endogène*.

Régime végétarien. — Tandis qu'avec le régime précédent on se propose simplement d'empêcher la production d'acide urique exogène, le régime végétarien aboutit en réalité à diminuer l'apport des albuminoïdes; car, dans les aliments empruntés au régime végétal, la proportion de l'albumine est assez faible, relativement aux hydrates de carbone, de sorte que, pour ne pas surcharger outre

---

(1) La laitance, les anchois et les sardines sont très riches en bases puriques.

(2) C'est-à-dire riches en purine. Voy. plus haut, p. 515-516.

(3) Notamment l'excès de sucre.

mesure le tube digestif, on ne peut ingérer que peu d'albuminoïdes (1). Il est, de plus, à remarquer qu'à poids égal l'albumine végétale est moins « nourrissante » que l'albumine animale.

Il résulte toutefois d'observations et d'expériences poursuivies pendant un certain temps que des sujets en santé ont pu se contenter d'un régime végétarien assez rigoureux, sauf l'adjonction très large de graisses animales et autres. Ainsi Tissier (2) rapporte que deux adultes, pendant deux ans, n'ont ingéré en vingt-quatre heures que de 42 à 50 grammes d'albumine, 100 à 150 grammes de graisse, et des hydrates de carbone en quantité suffisante pour donner 2 200 calories en moyenne par jour. Avec ce régime, l'urée quotidienne s'élevait à 10 grammes seulement; les matières fécales dégageaient une faible odeur stercorale; l'équilibre azoté était maintenu.

Ainsi un régime végétal où l'albumine n'entre qu'en faible proportion ne paraît pas présenter d'inconvénients *chez certains sujets en santé*. Il peut même être utile à quelques arthritiques et serait efficace pour combattre les putréfactions intestinales. Mais il doit rester un régime très exceptionnel. Quant au régime strictement végétal, il est absurde, au point de vue de la thérapeutique et aussi de l'hygiène. Je n'hésite pas à me prononcer sur ce point, parce que les végétariens soutiennent contre toute raison que ce régime est réellement supérieur au régime mixte! Pour appuyer leur assertion, ils prétendent que, dans certains sports, les végétariens auraient eu l'avantage. Cela n'est pas impossible, mais il faut se garder de généraliser (3). Aussi j'estime que, à un moment où la tuberculose augmente d'une manière inquiétante, les apôtres du régime végétarien mènent une campagne au moins inopportune, et que c'est un singulier paradoxe de soutenir que les Français mangent en général trop de viande (4).

Quant aux raisons d'ordre sentimental en faveur du régime végétarien, on comprend que je ne puisse en faire état ici (5).

(1) Pour en ingérer 100 grammes, il faudrait 1 200 grammes de pain, ou 1 600 grammes de châtaignes, ou plus de 7 kilogrammes de pommes de terre.

(2) Tissier, *Soc. de biol.*, 8 janv. 1910.

(3) « Un partisan déterminé du régime végétarien de Copenhague lança, tout récemment, un défi à tout mangeur de viande pour une course à courir autour de l'île de Zealand.

Tout d'abord, le défi ne fut pas relevé, mais un journal ayant offert un prix de 100 couronnes, un jeune épicier fut choisi par les mangeurs de viande pour défendre leur chance. Pendant les deux premiers jours de la course, les coureurs ne parvinrent pas à se lâcher, mais, vers le milieu du troisième, le mangeur de viande sema son concurrent, qui s'effondra bientôt, vidé. Peu après, il abandonna la course, tandis que son concurrent continuait vaillamment et arrivait, au bout de cinq jours, à Copenhague, faisant *walk-over*.

(4) D'après les statistiques les plus dignes de foi, la quantité totale de viande consommée en France est inférieure d'un quart, *au moins*, à la quantité nécessaire pour assurer à ses habitants la ration normale.

(5) Lamartine s'est déclaré partisan du régime végétarien : « Bien que la nécessité de se conformer aux conditions de la société où l'on vit m'ait fait depuis manger tout ce que le monde

Régime des diabétiques. — Depuis plusieurs années (1), je distingue, au point de vue du traitement, les diabétiques suivant qu'ils sont ou non acétonémiques. Cette dichotomie est dans la nature même des choses. Pour les diabétiques non acétonémiques, l'indication formelle du régime est de restreindre l'apport des sucres et des féculents qui, dans le tube digestif, donneront du glycose. Il ne faut pas proscrire en bloc tous les hydrates de carbone. Beaucoup de légumes et de fruits renferment des sucres partiellement utilisables, au moins pour certains diabétiques. Ainsi le topinambour, riche en inuline, est un légume permis, en quantité modérée. Le Pr Mossé a eu le mérite de montrer que la pomme de terre, bien qu'elle donne beaucoup de glycose, est moins nuisible que son équivalent de pain, de sorte que, en général, 300 grammes de pommes de terre augmentent moins la glycosurie d'un diabétique que 100 grammes seulement de pain. Quant à la farine d'avoine, d'après von Noorden, elle serait tolérée mieux encore que la pomme de terre par les diabétiques. Mais il faut remarquer que, dans la cure telle qu'on la fait en Allemagne, la quantité de farine ingérée est, en réalité, assez faible. En effet, d'après la publication de l'ancien assistant de von Noorden, à Francfort, le Dr Lampe, on y ajoute beaucoup d'albumine et surtout de graisse (2). La dénomination de cure par la farine d'avoine est donc inexacte.

Les graisses, si elles sont dien digérées, peuvent suppléer pour une bonne partie les hydrates de carbone. Elles constituent donc pour le diabétique une ressource précieuse (3).

Quant aux albuminoïdes, il faut éviter qu'ils soient en excès dans leur régime, car ils augmenteraient la glycosurie. L'usage de boissons alcooliques, et surtout du vin, en quantité modérée, est utile, l'alcool paraissant suppléer, dans une certaine mesure, au défaut de glycose (4).

mange, j'ai conservé une répugnance raisonnée pour la chair cuite, et il m'a toujours été difficile de ne pas voir dans l'état de boucher quelque chose de l'état de bourreau.

« Je ne vécus donc, jusqu'à douze ans, que de pain, de laitage, de légumes et de fruits. Ma santé n'en fut pas moins forte, mon développement moins rapide, et peut-être est-ce à ce régime que je dus cette pureté de traits, cette sensibilité exquise d'impressions et cette douceur sereine d'humeur et de caractère que je conservai jusqu'à cette époque. »

Remarquons seulement qu'il faisait usage de laitage. Son régime n'était donc pas purement végétarien.

Voy. sur le régime végétarien : STAHELEN, *Zeitschrift für Biol.*, Bd. XLIX, p. 199. — CASPARI, *Berliner phys. Gesellschaft*, 1904, 26 fév. — CAY, *Deutsche med. Wochenschr.*, 1909, p. 415.

(1) LÉPINE, Le diabète non compliqué et son traitement, Paris, 1905.

(2) LAMPE, *Zeitschrift für diæt. und physik. Therapie*, juillet 1909.

(3) LÉPINE, Le diabète sucré, p. 675.

(4) Les dernières expériences d'Atwater, communiquées à l'Académie de médecine par Weiss, montrent que cette suppléance est loin d'être complète.

Régime des diabétiques acétonémiques. — Tandis que, chez les diabétiques ordinaires (non obèses), les graisses doivent entrer pour une part considérable dans l'alimentation, si elles sont bien digérées, elles ne peuvent être autorisées chez l'acétonémique que si elles n'augmentent pas l'acétonémie. Leur emploi doit donc être contrôlé par le dosage des corps acétoniques excrétés. C'est également l'expérience qui fixera la quantité d'hydrates de carbone que devra absorber le malade. Théoriquement, il en faut une certaine quantité, puisque l'abstinence absolue des hydrates de carbone provoque l'acétonémie ; mais on ne peut autoriser que la quantité qui est tolérée. Autrement ils aggraveraient l'état du malade en augmentant l'insuffisance glycolytique.

L'alcool, à dose modérée, est recommandé ; l'expérience semble montrer qu'il est utile ; mais il ne faut pas en abuser : un de mes malades, acétonémiques depuis plusieurs semaines, et dont l'état paraissait devoir rester stationnaire, comme il arrive assez souvent, est tombé dans le coma le lendemain d'un excès alcoolique. En tout cas, la concomitance de certains états morbides, par exemple une maladie du foie, contre-indique l'emploi de l'alcool, ou du moins ne le permet qu'avec les plus grandes réserves.

Régime achloré. — Ce régime, dont l'introduction dans la thérapeutique est due aux beaux travaux de Widal, Achard et de leurs élèves, est surtout indiqué dans les maladies avec hydropisie ; mais il l'est aussi dans quelques autres états morbides (1). Il est assez facile à réaliser : le lait de vache renferme peu de chlorures, quand l'animal ne reçoit pas artificiellement du sel. Cependant 2 litres de lait apportant à l'économie au moins 3 grammes de chlorure de sodium, on voit qu'une cure lactée abondante n'est pas rigoureusement une cure achlorée. Mais une ration normale de viande, des œufs, du pain sans sel, du riz au lait, des plats sucrés, ne renferment presque pas de chlorure de sodium et constituent une alimentation très acceptable. Il est donc aisé de n'introduire dans l'économie que 2 grammes environ de chlorure de sodium par jour.

Régime anti-acide. — Il est parfois indiqué d'instituer un régime où les principes acides ne dominent pas. On sait qu'ils sont abondants dans le jaune d'œuf, par exemple.

Le tableau suivant donne, pour 1 000 parties d'aliments frais, la quantité en grammes des principes alcalins et acides qu'ils contiennent. On remarquera la pauvreté relative en bases des aliments

(1) On sait que Ch. Richet l'avait depuis longtemps préconisé dans le traitement de l'épilepsie pour accroître l'efficacité des bromures.

animaux et la richesse des légumes secs en acide phosphorique, avec excès des bases alcalines :

	VIANDE DE BOUCHERIE.	CERVELLE.	CHAIR DE BROCHET.	LAIT DE VACHE.	HARICOTS SECS.
Potasse..................	3,5	1,15	1,46	2,39	13,2
Soude...................	0,55	1,00	1,24	1,50	2,80
Chaux..................	0,51	0,03	0,45	2,16	1,97
Magnésie...............	0,40	0,41	0,23	0,28	2,11
Acide phosphorique......	4,20	1,13	2,32	2,65	11,50
— sulfurique.........	2,20	0,14	0,15	—	1,60
Chlore.................	0,60	0,40	0,30	2,28	0,80

VI. — Régime lacté.

Le régime consistant dans l'emploi du lait seul est un régime tout à fait à part, reconstituant ou de restriction, suivant les cas.

Le lait est l'aliment exclusif de l'enfant, au moment où il se développe le plus. C'est dire qu'il est, essentiellement, apte à constituer les tissus. En effet, les albuminoïdes y existent en proportion beaucoup plus considérable, par rapport aux hydrates de carbone, que dans le régime normal de l'adulte. De plus, ils sont très assimilables et ne donnent naissance qu'à très peu de purine. Quant aux graisses, elles se trouvent aussi en très forte proportion, par rapport aux hydrates de carbone et à l'état d'émulsion parfaite. Enfin le lait renferme une quantité notable de lécithine.

Ajoutons qu'avec le régime lacté le nombre des bactéries de l'intestin est, dit-on, au minimum.

En fait, dans beaucoup de cas, non seulement dans certaines affections du tube digestif, mais dans quelques maladies de la nutrition, le régime lacté rend les plus grands services.

Mais, d'autre part, il est incontestable que la plupart des adultes sont déshabitués du lait et ne le prennent qu'avec répugnance. Beaucoup de personnes lui reprochent de n'être pas un aliment stimulant; d'autres éprouvent des flatulences et même de la diarrhée, bref ne le digèrent que fort mal.

Dans ce cas, s'il y a indication d'une cure de lait, en raison de l'état des voies digestives, il faudra essayer les potages au lait, c'est-à-dire le lait additionné de féculents. De cette manière, on remédiera au défaut d'hydrates de carbone.

Tel est le régime suivant :

	Alb.	Graisses.	Sucre.
3 litres de lait................	105	120	105
Pain et pâtes................	15		250
	120	120	355

L'albumine donne 444 calories, la graisse 1384, les hydrates de carbone 1044; en somme, près de 2900 calories. C'est, en réalité, un régime normal, avec les avantages de l'alimentation lactée.

Pour avoir un régime très reconstituant, il suffit de donner 4 litres de lait. Le plus souvent, cette quantité sera même surabondante.

On a proposé, comme cure de réduction, notamment dans l'obésité, l'usage du lait. Je ne saurais recommander cette pratique; car un obèse doué d'un sérieux appétit dépassera certainement la ration de réduction (1). Une ressource en pareil cas serait le lait écrémé, qui, au lieu de 35 grammes de beurre par litre, n'en renferme guère que 6 grammes. Un litre de lait écrémé donne, en conséquence, 250 calories en moins que la même quantité de bon lait. Pour 4 litres, c'est une diminution de 1000 calories.

Une variante est la cure de petit-lait, qui est bien une cure d'inanition. Mais peu d'obèses consentiraient à s'y soumettre.

VII. — Cure de fruits, de raisins, de pommes de terre.

Dans le même ordre d'idées, d'autres cures exclusives ont été proposées (2) : la cure de raisins consiste à ingurgiter jusqu'à 4 kilogrammes de raisins par jour, ce qui ne fait guère que 1200 calories. On recommande de plonger les grappes dans l'eau bouillante, puis dans l'eau froide, et d'éviter d'ingérer les peaux et les pépins. On peut aussi prescrire du jus de raisin stérilisé, ce qui permet de faire la cure en toute saison. Cette cure a parfois été utile chez des obèses goutteux, avec pléthore abdominale.

La cure de citrons a joui aussi d'une certaine vogue dane le cas de rhumatisme chronique.

(1) La cure de Karell, qui a joui autrefois d'une certaine vogue, durait neuf jours, pendant lesquels l'alimentation quotidienne consistait en 300 grammes de lait. Elle agissait en grande partie par la privation simultanée de solides et de liquides.

(2) Je me borne à quelques mots sur la cure de raisins, dont une étude importante a été faite par Moreigne (*Archives de méd. expér.*, 1902). La question des cures de fruits dans son ensemble vient d'être parfaitement traitée par Linossier (*Rapport au IIIe Congrès de physiothérapie*, 1910).

La cure de pommes de terre, — qui est essentiellement une cure de réduction, puisque le patient n'ingurgite que des pommes de terre, — a été proposée dans le traitement de l'obésité (1).

En somme, le régime est d'importance capitale, non seulement dans beaucoup de troubles de la nutrition, mais dans les maladies constitutionnelles telles que l'obésité, le diabète, etc. Sans un régime convenable, aucune amélioration sérieuse n'est possible dans ces maladies. Mais le médecin doit faire plier la théorie devant les cas particuliers : j'ai parlé précédemment de goutteux devenus cachectiques par l'abstinence de la viande. On en a cité qui, après une attaque, ne se sont pas privés de riz de veau, ou d'autres aliments de ce genre et n'en ont pas éprouvé grand dommage. On rencontre dans la pratique des exceptions qui paraissent tout d'abord bizarres et qui s'expliquent quand on pénètre mieux dans l'analyse des cas. Elles prouvent seulement l'imperfection de nos théories.

En général, nous sommes beaucoup trop simplistes, et de la nature de l'aliment ingéré nous concluons trop vite à une modification corrélative du milieu intérieur. Or, entre l'aliment et ce dernier, il y a un intermédiaire, le tube digestif, dont la fonction est de modifier l'aliment, mais dont le fonctionnement est modifié par ce dernier. C'est ainsi qu'un changement de régime change la flore intestinale, or une modification de la flore intestinale modifie singulièrement la qualité des substances absorbées, etc.

Continué avec persévérance pendant des années, un régime peut modifier la nutrition de l'individu. Ainsi il n'est pas très difficile de mettre un sujet sur le chemin de l'obésité, l'arthritisme ou même de la tuberculose, pour peu qu'il ait quelques prédispositions. Mais, dans l'état actuel de nos connaissances, nous ne savons pas, par le régime, modifier certaines anomalies nutritives, l'alcaptonurie, la cystinurie, etc. (2), et nous ne pouvons même renforcer la résistance de l'économie aux influences morbides que dans d'étroites limites (3).

II. — MÉDICAMENTS.

Dans le traitement des troubles nutritifs, les médicaments n'exercent pas une action comparable à celle du régime. Pour être limitée, elle n'est cependant pas négligeable.

(1) Voy. pour plus de détails sur les différents régimes, le volume de cette collection rédigé par M. Marcel Labbé.

(2) Il est même douteux qu'on y parvienne à l'aide du régime seul, tant ces anomalies sont spéciales.

(3) Forster, *Journal of biol. Chem.*, VII, 379. Forster prétend que des chiens bien nourris de viande ne résistent pas mieux aux hémorragies que des animaux mal nourris. Pour lui, l'alimentation est loin d'exercer une influence égale à celle de la race, etc.

Un certain nombre de médicaments agissent sur les cellules d'une manière directe, par exemple la quinine; d'autres influencent la nutrition par l'intermédiaire des vaisseaux et des nerfs.

Alcalins. — Le bicarbonate de soude, à la dose massive de 5 grammes par jour, ne modifie pas d'une manière bien sensible les échanges gazeux. Quant à l'urine, il diminue son acidité. Il n'exerce une influence bien marquée ni sur l'azote et le soufre ni sur l'acide urique, mais diminue, en général, l'acide phosphorique, parce qu'une augmentation de l'alcalinité de l'économie tend à accroître la fraction de l'acide phosphorique qui est éliminée par les fèces.

Ainsi, une seule dose de bicarbonate de soude, même massive, ne modifie pas sensiblement la nutrition. Mais l'usage d'une eau minérale alcaline naturelle, renfermant une faible dose de sel alcalin, peut diminuer l'excrétion des principaux éléments de l'urine, notamment l'urée et l'azote total. C'est ce qu'a vu le P^r Pi y Sûner (de Barcelone) chez cinq sujets. Malheureusement il n'a pas étudié chez eux les échanges respiratoires. Cet auteur pense que l'efficacité de l'eau alcaline naturelle tient à ce que les sels y sont en partie à l'état de dissociation et que c'est l'ion de sodium qui agit. Sous son influence, l'excrétion du chlorure de sodium est diminuée, ainsi que celle de l'azote. Quant à Δ, il est tantôt augmenté et tantôt diminué.

On pourrait croire que, dans les cas d'acétonémie (qui est essentiellement une intoxication acide), l'administration d'alcalins à dose suffisante est immédiatement curative. Mais cette vue simpliste n'est pas justifiée par les faits, soit que la soude ne pénètre pas bien les cellules, soit pour tout autre motif. De plus il faut tenir grand compte de la toxicité spéciale à l'acide organique (1). Or Desgrez a montré que cette toxicité n'est pas négligeable.

Si les alcalins ne sont pas immédiatement curateurs de l'acétonémie, il ne faut pas cependant méconnaître leur utilité pour combattre cet état morbide. L'expérience prouve qu'ils rendent les plus grands services, à la condition qu'ils soient administrés *larga manu* (20 à 40 grammes par jour, et parfois davantage). Ce qui prouve que ces doses, qui *a priori* paraissent excessives, ne dépassent pas, en réalité, le but, c'est qu'elles n'arrivent pas facilement, si elles sont administrées par la bouche, à neutraliser l'acidité de l'urine. On réussit mieux si l'on a recours à l'injection intraveineuse d'une

---

(1) C'est ce que je disais dès 1887 (*Revue de médecine*, p. 231) : « A la notion de dyscrasie acide, qui, d'après Stadelmann, serait la cause du coma diabétique, il convient de substituer celle de toxicité spéciale. » Voy aussi les travaux du laboratoire du Pr Tangl (de Budapest) et notamment le mémoire de Szili (*Pflueger's Archiv*, 1909, 130, p. 134).

solution isotonique de bicarbonate de soude (1), que je recommande depuis plus de dix ans.

A la suite d'une telle injection, on remarque une augmentation (passagère) des corps acétoniques dans l'urine. Elle s'explique par le fait que leur élimination est facilitée par la pénétration d'une forte proportion de soude dans l'économie.

En résumé, s'il est aisé de neutraliser dans un verre à expériences une solution acide, il l'est beaucoup moins de guérir l'acétonémie au moyen des alcalins, et cela pour diverses raisons. Mais il faut cependant recourir à eux. Ils remplissent une indication, et il serait absurde de la négliger.

Acides. — Les acides trouvent leur indication dans le traitement de l'hypo-acidité. Dans ce cas, l'acide phosphorique médicinal rend d'utiles services (Joulie). On peut aussi employer les glycéro-phosphates acides. On sait que les acides végétaux sont utilisés avec grand avantage dans le scorbut.

D'après Metchnikoff, la présence d'acide lactique dans le gros intestin serait utile. C'est dans ce but qu'il préconise l'ingestion de ferments lactique.

Iodures. — Chez un sujet dont les bronches sont saines, l'iodure de potassium, à la dose de 3 grammes, ne paraît pas modifier quantitativement les échanges gazeux (Magnus-Levy). Mais Henrijean et Lorin ont remarqué qu'il augmente le quotient respiratoire. On dit généralement qu'il ne modifie pas l'azote urinaire. Toutefois, chez des syphilitiques, j'ai positivement observé qu'il l'augmentait. Son action était probablement indirecte : l'accroissement des échanges azotés tenait à l'amélioration de l'état général. C'est de la même manière que le mercure peut, dans certains cas, passer pour reconstituant.

On sait que l'iode a souvent aggravé une maladie de Basedow : j'ai récemment observé un cas de ce genre chez un jeune homme atteint de basedowisme fruste, obèse, qui, dans le but de se faire maigrir, en absorba, en deux mois, 1^{gr},20. Quand je le vis, il présentait tous les symptômes d'une maladie de Basedow intense, sauf que le corps thyroïde ne paraisssait pas augmenté de volume (2).

Bromures. — Leur influence sur la nutrition est nulle, d'après les auteurs. Je n'en suis pas absolument convaincu, et d'ailleurs

(1) Voy. LÉPINE, *Revue de médecine*, janv. 1910. — Pour avoir une solution isotonique, il suffit de faire dissoudre 17 grammes de bicarbonate de soude dans 1 litre d'eau ; on stérilise cette solution, et on l'injecte lentement dans une veine du pli du bras. J'ai souvent injecté jusqu'à 2 litres ; et. malgré l'entrée dans la veine de 34 grammes de bicarbonate de soude, l'urine reste le plus souvent acide.

(2) Voy. *Revue de médecine*, janv. 1910.

Pekelharing a récemment trouvé qu'ils diminuent la créatinine de l'urine.

Mercure. — D'après G. Izar (de Pavie), toutes les préparations mercurielles augmentent la dénutrition azotée d'un organisme sain. L'azote des fèces n'est pas modifié.

Phosphore. — Bien que le phosphore soit un toxique dangereux, il a été préconisé dans certains états morbides, par exemple dans le rachitisme. On l'a ajouté à l'huile de foie de morue (1). L'huile phosphorée en friction a été aussi recommandée. Mais l'emploi du phosphore lui-même demande à être soigneusement surveillé, vu le danger de causer une dégénération graisseuse du foie. Les hypophosphites irritent l'estomac. Les glycérophosphates sont au contraire des agents inoffensifs et parfois efficaces. Quant aux phosphates de chaux, ils sont depuis très longtemps employés, et avec avantage (2).

Arsenic. — Ce médicament est précieux dans beaucoup de cas. Son action est complexe parce qu'elle porte d'une manière élective sur différents tissus. En gros, on peut dire que, comme beaucoup d'autres agents médicamenteux, il excite à faible dose et modère à dose suffisamment forte, d'où l'augmentation de poids qu'on observe assez souvent chez des malades, après son emploi prolongé.

Fer. — D'après les auteurs, le fer n'influence pas directement la nutrition ; mais, comme il active l'hématopoïèse beaucoup plus que l'arsenic, il exerce au moins indirectement une action considérable sur les processus nutritifs.

Quinine. — La quinine est un poison du protoplasma. On sait depuis longtemps qu'elle diminue l'assimilation et la désassimilation.

Autres antipyrétiques. — J'ai démontré que, d'une manière générale, l'antipyrine et ses nombreux analogues, ainsi que l'acétanilide, les salicylates (3), etc., sont des agents nervins et influencent chacun la nutrition d'une manière très différente (4).

Morphine. — Elle n'agit que par l'intermédiaire du système nerveux. On en a la preuve par son peu d'influence si on la mélange au sang circulant dans un organe isolé (Lépine et Martz). Chez l'animal sain, suivant la dose, elle diminue (Bock) ou augmente (Luzzatto) la désassimilation.

---

(1) Voy. Schabad, *Zeitschrift für klin. Med.*, Bd. LXVII et LXVIII.

(2) Je ne parle pas du plomb parce qu'il est à rayer de la thérapeutique.

(3) Lépine, *Archives de méd. expér.*, 1889 et 1890. — D'après Laqueur (*Zentralb. f. Physiol.*, Bd. XXII, p. 717), l'autolyse du foie est accrue par une faible dose d'acide salicylique et diminuée par une forte dose.

(4) D'après C. Ceuvello (*Archiv für exper. Path. und Pharmakol.*, Bd. LXII, 1910) l'antipyrine produit une augmentation très forte de la globuline du sérum. Il serait intéressant de rechercher à cet égard l'action des autres antipyrétiques.

Alcool. — Son action s'exerce surtout sur le système nerveux et sur la circulation. Quant à son influence sur la nutrition elle-même, nous avons vu précédemment qu'à faible dose il remplace (imparfaitement) une dose isodyname d'hydrates de carbone et qu'à dose un peu forte c'est un poison du protoplasma.

Opothérapie.

L'opothérapie a été créée par Brown-Séquard ; elle dérive de l'idée que le protoplasma des glandes, — non seulement celles qui n'ont qu'une sécrétion *interne*, mais aussi les autres glandes, — et, d'une manière générale, le protoplasma de tous les organes, possède des qualités spécifiques qui persistent même après la mort et qui résistent parfois, au moins en partie, à l'action des sucs digestifs, de sorte qu'il n'est pas toujours nécessaire d'injecter sous la peau les sucs d'organes et qu'il peut suffire de les ingérer.

Brown-Séquard n'a guère employé que le suc du testicule. On utilise plutôt aujourd'hui la glande thyroïde et le produit des capsules surrénales, l'adrénaline, dont les applications sont si nombreuses, le parenchyme hépatique, la moelle des os, l'hypophyse, etc. Je n'entre pas dans le détail, le Dr Carnot exposant avec autorité, dans un volume de cette collection, cette question de l'opothérapie, entrée dans la pratique depuis peu d'années et dont l'importance est déjà si considérable (1).

Comment agit l'opothérapie? — D'une manière extrêmement complexe. Assurément, dans quelques cas, l'explication paraît assez simple. Supposons un myxœdème : l'apport de suc thyroïdien supplée au défaut de la thyroïde. Cela ne peut guère être contesté. Mais voici un cas plus difficile :

J'ai observé à ma clinique, pendant plusieurs hivers consécutifs, un colporteur de trente et quelques années atteint d'une atrophie musculaire qui paraissait myopathique, à en juger par les symptômes (l'atrophie portait d'une manière presque exclusive sur la racine des membres, etc.), mais avec cette particularité que la maladie avait débuté seulement vers l'âge de trente ans.

Quand je le vis pour la première fois, l'impotence fonctionnelle était très grande : s'il était assis par terre, il ne pouvait se relever, alors même que des points d'appui se trouvaient à la portée de ses mains. Après divers traitements infructueux, je lui administrai quotidiennement du corps thyroïde de mouton, à dose assez forte ;

(1) Voy. P. CARNOT, Opothérapie, *in* Bibl. de Thérapeutique de GILBERT et CARNOT.

chaque injection était suivie de palpitations du cœur énergiques et de sensations de chaleur. Or, après douze semaines de ce traitement, le malade reprenait son métier de colporteur et pouvait l'exercer pendant toute la belle saison. Rechute à l'automne. Lorsqu'il revint à la clinique, il était retombé dans l'état qu'il présentait avant le traitement. En conséquence, on eut de nouveau recours à l'ingestion de corps thyroïde : prompte amélioration ; il reprit son travail quelques mois, rechute de nouveau, et ainsi de suite pendant cinq ans. Finalement, j'ai perdu le malade de vue. Je sais seulement qu'il s'est définitivement aggravé et qu'il a fini par succomber aux progrès de sa maladie, dont la gravité et le caractère progressif ont ainsi été démontrés. Le succès, à plusieurs reprises, de l'opothérapie thyroïdienne n'en est que plus curieux, et il est vraiment étonnant qu'un homme qui ne pouvait faire un pas, ni même se relever, ait été plusieurs fois suffisamment amélioré pour faire des marches à pied de 20 kilomètres.

Ce résultat si remarquable est resté unique. Bien que l'opothérapie thyroïdienne ait été souvent essayée dans les maladies du système nerveux, personne, à ma connaissance, n'a rien observé de semblable (1), de sorte qu'il n'est pas facile à expliquer (2).

Eaux minérales.

L'ingestion de certaines eaux minérales exerce sur la nutrition générale une action depuis longtemps reconnue et que l'expérience confirme chaque jour. Un volume entier de cette collection étant consacré aux eaux minérales, je me borne à y renvoyer (3).

III. — MÉDICATION PAR LES BAINS.

Le régime, les médicaments, l'ingestion d'eaux minérales modifient la nutrition par apport d'éléments extrinsèques. Au contraire, les bains n'agissent qu'en excitant, d'une manière plus ou moins spéci-

---

(1) Sauf un médecin allemand qui, à la suite de la publication de mon cas, a traité avec quelque succès par l'opothérapie thyroïdienne un malade atteint de sclérose de la moelle (?).

(2) A titre de renseignement, je signale un mémoire de Walter relatif à l'influence exercée par la glande thyroïde sur la régénération des nerfs périphériques (*Deutsche Zeitschrift für Nervenheilk.*, Bd. XXXVIII, 1909). L'auteur a constaté chez des lapins que l'ablation complète de cette glande entrave le processus de régénération des fibres périphériques d'un nerf coupé. Si on laisse subsister des portions de la glande, cette action de la thyroïdectomie ne se produit pas. Si on nourrit les animaux strumiprives avec de la thyroïde, on voit se rétablir le processus de régénération, tandis que, chez les animaux normaux, l'ingestion de cette glande est sans influence.

(3) Voy. Crénothérapie, *in* Bibliothèque de thérapeutique de GILBERT et CARNOT.

fique, les éléments nerveux cutanés. La thermalité, la composition chimique de l'eau et d'autres conditions encore jouent le plus grand rôle.

Bains chauds. — Les bains chauds sont employés de toute antiquité. Actuellement, on sait l'usage qu'en font les Japonais. D'une manière générale, on peut dire qu'ils accélèrent la nutrition ; mais il y a d'énormes différences d'action suivant les différents bains chauds.

Lasègue a beaucoup recommandé les bains très chauds, à 45° C. *et au-dessus*, en insistant sur l'utilité d'empêcher, par de nouvelles additions d'eau chaude, la température de s'abaisser pendant la durée du bain. Les bains de vapeur, de boue, etc., ont chacun une action spéciale.

Bains à température indifférente. — Ce sont les bains dans lesquels le corps ne ressent ni sensation de chaleur, ni sensation de froid. De tels bains, s'ils sont salés, exercent sur la nutrition une action réelle et qui diffère suivant la nature des électrolytes : ainsi un bain renfermant du chlorure de potassium n'agit pas comme un bain renfermant du chlorure de sodium. Ce fait bien connu est utilisé dans les établissements, où l'on ajoute à l'eau du bain salé par le chlorure de sodium une proportion variable d'eau mère. Certaines eaux mère renferment des bromures, d'autres beaucoup de sels de magnésium, etc.

On trouvera dans les publications relatives aux eaux minérales et notamment dans un récent article du Dr Lavergne (1) des indications bibliographiques sur la balnéation chlorurée sodique, son action et ses indications thérapeutiques.

Je renvoie également à ces publications pour ce qui a trait aux bains sulfureux.

La présence d'électrolytes n'est pas nécessaire pour rendre active l'eau d'un bain tiède : D'après Winternitz, l'addition de moutarde à un bain dont la température est indifférente augmente les échanges gazeux. Comme la sécrétion de l'azote n'est pas augmentée, il faut admettre que l'excès des combustions se fait aux dépens des matières non albuminoïdes.

Si l'eau, à la température indifférente (35° C.) renferme de l'acide carbonique en quantité suffisante pour que le corps se recouvre de fines bulles gazeuses (bains carbo-gazeux), le sujet éprouve une sensation très marquée de chaleur qui dépend de ce que la chaleur spécifique de CO_2 est cinq fois plus faible et sa conductibilité cinquante fois moindre que celle de l'eau. Ainsi CO_2 à 25° agit comme excitant. Or l'eau, à cette température, donne une sensation de froid.

(1) Lavergne, *Tribune méd.*, 1910, p. 549.

Aussi administre-t-on ces bains à une température (31 à 33° C.) inférieure à celle des bains dits indifférents. Si les bulles gazeuses sont constituées non par de l'acide carbonique, mais par de l'oxygène, l'excitation thermique est moindre. En conséquence, pour qu'ils soient agréables, les donne-t-on à une température moins basse que les bains carbo-gazeux. Ces divers bains ont d'ailleurs pour effet principal de modifier la tension sanguine et agissent peu sur la nutrition.

Bains froids. — Chez le sujet apyrétique, ils augmentent beaucoup les échanges respiratoires, surtout l'acide carbonique, d'où augmentation du quotient. J'ai montré en 1880 (1) qu'ils augmentent aussi l'excrétion de l'azote, et Schilling, postérieurement à mes recherches, a signalé une augmentation de l'ammoniaque de l'urine, dont l'explication précise fait défaut, mais qui prouve au moins qu'un bain froid influence réellement le métabolisme des albuminoïdes (2).

Quant au pouls, il est ralenti ; la tension artérielle est augmentée dans la phase systolique et dans la phase diastolique.

Bains de mer (3). — Le Pr A. Lœwy (de Berlin), qui avec l'aide de plusieurs collaborateurs a récemment étudié l'action des bains de la mer du Nord, a confirmé l'augmentation de l'excrétion azotée que j'avais trouvée après les bains froids. Quant aux échanges respiratoires, ils sont très augmentés par les bains de mer. Le quotient respiratoire est très diminué. En d'autres termes, la consommation de l'oxygène est plus accrue que l'exhalation de CO^2. La cause de cette particularité est complexe.

Après un certain nombre de bains de mer, le poids corporel est diminué. Nous avons vu que le bain froid augmente la pression artérielle dans la phase systolique et dans la phase diastolique. Il n'en serait pas de même pour le bain de mer ; car, d'après Lœwy, la phase systolique seule est augmentée, d'où une amplitude remarquable du pouls. Sa fréquence, diminuée par le bain froid ordinaire, est augmentée par le bain de mer. Quant à la température centrale, elle est augmentée, en général.

Douches froides. — Les douches froides sont aussi, comme on sait, un puissant moyen d'activer la nutrition. Rubner a trouvé, après une douche à 16° C., une augmentation des échanges respiratoires avec élévation du quotient. En d'autres termes, l'exhalation de CO^2

---

(1) *Gazette médicale*, p. 162.

'(2) On dégage de l'oxygène en mélangeant à l'eau du perborate de soude et du borate de manganèse.

(3) J'en parle ici d'une manière générale ; mais il est clair que les bains de mer diffèrent beaucoup suivant les localités. Non seulement la salure de la mer n'est pas partout la même (Voy. le volume *Crénothérapie*. p. 616 et suiv.), mais les différences de climat apportent de singulières modifications dans les effets des bains. Voy. plus loin.

serait relativement plus considérable que l'absorption de l'oxygène. Nous venons de voir qu'avec le bain de mer on a observé un résultat inverse. Comme la réaction est ce qu'on recherche par la douche, il importe que celle-ci soit courte. C'est le précepte essentiel sur lequel Fleury a autrefois beaucoup insisté et avec raison. Depuis Fleury, qu'on a justement nommé le fondateur de l'hydrothérapie rationnelle, cette puissante méthode s'est encore améliorée. Elle est devenue moins systématique. Je renvoie aux ouvrages spéciaux, en mentionnant seulement ici qu'outre la douche il faut aussi faire une place aux affusions froides sans percussion, aux enveloppements humides, etc., etc.

Bain d'air froid. — Il a été vanté par Montaigne, Ploucquet, Pierre Frank, Tissot, Dœbereiner, etc.

On sait qu'on éprouve une sensation de froid si la couche d'air qui entoure la peau du tronc est à une température inférieure à $+32°$. La suppression des vêtements, à moins d'insolation assez forte, cause donc, comme tout le monde en a fait l'expérience, une excitation plus ou moins vive des vaso-moteurs du tégument externe. Reste à savoir si cette excitation, au moyen de l'air froid, a quelque avantage sur celle qu'on obtient par la douche froide, dont l'efficacité, dans beaucoup de cas, est démontrée par une longue expérience. A *priori*, on ne voit guère dans cette pratique, un peu bizarre, d'autre utilité que celle de frapper l'imagination des faibles d'esprit. Le bain d'air serait donc un moyen de suggestion. Mais cette explication n'est pas suffisante. Le bain d'air agit sur la peau autrement qu'une affusion. D'après Ditisheim (de Bâle), la pression artérielle peut baisser de 4 à 7 millimètres de mercure dans l'air froid (à la température de 6 à 14° C.), et de 5 à 15 millimètres dans l'air frais (à la température de 14 à 20° C.). La température centrale s'abaisserait de 1 à 3 dixièmes; la fréquence du pouls serait un peu augmentée, la ventilation pulmonaire accrue. Mais, suivant les conditions très complexes du bain d'air (vent, humidité, etc.), il y a de très notables différences. Aussi ses effets sont-ils beaucoup plus irréguliers que ceux de l'affusion.

Dans un établissement en vogue, il y a trois parcs : le premier, dans la plaine, où les pelouses alternent avec des bouquets d'arbres; le second, sur une colline; le troisième, dans la montagne. Le terrain est en partie recouvert de gazon court, pour que l'on puisse marcher dans la rosée. C'est une réminiscence de Kneipp. La cure a lieu tous les matins. Une pluie trop forte peut seule l'empêcher. Sa durée quotidienne varie avec la résistance du malade et la température de l'air. Il faut la terminer quand la chair de poule *apparait pour la deuxième fois*. En effet, avec la persistance de la chair de poule, il n'y aurait plus de réaction.

Cette réaction est favorisée par l'exposition du corps, toujours nu, à l'action des rayons solaires, et ceux-ci n'agissent pas seulement comme source thermique, car les rayons solaires, ainsi que nous le verrons plus loin, ont une action propre. Cette cure est, en somme, très complexe.

IV. — CURE PAR LE CLIMAT.

Nous venons de voir que des excitations thermiques du tégument externe suffisent pour influencer la nutrition. Il n'est pas étonnant que le climat exerce sur elle une action plus complète, car il agit non seulement sur la peau, mais sur le poumon. Le climat, c'est le milieu tout entier dans lequel nous vivons.

La latitude, la configuration de la région, son orientation et surtout son altitude, la qualité du sol, la présence de forêts, des masses d'eau, etc., bref un grand nombre de conditions, dont quelques-unes sont encore inconnues, modifient la température, la pression, l'état hygrométrique de l'air dans lequel nous baignons et, à ces modifications du milieu, correspondent des changements de notre milieu intérieur. Je n'en veux pour preuve que les races, qui sont, en grande partie, la résultante du climat. Il ne faut pas d'ailleurs s'attendre à voir un changement de climat modifier l'individu comme il a modifié la race. On ne devient pas nègre en allant habiter l'Afrique.

La *température* a le plus grande influence sur la nutrition. Tout le monde connaît la dépression que cause une chaleur torride. Mais si la température ambiante n'est pas trop élevée, elle peut exciter la nutrition. C'est ainsi qu'on voit certains sujets se porter mieux pendant l'été (de nos régions tempérées), qui déprime le plus grand nombre. D'autre part, un froid modéré excite la nutrition de beaucoup de gens, tandis qu'il en engourdit d'autres.

Après la température, c'est l'*humidité* qui importe, non l'humidité absolue (1), mais l'humidité relative, c'est-à-dire le *pourcentage* de la

---

(1) On sait qu'un mètre cube d'air renferme à saturation les quantités d'eau suivantes :

	Grammes.
A — 10°.	2,1
0°.	4,0
A + 5°.	6,8
10°.	9,4
15°.	12,8
20°.	17,2
25°.	22,9
30°.	30,1
37°.	43,5

L'humidité *absolue* est indiquée par les chiffres précédents.

quantité d'eau existant dans l'air à une température donnée, *par rapport à celle qui le saturerait.* Jusqu'à 55 p. 100, l'air est sec; de 55 à 75 p. 100, il est moyennement sec; de 75 à 90 p. 100, il est moyennement humide, et très humide de 90 à 100.

D'après Tyndall, il suffit d'un cent-millième d'eau dans l'air pour lui communiquer des propriétés spéciales, notamment celle d'absorber la chaleur obscure et de ne la rayonner que lentement. Cette faible proportion d'eau agirait donc comme thermo-régulateur.

L'observation montre, en effet, qu'un climat humide présente des variations thermiques relativement faibles. Le rayonnement nocturne est moindre, et, d'autre part, la brume intercepte en partie les rayons du soleil. C'est, en partie, à cause de son humidité que l'air des forêts jouit d'une température plus constante que celui des plaines découvertes.

L'humidité est sédative du système nerveux : Onimus dit que les personnes nerveuses guérissent leur insomnie par le séjour au bord des lacs, et, ce qui est important à notre point de vue, elle modère la nutrition.

Quand l'humidité est très forte (au-dessus de 90 p. 100), la peau n'exhale presque plus d'eau, et les fonctions du rein, en conséquence, sont activées. Elles sont au contraire réduites au minimum, dans un climat sec. Voilà pourquoi les stations d'Helouan et d'Assouan sont surtout fréquentées par des malades atteints d'affections des reins.

D'après ce qui précède, on devine qu'il y ait, au point de vue médical, une infinité de climats, tant varient, suivant les lieux, la température, l'humidité, les vents, etc. Mais deux climats surtout ont une utilité reconnue dans le traitement des maladies de la nutrition : c'est le climat maritime et le climat de montagne.

Climat maritime. — Il se distingue du climat de plaine par de moindres oscillations de la température. En diverses localités de la Riviera, la température de la nuit, en janvier, est + 6°, et, au milieu du jour, à l'ombre, + 13°. On voit que l'écart est minime.

En général, le climat du littoral est humide, mais pas nécessairement. Celui de la Riviera est plutôt sec, quand la brise ne souffle pas du large.

Certaines localités du littoral sont particulièrement recommandables, en raison de tels ou tels avantages particuliers, par exemple la protection du vent, l'existence d'une plage propre aux bains, ce qui permet de faire une cure mixte : la thalassothérapie.

D'après le P^r Lœwy, qui a étudié le climat du littoral allemand de la mer du Nord, l'air marin n'augmente pas le métabolisme azoté ;

il augmente les échanges respiratoires, en abaissant le quotient comme fait le bain de mer, mais à un moindre degré ; il peut être utile à un anémique, en améliorant la nutrition, mais il n'excite pas les organes hématopoiétiques de l'homme sain, comme fait le climat de montagne. Quant à la fréquence du pouls, elle est augmentée ; la tension artérielle tend à baisser.

Un type de climat maritime, mais qui n'est pas à la portée de tous, c'est celui du large (1). En effet, l'air de la haute mer est plus pur que celui du littoral. Il ne renferme à peu près pas de germes (la proportion de CO_2 y est un peu moindre ; c'est d'ailleurs sans importance). Son humidité est, en général, voisine de la limite de saturation. Enfin, et ceci est capital, le vent y est souvent violent, d'où une ventilation intense de la peau, même recouverte de vêtements, ainsi qu'on en peut juger par les chiffres suivants, qui représentent la proportion de CO_2 dans 100 centimètres cubes d'air en contact avec la peau, sous les vêtements, alors que l'air ambiant en renferme 0,45 :

Avec un temps calme............................	0.77
Avec un vent de 0m,30 par seconde................	0,72
— 0m,66 —	0,62
— 0m,30 —	0,56

Ainsi, avec un vent fort, la couche d'air en contact avec la peau ne s'enrichit en CO_2 que 0,56 — 0,45 = 0,11, tandis qu'elle gagne 0,77 — 0,45 = 0,32, c'est-à-dire *trois fois plus*, quand il n'y a pas de vent.

Comme l'air en contact avec la peau doit posséder une température de + 32° pour que le sujet n'éprouve pas une sensation de froid, on voit la nécessité de vêtements épais, quand on est sur mer par un temps frais.

Climat de montagne. — En montagne, sauf dans les vallées protégées, on est aussi exposé au vent, mais si, à cet égard, le climat de montagne ressemble au climat maritime, il s'en distingue par d'autres caractères, notamment par :

1° La diminution de la pression ;

2° La température ;

3° L'insolation.

1° La *pression barométrique* diminue de près de 200 millimètres du niveau de la mer à 1000 mètres ; puis, à partir de 1000 mètres, de 18 millimètres environ par 100 mètres d'altitude ;

(1) Des croisières existent déjà, ou sont projetées pour assurer aux malades pendant un temps assez long le bénéfice de l'air de la haute mer. A New-York, des enfants, dit-on, sont promenés chaque jour sur des paquebots.

2º La *température* s'abaisse avec l'altitude, mais pas régulièrement. On peut seulement dire d'une manière générale que, pour notre hémisphère, dans les régions chaudes et tempérées, jusqu'au 60º de latitude, environ, l'abaissement est en moyenne de 0º,58 par 100 mètres, mais avec des écarts entre 0º,43 et 0º,8. En hiver, l'altitude influence moins la température.

3º L'*insolation* augmente avec l'altitude, et sa progression est plus rapide que la dépression barométrique. Dès qu'on dépasse 1500 mètres, on peut observer, au même moment, une différence *considérable* entre la température au soleil et à l'ombre. Mais ce n'est pas seulement par les rayons thermiques que l'insolation à la montagne se distingue de ce qu'elle est en plaine : c'est surtout par l'abondance relative des rayons chimiques (Voy. plus loin). Ces rayons sont en effet absorbés par l'air et surtout par les fumées.

Ainsi la cure en montagne est complexe, comme la cure sur le littoral. A la *thalassothérapie*, on peut opposer l'*orothérapie*, d'autant plus que le séjour en montagne s'accompagne presque toujours d'exercices physiques et de sports plus actifs qu'en plaine.

Quelques effets physiologiques du climat de montagne. — Comme nous nous plaçons exclusivement au point de vue thérapeutique, nous laissons de côté les altitudes supérieures à 1800 mètres, qui produisent des effets physiologiques très intéressants, mais plutôt nocifs que curateurs. Au-dessous de 1800 mètres, voici ce qu'on observe :

1º En général, une *augmentation du volume de l'air inspiré*, variable suivant les individus et qui ne dépend certainement pas exclusivement de la raréfaction de l'air, car elle fait à peu près défaut chez le sujet soumis à une dépression dans une cloche.

2º Une augmentation de l'oxygène absorbé (avec de grandes différences individuelles). Quant à l'augmentation de l'acide carbonique exhalé, elle est sujette à des irrégularités nombreuses, car elle dépend, comme on sait, de conditions diverses, notamment de l'alimentation, etc. Il faut donc seulement retenir le fait général de l'augmentation de l'oxygène absorbé, ce qui est en rapport avec l'accroissement des oxydations. Corrélativement on constate souvent que des sujets même débiles sont capables de dépenser en montagne plus de forces qu'ils ne feraient en plaine. Au-dessus de 3000 mètres, on observe un effet inverse et l'on sait que les ouvriers les plus robustes n'ont réalisé à la cabane Vallot qu'un très faible travail. M. Janssen jouissait au mont Blanc de toute son activité intellectuelle ; mais il était porté et n'accomplissait aucun effort musculaire.

3º *Augmentation du nombre des globules rouges*. — On sait que l'altitude amène une augmentation très légère de l'hémoglobine et un accroissement du nombre des globules rouges, assurément *beaucoup moins* considérable qu'on l'avait autrefois admis, mais cependant réel, et qui s'explique par une réaction de défense contre l'anoxémie.

En résumé, il est positif qu'à une faible altitude la nutrition soit le plus souvent améliorée et qu'un certain nombre de malades éprouvent les plus heureux effets du climat de montagne (1).

On a dit que ces bons effets étaient dus à la pureté de l'air. Mais ce qui prouve l'insuffisance de cette explication, c'est qu'ils ne sont bien prononcés que chez les sujets non accoutumés aux altitudes. Ils résultent donc d'une *réaction* où le système nerveux joue un grand rôle. Comme ils font défaut si le sujet est soumis à la dépression dans une cloche, on peut affirmer qu'ils ne dépendent pas de l'abaissement de la pression, mais d'une qualité de l'air jusqu'ici mal définie.

Après la cure maritime et celle de montagne, la cure forestière nous semble mériter une petite place. Nous avons déjà vu que le climat forestier a pour caractéristique une certaine humidité. Il faut y ajouter la constance relative de la température, la diminution du vent, l'abondance de l'ozone (2) et les senteurs aromatiques. La salubrité des régions forestières est proverbiale.

En somme, les climats exercent sur la nutrition une influence qui est souvent de premier ordre. Michel Lévy a dit : changer de climat, c'est naître à une nouvelle vie. Mais l'utilité d'un changement de climat, sauf des indications particulières, s'impose d'autant moins que l'on jouit déjà d'un bon climat : ainsi, pour un habitant de la Riviera, on ne voit guère d'utilité à émigrer. D'une manière générale, un Français trouve dans son pays la possibilité de satisfaire à toutes les indications.

V. — **EXERCICE MUSCULAIRE. — MASSAGE.**

La gymnastique a été, comme on sait, en honneur chez les Grecs. Il est incontestable qu'elle exerce, pourvu qu'elle soit pratiquée d'une manière convenable, les effets les plus favorables sur la nutrition générale. Certaines pratiques ont particulièrement pour but

---

(1) Aux grandes altitudes, au contraire, des anémiques ont été aggravés. — Ewald, Senator et d'autres ont vu guérir la maladie de Basedow par l'altitude. Cela est d'autant plus remarquable que, dans cette maladie, les échanges sont augmentés, comme on sait.

(2) L'air des forêts de pins et de sapins est particulièrement riche en ozone, ce qui se comprend facilement, puisque de l'ozone est formé par le contact de l'essence de térébenthine et de l'oxygène.

d'amender les troubles musculaires localisés. Mais, pour rester dans la limite de notre cadre, nous ne parlerons de l'exercice musculaire que dans ses rapports avec la nutrition générale (1).

Une simple marche au grand air active le mouvement nutritif, ainsi que le montre la soudaine augmentation de l'absorption de l'oxygène. Cette augmentation persiste, mais faible, pendant plusieurs heures après l'exercice. Elle est très avantageuse dans beaucoup d'états morbides, notamment chez les arthritiques.

Le quotient respiratoire est tout d'abord abaissé, puis il revient progressivement au taux normal.

L'exercice musculaire, dit Lagrange, n'a pas seulement le pouvoir de *brûler* les déchets organiques ; il peut aussi aider à la reconstitution des tissus. Il modifie les deux phases de la nutrition. Lagrange en conclut qu'il ne faut pas le redouter chez les sujets amaigris, parce qu'il peut favoriser l'assimilation. Cette conclusion est admissible, mais dans certaines limites seulement. L'exercice musculaire n'est favorable à la nutrition que s'il n'aboutit pas à la fatigue. Or, dans beaucoup d'états morbides, celle-ci survient d'une manière très précoce. C'est ainsi que se justifie la cure de repos dans la tuberculose pulmonaire, cure qui a été mal comprise, puisqu'on a voulu lui substituer la cure de travail. En fait, le travail n'est favorable à la nutrition que s'il ne fatigue pas.

La gymnastique est l'exercice musculaire *réglé*. Or, au point de vue de la nutrition générale, il n'est pas indifférent de faire tel ou tel exercice, et c'est le mérite de la méthode suédoise d'avoir en partie pour but la gymastique respiratoire. Non seulement les exercices qu'elle recommande ne fatiguent ni le cœur ni le poumon, mais ils fortifient ces organes en les mettant dans de bonnes conditions de fonctionnement. Des mouvements bien réglés des membres supérieurs pratiqués méthodiquement chaque jour amènent parfois des effets très marqués sur la nutrition générale, qui sont un sujet d'étonnement quand on ne connaît pas l'efficacité de la méthode.

On admet, depuis la célèbre expérience de Fick et Wislicenus, que le muscle ne s'use pas par le travail et que les matières ternaires sont seules consommées. Le fait est exact d'une manière générale, et cependant, après un travail intense, l'urine présente, quoi qu'on ait dit, une augmentation *très sensible* de l'azote, non seulement le jour même, mais encore les jours suivants. Diverses conditions augmentent cette perte : la dyspnée, la température de l'air, etc.

____

(1) Quant à la gymnastique dans ses rapports avec l'hygiène, voir les nombreux travaux suscités par la méthode suédoise. On trouvera des indications bibliographiques à ce sujet dans la *Revue de l'enseignement*, 15 juin 1910.

Tandis que l'excrétion de l'acide sulfurique suit exactement celle de l'azote, l'excrétion du chlore et de l'acide phosphorique est transitoirement diminuée (1).

Nous venons de dire que les matières ternaires (et spécialement la glucose) sont seules consommées dans le travail modéré. Ce serait la justification de l'exercice musculaire chez les diabétiques prôné par Bouchardat, etc., si précisément dans le diabète *grave* il n'existait une forte diminution du pouvoir glycolytique qui empêche la consommation du sucre. Le fait a été scientifiquement prouvé chez les chiens complètement privés de pancréas. Au contraire, chez les chiens n'ayant subi que l'ablation partielle de cet organe, la glycolyse est suffisante pour que le travail consomme la glucose. Conformément à ces faits expérimentaux, on peut noter l'utilité évidente de l'exercice chez les diabétiques légers, tandis qu'il ne donne aucun bon résultat chez les diabétiques graves.

Ascension. — L'ascension est un exercice musculaire particulier, dans lequel la circulation et la respiration sont particulièrement activées. La cure de terrain est une ascension ménagée. On peut y avoir recours dans le traitement de certaines affections du thorax et du cœur.

Descente. — Au point de vue de ses effets, la marche *en descente* diffère profondément de l'ascension. Elle a été recommandée notamment par Stern (de New-York) et par Benderski (de Kiew). Elle ne demande aucun effort respiratoire et, les muscles des parois abdominales étant plutôt relâchés, il se produit un ébranlement des viscères abdominaux qui, dit-on, n'est pas sans utilité.

D'après Stern, elle augmente la diurèse, ce qui s'explique *en partie* par le fait qu'elle ne s'accompagne pas, comme la montée, d'une abondante exhalation d'eau par le poumon et par la peau (2).

Les indications et les contre-indications de la cure de descente résultent de ce qui précède. Elle est à éviter dans certaines affections de l'abdomen et du bas-ventre. Une difficulté de sa généralisation, c'est qu'elle a besoin d'un agent d'ascension, ce qui n'est pas à la portée de tous les malades.

Les effets « généraux » de l'exercice musculaire s'expliquent en partie par la suractivité respiratoire; « l'accélération du cours du sang, dit Lagrange, n'en donne pas une raison suffisante, car le sang n'est un excitant fonctionnel que s'il est bien oxygéné ». Pendant l'exercice, l'activité de la respiration est en proportion directe de la quantité de travail effectué par les muscles, et l'appareil respiratoire

(1) Jaquet, *Archiv für exper. Pathol.*, Bd. LXII.
(2) H. Stern, *Journal of the Am. med. Assoc.*, 15 févr. 1902.

est d'autant plus excitable que le sujet est plus affaibli, ainsi que le montre, chez les débilités, la facilité de l'essoufflement. Il importe de ne pas arriver à cet état. C'est pour cela que, chez certains sujets très débilités, on débutera par les mouvements passifs et même par le massage.

Massage. — Trépidation.

Le massage est une pratique remontant à une haute antiquité. Il favorise la nutrition du muscle et ne risque pas de l'épuiser.

Tandis que l'exercice musculaire augmente beaucoup la circulation, le massage ne l'accroît que dans une proportion insignifiante (Rancken, d'Helsingfors).

Un effet *a priori* inattendu du massage est la diurèse. Elle s'explique par la pénétration dans le sang d'une plus grande quantité de lymphe qu'à l'état normal. C'est probablement pour cela qu'il paraît augmenter légèrement l'excrétion azotée (1). Le massage des membres abaisse la température rectale ; celui de l'abdomen l'élève.

Tandis que le massage agit presque exclusivement sur les muscles, la trépidation porte son action surtout sur le système nerveux, et probablement de préférence sur les vaso-dilatateurs (2). C'est ainsi sans doute qu'elle augmente la nutrition. Mais ce sujet, encore fort obscur, exige des recherches plus approfondies que celles qui ont été faites jusqu'ici (3).

VI. — ÉLECTRICITÉ.

L'utilisation de l'électricité dans la cure des troubles trophiques locaux est depuis longtemps établie. Elle se trouve exposée dans les traités spéciaux. Nous n'avons ici qu'à rappeler sommairement l'action des différents modes d'électrisation sur la nutrition générale.

Courant galvanique. — Un muscle excité par un courant galvanique consomme plus d'oxygène qu'un muscle au repos. Le courant galvanique agit par le mécanisme de l'*ionisation*. Leduc a montré, par une expérience saisissante, que de deux lapins susceptibles d'absorber de la strychnine un seul succombe, celui qui est en rapport avec le pôle positif.

(1) D'après C. Rosenthal, celle-ci serait due aux légères lésions des fibres musculaires qui sont la conséquence forcée d'un massage énergique. A l'appui de cette idée, il insiste sur le fait qu'elle durerait deux jours après la cessation du massage.

(2) J'ai montré autrefois qu'un tiraillement extrêmement léger du sciatique est suivi d'une augmentation de température des orteils.

(3) Voy. Mouneyrat, Influence de l'automobile sur la nutrition (*C. R. de l'Acad. des sc.*, t. CXLIV, 1907, p. 1241).

Faradisation. — Elle a surtout une action motrice, mais, en faisant fonctionner les organes contractiles, elle les développe. Bergonié (1) a montré que la faradisation d'un très grand nombre des muscles est réalisable et qu'elle a son utilité, par exemple, chez des obèses « peu musclés ou déprimés et incapables d'un effort psycho-moteur leur permettant d'augmenter leurs dépenses par un travail volontaire. Chez ces malades, il provoque le travail musculaire par le courant faradique passant par des électrodes très larges avec épais matelas spongieux imbibés d'eau chaude et recouvrant la plus grande partie du corps, sauf la face, la partie antérieure du thorax, les mains et les pieds. La densité du courant peut être abaissée à un centième de milliampère par centimètre carré, d'où l'absence complète de sensation au niveau de la peau. Les séances peuvent durer une heure et plus, sans que le patient éprouve de la fatigue, bien que des contractions musculaires assez énergiques soient étendues à toutes les masses musculaires importantes. Les échanges respiratoires sont très augmentés; la température centrale du sujet tend à s'élever; en tout cas, le corps est couvert de sueur; la fréquence du pouls et de la respiration augmente. La tension artérielle ne s'élève pas et même s'abaisse après la cessation de l'électrisation. La graisse diminue, si la ration alimentaire n'est pas augmentée.

La galvano-faradisation réunit les effets électrolytiques de la galvanisation aux actions motrices de la faradisation. Ce mode d'électrisation donne de bons résultats pour exciter soit les muscles striés, soit les muscles lisses.

Courants alternatifs. — D'Arsonval a montré, chez l'animal, que le courant sinusoïdal appliqué dans un bain pouvait augmenter les échanges gazeux, sans provoquer des phénomènes moteurs, et que ce courant améliorait l'état général des sujets atteints de diverses maladies de la nutrition.

Nicolétis (2), par l'interposition d'un rhéostat dont la résistance est modifiée constamment (par un dispositif mécanique qui éloigne et rapproche les pôles) obtient un courant [croissant et décroissant, qu'il nomme enallaxotones (3)]. D'après lui, ce courant aurait l'avantage de ne pas tétaniser le muscle d'une manière permanente et, par conséquent, de ne pas le fatiguer.

Franklinisation. — La température centrale s'élève après une série de bains statiques, et les échanges respiratoires sont augmentés; le pouls s'accélère, et la tension artérielle est augmentée; aussi le

(1) Bergonié, *Bull. de l'Acad. de méd.*, 1909.
(2) *Soc. de biol.*, 26 janv. 1907.
(3) Ce mot ne paraît pas heureusement choisi, puisqu'il veut simplement dire *alternatif*.

bain statique est-il, d'une manière générale, contre-indiqué chez les hypertendus (Cluzet). Tandis que des bains courts et peu fréquents ont un effet favorable sur la nutrition, des bains longs et fréquemment répétés peuvent provoquer un effet fâcheux, caractérisé par l'augmentation de l'azote totale, avec diminution de la proportion de l'azote uréique (Yvon).

Le *souffle* a une action trophique. L'*étincelle* est excitante. Dans ces derniers temps, on s'est beaucoup occupé du traitement du cancer par la fulguration. La plupart des chirurgiens lui ont été défavorables. M. Segond lui reproche d'être une cause de shock chez les sujets affaiblis et d'être capable chez les sujets robustes de provoquer des complications graves et même mortelles si elle est pratiquée au voisinage de gros vaisseaux ou de nerfs. Quel que soit le jugement définitif qu'on portera sur la méthode, il est intéressant de remarquer que l'étincelle excite avec une prédilection remarquable le tissu conjonctif et détermine un processus de sclérose (Bergonié et Tribondeau, Zimmern).

Franklinisation hertzienne. — C'est, dit-on, le meilleur procédé pour exciter à travers la peau les organes profonds.

Courants de haute fréquence. — D'Arsonval a constaté sur lui-même qu'ils accroissent très notablement les échanges respiratoires et, sur de petits animaux, qu'ils augmentent la perte de poids et la thermogenèse. La sécrétion urinaire et l'acidité de l'urine sont augmentées, ainsi que l'urée et les matières extractives.

Sous le nom de *thermo-pénétration*, *transthermie*, on a récemment appelé l'attention sur l'échauffement des tissus profonds que l'on peut produire par le courant de haute fréquence. Le principe physique de cette méthode est la dégradation en chaleur de l'énergie électrique, lorsque celle-ci se dépense sur une résistance. Dans le cas de courant continu, l'énergie électrique se transforme partiellement en énergie chimique et en énergie calorique, celle-ci étant assez faible, tandis que, dans le cas de courant alternatif de haute fréquence, l'échauffement seul se produit, ainsi que l'avait constaté d'Arsonval. On emploie des courants de grande intensité mais de faible tension. L'élévation de la température entre les électrodes peut être considérable, ainsi qu'on a pu s'en convaincre par l'expérimentation sur un organe isolé (le foie, par exemple). On ne peut dire encore quel sera l'avenir de cette méthode, fort intéressante, qui jusqu'ici paraît avoir été surtout utile dans de vieilles arthrites (1).

---

(1) Tout récemment, M. Doyen a tenté de traiter certains cancers par la transthermie. Il se fonde sur le fait que le cancer ne résiste pas à 55°, tandis que les tissus normaux supportent 60°.

l est d'ailleurs possible que, dans ce qu'on appelle, peut-être mproprement, *transthermie* la chaleur n'agisse pas seule. On peut en effet concevoir que les oscillations si rapides des courants de haute fréquence amènent un ébranlement moléculaire tout spécial des tissus.

VII. — RADIOTHÉRAPIE.

Les radiations utilisées jusqu'à ces derniers temps étaient thermiques, lumineuses ou chimiques. Aujourd'hui on emploie en plus les rayons X et les rayons du radium.

1° Radiations thermiques. — Une chaleur modérée, par exemple au moyen d'un bain d'air chaud, dilate les artères et augmente le débit sanguin. Si la température de l'air est élevée (40 à 45° dans l'air sec, ce qui correspond à 38° dans l'eau), il y a vaso-constriction périphérique et excitabilité cardiaque ; puis, peu à peu, il se fait une vaso-dilatation, avec sudation.

Les chiffres suivants donnent une idée de l'intensité de l'excitation thermique par la peau :

35 microcalories par centimètre carré et par minute donnent une sensation de chaleur ;

100-200 microcalories produisent une sensation de chaleur intense ;

300-400 ne sont pas longtemps supportées. D'après Rübner, les rayons lumineux sont, pour la même quantité de chaleur, mieux tolérés que les rayons sombres. Voilà pourquoi on se trouve relativement bien d'une exposition au soleil et qu'on la tolère alors même qu'il donne près de 1000 microcalories.

Dans ces conditions, la température centrale s'élève légèrement (1) ; la fréquence du pouls augmente un peu, et il y a plutôt abaissement de la tension artérielle. La fréquence de la respiration diminuerait (?) contrairement à ce qui a lieu avec d'autres moyens de réchauffement. Il y a augmentation légère du chiffre des leucocytes.

On sait que les bains de soleil donnés sans précautions ne sont pas exempts de dangers. On aurait constaté, surtout chez des enfants, des élévations de la température centrale dépassant 40° (atteignant même 41°!). Dans ces cas, on a réalisé l'affection connue en pathologie sous le nom de *coup de chaleur* et dont on connaît la gravité chez les sujets prédisposés aux congestions.

2° Radiations lumineuses. — Dans le bain de soleil, l'action est complexe, puisque, outre les rayons thermiques, interviennent

Il règle l'effet thermique en interposant, entre l'électrode et les tissus, de l'eau salée isotonique (*C. R. de l'Acad. des sc.*, 11 juillet 1910).

(1) Elle peut s'abaisser s'il y a sudation abondante.

les rayons chimiques et lumineux. Quant à l'action isolée de ces derniers sur la nutrition générale, elle ne paraît pas parfaitement élucidée; Moleschott a cru constater, chez des grenouilles, qu'ils augmentent l'excrétion de CO_2; mais ce fait a été contesté par Speck et d'autres. Salomon n'a pas vu de modification des échanges respiratoires. Mais la durée de l'expérience n'a peut-être pas été suffisante.

Borissow a expérimenté sur quatre jeunes chiens du même poids et de même couleur. Il en a tenu deux dans l'obscurité et deux à la lumière. Ces derniers mangèrent davantage, et, après avoir eu, pendant la première semaine, un poids inférieur à celui des chiens tenus à l'obscurité, ils pesaient, au bout d'un mois, 220 grammes de plus que ces derniers. Il conclut de cette expérience d'ailleurs fort insuffisante que la nutrition se fait moins bien chez les animaux tenus à l'obscurité, ce qui paraît assez probable.

D'après R. Combes (1), chez les végétaux, les fortes intensités lumineuses provoquent l'accumulation des composés nutritifs élaborés dans les parties vertes et favorisent en conséquence la formation des organes de réserve (rhizomes, tubercules, fruits, etc.), tandis que les éclairements faibles déterminent au contraire l'utilisation des substances nutritives et accélèrent la production des organes de vie active, tiges herbacées, feuilles, etc.

Quant à l'influence spéciale de tels ou tels rayons lumineux, on sait que les rayons rouges sont particulièrement pénétrants. On dit aussi que ces rayons sont les agents des synthèses; mais on va voir plus loin que les rayons violets sont eux aussi capables d'en produire.

3° **Radiations chimiques.** — D'après Moleschott, des grenouilles soumises aux rayons violets, qui, comme on sait, sont très riches en rayons chimiques, excrètent davantage d'acide carbonique. D'autres observateurs ont constaté que des têtards se développent plus vite dans la lumière violette. Ce sont bien les rayons chimiques qui agissent dans ces cas et non les rayons lumineux. On en a la preuve par le fait que les rayons ultra violets sont capables de produire des synthèses, ainsi que l'ont récemment montré D. Berthelot et Gaudechon (2), notamment celle de l'aldéhyde formique origine des composés ternaires, et celle de l'amide formique (par combinaison de CO et d'ammoniaque). Cette amide est, comme on sait, la source de l'albumine dans les plantes. Les mêmes rayons peuvent

---

(1) D'après Dreyer et Hansen (*C. R. de l'Académie des sciences*, 1907, 22 juillet) et Raybaud (*C. R. Réunion biol. de Marseille*, 15 févr. 1910). les rayons ultra-violets coagulent les albuminoïdes.

(2) *C. R. de l'Académie des sciences*, 20 juin 1910.

dédoubler la saccharose ; mais ils n'ont pas d'action sur la maltose et la lactose (1).

A certaine dose, les rayons ultra violets tuent les cellules en respectant les ferments (2) et ont montré que leur pouvoir bactéricide est assez prononcé pour stériliser d'une manière pratique l'eau potable. Les rayons les plus bactéricides sont ceux dont la longueur d'onde est inférieure à 2 800 unités Angström (Cernovodeanu et V. Henri). Ils agissent même sur les toxines (3). Ce sont eux qui amènent l'érythème solaire (ainsi que l'a montré le Pr Bouchard en soumettant la peau aux divers rayons du prisme) et l'érythème de la lumière électrique (Charcot). Mais, tandis que les rayons rouges peuvent traverser une certaine épaisseur de tissus, les rayons violets et ultra violets sont peu pénétrants. Ils sont arrêtés en partie par les impuretés de l'atmosphère, d'où leur rareté dans la lumière solaire des villes. Ils sont arrêtés presque complètement par le verre, par une solution de sulfate de quinine, etc. Le quartz, au contraire, laisse passer les rayons chimiques. Il résulte toutefois des recherches de Bordier que, après deux ans de service, une lampe de Kromayer laisse passer sept fois moins de rayons qu'au début.

On admet que l'utilité de la lumière rouge dans la variole, la scarlatine, etc., est due à l'absence de rayons chimiques, qui sont arrêtés par le verre rouge.

Je me borne à ces indications générales des effets produits par les rayons lumineux et chimiques sur la nutrition générale. La photothérapie des lésions cutanées, créée par Finsen, ne rentre pas dans notre cadre. On la trouvera d'ailleurs exposée en détails dans un des volumes de cette collection.

4° Rayons X et rayons du radium. — On sait que les rayons de Rœntgen sont de plusieurs espèces. Il en est de très peu pénétrants, qui sont arrêtés par les couches superficielles de la peau et par une épaisseur d'aluminium de 5 millièmes de millimètre. Ceux qui traversent cette couche sont absorbés en grande partie, mais pas complètement, par les os.

On distingue dans les rayons du radium : les rayons α, les rayons β et les rayons γ. Les premiers sont arrêtés par quelques centièmes de millimètre d'aluminium et ne pénètrent pas la peau.

Les rayons β passent à travers une mince couche d'aluminium, mais pénètrent peu.

(1) *C. R. de l'Académie des sciences*, juin 1910.
(2) BIERRY et HENRI, *C. R. de la Soc. de biol.*, 1910, t. 1, p. 821.
(3) POUQUET, *C. R. de l'Académie des sciences*, 19 sept. 1910. — J. COURMONT et NOGIER, *C. R. de l'Académie des sciences*, 29 févr. 1909.

Quant aux rayons γ, leur pénétration est considérable : ils traversent intégralement le corps humain, et on ne connaît pas d'écran qui les arrête complètement.

Ainsi un certain nombre de rayons parmi les rayons X et parmi les rayons du radium pénètrent à travers tous les tissus du corps humain. C'est là un fait considérable, dont j'ai le premier cherché à utiliser les effets sur la nutrition, en irradiant le corps thyroïde, chez le chien, ce qui produit, comme je l'ai montré, une modification du métabolisme du phosphore (1).

On admet que les effets de l'irradiation ne se manifestent qu'après une période de latence, qui est, dit-on, inversement proportionnelle à la durée de l'irradiation et à son intensité.

Ces effets sont tous différents suivant que l'irradiation est faible ou forte. Dans le premier cas, il y a excitation ; dans le second, inhibition ou même cessation définitive des actes vitaux, voire même nécrose des tissus. J'ai contribué à mettre en lumière ces deux stades par les expériences suivantes, faites avec la collaboration de Boulud.

1. Nous broyons rapidement un gros morceau du foie d'un chien qui vient d'être sacrifié par hémorragie (2). Nous étalons la pulpe sur deux assiettes, dont l'une est placée sous notre ampoule et l'autre dans la même chambre, à l'abri des rayons. Au bout d'une demi-heure à une heure, nous prélevons un poids égal de pulpe dans chaque assiette, et nous l'immergeons dans l'acide trichloracétique pour le dosage du glycogène (3) et du sucre (4).

Nous avons fait, avec le foie, neuf expériences. Elles nous ont toutes montré que la pulpe exposée aux rayons X, pendant *moins* d'une heure, renferme moins de glycogène et plus de sucre (5) que la pulpe témoin, et que la *somme* du glycogène et du sucre y est moindre. Il est donc certain que le premier effet des rayons X est de favoriser la glycogénie et la glycolyse hépatiques.

(1) Lépine, *C. R. de la Soc. de biol.*, 23 janv. 1904.

(2) Dans quelques cas, nous avons opéré sur des tranches minces de foie, afin de soumettre aux rayons X le tissu *aussitôt* après la mort. Ce mode de procéder est à rejeter, parce que, d'après nos recherches, deux tranches de même poids ne renferment pas exactement la même quantité de glycogène, tandis que ce dernier est régulièrement réparti dans la pulpe.

(3) Les recherches de Garnier et celles de Bouchard et Desgrez ont prouvé que, pour le foie, cette méthode donne des résultats très exacts. D'ailleurs, nous n'avions pas besoin de connaître la teneur *absolue* de nos foies en glycogène : il nous suffisait que, pour un même foie, les chiffres indiquant la proportion de glycogène dans les deux pulpes fussent rigoureusement comparables.

(4) Nous dosons le sucre par la méthode d'Ost dans le filtrat concentré par évaporation.

(5) Il n'y a pas corrélation entre les chiffres exprimant la perte de glycogène et l'augmentation de sucre. Cela tient, d'une part, à ce que la glycolyse intervient et, d'autre part, à ce que, comme l'a dit Seegen, il y a dans le foie une autre source de sucre que le glycogène ordinaire.

Si la pulpe est exposée pendant plus d'une heure aux rayons X, on y trouve, presque toujours, relativement à la pulpe témoin, plus de sucre et aussi plus de glycogène, ce qui prouve que, sous l'influence prolongée de ces rayons, la glycogénie et la glycolyse hépatiques sont diminuées.

II. Nous versons du sang, aseptiquement défibriné, dans deux vases d'aluminium. L'un sert de témoin, l'autre est exposé aux rayons X. Nous dosons les matières sucrées après quinze minutes et après une heure quinze minutes.

Dans le premier cas, et malgré le peu de temps écoulé, nous avons presque toujours observé une diminution notable des matières sucrées dans le sang exposé aux rayons X. Quand il n'en est pas ainsi, il ne faut pas se hâter de conclure que la glycolyse a été diminuée, car il peut s'être fait dans ce sang une production exagérée de sucre aux dépens du sucre *virtuel* (1).

Si le sang est exposé plus d'une heure à ces rayons, on peut y trouver, indépendamment de toute influence glycogénique, plus de matières sucrées que dans le sang témoin. La différence peut dépasser $0^{gr},10$. Souvent on y trouve la même quantité de matières sucrées que dans le dosage fait au bout de quinze minutes. Ainsi une courte exposition aux rayons X peut suffire pour arrêter la glycolyse.

En résumé, les rayons X augmentent tout d'abord la glycogénie et la glycolyse dans le foie et dans le sang. Leur action plus ou moins prolongée diminue et peut *arrêter* l'une et l'autre (2).

Ainsi une faible irradiation excite les ferments; l'effet est très net pour le ferment diastatique du foie. Il l'est encore plus pour celui du pancréas, car nous avons vu qu'en moins d'une heure il peut être augmenté du *quart*. Au contraire, une irradiation forte diminue l'activité fermentative. Après nous, Bergell et Braunstein ont constaté que le suc pancréatique, suivant qu'il a été plus ou moins irradié, cesse ou non de produire le dédoublement des albuminoïdes qui aboutit à la formation de tyrosine.

Schwarz, après avoir soumis pendant cent quarante-quatre heures un œuf aux rayons du radium, a observé que le jaune présentait une tache verdâtre et qu'il avait l'odeur que l'huile de foie de morue doit à la présence de la triméthylamine (3). Il en a conclu que l'irradiation

---

(1) Nous avons donné le nom de sucre *virtuel* au sucre qui est dissimulé dans le sang.

(2) Lépine et Boulud, *C. R. de l'Académie des sciences*, 11 janv. 1904. — Le degré radio-chromométrique de notre ampoule fonctionnant avec une intensité de 6 ampères était égal à une épaisseur de 7 millimètres d'aluminium. L'étincelle équivalente était de 18 centimètres environ. — Sur la destruction du glycogène après une forte irradiation, voy. Aubertin et Beaujard, *Tribune médicale*, 11 déc. 1909.

(3) Schwarz, *Pflueger's Archiv*. Bd. C.

avait une action spéciale sur la lécithine et que la nocivité des irradiations était ainsi expliquée. Werner (1) a soutenu cette opinion. Mais, d'après Wohlgemulh, la lécithine hors des cellules vivantes n'est plus dédoublée par l'irradiation (2). Ce fait l'a conduit à penser que cette dernière ne dédouble pas directement la lécithine, mais favorise seulement un processus fermentatif. Quoi qu'il en soit, d'après Werner (3) les sels basiques de choline produisent sur les tissus les mêmes effets que l'irradiation elle-même.

Voyons maintenant les modifications morphologiques.

Une irradiation de quelques minutes suffit, paraît-il, à amener au bout de quelques heures une légère hyperleucocytose. Une irradiation forte et prolongée est suivie de leucopénie.

Les lymphocytes disparaissent en proportion beaucoup plus forte que les autres leucocytes. Le tissu myéloïde est moins affecté que le tissu lymphoïde par l'irradiation. On a constaté en effet qu'il est simplement en état d'hyperplasie, alors que le second est déjà affecté de nécrose (4). La destruction des noyaux cellulaires fait comprendre l'abondance relative des corps puriques dans l'urine consécutivement à une irradiation.

Dans la peau, dont les lésions ont été soigneusement étudiées par Guyot (de Bologne) (5) et dans tous les tissus qui ont été examinés à ce point de vue, on a constaté l'existence de deux stades consécutifs, le premier irritatif (6) et le second dégénératif. Ce dernier prédomine de beaucoup dans les éléments jeunes non différenciés. Il a été magistralement étudié dans le testicule par Regaud (7). Dans le testicule du rat, tandis qu'une irradiation très modérée suffit pour arrêter pendant un certain temps la multiplication des spermatogonies, une irradiation forte, même unique, faite avec des rayons filtrés à travers l'aluminium, l'arrête d'une manière complète. Il est à noter que ces rayons laissent la peau tout à fait intacte (8).

Herxheimer et Hoffmann (9) ont confirmé les observations de Regaud.

(1) Werner, *Münch. med. Wochenschr.*, 1905, nº 15.

(2) Deux expérimentateurs russes viennent de prouver le contraire : Mesernitsky a vu que les deux tiers de la lécithine de l'œuf sont dédoublés après 168 heures d'irradiation, que l'œuf soit cuit ou non, et, d'après Orlow, la paraffine, le blanc de baleine, les acides palmitique et stéarique renfermés dans une enceinte close perdent de leur poids sous l'influence de l'irradiation et dégagent en même temps de l'acide carbonique.

(3) Werner, *Mitth. aus den Grenzgebieten.* Bd. XX, 1909.

(4) Aubertin et Beaujard, *Archives de méd. expér.*, 1908, nº 3.

(5) Guyot, *Centralbl. für allg. Pathologie*, 1909, nº 6.

(6) Les lésions histologiques de nature irritative produites par le radium sur les cellules du foie ont été bien étudiées par Percival Mills (*Lancet*, 13 août 1910).

(7) Regaud, *Assoc. franç. pour l'avancement des sciences*, Clermont, 1908.

(8) Regaud et Nogier, *C. R. de l'Académie des sciences*, 12 juil. et 27 déc. 1909.

(9) Herxheimer et Hoffmann, *Deutsche med. Wochenschr.*, 1908, nº 36.

D'après quelques observations faites sur l'homme consécutivement à l'injection sous-cutanée de petites doses de sels de radium, il semble que ces injections aient un effet excitant sur la nutrition (Chevrier). L'inhalation de l'émanation du radium a donné le même résultat. On aurait notamment constaté une augmentation de l'excrétion de CO_2 plus forte que l'augmentation de l'absorption de l'oxygène.

Applications thérapeutiques. — Les faits que nous venons d'exposer font comprendre l'emploi thérapeutique des irradiations.

Dans beaucoup de cas de leucémie, les rayons X ont paru très utiles. Ils ont promptement diminué le nombre des globules blancs et amélioré l'état général (1). Toutefois on n'a pas encore constaté une guérison.

Leur emploi a semblé avantageux dans quelques cas d'anémie pernicieuse en amenant une réaction hématopoïétique (2). Mais il faut être prudent : des accidents ont été observés.

Ils ont été recommandés dans la maladie de Basedow; mais il faut savoir qu'ils peuvent amener une inflammation subaiguë des tissus qui entourent la glande thyroïde (3).

L'irradiation du foie a été pratiquée chez des diabétiques (4). Elle a augmenté la glycosurie. Mieux vaudrait peut-être irradier très légèrement le corps tout entier (5) ou injecter des sels de radium ?

Comme ils augmentent l'excrétion des corps puriques, les rayons X ont été essayés chez des goutteux (6); mais on peut se demander si c'est à bon droit, car cette augmentation est, comme on sait, la conséquence de la désassimilation des nucléo-protéides. Or une désassimilation excessive de ces substances peut être dangereuse chez le goutteux.

L'ingestion de substances radio-actives semble au contraire assez innocente, et elle serait justifiée si, comme le pense le Pr His (7), l'émanation pouvait faire passer l'acide urique dans une combinaison plus soluble.

Dans le traitement des tumeurs malignes, l'emploi des rayons X est encore à l'étude. Tandis que la fulguration agit, comme nous

(1) On a noté dans ces cas une augmentation des corps puriques urinaires. — Voy. Vas, *Zeitschr. für klin. Med.*, Bd. LXVIII, p. 121, avec bibliographie.

(2) Voy. Elischer et Engel, *Zeitschr. für klin. Med.*, Bd. LXVII. — Voy. Aubertin et Beaujard, *Archives de méd. exp.*, 1908.

(3) Voy. *Wiener klin. Wochenschr.*, 1909, n° 46.

(4) Menetrier, Touraine et Mallet, *Soc. méd. des hôp. de Paris*, 26 nov. 1909.

(5) Dans des expériences (inédites), j'ai vu que l'irradiation générale chez le chien produit une augmentation du pouvoir glycolytique du sang.

(6) Bechtold et Ziegler, *Berliner klin. Wochenschr.*, 16 mai 1910.

(7) *31° Baln. Congr.*, 1910.

avons vu, sur le tissu conjonctif, les rayons X et les rayons du radium, grâce à leur action spécifique sur le développement des cellules jeunes, sont capables de détruire les cellules cancéreuses. Ce n'est pas à dire que le tissu conjonctif ne soit pas intéressé; il présente des néoformations évidentes; mais ce processus n'est pas le plus important.

La dégénérescence des cellules cancéreuses se reconnaît tout d'abord par une tuméfaction trouble du corps cellulaire, plus ou moins rapidement suivie d'une fragmentation de la chromatine nucléaire. Presque en même temps, le protoplasma se nécrose et subit la dégénérescence vacuolaire (1). Cette dégénérescence vacuolaire est très commune par rapport à la dégénérescence graisseuse, qui est exceptionnelle (Beaujard).

D'autres formes de dégénérescence ont été observées. Quelle que soit celle qui prédomine, le fait capital est la destruction de la cellule cancéreuse après une irradiation suffisante.

Mais il arrive souvent que toutes ne sont pas détruites et qu'on retrouve dans ce qui reste de la tumeur des cellules de petite taille, pauvres en protoplasma, avec un noyau très fortement chromatophile. Ces cellules en état de vie ralentie ne doivent pas être négligées. On s'est demandé si une irradiation insuffisante pour les détruire n'avait pu les doter d'une résistance exagérée, et s'il ne fallait pas trouver là l'explication de certaines récidives. Ces cellules, en tout cas, peuvent donner naissance à des cellules monstrueuses, comparables à celles qui ont été trouvées par Regaud dans l'épithélium des glandes séminales en état de réparation.

Quoi qu'il en soit, qu'il reste ou non des cellules cancéreuses, celles qui sont détruites disparaissent par l'intervention de deux facteurs principaux, la réaction phagocytaire et la prolifération du tissu conjonctif. Il y a, de plus, des lésions de réaction vasculaire (2).

Czerny et d'autres ont injecté des préparations de radium dans les tumeurs peu accessibles à l'irradiation.

Il serait actuellement prématuré de fixer la valeur thérapeutique de l'irradiation dans le traitement des tumeurs malignes. Peut-être aurons-nous bientôt à enregistrer de nombreux succès dus aux progrès d'une technique qui n'est encore qu'à la période de tâtonnements. Dès à présent, la radiothérapie autorise beaucoup d'espé-

---

(1) Contamin l'a observée dans un épithélioma chez une souris quatre à cinq jours après une séance d'irradiation.

(2) Sur les modifications histologiques observées dans les tumeurs consécutivement l'irradiation, voy. les travaux de Dominici et Duval, Bornant, Legueule, Clunet et Raulet Lapointe, Wickham, Degrais et Gaud, etc.

rances, parce qu'elle pénètre dans la profondeur des tissus et qu'elle permet, suivant la dose à laquelle on l'emploie, soit d'exciter, soit de détruire.

VIII. — ÉVACUANTS.

Par suite d'une insuffisance rénale, ou pour d'autres motifs, l'économie retient souvent des principes nuisibles à la nutrition, d'où l'indication primordiale de les évacuer. La saignée, notamment dans le cas d'urémie, remplit souvent cette indication d'une manière merveilleuse. Je ne dis pas que ce soit dans ce cas sa seule action, car elle agit d'une manière complexe. J'en dirai presque autant des purgatifs.

Les diurétiques sont aussi fort employés, et avec raison, parce que, sauf dans le cas d'insuffisance rénale *organique*, ils peuvent éliminer la plupart des substances toxiques. Grâce à eux, il est souvent possible, par une série de tâtonnements, d'arriver à rétablir la diurèse dans le cas d'insuffisance rénale *fonctionnelle*. Naturellement, on ne négligera pas d'agir sur le cœur si la tension artérielle est basse. Bref je n'ai pas à donner ici le détail des moyens propres à désintoxiquer l'économie. Il me suffira de marquer la place de la médication évacuante et son importance, parfois de premier ordre, dans le traitement des troubles nutritifs.

Conclusion.

Dans la revue que nous venons de faire des moyens propres à remédier aux troubles de la nutrition, on a pu remarquer que la plupart ont pour but de solliciter une *réaction*. Or, s'il est relativement aisé de doser l'excitant, la réaction, malheureusement, ne dépend pas de nous, mais du malade ; et il se peut qu'il n'ait pas la force de réagir ou qu'il réagisse d'une manière anormale. Ainsi j'ai rapporté l'histoire d'un anémique (1) qui, après l'injection souscutanée de quelques centigrammes de citrate de fer, faite suivant les règles, fut pris de fièvre, de dyspnée, de délire et ne tarda pas à succomber. L'appréciation de l'état des forces, c'est-à-dire du pouvoir de réaction, doit être la première préoccupation du médecin dans le traitement des maladies de la nutrition comme dans celui des maladies aiguës.

(1) LÉPINE, *Semaine méd.*, 30 janv. 1907.

———

II. — MÉDICATIONS DE LA FIÈVRE

PAR

Albert ROBIN ET **Am. COYON**
Professeur de clinique thérapeutique   Médecin des hôpitaux
à la Faculté de médecine de Paris.   de Paris.

CHAPITRE PREMIER

GÉNÉRALITÉS

I. — Les idées actuelles sur la fièvre.

Il n'entre pas dans le cadre de ce travail d'entreprendre une étude complète de la fièvre ; nous nous cantonnerons, ainsi que le titre l'indique, dans l'étude de la médication de la fièvre.

Il peut, non sans raison, semble-t-il, paraître téméraire de traiter encore un tel sujet ; si, en effet, jusque dans la dernière moitié du XIXᵉ siècle, la médecine, encore tout imprégnée de descriptions scolastiques, pouvait admettre l'existence de la fièvre considérée comme une affection générale, une entité morbide, il ne peut plus en être de même aujourd'hui ; les recherches expérimentales, les connaissances bactériologiques et chimiques ne montrent-elles pas qu'au cours de processus variés : infections, intoxications, l'organisme met en jeu ses moyens de défense ? Ne montrent-elles pas que, dès les premiers moments de cette lutte, se manifestent un certain nombre de réactions, de symptômes objectifs, dont l'un des plus constants, des plus tangibles et qui, par suite, fut reconnu l'un des premiers, est une modification de la température normale ?

Mais, ainsi que nous allons le voir, cette modification de la température n'est pas le seul phénomène qui apparaisse ; elle s'associe à d'autres phénomènes, et, suivant les cas, les individus, les circonstances biologiques, *elle présente des types divers, obéissant tous*, il convient d'y insister, *à des lois générales*. Il serait donc vain de parler de la fièvre en soi, mais ce qu'il faudrait décrire, c'est la fièvre au cours de telle ou telle maladie, dans telles ou telles conditions.

Certes, rien de plus complexe que la question même de la nature de la fièvre ; et, si peu de sujets ont autant exercé, depuis les origines de la médecine, la sagacité des médecins, force nous est d'avouer que, même à l'heure actuelle, nous ignorons la pathogénie de la fièvre, tant les manifestations en sont variées et parfois contradictoires.

La fièvre, répétons-le, n'est pas, comme le voulaient les anciens, une affection autonome, une entité, ce n'est qu'un symptôme par lequel s'extériorise une réaction de l'organisme. Cette réaction, née de causes multiples, complexes, s'accompagne toujours d'un certain nombre d'autres symptômes formant avec elle un tout, un syndrome auquel on donna le nom générique de fièvre, d'*état fébrile*. C'est l'opinion qu'émettait déjà, en 1893, le Pr Bouchard : « La fièvre, disait-il, est un phénomène si complexe que l'on ne sait pas toujours si tel de ses éléments appartient en propre à l'état fébrile, ou n'est pas plutôt un accident spécial à la maladie qui engendre la fièvre. Cette incertitude et cette complexité font la difficulté d'un problème qui se pose chaque jour et que nous ne savons pas encore résoudre complètement. »

Si nous lisons l'article très remarquable de Langlois dans le *Dictionnaire de physiologie*, article que l'on doit considérer comme la mise au point des recherches les plus récentes sur la nature de la fièvre, nous voyons que, suivant cet auteur, « la fièvre est caractérisée par une exagération des processus protéolytiques et une perturbation de l'appareil régulateur thermique entraînant presque toujours une élévation de la température ».

Il nous sera permis de remarquer que, si le mot FIÈVRE, de par son étymologie (*febris : fervere*, bouillir, être brûlant) indique une modification, une altération hyperthermique de la température normale, il devrait cependant, en bonne logique et philosophiquement parlant, s'appliquer même à l'hypothermie ; l'étymologie limite trop, à notre sens, la signification du terme fièvre. L'usage médical, la tradition constante ont voulu que ce terme fût réservé aux seules manifestations pyrétiques jusqu'au jour où l'on décrivit des fièvres apyrétiques, des « pyrexies apyrétiques ». Si en effet un grand nombre de toxines microbiennes provoquent l'état fébrile, il en est qui à petite dose déterminent de l'hyperthermie, à haute dose, au contraire, de l'hypothermie.

N'est-ce point que, au lieu de considérer la fièvre uniquement comme un syndrome, par une tendance naturelle, prenant la partie pour le tout, on lui conférait une existence propre ? Cette manière d'envisager la fièvre avait le tort de s'arrêter à un caractère extérieur, sans tenir suffisamment compte des causes intimes qui lui donnaient naissance.

Cependant, respectant un usage plusieurs fois séculaire, c'est de la médication de la fièvre *en général* que nous nous occuperons ; nous chercherons sur quelles considérations de physiologie pathologique nous devons nous appuyer pour découvrir les indications d'une thérapeutique si possible rationnelle. Avant de poser le traitement du syndrome fièvre chez un malade déterminé, il importe, en effet, de passer en revue ce qu'est ce syndrome, quelles en peuvent être les causes, par quel mécanisme il se produit.

Dans une première partie, nous traiterons, au point de vue thérapeutique, de la fièvre, qui est non pas seulement, suivant la définition de Littré, « un état morbide essentiellement caractérisé par une élévation durable et pathologique de la température », mais, suivant la définition de Laveran et Teissier, « un syndrome clinique caractérisé par l'élévation anormale de la température, la suractivité des combustions organiques et l'accélération des battements du cœur »; nous rechercherons quelles sont les règles générales qui président à son évolution et dans quels cas elle doit être combattue.

Dans une seconde partie, élargissant les données du problème, nous nous occuperons de la fièvre avec hypothermie, et dans les deux cas nous nous souviendrons, avec Galien, que, pour qu'il y ait fièvre, il faut que la modification de la température s'accompagne d'un trouble des fonctions, et par ce fait même, nous rejetterons hors de notre sujet les hyperthermies simples, comme les hypothermies simples.

II. — Causes de la fièvre.

La connaissance des causes qui déterminent la réaction fébrile est de date relativement récente. Les travaux de l'école pastorienne, la découverte des microorganismes et de leurs toxines vinrent démontrer expérimentalement l'existence d'un des groupes étiologiques les plus importants et les plus fréquents que nous retrouvons dans les maladies infectieuses, dans les grandes pyrexies. Les recherches de laboratoire montrèrent en effet le rôle pyrétogène des substances sécrétées par les microbes, et ainsi se trouva constituée la théorie infectieuse de la fièvre.

A côté des fièvres infectieuses, se place tout un groupe d'affections, s'accompagnant d'un état fébrile, dans lequel aucune intervention microbienne ne peut être mise en cause; on dut reconnaître alors une fièvre des intoxications, intoxications dues soit à un poison endogène ou auto-intoxications, soit à un poison exogène.

Le Pr Pouchet décrivait trois groupes différents de substances susceptibles de déterminer la fièvre :

1° Des substances hyperthermisantes fabriquées dans l'organisme: fièvres infectieuses dues aux toxines microbiennes ;

2° Des substances hyperthermisantes fabriquées dans les cellules mêmes de l'organisme, par suite de la viciation des phénomènes de la nutrition normale : fièvre des auto-intoxications ;

3° Des substances hyperthermisantes provenant de l'extérieur de l'organisme : injections d'opium, de caféine, etc.

Il restait cependant encore un certain nombre d'états au cours desquels la réaction thermique n'était pas expliquée, et dans lesquels ni un élément microbien, ni un poison chimique ou organique ne pouvait être décelé. Chantemesse et Podwyssotsky montrèrent que certaines substances albuminoïdes, — peptones, nucléines, nucléo-albumines, — possédaient des propriétés thermogènes. Pilon précisa le rôle dévolu aux ferments leucocytaires dans le déterminisme de la fièvre et développa cette opinion que ce qu'on appelle la fièvre de résorption, qui survient à la suite des épanchements sanguins par traumatisme, se produisait au moment où les polynucléaires affluaient dans le foyer sanguin, que celui-ci fût un foyer sous-cutané ou intramusculaire, ou résidât dans une séreuse. Müller et Joachmann, dans une série de travaux repris en France par N. Fiessinger et P.-L. Marie, ont montré que, dans la lutte de défense de l'organisme, les globules blancs contiennent des ferments protéolytiques, amylolytiques, lipolytiques, dont la mise en liberté par destruction des globules blancs produit une réaction thermique, réaction qui est sous la dépendance des ferments et des nucléines résultant de la destruction des globules.

Ainsi s'explique la fièvre aseptique ou de résorption des collections sanguines ; la fièvre qui se produit au cours des hémorragies méningées ou sous-arachnoïdiennes, où, en dehors de la poussée de température à 40° qui accompagne les grandes hémorragies mortelles, et dont Charcot a démontré l'origine nerveuse, il se produit une fièvre hémolytique qui, en général de courte durée, n'est pas toujours, à l'inverse de la précédente, d'un mauvais pronostic, et qui relève du même mécanisme que la fièvre de résorption ; il se produit en effet dans le liquide hémorragique une poussée de polynucléaires venant activer le processus de globulolyse, dont Frouin a reconnu l'existence.

Ainsi s'explique la fièvre de la leucémie par la destruction continue des globules blancs, en particulier dans la leucémie aiguë, malgré son allure clinique de maladie infectieuse.

Ainsi s'expliquent les réactions thermiques survenant à la suite d'actes thérapeutiques : la poussée fébrile décrite par les syphiligraphes après les injections de composés mercuriels insolubles ; la poussée fébrile de la radiothérapie dans laquelle les rayons X déterminent une leucolyse des plus intense ; la réaction fébrile brusque et passagère, produite par les injections de toxiques dans les tissus sains ou dans les abcès, dans les abcès froids en particulier, et qui a pour cause non l'action médicamenteuse, mais l'afflux local des polynucléaires, ou mieux encore la destruction de ces polynucléaires.

C'est par un mécanisme analogue, dû à l'appel leucocytaire et à la leucolyse, que s'explique l'élévation de la température qui suit l'injection des ferments métalliques d'Albert Robin, lorsque ces solutions colloïdales remplissent leur rôle.

Remarquons enfin que les causes de la fièvre sont complexes et que, même dans les processus toxi-infectieux, il n'y a pas d'infection sans atteinte leucocytaire ; l'action des ferments leucocytaires pyrétogènes, l'action des produits de leur activité également pyrétogènes, s'ajoutent à l'action des toxines microbiennes. Comme le disent excellemment Noël Fiessinger et P.-L. Marie, il est même des infections où l'on peut assister à une poussée fébrile d'origine leucocytaire surajoutée à la fièvre d'origine infectieuse.

La pneumonie fournit un exemple de cette double cause fébrile. A la fin de la pneumonie et dans les formes fébriles intenses, la température quitte le plateau de 40° pour osciller un peu aux environs de 39°. La veille du septième jour, la température remonte de nouveau à 40° et même à 40°,5, pour tomber brusquement le lendemain, en même temps que se produit la crise terminale.

Cette poussée brusque terminale est connue sous le nom de fièvre précritique ; elle s'accompagne d'une véritable poussée de leucocytose. N'est-on pas en droit de rattacher cette fièvre à l'intensité de la leucolyse dont les urines précritiques démontrent l'évolution, et de considérer la leucocytose passagère comme une réaction compensatrice et exagérée contre la déglobulisation subie par l'organisme ? En somme, la pneumonie nous offrirait deux cycles fébriles : un infectieux jusqu'au septième jour, un précritique d'origine leucocytaire.

La fièvre typhoïde, plus complexe que la pneumonie, possède, à l'origine de son évolution, deux éléments qui se continuent, s'associent, se surajoutent : l'infection et la réaction aux protéo-ferments. Une raison permet d'affirmer l'intervention de ce dernier facteur : elle est fournie par la formule sanguine. Botkine a montré, en effet, que la dothiénentérie s'accompagnait précisément d'une énergique leucocytose, caractérisée par la présence dans le sang d'un grand nombre de formes leucocytaires en dissolution.

A côté de ces réactions fébriles que nous venons de définir, à côté des réactions thermiques symptomatiques : d'une commotion cérébrale, comme cela s'observe dans les fractures du crâne, d'une lésion de la moelle allongée, ou de la protubérance, comme on les rencontre au cours de la paralysie générale, de la sclérose en plaques, il reste un certain nombre d'états fébriles dont la nature nous échappe encore : tels sont les cas décrits sous le nom de fièvre de croissance, dont l'étiologie semble diverse et, par conséquent, dont l'essence même n'est pas encore déterminée. Marfan pense, en effet, que, sous le nom de fièvre de croissance, on décrit tantôt de l'ostéomyélite, tantôt une forme anormale du rhumatisme articulaire aigu, tantôt enfin une manifestation du rachitisme, et ce serait ce dernier type qui serait en réalité la véritable fièvre de croissance. Les fièvres ganglionnaires de l'enfance sont de nature encore déterminée, où l'action leucocytaire vient s'ajouter à l'action de l'agent infectieux dans le déterminisme de la fièvre.

III. — Mécanismes de la fièvre.

Si les causes qui déterminent la fièvre semblent aujourd'hui sortir du domaine de l'hypothèse, le *mécanisme* intime par lequel elles la réalisent nous échappe encore.

Nous devons admettre avec Podwyssotsky et Chantemesse que la fièvre est une réaction générale du système nerveux et de l'organisme à l'égard d'un poison qui circule dans le sang. Elle ne peut survenir que lorsque l'agent nocif provocateur pénètre dans la grande circulation et, par son intermédiaire, actionne les centres de la vaso-motricité et de l'auto-régulation thermique.

Il existe, en effet, dans les centres supérieurs, des centres thermo-accélérateurs ou thermogéniques, et des centres thermo-inhibiteurs ou thermolytiques qui exercent leur action sur un troisième groupe de centre, le centre thermogénique général ou automatique, qui, placé dans la moelle, assure une dépense d'énergie chimique à peu près constante par son action automatique. La résultante des actions de ces différents centres constitue la thermotaxie ou régulation thermique ; c'est le mécanisme régulateur de la chaleur, nous dit Richet. Dans la fièvre, sous l'influence soit de l'excitation des centres thermolytiques, soit de la paralysie des centres thermogéniques, la thermotaxie est troublée et la régulation se fait à un autre niveau.

En dernière analyse, la fièvre résulterait, par suite du trouble apporté au fonctionnement normal des centres thermique et vasomoteur, soit d'une production de chaleur plus grande, soit d'une perte moindre de la chaleur, soit à la fois d'une production de chaleur plus grande et d'une diminution des pertes de colorique.

Mais, tout en admettant l'existence de ces centres thermiques, il faut reconnaître, avec M. Morat, que la fonction thermique symbolise l'ensemble des conditions de la vie cellulaire dont elle ne peut se dissocier. A côté des produits pyrétogènes metteurs en scène de la première heure, la chaleur dans la fièvre dépend encore de troubles dans la désintégration organique et des réactions qui résultent des actes successifs par lesquels s'accomplit la désassimilation : actes de dédoublement, d'hydrolyse et de réduction donnant naissance à des produits qui ne sont soumis que secondairement à l'oxydation. Ces phénomènes de dédoublement, d'hydrolyse et de réduction s'accompagnent de dégagement de chaleur. Enfin la nature des principes offerts à l'oxydation et l'intensité de l'oxydation entrent aussi en jeu. Le même combustible, en face de la même quantité d'oxygène, dégagera une quantité de chaleur variable, variabilité qui est en rapport avec le degré de l'oxydation ou de la combustion, celles-ci étant incomplètes ou complètes.

En résumé, nous pouvons admettre actuellement que l'élévation thermique est à la fois :

1° Une conséquence directe de l'altération des phénomènes d'hydrolyse, de dédoublement, d'oxydation et d'oxydo-réduction qui se passent dans l'intimité des tissus ;

2° Une conséquence indirecte de l'excitation des centres qui gouvernent la régulation thermique (centre thermique et centre vaso-moteur).

Nous verrons d'ailleurs que les substances employées dans la médication de la fièvre agissent les unes par influence sur les centres thermiques ou vaso-moteurs, les autres par modification des phénomènes qui se passent dans l'intimité des tissus.

IV. — Physiopathologie de la fièvre.

Les causes et le mécanisme de la fièvre nous étant connus, il importe de savoir si elle peut déterminer des troubles et quels sont ces troubles.

C'est ici qu'apparaît plus que jamais la nécessité de distinguer l'hyperthermie fébrile de l'état fébrile. Alors que Liebermeister faisait de l'hyperthermie le principal danger de la maladie, Naunyn, Unwerricht considéraient la fièvre comme la *vis medicatrix naturæ*.

Dans la lutte qu'il engage pour se défendre, l'organisme n'a à sa disposition qu'un certain nombre de réactions qu'il met en vigueur et qui se traduisent par un ensemble de symptômes, dont l'un des plus tapageurs. ainsi que le dit le Pr Pouchet, est la fièvre, c'est-à-dire l'élévation de la température. Or, si cette élévation de la température était seule cause des accidents qui se manifestent, la médication anti-thermique, en abaissant la fièvre, suffirait pour que tout rentrât dans l'ordre et que le malade guérît. .

Si l'expérimentation a montré que l'hyperthermie s'accompagnait toujours d'une accélération des battements du cœur, d'une augmen-tation des mouvements respiratoires, qu'en outre l'hyperthermie prolongée, atteignant 40 à 41°, favorisait la rigidité musculaire et agissait sur le système nerveux, force est cependant de reconnaître qu'au cours des maladies infectieuses, des pyrexies, ces symptômes sont aussi le résultat de l'action des poisons, des toxines que renferme l'organisme ; dans la majorité des cas, l'abaissement de la tempéra-ture ne suffit pas à les faire disparaître.

Ce n'est donc pas dans l'évolution de la courbe thermométrique, ni même en dehors de toute complication locale, dans l'étude des modifications de l'appareil circulatoire ou de l'appareil pulmonaire, que nous devrons chercher une indication thérapeutique ; c'est au contraire par l'étude des phénomènes qui constituent l'état fébrile que nous pourrons retirer les indications d'une médication déter-minée, d'une *médication antipyrétique*. C'est surtout dans l'étude des troubles chimiques, dans l'étude des échanges qui se passent dans l'intimité des tissus et qui reconnaissent pour cause le poison contre lequel lutte l'organisme que nous trouverons ces indications.

Quand l'organisme suffit à sa tâche dans la lutte, point ne sera besoin de recourir à l'antipyrèse ; si, au contraire, l'organisme ne peut se défendre, c'est alors qu'il faudra l'aider, diriger, canaliser ses forces éparses et pour cela savoir de quel côté doivent tendre les efforts. Ainsi ne s'agit-il plus de recourir à la seule médication anti-thermique, de considérer l'abaissement simple de la température comme le seul but à atteindre, le symptôme fièvre, hyperthermie, n'étant pas le syndrome qu'il faut combattre à tout prix.

L'étude des états fébriles au cours des pyrexies infectieuses, en particulier dans la dothiénentérie, a montré à Albert Robin que c'est dans la connaissance des phénomènes d'hydrolyse. de réduction et d'oxydation, phénomènes mis en jeu par l'organisme dans sa lutte, que l'on puisera les éléments d'une médication appropriée.

Un premier point sur lequel les auteurs semblent tous d'accord aujourd'hui est que, dans les états fébriles, *la désintégration azotée est exagérée* ; c'est d'ailleurs ce qu'exprime Langlois dans la défi-nition qu'il donne de la fièvre, en disant qu'elle se caractérise par une exagération des processus protéolytiques. Cette désintégration azotée ne s'accompagne pas toujours d'une exagération des combustions organiques : il est des états fébriles où se produit une *rétention* des déchets peu solubles, difficilement éliminables et très toxiques, imprimant à la maladie une allure particulière, car, plus la maladie est grave, plus les oxydations sont compromises ; et dans ces cas une thérapeutique basée sur la nécessité de restreindre les oxydations pour abaisser la température va à l'encontre de ce qui doit être recherché, c'est-à-dire aider les oxydations, modifier leur modalité de façon à les rapprocher de la normale.

Au cours des infections les plus diverses, un état fébrile particulier avec allure clinique spéciale peut se manifester ; il est dû : à une désintégration augmentée, d'où une surabondance des matériaux extractifs, à des oxydations relativement diminuées par rapport aux extractifs, à une rétention de déchets dont l'action toxique n'est plus à démontrer. Cet état fébrile est désigné sous le nom d'*état typhoïde* et comporte souvent des températures élevées. C'est alors qu'il importe d'instituer une thérapeutique non de la fièvre en elle-même, mais bien plutôt des réactions troublées qui causent et l'élévation thermique et tous les symptômes qui l'accompagnent et qu'on voulait lui attribuer (albuminurie, glycosurie, etc.). Et ce n'est pas à la médication antipyrétique directe qu'il faudra recourir, mais à la médication, qui, par un moyen détourné, modifiant les oxydations, brûlant les déchets, les solubilisant, les éliminant, fera tomber la fièvre.

Ainsi l'état typhoïde, qui s'accompagne souvent d'hyperpyrexie, est causé par la rétention dans l'organisme de déchets dont l'élimination est retardée soit en raison de l'excès même de leur quantité, soit par insuffisance absolue ou relative des émonctoires. Ce n'est donc plus une simple manifestation symptomatique d'ordre purement fonctionnel, mais au contraire l'expression extérieure d'une véritable auto-intoxication, et l'on peut dire que cet élément morbide possède sa lésion spécifique, sa lésion chimique, à savoir : la rétention des résidus d'une destruction augmentée avec évolution relativement diminuée des déchets de cette destruction.

Quand, au contraire, au cours d'une maladie infectieuse, le coefficient d'utilisation azotée reste normal ou tend à augmenter, on se trouve, quelle que soit l'élévation de la température, en présence d'une forme bénigne, et point n'est besoin alors de recourir à l'antipyrèse, mais, ainsi que le conseille Stokvis, « à l'*arsenal hypurgique* (art hypurgique, art de soigner les malades, en opposition avec l'art thérapeutique, art de traiter les malades), c'est-à-dire de soigner le malade dans le sens le plus strict du mot, d'avoir les attentions les plus délicates pour l'air dans lequel il respire, pour le lit dans lequel on le couche, pour la nourriture et les boissons qu'il prend, de veiller en un mot à garder le malade, à le conserver intact pendant la lutte sérieuse qu'il doit traverser pour s'affranchir des agents ennemis infectieux ».

L'étude de la physiologie pathologique des états fébriles montre qu'à côté de la fièvre existent d'autres symptômes réactionnels dépendant de la même cause et non imputables à la fièvre elle-même, comme le voulait Liebermeister. L'hyperthermie dans les pyrexies, suivant le Pr Bouchard, indique la maladie, elle ne la produit pas, et l'on peut même ajouter que l'intensité de la fièvre n'est pas toujours en rapport direct avec la gravité de la maladie. En serrant le problème de plus près, en examinant les faits, on arrive à comprendre qu'ait pu s'établir le dogme de l'utilité de la fièvre, que la doctrine hippocratique a si longtemps défendu. Abandonnée, discréditée par Broussais et l'école organicienne, puis sous l'influence des travaux de Liebermeister considérée « comme étant toujours un mal, souvent un danger et quelquefois la seule cause de la mort », la fièvre en elle-même n'est plus aujourd'hui regardée comme étant toujours un danger. C'est un mode de défense, c'est une réaction de l'organisme qui, ne constituant pas tout le mal, peut parfois au contraire être bonne en augmentant les combustions, en favorisant la destruction des toxines, en développant le pouvoir phagocytaire des leucocytes jouant un rôle dans les phénomènes d'immunité.

Une série de recherches expérimentales ont été entreprises dans ces dernières années pour élucider la question de l'action utile, bienfaisante de la fièvre, de la fièvre qui purifie, ainsi que le voulait Asclépiade. Tout d'abord on rechercha son action sur les bactéries ; l'élévation de la température ne pouvait-elle contribuer à diminuer la virulence et la vitalité des bactéries, ainsi que cela avait été constaté *in vitro* pour certaines espèces pathogènes, qui étaient gênées dans leur développement, perdaient leur virulence lorsqu'on soumettait leurs cultures à des températures comparables à celles que l'on rencontre au cours des états fébriles? Rappelons les expériences de Rovighi, Walter Hildebrandt, Löwy et Richter, Engelhard, Lépine, Krauss, Cheinisse.

Mlle Barasskepff, en 1907, étudia dans sa thèse inaugurale l'influence de la fièvre sur les processus infectieux, et Sulima, en 1908, rechercha l'influence de la fièvre sur les microbes et les moyens de défense de l'organisme. Malheureusement les résultats notés par les auteurs ne concordent pas, et l'on ne peut encore déduire de façon formelle dans quelles limites l'action bienfaisante de la fièvre peut se manifester en ce qui concerne son action sur les agents pathogènes.

L'action de la température se ferait aussi sentir sur les réactions qui se produisent dans l'organisme au cours des infections. Ludke, en 1909, a essayé de résoudre ce problème, en étudiant la courbe des anticorps chez des animaux surchauffés. L'expérimentation lui a montré que, sous l'influence du surchauffage par la balnéation chaude, amenant une élévation de 1 à 2°, se produisait une augmentation du pouvoir de défense. Il n'hésite pas à dire que tous les moyens qui élèvent la température accélèrent et favorisent la production d'anticorps et les font réapparaître dans une certaine mesure quand ils ont disparu de l'organisme. La fièvre ou plutôt le surchauffage augmente la fonction antitoxique. En se plaçant dans le domaine de l'hypothèse, l'effet salutaire serait dû à l'action directe de la chaleur sur les centres de formation des anticorps. Expérimentant sur lui-même, il a montré qu'après deux bains à 45° le pouvoir agglutinant du sang était notablement augmenté.

Mais il importe que d'autres recherches viennent, tout en confirmant le bien fondé de ces expériences, poser les indications et les contre-indications de l'élévation thermique nécessaire ; car, s'il fallait toujours favoriser la fièvre, il ne resterait plus comme procédé idéal d'antipyrèse, non d'antithermie, qu'à plonger tous les fébricitants dans un bain à 42°, ainsi que le fait remarquer le Dr Manquat.

CHAPITRE II

INDICATIONS GÉNÉRALES DES MÉDICATIONS DE LA FIÈVRE

Quelle conduite thérapeutique tenir en présence d'un état fébrile ?

Au Congrès de médecine de 1900, la question fut posée : doit-on traiter la fièvre ? Les auteurs, malgré une discussion des plus importante, ne purent se mettre d'accord.

Avec Lépine (de Lyon), il faut traiter spécifiquement la fièvre. Ce serait là, il faut bien le reconnaître, l'idéal thérapeutique rêvé, mais peu souvent réalisable ; « si l'on ne peut, on doit, dit Lépine, surveiller la réaction de l'organisme, soit en modérant avec les antipyrétiques, soit en stimulant avec l'hydrothérapie, soit en soutenant l'économie ».

Pour Stokvis, on ne doit combattre l'hyperthermie que dans les cas rares où l'on peut craindre le collapsus, et il faut alors recourir à la médication analeptique pour rejeter les antipyrétiques et les antithermiques.

Seul, Jeandrassik, dogmatique dans ses opinions personnelles, sceptique pour celles d'autrui, considérant les théories que l'on a formulées pour guider le traitement de la fièvre comme de simples vues de l'esprit, affirme qu'il faut toujours combattre la fièvre et la traiter par les antipyrétiques à haute dose, et que, par ce seul moyen, ainsi que ses statistiques le confirment, on obtient des résultats merveilleux.

Il semble difficile au médecin, en présence d'opinions aussi diverses, de pouvoir résoudre le problème.

Tout d'abord un fait se pose. Si nous envisageons le seul symptôme fièvre au sens strict, c'est-à-dire l'élévation de la température, on ne devrait que rarement traiter la fièvre, l'hyperthermie. On ne peut plus admettre aujourd'hui que les lésions dégénératives des muscles et des appareils glandulaires soient le résultat de l'hyperthermie seule, comme l'avait cru Liebermeister ; l'élévation de la température n'est qu'un phénomène réactionnel.

Il n'en est plus de même, si l'on envisage, non plus la fièvre en soi, mais l'état fébrile, c'est-à-dire un ensemble de réactions auxquelles l'élévation de la température, symptôme facilement perceptible et *bruyant*, a donné son nom.

Cet état fébrile, si nous l'examinons d'abord au cours des pyrexies infectieuses, doit, suivant les cas, tantôt être respecté, tantôt être traité.

Lorsqu'une maladie infectieuse fébrile guérit, on voit les oxydations augmenter, les éliminations urinaires, pulmonaires, cutanées, intestinales en rapport direct avec la masse des destructions organiques et qui sont des décharges *précritiques*, entraîner au dehors d'énormes quantités de déchets toxiques. Or, quand, au cours d'une pyrexie, nous verrons ces mêmes phénomènes se produire, quand les oxydations, quand les phénomènes d'hydratation, de dédoublement évolueront normalement, point ne sera besoin de recourir aux antipyrétiques. On risquerait d'entraver les processus de défense et d'aller ainsi à l'encontre du but cherché.

Au contraire, si, dans le cours de la maladie, nous voyons apparaître certains symptômes, si nous voyons se manifester le tableau de l'état typhoïde, c'est alors que nous devrons nous efforcer de réveiller, de réaliser par les moyens thérapeutiques les procédés rationnels et spontanés de l'organisme en état de défense, et ce n'est pas aux méthodes de l'antithermie, de l'antipyrèse prises dans leur sens strict que l'on devra recourir, ces méthodes ne poursuivant qu'un but : l'abaissement direct de la température. On devra alors faire appel à des médicaments qui, par des moyens indirects, feront tomber l'état fébrile, non seulement en abaissant purement et simplement le symptôme extériorisé — l'hyperthermie — mais en régularisant les actes de désintégration cellulaire, en favorisant les oxydations, en solubilisant, en éliminant les produits de la fonte des tissus, en détruisant les toxines ; en faisant, en un mot, disparaître les produits toxiques pyrétogènes, causes de l'hyperthermie et de l'intoxication.

L'abaissement artificiel de la température susceptible d'être obtenu par les antipyrétiques n'est souvent, comme l'a dit Renaut (de Lyon), qu'un masque d'apyrexie sans aucune valeur, ou, suivant l'expression de Jaccoud, un «trompe-l'œil» ; il ne faut donc pas utiliser inconsidérément des substances, qui peuvent rendre de grands services dans des conditions déterminées, comme aussi, dans d'autres conditions, combattre au contraire les réactions qui sont demandées, ainsi que nous le verrons plus loin dans l'étude des médicaments.

Avant d'aborder cette étude, résumons les indications du problème thérapeutique que l'on aura à réaliser en présence d'un état fébrile (1) :

Favoriser les oxydations et non les restreindre ;

Modérer la désintégration toujours augmentée dans la fièvre, en modifiant les oxydations ;

Régulariser la destruction organique, afin que les produits de la fonte des tissus ayant subi une évolution plus parfaite soient facilement éliminables ;

Obvier à la rétention des résidus, aider à leur élimination ;

Soutenir l'énergie du système nerveux, directeur des échanges ;

Maintenir l'énergie circulatoire, qui assure l'intégrité des portes de sortie.

A chacun de ces *desideratum* répondent une médication et des médicaments.

Les oxydations seront aidées par les inhalations d'oxygène, l'aération, l'hydrothérapie, les boissons abondantes, l'alcool, qui favorisent l'absorption de l'oxygène ou la mise en liberté de l'oxygène actif. Il n'existe pas, au sens strict du mot, de médicaments oxydants. L'indication des médicaments très oxygénés qui subissent une réduction dans l'organisme et mettent leur oxygène en liberté comme les permanganates, les iodates, les bromates, les chlorates, paraît être restée jusqu'à présent purement théorique. Seuls, les alcalins, semblent favoriser les oxydations intraorganiques, et par suite augmenter le coefficient d'oxydation.

La diminution de la désintégration, qui est l'application de la méthode analeptique de Stokvis, sera demandée à l'emploi de la quinine à petites doses, aux potions à l'extrait mou de quinquina, au café, à l'alcool pris à doses modérées.

Les combustions organiques seront aidées par un recours aux médicaments qui diminuent la formation des extractifs, ou qui, ceux-ci étant formés, aident à les éliminer, en les transformant, en les rendant plus solubles. Deux médicaments ont la propriété de solubiliser au premier chef les résidus : ce sont les acides salicylique et benzoïque. Enfin par les boissons abondantes, par les purgatifs salins, les irrigations rectales, on facilitera l'élimination des produits solubilisés.

L'appareil respiratoire sera maintenu dans un état d'intégrité complet ; on luttera contre les stases et les congestions qui diminuent le champ de l'hématose et restreignent d'autant l'absorption de l'oxygène.

---

(1) ALBERT ROBIN, Traitement des fièvres et des états typhoïdes par la médication oxydante et éliminatrice (*Arch. gén. de méd.*, janvier 1888). — Traité de thérapeutique appliquée. Indications thérapeutiques générales sur les maladies infectieuses aiguës et les états typhoïdes.

Le système nerveux sera stimulé par les lotions froides, régularisé par le bain tiède ; on évitera tous les médicaments dépresseurs de l'excitabilité nerveuse et ceux capables de diminuer les oxydations.

L'énergie circulatoire sera maintenue par l'emploi de la digitale à petite dose : celle-ci, par la suractivité qu'elle apporte à la circulation, doit être regardée comme un médicament antipyrétique, mais demande à être employée avec prudence.

Les grandes lignes du problème thérapeutique étant ainsi posées, nous allons entrer maintenant dans l'étude des diverses substances médicamenteuses préconisées comme fébrifuges. Mais, avant de les étudier chacune en particulier, voyons quelques *règles générales* à leur sujet.

Si la fièvre est *une* dans ses manifestations que nous appellerons extériorisées, elle n'est pas une dans ses origines ni dans les réactions qui l'accompagnent, et l'on comprend ainsi qu'un certain nombre de médicaments qu'aucun lien ne rattache sont cependant doués de propriétés antipyrétiques. Ce pouvoir antipyrétique, ils le possèdent soit en agissant comme antithermiques par l'intermédiaire du système nerveux sur les centres régulateurs de la thermogenèse, soit en agissant comme antiseptiques, soit en agissant sur les toxines, qu'ils brûlent ou qu'ils éliminent.

On comprend, ainsi que le dit Manquat, qu'il y ait lieu de faire des catégories de malades et des catégories de médicaments fébrifuges, car l'action sur la température variera avec les sujets, avec les caractères de la fièvre, avec la nature de la maladie, avec la nature et la dose de la substance médicamenteuse. Après la spécificité du médicament, il faut tenir compte de la susceptibilité du malade ; les fébricitants doivent être divisés en présence des mêmes indications en sujets vigoureux à organes sains et en sujets déprimés à organes faibles ou malades. Aux premiers, on peut prescrire certains antithermiques ; chez les seconds, il conviendra d'user d'une prudence extrême, de fragmenter les doses le plus possible.

Aussi croyons-nous, avec Manquat, qu'il est nécessaire, si l'on veut arriver à une connaissance suffisante de la question, de continuer à rechercher l'importance relative des sources de la thermogenèse et le mode d'action des antipyrétiques, de voir leur action chimique sur les toxines, les diastases et les éléments normaux de l'organisme ; de voir leur action chimiotactique sur les leucocytes, de connaître leur action biochimique.

G. Pouchet divise les substances fébrifuges en deux grands groupes : les substances antithermiques et les substances antipyrétiques.

Les antithermiques sont capables de déterminer un abaissement de la température, même chez un sujet normal ; ce sont donc des substances exerçant surtout une action pertubatrice sur la régulation thermique, sans modification de l'évolution du processus fébrile.

Les antipyrétiques ne déterminent un abaissement de la température que lorsque celle-ci est au-dessus de son niveau normal et exercent une influence régulatrice par divers mécanismes : augmentant la déperdition du calorique par une action vaso-dilatatrice active, ou diminuant la tension sanguine, ou favorisant les combustions, ou diminuant les processus d'oxydation.

Il n'y a pas d'équivalence entre les différents antipyrétiques. Chacune de ces substances, dans des conditions particulières qui lui sont spéciales, possède une électivité propre, tout en ayant cependant quelques propriétés communes.

Il n'y a pas de proportionnalité entre les doses et l'action médicamenteuse ; au delà d'une certaine dose, variable avec chaque sujet, l'effet utile n'est pas dépassé, et l'on voit se produire des accidents toxiques.

Il faut tenir compte, dans toutes les circonstances où l'on emploie ces médicaments, de l'état des voies digestives, cela précisément en raison des métamorphoses que ces substances peuvent éprouver dans les organes digestifs, métamorphoses qui peuvent faciliter leur solubilisation ou au contraire l'entraver.

Enfin le maximum du pouvoir d'abaissement thermique, comme l'a montré G. Pouchet, s'observe pour toutes ces substances médicamenteuses au moment même où la température présente une tendance naturelle à s'abaisser, et c'est précisément à ces périodes de défervescence naturelle, si l'on peut dire, dans les phases critiques, en ce qui concerne les maladies infectieuses où la température tend à s'abaisser, qu'on a pu observer des accidents d'hypothermie et de collapsus, coïncidant avec l'administration, malencontreuse en cette occurrence, des antipyrétiques et surtout de ceux de la classe des antithermiques analgésiques.

Nous diviserons l'étude particulière des antifébrifuges en deux grandes classes : les substances médicamenteuses et les moyens médicamenteux.

CHAPITRE III

LES MÉDICAMENTS DE LA FIÈVRE

Jusqu'au milieu du siècle dernier, la matière médicale comprenait des corps inorganiques, des produits animaux et végétaux avec leurs principes actifs et peu d'agents obtenus artificiellement. Depuis cette époque, par la simple mise en jeu des affinités chimiques, on a créé une innombrable quantité de combinaisons artificielles dont la liste s'accroît chaque jour. En ce qui concerne l'antipyrèse, Pouchet a montré que toutes ces substances étaient des composés azotés ou des composés de certains groupes chimiques, en particulier du groupe des phénols et surtout des acides phénols ; les plus énergiquement antipyrétiques sont celles qui renferment de l'azote doué d'une valence électro-positive, et il a adopté la classification suivante :

Groupe de la quinoléine, caractérisé par la condensation d'un noyau benzinique avec un noyau pyridique, dont le plus important représentant est la quinine ;

Groupe du pyrrol, remarquable par ses analogies avec le noyau pyridique, dans lequel figurent l'antipyrine et ses dérivés ;

Groupe des hydrazines, qui comprend la phénylhydrazine et ses dérivés, dont la cryogénine, la marétine ;

Groupe des anilides ou de l'amidophénol, qui renferme l'acétanilide, l'exalgine, la phénacétine.

Dans tous ces groupes, l'influence d'AzH^2, radical amidé, sur la fièvre ne saurait faire de doute, mais sans qu'on ait pu élucider encore le mécanisme intime de son action.

L'étude pharmacodynamique des groupements et radicaux chimiques se transforme en une science précise, et de même que la connaissance de la structure moléculaire des corps permet de prévoir la place que devra occuper dans la classification chimique un corps déterminé, de deviner ses propriétés physiques et chimiques, de même l'étude et la connaissance de cette structure permettront également de prévoir, en fonction des propriétés pharmacodynamiques, quelle sera l'action médicamenteuse d'une substance déterminée. C'est ce que nous constatons pour la fonction antithermique.

Prenons comme exemple le groupe des hydrazines. On peut, dans ce groupe, remplacer un hydrogène du groupement amidé par un radical monovalent, ce qui donne un corps neutre doué de propriétés amidiques. Les composés à fonctions amidiques sont de remarquables antithermiques. Ce pouvoir antithermique réside dans le groupement :

$$CO\diagdown_{AzH^2}^{AzH\,-\,AzH},$$

où l'on trouve trois groupes amidés. Si l'on y intègre un radical aromatique, l'action antipyrétique s'accroît encore, telle la phénylhydrazine. Et cependant, malgré ce pouvoir antithermique, la phénylhydrazine et ses dérivés durent être abandonnés par suite de l'action extrêmement intense que ces substances exercent sur les hématies et sur la matière colorante du sang (les hématies perdant la propriété de fixer l'oxygène); de telle sorte que l'abaissement de température n'est obtenu qu'au prix de désordres extrêmement graves, beaucoup plus graves parfois que ceux que l'on voulait combattre.

Mais, voulant néanmoins utiliser les propriétés antithermiques si puissantes de ce groupe, Lumière et Chevrottin eurent l'idée de fixer le radical antithermique sur la benzamide :

$$C^6H^4\diagdown_{AzH\,-\,AzH\,-\,COAzH^2}^{COAzH^2},$$

et ils obtinrent la cryogénine (métabenzamidosemicarbazide), douée de propriétés antithermiques plus énergiques encore, parce qu'elle contient trois groupements amidés et qui est cependant moins toxique. Cette action antithermique, elle la doit non à une action antiseptique spéciale, mais bien à l'action antipyrétique dévolue au groupe amidogène ; elle représente un type antipyrétique *nervin* pur.

A côté de ces quatre groupes, où l'influence du radical amidé AzH² est démontrée, nous trouvons d'autres groupes doués de propriétés antipyrétiques.

C'est le groupe des acides aromatiques, dont les acides benzoïque et salicylique peuvent être considérés comme les types. Ils fixent dans leur passage à travers l'organisme le groupe du glycocolle, prototype des produits de désintégration cellulaire, des substances incomplètement oxydées. Entrés ternaires, ils s'éliminent quaternaires, c'est-à-dire azotés. Ce sont des entraîneurs, des solubilisateurs de corps toxiques, et c'est par ce mécanisme qu'ils sont plus ou moins antipyrétiques.

Un dernier groupe d'antipyrétiques plus modestes dans leur action est le groupe des alcools et des phénols, surtout lorsqu'ils font partie de la série aromatique. Il est incontestable, ainsi que le dit le Pr Pouchet, que la structure cyclique de cette série exerce une influence très nette sur les propriétés antipyrétiques de ces substances. Les alcools de la série aromatique, les phénols et les diphénols sont les plus remarquables représentants de ce groupe. Cependant, en considérant les choses de plus près, nous voyons que, s'ils abaissent la température, ce n'est pas par leur influence directe, mais bien en retardant ou en empêchant l'activité des microbes ou des cellules vivantes, et ils rentrent dans la classe des antiseptiques. Mais l'action paralysante qu'ils exercent en outre sur le système nerveux central est une des raisons pour lesquelles ils ne peuvent être employés couramment.

Nous voyons que la propriété antipyrétique que réalisent des médicaments d'action dissemblable ne peut s'appliquer à la fièvre, mais à des fièvres dont les origines et les causes varient avec chaque malade, pourrait-on dire. Aussi groupons-nous les divers médicaments que nous allons passer en revue d'après leur action.

I. — Médicaments à action spécifique.

Quinine. — Un seul antipyrétique peut être considéré comme véritablement spécifique, le quinquina et les sels de quinine.

Pendant longtemps la médecine n'employa comme fébrifuge que le quinquina et les sels de quinine, mais il faut bien reconnaître qu'en dehors de la fièvre paludéenne, où la quinine abaisse la température non par une action antithermique, mais par une action spécifique sur l'agent du paludisme, le quinquina et les sels de quinine ne possèdent qu'un faible pouvoir antipyrétique, à moins d'être employés à des doses telles que leur emploi devient un danger. A haute dose, la quinine a la propriété de déterminer une stabilisation remarquable de l'oxyhémoglobine du sang; or il ne faut pas oublier que le sang des fébricitants est plus vulnérable et qu'il a une capacité moindre pour l'absorption de l'oxygène. A dose élevée, elle diminue encore les oxydations, les combustions organiques, et va à l'encontre du but cherché.

Malgré leur absence complète de tout pouvoir antithermique, à petite dose, les sels de quinine auront cependant intérêt à être employés au cours des pyrexies infectieuses, de la fièvre typhoïde, par exemple à la dose de 0gr,25 matin et soir, par suite de leur action tonique et surtout toni-cardiaque, de leur action leucolytique, car ils facilitent la mise en liberté des ferments leucocytaires.

Le choix de tel ou tel sel de quinine n'a pas l'importance que l'on a voulu lui donner en se plaçant au point de vue de sa teneur en alcaloïde. La seule chose qu'il importe au praticien de retenir dans l'emploi des sels de quinine est leur action irritante sur la muqueuse gastrique. Par suite de leur amertume empêchant l'emploi en solution, on les administrera sous forme de cachets, en ayant soin, pour éviter l'action irritante sur la muqueuse gastro-intestinale, d'y adjoindre, ainsi que le conseille le Pr Pouchet, une poudre inerte ou une substance corrective, telle que la poudre de belladone :

> Sulfate de quinine................ 2^{gr},50 à 3 grammes.
> Poudre de fleurs de camomille.... 5 grammes.
> Poudre de belladone............. 0^{gr},20

A diviser en dix cachets.

Le plus souvent, on aura intérêt, au point de vue tonique, à recourir à l'emploi du quinquina ; l'association des différents alcaloïdes du quinquina et des tanins, comme cela se rencontre dans certaines préparations galéniques telles que l'extrait mou de quinquina, détermine des effets thérapeutiques supérieurs à ceux des sels de quinine.

Dans ces dernières années la quinine a été remplacée par des dérivés : **euquinine** (éther éthylcarbonique de la quinine), **aristochine** ou **aristoquinine** (éther carbonique neutre de la quinine), qui s'emploient aux mêmes doses. Dans ces dérivés, l'amertume de la quinine est supprimée par suite de leur insolubilité et les rend ainsi d'un emploi plus facile, surtout chez les enfants.

A côté de la quinine, existe une catégorie de médicaments, à action spécifique, dont l'étude est de date relativement récente ; nous voulons parler, d'une part, du groupe des **composés arsenicaux organiques** : atoxyl ; d'autre part, du groupe des **pooktanines**, comprenant un certain nombre de matières colorantes dérivées de l'aniline, violet de méthyle, bleu de méthylène, douées de propriétés antiseptiques, particulièrement à l'égard de certaines espèces de l'embranchement des protozoaires, telles que les trypanosomes, et dont l'étude se poursuit actuellement.

II. — Médicaments à fonction antipyrétique par action sur le système nerveux : antithermiques analgésiques.

Ces médicaments forment quatre groupes renfermant le radical amidé AzH^2. L'avantage qui résulte de leur emploi est l'union de l'analgésie à l'antipyrèse. Dans beaucoup de cas : sédation de la douleur, disparition des céphalalgies, du délire, de la courbature, des sensations articulaires erratiques si pénibles dans certaines formes de fièvres ; telles sont les conséquences précieuses que l'on peut retirer de ces substances scientifiquement, sagement administrées ; elles permettent de réaliser chez les malades un état d'euphorie.

Antipyrine ou analgésine (phényldiméthylpyrazolone).— Elle fut préconisée dès son apparition comme un antipyrétique supérieur à tous les autres, propriété qui lui imposa son nom ; mais Jaccoud démontra que ses effets antithermiques étaient faibles et inconstants. C'est G. Sée qui la fit réapparaître non plus comme antithermique, mais comme le type des analgésiques internes, d'où le nom d'analgésine qui lui convient mieux.

En plus de son action analgésique, l'antipyrine possède le pouvoir de restreindre la production de la chaleur (antipyrétique) et celui d'éliminer la chaleur une fois produite (antithermique). C'est par une action sur les centres vaso-moteurs, déterminant une vaso-dilatation périphérique, par une action sur les centres nerveux régulateurs des processus de nutrition et des échanges qu'elle réalise ses fonctions antithermiques et antipyrétiques. L'influence prépondérante qu'elle exerce sur les centres cérébraux nous explique la fugacité de son action sur les phénomènes d'hyperthermie, de sorte que l'indication qui imposera le choix de l'antipyrine sera surtout représentée par une hyperthermie passagère, provoquée principalement par des troubles d'ordre nerveux.

Cette action sur le système nerveux, qui va jusqu'à déprimer, crée un grand nombre de contre-indications à son emploi. Diminuant l'excitabilité du système nerveux régulateur des échanges, elle ralentit la destruction et l'utilisation des produits désintégrés, elle diminue la désintégration générale et particulièrement la désintégration des matières azotées, d'où l'abaissement du coefficient d'utilisation azotée, et par ce mécanisme entrave la dépuration organique ; elle barre ou ferme le rein, diminuant ainsi la quantité des urines. Allant ainsi à l'encontre de ce qui est demandé, elle doit être distraite du groupe des vrais antipyrétiques et supprimée dans le traitement de certaines pyrexies infectieuses, de même que chez les sujets déprimés ou déprimables. Quand, au contraire, il faudra diminuer la désintégration organique sans craindre de nuire aux oxydations, comme dans les périodes avancées et fébriles de la phtisie pulmonaire, l'antipyrine trouvera son application (1).

(1) ALBERT ROBIN, L'antipyrine, son action sur la nutrition, ses indications thérapeutiques (*Acad. de méd.*, 1887).

C'est surtout au cours de la grippe, chez les sujets vigoureux, qu'elle donne les meilleurs résultats. Son action est aussi plus manifeste chez l'enfant que chez l'adulte.

Il importe, dans son emploi, en dehors des accidents que nous venons de signaler, de tenir compte des susceptibilités individuelles ; elle détermine facilement des accidents d'intoxication (exanthèmes).

Sa dose est de 1 gramme au plus à la fois, et 2 à 3 grammes par jour. Le mode d'administration idéal est le soluté. Brissemoret a conseillé de l'adjoindre à la solution n° 1 de la potion de Rivière :

Antipyrine..	2 grammes.
Bicarbonate de potasse.....................	2 —
Sirop de sucre...................................	15 —
Eau distillée.....................................	45 —

On administre une cuillerée à soupe de cette potion, ce qui correspond à $0^{gr},50$ d'antipyrine, et on donne aussitôt après une cuillerée à soupe de la potion n° 2 de Rivière.

Lorsqu'on la prescrira en cachets, on adjoindra un peu de bicarbonate de soude, et on la fera prendre avec un grand verre d'eau alcaline.

Pyramidon (diméthylamidophényldiméthylpyrazolone). —Le pyramidon est le dérivé diméthylamidé de l'antipyrine, dont le pouvoir analgésique est augmenté par la substitution à un ou plusieurs atomes d'hydrogène d'un ou plusieurs groupes méthyliques, et dont le pouvoir antipyrétique est accru par l'adjonction d'un groupe amidé.

Il possède sur le système nerveux une action analogue à celle de l'antipyrine, en ce qui concerne l'antipyrèse; l'abaissement de la température est plus considérable et se fait d'une façon lente, progressive, qu'accompagne une sédation du pouls. Il ne détermine pas les variations de pression que l'on observe avec l'antipyrine.

Mais son action sur la nutrition est totalement différente ; c'est de là qu'il tire ses indications. Alors que l'antipyrine détermine un ralentissement des phénomènes de nutrition, des processus intimes des combustions, le pyramidon, au contraire, active la nutrition, stimule le foie, excite les échanges organiques, ce que traduit dans les urines l'augmentation de l'urée à l'azote total ou élévation du coefficient d'utilisation azotée. Sous son influence, les processus de nutrition et les échanges sont augmentés. C'est un agent réducteur qui, dans l'organisme, subit des transformations plus actives, plus profondes que l'antipyrine.

De tous les antithermiques analgésiques, il est le seul capable de dissocier l'action sédative exercée sur les divers centres sensitifs et thermiques et l'action excitante sur les centres trophiques. De ce mode d'agir découle sa contre-indication chez les individus ayant une exagération des combustions, une suractivité des phénomènes intenses de nutrition, et son rejet s'impose par suite dans le traitement de la fièvre chez les tuberculeux.

La dose efficace est de 30 centigrammes. Il ne faut pas dépasser 75 centigrammes à 1 gramme par vingt-quatre heures ; à cette dose, il n'exerce aucune influence sur le cœur et la circulation ; il n'a aucune action sur le rein. Lépine (de Lyon), au cours de la fièvre typhoïde, l'emploie à doses réfractées de 10 centigrammes toutes les heures jusqu'à abaissement de la température.

Comme l'antipyrine, mais à un degré moindre, son administration à des individus dont le tube digestif n'est pas en très bon état est capable d'exacerber les phénomènes, et, lorsque ces symptômes se manifestent, il y a nécessité de le suspendre. Aussi est-il préférable de l'ordonner en solution, en masquant sa saveur légèrement amère à l'aide du sirop d'écorces d'oranges amères. Signalons en terminant la propriété qu'il possède de déterminer des sueurs, parfois très intenses.

Acétanilide ou antifébrine ou phénylacétamide. — L'acétanilide possède un pouvoir antithermique marqué par son action élective sur les centres de la thermogenèse. Sous l'influence d'une forte dose, l'abaissement de la température est progressif, quoique assez rapide ; il commence par se manifester sur la température périphérique pour intéresser ensuite la température centrale. A faible dose, elle détermine une vaso-constriction centrale avec vaso-dilatation périphérique, qui permet ainsi un refroidissement plus intense par simple rayonnement du sang accumulé dans les capillaires et cédant sa chaleur à l'atmosphère ambiante.

A dose thérapeutique, elle n'exerce que peu d'effet sur les phénomènes de la nutrition.

L'acétanilide peut être substituée au pyramidon et à l'antipyrine, mais, à cause de son action intense sur le système nerveux qu'elle paralyse, à cause de son action toxique sur les globules rouges, elle ne doit être employée qu'avec la plus extrême prudence.

Peu soluble dans l'eau, elle peut être donnée soit dans l'élixir de Garus, soit en cachets, n'étant pas irritante. Dans ce dernier cas, on l'associe, en général, suivant le conseil du Pr G. Pouchet, à la poudre de Dower.

La dose est de 0^{gr},25 à 0^{gr},50 par prise, et de 1^{gr},50 au plus *pro die*

Il faut toujours laisser un intervalle de trois à quatre heures entre chaque prise.

Dans ces dernières années on a préconisé, surtout contre la fièvre des tuberculeux, la **marétine**, qui peut être considérée comme une antifébrine dans laquelle le radical acétyl est remplacé par le groupement $HAzCOAzH2$; c'est un carbaminate de tolylhydrazide appartenant au groupe des urées hydraziniques. Elle se prescrit à la dose de $0^{gr},30$ matin et soir, en cachets pris avec une eau alcaline.

Phénacétine ou phénidine ou acét-phénétidine. — L'acét-phénétidine existe sous trois formes isomériques, dont la plus employée, celle qui nous occupe, est la paraphénacétine; elle rentre dans le groupe des dérivés directs du para-amidophénol, connus sous le nom de phénétidines. Tous les dérivés de l'amidophénol déterminent une stabilisation particulière de l'oxyhémoglobine, d'où la nécessité de les manier avec prudence.

Empruntant à chacune des substances qui la composent une partie de leurs propriétés, elle est à la fois antithermique et analgésique; elle agit sur les centres de la sensibilité, les centres de la thermogenèse et les centres trophiques, dont elle déprime les fonctions.

Son action antithermique accusée dure de six à huit heures. A la suite d'une dose de $0^{gr},50$ en une fois, on voit survenir, une demi-heure après, un notable abaissement de la température. Le maximum d'abaissement s'observe d'une demi-heure à quatre heures après son absorption. Une heure ou deux après cet abaissement, la température remonte.

Lorsque le cœur est accéléré, on observe un ralentissement de cette accélération, et le pouls redevient normal. Dans la première période qui suit l'administration, on constate une légère augmentation de la tension artérielle, accompagnée d'une vaso-dilatation périphérique à laquelle succède une vaso-constriction.

Sous l'influence de son absorption, on note une diminution plus ou moins grande de l'urée, ce qui montre son action sur les phénomènes de nutrition.

L'urine des individus ayant pris de la phénacétine réduit la liqueur cupro-potassique.

C'est un excellent médicament qui n'est pas inférieur à l'antipyrine; mais il en est de ce médicament comme d'une foule d'autres; certains individus réagissent mieux sous son influence que sous l'influence d'autres substances.

Il ne faut pas dépasser $0^{gr},50$ par dose et, dans les vingt-quatre heures, 2 à 3 grammes; il y a intérêt à lui adjoindre soit du salicylate de quinine, soit de la caféine, dans le but d'augmenter ses propriétés nervines et de réaliser la sédation du système nerveux, tout en évitant autant que possible une dépression trop accentuée :

> Phénacétine............... .... 2 à 4 grammes.
> Caféine......................... .. 0^{gr},20 à 0^{gr},40

ou

> Salicylate de quinine................ 2 à 4 grammes.
> Diviser en 10 cachets.

L'administration de ces cachets est à recommander, lorsque l'on a à lutter contre des phénomènes d'hyperthermie associés à des phénomènes douloureux.

Lactophénine. — Signalons en passant un des dérivés de la phénacétine. La lactophénine est de la phénacétine dans laquelle le radical lactyle de l'acide lactique remplace le radical acétyle de l'acide acétique. Elle possède une action antithermique marquée avec des propriétés hypnagogues très manifestes et que nous n'avons pas encore rencontrées dans les autres antithermiques analgésiques.

La posologie est la même que celle de la phénacétine.

Citrophène. — Il résulte de la combinaison de l'acide citrique avec la paraphénétidine, dont il possède les propriétés, mais avec un pouvoir antipyrétique plus faible, de solubilité plus grande, de saveur plus désagréable et moins toxique.

Un gramme s'emploie à la dose de 4 à 5 grammes par vingt-quatre heures.

Cryogénine (métabenzamidosemicarbazide). — Elle a été présentée en juillet 1902, par MM. Lumière et Chevrotin, qui l'obtinrent par la substitution du groupement $CO.AzH^2$ à l'un des hydrogènes du groupe AzH^2 qui termine la chaîne hydrazinique dont les semicarbazides dérivent, et qui montrèrent ses propriétés antithermiques remarquables. Le Pr Carrière (de Lille), au cours de diverses infections, Gelibert et Dumarest, dans la tuberculose, vinrent confirmer son pouvoir antithermique.

Elle est sans aucune action sur les phénomènes de la nutrition. Même, après un emploi prolongé, elle ne possède pas les propriétés toxiques des hydrazines.

Elle abaisse la température fébrile d'une manière sûre, rapide et prolongée dans les fièvres de la première et de la seconde période de la tuberculose, dans la dothiénentérie, dans l'embarras gastrique, les entérites aiguës pyrétiques, les ictères infectieux bénins, la grippe, la septicémie. Son action serait moins marquée dans les angines, les bronchites, les congestions pulmonaires, les fièvres éruptives, le rhumatisme.

La température commence à baisser trois quarts d'heure après l'ingestion, d'abord lentement, puis précipitamment ; elle reste stationnaire pendant dix à vingt-quatre heures pour s'élever ensuite progressivement. En même temps que la température s'abaisse, le pouls devient moins fréquent.

Elle n'a aucune action fâcheuse sur les organes digestifs, la respiration, l'excrétion urinaire.

Elle ne possède aucune propriété anesthésique ou hypnotique. C'est un antithermique pur. Son administration provoque parfois une éruption spéciale.

Elle peut être donnée sous toutes les formes à la dose de $0^{gr},50$ à la fois que l'on peut répéter deux à trois fois de suite à une heure d'intervalle chaque, $1^{gr},50$ *pro die*.

Il faut commencer par donner la dose forte que l'on continue un jour ou deux pour diminuer ensuite progressivement jusqu'à moitié de la dose primitive. Si la fièvre ne réapparaît pas, on l'interrompt un, deux, trois ou quatre jours.

Provoquant facilement la sudation, on peut pour cette raison l'associer à un antisudoral comme le camphorate de pyramidon et à la caféine pour prévenir toute dépression cardiaque.

Elle peut être donnée sans inconvénient chez l'enfant.

Il est une remarque générale qui s'applique au point de vue pratique, à l'administration de tous les médicaments antithermiques analgésiques. C'est la nécessité de les alterner, lorsque leur usage doit être prolongé, souvent même de les associer entre eux suivant leurs propriétés communes, et de les administrer alors à petite dose, en adjoignant un peu de caféine pour empêcher l'action dépressive sur le système nerveux de se faire sentir, tout en gardant la propriété antithermique intacte.

III. — Médicaments à pouvoir antipyrétique par action solubilisante et antiseptique.

Les médicaments de ce groupe sont surtout représentés par l'acide salicylique et l'acide benzoïque. Ils doivent leur pouvoir antipyrétique à un mécanisme indirect ; ils solubilisent les résidus qui encombrent l'organisme dans une foule de circonstances et qui, dans une certaine mesure, contribuent à maintenir tout au moins, sinon à provoquer l'élévation de la température. Le fait de l'élimination plus considérable de ces matériaux d'oxydation incomplète, qui sont pour l'organisme des substances toxiques, nous explique aussi comment, dans certaines circonstances, le salicylate de soude et le benzoate de soude peuvent jouer non pas le rôle d'antipyrétiques, mais de défervescents et diminuer simultanément l'intensité de destruction des tissus (Albert Robin). Ainsi que nous l'explique le Pr G. Pouchet, la qualité défervescente qu'ils manifestent est due précisément à la solubilisation et à l'entraînement hors de l'organisme de ces substances toxiques qui pourraient encore développer une certaine quantité de chaleur si elles s'y brûlaient, tandis que la qualité antipyrétique serait celle d'un médicament qui s'opposerait à la production de chaleur ; cette qualité dernière, le salicylate de soude la possède, mais seulement à dose toxique.

Les acides benzoïque et salicylique ne sont pas les seuls composés qui jouissent de la propriété de fixer l'azote dans leur passage à travers l'organisme. Un grand nombre de produits se transforment dans l'économie en acide benzoïque et en acides aromatiques par un procédé d'oxydation, et ceux-ci s'éliminent à leur tour par les urines en combinaison avec le glycocolle. Le toluène, le xylène, le cymène sont dans ce cas. Il en est de même des dérivés bromés, chlorés et nitrés des carbures aromatiques et de plusieurs autres substances aromatiques comme la benzylamine, la benzamide, l'acide quinique ; mais, à l'heure actuelle, une étude approfondie de ces composés est encore à faire.

Acide salicylique et salicylate de soude. — L'acide salicylique pourrait être rangé aussi dans la groupe des antithermiques analgésiques si l'on s'en tenait à son action dans le rhumatisme articulaire aigu ; mais nous savons que, en dehors de cette affection, c'est surtout à son action solubilisante des déchets qu'il doit d'être placé dans la médication antipyrétique.

L'acide salicylique se combine au glycocolle pour former les acides salicylurique ou hippurique ; or, en s'éliminant sous forme d'acide salicylurique, l'acide salicylique a enlevé une certaine proportion d'azote, qui ne serait pas ou n'a pas été transformé en urée et est d'élimination difficile ; il augmente par suite dans une notable proportion ces substances indéterminées comme composition chimique qu'on a appelées les matières extractives de l'urine. Sous l'influence de l'acide salicylique employé sous forme de salicylate de soude, ces matières extractives sont augmentées dans une proportion de 15 à 20 p. 100 dans l'urine et la proportion d'azote total éliminé s'accroît (Albert Robin). Le rôle d'agent solubilisant est efficace au point de vue de l'action toxique susceptible d'être exercée par ces déchets lorsqu'ils sont retenus dans l'organisme.

Dans le rhumatisme articulaire aigu, nous voyons au contraire l'action antithermique se produire d'une autre façon et s'ajouter à l'action analgésique. Chez les individus atteints de polyarthrite rhumatismale franche aiguë, les éléments anatomiques des tissus péri-articulaires et articulaires, doués d'une sensibilité presque nulle à l'état normal, mais qui devient exquise sous l'influence de l'inflammation, sont modérés et ramenés à leur condition primitive en présence de l'acide salicylique mis en liberté à leur contact. Le salicylate de soude, amené par le torrent circulatoire à la surface des tendons, des ligaments, est décomposé par l'acide carbonique qui existe à ce niveau sous pression et par l'augmentation de tension du sang. Ewald a montré que, dans les tissus enflammés, la tension de l'acide carbonique était au moins trois fois plus forte que dans le sang normal.

L'acide salicylique mis en liberté réagit sur le protoplasma et détermine une diminution de la suractivité vitale des cellules, contemporaine et conséquence de l'inflammation, d'où nécessairement diminution et tarissement de leurs sécrétions, retour des éléments anatomiques des tissus articulaires à leur état d'activité normale par suite de la disparition du processus inflammatoire et morbide, et du même coup sédation de la douleur et abaissement de la température.

Il faut donc, pour que l'action efficace de l'acide salicylique s'exerce, que la décomposition au moins partielle du salicylate puisse être réalisée dans l'organisme, et, pour cela, qu'il se trouve en présence de tissus suffisamment enflammés. Dans toutes les circonstances où le salicylate de soude se trouve en présence de sang chargé d'acide carbonique capable de mettre l'acide salicylique en liberté, l'administration du salicylate de soude s'accompagne de la détente des phénomènes douloureux et d'abaissement de la température qui alors coïncidera avec une diminution, une sorte de déchéance de l'activité vitale des cellules des éléments anatomiques. Ce n'est donc pas seulement par suite de l'insuffisance des combustions qui s'effectuent dans l'intimité des tissus que la température subira une diminution, c'est aussi parce que les cellules seront moins capables de réaliser tous les phénomènes d'oxydation, d'hydratation, de dédoublement et toutes les métamorphoses caractérisant l'activité vitale. Mais il ne faut pas négliger l'action du salicylate de soude à titre de solubilisateur et d'éliminateur des déchets, lorsque ces substances incomplètement oxydées ou incomplètement transformées ont été répandues dans l'organisme ; il s'agit alors là d'une action absolument différente, mais qui vient en aide à l'action antithermique due à l'action directe sur les éléments cellulaires.

Par suite de son défaut de solubilité, de sa saveur particulière et désagréable et surtout de son action irritante sur le tube digestif, il importe de ne pas le prescrire en cachets, ou, si l'on est forcé de recourir à ce mode d'emploi, d'y adjoindre du bicarbonate de soude. Celui-ci, en saturant l'acidité gastrique, empêche la décomposition du salicylate par l'acide chlorhydrique et la mise en liberté de l'acide salicylique.

La potion conseillée par G. Pouchet est la suivante :

Salicylate de soude................	15 grammes.
Rhum vieux.............	60 —
Sirop d'écorce d'oranges amères....	āā 100 —
Eau distillée......................	

Chaque cuillerée à soupe renferme 1 gramme de salicylate ; une toutes les trois heures ; on donnera cette cuillerée diluée dans une tasse d'infusion aromatique chaude. Lorsque l'on voudra augmenter son action défervescente au cours des infections, on l'associera à un alcalino-terreux, ou à un phosphate alcalin. En dehors des accidents d'intolérance ou d'intoxication qu'il peut produire, surtout chez des sujets prédisposés, le salicylate de soude est contre-indiqué : dans les affections organiques du cœur entraînant des troubles de la dynamique cardiaque ou prédisposant à l'adynamie et à la syncope ; dans les cas d'imperméabilité rénale, chez les individus atteints d'une vulnérabilité anormale du système nerveux.

Acide benzoïque. Benzoate de soude. — Comme l'acide salicylique, il joue le rôle d'antipyrétique chez les fébricitants en solubilisant les matériaux de déchets, en augmentant dans une notable proportion la désassimilation des albuminoïdes par son son union avec le glycocolle. Il semblerait en quelque sorte que l'acide benzoïque sollicitât la transformation, la désintégration des albuminoïdes. Par le fait de la formation de glycocolle qui accompagne toujours l'hydrolyse et l'oxydation concomitante des matières albuminoïdes, glycocolle qui, par sa combinaison avec l'acide benzoïque, se transforme en acide hippurique, il semble que l'intervention rende plus labile la molécule des albuminoïdes et sollicite leur désintégration rapide dans l'organisme. L'acide benzoïque ou le benzoate de soude est donc un solubilisant des déchets organiques de valeur égale, sinon supérieure, à celle de l'acide salicylique.

L'acide benzoïque est, en outre, aussi énergiquement antiseptique que l'acide salicylique, mais il ne possède aucune des propriétés analgésiques de ce dernier.

Par suite de son action solubilisante intense, il trouve son indication au cours des maladies infectieuses, dans lesquelles il solubilisera les matériaux de déchets qui s'attardent dans l'organisme et qui doivent être éliminés ; et ce fait est prouvé par l'augmentation des matériaux solides qui s'éliminent par l'urine après son administration, par l'augmentation de l'urée et par la solubilisation de ces produits d'oxydation incomplète accumulés dans le sang et qui constituent ce qu'on a appelé en bloc les matières extractives de l'urine.

Pour agir comme éliminateur, le benzoate de soude doit être administré à dose assez élevée, 3 à 4 grammes par vingt-quatre heures. Comme le salicylate de soude, on le donnera de préférence en potion :

> Benzoate de soude,..................... 25 grammes.
> Sirop d'écorces d'oranges amères....... 60   —
> Eau distillée......................... 375   —

Chaque cuillerée à soupe représentant environ 1 gramme de benzoate doit être administrée dans une eau alcaline gazeuse.

Aspirine (acide acétylsalicylique). — On a proposé, pour remplacer l'acide salicylique et le salicylate de soude, surtout chez les individus susceptibles à l'action toxique de ces agents, un certain nombre de substances dérivées de l'acide salicylique, dont l'aspirine.

C'est en remplaçant l'hydrogène phénolique de l'acide salicylique par le radical éthyle que l'on obtient l'aspirine, qui est un acide acétylsalicylique.

L'aspirine permet donc de réaliser la médication salicylique et se donne à la dose de 0gr,50 chaque fois, jusqu'à 3 grammes en vingt-quatre heures.

L'étude de chacune de ces substances nous apprend que leur action est extrèmement variable suivant les conditions dans lesquelles on les emploie, suivant la réceptivité et la susceptibilité des individus. L'emploi de chacune d'elles dépend d'indications spéciales qui découlent des phénomènes de physiologie pathologique contre lesquels le médecin veut lutter, ou qu'il veut favoriser. Ce n'est pas dans l'élévation pure et simple de la température qu'il faut rechercher cette indication, mais plutôt dans les manifestations réactionnelles qui accompagnent la fièvre, ou mieux encore, si la chose était possible, parmi ses causes génératrices.

A tout un groupe de médicaments sera demandée une action antitoxique, c'est-à-dire cette action en vertu de laquelle les produits de transformation incomplète des matériaux de l'organisme, qui, lorsqu'ils séjournent dans l'économie, donnent lieu à des phénomènes d'intoxication, seront transformés ou tout au moins auront leur action toxique neutralisée.

Dans l'usage d'autres antipyrétiques, nous rechercherons la mise en jeu de leur action particulière sur les centres de la thermogenèse. Mais toujours, quelle que soit la substance médicamenteuse qui sera employée, en vue d'un but déterminé, il importe d'en connaître toutes ses propriétés pharmacodynamiques, car, à côté de son pouvoir antithermique, elle pourra exercer une action spéciale sur les centres vaso-moteurs, circulatoires et respiratoires, porter atteinte aux manifestations de l'activité vitale des cellules, avoir une action offensive sur les hématies ou sur les matières colorantes du sang, irriter l'épithélium rénal, diminuant la sécrétion urinaire, d'où découlera, suivant chaque malade, une contre-indication à son usage. C'est ainsi que l'antipyrine, excellent antipyrétique, doit être interdite dans la fièvre typhoïde en raison de son action sur le système nerveux, qu'elle déprime, abaissant ainsi le coefficient d'utilisation azotée, ralentissant la destruction et l'utilisation des produits désintégrés et entravant la dépuration de l'organisme.

Au cours de certaines affections, on devra s'efforcer de lutter contre la fièvre, mais sans recourir aux substances médicamenteuses, et par d'autres procédés. C'est ainsi que les antipyrétiques ne sont pas utiles contre la fièvre des phtisiques, qui ne sont fébriles que du fait de leur lésion. Sabourin a montré que, chez ces malades, l'abaissement de la température obtenu par une des nombreuses substances préconisées ne procurait, sauf certains cas, aucun bien-être et causait parfois même un danger. Chez ces malades, qui sont des intoxiqués, la chute de la température s'obtient plus facilement par le repos, la cure d'air et un régime hypotoxique approprié. Ne pouvant, dans cette étude, nous étendre plus spécialement sur la question si intéressante de la médication antifébrile chez le tuberculeux, nous renvoyons le lecteur aux remarquables travaux de Sabourin sur ce sujet.

Mais, lorsqu'on devra recourir à la médication antipyrétique, il faudra n'employer que des doses modérées, et ce malgré l'affirmation de Jeandrassik, qui nous dit que, par doses savamment modérées, on entend des doses insuffisantes, qu'il ne faut pas hésiter à donner à la fois de 2 à 3 grammes d'antipyrine, 1 gramme à $1^{gr},50$ de phénacétine par exemple, et cela sans nul inconvénient, bien au contraire. On ne pourrait, d'après lui, citer une seule victime assurée de l'antipyrèse médicamenteuse. Le même auteur, d'ailleurs, nous dit que, contre l'hyperthermie, le bain froid ne fait que retenir un certain nombre de calories que le malade reproduit immédiatement après. Selon lui, le bain cause à l'organisme un surcroît de travail, une combustion exagérée, c'est-à-dire une perte de substance considérable et, par contre, la température des organes internes n'est pas modifiée par le bain ; la fièvre réapparaît aussitôt que le malade est sorti du bain, et avec un frisson désagréable. Nous verrons plus loin s'il en est véritablement ainsi. Pour lui, le bain n'a qu'un effet sédatif, rafraîchissant, tonique ; c'est un moyen hygiénique précieux, qui n'a pas d'action antipyrétique, et les statistiques des bains froids sont fausses, de même que les indications demandées aux échanges ne sont que de la théorie !

IV. — Médicaments divers.

Un certain nombre d'autres substances médicamenteuses sont douées d'un pouvoir antipyrétique plus ou moins marqué.

Alcool. — Il abaisse la température de deux manières, en diminuant les oxydations, en dilatant les vaisseaux cutanés, facilitant ainsi la perte de la chaleur. Cette vaso-dilatation périphérique, qui se produit aux dépens des organes internes, détermine du côté de la peau et de ses terminaisons nerveuses une sensation de chaleur qui semble paradoxale. En même temps qu'un antipyrétique, c'est un stimulant et un aliment.

Quelques substances comme le **nitrite d'éthyle**, qui est l'élément le plus important de l'éther nitreux, l'**acétate d'ammoniaque**, par leur action, le premier sur les vaisseaux qu'il dilate, le second sur les glandes sudoripares, ont une tendance à agir comme antipyrétiques. Une potion composée d'acétate d'ammoniaque et d'éther nitreux présente le grand avantage de produire la dilatation des vaisseaux cutanés ainsi que la moiteur de la peau, sans faire courir le risque de déterminer des phénomènes de collapsus (Lauder-Brunton).

Gaïacol. — Il a été préconisé comme médicament fébrifuge par un certain nombre d'auteurs, mais il doit être rejeté, croyons-nous, comme antipyrétique par suite des troubles que son emploi détermine.

A côté des médicaments que nous venons d'étudier, existe une médication antipyrétique de date récente, qui met en œuvre les procédés dont l'organisme se sert pour se défendre, et qui répond aux indications que nous avons posées plus haut, c'est la médication de certaines pyrexies : pneumonie, bronchopneumonie, rhumatisme articulaire aigu, septicémies par les *ferments métalliques* introduits par Albert Robin dans la thérapeutique.

Ferments métalliques. — Par leur action sur quelques-uns des actes chimiques qui se passent dans les protoplasmas et les plasmas péricellulaires (actes chimiques dont A. Gautier a montré toute l'importance, hydrolyse et déshydratation, réduction et oxydation), ils apportent une confirmation à la doctrine antipyrétique que nous soutenons depuis longtemps : à savoir la nécessité de favoriser l'importance des actes hydrolysants et oxydo-réducteurs. Ces actes, qui traduisent l'énergie que l'organisme met dans sa défense, sont l'une des conditions essentielles de la crise curative ; ils expriment ce mode réactionnel de défense ; ils reconnaissent eux-mêmes pour agents essentiels les diastases mises en liberté par les leucocytes. Or les ferments métalliques déterminent une leucolyse intense. Ce n'est donc plus en combattant l'agent causal de la maladie, mais en favorisant l'aptitude naturelle de l'organisme à se guérir qu'ils font disparaître l'état fébrile, nous ramenant à l'ancienne thérapeutique naturiste du dogme hippocratique en opposition avec la thérapeutique galénique, dont l'objectif était de combattre directement la maladie.

Les ferments métalliques doivent être employés lorsque les procédés mis en usage par l'organisme pour se défendre contre les toxi-infections sont compromis ou insuffisants, procédés qui relèvent d'actes qui peuvent être divers dans leurs origines et dans leurs manifestations, mais dont l'aboutissant ultime est une exagération des phénomènes d'hydrolyse, d'oxydo-réduction, qui interviennent normalement dans les processus de désintégration et l'évolution terminale des matières albuminoïdes.

Cliniquement ces phénomènes se traduisent par la chute de la température, les décharges d'urée, d'acide urique et d'indoxyle, l'accroissement du coefficient d'utilisation azotée.

On emploiera les solutions colloïdales d'argent ou d'autre métal préparées suivant la méthode de Bredig, avec toutes les précautions voulues, solutions qui ne seront ni stabilisées, ni chauffées, ni isotonisées ou isotonisées seulement au moment de s'en servir. On fait une injection hypodermique de 10 centimètres cubes sous la peau de l'abdomen en prenant les mesures d'antisepsie ordinaire ; l'injection légèrement douloureuse est suivie parfois d'une petite réaction locale ; mais tous ces symptômes cèdent rapidement par l'application de compresses chaudes appliquées *loco dolenti*. On pourra renouveler l'injection vingt-quatre ou quarante-huit heures après, jusqu'à l'effet obtenu, et la renouveler plusieurs fois.

Sérums Spécifiques. — Dans la médication antipyrétique peuvent être rangés les *sérums spécifiques* (sérum antidiphtérique, etc.), qui, en plus de leur action spécifique sur les éléments microbiens et leurs toxines, possèdent, ainsi que certains sérums non spécifiques, par les diastases qu'ils apportent, une action analogue à celle que nous venons de décrire pour les ferments métalliques.

La saignée et les purgatifs. — Avant de passer à l'étude du pouvoir antithermique de l'hydrothérapie, signalons quelques **moyens thérapeutiques** ayant une action sur l'abaissement de la température.

On peut en effet abaisser la température en soustrayant du sang par une saignée locale ou générale, au cours des maladies infectieuses, alors que, pratiquée chez un individu sain, la *saignée* tend à élever la température. La saignée agit en soustrayant un certain nombre de produits toxiques en circulation dans le sang et en augmentant la consommation de O^2 et l'élimination de CO^2 (Albert Robin et M. Binet).

La **purgation** combat parfois utilement la fièvre. La présence d'un purgatif dans le tube digestif détermine une suractivité des glandes; en outre, ce purgatif chasse de l'intestin la majeure partie des substances qu'il renferme et dont certaines sont pyrétogènes. C'est surtout chez les enfants où le pouvoir régulateur de la température est moins développé que chez l'adulte que l'on observe cette action antipyrétique du purgatif.

Il en est de même de l'action du **vomitif** (ipéca, tartre stibié), qui, employé suivant les indications et avec circonspection, détermine un abaissement de la température, alors que donné à tort il peut amener l'hypothermie, le collapsus.

V. — Médication hydrothérapique.

Cependant, de tous les antipyrétiques et antithermiques, le meilleur est l'hydrothérapie. Dans nombre de cas, il ne faut pas recourir à la médication antipyrétique, mais au contraire à l'antithermie, dont le meilleur procédé est la balnéation. La méthode réfrigérante est supérieure à l'antipyrèse médicamenteuse, car non seulement elle abaisse la température par déperdition de calorique, mais, en outre, elle a sur les actes de nutrition une série d'actions qui la placent au premier rang des médications au cours des pyrexies.

L'eau froide, employée sous une des formes: bains, ablutions ou enveloppements, favorise et excite les oxydations dans l'intimité des tissus, en activant la nutrition cellulaire; elle excite les fonctions sécrétoires et dépuratrices de l'organisme, augmente la diurèse, relève le tonus vasculaire, lutte contre l'asthénie cardio-vasculaire, stimule le système nerveux, combat l'adynamie, tout en procurant un bien-être au malade par l'abaissement de la température.

L'action exercée sur le système nerveux cutané se traduit par une stimulation énergique et subite, qui retentit sur les centres et, par voie réflexe, sur les échanges organiques, qu'elle régularise ; par suite, cet excitant du système nerveux modifiera d'une manière parallèle tous les actes du processus fébrile qui dépendent du système nerveux.

C'est à elle qu'il faudra recourir dans le cas où l'élévation prolongée de la température devient nuisible par l'accumulation constante des produits de décomposition et par un affaiblissement de l'activité cardiaque.

L'eau froide peut être employée de diverses manières : bain froid, bains à température progressivement abaissée (bain de Bouchard), demi-bain avec friction, enveloppements humides, application de vessie de glace sur les régions précordiales (crymothérapie) ; grandes compresses humides froides couvrant tout le thorax et l'abdomen (méthode de Lissauer). Tous ces procédés hydrothérapiques déterminent des phénomènes réactionnels variables avec le mode d'application, la durée de cette application et surtout selon la température.

Dès 1878, M. Labadie-Lagrave avait montré l'action thérapeutique de l'eau froide, comme modificateur de la température et de la calorification. En 1910, M. Odilon Martin (de Lyon), et cette année même M. Mougeot (de Royat), en ont résumé les applications dans deux excellentes revues générales.

Nous allons étudier successivement ces diverses applications en ce qui concerne leur action sur la fièvre.

Bain froid. — Il est un certain nombre de règles générales qui doivent nous guider dans l'emploi des bains. Ces règles ont surtout été précisées dans la fièvre typhoïde, où l'application systématique du bain froid constitue un mode de traitement qui donne d'excellents résultats. Les bains peuvent être donnés à froid, c'est-à-dire à la température de 16 à 26°, ou au contraire tièdes, à la température de 28 à 32°. Les premiers seront réservés aux sujets vigoureux et surtout lorsqu'il y a lieu de stimuler le système nerveux ; les seconds aux malades faibles ou déprimés, aux formes adynamiques et asthéniques des pyrexies, lorsqu'il y a tendance au sommeil, aux syncopes.

Les bains à 30°, 32°, se rapprochent du bain froid en ce que, même à cette température, ils sont frais pour un fébricitant ; ils ont donc les effets du bain froid seulement avec un peu moins d'énergie et surtout moins de brutalité. Ils gardent l'action tonique et stimulante du bain froid, mais ont une action sédative plus marquée.

L'indication du bain est tirée d'abod de la température. Brand avait posé comme principe, au cours de la dothiénentérie, de donner un bain quand la température atteint ou dépasse 39°. On se basera aussi sur l'état du pouls et sur l'état général.

Lorsqu'il se produit une tendance au collapsus cardiaque, chez les malades dont le cœur ou les vaisseaux sont le siège de lésions de dégénérescence ; lorsque survient un état d'adynamie marquée ou chez les malades dont le système nerveux trop déprimé ne pourrait modérer la déperdition de calorique (vieillards, jeunes enfants), lorsqu'on redoute une complication intestinale ou péritonéale, le bain froid est contre-indiqué.

La température rectale est prise toutes les trois heures, et, si le thermomètre atteint 39°, le bain est donné ; la température est prise, en outre, dix à quinze minutes après chaque bain, afin de juger de la rémission obtenue ; une chute manifeste après le bain est un excellent symptôme, et l'on doit aussi tenir compte de cette température prise après le bain pour régler la température des bains suivants.

La balnéothérapie doit être pratiquée avec soin d'après la méthode suivante :

Il est préférable de se servir d'une baignoire mobile disposée à côté du lit, afin de faciliter le transport du malade et de lui éviter la fatigue ou un refroidissement ; la baignoire sera séparée par un grand paravent, de façon à ne pas impressionner le malade par les préparatifs du bain.

La tête de la baignoire sera placée près du pied du lit et, si la place le permet, en faisant un angle droit avec lui.

L'eau employée sera de l'eau de source ou tout au moins de l'eau très propre.

Si le malade ne souille pas l'eau au cours du bain, on pourra ne vider la baignoire pour ne renouveler l'eau que toutes les vingt-quatre heures, n'enlevant à chaque bain qu'une certaine quantité, qui sera remplacée par de l'eau chaude ou froide, pour amener le bain à la température désirée.

Dans l'intervalle des bains, la baignoire sera recouverte avec un drap ; enfin il sera préférable de toujours garnir celle-ci avec une serviette du côté de la tête.

Le moment du bain arrivé, le malade sera dévêtu, coiffé d'un bonnet de taffetas imperméable ; chez les femmes, il ne faut pas oublier de disposer les cheveux en deux nattes, qui seront fixées sur le sommet de la tête ; chez les hommes, les cheveux seront coupés ras. Deux infirmiers saisissent le typhique : l'un soutient la tête et le tronc ; l'autre, la partie inférieure du tronc et les membres ; ou bien, s'il n'y a qu'un seul aide, le malade est enlacé par un bras au-dessous des omoplates, par l'autre au niveau des creux poplités ; s'il le peut, il se cramponne au cou du porteur. Il est enlevé sans secousses et déposé doucement dans le bain. Aussitôt des frictions sont pratiquées sur les épaules, les bras, la poitrine, les cuisses, les jambes, jusqu'au moment où le malade n'aura plus l'impression du froid ; en outre, un autre aide fait couler lentement à l'aide d'un broc un filet d'eau froide sur la région occipitale et sur la nuque à seule fin d'éviter une réaction congestive du cerveau.

La durée du bain est ordinairement de dix minutes, et durant ce temps le pouls est surveillé.

Pendant que le malade est plongé dans le bain, le lit sera préparé ; le lit étant découvert, une couverture de laine bien sèche et chaude, recouverte d'un drap chaud, sera étendue ; elle est destinée à envelopper le malade au sortir du bain ; en outre, on pourra mettre une ou plusieurs boules d'eau chaude aux pieds et au niveau des jambes ; on veillera à ce que ces boules soient suffisamment garnies ou placées un peu loin pour éviter les brûlures.

Dès que le bain est terminé, le malade est reporté dans son lit, essuyé avec le drap qu'on retire, puis enveloppé dans la couverture de laine qui l'enfermera hermétiquement des pieds à la tête ; on rabat les couvertures du lit, et l'on attend que la réaction se produise.

Quinze à vingt minutes environ après qu'il a été remis dans son lit, le malade est réchauffé ; on retire alors la couverture et on lui passe une chemise chaude. Mais, auparavant, on prend la température pour juger de la réaction produite par le bain.

Plongé dans le bain, le malade éprouve une sensation désagréable et s'en plaint surtout au début. On observe souvent, dès ce début, un ou deux frissons, et le malade demande à sortir, disant qu'il va vomir, qu'il va s'évanouir. Il ne faut pas l'écouter, mais surveiller son pouls.

Grâce aux frictions qui lui sont faites, aux affusions sur la tête que l'on commence à ce moment, le malade se réchauffe, et ces symptômes s'amendent ; parfois il est nécessaire de lui donner un peu de champagne ou d'eau rougie.

Mais bientôt, au bout d'un temps variable, vers la dixième minute en général, la sensation de froid se fait sentir et devient angoissante ; des frissons apparaissent ; le bain devient extrêmement pénible ; c'est alors qu'il faut remettre le malade dans son lit.

La phase de réaction commence dès que le malade est recouché ; elle est parfois douloureuse au début ; les frissons persistent et s'exagèrent, puis peu à peu disparaissent pour faire place à une sensation de bien-être. Il faut avoir soin de faire absorber des boissons chaudes légèrement alcoolisées, qui favorisent la réaction par l'action vaso-dilatatrice de l'alcool.

La durée du bain n'excédera pas dix à quinze minutes. Certains malades ne réagissent pas, frissonnent tout le temps ; leur peau reste pâle ; il faut les surveiller et redouter chez eux le collapsus ; parfois, il suffit de les réchauffer avec une boisson alcoolisée chaude pour voir ces inconvénients disparaître, sinon il faut les retirer du bain.

Sous l'influence du bain, le pouls est ralenti, plus tendu ; la respiration se fait plus ample, plus profonde ; le bain calme, en outre, les phénomènes d'excitabilité et réveille les adynamiques. Chez certains malades, il procure une sensation de bien-être, d'euphorie ; chez d'autres, au contraire, le bain mal supporté devient un objet de terreur et d'angoisse, surtout s'il a été trop froid et si la réaction a été trop intense ; dans ces cas, le malade est pris d'un frisson prolongé avec claquement des dents et sensation de chair de poule.

Pour obtenir du bain les effets demandés, il importe qu'il soit donné avec soin, que le malade ne soit pas mis dans une eau trop froide et abandonné à lui-même. Le premier bain sera donné à une température agréable au malade, 33-34°. Assez rapidement, dès le troisième ou quatrième bain, la température de l'eau sera ramenée à 28°.

Dans certains cas, avec hyperthermie, non seulement la température ne s'abaisse pas, mais on la voit s'élever de quelques dixièmes de degré. On essaie alors de lutter contre cette fièvre par des bains à 26-24°. Mais ces bains froids sont très pénibles à supporter et demandent à être surveillés.

Chez les enfants où la surface rayonnante totale est progressivement plus grande que chez l'adulte, et chez qui, par suite, la déperdition de calorique est plus intense, la température du bain sera de 34° d'abord et progressivement abaissée jusqu'à 28° (méthode de Bouchard) ; il importe de ne pas descendre au-dessous, sauf certains cas exceptionnels.

Bains frais à température progressivement abaissée (méthode de Bouchard). — Ce bain offre les avantages thérapeutiques du bain froid, tout en évitant le choc du début. Il doit être réservé aux individus jeunes, robustes, dont l'excitabilité nerveuse, venant non pas de la maladie, mais du tempérament, ferait craindre le choc du bain froid. Son action sédative prononcée le rend utile dans les cas d'excitation nerveuse, d'éréthisme musculaire, de délire, d'insomnie.

On obtient avec le bain graduellement refroidi un abaissement régulier et non brusque. Le pouls est plus plein, a plus d'ampleur et se ralentit de 10 à 15 pulsations. L'action diurétique et sudorifique est supérieure à celle des bains froids.

La température initiale du bain est, en général, de 2° inférieure à celle du malade, soit pour la plupart 38°. On cesse le bain quand la température a été amenée à 30°. La durée du bain est plus longue; toutefois, il ne faut pas dépasser une heure de durée.

Demi-bain avec friction. — Le malade est assis dans une baignoire ne contenant que 20 centimètres d'eau, de façon que le niveau de l'eau atteigne l'ombilic. La surface d'application du froid étant restreinte, l'intensité du choc thermique se trouve diminuée. Un infirmier frictionne le malade sur les membres inférieurs; ces frictions provoquent par excitation mécanique de la peau une vaso-dilatation périphérique et une accélération de la circulation tout à fait propre à augmenter la soustraction de calorique.

Dans certains cas, où le danger est immédiat, où les phénomènes de collapsus s'accentuent, où le malade paraît de plus en plus s'effondrer, on peut recourir au demi-bain tiède avec affusions froides, moyen énergique préconisé par M. Chantemesse. On met dans la baignoire juste assez d'eau à 34° pour que le malade ait de l'eau jusqu'à l'ombilic.

On assoit le malade dans la baignoire et on l'asperge rapidement sur la tête, le thorax, le dos, à l'aide de brocs contenant de l'eau à 16°. On le retire aussitôt après de la baignoire, on l'enroule dans un drap en l'essuyant et le frictionnant, puis on le réchauffe à l'aide de boules d'eau chaude. L'effet se produit immédiatement; la réaction est vive; le malade sort de sa torpeur, la face se colore, le pouls devient meilleur, la température remonte de 36-37° à 38-39°. On pourra, dans certains cas, recommencer une demi-heure après, ou seulement toutes les deux ou trois heures.

Bain carbo-gazeux. — Le bain carbo-gazeux artificiel rendrait aussi de grands services au cours des pyrexies. Le Dr Mougeot attire l'attention sur les excellents résultats fournis par ce moyen. Le bain est donné à 28° et de vingt minutes de durée; il provoque une forte vaso-dilatation périphérique, d'où une soustraction de calorique beaucoup plus forte que dans un bain simple de même température. D'autre part, en raison de la quantité de bulles d'acide carbonique qui couvrent le corps, l'impression du froid éprouvée par le malade est moins intense. C'est un toni-cardiaque énergique et un diurétique portant sur la quantité d'urines et plus encore sur leur degré de toxicité (Mougeot).

Enveloppements humides. — Les enveloppements humides sont destinés à remplacer le bain froid, lorsque celui-ci ne peut être donné ; ils sont surtout indiqués quand on veut combiner une action antiphlogistique modérée avec une action sédative sur le système nerveux général, et en même temps remédier au défaut d'élimination d'une peau chaude et sèche.

Sur un lit, on étend une couverture de laine et sur cette couverture un drap trempé dans l'eau à 18 à 20°. Le malade est couché sur le drap et enveloppé d'abord dans ce drap mouillé ; le drap passe autour du thorax, qu'il enserre complètement ; puis, dans un second tour, il vient appliquer les bras qu'il enveloppe ; la couverture est ensuite roulée autour du patient. Il importe, les jambes étant prises dans le drap, de séparer par un des chefs du drap la face interne des jambes et des cuisses.

Quand le drap est réchauffé, on le change et on le remplace par un autre. On doit répéter ce changement plusieurs fois, trois ou quatre fois, suivant les malades. Quatre enveloppements successifs équivalent à un bain complet de 25°.

Mais on voit que ces enveloppements imposent au fébricitant une fatigue causée par le grand nombre de changement, de lit et de position et les fréquents déplacements exigés.

Au point de vue antithermique, les enveloppements partiels du tronc, du thorax, de l'abdomen, donnent de moins bons résultats ; ils portent sur une surface cutanée trop restreinte pour soustraire une quantité suffisante de calorique. Ils répondent à d'autres indications.

Lissauer a préconisé l'emploi de grandes compresses humides froides recouvrant tout le thorax et l'abdomen. Des compresses de 60 centimètres de large sur 2 mètres de long sont appliquées repliées en deux sur elles-mêmes, dans le sens de la longueur, depuis le menton jusqu'aux genoux. Les deux bords sont simplement appliqués sur les flancs du malade, laissé dans le décubitus dorsal, et à qui on recommande l'immobilité. Par-dessus, une couverture de flanelle. Les compresses sont imbibées d'eau à 15-18° et renouvelées chaque quart d'heure pendant une heure ou deux. On renouvelle ces séances quatre à huit fois par vingt-quatre heures suivant l'intensité de la fièvre.

Vessie de glace appliquée sur la région précordiale (crymothérapie). — Ph. Leduc et Deléarde ont attiré à nouveau l'attention sur l'action bienfaisante de la *vessie de glace* appliquée sur la région cardiaque au cours des pyrexies hyperthermiques.

L'application de la poche de glace sur la région précordiale, avec interposition d'une flanelle, doit être mise en usage dès que la température se maintient au-dessus de 39° et que la fréquence du pouls est au-dessous de 110°.

Son action se manifeste :

En amenant un abaissement de la température de 1 à 2° et en conjurant ainsi les dangers de l'hyperthermie ;

En régularisant les battements cardiaques, en garantissant le cœur contre la myocardite thermique de Leduc. Il semble que l'hyperthermie prédispose la cellule cardiaque à subir plus facilement l'action des toxines et favorise l'apparition de la myocardite ;

En améliorant toutes les fonctions, surtout celle des centres nerveux ; enfin elles exercent une influence sur les médicaments antithermiques, envers lesquels elles semblent augmenter la sensibilité de l'organisme.

Balnéothérapie chaude. — Si, dans la majorité des cas, on a recours au bain froid, il est nombre d'états fébriles où il faut recourir à l'eau chaude. M. Odilon Martin en a parfaitement résumé les indications: « La balnéation chaude possède une action antiphlogistique contre-inflammatoire qui s'exerce sur les régions profondes, et une action révulsive favorable du travail du cœur.

Le bain chaud, employé dans les cas où le bain froid est proscrit par suite de l'état du cœur, est surtout indiqué dans les infections graves avec phénomènes d'intoxication très marqués, s'accompagnant ou non d'hypothermie. Il présente des effets diurétiques et sédatifs accentués et rapides dans leur apparition ; c'est par le bain chaud que l'on obtient la diurèse la plus abondante et le maximum d'élimination des produits toxiques. Il a l'avantage de pouvoir être employé dans les cas où le rein est gravement touché, où il y a albuminurie, hématose, anurie. Il constitue un moyen de traitement de premier ordre dans les cas de néphrite infectieuse. Sous son action, les sécrétions initiales sont puissamment sollicitées ; la sueur est abondamment sécrétée pendant une heure ou deux, venant en aide à la sécrétion urinaire pour l'élimination des déchets et combattant la sécheresse de la peau ; les battements du cœur deviennent plus énergiques ; le pouls renaît, redevient ample ; la respiration est plus large ; l'action sédative s'étend à tous les troubles nerveux : insomnie, hoquets, crampes. En outre, le Pr Renaut (de Lyon) a émis l'hypothèse que, dans les états fébriles des maladies de l'appareil pulmonaire, la balnéation chaude exerçait, par l'intermédiaire de son action sur les centres nerveux, une influence défavorable sur la germination incessante des bactéries contaminant la muqueuse bronchique, et c'est peut-être là une action générale consistant à provoquer des réactions nerveuses qui modifient le terrain et le rendent impropre à l'infection (Odilon Martin).

Le bain chaud sera de 38 à 39° d'une durée de huit, dix, vingt minutes. Pendant le bain, on assure la réfrigération de la tête à l'aide de lotions froides où à l'aide d'ablutions chaudes pour éviter l'anémie du cerveau, si la température du bain est très élevée.

Pour résumer les indications de ces divers moyens, nous pouvons, autant qu'il est légitime de dresser des tableaux synoptiques en médecine, dire avec M. Mougeot :

Hyperthermie seule : bain frais progressivement refroidi.
Hyperthermie avec dépression nerveuse et oligurie : demi-bain froid avec friction.
Hyperthermie avec excitation nerveuse : enveloppements humides froids.
Hyperthermie avec nécessité de ne pas mobiliser le malade : grandes compresses froides de Lissauer, crymothérapie abdominale.
Hyperthermie modérée, tachycardie : crymothérapie précordiale.
Hyperthermie, oligurie et dilatation du cœur : bain carbo-gazeux.
Hyperthermie modérée, phénomènes d'intoxication graves : bain très chaud.
Hypothermie, crampes : bain très chaud.

VI. — Régime et hygiène dans la fièvre.

A côté de la médication antithermique proprement dite, il existe un certain nombre d'adjuvants thérapeutiques qu'il importe de connaître et d'appliquer, car ils concourent à favoriser l'abaissement de la température et des phénomènes qui l'accompagnent, c'est-à-dire à aider dans la lutte contre l'état fébrile.

C'est ainsi que les **soins hygiéniques** ont une grande importance chez les fébricitants. Le renouvellement constant de l'air, l'aération de la chambre des malades, permettant l'apport d'oxygène aux poumons, favoriseront par ce mécanisme les combustions organiques. Le maintien d'une température basse dans la chambre pour que chaque inspiration introduise dans les poumons un volume réel d'air plus considérable que si la température était élevée favorisera aussi ces combustions par l'apport plus grand d'oxygène, à plus forte raison les inhalations d'oxygène.

La **diététique** joue dans cette lutte contre l'état fébrile un rôle non moins important. Tout d'abord les boissons abondantes, les infusions chaudes augmentent les oxydations sans accroître la désintégration ; elles aident à la dissolution des résidus solubilisés, qu'elles entraînent, en facilitant la diurèse, et les éliminations cutanées. Mais il faut cependant rester dans de justes limites ; un excès de boisson peut déterminer des troubles de l'hydraulique cardiaque et prédisposer à la stase et, par suite, aux œdèmes. Il ne faut donc pas dépasser chez l'adulte la dose de 3 litres environ de liquide par jour sous forme de bouillon, tisanes, lait.

La qualité des boissons ingérées, du lait en particulier, se rattache à la question agitée bien des fois depuis des siècles, en France comme à l'étranger, de l'alimentation au cours des états fébriles, et, selon les variations des idées médicales régnantes, tantôt la diète absolue dans toute son acception était prescrite, ne laissant aux fébricitants que des tisanes, tantôt, réagissant contre cet abus, montrant les dangers de l'inanition auxquels le malade était exposé par la crainte de nourrir la fièvre, on permettait aux fébricitants de s'alimenter. Il y a quelques années, en 1900, la discussion fut reprise à la Société médicale des hôpitaux, par Vaquez, qui vint montrer que, au cours de la dothiénentérie, il n'observa aucune conséquence fâcheuse par l'alimentation de ses malades. Néanmoins, c'est là une pratique qui peut s'adresser à des cas particuliers, mais qu'il serait dangereux de généraliser.

Il nous semble difficile de poser une règle fixe de l'alimentation chez les fébricitants ; une même règle ne peut être imposée pour la fièvre typhoïde et pour la pneumonie. Il faudra s'en tenir aux indications fournies par l'évolution de la maladie, par l'état du malade. Disons cependant que la diète absolue, telle qu'elle fut établie autrefois, doit être rejetée ; on instituera une diète libérale. En permettant aux malades 2 litres de lait *pro die*, tout en évitant les dangers d'une suralimentation précoce dans les premiers jours de la maladie, on leur fournira une ration alimentaire suffisante pour qu'il ne puisse être question d'inanition. Le lait est en outre un excellent diurétique et permet une asepsie relative du tube digestif. Il sera aromatisé avec du thé, du café, et sucré.

On se trouvera bien d'associer au lait le bouillon, qui apporte des matériaux salins. Lorsque certains malades ne pourront pas prendre le lait, par suite des troubles qu'il détermine, on le remplacera par des décoctions d'orge, par des bouillons de légumes ou de céréales, ou par des laits modifiés, képhir, koumys.

Et si, au bout de quelques jours d'évolution de la maladie, qu'il s'agisse de fièvre typhoïde, de scarlatine, etc., il ne survient aucun épiphénomène, si la maladie semble suivre son cours, si l'organisme en état de défense parait faire les frais de la lutte, alors on pourra recourir, comme on l'a conseillé, à une alimentation légère, bien choisie, dont les œufs, les farineux, la gélatine surtout, même un peu de jus de viande, constitueront les éléments essentiels. La gélatine sera donnée sous forme de bouillon fait avec des pieds de veau, soit froid en gelée, soit tiède mêlée à du lait.

CHAPITRE IV

FIÈVRES AVEC HYPOTHERMIE

Nous venons d'envisager les procédés thérapeutiques qu'il importe d'employer dans la lutte contre la fièvre, ou plus exactement contre l'état fébrile avec élévation de température. Nous devons envisager maintenant les cas où cet état fébrile ne s'accompagne pas d'hyperthermie, mais, au contraire, d'hypothermie, c'est-à-dire de ces états infectieux où les divers réactions qui caractérisent la fièvre au sens large du mot existent toutes, sauf une, la principale : l'élévation de la température, la fièvre en soi.

Cette distinction peut paraître subtile, mais, ainsi que nous nous sommes efforcés de le démontrer au début de cet article, aujourd'hui ce n'est plus à la fièvre considérée comme une pure et simple élévation de température, comme un symptôme tangible qui imposait son nom à tout un ensemble de réactions morbides, que nous devons nous attaquer, mais bien à cet ensemble lui-même, et cet ensemble peut se manifester et se manifeste en effet de façons diverses.

La notion de l'hypothermie au cours des pyrexies ne doit pas être négligée ; et si, pendant longtemps, on s'en est tenu au seul symptôme hyperpyrexie, force est de reconnaître que la fièvre (hyperthermie) n'est pas toujours en rapport direct avec la gravité de la maladie. L'élévation de la température dépend, d'une part, de la virulence de l'agent causal; d'autre part, du mode de réaction de l'organisme ; la connaissance des pyrexies abortives nous en fournit des exemples; on rencontre, en effet, parmi ces dernières, des formes légères et des formes graves, foudroyantes. A côté des pyrexies abortives existent les fièvres apyrétiques, les pyrexies apyrétiques. M. Fiessinger a montré que, au cours d'épidémies de scarlatine typique, on voyait évoluer des scarlatines apyrétiques d'intensité très grande, se terminant parfois par la mort; de même la fièvre typhoïde, la pneumonie, la grippe peuvent évoluer sans grande élévation de température, contrairement à leur évolution normale, et revêtir une forme grave.

Pour Teissier (de Lyon), ces hypothermies fébriles relèvent autant, sinon plus, de l'accumulation et du retard dans l'élimination des produits de la désintégration cellulaire, sous l'influence d'un certain degré héréditaire ou acquis d'insuffisance rénale, que des substances hypothermisantes d'origine microbienne. Il n'est pas invraisemblable non plus d'admettre que, suivant le degré de virulence des germes infectieux, les centres régulateurs thermiques peuvent être excités ou paralysés ; à une virulence forte correspondrait l'excitation avec hyperthermie ; à une virulence maxima, la paralysie avec défaut de réaction fébrile ou même hypothermie.

De ces données dont certaines sont encore hypothétiques, mais paraissent vraisemblables, découlera une thérapeutique un peu différente. On sera sobre de médicaments ; seul l'acide benzoïque sous forme de benzoate de soude, qui solubilise les déchets et n'irrite pas l'épithélium rénal comme l'acide salicylique, pourra être employé. On recourra au café, à l'alcool à petite dose.

Les ferments métalliques, sans aucun danger pour l'organisme, trouveront ici leur indication.

Enfin l'emploi des bains chauds, c'est-à-dire d'une température de 38 à 40°, sera conseillé. Pendant la durée du bain, on fera sur la tête des ablutions chaudes pour éviter l'anémie et non l'hyperémie du cerveau. Sous l'influence du bain chaud, la chaleur du sang remonte, le pouls bat plus vite, les mouvements respiratoires s'accélèrent, il se produit une sudation ; en un mot, un réveil des moyens de défense qui semblaient avoir été annihilés momentanément. Le bain chaud est contre-indiqué chez les malades atteints d'affection cardiaque, d'athérome, d'excitabilité nerveuse.

Dans quelques cas le bain froid très court produit les mêmes effets.

CHAPITRE V

MÉDICATION PAR LA PROVOCATION DE LA FIÈVRE

Il est un dernier problème à résoudre dans la question de la médication de la fièvre ; mais nous ne nous y arrêterons pas, car, jusqu'à présent, il n'a suscité aucune recherche clinique ou expérimentale qui puisse nous servir de guide : ce problème est de savoir si, dans quelques cas, non seulement la fièvre ne doit pas être combattue, mais, au contraire doit être favorisée, et si la médication ne doit pas tendre à la réveiller, à la produire.

Admettant la doctrine du dogme hippocratique dont nous avons parlé au début, considérant par suite la réaction thermique comme susceptible d'aider l'organisme dans sa défense, dont elle n'est d'ailleurs qu'une des modalités, il importerait de chercher si, dans des conditions bien déterminées, il n'y aurait pas nécessité de favoriser son apparition ; malheureusement, les indications manquent et nous sommes encore sur ce point dans le domaine de l'hypothèse. Toutefois, puisque dans le chapitre précédent nous avons indiqué les moyens à employer pour combattre l'hypothermie et montré le danger de certaines pyrexies apyrétiques, il serait peut-être permis d'accepter avec Naunyn, Cantani, Unverricht, que la fièvre, en augmentant les combustions, favoriserait la destruction des toxines et des matières extractives, faisant exception des formes où sous certaines influences, la désintégration organique se trouve augmentée.

C'est alors aux bains chauds à 42°, à la thermothérapie, qu'il faudra recourir. Les effets de la thermothérapie, ainsi que le dit le Dr Pariset dans le volume où il traite la médication par la physio-thérapie, sont les suivants : dans une première phase, qui peut être courte, un excès de production de chaleur par l'organisme, excès de production dont l'effet général est tonique si l'application s'arrête à temps ; puis, l'action de la chaleur continuant, la température du corps tend à s'élever, et l'organisme se défend en mettant en rapport, avec l'extérieur, par la peau, une quantité de sang aussi grande que possible en peu de temps, ce qui se traduit par une vaso-dilatation et l'accélération du travail du cœur ; en même temps, l'exhalation pulmonaire de vapeur d'eau augmente; enfin apparaît la transpiration, dernier moyen naturel de défense par la réaction du chaud sur la peau.

Mais on se souviendra des expériences de Claude Bernard, et on emploiera de préférence l'air sec, qui permet l'évaporation de la sueur, et qu'on réalisera à l'aide des bains de Dowsing, des bains de lumière, des bains de lumière avec lampes à incandescence, et, lorsqu'on ne pourra avoir à sa disposition l'un de ces moyens, on s'adressera aux enveloppements humides très chauds, aux grands bains très chauds à 42°, en ayant soin d'observer la technique particulière à cette médication.

C'est en s'appuyant sur les réactions que produit la thermothérapie que l'on pourra conclure à son emploi, mais, ainsi que nous le laissions entrevoir au début de ce chapitre, il reste à en poser les indications.

Que conclure de cet exposé? C'est qu'une médication de la fièvre ne peut exister; il y a des médications, qui, régies par des lois générales, varient avec la maladie et avec le malade. C'est qu'il est des fièvres ou mieux des états fébriles qu'il faut respecter, d'autres qu'il faut combattre; qu'il est des états fébriles où le symptôme fièvre, c'est-à-dire l'élévation de la température pure et simple, devra être favorisé, réveillé; d'autres où ce symptôme, de par sa persistance, son élévation, devra être combattu.

L'hyperthermie, l'hyperpyrexie, susceptible dans quelques cas de déterminer à elle seule des accidents, sera combattue bien plus par des moyens antithermiques, tels que les bains, que par des médicaments. Il est peu de médicaments qui soient capables, sans troubler les réactions organiques, de ramener la température à la normale par une action antithermique; en outre, est-il véritablement nécessaire et utile d'abaisser facticement la température à l'aide de substances même non nocives, alors que persiste la cause qui engendre cette élévation, ainsi que les réactions qui accompagnent cette élévation ?

C'est en se guidant non pas sur l'hyperthermie seule, mais sur l'étude des symptômes qui l'accompagnent et dont l'ensemble constitue l'*état fébrile*, la *fièvre* dans l'acception large d'un mot détourné par l'usage de sa signification primitive, que le médecin pourra tirer les indications nécessaires au traitement qu'il devra instituer, et qui sera dès lors un traitement rationnel. De toutes les méthodes antipyrétiques, la meilleure est celle qui combat la fièvre, en détruisant la cause même de la fièvre (quinine contre la fièvre paludéenne, mercure contre la fièvre syphilitique secondaire) ; mais‘ en présence du peu de médications spécifiques dont nous disposons, force est de recourir à une thérapeutique symptomatique, qui fera que, suivant les cas, le même but pourra être atteint par des moyens différents, les indications étant fournies par l'étude du pouls, de la respiration, de la diurèse, de divers organes et, quand cela sera possible, par l'étude des processus intimes de la nutrition, que révèle l'analyse des urines.

III. — MÉDICATIONS DE L'INFLAMMATION

PAR

le Dr A. CHAUFFARD
Professeur à la Faculté de médecine de Paris,
Médecin de l'Hôpital Cochin, Membre de l'Académie de médecine.

Le traitement des inflammations locales est un des plus vieux problèmes de la médecine et aussi un des plus graves par ses origines en théorie et ses conséquences en pratique. Il a été comme le reflet des doctrines et des systèmes, souvent contradictoires, qui se sont succédé au cours des âges. Sans rien perdre de son actualité toujours vivante, il commence aujourd'hui à s'appuyer sur des assises vraiment scientifiques et que l'on peut espérer durables.

Sans faire ici le trop long historique de la doctrine de l'inflammation, rappelons qu'au début elle s'est basée sur la constatation objective des caractères inflammatoires locaux : *calor*, *rubor*, *tumor*, *dolor*, et au premier rang se trouvaient placées les réactions congestives d'origine irritative ; l'aphorisme hippocratique : *ubi stimulus, ibi fluxus*, reste toujours vrai. Considéré d'abord comme une fluxion active, plus tard comme une stase, cet état inflammatoire modifiait la composition locale du sang, par coction, par adultérations indéterminées ; en somme, les théoriciens de l'iatro-mécanique et de l'iatro-chimie raisonnaient dans le vague, loin de la simple observation objective des faits ; leur thérapeutique ne pouvait que se ressentir de la fantaisie de leurs doctrines.

Avec les expériences de Hunter, en 1795, commence l'ère moderne, celle des recherches expérimentales et histologiques, et successivement apparaissent les travaux mémorables de Virchow, sur le rôle qu'il croyait prépondérant des cellules fixes dans l'inflammation ; de Cohnheim, sur la diapédèse ou migration extravasculaire des leucocytes ; de Recklinghausen, sur l'inflammation expérimentale des tissus dépourvus de vaisseaux, tels que la cornée.

Mais toute cette phénoménonologie expérimentale de l'inflammation restait inexpliquée jusqu'au jour encore récent où deux nouvelles et capitales découvertes permirent de comprendre et de sérier l'enchaînement logique des faits, d'interpréter pleinement la doctrine hippocratique dans ses deux termes, le *stimulus* et le *fluxus*.

Le *fluxus*, c'est l'état congestif local, avec la vaso-dilatation active décrite pour la première fois par Hunter, avec la diapédèse de Cohnheim, avec l'exsudation interstitielle du plasma sanguin, de la fibrine, des substances solubles, organiques ou microbiennes, dépendant de la cause productrice de l'inflammation. C'est aussi la réaction des cellules fixes des tissus, les modifications histo-chimiques de la trame conjonctive et des éléments plus différenciés.

Tout cela constitue, par une association infiniment complexe, le *foyer inflammatoire*.

Mais celui-ci est lui-même précédé par un déterminisme local d'ordre chimique, dont les recherches capitales de Pfeffer et surtout de Massart et Bordet ont montré toute l'importance ; c'est la *chimiotaxie* négative, indifférente ou positive, suivant les cas particuliers. C'est celle-ci qui commande l'afflux local des cellules migratrices, qui nous donne la clef de l'expérience, longtemps incomprise, de Cohnheim.

Et enfin la doctrine célèbre de Metchnikoff sur la *phagocytose* complète l'explication physiologique du *stimulus* hippocratique.

Dès lors, et abstraction faite de toutes les discussions de détail encore pendantes, nous sommes en possession d'une explication logique des faits, d'un schéma qui nous permet de comprendre l'enchaînement évolutif des phénomènes inflammatoires. Comme *primum movens*, une cause phlogogène qui, pour telle ou telle raison, vient localiser son action nocive en un point déterminé ; puis, par le moyen de réactions vasculaires et nerveuses secondaires, un état congestif local, une infiltration diapédétique et plasmatique de la région, avec participation des éléments histologiques fixes, tout cet apport cellulaire et plasmatique venant concourir, par les mécanismes associés de la phagocytose, des états bactéricides, de la production des anticorps spécifiques, à la lutte de l'organisme contre l'agression phlogogène. Cette lutte est si active qu'elle va mobiliser les réserves leucocytaires, et la *leucocytose* ainsi que la *polynucléose* se montrent comme les témoins à distance de la chimiotaxie positive développée au niveau du foyer inflammatoire.

Toute la philosophie médicale de l'inflammation se trouve ainsi résumée dans les deux aphorismes fondamentaux de la doctrine hippocratique : *ubi stimulus, ibi fluxus*, c'est l'observation objective des phénomènes, tandis que la *natura medicatrix* nous donne l'explication supérieure de ce processus si complexe. Et n'est-il pas saisissant de voir ces antiques données de la médecine traditionnelle trouver dans les découvertes les plus récentes de la science moderne leur complète justification ?

Quand, sous l'action de la cause provocatrice, le processus si complexe de l'inflammation s'est mis en branle, il peut, suivant les cas, subir des orientations très différentes dans leurs aboutissants histologiques. L'inflammation est-elle légère, résolutive, de courte durée, elle peut se terminer par guérison complète, sans laisser de traces durables de son passage. Est-elle à la fois modérée dans son degré et prolongée dans son évolution, une sclérose locale, partielle ou plus ou moins étendue, survivra aux accidents aigus. Si enfin elle est portée à un haut degré d'intensité, la mort du tissu enflammé, par sphacèle ou par fonte pyogène, sera le dénoûment.

Le domaine de l'inflammation est donc immense, et qui voudrait en suivre les étapes et les conséquences dans les différents tissus, appareils et organes, devrait passer en revue la majeure partie de la pathologie. Nous devrons nous borner à une étude très générale, visant surtout le processus inflammatoire en activité, abstraction faite des scléroses secondaires.

Il semblerait logique, au cours de cet exposé, de prendre pour guide l'analyse même des actes morbides de l'inflammation, de voir par quelles méthodes on peut essayer de rompre l'enchaînement des réactions successives de l'organisme. Si l'inflammation se résume en des processus solidaires d'ordre cytologique, vasculaire, plasmatique et nerveux, on pourrait classer les différentes médications antiphlogistiques suivant le stade et le mode où on suppose qu'elles peuvent utilement intervenir, et il est bien vrai, comme nous le verrons, que certaines de nos méthodes thérapeutiques agissent surtout sur les réactions cellulaires, d'autres sur l'état fluxionnaire ou l'exsudation plasmatique, d'autres sur la douleur inflammatoire ; enfin nous pouvons agir sur la cause même de l'inflammation dans l'espoir d'enrayer, dès le stade initial, toute la progression des phénomènes.

Mais qui ne sent combien une telle méthode d'étude serait théorique et décevante ? En thérapeutique, la théorie doit céder le pas à la pratique, à l'observation et au jugement des faits réels. Aucun exposé général, basé sur la seule physiologie pathologique, ne nous paraît possible, et nous aurons à étudier des espèces très dissemblables, suivant la *nature* et le *siège* des localisations inflammatoires, suivant aussi l'*époque* de la maladie à laquelle intervient le traitement.

La conclusion générale que nous verrons se dégager de toute cette étude, c'est que l'avènement des doctrines microbiennes a singulièrement modifié la thérapeutique de l'inflammation, et que, de plus en plus, *au traitement antiphlogistique d'autrefois se substituent les médications spécifiques anti-infectieuses.*

I

Avant d'aborder l'étude de ces cas particuliers que nous aurons à décrire, il est une première question qui se pose : qu'est-ce que *traiter* une localisation inflammatoire, est-ce en enrayer les progrès ou au contraire en faciliter l'évolution? Pendant longtemps, c'était le second cas que l'on avait surtout en vue, et, pour ne citer qu'un exemple bien connu, quand, sur un phlegmon en préparation, on appliquait le classique cataplasme, c'était pour favoriser la maturation de l'abcès, considéré comme moyen de guérison de l'inflammation. Aujourd'hui, nous ne raisonnons plus de même, et, quand nous nous proposons de traiter un foyer inflammatoire, c'est pour enrayer ou faire avorter, si possible, l'évolution du processus local. C'est l'avènement de la doctrine microbienne, qui, sur ce point comme sur tant d'autres, a modifié nos idées et notre pratique.

Nous admettons que *l'infection est à la base de l'inflammation*, par l'action locale des poisons solubles et des poisons fixes d'origine microbienne. Mais une distinction fondamentale doit être établie, entre ce que l'on appelle les *inflammations spécifiques* et les *inflammations banales.*

Les inflammations banales relèvent de l'action isolée ou associée des germes pyogènes vulgaires, staphylocoques, streptocoques, tétragènes, etc. Elles aboutissent à des lésions suppuratives et relèvent de méthodes thérapeutiques générales que nous aurons à examiner.

Il en va tout autrement pour les *inflammations spécifiques* qui, même localisées, ne sont souvent que l'expression d'une infection plus diffuse, se propageant par voie lymphatique ou sanguine. Leur connaissance est capitale, et Bretonneau, dès 1826, en avait montré, dans son *Traité de la diphtérie*, toute l'importance pratique. « C'est, dit-il, sur la notion plus ou moins exacte, nette ou confuse, avouée ou tacite, d'un caractère spécifique qu'a toujours reposé le diagnostic de la plupart des maladies : sans cette notion, l'issue du plus grand nombre ne peut être prévue; sans elle, le choix, l'à-propos des moyens thérapeutiques restera toujours indécis, et, loin de pouvoir compter sur leur succès, on ne sera pas même assuré de leur innocuité. » De nos jours, cette notion de la *spécificité causale* a pris une importance d'autant plus grande que, pour un grand nombre de cas, elle a pour corollaire thérapeutique l'indication d'un *traitement spécifique*.

Nous étudierons successivement le traitement des inflammations spécifiques des *muqueuses*, des *séreuses*, des infections à *siège multiple*.

Le plus beau type des inflammations spécifiques des muqueuses est la *diphtérie*, et son traitement a reflété, au cours des époques médicales, les variations successives des idées doctrinales régnantes.

Au début, les médecins n'ont vu dans la diphtérie qu'une angine inflammatoire, et ils l'ont traitée par la méthode antiphlogistique. Bretonneau lui-même a commencé par là et « longtemps, dit-il, je me suis obstiné à recourir aux émissions sanguines » ; si les malades mouraient néanmoins, c'est que « la déplétion du système vasculaire, peut-être trop différée, n'avait pas été portée assez loin ».

Mais plus tard, détrompé par une douloureuse et longue expérience, il reconnaît son erreur ; il déclare que, « loin de se montrer utiles, les grandes émissions sanguines paraissent nuire et accélérer la propagation de l'inflammation diphtéritique ». Il reconnaît que « ce qui rend la diphtérite redoutable, ce n'est point l'intensité de l'irritation, mais la nature de l'*irritamentum* qui en fait le danger ; or c'est cet *irritamentum* que les émissions sanguines ne peuvent enlever, et contre lequel elles restent aussi impuissantes qu'elles le seraient contre l'action d'un vésicatoire permanent ».

Et c'est ainsi que le grand clinicien de Tours s'élève à la conception des inflammations spécifiques des muqueuses. Comme traitement, il essaye tour à tour les mercuriaux et le calomel, les cautérisations à l'acide chlorhydrique, l'alun, le nitrate d'argent. Trousseau, son élève, continue la même pratique et arrive à cette conclusion que « la médication topique par les astringents, les cathérétiques et les caustiques est, d'après ce qu'une longue expérience m'a appris, la médication par excellence des affections diphtériques ; mais je ne prétends pas qu'elle seule puisse venir à bout de la maladie », et le traitement général, par les toniques et l'alimentation, joue ici un rôle capital.

On en était là quand l'avènement des théories microbiennes vint brusquement changer l'orientation médicale ; l'angine diphtéritique, considérée comme de nature infectieuse, fut soumise au traitement local par les antiseptiques les plus énergiques, acide phénique, sublimé, phénol et naphtol camphré, etc. ; les résultats furent des plus médiocres et la mortalité resta très élevée. Et il en fut ainsi jusqu'au jour où Behring, Roux et Yersin trouvèrent enfin l'admirable méthode de la *sérothérapie antidiphtéritique*. Dès lors, et du jour au lendemain, tout fut changé ; plus de médication locale violente, respect de la muqueuse malade, qui n'est plus soumise qu'à de simples lavages à l'eau bouillie, ou avec des solutions très étendues de liqueur de Labarraque. La seule médication devient l'introduction sous-cutanée d'un sérum spécifique et antitoxique, et la mortalité se trouve, du coup, tellement diminuée que, à l'hopital des Enfants-Malades, alors qu'elle était avant la sérothérapie de 51 p. 100, elle varie depuis entre 10 et 14 p. 100 ; les quatre cinquièmes des décès sont supprimés.

Et ainsi, dans le traitement de cette maladie type, la notion de l'inflammation a disparu, remplacée par celle de la spécificité et du traitement spécifique.

L'exemple de la dysenterie, ou plutôt des *dysenteries*, n'est pas moins instructif. Malgré le caractère d'inflammation ulcéreuse et nécrotique que présentent les lésions du gros intestin, on a dès long-temps reconnu les mauvais effets du traitement antiphlogistique, et Pringle, pour ne citer qu'un des meilleurs observateurs anciens de la maladie, ne recourait à la saignée qu'au début des accidents, et encore avec grande réserve. En revanche, que de médications n'a-t-on pas essayées, par le calomel, les purgatifs salins, l'ipéca, les lavages astringents de tous genres ?

Mais, dans ces dernières années, la pathogénie de la maladie se précise ; nous apprenons à distinguer bactériologiquement deux espèces de dysenterie, la dysenterie des pays chauds ou *amibienne*, et celle de nos pays ou *bacillaire*, et rapidement deux thérapeutiques se formulent : pour la dysenterie amibienne, aucun traitement spéci-fique n'est encore trouvé, et nous en restons aux méthodes classiques, perfectionnées seulement par la notion de l'action presque spécifique des sels de quinine administrés en lavages intestinaux. La dysenterie bacillaire, au contraire, est produite par un microbe spécial, le bacille dysentérique, constatable à la fois dans la muqueuse enflammée du gros intestin et dans les déjections du malade.

Avec ce bacille, Vaillard et Dopter ont pu, dès 1903, immuniser des chevaux et obtenir un sérum à pouvoir antimicrobien et anti-toxique. D'après Vaillard et Dopter (1), « l'ensemble concordant des données expérimentales et cliniques démontre que ce sérum constitue réellement l'agent *spécifique* du traitement de la dysenterie bacillaire », et son emploi réduit la mortalité d'une manière évidente. C'est ainsi que 296 dysentériques soignés par le sérum, dont 127 cas graves ou

---

(1) Voy. Vaillard et Dopter, Sérothérapie antidysentérique, *in* Bactériothérapie, Vaccina-tion, Sérothérapie (*Bibliothèque de Thérapeutique* Gilbert et Carnot).

mortels, ont donné à ces auteurs 5 décès, soit 1,6 p. 100, alors que la léthalité moyenne relevée dans d'autres conditions varie de 10 à 12 p. 100 à 24 et même 60 p. 100.

Ici encore, c'est donc la notion de la spécificité qui prime tout, et l'origine inflammatoire des lésions ne saurait nous servir de guide thérapeutique.

J'en dirai autant de l'*urétrite gonococcique*, si franchement inflammatoire par ses symptômes et ses lésions et si peu justiciable cependant de la médication antiphlogistique. N'est-ce pas comme de vrais agents spécifiques qu'agissent ici les balsamiques, copahu, cubèbe, santal, par leur élimination urinaire? Peut-être pourrons-nous bientôt faire mieux si le vaccin de Wright, contre le gonocoque, récemment introduit dans la thérapeutique, et employé non seulement contre la blennorragie, mais aussi contre les épididymites et arthrites gonococciques, donne les résultats que l'on peut en espérer. Mais, pour le moment, on ne peut que souscrire aux conclusions de Dieulafoy : « Il serait prématuré de porter un jugement définitif sur la valeur des vaccins de Wright. Les observations publiées jusqu'ici ne nous paraissent encore ni assez nombreuses ni assez suggestives. »

Mêmes incertitudes pour le traitement spécifique de la *fièvre typhoïde*. Sans doute le sérum de Chantemesse, le vaccin de Wright nous promettent des médications spécifiques ; mais quel médecin oserait les employer *seuls* dans le traitement de la dothiénentérie, en renonçant d'emblée à la médication balnéaire ?

Le propre d'un traitement spécifique, c'est de suffire à assurer *seul* la guérison, élimination faite de toutes autres influences thérapeutiques actives ; tant que l'on n'en est pas là, c'est que la vraie médication spécifique reste à trouver.

Comme conclusion générale de tout ce qui précède, disons donc que, de plus en plus, le traitement moderne des inflammations muqueuses spécifiques se dégage des méthodes antiphlogistiques, pour se confondre avec le seul traitement de l'infection spécifique causale.

Si nous étudions maintenant les inflammations spécifiques des *séreuses*, nous sommes conduits à des constatations très analogues. Là aussi le traitement antiphlogistique a perdu tout ce qu'a gagné la sérothérapie, et la preuve en est donnée par l'histoire des *méningites cérébro-spinales*, très comparable, à certains points de vue, à celle des dysentéries.

Jusqu'à l'époque bactériologique moderne, aucune différence de nature ne pouvait être faite entre les méningites cérébro-spinales épidémiques et sporadiques ; aux unes et aux autres, le même traitement était appliqué, dont le calomel, les applications de glace sur la tête et de ventouses le long du rachis, les bains étaient les principaux agents.

Avec la ponction lombaire de Quincke, une ère nouvelle commençait, nous apportant une précieuse méthode à la fois pour le diagnostic et le traitement. Par les bains chauds, par les ponctions lombaires répétées, une diminution notable de la mortalité était obtenue, celle-ci restant cependant encore très élevée dans les foyers épidémiques. En même temps, nous apprenions à faire le diagnoctic bactériologique différentiel des méningites à pneumocoques et à méningocoques.

Mais les destinées thérapeutiques de ces deux méningites cérébro-spinales sont aujourd'hui devenues très différentes. Pour la forme à pneumocoques, pas de médication spécifique, et nous en restons aux bains chauds et aux ponctions lombaires. Pour la méningite à méningocoques, au contraire, plusieurs sérums curatifs ont été obtenus, et du coup le pronostic de la maladie a été complètement transformé, comme le prouvent les quelques chiffres suivants : en Allemagne, avec le sérum de Jochmann, Schöne a une mortalité de 25 p. 100 contre 53 p. 100 avant la sérothérapie ; Hohn, avec le sérum de Kolle-Wassermann, 12 p. 100 au lieu de 61 p. 100 ; en Amérique, Flexner avec son sérum a une mortalité de 25 p. 100 sur 442 cas, contre 73 p. 100 auparavant ; en France, Netter donne une léthalité de 15 p. 100 contre 48 p. 100 auparavant ; Vaillard de 16 p. 100 contre 66 p. 100 ; Dopter enfin, sur 196 cas traités, ne perd que 10,3 p. 100 de ses malades.

Ainsi une méningite inflammatoire typique, et toujours plus ou moins suppurée, voit son pronostic varier du tout au tout sous l'influence d'une sérothérapie spécifique. L'exemple est aussi convaincant que celui de la diphtérie ou de la dysenterie bacillaire.

Les inflammations des autres séreuses, plèvre, péritoine, péricarde, relèvent d'infections très variables, pour lesquelles aucun traitement à action nettement spécifique n'a encore pu être institué ; elles rentrent donc dans des conditions thérapeutiques générales sur lesquelles nous aurons à revenir.

Dans d'autres chapitres de la pathologie infectieuse se rangent des états morbides relevant d'une cause spécifique, mais dans lesquels les lésions très polymorphes peuvent se localiser sur une série de tissus ou appareils organiques. Ici encore la thérapeutique tirera toutes ses indications de la notion causale beaucoup plus que du caractère plus ou moins inflammatoire des processus locaux.

La *syphilis* est le type du genre, et l'on sait combien toutes ses manifestations sont justiciables du mercure, qu'il s'agisse de plaques muqueuses, d'ostéopériostites, d'artérites, de méningites, de gommes, etc. Le diagnostic étiologique est la condition nécessaire d'un traitement efficace.

On peut en dire autant pour ces nouvelles venues dans les cadres nosologiques, les *mycoses*, si souvent méconnues au grave préjudice des malades, si facilement curables par la médication iodée quand leur diagnostic exact est posé. Quoi de plus inflammatoire, cependant, que certaines localisations osseuses ou viscérales de l'actinomycose, que les gommes cutanées ou les ostéopériostites de la sporotrichose ?

La *tuberculose*, si proche des maladies précédentes à certains égards, s'en différencie cependant très nettement au point de vue thérapeutique. Malgré tous les efforts tentés dans cette voie, on ne peut dire, en effet, que nous disposions contre l'infection bacillaire d'une méthode curative spécifique, par la bactériothérapie ou la sérothérapie ; nous n'en sommes encore qu'aux tâtonnements et aux essais, et la multiplicité infinie des médications opposées à la tuberculose n'est qu'un aveu déguisé de notre demi-impuissance.

Nous n'en sommes plus, d'autre part, au temps où Broussais croyait, par les sangsues et la diète sévère, combattre victorieusement les inflammations tuberculeuses ; l'expérience a fait justice de ces folies thérapeutiques.

Et cependant, au cours de la tuberculose pulmonaire, surviennent souvent des épisodes aigus, inflammatoires ou fortement congestifs, dans lesquels une médication locale active reste aujourd'hui encore très utile. Nous ne saignons plus nos tuberculeux, nous ne leur mettons plus de sangsues, mais que de fois encore la vessie de glace sous la clavicule d'un hémoptysique, ou les applications de ventouses sèches, ou les sinapisations locales, nous donnent nos meilleures armes de combat !

C'est qu'en effet la vieille querelle de Laennec et de Broussais n'est pas close ; d'âge en âge, elle reparaît, sous des formes nouvelles ou rajeunies, et la doctrine récente des tuberculoses atypiques peut être portée à l'actif des rapports intimes qui unissent la tuberculose aux processus inflammatoires.

On comprend ainsi combien diffèrent, au point de vue thérapeutique, ces deux infections si comparables en physiologie et anatomie pathologiques générales, la syphilis et la tuberculose. L'une a trouvé depuis longtemps son traitement spécifique et qui lui suffit ; l'autre en est encore aux essais et aux médications surtout symptomatiques.

Deux maladies, très analogues par certaines de leurs manifestations aiguës, très dissemblables par leur pathogénie, ont ce trait commun de n'être à aucun degré justiciables du traitement antiphlogistique, tandis que, pour chacune d'elles, existe une médication d'efficacité vraiment spécifique.

L'une d'elles, le *rhumatisme articulaire aigu*, est certainement d'origine infectieuse, malgré les questions encore douteuses que soulève sa bactériologie. On sait quelle transformation profonde s'est produite dans la durée et le pronostic de cette maladie, depuis l'adoption universelle du traitement par la médication salicylique, et combien nous sommes loin des formes prolongées et si graves qu'observait Bouillaud chez ses malades traités à coup de saignées copieuses et répétées.

La *goutte*, de même, ce type d'inflammation aseptique et purement toxique, a depuis des siècles son traitement spécifique par le colchique, et il n'est pas besoin de rappeler les dangers du traitement local antiphlogistique par le froid ou les sangsues au cours de l'arthrite goutteuse aiguë.

Nous arrêterons là la rapide revue de ces maladies aiguës, si diverses par leur nature et par leur pathogénie, mais que réunit, en thérapeutique, ce trait commun : *les processus inflammatoires localisés qui les définissent cliniquement sont curables par des médications propres à chacune d'elles et véritablement spécifiques.*

II

Voici maintenant une autre et longue série de cas, non moins infectieux par leur origine, mais pour lesquels nous ne possédons pas encore de médications spécifiques. Leurs atteintes peuvent porter sur presque tous les organes ou tissus, mais dans des conditions anatomiques très dissemblables.

1. Le cas le plus simple est celui où la cause locale de l'inflammation peut être directement supprimée, comme lorsqu'il s'agit d'un corps étranger par exemple ; même alors, c'est encore l'infection qui est en jeu, mais provoquée par la présence de l'agent irritant, et, celui-ci enlevé, la réaction inflammatoire tombe d'elle-même.

II. Les *inflammations en surface* sont plus ou moins directement accessibles à nos méthodes de traitement, et celles-ci doivent avoir pour première règle de n'être pas nocives pour les revêtements épithéliaux.

C'est ainsi que, pour la peau, pour les muqueuses de la bouche, de la gorge, des voies génitales externes, on a peu à peu renoncé aux antiseptiques forts, pour donner la préférence à l'asepsie par l'eau bouillie ou les antiseptiques faibles.

Pour la muqueuse digestive, la pratique médicale s'est également modifiée, et la recherche de l'antisepsie intestinale par les médicaments antiseptiques, un peu illusoire et souvent mal tolérée, a fait place à la modification du chimisme gastro-intestinal, obtenue avant tout par le régime, accessoirement par d'autres moyens médicamenteux : protection gastrique par la cure de bismuth, évacuation intestinale par les purgatifs salins, etc.

Si le processus inflammatoire, au lieu de se localiser sur des surfaces libres, envahit des cavités annexes, il prend une gravité toute particulière et peut comporter des indications spéciales ; il suffira de rappeler les exemples si connus des appendicites, cholécystites, salpingites, otites moyennes et mastoïdites, etc. Dans ces diverticules muqueux, devenus cavités closes, la virulence microbienne semble s'exalter, en même temps que la rétention ajoute ses effets nocifs.

III. Pour le traitement des *inflammations viscérales*, nous sommes beaucoup moins bien armés, à cause de leur siège moins accessible et du défaut de médication spécifique appropriée.

Le type le plus démonstratif est ici la *pneumonie*, et nous n'avons pas à dénombrer la série indéfinie des traitements que l'on a tour à tour opposés à cette infection cyclique, si immuable dans son évolution générale. La pneumonie a été longtemps considérée comme la maladie d'élection pour le traitement antiphlogistique par la saignée, les sangsues, le tartre stibié, les vésicatoires. Tout cela est périmé, et nos méthodes actuelles, moins agressives, se contentent des ventouses sèches et scarifiées, des applications hydriques locales, chaudes ou froides, des médications de l'état général, sans négliger une série de procédés thérapeutiques anti-infectieux d'ordre général, sur la nature et le détail desquels nous aurons à revenir. Mais, en somme, le traitement vraiment efficace de la pneumonie est encore à trouver ; il ne sera obtenu que par la conquête d'une sérothérapie antipneumococcique certainement efficace, et ce progrès décisif n'est pas encore fait.

III

A côté des moyens précédents, ou à leur défaut, nous disposons, pour combattre les processus inflammatoires, d'une série de méthodes d'ordre clinique et biologique par lesquelles nous cherchons à agir plus ou moins directement sur un ou plusieurs des éléments constitutifs de l'inflammation.

Ici, ce n'est plus à la cause même de l'état inflammatoire que nous pouvons nous adresser, mais seulement aux actes biologiques fondamentaux du processus.

Si nous nous rappelons que l'inflammation est essentiellement constituée par une congestion active des vaisseaux et par une série de réactions cellulaires locales, que l'ensemble de ces phénomènes constitue un effort de défense de l'organisme, nous pourrons concevoir deux modes possibles d'attaque thérapeutique, très souvent associés il est vrai, et dont l'un vise surtout l'*élément vasculaire* de l'inflammation et l'autre les *réactions cellulaires*.

1º Agir sur l'élément vasculaire, c'est modifier en plus ou en moins l'état congestif local, et les deux indications peuvent, suivant l'opportunité de chaque cas, être posées. Ce sont surtout les *médications hydriques locales* qui rendent, en pareil cas, les plus précieux services, et leur importance thérapeutique ne cesse de s'accroître. Les procédés d'application peuvent être très variés : compresses exprimées et recouvertes d'un taffetas-chiffon, enveloppements partiels ou généraux, sachets d'eau chaude ou vessies de glace, etc.

Mais entre le *chaud* et le *froid*, comment se déterminera notre choix ?

Ici c'est, avant tout, affaire d'expérience, et la clinique nous a peu à peu précisé, suivant les cas, les formes d'application qui paraissent les plus indiquées.

On sait, par exemple, que les formes thoraciques de la grippe, les bronchopneumonies des enfants ou des vieillards, se trouvent mieux des applications chaudes que des froides ; que la pneumonie franche de l'adulte, au contraire, supporte très bien les enveloppements froids, qu'une laryngite œdémateuse aiguë peut être enrayée par l'apposition d'une vessie de glace.

Pour les états inflammatoires des viscères abdominaux, on peut dire d'une façon générale que les applications chaudes doivent être préférées pour les inflammations subaiguës ou tendant à la chronicité, les froides pour les cas graves, très aigus, pouvant aboutir à des réactions péritonitiques ou à des perforations viscérales. Au premier groupe de faits appartiennent, par exemple, les salpingites subaiguës, les petites cholécystites ou appendicites chroniques ; au second, les mêmes localisations inflammatoires à l'état aigu, et l'on sait quel moyen héroïque est la vessie de glace dans le traitement des appendicites, cholécystites ou annexites aiguës.

Chaudes ou froides, ces excitations thermiques d'une région tégumentaire ont probablement des effets très complexes : action vasomotrice et congestion cutanée, émoussement de la sensibilité douloureuse, immobilisation des fibres lisses de l'organe sous-jacent, voilà les faits objectifs que l'observation clinique permet de constater. Se produit-il, en même temps, une vaso-constriction viscérale profonde, avec restriction de l'état congestif inflammatoire ? C'est là une grosse question encore pendante, celle de la *spécificité des réflexes vaso-moteurs* dans leurs rapports avec les excitations régionales tégumentaires. Les expériences de François-Franck sur l'excitation des téguments thoraciques, sur les effets physiologiques du vésicatoire, permettent de penser qu'il y a une sorte de balancement entre les réflexes cutanés et viscéraux, entre les circulations locales superficielles et profondes ; mais rien de tout cela ne peut encore être considéré comme prouvé.

Peut-être est-ce dans cette voie que le vésicatoire, dont on a tant abusé et que peut-être aujourd'hui on néglige trop complètement, trouvera sa réhabilitation physiologique ; mais son action est certainement multiple, et il agit par son chimisme tout autant, à coup sûr, que par ses propriétés révulsives. On peut en dire autant des autres procédés révulsifs, mais chacun provoquant des réactions particulières ; le vésicatoire est un provocateur énergique de polynucléose ; la teinture d'iode, au contraire, de mononucléose. Dès lors, à l'action vaso-motrice et sensitive s'ajoute la *réaction leucocytaire*, et c'est le point qu'il nous faut maintenant étudier.

2° Si l'inflammation peut être considérée, à bon droit, comme un processus de défense organique, c'est aux *réactions cellulaires locales* que, dans cet effort curateur, revient le rôle capital. Nous avons vu, au niveau du point irrité, se produire l'appel chimiotaxique, puis affluer les leucocytes du sang, en même temps que les cellules conjonctives fixes entrent en prolifération.

La phagocytose est ainsi le but auquel tend toute cette évolution, et tout ce qui pourra rendre cette phagocytose plus active ou plus facile deviendra un moyen de traitement de l'inflammation, quelle que soit la spécificité bactériologique de celle-ci ; d'où toute une série de médications biologiques de l'inflammation, dans lesquelles nous allons voir le *polynucléaire* jouer le rôle le plus actif.

Ce polynucléaire, pour une infection donnée, a, chez chaque sujet, un degré individuel d'énergie phagocytaire, et l'on peut se proposer pour but thérapeutique d'accroître cette énergie, de rendre la cellule blanche capable d'englober et digérer un plus grand nombre d'unités microbiennes ; tel est le principe de la méthode d'*opsonisation par les vaccins de Wright*.

Qu'il s'agisse d'infections chroniques comme la tuberculose, ou d'infections aiguës par le bacille d'Eberth, le *Micrococcus melitensis*, etc..., la méthode reste la même : déterminer objectivement la capacité phagocytaire du polynucléaire pour le microbe donné, puis introduire ou faire naître dans le sérum des substances solubles, les *opsonines* de Wright, capables de rendre la phagocytose plus active et plus efficace. La mesure de l'*indice opsonique* peut servir de guide à la fois pour le diagnostic, pour le pronostic et pour le traitement de chaque infection.

Cette méthode, encore à l'étude, présente à coup sûr un grand intérêt théorique et pratique pour la pathologie générale des infections, sans que l'on puisse dès maintenant poser des conclusions définitives. On peut bien dire que la méthode de Wright permet d'apprécier assez facilement la défense cellulaire de l'organisme devant le microbe infectant; mais, suivant la remarque très juste de Milhit, la lecture d'une courbe opsonique ne nous apprend rien sur le degré de l'*intoxication* d'origine microbienne. Un des deux éléments pathogènes de la maladie, et non le moindre, échappe à sa prévision.

Au lieu de chercher à renforcer l'action définitive de chaque élément blanc, on peut se proposer pour but de *multiplier* le nombre des leucocytes et, en particulier, des polynucléaires ; la courbe opsonique est remplacée par la courbe de la *leucocytose* et de la *polynucléose*, et ici de très nombreux agents thérapeutiques ont été employés.

Au cours des infections aiguës, l'argent colloïdal a été particulièrement employé, sous forme de collargol depuis les travaux de Crédé, de Netter, de ferments métalliques, d'après la conception d'Albert Robin. Il est probable que le mode d'action de ces métaux colloïdaux : argent, or, platine, agissant à la manière de ferments et par une sorte de catalyse, est très complexe et ne se borne pas à une simple incitation de polynucléose.

Mais cette dernière influence thérapeutique n'en est pas moins très nette; après une injection de collargol, la courbe des polynucléaires baisse d'abord, puis s'élève par une rapide et notable ascension. Par voie intramusculaire et surtout intraveineuse, le collargol constitue aujourd'hui une des meilleures méthodes de traitement de l'infection et de certaines de ses localisations inflammatoire, telles que les endocardites ulcéreuses, par exemple.

Plus récemment, le nucléinate de soude a été expérimenté dans le même but, en injections intramusculaires ou sous-cutanées de 5 à 20 centimètres cubes d'une solution isotonique à 1 p. 100. Ici pas de dépression initiale de la courbe leucocytaire; leucocytes et souvent polynucléaires montent par réaction brusque, apportant ainsi à l'organisme infecté de nouveaux et très efficaces éléments de défense.

Préconisé par Chantemesse dans le traitement des petites perforations typhoïdiques de l'infection, le nucléinate de soude mérite de devenir, comme le collargol, une méthode générale de thérapeutique anti-infectieuse.

On sait depuis longtemps que, dans certaines infections graves, telles que la septicémie puerpérale, les appendicites suraiguës, la production locale d'un abcès peut être considérée comme une éventualité favorable, comme un moyen d'atténuation clinique de l'infection.

C'est que déjà la formation de cet abcès atteste une forte réaction leucocytaire, et que, de plus, les leucocytes détruits au niveau de la collection purulente mettent en liberté des ferments qui, comme nous le verrons bientôt, prennent une part très active à la lutte contre l'infection.

C'est en partant de ce fait d'observation clinique que Fochier a proposé de provoquer, dans les septicémies puerpérales, par injection sous-cutanée de 1 centimètre cube d'essence de térébenthine, ce qu'il appelait des *abcès par fixation*. On a supposé d'abord que ces abcès appelaient sur place et fixaient, pour ainsi dire, les microbes circulants, d'où le nom qui leur a été donné. L'hypothèse était inexacte, et nous savons aujourd'hui que les abcès sont *aseptiques*, de cause purement chimique locale. Mais l'examen du sang montre que, dans les cas favorables, l'injection de térébenthine provoque une rapide et très intense leucocytose avec polynucléose ; en quelques heures, l'abcès peut être formé et collecté, et ce sont là les cas qui guérissent, ceux pour lesquels la méthode est d'une réelle efficacité. Si, au contraire, l'organisme est trop profondément infecté pour réagir, l'injection est à peine douloureuse, la courbe leucocytaire n'est pas modifiée, l'abcès local ne se produit pas et la mort ne tarde pas à survenir.

L'injection térébenthinée est donc à la fois, dans les infections graves, un élément de pronostic et de traitement.

Un autre processus morbide mérite, bien mieux que les abcès de fixation, d'être considéré comme un *procédé de fixation microbienne*, c'est la *phlébite*, et cela est surtout vrai dans les infections puerpérales. Le thrombus veineux fixe et concentre, pour ainsi dire, les microbes circulants, créant sur place une localisation infectieuse qui a ses dangers propres, mais qui n'en constitue pas moins pour l'organisme une sorte de dépuration spontanée. Dans les appendicites, même évolution a souvent été observée.

C'est également par la notion des polynucléoses provoquées que nous pouvons comprendre aujourd'hui le mode d'action de certaines pratiques thérapeutiques anciennes, longtemps en vogue, puis reléguées dans l'oubli. Le séton, par exemple, si en honneur autrefois au cours de certains processus lentement inflammatoires, tels que la paralysie générale, n'est plus guère employé qu'en médecine vétérinaire ; qu'est-il cependant, sinon un moyen de créer et d'entretenir une suppuration locale, c'est-à-dire un état de polynucléose ? De même les cautères, ces anciens « dépurateurs du sang », en honneur chez les lymphatiques du temps passé, ne peuvent-ils pas, eux aussi, modifier l'équilibre leucocytaire, multiplier les proportions absolues et relatives des polynucléaires ?

C'est ainsi que, à la faveur de nos constatations modernes, peut se comprendre et se justifier le recours à ces pratiques empiriques d'autrefois, peut-être un peu trop complètement délaissées de nos jours.

Ainsi le rôle du polynucléaire est capital dans la défense de l'organisme contre l'infection. Mais peut-on aller au delà de cette notion générale et comprendre d'une façon plus précise ce qui se passe au niveau d'un foyer inflammatoire, d'un phlegmon, par exemple ?

Sur ce point, les travaux récents consacrés à l'étude des *ferments leucocytaires* et des *antiferments* ont jeté une vive lumière.

Au cours de ses études mémorables sur la phagocytose, Metchnikoff avait déjà admis que les leucocytes détruisaient les microbes englobés par une véritable digestion, due à la présence de ferments dénommés par lui *microcytases* pour les polynucléaires et *macrocytases* pour les mononucléaires.

Achalme, en 1899, dans un travail trop oublié, décrit dans le pus collecté trois types de ferments : un ferment protéolytique comparable à la trypsine qui dissout la fibrine et même l'ovalbumine coagulée ; une caséase analogue au ferment précédent ; enfin une diastase, qui dissout la gélatine. Ces ferments se retrouvent les mêmes dans le pus aseptique provoqué par l'injection de térébenthine ; ils ne sont donc pas d'origine microbienne.

Plus tard, Erben, Opie et surtout, en 1906, Müller et Jochmann ont repris ces recherches, et ces derniers auteurs ont donné une technique simple qui permet la démonstration facile de ces processus fermentatifs. De nombreux travaux ont été depuis consacrés en Allemagne à cette question ; en France, Noël Fiessinger et Pierre-Louis Marie, Laurence dans sa thèse de 1909, nous ont donné des études très intéressantes et très complètes sur la protéase leucocytaire.

Avec ces derniers auteurs, on peut dire « que les polynucléaires et, d'une manière plus générale, les leucocytes de la série médullaire, possèdent un ferment protéolytique que l'on ne retrouve pas dans les leucocytes de la série lymphatique ». Au contraire, les lymphocytes contiennent une lipase, ou ferment lipolytique, beaucoup plus difficile à mettre en évidence, mais dont l'affinité spéciale permet peut-être de comprendre les réactions mononucléaires que provoque le bacille de Koch, sans doute à la faveur de son enveloppe cireuse.

Le pus d'abcès chaud possède donc un ferment protéolysant, tandis que celui-ci fait défaut dans le pus des abcès froids.

Mais si, dans un abcès froid, on pratique une injection d'huile créosotée ou iodoformée, de naphtol camphré, de nucléinate de soude, immédiatement le foyer devient douloureux, et, quatre jours plus tard environ, le pus a changé de caractère, il s'est *réchauffé*, a pris une teinte rougeâtre et se montre riche en polynucléaires et en ferment protéolytique.

Comme la trypsine, la protéase leucocytaire agit même en milieu alcalin et provoque la même réaction sanguine, par formation dans le sérum d'un anticorps identique dans les deux cas.

Peut-être peut-on supposer, avec Noël Fiessinger et P.-L. Marie, que c'est à l'action de fonte directe par contact exercée par sa protéase que le polynucléaire doit son privilège de migration diapédétique, la force qui lui permet de traverser une paroi capillaire albuminoïde et vivante.

Quelles applications thérapeutiques peut-on tirer de l'ensemble de ces données nouvelles ?

Tout d'abord, un mode de traitement pour les abcès froids, pour les suppurations tuberculeuses dépourvues de ferment protéolytique. C'est dans ce but, pour *réactiver* ces collections nécrotiques et torpides, que les auteurs allemands ont recommandé le traitement des suppurations tuberculeuses par les injections de ferments tryptiques. Jochmann et Betzner, Kantarowicz emploient une solution aseptique à 6 p. 100 de trypsine dans de l'eau chlorurée sodique à 7 p. 1000. Coyon, Noël Fiessinger et Laurence ont utilisé de même la papaïne ; mais il ne semble pas que ces injections de ferments aient une supériorité marquée sur les injections modificatrices employées depuis longtemps, à la créosote, à l'iodoforme, au goménol ou au naphtol camphré. Quelle que soit la substance injectée, elle agit non comme un antiseptique, mais en provoquant une congestion intense des vaisseaux de la paroi, des hémorragies capillaires et un afflux abondant de polynucléaires. Ceux-ci ne tardent pas à mourir, mettant en liberté, par leur cytolyse, une protéase abondante et très active. Après plusieurs réactivations protéolytiques, les masses tuberculeuses sont digérées et détruites, les parois de l'abcès bourgeonnent et se cicatrisent comme pour un abcès chaud.

Le nucléinate de soude à 1 p. 100 a donné de même à Goldenberg d'excellents résultats, et nous savons combien cet agent est un provocateur de leucocytose et polynucléose.

Si nous avons affaire à un *abcès chaud*, l'indication thérapeutique sera inverse. Ici le ferment protéolytique est constamment présent et devient, par lui-même, une cause d'extension de l'abcès. Il convient donc, suivant l'expression de Laurence, de *neutraliser* ou *inhiber* le protéo-ferment. Mais l'organisme lui-même remplit plus ou moins efficacement cette indication par *l'antiferment* contenu dans le sérum humain normal.

La congestion inflammatoire apporte donc avec elle un double élément de défense, un agent figuré, le polynucléaire, et un agent soluble, l'antiferment, qui protège à son tour l'organisme contre les produits nocifs du leucocyte mort.

L'application thérapeutique de *l'antiferment* a été faite par Kolaczek, par Muller et Paiser, par Jochmann et Bœtzner, soit en prenant du sérum de mouton ou de bœuf préparé par plusieurs injections de ferment tryptique, soit, plus simplement, en utilisant du liquide d'ascite, de cirrhose alcoolique, recueilli aseptiquement et filtré sur bougie. Les suppurations ainsi traitées se dessèchent rapidement, et en neuf à dix jours les parois bourgeonnent et se cicatrisent.

A coup sûr, une telle thérapeutique serait mal applicable aux abcès profonds, aux suppurations diffuses ; mais elle peut, pour les abcès aigus bien collectés, être un adjuvant utile du traitement chirurgical. Elle est, en tout cas, du plus haut intérêt au point de vue de la pathologie générale des inflammations pyogènes.

Depuis quelques années, une méthode nouvelle a été préconisée pour le traitement des inflammations aiguës, et elle porte le nom de son auteur, *méthode de Bier*. C'est en 1905 que Bier a fait sa première communication à ce sujet, montrant que l'on pouvait très utilement traiter par la *stase hyperémique passive* un grand nombre d'inflammations aiguës, furoncles, lymphangites, mastoïdites, mastites, arthrites, phlegmons des gaines synoviales, etc. Sans entrer dans le détail des modes d'application très variés de la méthode (1), disons que les résultats cliniques paraissent très probants ; dès les premières applications de la bande ou de la ventouse, la douleur s'atténue, le gonflement et tous les signes objectifs de l'inflammation locale

(1) Voy. DELAGENIÈRE, Méthode de Bier, *in* Physiothérapie, t. IV (*Bibliothèque de Thérapeutique* GILBERT et CARNOT).

régressent ; le processus infectieux semble s'arrêter sur place et comme avorter.

Mais comment agit la méthode de Bier, comment se relie-t-elle aux procédés biologiques de défense organique que nous connaissons déjà? Bien des hypothèses ont été proposées.

Tout d'abord, les expériences de Klapp ont montré qu'une injection de substance soluble faite dans un membre hyperémié y reste localisée et comme retenue ; mais, de plus, une fois levé l'obstacle qui s'opposait au libre cours du sang, on voit que la substance injectée a subi une atténuation de sa toxicité ; elle est devenue moins nocive par le fait de son contact prolongé avec les tissus vivants.

Mais, de plus, alors que Hamburger fait jouer un rôle bactéricide et antitoxique important à l'acide carbonique accumulé par l'hyperémie veineuse, on peut admettre, avec la plupart des auteurs, que le mode d'action de l'hyperémie de Bier est multiple : rétention au niveau du foyer infectieux des microbes et de leurs toxines, accumulation dans l'œdème de stase de leucocytes dont le nombre peut être doublé ou triplé, apport péri-infectieux d'anticorps ou d'antiferments provenant du sérum, addition des macrophages à l'action des polynucléaires, neutralisation sur place des toxines retenues, comme l'ont montré les expériences de Charrin et Vitry, de Gaulejac, toutes ces conséquences vitales de l'hyperémie provoquée combinent et additionnent leurs effets. La méthode de Bier est en somme une médication anti-infectieuse très complexe, relevant à la fois des procédés de défense cellulaires et plasmatiques. Elle se rattache ainsi directement aux méthodes thérapeutiques d'ordre biologique que nous avons décrites, et dont elle constitue une forme technique commode et très efficace.

IV

Nous voici donc arrivés bien loin des anciennes pratiques médicales, ou, tout au moins, de leur interprétation traditionnelle. Dans ces vingt dernières annés, le traitement des états inflammatoires s'est si profondément modifié que du *traitement antiphlogistique* d'autrefois il ne survit plus guère que le souvenir. Qu'en reste-t-il, en effet, dans la pratique? Tout d'abord la diète liquide, lactée ou hydrique, destinée à diminuer les fermentations intestinales et à assurer, par la diurèse, l'élimination des produits toxiques de l'infection.

Localement, les applications de sangsues sont bien délaissées, peut-être trop ; les ventouses sèches et scarifiées sont encore d'un usage courant ; les applications de glace ou d'eau chaude ou froide sont de plus en plus employées et réglées dans leurs indications.

Médications générales.   40

Quant à la *saignée*, elle a à peu près disparu du traitement des inflammations. Sans doute nous saignons encore des malades, et certainement plus souvent qu'il y a vingt ans, mais pour des raisons qui n'ont rien à voir avec les états inflammatoires. Nous pratiquons la saignée comme moyen de déplétion sanguine rapide, pour lutter contre une hyperémie cérébrale, contre un état congestif et cyanotique d'origine cardio-pulmonaire, pour faire tomber l'hypertension artérielle paroxystique d'un œdème aigu du poumon, d'une attaque d'urémie ou d'éclampsie puerpérale, pour éliminer en même temps les poisons formés et retenus dans cesdiv ers états morbides ; mais tout cela n'a rien à voir avec le traitement de l'inflammation.

Ce discrédit croissant du traitement antiphlogistique trouve son explication dans l'avènement des doctrines microbiennes, et c'est ainsi que, de plus en plus, le traitement de l'*infection causale* s'est substitué au traitement de l'inflammation.

Pour les différentes infections phlogogènes, nous nous trouvons actuellement à des stades thérapeutiques très dissemblables. Nous avons vu que le nombre va chaque jour croissant des infections spécifiques auxquelles nous pouvons opposer avec succès une médication spécifique. Pour certaines d'entre elles, nous touchons au but, et il semble bien que nos méthodes ne comportent plus que des perfectionnements de détail. Pour d'autres, nous sommes moins avancés, ou nous ne faisons qu'entrevoir les progrès futurs.

Quant aux inflammations dites banales, ou suppuratives, notre pratique thérapeutique évolue aussi de jour en jour.

Autrefois nous ne traitions guère de l'inflammation que les symptômes extérieurs, que l'apparence objective, et maintenant c'est dans l'intimité même des tissus enflammés que nous portons notre effort, secondant la *natura medicatrix* dans les luttes cellulaires, dans les réactions fermentatives et plasmatiques dont le nodule inflammatoire est le théâtre. De symptomatique qu'elle était, notre médication est devenue pathogénique, et c'est à la cellule vivante qu'elle s'adresse. L'inflammation est un des plus beaux chapitres de la *pathologie* et de la *thérapeutique cellulaire*.

Les progrès déjà réalisés nous répondent de l'avenir et nous permettent les plus belles espérances. Mais ils ne doivent pas nous faire oublier que toute médication biologique nouvelle ne peut sortir du domaine expérimental que sous le contrôle rigoureux de l'observation clinique. Celle-ci, comme toujours en médecine, reste le juge et l'arbitre des décisions thérapeutiques.

IV. — MÉDICATIONS DES ŒDÈMES

PAR

le Dr F. WIDAL   ET   **le Dr LEMIERRE**
Professeur à la Faculté de médecine de Paris,   Ancien interne des hôpitaux
Membre de l'Académie de médecine.   de Paris.

L'œdème est l'infiltration du tissu cellulaire par de la sérosité. Cette infiltration peut se localiser à un segment restreint des téguments ; elle peut aussi les envahir dans presque toute leur étendue. Le tissu cellulaire sous-cutané n'est pas le seul dont les mailles se laissent distendre par de la sérosité. Il existe des œdèmes sous-muqueux, des œdèmes viscéraux ; les cavités séreuses, qui ne sont, au point de vue anatomique, que du tissu cellulaire différencié, peuvent être le siège d'épanchements, coïncidant le plus souvent avec des œdèmes extérieurs et relevant des mêmes causes. L'existence simultanée d'œdèmes superficiels étendus, d'œdèmes profonds et d'hydropisies des séreuses constitue l'*anasarque*.

L'œdème sous-cutané, qui est le plus apparent pour nos sens, se manifeste par des changements de volume et de forme des parties affectées. Le gonflement de la partie atteinte est d'autant plus considérable que le tissu cellulaire est plus lâche et se laisse plus facilement distendre. Le liquide d'œdème obéit aux lois de la pesanteur et s'accumule de préférence aux points les plus déclives ; la localisation de l'œdème peut donc varier aux différentes heures de la journée, suivant que le malade est resté debout ou dans le décubitus horizontal.

Les téguments œdématiés se laissent déprimer par le doigt sous forme de godet et en gardent quelques instants l'empreinte. La couleur des territoires infiltrés est variable : elle est rosée, rougeâtre, coïncidant avec une élévation de la température locale quand il s'agit d'œdèmes inflammatoires ; le plus souvent, les téguments sont décolorés et blafards ; la température locale est normale ou même un peu abaissée. C'est ce que l'on observe dans beaucoup d'œdèmes régionaux, segmentaires. Il en est toujours ainsi dans les cas d'œdèmes très étendus ; et les sujets atteints d'anasarque, pâles et bouffis, prennent parfois un aspect véritablement monstrueux. La face est élargie, les joues sont tendues, les lèvres gonflées ; les paupières tuméfiées et transparentes réduisent au minimum la largeur de la fente palpébrale. Au niveau du thorax, les saillies et les dépressions sont effacées. La paroi abdominale est épaissie, et il existe en général une distension de l'abdomen coïncidant avec un épanchement ascitique. Le tissu cellulaire des bourses et de la verge est un des lieux d'élection de l'œdème, amenant une augmentation de volume souvent énorme de cette région et pouvant gèner la miction.

Les membres inférieurs, lorsqu'ils sont fortement infiltrés, prennent l'aspect de poteaux ; l'articulation du genou est souvent distendue par du liquide. Au niveau des membres supérieurs, c'est surtout au dos de la main que l'œdème s'accuse de la façon la plus manifeste.

L'évolution de l'œdème sous-cutané peut être aiguë, subaiguë ou chronique. Quand il persiste pendant des semaines et des mois, l'œdème devient dur, et le godet caractéristique est plus difficile à mettre en évidence. Les téguments sont le siège d'une véritable dermite hypertrophique : ils prennent un aspect écailleux, rugueux et se couvrent d'une pigmentation brunâtre. Les régions depuis longtemps distendues par l'œdème, mal nourries et moins résistantes, sont prédisposées aux inflammations locales : l'ecthyma, les lymphangites, les érysipèles y prennent facilement une allure gangreneuse et entraînent fréquemment la mort.

De tous les œdèmes sous-muqueux, l'œdème du larynx est le plus important en raison des phénomènes asphyxiques qu'il entraîne très rapidement. Les hydropisies des séreuses pleurale, péritonéale et péricardique coexistent avec des œdèmes superficiels, mais peuvent se développer isolément.

Parmi les œdèmes viscéraux, l'œdème du poumon se présente avec une fréquence particulière, soit comme localisation unique, soit associé à d'autres hydropisies : on sait que dans sa forme aiguë il se caractérise par une dyspnée intense et une expectoration albumineuse, rosée et mousseuse, et peut entraîner une mort rapide.

Enfin toute une série de symptômes gastro-intestinaux, nerveux et respiratoires, englobés autrefois dans le vaste cadre de l'urémie, relèvent de la même pathogénie que les œdèmes périphériques et traduisent indirectement la souffrance d'organes profonds infiltrés de sérosité. C'est à l'usage de la balance que nous devons de pouvoir reconnaître ces infiltrations profondes et d'en apprécier les variations. Nous reviendrons, à propos des œdèmes brightiques, sur les services que rend à ce point de vue la pesée quotidienne des malades.

On s'est demandé depuis longtemps si le sang, milieu organique intermédiaire entre les tissus et le rein qui élimine les liquides, ne subit pas dans sa masse des oscillations parallèles à l'hydratation et à la déshydratation des tissus. Bartels, puis Conheim et Sénator pensaient qu'un état de pléthore hydrémique est la cause première de l'œdème. Divers auteurs, parmi lesquels Grobert, Strubell, Strauss et Chajes, Reiss, ont utilisé, pour apprécier la dilution sanguine, la méthode réfractométrique et constaté la réalité de l'hydrémie au cours de certaines hydropisies. L'un de nous, étudiant avec R. Bénard et E. Vaucher (1) au moyen du réfractomètre de Pulfrich, modifié par Reiss, le sang de brightiques et de cardiaques œdémateux, a montré récemment que l'infiltration des tissus s'accompagne d'une dilution sanguine, sensiblement proportionnelle à l'intensité des œdèmes : à l'œdème des tissus correspond l'œdème du sang.

La quantité d'albumine du sérum sanguin étant normalement de 76 à 84 p. 1 000 peut tomber chez ces malades, du fait de la dilution sanguine, à 60 p. 1 000, 50 p. 1 000 et même au-dessous. Au moment où les œdèmes s'effondrent et où le poids du corps s'abaisse, l'indice réfractométrique s'élève, et son ascension prouve que le sang se concentre. A des variations de poids correspondent les variations de la courbe de dilution ; mais la chute du poids précède en général de quelques jours l'ascension de l'indice. La balance annonce donc la déshydratation avant le réfractomètre, et la pesée du malade reste la méthode de choix par la précocité de ses renseignements. La méthode réfractométrique donne pourtant des renseignements précieux. Elle montre que la déshydratation se fait en deux temps : dans le premier, l'excès d'eau retenu dans l'organisme commence à s'éliminer, mais le sang reste dilué ; dans le second, le malade continue à se déshydrater, mais cette fois le sérum se concentre. Dans la pratique, l'apparition de cette concentration prouve que l'on a franchi la seconde étape dans la voie du succès.

L'œdème sous-cutané, régional, peut n'être qu'un symptôme gênant. Il devient dangereux lorsqu'il prend de l'extension, lorsqu'il se prolonge, lorsqu'il frappe certaines régions. Mais la véritable gravité de l'œdème réside dans ce fait qu'il traduit en général de graves défaillances organiques. Aussi la thérapeutique des hydropisies doit s'adresser non au symptôme lui-même, mais à la cause éminemment variable que le médecin doit rechercher avant toute chose. C'est en améliorant la fonction plus ou moins

(1) WIDAL, R. BÉNARD et E. VAUCHER. L'hydrémie chez les brightiques et les cardiaques œdémateux. Son étude à l'aide de la méthode réfractométrique ; comparaison de ses variations à celles du poids (*Semaine médicale*, 1911, n° 5, p. 49).

gravement compromise que l'on triomphe des œdèmes. Leur médication est avant tout étiologique et pathogénique, et nous verrons quels résultats précaires on doit attendre d'une thérapeutique purement symptomatique.

Il est donc facile de prévoir qu'il n'existe pas un traitement unique de l'œdème, mais des traitements qui diffèrent suivant les facteurs étiologiques en cause. Pour bien comprendre quelles ressources nous offre la thérapeutique, comment agissent les différentes médications et dans quels cas nous devons les employer, il est tout d'abord utile d'étudier le mécanisme de la formation des œdèmes.

PHYSIOLOGIE PATHOLOGIQUE DE L'ŒDÈME.

Le liquide d'œdème. — Le liquide qui distend les tissus œdématiés et qu'il est facile de recueillir par ponction des téguments infiltrés est une sérosité incolore ou jaunâtre. Cette sérosité est pauvre en albumine, dont elle ne contient pas plus de 4 à 7 grammes p. 1 000. Le chlorure de sodium est, de tous les éléments en dissolution dans ce liquide, celui dont la proportion est la plus élevée et la plus fixe : elle varie entre 6 et 8 grammes p. 1 000. Les autres substances : phosphates, sulfates, glycose, urée, etc., s'y trouvent en quantités très variables suivant les cas, mais toujours notablement inférieures à celle des chlorures. On peut dire d'une façon générale que la sérosité d'œdème est un liquide légèrement albumineux, mais riche en chlorure de sodium. Grâce à cette fixité de son élément constitutif le plus important, le liquide d'œdème présente un point cryoscopique qui varie peu et qui oscille entre — 0,50 et — 0,56.

La circulation interstitielle. — A l'état normal, le tissu interstitiel n'est pas dépourvu de liquide. Il existe dans ses mailles une véritable circulation, complément nécessaire de la circulation sanguine. Les capillaires sanguins les plus ténus sont en effet des cavités closes : leur contenu se trouve donc nécessairement séparé des éléments constitutifs des tissus, et notamment des cellules. Pourtant ces éléments baignent dans un liquide qui infiltre les fentes intertissulaires et intercellulaires. Ce liquide est sans cesse parcouru par des courants : les uns vont du sang artériel des capillaires vers les espaces interstitiels et apportent aux cellules les substances nécessaires à leur nutrition ; les autres emportent loin des tissus les résidus des échanges et les déchets de la vie cellulaire ; ils se dirigent directement vers le sang des capillaires veineux ou vers les origines des lymphatiques. C'est en effet dans les espaces interstitiels que la lymphe prend naissance. La circulation interstitielle est pourtant distincte de la circulation lymphatique qui s'opère dans des vaisseaux parfaitement clos. La circulation interstitielle est intermédiaire entre la circulation lymphatique et la circulation sanguine. Le liquide qui baigne les tissus n'est pas de la lymphe, pas plus qu'il n'est du plasma sanguin.

Le système artériel constitue la voie d'apport du liquide interstitiel. C'est le passage d'éléments empruntés au plasma sanguin à travers les parois des capillaires artériels qui donne naissance au courant orienté vers les espaces intertissulaires. En face de cette voie d'apport, la circulation veineuse et la circulation lymphatique constituent un véritable système de drainage qui libère la circulation interstitielle de tout ce qu'elle contient en excès.

Les conditions qui règlent la direction et la rapidité des courants liquides dans les espaces interstitiels nous sont imparfaitement connues. Le passage des liquides à travers les parois des capillaires artériels n'est pas le fait d'une simple filtration, comme le voulait Ludwig ; car, si l'augmentation de la pression dans l'appareil vasculaire sanguin d'une région, réalisée par compression de la veine efférente, entraîne une augmentation de la production de la lymphe dans cette région, si au contraire la compression de l'artère diminue cette production, il faut savoir que la chute de la tension artérielle à 0 n'entrave pas la formation de la lymphe. La théorie de Heidenhain, qui fait jouer à l'endothélium des parois des capillaires un rôle actif, un véritable rôle sécrétoire dans la production du liquide interstitiel, contient sans doute une part de vérité. Il est certain que, suivant les circonstances et indépendamment des conditions de tension sanguine, la perméabilité des parois vasculaires peut subir des variations et permettre le passage d'une plus ou moins grande masse de liquide. Enfin le fonctionnement des organes exerce une influence importante sur l'activité de la circulation interstitielle. Les éléments d'un tissu en pleine activité consomment une plus grande quantité de sucs nutritifs et rejettent une plus grande quantité de déchets. On comprend combien doivent s'accélérer, dans cette circonstance, les courants venant des capillaires artériels et ceux qui se dirigent vers les capillaires veineux et lymphatiques.

Équilibre osmotique des humeurs. — La quantité globale de liquide contenu dans les mailles du tissu interstitiel de chaque individu varie peu, tout comme la quantité globale du sang ne subit que de faibles variations. En effet, si cette quantité pouvait changer notablement d'un jour à l'autre, on observerait chez un même individu des oscillations importantes du poids du corps, ce qui n'est pas en réalité. La constitution physique du liquide interstitiel se maintient également assez fixe : les éléments cellulaires ne peuvent vivre que dans les solutions dont la concentration moléculaire ne subit pas de grands écarts. Il se fait donc dans les espaces interstitiels un jeu incessant de molécules, destiné à assurer la conservation d'un équilibre osmotique à peu près invariable.

Pour cette raison, certains auteurs ont voulu assimiler les échanges qui s'opèrent entre les tissus d'une part et la circulation sanguine de l'autre à de simples phénomènes physiques, réglés par les lois de l'osmose. Mais on ne peut, sans exagération, considérer les parois vasculaires comme identiques à des membranes perméables, se laissant traverser passivement par des solutions salines, sans qu'aucun acte vital intervienne dans les mouvements de ces solutions.

L'équilibre osmotique des milieux organiques tend donc à rester invariable, mais le maintien de cet équilibre risque perpétuellement d'être détruit. Au moment de la digestion, les molécules nutritives apportées dans les tissus par la circulation subissent des transformations incessantes : les unes se disloquent pour donner naissance à un plus grand nombre de molécules nouvelles, les autres se combinent entre elles, par de véritables synthèses qui tendent à diminuer leur nombre.

L'augmentation ou la diminution des molécules apportées ou constituées sur place ne sont pas seules à menacer l'équilibre osmotique des liquides interstitiels. L'évaporation cutanée et pulmonaire, l'élimination d'une urine plus concentrée que le sang et les humeurs ont pour effet d'augmenter la tension osmotique de ces humeurs. Cette augmentation de la tension osmotique au sein des tissus se traduit par une sensation spéciale, la soif, qui nous pousse à introduire dans notre organisme la quantité d'eau nécessaire au rétablissement de l'équilibre normal (A. Mayer). Faute de cette hydratation, les tissus prennent une consistance spéciale. Chez les sujets qui ne peuvent boire ou qui subissent des déperditions aqueuses abondantes du fait de vomissements incoercibles ou de diarrhées profuses, les téguments perdent leur élasticité : cet état de déshydratation peut être considéré comme la contre-partie de l'œdème.

Rôle du chlorure de sodium dans le maintien de l'équilibre osmostique des humeurs. — Nous savons aujourd'hui, grâce aux travaux de Winter, quel rôle joue le jeu incessant des molécules de chlorure de sodium dans l'invariabilité de l'équilibre osmotique de nos humeurs. Non seulement les molécules chlorurées sont toujours prêtes à intervenir là où un déficit risque de se produire, mais encore ces molécules sont toujours l'élément cristalloïde prédo-

minant dans les solutions qui constituent les humeurs de l'organisme. Ces humeurs sont avant tout des solutions salées. De cette
façon, les autres molécules cristalloïdes peuvent se dédoubler ou
s'unir, se multiplier ou se raréfier sans que ces variations fassent
subir aux liquides organiques des différences appréciables : le chlorure
de sodium est toujours là en quantité suffisante pour que ces écarts
soient peu sensibles.

Le liquide qui circule dans les espaces interstitiels est donc une
solution chlorurée, contenant également des proportions variables
de molécules d'autres sels, de molécules albuminoïdes, de molécules
azotées et hydrocarbonées ; les molécules apportées par la circulation
artérielle en solution salée quittent sous la même forme les espaces
interstitiels, après y avoir été élaborées, et sont emportées par les
voies de drainage lymphatique ou veineuse.

Régulation de la circulation interstitielle. — Les espaces
interstitiels sont en communication constante avec la circulation
sanguine. Or le sang possède au maximum la propriété de maintenir
invariables sa constitution physique et sa constitution chimique. A
l'état normal, non seulement sa concentration moléculaire reste
sensiblement constante, mais les éléments qui constituent le plasma
tendent à conserver entre eux les mêmes proportions. Toutes les
substances en excès, toutes les substances étrangères à la composition du sang, qui pénètrent dans les vaisseaux, en sont immédiatement
chassées. Ce phénomène, bien mis en lumière par Hamburger, a été
désigné par Achard et Lœper sous le nom de mécanisme régulateur
de la composition du sang.

Le maintien de l'équilibre osmotique et de la constitution chimique
du sang est dû avant tout à l'émonctoire rénal, qui se charge d'éliminer
les éléments étrangers ou en excès dissous dans le plasma. Mais le
fonctionnement du rein ne se fait pas toujours avec une rapidité
suffisante pour ramener presque instantanément le sang à sa constitution normale. C'est alors que le sang fait appel à la circulation
interstitielle. Une solution hypertonique est-elle injectée dans les
vaisseaux sanguins, il se fait un courant attirant l'eau des tissus
vers le sang. Très rapidement le plasma rétablit son équilibre physique, sa concentration moléculaire normale. Puis il tend à rétablir
son équilibre chimique, et l'excès de la substance injectée qui ne
peut être immédiatement expulsé par le rein passe aussitôt dans les
tissus interstitiels, qui, par l'intermédiaire du courant veineux et du
courant lymphatique, le restituent peu à peu au sang, à mesure que
le rein est capable de l'éliminer. C'est ainsi que Cohnstein a vu que
le chlorure de sodium ou le sucre injectés dans la circulation san-

guine atteignent un maximum dans le sang d'abord, puis dans la lymphe.

Si les espaces interstitiels peuvent être envisagés comme une sorte de système de sûreté, propre à remédier très rapidement aux brusques modifications de la composition sanguine, le rein apparaît comme l'organe régulateur par excellence non seulement de la constitution du sang, mais surtout de la circulation interstitielle. On pourrait dire qu'il se produit au niveau du rein une sorte d'aspiration, un véritable siphonnage qui se fait sentir jusque dans les espaces interstitiels et qui y puise les éléments dont l'organisme doit être libéré.

Troubles de la circulation interstitielle. — L'œdème. — Si nous avons insisté sur les conditions dans lesquelles s'opère la circulation interstitielle, c'est que l'œdème résulte en réalité d'un trouble de cette circulation. L'œdème traduit un engorgement, une pléthore de la circulation interstitielle. Cette pléthore peut être due soit à une insuffisance du drainage des espaces interstitiels, soit à un afflux trop considérable de sérosité dans ces espaces.

Les œdèmes de la première catégorie, que l'on pourrait désigner sous le nom d'*œdèmes passifs*, relèvent, suivant les cas, de causes différentes. Ils peuvent être liés à un mauvais fonctionnement de l'émonctoire rénal, qui règle en dernier ressort, comme nous l'avons dit, la circulation interstitielle. Dans ce cas, la circulation interstitielle de l'organisme tout entier doit souffrir de cet état de choses : pourtant ces effets se localisent souvent en des régions limitées de l'économie, à la faveur de certains facteurs secondaires. L'insuffisance de drainage des espaces interstitiels est causée dans certains cas par un obstacle siégeant sur la circulation veineuse ou sur la circulation lymphatique ; dans ce cas, l'œdème siégera naturellement dans les régions où la circulation en retour ne peut se faire librement.

Dans les œdèmes de la deuxième catégorie, que l'on pourrait désigner sous le nom d'*œdèmes actifs*, il se fait, sous l'influence de causes diverses, un afflux si considérable de sérosité dans les mailles du tissu interstitiel que les voies du drainage, veineuse et lymphatique, malgré leur intégrité, malgré même l'accroissement de leur activité, ne peuvent mener à bien l'évacuation des espaces distendus par le liquide.

Les œdèmes d'origine rénale. — Nous avons démontré avec Javal que les œdèmes brightiques sont dus aux troubles de la perméabilité du rein pour une seule substance, le chlorure de sodium.

L'excrétion des chlorures constitue en effet une des plus importantes fonctions rénales. Chez les individus normaux, le sel ingéré avec l'alimentation ne fait que traverser l'organisme et se retrouve en presque totalité dans l'urine, les autres émonctoires n'en éliminant guère que 2 p. 100 ; ces sujets sont en état d'équilibre chloruré. Le rein se laisse facilement traverser par les 12 à 15 grammes de sel qui constituent la ration journalière moyenne des Européens ; mais là ne se limite pas sa perméabilité, et il se montre capable, à l'occasion, d'en rejeter au dehors des quantités beaucoup plus considérables [80 grammes dans les cas de Widal, Lemierre et Digne (1) et de Mongour et Carles (2)].

Dans certaines variétés de néphrite, la perméabilité du rein pour le sel est notablement diminuée ; il n'existe plus, suivant l'expression employée par l'un de nous avec Javal, qu'une *perméabilité relative*. Si la ration de sel alimentaire est supérieure à la quantité de cette substance que le rein est capable d'éliminer, les chlorures en excès passent dans les tissus en même temps que leur eau de dilution et donnent naissance aux œdèmes. Chez ces malades, ainsi que nous l'avons montré avec Javal (3), il suffit, en maintenant identique la quantité d'aliments et de boisson, d'augmenter la dose de chlorures ingérée pour provoquer l'apparition ou l'augmentation des œdèmes.

D'autre part, la débâcle polyurique, qui marque la disparition des hydropisies brightiques, s'accompagne toujours d'une décharge considérable de chlorures urinaires.

Le sel est la seule substance dont la rétention entraîne, au cours des néphrites, la fixation de l'eau dans les tissus.

L'un de nous a établi avec Javal (4) que, si le rein devient imperméable à l'urée, ce corps s'accumule dans le sang et non dans les tissus, et que l'on peut opposer à l'*urémie hydropigène* ou *chlorurémie* engendrée par la rétention des chlorures, l'*urémie sèche* ou *azotémie*, provoquée par la rétention azotée.

Von Koranyi (5), qui attribuait, il y a quelques années encore, un rôle prépondérant à la rétention des molécules azotées dans la pathogénie de l'œdème, reconnaît aujourd'hui que ce facteur est dénué de toute influence et que la rétention chlorurée seule est importante.

(1) WIDAL. LEMIERRE et DIGNE. Polyurie hystérique et polychlorurie (*Gaz. des hôp.*. 1905. p. 279).

(2) MONGOUR et CARLES. Polyurie essentielle (*Arch. gén. de méd.*. 1904. p. 2079).

(3) WIDAL et LEMIERRE, Pathogénie de certains œdèmes brightiques. Action du chlorure de sodium ingéré (*Bull. de la Soc. méd. des hôp.*. 12 juin 1903, p. 678). — WIDAL et JAVAL. La cure de déchloruration. Son action sur l'œdème, sur l'hydratation et sur l'albuminurie à certaines périodes du mal de la néphrite épithéliale (*Soc. méd. des hôp.*, 1903, p. 785).

(4) WIDAL et JAVAL. Le mécanisme régulateur de la rétention de l'urée et l'indice de rétention uréique dans le mal de Bright (*Soc. de biol.*, 22 oct. 1904). — WIDAL. Les régimes déchlorurés (*Congrès français de médecine*, Liége, 1905). — WIDAL et JAVAL, La cure de déchloruration, 1906 (*Actualités médicales*).

(5) VON KORANYI et RICHTER. Physikalische Chemie und Medizin. t. II. p. 160.

Cette division de l'insuffisance rénale en deux formes a été universellement acceptée et M. Castaigne a décrit, à côté des néphrites albumineuses simples, des néphrites hydropigènes et des néphrites urémigènes. Mais la chlorurémie et l'azotémie ne caractérisent qu'une phase de l'évolution du malade Bright et ne peuvent être des éléments de classification des néphrites : si, dans certains cas, les deux types d'insuffisance rénale évoluent séparément, dans bien des cas aussi, elles finissent par s'associer et se combiner et telle néphrite, dans laquelle la chlorurémie seule a été en jeu pendant un certain temps, se termine au milieu des signes de l'azotémie, ou réciproquement.

Lorsque la rétention azotée vient compliquer l'urémie hydropigène, l'urée du sang diffuse dans les hydropisies du tissu cellulaire et des séreuses, où on la retrouve en proportion à peu près identique à celle du sérum sanguin (Kahn, Javal et Adler) (1).

Les faits que nous venons d'exposer expliquent comment le chlorure de sodium est toujours l'élément le plus important et en proportion à peu près fixe des sérosités d'œdème. Les autres corps, sels minéraux ou composés azotés, qui peuvent s'y rencontrer ne sont là qu'occasionnellement et ne jouent aucun rôle dans la genèse des hydropisies.

C'est donc la chloruration anormale de l'organisme, par défaut d'élimination rénale des chlorures, qui entraîne chez certains brightiques une hydratation excessive des tissus. L'un de nous a du reste montré avec Javal (2) que l'organisme sain se laisse influencer par les variations apportées à la chloruration du régime alimentaire. Alors même que les fonctions rénales sont parfaitement régulières, si, d'un régime peu salé, on passe brusquement à un régime très salé, prolongé pendant plusieurs jours, l'équilibre chloruré ne se rétablit qu'au bout de deux ou trois jours. Il se fait pendant cet intervalle une petite rétention de sel en même temps qu'une petite rétention d'eau, s'accusant par une augmentation du poids du corps. De même, quand on passe d'un régime fortement chloruré à une alimentation très peu salée, le rétablissement de l'équilibre chloruré est précédé d'une déperdition de chlorures, avec un certain degré de polyurie, entraînant une diminution du poids du corps. Ces variations de chloruration et d'hydratation de l'organisme sain sont naturellement très limitées : 12 grammes de sel environ, 1ᵏᵍ.50 à 2 kilogrammes

<hr>

(1) Kahn, Javal et Adler, La diffusion de l'urée dans les transsudats de l'organisme Application au diagnostic et au pronostic de l'urémie (*Soc. de biol.*, 28 juillet 1906).

(2) Widal et Javal. Variations de la chloruration et de l'hydratation de l'organisme sain (*Soc. de biol.*, 12 mars 1904. p. 436).

d'eau constituent les quantités flottantes que les sujets normaux peuvent gagner ou perdre quand on leur impose des régimes présentant des différences de chloruration extrêmes.

Si les variations dans la chloruration du régime influent nettement sur l'hydratation de l'économie, la réciproque n'est pas vraie. L'étude des polyuriques hystériques, notamment, montre que de grands courants d'eau peuvent traverser l'organisme sans influer sur les échanges chlorurés, non plus que sur le poids du corps (Widal, Lemierre et Digne) (1).

Il est facile de comprendre comment, chez les brightiques, dont la perméabilité rénale pour le sel est diminuée et chez lesquels l'équilibre chloruré ne peut se rétablir, la chloruration croissante de l'organisme entraîne une rétention parallèle d'eau : celle-ci est d'abord profonde, impossible à reconnaître à la vue et s'accuse seulement par une augmentation du poids du corps. Cette première phase d'infiltration, appréciable seulement à la balance, a été désignée par l'un de nous avec Javal (2) sous le nom de *préœdème*. C'est seulement lorsque les tissus se sont chargés de quelques kilogrammes de préœdème qu'apparaît l'œdème sous-cutané, où le doigt peut imprimer le godet caractéristique. La rétention chlorurée ne s'accuse pas seulement par des hydropisies des tissus cellulaires sous-cutanés ou sous-muqueux et des séreuses ; ses localisations viscérales se traduisent par des accidents multiples. Ce sont ces accidents, en même temps que les œdèmes superficiels, que l'un de nous, avec Javal (3), a englobés sous le nom de *chlorurémie*. A la chlorurémie appartiennent l'œdème pulmonaire et même certaines dyspnées *sine materia*, qui s'amendent après l'élimination d'un excès d'eau et de chlorures ; des vomissements, des diarrhées dont la teneur en chlorures pendant les vingt-quatre heures est parfois supérieure à celle des urines ; quelques symptômes nerveux tels que des crises éclamptiques, des ictus apoplectiformes et peut-être la respiration de Cheyne-Stokes. L'albuminurie elle-même peut subir chez les brightiques hydropiques des oscillations qui traduisent sans doute des poussées d'œdème rénal, car on voit souvent l'albumine urinaire augmenter sous l'influence d'une ingestion plus abondante de sel entraînant une élévation du poids du corps.

Si nous connaissons exactement la cause première des œdèmes brightiques, il est plus difficile de comprendre pourquoi les œdèmes

(1) Widal, Lemierre et Digne, *loc. cit.*

(2) Widal et Javal, La rétention rénale des chlorures et la pathogénie de l'œdème brightique. La cure de déchloruration (*Bull. et mém. de la Soc. méd. des hôp.*, 1903, p. 1008).

(3) Widal et Javal, La chlorurémie et la cure de déchloruration dans le mal de Bright (*Presse méd.*, 1903, n° 80) ; La chlorurémie gastrique (*Soc. de biol.*, 1904, p. 516).

se localisent plus volontiers en telle ou telle région. Dans certains cas, l'infiltration est plus intense et plus tenace en des points qui ont été antérieurement lésés : membres traumatisés, variqueux, ou autrefois atteints de phlébite. Il est vraisemblable que, dans ces cas, des lésions vasculaires chroniques facilitent la transsudation de la sérosité. Nous savons aussi que les œdèmes brightiques sont soumis aux lois de la pesanteur ; marqués surtout à la face après le repos nocturne, ils apparaissent aux membres inférieurs quand le malade est resté debout depuis quelque temps.

Les œdèmes cardiaques. — Les œdèmes cardiaques sont un peu plus complexes que les œdèmes brightiques. L'insuffisance d'élimination des chlorures par le rein y joue certainement le premier rôle ; les troubles de la circulation périphérique, très importants également, règlent la localisation des hydropisies.

Chez les asystoliques, la sécrétion urinaire est grandement troublée : l'affaiblissement de la contractilité cardiaque entraîne le ralentissement du cours du sang dans les vaisseaux du rein. De plus, la distension des veines rénales a pour effet de comprimer les artérioles glomérulaires afférentes, ainsi que les *tubuli*. C'est pourquoi, chez les cardiaques, l'oligurie avec diminution des chlorures urinaires, coïncidant avec l'augmentation du poids du corps, accuse immédiatement le début de l'asystolie. Pendant la crise d'asystolie, l'ingestion de chlorure de sodium a pour conséquence l'augmentation des œdèmes et l'accentuation de tous les troubles présentés par le malade [Widal, Lesné et Ravaut (1), Achard et Paisseau (2), Widal, Froin et Digne (3), Vaquez, Laubry et Digne (4)]. Chez les cardiaques sortant d'une crise d'asystolie, un excès de sel alimentaire peut provoquer l'augmentation du poids du corps et la réapparition des hydropisies, même quand celles-ci ont complètement disparu. Par contre, l'effondrement des œdèmes s'accompagne non seulement de polyurie, mais encore d'une décharge polychlorurique.

La stase veineuse périphérique est également d'une grande importance dans la pathogénie des œdèmes cardiaques. L'infiltration se montre là surtout où la gène de la circulation veineuse se fait

---

(1) Widal, Lesné et Ravaut, *Bull. et Mém. de la Soc. méd. des hôp.*, 19 juin 1903.

(2) Achard et Paisseau, Chloruration et déchloruration dans l'ascite de cause cirrhotique et cardiaque (*Bull. et Mém. de la Soc. méd. des hôp.*, 6 nov. 1903).

(3) Widal, Froin et Digne, La chloruration et le régime déchloruré chez les cardiaques *Bull. et Mém. de la Soc. méd. des hôp.*, 13 nov. 1903).

(4) Vaquez et Laubry, Le régime hypochloruré et les cardiaques (*Bull. et Mém. de la Soc. méd. des hôp.*, 13 nov. 1903). — Vaquez et Digne, De l'asystolie survenant au repos. Rôle de la rétention chlorurée dans la genèse de l'insuffisance cardiaque (*Bull. et Mém. de la Soc. méd. des hôp.*, 1905, p. 561).

sentir plus fortement. Ainsi s'explique le début de l'œdème aux pieds et aux chevilles. Il est possible aussi que, dans ces régions, les parois vasculaires subissent à la longue des altérations qui favorisent les transsudations de sérosité dans le tissu cellulaire.

Les œdèmes par gêne de la circulation veineuse. — Les causes les plus fréquentes des œdèmes dus à la gêne de la circulation veineuse sont les thromboses et les compressions des veines. Lower a établi le premier que la ligature d'un gros tronc veineux suffit à provoquer l'œdème dans le territoire en amont. Mais, d'après Ranvier, la ligature de la veine fémorale et même de la veine iliaque n'est suivie d'œdème chez l'animal que si l'on sectionne en même temps le sciatique, ou si l'on lie les veines collatérales. En pathologie humaine, la phlébite avec thrombose de la veine fémorale, par exemple, s'accompagne très fréquemment de thrombose des collatérales (Legroux), et souvent aussi de lésions du nerf sciatique et de ses branches, pouvant entraîner des troubles prophiques, comme dans l'expérience de Ranvier. De plus les thromboses veineuses se montrent surtout chez des sujets infectés, parfois cachectiques : il existe sans doute déjà des altérations des petits vaisseaux, facilitant la formation de l'œdème quand survient l'oblitération veineuse. Dieulafoy a montré combien les lésions chroniques du péritoine et des radicules portes favorisent l'apparition de l'ascite chez les cirrhotiques. Expérimentalement, on a pu constater que l'œdème se produit plus facilement quand les animaux ont été préalablement affaiblis.

Il n'est pas toujours besoin qu'il existe un obstacle matériel sur les veines pour que la circulation y soit ralentie au point que l'œdème apparaisse. La circulation veineuse, de même que la circulation lymphatique, est favorisée par les contractions musculaires ; on peut voir chez certains sujets l'œdème des membres inférieurs succéder à une longue station verticale dans l'immobilité. C'est pourquoi le repos dans le décubitus horizontal est nécessaire, et c'est pourquoi l'on a pu dire que l'horizontalité est une fonction.

Les œdèmes dus aux thromboses et aux compressions veineuses peuvent être très étendus s'il s'agit de gros troncs vasculaires, tels que les veines caves, d'autant plus que, dans ces cas, les collatérales, même en se dilatant au maximum, ne peuvent assurer la circulation complémentaire. On comprend de plus qu'un obstacle portant sur la veine cave inférieure, en aval de l'abouchement des veines rénales, doit déterminer des infiltrations énormes, puisqu'à l'influence de la stase veineuse s'ajoutent les troubles de l'excrétion urinaire consécutifs à la congestion passive des reins.

Les œdèmes par gêne de la circulation lymphatique. — La

gène de la circulation lymphatique entraîne rarement l'œdème parce
que de nombreuses collatérales assurent le drainage des tissus,
lorsqu'un gros tronc est oblitéré. Il faut, pour que l'œdème apparaisse, que la circulation dans ces voies de dérivation soit également
compromise. C'est ainsi qu'on a vu des infiltrations régionales se
produire consécutivement à la suppuration de plusieurs ganglions
(Brouardel, Gaucher, Mayer).

Mais c'est surtout l'oblitération des petits vaisseaux lymphatiques
par les embryons de filaires qui est la cause la plus commune des
œdèmes d'origine lymphatique, passant à l'état chronique et about-
tissant à la constitution de l'éléphantiasis (P. Manson).

Les œdèmes actifs. — Il existe des œdèmes actifs dans lesquels,
les voies de drainage des tissus étant en état de fonctionner normalement, l'infiltration d'une région s'explique par l'afflux exagéré de
sérosité dans les espaces interstitiels. Plusieurs variétés d'œdèmes res-
sortissent à ce mécanisme : en premier lieu les œdèmes tropho-névro-
tiques, les œdèmes consécutifs aux lésions nerveuses, l'œdème aigu
circonscrit de Quincke, dans lesquels la transsudation séreuse est sans
doute due à une action nerveuse vaso-dilatatrice. Il faut surtout
ranger parmi les œdèmes actifs les œdèmes inflammatoires et les
œdèmes dus à l'introduction, dans les tissus, de certaines substances
toxiques (injections de liquides irritants, morsures de serpents,
piqûres d'insectes). C'est à propos de cette dernière catégorie d'œdèmes
qu'il convient peut-être de rappeler la théorie des lymphagogues de
Heidenhain, dont l'étude a été récemment reprise par Ambard (1).
Les lymphagogues sont des substances ayant le pouvoir d'activer à
travers les parois des capillaires la transsudation de la sérosité qui va
concourir à la formation de la lymphe.

Les lymphagogues de la première catégorie qui comprennent les
peptones, l'extrait de tête de sangsue et de muscle d'écrevisse, etc.,
ont la propriété de produire activement cette transsudation, même à
doses infinitésimales. Les lymphagogues de la deuxième catégorie
sont des cristalloïdes dont le mécanisme régulateur de la composition
du sang, tel que nous vous l'avons exposé plus haut, explique aisément l'influence. D'après quelques auteurs, les toxines microbiennes
devraient être rangées parmi les lymphagogues de la première catégorie et favoriseraient ainsi la production des œdèmes inflammatoires. On peut supposer que les venins de serpents et d'insectes
agissent à la manière des lymphagogues.

Dans les œdèmes actifs, les voies de drainage des espaces intersti-

(1) AMBARD, Le rôle des lymphagogues dans les œdèmes et les rétentions (*Semaine médicale*, 1904, n° 40, p. 313).

tiels conservent leur intégrité. Pourtant, lorsque les tissus sont distendus par un afflux considérable de sérosité, les veinules et les lymphatiques subissent à coup sûr un certain degré de compression qui entrave la circulation en retour. Mais ce n'est là qu'un facteur de second plan, la transsudation active restant la cause première de cette variété d'œdème.

Rôle de l'œdème. Doit-on combattre ce symptôme? — L'œdème est un symptôme relevant de facteurs étiologiques très différents. Il peut être envisagé dans certains cas comme un véritable processus de défense de l'organisme. Il en est très vraisemblablement ainsi pour les œdèmes locaux dus à la pénétration sous les téguments de substances toxiques et irritantes ; il en est également ainsi des œdèmes inflammatoires.

C'est en se fondant sur cette idée que l'œdème exerce une action favorable sur l'évolution des lésions septiques que Bier a proposé sa méthode de l'hyperémie de stase.

On sait que ce procédé thérapeutique consiste à ralentir la circulation veineuse d'une région, d'un membre par exemple, de manière qu'il se produise une transsudation de sérosité dans le tissu cellulaire. Sous l'influence de ce traitement, les lésions inflammatoires locales, phlegmons, anthrax, furoncles, prennent une évolution plus favorable.

La méthode de Bier a suscité toute une série de recherches cliniques et expérimentales propres à éclairer le rôle des œdèmes toxiques et inflammatoires locaux, et qui ne sont pas sans intérêt pour la compréhension des œdèmes plus étendus et d'origine différente.

Les avantages de l'œdème apparaissent clairement quand ce phénomène se montre consécutivement à l'introduction d'une substance dangereuse sous la peau, consécutivement à une morsure de serpent par exemple. Le premier effet de l'exsudation rapide de sérosité qui se produit dans ces cas dans le tissu cellulaire est de diluer le poison. A dose égale, un poison se montre en général d'autant moins actif qu'il est en solution plus étendue, ainsi que l'ont établi les expériences de Pouchet et de Braun sur la cocaïne. Les recherches d'E. Joseph (1), inspirées par Bier, et s'adressant plus particulièrement à l'œdème, parlent dans le même sens : après avoir produit chez des lapins l'infiltration d'un membre inférieur par application de la bande de Bier, il a vu que l'injection d'une dose mortelle de sulfate de strychnine dans le membre œdématié n'en-

(1) E. Joseph, Einige Wirkungen des naturlischen Œdems und künstlichen Œdemisirung (*Münchn. med. Wochenschr.*, 1905, n° 40, p. 1917).

traîne qu'exceptionnellement la mort. Des résultats identiques ont été obtenus avec les toxines diphtérique et tétanique.

Ce résultat est bien dû à la dilution du toxique par la sérosité qui distend les mailles du tissu cellulaire et non aux troubles circulatoires résultant de l'application prolongée de la bande élastique de Bier ; en effet, les effets ont été identiques en provoquant l'œdème artificiel de la patte par injection sous-cutanée de 200 centimètres cubes d'eau physiologique, puis en injectant ensuite la dose mortelle de sulfate de strychnine.

Il est évident que l'exsudation abondante de sérosité dans le tissu cellulaire ralentit la résorption des substances nocives, qui ne pénètrent que graduellement et par petites doses dans la circulation générale : dans ces conditions, l'organisme se trouve dans les meilleures conditions pour détruire et neutraliser ces substances. On sait qu'en cas de morsure profonde de serpent, avec pénétration directe du venin dans une veine, la mort est presque foudroyante ; en thérapeutique, on utilise la voie intraveineuse pour les médicaments auxquels on demande une action rapide et complète.

Les œdèmes inflammatoires dus à la présence des bactéries elles-mêmes dans les tissus exerceraient, d'après certains auteurs, une action comparable à celle des œdèmes toxiques locaux. La sérosité, qui distend les mailles du tissu cellulaire jusqu'à une distance parfois assez grande du foyer infectieux proprement dit, serait douée de propriétés contribuant à renforcer l'organisme dans sa lutte contre les microbes pathogènes.

Ceci peut paraître en contradiction avec ce que l'on observe chez les brightiques et les cardiaques, dont les tissus œdématiés deviennent si facilement le siège de lymphangites et de phlegmons. Mais il s'agit là d'œdèmes chroniques : les œdèmes aigus circonscrivant les foyers inflammatoires et suppurés ne se laissent pas aussi facilement envahir par les bactéries. Le liquide d'œdème prélevé sur des membres atteints de phlegmons étendus, ou de plaies infectées, se montre souvent stérile, alors même que l'ensemencement du sang révèle l'existence d'un état septicémique grave (Fehleisen, Zimmermann, E. Joseph).

Peut-être un œdème local considérable est-il capable de retarder la pénétration dans la circulation générale des microbes qui pullulent dans le foyer septique et de favoriser leur destruction *in situ*. Baumgarten (1), après avoir injecté dans la patte d'un lapin une dose mortelle de bactéridies charbonneuses, a constaté que

(1) P. von BAUMGARTEN, Experimente über die Wirkung der bierschen Stauung auf infektiöse Prozesse (*Münch. med. Wochenschr.*, 1906, p. 2337).

l'infection ne se généralise pas si l'on prend soin d'appliquer, immédiatement après l'inoculation, au niveau de la racine du membre, la bande élastique de Bier qu'on laisse en place pendant trente-six à quarante-huit heures.

Nœtzel a vu que l'injection de microbes virulents dans un membre œdématié par application préalable de la bande élastique n'est pas, en général, suivie de mort, tandis que les animaux témoins succombent rapidement.

Il est permis de se demander si l'œdème énorme qui se développe chez l'homme autour des lésions charbonneuses n'entrave pas, dans une certaine mesure, l'invasion du sang par les bactéridies.

Il semble que le liquide d'œdème exerce sur les microbes une action destructive dont le mécanisme a été diversement interprété ; Hamburger invoque sa richesse en acide carbonique et en bases diffusibles ; Baumgarten attache également une grande importance au défaut d'oxygène dans les régions infiltrées. Nœtzel pense que la quantité de substances bactéricides présente dans ces régions est notablement accrue et que les phagocytes s'y trouvent en nombre particulièrement considérable ; la méthode de Bier doit en partie son pouvoir à ce qu'elle favorise la diapédèse leucocytique.

Enfin les leucocytes rapidement détruits mettraient en liberté des substances capables d'effectuer très activement la bactériolyse. Wolf-Eisner (1) a comparé le membre où l'on a provoqué l'œdème par application de la bande de Bier à un péritoine rendu résistant à l'infection par injection préalable de sérum ou de tout autre liquide susceptible de déterminer une réaction locale.

Les recherches de Bier, de E. Joseph, de Lexer (2), ont montré que les sérosités d'œdème épanchées dans le tissu cellulaire au voisinage des lésions septiques, sous l'influence de l'hyperémie de stase, sont de véritables solutions toxiques ; en effet, les toxines microbiennes et les endotoxines mises en liberté par la destruction locale des bactéries s'accumulent dans ces sérosités. Tant que la résorption de ces substances nocives ne s'opère que lentement, l'organisme ne peut que bénéficier de cette localisation des poisons.

Mais, lorsqu'on enlève la bande élastique et surtout si l'on maintient le membre œdématié dans une position élevée, la résorption de la sérosité s'opère au contraire très rapidement. E. Joseph a pu, à l'aide d'un dispositif ingénieux, mesurer la quantité de sérosité qui

(1) Wolf-Eisner, Die bursche Stauunghyperämie vom Standpunckt der Endotoxin Lehre (*Münch. med. Wochenschr.*, 1906, p. 1102).

(2) Lexer, Zür Behandlung akuter Entzündungen Mittels Stauungshyperämie (*Münchn. med. Wochenschr.*, 1906, p. 633).

s'épanche dans le tissu cellulaire de la main et de l'avant-bras sous l'influence de la bande élastique ; après une application de vingt-deux heures, cette quantité atteignait 850 centimètres cubes. En maintenant le membre dans la position verticale, il a pu voir qu'au bout de trois heures 450 centimètres cubes de liquide avaient été résorbés.

Or on a souvent constaté que, chez les sujets atteints de phlegmons, la résorption rapide de l'œdème, provoquée par l'hyperémie de stase, est suivie de grands accès fébriles, témoignant suffisamment de la toxicité de cet œdème. C'est pourquoi Lexer considère la méthode de Bier comme une arme à double tranchant, lorsque la quantité de bactéries présente dans la lésion inflammatoire est considérable ; il conseille, dans ce cas, après application de la bande élastique, de pratiquer de larges incisions permettant l'écoulement au dehors de la sérosité chargée de toxines.

Il ressort de tous ces faits que les œdèmes locaux d'origine toxique et infectieuse contribuent certainement à la défense de l'organisme.

Certaines substances nocives introduites sous la peau et les toxines microbiennes agissent à la façon des lymphagogues de la première catégorie de Heidenhain et provoquent une abondante exsudation de sérosité dans les espaces interstitiels. Ces œdèmes apparaissent donc comme salutaires, et c'est avec raison que Bier a proposé de favoriser leur apparition. Il n'y a pas à chercher à les combattre ni même à hâter leur résorption.

Existe-t-il des faits analogues concernant les œdèmes étendus, tels que ceux des brightiques et des cardiaques ? Ces grands œdèmes doivent-ils être toujours combattus et n'y a-t-il pas parfois avantage à les respecter et même à en favoriser le développement ? Ce serait la conséquence logique de la pathogénie de l'œdème telle qu'elle a été formulée par certains auteurs. D'après Ambard, la cause première de l'œdème serait peut-être le passage dans les tissus de substances toxiques agissant à la manière des lymphagogues de la première catégorie de Heidenhain. Il en serait donc ici comme dans les œdèmes locaux d'origine toxique : la sérosité d'œdème diluant les poisons et les retenant dans les mailles du tissu cellulaire les empêcherait d'aller exercer leur action sur les éléments nobles de l'organisme et notamment sur le système nerveux.

Cette théorie est difficilement admissible à l'heure actuelle ; mais, si les grands œdèmes cardiaques ou brightiques ne sont pas d'origine toxique, il existe des faits démontrant que certaines substances chimiques ingérées, telles que le salicylate de soude ou l'iodure de potassium, peuvent passer dans le liquide d'œdème et y être facilement décelées (Legroux et Sainton).

Divers observateurs ont constaté que des brightiques infiltrés, frappés d'anurie absolue, présentaient une survie prolongée, grâce à l'écoulement incessant de liquides d'œdème par des mouchetures. Castaigne (1) a rapporté l'histoire d'un malade atteint de cirrhose du foie avec ascite et qui supporta pendant dix-huit jours une anurie totale consécutive à l'ingestion de sublimé, grâce à la répétition quotidienne de la paracentèse du péritoine.

Il semble donc qu'il puisse se faire vers les hydropisies déjà constituées une dérivation des poisons accumulés dans l'organisme, et que ces poisons se trouvent ainsi dilués. Lesné (2) et Baylac (3) ont constaté que les sérosités d'œdèmes brightiques sont très peu toxiques pour les animaux, cela même lorsqu'ils proviennent de sujets présentant des phénomènes urémiques graves. Dopter (4) les a, par contre, trouvés parfois très nocifs en injection dans les espaces sous-arachnoïdiens.

Les notions que nous possédons aujourd'hui sur la pathogénie de l'œdème et de l'urémie nous permettent peut-être de comprendre par quel mécanisme l'existence d'œdèmes drainés vers l'extérieur peut, dans certains cas d'anurie, retarder l'échéance fatale.

L'œdème brightique est dû uniquement à la rétention des chlorures : lorsque cette rétention est seule en jeu, la sérosité d'œdème n'est que de l'eau salée, sans toxicité spéciale. Les accidents urémiques mortels consécutifs à l'anurie relèvent surtout de la rétention azotée, de l'azotémie. Parfois la rétention azotée existe à l'état de pureté, non compliquée de rétention chlorurée, c'est-à-dire d'hydropisies, grâce à la dissociation de la perméabilité rénale (Widal et Javal) (5) : dans ces cas, les matériaux azotés non éliminés ne passent pas dans les tissus, mais s'accumulent avant tout dans le sang, où l'on peut les retrouver, les doser et apprécier ainsi le degré d'azotémie.

Lorsque la rétention azotée survient chez un sujet infiltré d'œdème, l'azote s'accumule non seulement dans le plasma sanguin, mais encore dans la sérosité épanchée dans le tissu cellulaire et dans les séreuses : si on dose comparativement l'azote non albuminoïdique

---

(1) Castaigne, Maladies des reins (Manuel de médecine de Debove-Achard, p. 234).

(2) Lesné, Essai sur la toxicité de quelques humeurs de l'organisme, Thèse, 1900.

(3) Baylac. Composition chimique des liquides d'œdème (*Congrès international de médecine*, Paris, 1900, et *C. R. de la Soc. de biol.*, 1901, p. 519).

(4) Dopter, *Bull. et Mém. de la Soc. méd. des hôp.*, 1904, p. 616.

(5) Widal et Javal, La dissociation de la perméabilité rénale pour le chlorure de sodium l'urée dans le mal de Bright (*Soc. de biol.*, 1903, p. 1639).

de ces sérosités et celui du sérum sanguin, on voit que les chiffres obtenus sont à peu près identiques (Kahn, Javal et Adler).

Dans des cas semblables, il est certain que, en évacuant par des ponctions et des mouchetures la plus grande quantité possible de liquide d'œdème, on libère l'économie d'une certaine proportion de l'azote retenu. Mais c'est là une thérapeutique assez précaire. On soustrait bien à l'organisme, en même temps que la sérosité d'œdème, quelque peu des déchets azotés non éliminés par le rein : ce qu'il importerait surtout d'obtenir, c'est la disparition de l'excès d'azote contenu dans le sang. Il se peut que, sous l'influence de la saignée séreuse, la teneur en azote du sang subisse un fléchissement temporaire, ou cesse momentanément de s'accroître, surtout si les œdèmes se reproduisent à mesure qu'on les évacue, attirant peu à peu à eux l'azote en excès dans le plasma. Mais il n'est pas démontré que les choses se passent réellement ainsi et que l'azotémie soit moins rapidement mortelle chez les sujets infiltrés.

Quant aux survies plus prolongées lorsque de grandes quantités d'œdème sont évacuées par des ponctions, elles constituent un avantage thérapeutique bien minime et incapable de contre-balancer les multiples inconvénients des hydropisies.

Nous avons fait allusion plus haut aux accidents toxiques qui peuvent succéder à la résorption trop rapide des œdèmes provoqués par la méthode de Bier. La résorption brusque des grands œdèmes cardiaques ou brightiques donne aussi quelquefois naissance à des phénomènes pathologiques qui ont été diversement interprétés. Ces phénomènes, d'abord signalés par Rilliet, Andral, Monod, Bartels, puis par Eichhorst et Kostkerwitch, ont été l'objet de discussions récentes à propos d'observations nouvelles de Merklen et Heitz et de Hirtz et Lemaire. Ces accidents consistent en crises convulsives, délire, torpeur cérébrale, coma, respiration de Cheyne-Stokes, dyspnée intense relevant de l'œdème pulmonaire. Ils sont exceptionnellement mortels et guérissent en général très rapidement. Ils ne s'observent que chez des sujets qui voient, sous l'influence d'un médicament actif tel que la digitale et la théobromine, s'effondrer brusquement leurs œdèmes. Bouveret signale leur apparition en pleine crise polyurique, et c'est en pleine crise polyurique que Hirtz et Lemaire ont vu se produire des accidents éclamptiques et délirants. L'un de nous a observé avec Javal (1) l'apparition d'une oppression vive accompagnée de crachats hémoptoïques, chez un malade œdémateux qui, sous l'influence de la théocine, avait perdu en deux

____

(1) WIDAL et JAVAL, La cure de déchloruration. p. 51.

jours 4ᵏᵍ,700 de son eau d'hydratation ; chez un autre, une chute de
poids de 11 kilogrammes, survenue en huit jours, s'accompagna de
dyspnée, d'expectoration sanglante, de céphalalgie et de délire.

Très fréquemment on note, à la suite de ces déshydratations
rapides, l'apparition de courbatures douloureuses (Widal et Javal).
Comme nous l'avons dit, les avis diffèrent sur l'origine de ces accidents. Merklen et Heitz invoquent un simple déplacement des
chlorures retenus : le sel, abandonnant les tissus pour passer dans le
sang, ne s'éliminerait pas assez vite par le rein et viendrait à nouveau
infiltrer le cerveau, dont l'œdème a été constaté dans certaines observations d'Andral et de Barié ; Hirtz et Lemaire accusent la déshydratation trop brusque des centres nerveux.

A côté de ces opinions, il convient de signaler celles de certains
auteurs pour lesquels la résorption du liquide d'œdème ferait rentrer
dans la circulation des poisons qui viendraient agir sur les centres
nerveux : tel est l'avis de Dupré, de Claude et de Dopter, pour qui
le liquide d'œdème est doué d'une très grande toxicité. Dufour
invoque une véritable nocivité du chlorure de sodium pour les cellules nerveuses. Carnot pense que les modifications dans la concentration saline des milieux où baignent les éléments anatomiques
rendent ceux-ci plus aptes à fixer les toxines en circulation dans
l'organisme.

D'après ce que nous avons dit précédemment, il est loin d'être
prouvé que les œdèmes aient contenu, dans les cas où se sont
produits ces accidents de résorption, une proportion notable de
substances nocives en dissolution. C'est pourquoi les opinions de
Merklen et Heitz et de Hirtz et Lemaire nous paraissent plus vraisemblables. Au point de vue pratique, ce qu'il importe de savoir,
c'est que les accidents attribuables à la disparition trop rapide des
œdèmes sont exceptionnels. Les grands œdèmes des brightiques et
des cardiaques doivent être combattus par tous les moyens dont
nous disposons. Leur persistance et leur augmentation sont la
source de dangers multiples, auxquels il importe de parer. Il faut seulement se souvenir qu'il peut être imprudent de chercher à provoquer
une déshydratation trop rapide de l'organisme : on risque de produire
ainsi de brusques perturbations dans la statique des tissus, d'où
résultent les troubles que nous avons décrits. Lorsque la fonte des
œdèmes s'opère facilement sous l'influence du repos et d'une diététique appropriée, l'accélération que l'on pourrait obtenir grâce
à l'administration de certains médicaments ne procure qu'un
avantage illusoire et peut faire éclater des accidents inquiétants
dont il est bon d'être prévenu.

THÉRAPEUTIQUE DES ŒDÈMES.

En dehors de certains œdèmes locaux, dont la présence peut paraître assez utile pour qu'on ait voulu, parfois, en favoriser le développement, l'œdème est un symptôme dangereux et qu'il importe de combattre.

Il existe tout d'abord une diététique spéciale, capable non seulement d'arrêter les progrès de l'infiltration et d'en amener la régression, mais encore d'en prévenir l'apparition. Cette diététique, fondée sur la connaissance de la pathogénie des œdèmes, forme aujourd'hui la base du traitement. C'est elle que nous devons exposer en premier lieu.

Lorsque cette diététique échoue, ou n'agit pas avec toute la rapidité désirable, il faut avoir recours à divers médicaments, dont plusieurs possèdent une efficacité remarquable. Nous les étudierons ensuite, en insistant sur leurs indications particulières.

Enfin le traitement de l'œdème doit parfois être dirigé contre le symptôme lui-même, soit qu'il s'agisse d'un œdème de cause strictement locale, soit que les tentatives faites pour améliorer la fonction dont la défaillance est à l'origine de l'œdème soient restées infructueuses. Renonçant à la thérapeutique étiologique, on se résigne alors à un traitement purement symptomatique : on cherche, par des manœuvres locales, à libérer les tissus de la sérosité qui les infiltre. Nous envisagerons ces procédés en dernier lieu.

DIÉTÉTIQUE DES ŒDÈMES. — LA CURE DE DÉCHLORURATION.

L'œdème n'est qu'une accumulation d'eau salée dans les mailles du tissu interstitiel. C'est de la connaissance du mécanisme qui préside à cette accumulation, au cours du mal de Bright, qu'est issue la méthode thérapeutique proposée en 1903 par l'un de nous avec Javal (1) sous le nom de *cure de déchloruration*.

Par suite de l'insuffisance des fonctions d'élimination rénale, chez certains brightiques, le chlorure du sodium, qui normalement doit être rejeté au dehors, est retenu dans l'économie et s'accumule, en même temps que son eau de dilution, dans le tissu cellulaire, dans les cavités séreuses, dans les espaces interstitiels des viscères. La cure de déchloruration a pour objet, en restreignant au minimum l'introduction dans l'organisme du chlorure de sodium, d'éviter de

____

(1) WIDAL et JAVAL. *loc. cit.*

nouvelles rétentions hypochlorurées et d'arrèter ainsi la progression
de l'œdème. De plus, la perméabilité du rein pour le sel n'étant
jamais complètement abolie, mais seulement plus ou moins réduite,
la quantité de chlorures que l'organe est capable d'éliminer reste
habituellement supérieure à celle qui est offerte par l'alimentation
déchlorurée. Dans ces conditions, le rein arrive à excréter chaque jour,
en surplus du sel ingéré, une certaine quantité du sel retenu dans
les tissus, en même temps que son eau de dilution : il en résulte
une fonte progressive des œdèmes.

C'est contre les œdèmes brightiques que le régime déchloruré a
été proposé tout d'abord. Dans ces cas, où la rétention chlorurée qui
est à l'origine des hydropisies en est la cause unique, dégagée de
tout facteur accessoire, les effets de la cure de déchloruration
peuvent être observés avec une rigueur expérimentale. Aussi étu-
dierons-nous tout d'abord le régime déchloruré chez les brightiques, nous réservant d'exposer ensuite les résultats qu'on peut en
atteindre dans les œdèmes d'une autre origine.

La cure de déchloruration, pour produire tous ses effets dans le
mal de Bright, doit être systématiquement réglée.

Lorsque, chez un brightique, on veut obtenir la résorption des
œdèmes, il faut, d'emblée, instituer un régime aussi peu chloruré
que possible, sans se préoccuper du degré de la perméabilité rénale.
Une seule considération doit guider dans le choix des aliments :
c'est leur teneur naturelle en chlorure de sodium. Or nous verrons
qu'il est possible, tout en faisant varier dans des limites très étendues la composition des régimes déchlorurés, de fournir aux
malades une alimentation dont la chloruration totale n'excède pas
1^{gr},50 par vingt-quatre heures. Cette quantité, qui représente la
somme des chlorures naturellement contenue dans les aliments,
correspond à la ration d'entretien normale de l'organisme.

Ce régime une fois institué, — et nous verrons plus loin comment on peut le composer, d'après l'appétence des malades, — il
importe d'en suivre les effets. Le moyen le plus sûr à la fois et le
plus simple dont nous disposions à cet effet consiste à prendre
chaque jour le poids du sujet. Dieulafoy, Chauffard, Courmont et
Genet, Cordier, et nous-mêmes avec Javal avons insisté sur les
services que rend la balance pour l'étude de l'évolution des œdèmes.
Nos sens sont à cet égard des instruments de contrôle très impré-
cis. Lorsque les œdèmes sont étendus et abondants, il se fait d'un
jour à l'autre, et parfois d'une heure à l'autre, des modifications dans
le siège et l'aspect de ces œdèmes, sous la seule influence des
changements de position. Il devient alors très malaisé de juger si

les hydropisies restent stationnaires, progressent ou régressent. La balance, au contraire, accuse avec certitude les moindres changements survenus dans l'hydratation totale du corps.

De plus, l'œdème est déjà l'indice d'une hydratation assez avancée. La rétention des chlorures et de l'eau existe depuis quelque temps déjà quand l'infiltration devient apparente à l'œil et permet de déceler le godet d'œdème. Entre l'hydratation normale d'un brightique menacé d'œdèmes et l'hydratation excessive qui se révèle par l'infiltration apparente, se place une phase d'hydratation progressive, inappréciable à nos sens, et qui constitue ce que l'un de nous a désigné avec Javal du nom de *préœdème*. La balance seule permet d'en apprécier l'existence et d'en mesurer l'étendue.

De même, après la disparation des œdèmes visibles, l'organisme doit continuer à subir une déshydratation progressive, avant que l'infiltration hydrochlorurée pathologique ait entièrement disparu. Ici encore, la balance seule révèle l'existence de « postœdème », en montrant, après la fonte de toutes les hydropisies apparentes, une déperdition graduelle du poids du corps. Ce n'est que lorsque ce poids s'équilibre autour d'un chiffre fixe, représentant le poids normal du sujet, que l'organisme est entièrement libéré de l'hydratation pathologique.

Chez un brightique, dont nous avons cité ailleurs l'observation, et dont le poids normal était de 55 kilogrammes, l'œdème apparaissait régulièrement quand, sous l'influence de la chloruration progressive, le poids dépassait 62 kilogrammes. Inversement, lorsque, par la déchloruration, le poids, dans sa marche descendante, s'abaissait à 62 kilogrammes, nous assistions à la disparition des œdèmes ; mais ce malade devait encore perdre 6 kilogrammes, avant de récupérer son poids normal de 55 kilogrammes. Il y avait donc pour l'organisme de ce malade une tolérance d'hydratation sans œdème de 6 kilogrammes.

Les chiffres varient habituellement suivant les sujets ; ils sont beaucoup moins considérables, quand il s'agit d'œdèmes limités.

L'étude du poids du corps, après l'institution du régime déchloruré, permet donc, chiffres en mains, d'en apprécier les effets, et, dans la pratique, c'est le renseignement le plus sûr et le plus facile à obtenir. La perte de poids correspond en effet à une déperdition rigoureusement égale d'eau chlorurée ; elle traduit donc d'une façon fidèle la déshydratation et la déchloruration de l'organisme. Voyons comment se comportent, à ce point de vue, les brightiques soumis au régime déchloruré.

Chez certains d'entre eux, l'influence de ce régime se fait immédiatement sentir, et, dès le premier jour, on note un abaissement plus ou moins considérable du poids.

Chez d'autres, le poids reste d'abord stationnaire pendant plusieurs jours, oscillant de quelques centaines de grammes autour du chiffre primitif ; puis la descente s'amorce et, dès lors, se poursuit régulièrement.

Chez de pareils malades, les variations ainsi constatées dans la courbe du poids s'accompagnent de modifications très importantes dans la quantité et la composition des urines. On sait que, chez les brightiques infiltrés d'œdèmes, les urines sont rares et que leur teneur en chlorure de sodium est inférieure à celle de l'alimentation. Sous l'influence du régime déchloruré, en même temps que le poids diminue, on assiste à une augmentation proportionnelle et de la quantité des urines et de l'excrétion des chlorures.

La polyurie et la polychlorurie marchent le plus souvent de pair : elles sont d'autant plus considérables que la chute du poids est plus accentuée. On voit ainsi des sujets qui, dès le début de la cure, avec un régime renfermant 1^{gr},50 de sel, en éliminent quotidiennement 15 à 20 grammes, en même temps que la polyurie atteint plusieurs litres par vingt-quatre heures. Il n'est pas rare, dans ces conditions, de voir tomber le poids du corps à 8 à 10 kilogrammes en une semaine, et l'on peut même observer des déshydratations et des déchlorurations plus rapides et plus considérables encore.

D'autres fois, la déchloruration, quoique régulière, peut être beaucoup plus lente et ne se chiffre chaque fois que par une diminution légère du poids. Certains malades mettent six semaines à évacuer ainsi graduellement les 12 à 15 kilogrammes d'eau salée qui les surchargent.

La lenteur de la déshydratation s'observe surtout chez les sujets qui ne veulent pas s'astreindre au repos au lit. Le décubitus horizontal est, en effet, un adjuvant puissant du régime déchloruré. On voit certains brightiques, infiltrés d'œdèmes, qui, sans modifier leur alimentation et sans user d'aucun médicament, assistent à une disparition rapide de leurs hydropisies, en même temps que la perméabilité de leur rein pour les chlorures redevient considérable, dès qu'ils se reposent et gardent le lit. Aussi ne doit-on pas négliger cette prescription, d'où peuvent dépendre le succès et la rapidité de la cure de déchloruration.

Il est enfin des cas, beaucoup plus rares, où l'application la plus stricte du régime déchloruré demeure sans effet, ou n'exerce sur les œdèmes qu'une action suspensive. Les diurétiques, ajoutés au régime sans sel, peuvent alors triompher de la torpeur rénale.

Ils exercent souvent aussi leur action bienfaisante, quand la fonte des œdèmes, amorcée et réalisée en partie par le régime déchloruré, tend à se ralentir ou même à s'arrêter.

Quant aux cas exceptionnels où les hydropisies résistent à la diététique ou aux diurétiques, ils concernent le plus souvent des sujets parvenus à la phase de cachexie du mal de Bright et dont le rein, profondément atteint, a définitivement perdu le pouvoir d'éliminer les chlorures. Nous verrons les procédés que l'on peut mettre en œuvre comme dernière ressource dans des cas semblables.

Lorsque, grâce au régime déchloruré, la déshydratation d'un brightique est complète et qu'après disparition totale du préœdème le poids du corps s'est équilibré autour du chiffre normal, on peut tenter de restituer à l'alimentation du malade une certaine quantité de sel. L'imperméabilité du rein au chlorure de sodium procède en effet, dans le mal de Bright, par véritables poussées, et, lorsque la crise de rétention est complètement terminée, le rein récupère le plus souvent sa fonction d'excrétion, abolie quelque temps auparavant. Toutefois, cette perméabilité au chlorure n'est presque jamais parfaite ; aussi faut-il l'éprouver prudemment, en tâtonnant, et en se guidant d'après les indications fournies par la marche de la déshydratation thérapeutique. Lorsque celle-ci a été très rapide, il y a lieu de supposer que le rein a recouvré une large perméabilité. Lorsqu'elle a été lente et irrégulière, sujette à des arrêts et à des reprises, la perméabilité est le plus souvent moins améliorée.

Le procédé le plus sûr consiste à ajouter tout d'abord au régime déchloruré une dose quotidienne de 3 grammes de sel, pendant plusieurs jours. Si la balance n'accuse aucune augmentation de poids, si la diurèse et l'excrétion chlorurée restent parfaites, on peut élever alors la quantité de sel alimentaire à 5 grammes. Beaucoup de brightiques, dont le rein n'a pas été profondément touché, peuvent, à la suite de poussées de néphrite œdématogène, aborder impunément, et pendant de longues périodes, une alimentation beaucoup plus riche en sel. Mais il est toujours imprudent de les abandonner sans aucun contrôle de leur régime. Pour éviter d'être surpris par des retours imprévus d'œdème, ces malades doivent toujours se garder d'une alimentation trop salée.

Composition des régimes déchlorurés. — Quels sont les aliments qui peuvent entrer dans la constitution des régimes déchlorurés ? Dans quelles proportions doit-on les associer pour réaliser la ration d'entretien ? Telles sont les deux questions que nous devons envisager.

Les aliments à prescrire sont multiples. Le *pain* doit être du « pain déchloruré », c'est-à-dire préparé et cuit sans sel. Le pain ordinaire peut, en effet, renfermer de 8 à 16 grammes de chlorures par kilogramme. Mais on peut arriver à fabriquer du pain qui ne contienne par kilogramme que les 70 centigrammes de chlorure provenant normalement de la farine.

La *viande* est un aliment pauvre en chlorures : elle n'en contient en moyenne que $0^{gr},10$ pour 100 grammes. Elle peut être consommée rôtie ou grillée, assaisonnée avec un filet de vinaigre ou du jus de citron. Il n'y a aucune raison de faire une distinction entre les viandes rouges et les viandes blanches, et l'on prescrira indifféremment les volailles et les viandes de boucherie. L'un de nous a montré avec Javal que non seulement l'usage de la viande, et notamment de la viande rouge, n'entrave en rien la cure des œdèmes, mais qu'il n'exerce, en général, aucune influence sur le taux de l'albuminurie.

Dans une cure stricte de déchloruration, les *poissons* de mer doivent être naturellement proscrits. Par contre, les poissons d'eau douce, dont la chair ne renferme que quelques centigrammes de chlorures, peuvent être consommés avec avantage.

Les *œufs* constituent un élément précieux du régime déchloruré : un œuf de poule ne renferme que $0^{gr},07$ de chlorures. On voit donc que les malades peuvent en user largement, plusieurs fois par jour, et les consommer soit en nature, soit incorporés à des sauces, à des crèmes, etc.

Le *beurre*, composé presque exclusivement de matières grasses, peut renfermer une quantité de sel variant entre 1 et 14 grammes par kilogramme (König, Duclaux). 50 grammes de beurre frais représentent donc au maximum $0^{gr},70$ de sel, et c'est une quantité à laquelle on peut se limiter pour les vingt-quatre heures.

La *crème*, également riche en substances grasses, pourra être utilisée sans inconvénients.

Parmi les *légumes* : les pommes de terre, le riz, les carottes, les haricots, les petits pois, les lentilles, le céleri, la laitue, peuvent être accommodés sans sel, de façons diverses, et contribuer ainsi à la variété des menus. La salade, assaisonnée à l'huile et au vinaigre ou au citron, sans sel, est un excitant parfois utile de l'appétit.

Les *pâtes* alimentaires, les pâtisseries sucrées, les entremets, les *fruits* crus, cuits en compotes, les confitures entrent également dans la composition du régime déchloruré le plus strict.

Par contre, il est toute une série d'aliments qui, tout naturellement, doivent être sévèrement proscrits. Tels sont les conserves, les viandes salées ou fumées, la charcuterie, la choucroute, les huîtres, les moules et les produits artificiellement chargés de sel, comme les anchois, les harengs saurs et le caviar. Le bouillon, qui représente une véritable solution de sels minéraux, et en particulier de chlorure de sodium, est, pour les brightiques œdémateux, un aliment toujours dangereux.

On connaît depuis longtemps les effets salutaires qu'exerce la *diète lactée* sur les œdèmes des brightiques. Cette action bienfaisante a été attribuée à un pouvoir diurétique particulier du lait et à la moindre toxicité des albumines qui entrent dans sa composition. Nous savons maintenant que c'est à sa faible teneur en chlorures que le lait doit ses vertus spéciales, et qu'il suffit de l'additionner de sel pour en faire un aliment funeste. Le lait contient $1^{gr},50$ à $1^{gr},80$ de NaCl par litre, ce qui, pour une ration quotidienne de 3 litres, représente $4^{gr},50$ à $5^{gr},50$ de sel, quantité évidemment bien inférieure à celle que renferme notre alimentation habituelle. On comprend donc que ce régime, relativement hypochloruré, soit susceptible de soulager le rein et de favoriser la déshydratation des tissus. Mais il suffit, comme l'a montré l'un de nous avec Javal, d'ajouter au lait la dose de 10 grammes de sel par vingt-quatre heures pour le transformer en aliment hydropigène. Chez un brightique, dont les œdèmes, sous l'influence du régime lacté, sont en pleine régression, cette addition de 10 grammes de chlorure suffit à arrêter la polyurie libératrice et à produire l'extension des œdèmes.

Les 4 à 5 grammes de chlorure de sodium que contient la ration de 3 litres de lait représentent une quantité trop élevée encore pour certains brightiques à perméabilité rénale très amoindrie ; le lait, dans ces conditions, devient un aliment relativement hyperchloruré.

Il ne faut pas oublier non plus que l'appétit des brightiques œdémateux est souvent très vif et que, pour le satisfaire, certains malades consomment parfois plus de 3 litres de lait en vingt-quatre heures. De pareilles quantités représentent une masse de liquide dont l'absorption n'est pas sans présenter des inconvénients. Enfin nous verrons que, chez les brightiques menacés d'azotémie, le lait est un aliment beaucoup trop riche en albumines.

Est-ce à dire qu'il faille proscrire le lait de la cure de la déchloruration ? Évidemment non. Absorbé en quantités modérées, le lait est un aliment à la fois nutritif et faiblement chloruré ; il peut entrer dans la préparation des sauces, des légumes, des entremets, et être pris en nature, au gré des malades. Parfois même il y a avantage à en faire la base du régime : chez certains dyspeptiques, par exemple, ou lorsque des difficultés matérielles font craindre qu'un régime mixte déchloruré ne soit pas préparé avec toutes les précautions désirables.

Le lait peut être prescrit cru, ou cuit, écrémé, oxygéné ; il peut être, à l'occasion, remplacé par du kéfir ou du koumiss.

Les autres *boissons* que l'on peut autoriser pendant la cure de déchloruration sont : l'eau, pure ou additionnée de jus de citron, de sirops ; les eaux minérales, qui ne contiennent que des traces de chlorures ; le thé et le café. Le vin, à condition d'en user à dose modérée, ne présente pas d'inconvénients ; il en est de même du cidre et des bières légères.

Le régime déchloruré tel que nous venons de le décrire est parfois difficilement toléré au début, à cause de sa fadeur. Aussi faut-il user de tous les artifices culinaires pour rendre les mets plus appétissants ; les condiments tels que le citron, le vinaigre, la tomate, l'estragon, l'oignon, et même, à doses modérées, la moutarde et le poivre rendront de grands services.

D'ailleurs, l'appétit habituellement bien conservé des brightiques chlorurémiques leur permet le plus souvent de surmonter l'aversion que leur inspire un régime déchloruré, au début. Contrairement au régime lacté, qui tend, lorsqu'on le prolonge, à provoquer l'inappétence et même le dégoût l'usage du régime déchloruré crée rapidement une acoutumance qui ne cesse de s'accentuer : au bout de trois mois, il est exceptionnel que l'absence de sel dans les aliments ne soit pas devenue absolument indifférente aux malades. D'ailleurs, lorsque la déshydratation est devenue suffisante et que le rein a récupéré une perméabilité plus grande au chlorure de sodium, on peut, lorsque le besoin s'en fait sentir chez les malades, ajouter, comme nous l'avons vu, de petites quantités de sel à leur régime quotidien. Il faut que les aliments continuent à être préparés sans sel. Mais l'on munit le malade de petits paquets de 1 gramme de sel, dont il ajoute le contenu aux mets qui lui sont réservés. On gradue ainsi facilement la dose de chlorures permise chaque jour, et le sujet, déshabitué depuis longtemps de l'usage du sel, se déclare en général satisfait avec des quantités très minimes.

Il faut bien savoir, du reste, que la réduction des chlorures alimentaires ne présente aucun inconvénient pour l'organisme. Les études de Ch. Richet, Bunge, Laufer, ont montré qu'il suffit d'une quantité de 1 à 2 grammes de sel pour compenser la perte quotidienne de chlorures que l'organisme subit par ses divers émonctoires. Le sel en excès, absorbé par l'alimentation, ne fait normalement que traverser l'économie, pour être excrété en totalité. Des médecins en pleine santé et en pleine activité, l'un de nous en particulier, se sont volontairement soumis, pendant des périodes variant de vingt-cinq à cinquante jours, à un régime qui ne comportait pas plus de 1^{gr},75 de chlorures par jour, sans que leur état général ait présenté la moindre atteinte et leurs échanges la moindre anomalie. Il existe d'ailleurs, à l'heure actuelle, de nombreuses observations de malades, soumis pendant des mois au régime déchloruré, et qui n'ont souffert d'aucun symptôme fâcheux, imputable à ce mode d'alimentation. Au contraire, il est fréquent de constater que ces sujets, délivrés de l'obsession d'un régime trop fixe et trop uniforme, reprennent leur embonpoint et leur gaîté. Leur état est souvent compatible avec un genre de vie presque normal, aussi longtemps que chez eux l'imperméabilité du rein pour les chlorures reste le seul danger menaçant et ne se complique pas de rétention azotée.

Composition de la ration. — Les différents éléments du régime déchloruré nous étant connus, il importe de savoir comment les utiliser pour constituer la ration des vingt-quatre heures.

Gadaud (1), dans sa thèse, a indiqué la ration prescrite au début de la cure, dans le service de l'un de nous, aux malades qui ont de l'appétit. Cette ration est ainsi composée :

Pain déchloruré	200	grammes.
Viande	200	—
Légumes	250	—
Beurre	50	—
Sucre	40	—

Ce régime représente une source d'environ 1500 calories et 60 grammes d'albumine, quantités suffisantes aux besoins énergétiques et biologiques d'un sujet au repos complet.

Si l'appétit du malade le nécessite, ou si, après la fonte de ses œdèmes, le sujet reprend une existence plus active, tout en s'astreignant toujours au régime déchloruré, il est facile d'augmenter la ration alimentaire, en majorant soit la totalité du régime, soit tel ou tel aliment en particulier.

L'un de nous a vu avec Javal, — et rien ne démontre mieux le rôle joué par le chlorure de sodium dans la pathogénie des œdèmes, — les hydropisies d'un brightique disparaître rapidement sous l'influence d'un régime composé de 400 grammes de viande, de 500 grammes de pain déchloruré, de 1 kilogramme de pommes de terre, de

---

(1) Gadaud, La cure de déchloruration. Thèse de Paris, 1904.

80 grammes de beurre et de 100 grammes de sucre, représentant le même nombre de calories que 3 litres de lait et ne contenant guère que 1^{gr},50 de chlorures. Il n'est pas nécessaire, dans la pratique et surtout chez les malades au repos, de prescrire une alimentation aussi riche. Le brightique a avantage à être sobre et à ne pas imposer à son rein le surcroît de travail que provoque un régime trop substantiel. Nous verrons en outre que, lorsque la rétention chlorurée menace de se compliquer de rétention azotée, il importe de faire un choix entre les différents éléments du régime déchloruré.

La quantité de boissons à prescrire pendant la cure de déchloruration est loin d'être indifférente. C'est en général une grande erreur de recommander aux brightiques œdémateux l'usage de boissons abondantes sous prétexte de laver le rein. Lorsque la débâcle polyurique est commencée, cette pratique peut n'avoir aucun inconvénient, et l'eau ingérée est rapidement entraînée au dehors. Mais, si l'imperméabilité du rein pour les chlorures n'a pas encore cédé, si l'oligurie tend à persister, l'introduction dans l'organisme de boissons très abondantes ne détermine qu'une augmentation insignifiante de la diurèse. Une partie du liquide ingéré passe dans les tissus, provoquant une accentuation des œdèmes et une élévation du poids du corps (von Noorden, Engel et Scharl, Bence et Sarvonnat, Lœper, Laubry, Laufer).

On pourrait s'étonner, puisque la rétention de l'eau est, dans les œdèmes brightiques, la conséquence de la rétention chlorurée, que la simple ingestion de liquide puisse les accroître, sans qu'intervienne aucune rétention chlorurée nouvelle. Certains faits permettent peut-être d'interpréter ce phénomène. Il est vraisemblable que l'organisme est en état de retenir les chlorures sous une autre forme que celle de la solution à 6 ou 8 p. 1 000 qui constitue la sérosité d'œdème. Au cours de nos premières recherches, nous avions observé que certains sujets atteints de néphrite interstitielle éliminent imparfaitement leurs chlorures sans pourtant présenter d'hydropisies. Ambard et Beaujard (1), qui ont bien mis en lumière ce mode de rétention chlorurée, l'ont désigné sous le nom de *rétention sèche*, parce qu'elle ne s'accompagne d'aucune fixation d'eau et d'aucune augmentation du poids du corps. Chez les brightiques œdémateux mêmes, bien que la chloruration et l'hydratation oscillent toujours dans le même sens, on observe parfois un défaut de concordance entre le taux de l'hydratation et le taux de la chloruration des tissus. La quantité d'eau fixée dans les tissus est parfois faible en

---

(1) Ambard et Beaujard, La rétention chlorurée sèche (*Semaine médicale*, 1905, n° 22, p. 633).

comparaison du chiffre des chlorures retenus; ou bien la quantité de chlorures éliminés peut être considérable et hors de proportion avec la crise polyurique et la chute du poids du corps. L'exemple le plus typique en est fourni par un malade de René Marie, qui, pour une rétention de 158 grammes de sel, n'avait fixé que 7 800 grammes d'eau, ce qui donne une proportion de 20 p. 1 000. Il est permis de se demander si parfois ce ne sont pas les chlorures fixés en excès dans les tissus qui sont encore capables d'attirer une certaine quantité d'eau, empruntée à des boissons trop abondantes.

Déjà, en 1853, Serre préconisait le régime sec chez les sujets atteints d'œdème et ultérieurement, en Allemagne, Sénator se ralliait à cette pratique. Les études nouvelles sur les échanges au cours des néphrites ont donné un nouvel intérêt à cette question. Von Noorden, Mohr et Dapper, Schur, ainsi que l'un de nous (1), ont montré qu'il est nécessaire chez les brightiques œdémateux de surveiller l'ingestion des liquides et de ne pas permettre plus de 1¹,5 de boisson par vingt-quatre heures.

Minkowski (2) est d'un avis un peu divergent : il conseille la cure de restriction des liquides chez les hydropiques atteints d'insuffisance cardiaque, et abaisse même progressivement le taux des boissons à 800 centimètres cubes par vingt-quatre heures, si le malade ne présente ni malaise, ni céphalée, ni appétence. Dans les hydropisies d'origine purement rénale, la seule indication diététique est, pour lui, la suppression des chlorures alimentaires; mais il recommande de plus de donner aux malades des boissons très abondantes, qui ne provoqueraient que rarement l'accentuation des œdèmes et au contraire le plus souvent l'augmentation de la diurèse.

Il est certain que la cure de restriction des liquides semble particulièrement indiquée dans tous les cas où le myocarde se laisse dilater et notamment à la deuxième période de la néphrite interstitielle. Mais les constatations de Minkowski en ce qui concerne les œdèmes purement brightiques peuvent s'expliquer par la différence de la perméabilité des reins, variable suivant les cas observés : comme nous l'avons dit plus haut, l'ingestion de boissons abondantes augmente la diurèse, si le rein est redevenu perméable. Sinon, elle est suivie d'un redoublement d'infiltration des tissus ; C'est en se fondant sur ce facteur que l'on pourra insister avec plus ou moins de sévérité sur la restriction des liquides chez les brightiques edémateux.

(1) WIDAL. *Acad. de méd.*. 11 févr. 1908.
(2) MINKOWSKI. Zur Behandlung der Wassersucht durch Regelung der Wasser und Salzzufuhr (*Therapie der Gegenwart*, 1907).

Indications particulières du régime déchloruré dans les différents types d'œdèmes brightiques. — Les œdèmes tiennent une place très importante dans le tableau de certaines néphrites aiguës, de la néphrite scarlatineuse, par exemple; il y a donc ici une indication formelle pour la restriction des chlorures alimentaires. Mais il arrive fréquemment que ce ne sont pas les chlorures seuls qui sont retenus par le rein malade : on note souvent une oligurie extrême pouvant aller jusqu'à l'anurie, et l'excrétion azotée se trouve compromise. Si une débâcle polyurique et azoturique ne survient pas rapidement, le malade succombe urémique. En attendant cette débâcle, le mieux est de supprimer totalement l'alimentation et de s'en tenir à la diète hydrique. C'est là, suivant l'expression de Renon, un procédé de fortune auquel il faut recourir sans hésitation devant l'imminence du danger. Von Noorden maintient les malades pendant cinq à huit jours à un régime composé d'eau et de 200 grammes de sucre de canne, ainsi que de jus de fruits. On peut remplacer le sucre de canne par de la lactose à la dose de 50 à 100 grammes par jour. Les sucres sont légèrement diurétiques et fournissent à l'organisme un certain nombre de calories, sans imposer le moindre travail au rein. Du reste, il existe le plus souvent dans ces formes de néphrites aiguës des vomissements traduisant la chlorurémie gastrique et rendant impossible toute alimentation solide.

L'œdème constitue le symptôme principal des néphrites parenchymateuses subaiguës et chroniques, et c'est là que la cure de déchloruration trouve ses applications les plus formelles. Pendant plus ou moins longtemps, suivant les cas, parfois pendant des années, la perméabilité du rein pour l'azote demeure normale, tandis qu'il se fait de temps à autre des poussées d'imperméabilité élective pour les chlorures, s'accompagnant d'œdèmes étendus. Cette dissociation de la perméabilité rénale pour les chlorures et pour l'azote, sur laquelle l'un de nous a attiré l'attention avec Javal, fait qu'il n'y a aucune raison de priver les malades de substances albuminoïdes, et la restriction des chlorures alimentaires s'impose seule, car le danger menaçant est la chlorurémie. Il y a même souvent intérêt, ainsi que l'a montré von Noorden, à donner à ces malades de la viande, qui assure un meilleur relèvement des forces et une conservation plus parfaite de l'état général.

Malheureusement, après une évolution plus ou moins prolongée, il survient presque fatalement un moment où l'imperméabilité du rein pour les chlorures se complique d'imperméabilité pour l'azote. L'un de nous a montré avec Javal que le dosage de l'urée dans le sérum sanguin des brightiques permet de saisir le début de la rétention azotée et d'en apprécier le degré. Dès que l'on voit le chiffre de l'urée du sérum dépasser $0^{gr},50$ p. 1000 et se rapprocher de 1 gramme, il importe de restreindre autant qu'il est possible les albuminoïdes alimentaires.

Le régime devra être non seulement hypochloruré, mais encore hypoazoté. C'est aux hydrates de carbone et aux graisses, dont la combustion dans l'organisme aboutit à la formation d'eau et d'acide carbonique, qu'il faut demander la ration d'entretien des brightiques menacés d'azotémie. On peut sans doute, par ce procédé, retarder les progrès de l'intoxication azotée et même, lorsqu'elle reste aux environs dé 1 gramme d'urée p. 1000, la faire rétrocéder quelque peu, sans pourtant revenir à la normale. Mais ce n'est là qu'un palliatif temporaire : les lésions rénales progressant graduellement, l'imperméabilité pour l'azote s'accentue peu à peu. Lorsque le taux de l'urée sanguine atteint 2 à 3 grammes par litre, le malade devient inappétent et se révolte contre toute alimentation ; l'on se trouve acculé à l'emploi de la diète hydrique. Néanmoins la mort ne tarde pas à survenir : pendant les derniers jours, le taux de la rétention uréique monte à 4 à 5 grammes p. 1000 et quelquefois plus.

Il est intéressant de noter ici quelle différence de pronostic sépare la chlorurémie de l'azotémie. Certes les symptômes provoqués par la rétention des chlorures se présentent parfois sous un aspect dramatique. Certaines dyspnées, certains phénomènes nerveux survenant chez les brightiques infiltrés font, à juste titre, craindre pour l'existence des malades. Il faut savoir cependant que ces accidents sont souvent de courte durée et cèdent, en même temps que les œdèmes, au repos et à une diététique sévère. La cure de déchloruration est capable de faire rétrocéder ces symptômes et d'en prévenir la réapparition.

Au contraire, contre la rétention azotée, s'installant insidieusement chez des sujets qui tolèrent apparemment bien leur néphrite, nos moyens d'action sont précaires. Tout au plus la restriction des albuminoïdes alimentaires retarde-t-elle peut-être un peu l'échéance fatale. Mais l'imperméabilité du rein pour l'azote n'en progresse pas moins, tandis qu'il y a tout à attendre de la cure de déchloruration dans le traitement curatif et préventif de la rétention chlorurée.

La cure de déchloruration dans le traitement des œdèmes cardiaques. — Nous avons vu que la rétention des chlorures joue un rôle capital dans la genèse des œdèmes d'origine cardiaque. Aussi la cure de déchloruration a-t-elle été proposée et appliquée dans ces cas par l'un de nous avec Froin et Digne (1), par Vaquez et Laubry (2), et par Vaquez et Digne (3).

Lorqu'on soumet les asystoliques à un régime déchloruré mixte identique à celui que nous avons décrit chez les brightiques, on constate que le plus souvent ce régime arrête la progression des œdèmes ; mais il est parfois incapable à lui tout seul de les faire rétrocéder, et l'on assiste chez les cardiaques, plus rarement que chez les brightiques, aux rapides diminutions du poids du corps sous l'influence du seul régime déchloruré.

Cette différence s'explique aisément. Chez les brightiques, l'obstacle à l'élimination des chlorures est purement rénal. Chez les cardiaques, le rein conserve en réalité sa perméabilité pour le sel : ce sont les conditions circulatoires, c'est la faiblesse de la contraction du myocarde qui entravent la filtration des chlorures. Aussi est-il le plus souvent nécessaire, pour obtenir cette filtration, d'adjoindre à la diététique une thérapeutique propre à tonifier le myocarde défaillant.

Mais, en supprimant le sel du régime alimentaire, on supprime en même temps une cause d'hydratation et on arrête les progrès de l'infiltration. De ce fait, on ne rend pas au système cardio-vasculaire l'énergie qui lui manque ; mais, en empêchant les œdèmes de s'accroître, on facilite le retour de cette énergie. Les œdèmes constituent par eux-mêmes, en effet, un véritable obstacle périphérique gênant la circulation, augmentant le travail du cœur et contrariant parfois l'action de la digitale.

Le régime déchloruré met donc le cœur dans les meilleures conditions possibles pour récupérer sa tonicité : c'est pourquoi l'on voit quelquefois, sous la seule influence du décubitus horizontal, du régime déchloruré ou du régime lacté agissant grâce à sa faible chloruration, s'effondrer les œdèmes des asystoliques.

Vaquez et Digne recommandent l'usage du régime sans sel non seulement chez les grands asystoliques œdémateux, mais encore chez les cardiopathes, qui commencent, après une période de compensation prolongée, à présenter quelques légers symptômes de défaillance cardiaque : dyspnée d'effort, œdème malléolaire vespéral, râles disséminés dans la poitrine. A ce moment, il existe déjà de la rétention des chlorures. A ces malades, Vaquez et Digne pres-

---

(1) WIDAL, FROIN et DIGNE. La chloruration et le régime déchloruré chez les cardiaques (*Bull. et Mém. de la Soc. méd. des hôp.*, 1903, p. 1208).

(2) VAQUEZ et LAUBRY, Le régime hypochloruré chez les cardiaques (*Bull. et Mém. de la Soc. méd. des hôp.*, 1903, p. 1222).

(3) VAQUEZ et DIGNE, La cure de déchloruration au cours des maladies du cœur (*Bull. et Mém. de la Soc. méd. des hôp.*, 1905, p. 714). — DIGNE, La cure de déchloruration chez les cardiaques. Thèse de Paris, 1905.

crivent un régime alimentaire régulièrement hypochloruré, avec cure mensuelle de déchloruration complète et au besoin adjonction de médicaments cardio-toniques et diurétiques.

Chez les cardiaques infiltrés, il y a avantage à restreindre la quantité des liquides ingérés. Nous avons déjà vu, à propos des œdèmes brightiques, que l'accord est unanime sur ce point : Minkowski lui-même, qui juge imprudente la restriction des liquides chez les brightiques œdémateux, ne craint pas d'abaisser le taux des boissons jusqu'à 800 centimètres cubes par vingt-quatre heures chez les cardiaques asystoliques, à condition qu'il n'en résulte pas de malaise.

Applications du régime déchloruré au traitement d'œdèmes de natures diverses. — La formation des œdèmes, quelle que soit leur origine, nécessite toujours une rétention de chlorures en un point quelconque de l'organisme. Aussi la cure de déchloruration a-t-elle trouvé des applications dans les variétés étiologiques d'œdèmes les plus diverses.

Les ascites cirrhotiques subissent d'une façon manifeste l'action de la chloruration ou de la déchloruration de l'organisme. On peut voir, sous l'influence d'une ingestion abondante de chlorures, l'épanchement abdominal augmenter et le poids du corps s'élever. Par contre, l'application du régime déchloruré peut ralentir considérablement l'accroissement de l'ascite ou même le suspendre complètement [Olmer et Audibert (1), Achard et Paisseau (2), Widal, Froin et Digne (3)]. Mais il ne faut pas compter sur cette diététique pour amener la régression de l'épanchement. En effet, le facteur mécanique, la gêne de la circulation porte, est ici l'élément principal, et, si les chlorures ingérés passent facilement dans l'épanchement constitué, il leur est beaucoup moins facile d'en sortir, parce que la gêne circulatoire persiste.

Parfois l'ascite, par la compression qu'elle exerce sur les organes abdominaux et par la gêne qu'elle apporte à la circulation du rein, entrave encore, par un véritable cercle vicieux, les éliminations rénales et favorise la formation d'œdèmes périphériques. Aussi, chez un malade de P. Courmont (4), la paracentèse du péritoine entraîna une crise polyurique et polychlorurique en libérant la circulation rénale. La cure de déchloruration instituée à ce moment permit à cette

---

(1) OLMER et AUDIBERT, De la rétention des chlorures dans l'ascite d'origine hépatique *Bull. et Mém. de la Soc. méd. des hôp.*, 1903, p. 1450).

(2) ACHARD et PAISSEAU, Chloruration et déchloruration dans l'ascite de cause cirrhotique et cardiaque (*Bull. et Mém. de la Soc. méd. des hôp.*, 1903, p. 1165).

(3) WIDAL, FROIN et DIGNE, *Bull. et Mém. de la Soc. méd. des hôp.*, 1903, p. 1172.

(4) P. COURMONT, Guérison d'une ascite dans un cas de cirrhose hypertrophique par la cure de déchloruration (*Soc. méd. des hôp. de Lyon*, 1904, p. 48).

polyurie de se maintenir, d'amener une véritable déshydratation des tissus et d'obtenir la guérison de l'ascite. Chauffard a, de son côté, montré que le régime déchloruré a une action très efficace sur les œdèmes, mais très peu marquée sur l'ascite.

La cure de déchloruration a été appliquée par Chantemesse (1) au traitement de la *phlegmatia alba dolens*. Il a constaté que, sous l'influence du régime déchloruré, on peut voir diminuer ou même disparaître l'infiltration du membre malade, malgré la persistance de l'oblité-ration veineuse. Chauffard et Boidin (2) ont vu, par contre, sous l'in-fluence d'une ingestion abondante de chlorures, le membre inférieur d'un sujet atteint de varices devenir œdémateux, rouge et doulou-reux ; ils ont aussi fourni la contre-épreuve du fait apporté par Chan-temesse.

Signalons aussi que Cantonnet (3) a obtenu avec le régime déchlo-ruré des résultats favorables dans le traitement du glaucome aigu, qu'il considère comme un œdème du corps vitré, chez des sujets en état de rétention chlorurée.

Nous n'avons jusqu'à maintenant envisagé l'application du régime déchloruré que dans les œdèmes passifs et les transsudats des sé-reuses. On a également expérimenté son action sur les exsudats inflammatoires.

On sait que la résorption des pleurésies séro-fibrineuses s'accom-pagne d'une crise polyurique et polychlorurique (Von Koranyi, Lesné et Ravaut, Achard, Laubry et Grenet, Micheleau, Chauffard et Boidin, P. Courmont et J. Nicolas). Lesné et Ravaut ont noté que l'élimi-nation des chlorures, diminuée quand la pleurésie est en voie d'aug-mentation, reste stationnaire en même temps que l'épanchement et s'exagère quand l'épanchement se résorbe.

Achard et Laubry ont vu l'injection sous-cutanée de 10 grammes de sel provoquer une augmentation du liquide pleural et une accen-tuation de la dyspnée. Chauffard et Boidin ont établi qu'un excès de chlorures alimentaires ne détermine une aggravation de la pleurésie et n'est suivi d'aucune élévation du taux des chlorures urinaires que pendant la période de l'état de la maladie. Si, au contraire, l'hy-perchloruration alimentaire est réalisée pendant la période de dé-croissance de la pleurésie, la résorption du liquide pleural ne subit aucun arrêt, et tout le sel ingéré est régulièrement éliminé par

<hr>

(1) Chantemesse, La *phlegmatia alba dolens* des typhiques et le régime hypochlorurique (*Bull. de l'Acad. de méd.*, 1903, p. 98).

(2) Chauffard et Boidin, Régime lacté ou cure de déchloruration comme mode de traitement des pleurésies avec épanchement (*Gazette des hôp.*, 1904, n° 51).

(3) Cantonnet, Essai du traitement du glaucome par les substances osmotiques (*Arch. d'ophtalmol.*, 1904, p. 1).

l'urine. Le régime lacté a donné à Chauffard et Boidin de meilleurs résultats que le régime mixte déchloruré dans le traitement des pleurésies. Pourtant P. Courmont et Nicolas préconisent surtout ce dernier. Il ne semble pas, en réalité, que l'action du régime déchloruré sur les pleurésies soit des plus manifeste.

Nobécourt et Vitry ont constaté que l'ascite de la péritonite tuberculeuse s'accroît sous l'influence d'une ingestion abondante de sel et diminue sous l'influence du régime déchloruré. Romberg et Alvens ont également observé que l'emploi de cette diététique dans la péritonite tuberculeuse accélère la régression de l'ascite et suscite une accentuation de la diurèse.

Enfin Ravaut a noté l'amélioration très nette d'un eczéma suintant après la suppression du sel alimentaire, alors que l'ingestion de chlorures aggravait cette affection cutanée.

Il est certain que le régime déchloruré ne peut prétendre à exercer dans les œdèmes actifs, inflammatoires, le rôle qu'on est en droit d'en attendre dans les œdèmes des brightiques. Mais nous savons que les exsudats inflammatoires, que les épanchements pleurétiques et péritonitiques subissent une augmentation sous l'influence d'une ingestion trop abondante de sel, tout au moins pendant leur période d'accroissement. A ce moment, l'application du régime déchloruré peut peut-être prévenir une aggravation de l'état local, et il n'est pas mauvais d'en faire usage. Lorsque ces exsudats sont en voie de régression, il n'y a en général plus de raison d'être aussi sévère et, tout en déconseillant un excès de sel, on peut permettre au malade un régime normalement chloruré.

TRAITEMENT MÉDICAMENTEUX DES ŒDÈMES.

I. — Les diurétiques.

Il arrive fréquemment que, sous la seule influence du repos et du régime déchloruré, les chlorures et l'eau accumulés dans les tissus sont repris par la circulation et éliminés par le rein. Mais la simple restriction du sel alimentaire ne parvient pas toujours à atteindre ce but et, si l'on veut provoquer la polyurie libératrice, il faut s'adresser aux médicaments diurétiques.

Nous ne parlerons pas des diurétiques aqueux tels que les tisanes de chiendent, de queues de cerises, de stigmates de maïs, etc., qui, chez les individus non œdémateux, augmentent surtout la diurèse en raison de la masse d'eau introduite dans l'organisme, mais qui, chez les sujets infiltrés, risquent d'accroître les hydropisies. Ils doivent donc être proscrits du traitement des œdèmes.

Les diurétiques doués d'une efficacité réelle et dont on use journellement à l'heure actuelle agissent soit directement sur l'appareil rénal et conviennent surtout au traitement des œdèmes brightiques, soit sur le système cardio-vasculaire et conviennent aux œdèmes d'origine cardiaque.

Les diurétiques dans les œdèmes brightiques. — Les diurétiques applicables à la cure des œdèmes chez les brightiques présentent une action déchlorurante inégale ; l'un de nous a pu, avec Javal (1), étudier comparativement l'efficacité de ces différents diurétiques chez un même malade dont les œdèmes augmentaient et fondaient à volonté sous l'influence de l'ingestion abondante ou de la restriction des chlorures alimentaires.

C'est ainsi que la scille, déjà recommandée par Bright, dans le traitement des hydropisies rénales, s'est montrée à peu près dénuée d'action. C'est un médicament sur lequel on ne peut fonder grand espoir, surtout quand on le compare à quelques autres dont nous allons parler plus loin.

De même les sels de potasse préconisés par Bartels, Talamon et Lecorché, Gr. Stewart, et abandonnés par beaucoup de médecins, depuis que de Feltz et Ritter ainsi que Bouchard ont attribué à la potasse un rôle important dans la genèse de l'urémie, donnent des résultats très inconstants. L'azotate de potasse, prescrit à la dose de 3 à 4 grammes (dose diurétique, 0^{gr},50 à 4 grammes), n'a pas empêché la progression des œdèmes. L'acétate de potasse, à la dose de 10 grammes, serait un peu plus efficace.

Ces premiers médicaments tendent de plus en plus à être délaissés et toute la faveur va maintenant à juste titre aux corps de la série purique, dont l'arsenal thérapeutique ne cesse de s'enrichir : ce sont les véritables déchlorurants, spécifiques des hydropisies brightiques.

La plus employée de ces substances, est la *théobromine* ou *diméthylxanthine*, homologue inférieur de la caféine. La théobromine est insoluble et doit être administrée en cachets de 0^{gr},50, auxquels on ajoute, si l'estomac semble mal tolérer le médicament, 0^{gr},25 de phosphate de soude. La dose quotidienne est de 1 à 3 grammes. Sous son influence, on voit, chez les brightiques, s'effondrer rapidement les œdèmes, en même temps que surviennent d'énormes débâcles hydrochlorurées. Ce médicament est en général bien supporté, et sa toxicité est minime. On a pourtant signalé, consé-

____

(1) WIDAL et JAVAL, La chlorurémie et la cure de déchloruration dans le mal de Bright. Étude sur l'action déchlorurante de quelques diurétiques (*Presse médicale*, 1903, n° 80).

cutivement à l'emploi de la théobromine, l'apparition d'une céphalalgie en casque et plus rarement d'excitation cérébrale, de nausées et de vomissements.

La *diurétine*, ou association soluble de théobromine et de salicylate de soude, est également un excellent diurétique qui s'emploie à la dose de 1 à 4 grammes par jour. Grâce à sa solubilité, la diurétine peut être prescrite en potion ou même en lavement (Blumenthal).

L'*agurine*, ou acétate de théobromine sodique, s'ordonne aux mêmes doses que la diurétine et est également soluble dans l'eau.

La *théocine* ou *théophylline*, isomère de la théobromine, est le premier des alcaloïdes du thé qu'on a pu reconstituer en grand par synthèse chimique. C'est peut-être le plus puissant des diurétiques rénaux. Son action se ferait sentir d'une façon plus manifeste, d'après Béco et Gilkinet (1), sur les hydropisies d'origine cardiaque que sur les hydropisies d'origine rénale : son influence sur ces dernières reste pourtant considérable. Ce médicament est légèrement irritant pour l'estomac ; aussi doit-il être donné à dose réfractée, après les repas, et jamais à jeun. Il peut être prescrit en cachets, en solutions ou en lavements, mais à dose moins considérable que les diurétiques précédents. Romberg (2) conseille de donner tout d'abord 0^{gr},10 de théocine deux fois par jour ; si cette dose est insuffisante, on porte la dose à 0^{gr},20 deux fois par jour ; au besoin, on peut arriver à prescrire cette quantité trois à quatre fois par jour. Ce médicament est tellement actif qu'on a pu voir se produire en cas d'emploi de doses un peu fortes des accidents sur lesquels nous reviendrons plus loin.

L'acétate de théocine sodique se prescrit aux mêmes doses ; il est plus soluble et serait plus facilement toléré.

Citons encore l'*euphylline*, qui est une combinaison de la théophylline avec l'éthylène-diamine. Cette substance est très soluble dans l'eau ; aussi peut-on la prescrire en lavement et même en injections intramusculaires à la dose de 1 gramme par jour (Dessauer).

L'euphylline exerce du reste une action salutaire particulièrement sur les hydropisies cardiaques, sans être pourtant dénuée d'efficacité envers les œdèmes des brightiques.

Les premières recherches sur le mode d'action des corps de la série purique ont été faites par von Schrœder; cet auteur, ayant constaté une augmentation de la diurèse après administration de

(1) L. Béco et G. Gilkinet, Notes cliniques sur deux diurétiques nouveaux (agurine et théocine) (*Ann. de la Soc. médico-chirurgicale de Liége*, août-sept. 1904).

(2) Romberg, Die heutigen Methoden zur Auregung der Diurese (*Münchn. med. Wochenschr.*, 1908, p. 2028).

ces substances chez les animaux dont les reins avaient été privés de leurs connexions nerveuses, pensa qu'elles agissaient directement sur l'épithélium rénal. Du reste, la théobromine et la caféine, qui est de la même famille, mais dont l'action diurétique est moindre, ont été retrouvées dans les urines par Villejean et par Rust; mais, tandis que 20 p. 100 de la théobromine ingérée passe dans les urines de l'homme, la caféine ne peut y être décelée qu'à l'état de traces (1).

Aussi certains médecins, craignant de voir ces médicaments provoquer une irritation trop vive des épithéliums rénaux, préféraient-ils s'en abstenir chez les sujets atteints de néphrite.

Les recherches de Lœwy (2) et de Béco et Plumier (3) ont modifié cette manière de voir. En effet, la section des nerfs vasomoteurs du rein est loin de produire la dilatation maxima des vaisseaux de cet organe; les corps de la série purique agissent sans doute sur l'appareil nerveux des parois vasculaires et sont capables de produire une vaso-dilatation plus accentuée. Lœwy a vu, chez des animaux, dont le rein avait été complètement énervé, le sang noir de la veine rénale prendre l'aspect rutilant du sang artériel après une injection de caféine. Il en conclut que les corps puriques ont pour effet d'activer la circulation rénale, sans affirmer néanmoins que ce soit leur seul mode d'action. Ces médicaments se montreraient inefficaces lorsqu'il existe les lésions importantes des vaisseaux du rein et notamment des glomérules. Schlayer a constaté cette inefficacité dans la néphrite cantharidienne expérimentale, 'qui est de type vasculaire, tandis que la diurèse est manifestement accrue par ces médicaments dans les néphrites provoquées par l'acide chromique, qui sont de type tubulaire.

Il résulte de cette conception que la crainte de provoquer une irritation rénale par l'administration de corps purique est probablement illusoire, ce qui concorde bien avec ce que l'on a jusqu'à maintenant observé en clinique.

Néanmoins l'emploi de ces substances demande certaines précautions. On a signalé, après l'usage de la théocine, des accidents consistant en crises épileptiformes et troubles cérébraux que l'on attribue en général à une toxicité particulière de ce corps. Ces accidents ressemblent singulièrement à ceux que nous avons décrits plus haut sous le nom de troubles de résorption des œdèmes; il y

(1) RICHET, art. *Diurétiques, in* Dictionnaire de physiologie.
(2) Lœwy, Ueber Wirkungsweise und Indikation einiger diuretischwirkender Mittel (*Wien. klin. Wochenschr.*, 1907, n° 1, p. 1).
(3) L. Béco et L. PLUMIER, Action cardio-vasculaire de quelques dérivés xanthiques (*Journ. de physiol. et de pathol. gén.*, 1906, p. 60).

à lieu de se demander, en raison de la déchloruration et de la déshydratation rapide qu'entraînent souvent les médicaments de la série purique et notamment la théocine, si ces soi-disant accidents toxiques ne sont pas parfois des troubles de la résorption des œdèmes.

Il est donc préférable de ne jamais prescrire d'emblée les fortes doses de ces médicaments et de se contenter de celles qui assurent chez un malade la disparition graduelle des hydropisies.

Mais les accidents toxiques attribués aux diurétiques de la série purique, de même que les accidents de résorption des œdèmes, sont assez rares pour que nous puissions user de ces médicaments sans timidité et recourir aux fortes doses, si les doses faibles se sont montrées insuffisantes.

Les diurétiques dans les œdèmes cardiaques. — Le médicament par excellence des œdèmes d'origine cardiaque est la *digitale*, administrée sous forme de teinture, de poudre, de macération ou mieux de digitaline cristallisée de Nativelle.

La diurèse qui survient chez les cardiaques asystoliques et hydropiques, après l'administration de la digitale, résulte de l'influence exercée par ce médicament sur le cœur. On a pensé autrefois que la polyurie digitalique était la conséquence d'un relèvement de la tension artérielle. Il n'en est rien : à dose thérapeutique, la digitale ne détermine pas d'élévation de cette tension ; cette action, réalisée expérimentalement par Lauder Brunton et Power, ne peut être atteinte que consécutivement à l'administration de doses toxiques, diminuant ou même supprimant complètement la diurèse, sans doute par spasme des artères du rein. L'influence diurétique de la digitale résulte de l'augmentation d'amplitude de la systole cardiaque et de l'accélération de la circulation rénale qui en est la conséquence ; mais cet effet est indépendant de la pression artérielle, et on le voit se produire, que cette tension soit forte, normale ou abaissée. Il n'y a donc pas à craindre non plus d'administrer la digitale aux sujets arrivés à la période de non-compensation cardiaque de la néphrite interstitielle et chez lesquels la tension artérielle reste élevée même quand le myocarde commence à fléchir.

La digitale n'exerce non plus aucune action sur les épithéliums rénaux, et on ne la retrouve pas dans l'urine. Pourtant, pour certains auteurs, elle ne serait pas dénuée de toute influence directe sur le rein ; comme les corps de la série purique, elle déterminerait un certain degré de vaso-dilatation au niveau de ce viscère (Jonescu et Lœwy) (1).

<hr>

(1) Jonescu et Lœvy, Ueber eine spezifische Nierenwirkung der Digiaskiltörper (*Arch. für experim. Pathol. u. Pharmakol.*, Bd. LIX, p. 71).

En réalité, la digitale n'exerce sur le rein qu'une action indirecte ; elle n'entraîne en effet la polyurie que chez les malades infiltrés d'œdème, comme l'ont observé depuis longtemps Withering, Vassal et Lorain. Potain disait que la digitale est un diurétique indirect, dont l'action consiste à faire rentrer dans la circulation les liquides des hydropisies. Lorain et Sidney Ringer qualifiaient la digitale de « remède des hydropisies cardiaques » ; ils pensaient que ce médicament devient diurétique parce qu'il provoque la résorption des œdèmes, et c'est également l'opinion de Huchard. L'étude réfractométrique du sang des asystoliques œdémateux confirme ce mode d'action de la digitale, ainsi que l'un de nous l'a montré avec R. Bénard et E. Vaucher (1). On voit, sous l'influence de ce médicament, la dilution sanguine s'accentuer brusquement, pour diminuer ensuite, en même temps que les œdèmes se résorbent.

L'action combinée du régime déchloruré, du repos au lit et de la digitale suffit souvent à amener chez les asystoliques un rapide relèvement du cœur et la fonte des œdèmes. Mais la digitale peut échouer, surtout chez les malades qui ont déjà présenté plusieurs crises d'asystolie antérieures. Aussi est-il souvent nécessaire de préparer l'action de la digitale. Dans tous les cas, on a l'habitude de faire précéder la cure de digitale par l'administration d'un purgatif drastique. Lorsque le malade est très cyanosé et quand la circulation veineuse semble très engorgée, les émissions sanguines sous la forme de ventouses scarifiées ou mieux encore d'une saignée de 300 à 400 grammes amènent un soulagement du myocarde et le prédisposent à mieux subir l'influence du médicament.

Mais il est encore d'autres éléments avec lesquels il y a à compter : ce sont les œdèmes périphériques eux-mêmes, qui, lorsqu'ils sont très volumineux et durs, contribuent à entraver plus fortement la circulation sanguine, en raison de la compression qu'ils exercent sur les vaisseaux ; les épanchements des séreuses agissent de la même façon. Aussi certains auteurs ont-ils désigné ces infiltrations, véritables obstacles susceptibles d'entraver les succès de la digitale, sous le nom de barrages périphériques (Peter, Huchard).

Il y a donc intérêt, pour faciliter la tâche de la digitale, à faire disparaître ces épanchements par une intervention. Cela est facile en ce qui concerne les hydropisies des séreuses pleurale et péritonéale, et il est de règle, quand on se trouve en face d'un asystolique porteur de ces épanchements, de les évacuer par ponction avant de prescrire la digitale. On hésite en général un peu plus à ponctionner les

---

. (1) WIDAL, R. BÉNARD et E. VAUCHER, loc. cit.

œdèmes sous-cutanés, en raison des accidents infectieux graves qui compliquent trop facilement les solutions de continuité siégeant sur les membres œdématiés. Néanmoins, quand ces œdèmes sont très durs, très tendus, quand ils persistent malgré l'administration de la digitale, quand la débâcle polyurique se fait attendre, il est nécessaire de pratiquer des mouchetures ou des incisions dont nous décrirons plus loin le manuel opératoire. On voit souvent alors le médicament produire son effet et l'état du cœur s'améliorer.

La digitale peut être prescrite en même temps que d'autres médicaments ayant pour but de renforcer et de compléter son action. Lorsque l'encombrement du système veineux est très marqué et lorsque le myocarde est très dilaté, on peut, en même temps qu'aux émissions sanguines, avoir recours à la caféine, à la dose de deux injections de $0^{gr},25$ par jour, continuées pendant trois ou quatre jours. Cette substance, en même temps que cardio-tonique, est aussi légèrement diurétique en tant que corps de la série purique.

La digitale peut également être associée aux diurétiques rénaux.

La théobromine, la diurétine, la théocine, ne sont sans doute pas dénuées de toute action sur le cœur et provoqueraient, suivant certains auteurs, la dilatation des vaisseaux du myocarde, comme ils provoquent celle des vaisseaux du rein (Lœb, Béco et Plumier, Braun).

Vaquez et Digne conseillent chez les mitraux et les aortiques, avec faible tension artérielle, de faire suivre l'usage temporaire de la digitale, constituant le traitement essentiel, d'une administration plus prolongée de théobromine, comme traitement accessoire. Lœwy pense qu'il y a avantage, quand le temps ne presse pas, à prescrire, avant la cure de digitale, la diurétine, qui, par son influence sur le rein, favorise l'évacuation des œdèmes et prépare l'action du médicament cardio-tonique. Chez les cardiaques dont la lésion ancienne s'accompagne de sclérose rénale et d'hypertension artérielle, et également chez les brightiques dont le myocarde se laisse dilater, l'emploi des diurétiques vient en première ligne, auxquels on adjoindra, à intervalles espacés, de petites doses de digitale (Widal et Javal, Vaquez et Digne, Lœwy). On pourra, dans ces cas, prescrire la théobromine, la diurétine, l'agurine; la théocine et l'acétate de théocine sont encore plus efficaces, et leurs effets seraient plus marqués, d'après Béco et Gilkinet, sur les hydropisies cardiaques que sur les hydropisies rénales. Il en est de même de l'euphylline (Dessauer) (1).

Un autre diurétique, beaucoup moins actif, il est vrai, peut être

---

(1) Dessauer, Euphyllin, ein neues Diuretikum (*Therapeutische Monatshefte*, 1908, n° 8).

utilisé concurremment à la digitale : c'est la lactose, qui, administrée à la dose de 100 grammes par jour, posséderait une réelle efficacité, à condition qu'il n'existe pas de lésions rénales profondes (G. Sée).

Lorsque le myocarde ne réagit pas à la digitale, même avec les moyens adjuvants que nous avons décrits, il n'y a guère à espérer qu'un autre médicament puisse arriver à déterminer une débâcle polyurique et polychlorurique. Il n'existe en effet aucun autre tonique cardiaque dont l'action soit comparable, même de loin, à celle de la digitale.

Le *strophantus* peut être prescrit pour continuer l'action de la digitale et poursuivi jusqu'à la disparition complète des œdèmes. Son efficacité est suffisante pour entretenir la contractibilité du myocarde relevée par la digitale. On sait que ce médicament doit être administré de préférence par voie buccale, sous forme d'extrait. Les injections intraveineuses de strophantine, tentées par quelques auteurs, ont donné lieu à une proportion élevée d'accidents mortels. Certains médecins ne craignent pourtant pas d'y avoir recours. Romberg, entre autres, dit avoir plusieurs fois, chez des asystoliques très dyspnéiques, avec oligurie extrême, déchaîné l'activité languissante de la digitale, grâce à une injection intraveineuse de trois quarts de milligramme de strophantine. L'opinion la plus répandue actuellement en France est que c'est là une pratique dangereuse et dont il est prudent de s'abstenir.

Les autres médicaments habituellement utilisés chez les cardiaques : *Convallaria maïalis*, *spartéine*, *Adonis vernalis*, ne possèdent pas à proprement parler d'action sur la diurèse. En cas d'échec des précédents diurétiques chez les cardiaques hydropiques, G. Sée préconisait l'usage d'un médicament auquel on peut encore tenter de recourir : c'est le *calomel*. A la dose de $0^{gr},40$ à $0^{gr},60$ par vingt-quatre heures, répétée pendant trois jours, il provoque parfois une diurèse abondante. Quand cette diurèse n'est pas survenue le quatrième ou le cinquième jour, il n'y a plus à compter sur elle, et il faut se garder de forcer la dose du médicament. C'est en effet une substance dangereuse, dont l'action s'explique par l'irritation qu'elle provoque au niveau de l'épithélium rénal. C'est un procédé presque désespéré, à proscrire chez les sujets dont le rein est touché et chez les cardiaques cachectiques, ce qui en restreint singulièrement l'emploi.

Les diurétiques dans les autres variétés d'œdèmes. — L'emploi des diurétiques dans les œdèmes autres que les œdèmes brightiques et cardiaques ne donne guère de résultats, comme cela est assez facile à comprendre.

Néanmoins on les prescrit assez souvent soit au cours des hydropisies passives, comme l'ascite de la cirrhose hépatique, soit même au cours des hydropisies actives, inflammatoires, telles que la pleurésie aiguë séro-fibrineuse.

Cette conduite peut être justifiée dans les ascites s'accompagnant d'œdèmes des membres inférieurs, surtout après la paracentèse du péritoine. La circulation rénale, améliorée déjà par l'évacuation du liquide, est encore exaltée par le diurétique, ce qui permet une plus rapide élimination des œdèmes.

Certains auteurs préconisent également les diurétiques dans le traitement de la pleurésie aiguë séro-fibrineuse. Tant que la pleurésie est en voie d'accroissement ou stationnaire, il n'y a pas le moindre espoir d'agir sur elle par ce moyen. Au moment où elle se résorbe, cette intervention paraît tout au moins inutile. Il en est de même pour la péricardite avec épanchement. On prescrit habituellement contre ces hydropisies des séreuses les diurétiques rénaux : scille, sels de potasse, théobromine.

Les médecins allemands utilisent comme diurétique contre la pleurésie et la péricardite exsudatives le salicylate de soude à la dose de 4 à 6 grammes, à condition que le myocarde soit en bon état (Romberg). Le salicylate de soude agit comme irritant des épithéliums rénaux. C'est une médication dont il vaut mieux s'abstenir, et il est préférable de pratiquer l'évacuation directe des épanchements, quand leur abondance devient menaçante ou quand ils tardent à se résorber.

II. — Les purgatifs dans les traitements des œdèmes.

A l'état normal, l'intestin n'élimine qu'une proportion infime de chlorures. Javal (1) a vu que, chez les sujets soumis à une alimentation ordinaire, la quantité de chlorures contenue dans les 100 ou 150 grammes de matières fécales journalières varie entre $0^{gr},04$ et $0^{gr},24$. En cas de diarrhée, la quantité de matières fécales atteint fréquemment 500 grammes, 1 kilogramme et même plus, et naturellement la proportion de chlorures rendue par l'intestin est plus considérable. C'est ainsi que Javal (2) a vu un brightique rendre avec sa diarrhée $4^{gr},64$ de chlorures par vingt-quatre heures.

La diarrhée est un phénomène fréquent chez les brightiques œdémateux : elle traduit un véritable état de chlorurémie intestinale.

(1) JAVAL, L'élimination du chlorure de sodium par les fèces (*C. R. de la Soc. de biol.*, 1903, p. 927).

(2) JAVAL, L'élimination du chlorure de sodium par la diarrhée (*C. R. de la Soc. de biol.* 1903, p. 929).

C'est là une voie d'élimination vicariante se montrant spontanément chez les sujets dont l'organisme est surchargé d'eau et de
chlorures.

Il est donc légitime de chercher à obtenir artificiellement une
dérivation du sel retenu vers l'intestin qui en excrète une certaine
quantité et contribue à libérer l'économie. Nous avons vu qu'il est
d'usage, avant d'administrer la digitale, de prescrire un purgatif
drastique. De même on prescrit habituellement, chez les brightiques
infiltrés, l'usage des purgatifs pour amorcer et accélérer la fonte
des hydropisies.

Au début de la cure de digitale, comme au début du traitement
des œdèmes brightiques, on a recours aux drastiques et particulièrement à l'*eau-de-vie allemande* (10 à 25 grammes). Mais l'usage des
drastiques ne peut être souvent répété sous peine d'engendrer une irritation durable de l'intestin. Aussi se servira-t-on, si l'on veut obtenir de nouvelles évacuations intestinales, de médicaments plus
doux, tels que les *purgatifs salins* à base de soude ou de magnésie,
le *séné* ou la *scammonée*.

Nous vous le répétons, les purgatifs ne sont qu'un adjuvant, et
qu'un adjuvant de faible valeur, de la cure de déchloruration.
Même en cas de diarrhée abondante, la quantité de sel qui s'élimine
par la muqueuse intestinale est toujours minime et même insignifiante. L'usage des purgatifs ne saurait en aucun cas suppléer à
l'usage des diurétiques, et l'on ne peut espérer établir du côté de
l'intestin une dérivation qui compense l'insuffisance des éliminations
rénales.

III. — Les sudorifiques.

L'idée de suppléer à l'insuffisance des éliminations rénales en
provoquant d'abondantes sudations a déjà été mise en pratique par
Bright et par Osborne, chez les sujets atteints de néphrite avec
anasarque. Cette méthode a été ensuite adoptée par Bartels et par
Rayer, qui faisaient usage, le premier des bains de vapeur et le second
des bains chauds.

Plus récemment, on a préconisé les bains d'air chaud (Bartels,
Rosenstein, Fürbringer, Senator, Brault) réalisés soit dans le lit
même du malade grâce à des appareils spéciaux, soit dans des
étuves. Les bains de sable chaud, les bains de soleil, les bains de
chaleur lumineuse à l'aide de lampes électriques ne sont que des
variétés de la même méthode.

D'autres auteurs ont eu recours aux sudations provoquées par des médicaments tels que la poudre de Dower, le jaborandi et la pilocarpine.

En réalité, ces pratiques n'ont guère qu'un intérêt historique et l'on ne cherche plus guère, à l'heure actuelle, à obtenir l'élimination des hydropisies par voie cutanée.

Bouchard a montré que la fonction sudorale est incapable de suppléer, même pour une part minime, aux éliminations rénales. Les recherches plus récentes d'Ardin Deltheil (1), de Brieger et Diesselhorst (2), de H. Strauss (3), confirment entièrement cette manière de voir : lors même que les sudations, provoquées par l'un quelconque des procédés indiqués plus haut, sont abondantes, leur teneur en chlorure est extrêmement minime. Il n'y a donc rien à en attendre pour le traitement des œdèmes.

IV. — Traitement local des œdèmes.

Quand les œdèmes sont très étendus et n'ont cédé ni à la diététique, ni aux médicaments ; quand la peau des membres inférieurs devient tellement tendue qu'elle menace de se fendiller, il est nécessaire de recourir à l'*acupuncture*, c'est-à-dire à la ponction des téguments, qui permet d'évacuer au dehors artificiellement la sérosité d'œdème. Il ne faut pas attendre que cette évacuation se fasse spontanément par les solutions de continuité qui ne manqueraient pas de se produire à la surface du membre infiltré et qui finiraient par s'infecter.

C'est toujours une opération délicate que de pratiquer ce drainage, en raison des accidents septiques qui compliquent trop facilement les moindres plaies des téguments mal nourris.

Willis conseillait de faire, à l'aide d'une aiguille, six ou sept ponctions allant jusque dans le tissu cellulaire sous-cutané. Besnier dit avoir eu très souvent recours à ce procédé au niveau des membres inférieurs de la verge, du scrotum et des grandes lèvres. On maintient la région ponctionnée dans la position déclive, et, quand les piqûres cessent de donner, on en pratique de nouvelles un peu plus loin. Jamais Besnier n'a constaté d'accidents phlegmasiques à la suite de cette intervention. Rappelons pour mémoire le procédé de Trousseau, qui obtenait l'évacuation du liquide infiltré au moyen d'une pustulation produite par l'huile de croton.

(1) ARDIN DELTHEIL, *C. R. de l'Acad. des sciences*, 1900, p. 1844.
(2) L. BRIEGER et G. DIESSELHORST, Untersuchungen über den menschlischen Schweiss (*Deutsche med. Wochenschr.*, 1903, p. 167 et 421).
(3) H. STRAUSS, Ueber Nierenentlastung durch Schwitzen (*Deutsche med. Wochenschr.*, 1904, p. 1236).

Un des inconvénients des ponctions ainsi pratiquées est que le liquide qui s'écoule souille sans cesse les téguments voisins qui finissent par macérer. On peut obvier à ce désavantage en enduisant la peau de vaseline stérilisée, mais c'est là une protection imparfaite.

Southey a réalisé un progrès réel en proposant de ponctionner les œdèmes avec un trocart qu'on laisse à demeure. Cet instrument se compose d'une canule de 4 centimètres de longueur et de 1^{mm},5 à 2 millimètres de diamètre, dans laquelle s'enfonce un stylet, dont la pointe, dépassant l'extrémité de la canule, servira à ponctionner les téguments. La canule porte près de cette même extrémité deux petites ouvertures latérales pour permettre un écoulement plus facile du liquide et pour parer aux oblitérations possibles. Après avoir aseptisé soigneusement la peau, on enfonce brusquement jusque dans le tissu cellulaire sous-cutané le petit trocart préalablement stérilisé. On retire alors le stylet hors de la canule, et l'on adapte à l'extrémité libre de celle-ci un tube de caoutchouc qui conduit dans un récipient le liquide épanché. On peut faire autour de la piqûre un petit pansement fixateur avec un morceau de gaze que l'on fixe à l'aide de collodion ou de diachylon.

Si, par hasard, l'écoulement du liquide vient à s'arrêter, il suffit de retirer le tube de caoutchouc de l'extrémité de la canule et d'enfoncer à nouveau le stylet dans celle-ci; on peut aussi faire, sous pression, une injection d'eau boriquée ou d'eau salée dans la canule. En général, il suffit d'utiliser deux tubes capillaires, un à chaque membre inférieur par exemple, qu'on laisse en place pendant vingt-quatre ou quarante-huit heures. Après enlèvement du tube capillaire, on panse soigneusement la petite plaie avec de la gaze stérilisée.

Grâce aux tubes de Southey ou aux canules de Curschmann, qui leur sont très analogues, le drainage du tissu cellulaire sous-cutané s'opère dans les meilleures conditions; et l'on ne constate jamais de phlegmons, d'érysipèles ou de lymphangites.

Certains auteurs préfèrent aux ponctions capillaires l'incision franche des téguments; d'autres réservent cette intervention pour les cas d'œdèmes chroniques, avec induration des tissus, dans lesquels les fonctions demeurent insuffisantes.

On pratique alors, au niveau des membres inférieurs et notamment au dos du pied, soit des scarifications, soit même de véritables incisions pénétrant jusque dans le tissu cellulaire sous-cutané. Fürbringer a même recours à un véritable drainage sous-cutané à demeure en pratiquant deux incisions de 1 centimètre de longueur et en menant de l'une à l'autre, à travers le tissu cellulaire, un drain perforé de trous. Naturellement ces scarifications ou ces incisions doivent être soigneusement recouvertes de gaze stérilisée, que l'on change deux ou trois fois par jour. On fait asseoir le malade pendant la journée, les pieds dans un récipient, de façon à faciliter l'écoulement du liquide sous l'influence de la pesanteur.

Les quantités de sérosité qui peuvent ainsi s'évacuer sont extrêmement considérables. Senator dit avoir obtenu, par deux tubes capillaires, 10 litres de liquide dans les vingt-quatre heures. On juge de l'abondance de l'écoulement qui peut se faire lorsqu'on a pratiqué des incisions.

Lorsque, comme cela est habituel, on établit le drainage au niveau des membres inférieurs et lorsqu'on le favorise en faisant asseoir le malade plusieurs heures par jour, les jambes pendantes, on voit peu à peu disparaître l'infiltration, non seulement des jambes et des cuisses, mais aussi du tronc, les œdèmes tendant à se porter vers le point le plus déclive.

L'acupuncture est, nomme nous l'avons dit, une opération délicate, car elle s'adresse en général à des sujets affaiblis et cachectiques, prédisposés par leur état à succomber aux infections cutanées. Dans les néphrites, les services qu'elle rend sont assez limités, car, lorsque la perméabilité rénale pour les chlorures est réduite au point que les œdèmes ne peuvent rétrocéder sous l'influence du régime et des diurétiques, leur évacuation par ponction des téguments ne peut guère prolonger la vie d'une façon appréciable. Il n'en est pas de même pour les cardiaques chez lesquels les œdèmes forment, suivant l'expression de Peter et de Huchard, un véritable barrage périphérique s'opposant à l'action de la digitale. On peut voir, après que l'acupuncture a donné issue à une grande quantité de liquide, le cœur récupérer de sa vigueur sous l'influence des médicaments appropriés. Dans les cas d'asystolie chronique, on est parfois obligé de répéter de temps en temps cette petite opération.

Chez les sujets atteints d'épanchements des séreuses, il est toujours bon de pratiquer des ponctions évacuatrices. On diminue d'autant le travail des reins et, chez les cardiaques, on lève ainsi un véritable barrage viscéral.

La thoracentèse doit être effectuée avec les plus grandes précautions, surtout chez les asystoliques et les brightiques dyspnéiques. Il ne faut pas retirer plus de 1 litre à $1^l,5$ de liquide chaque fois. L'aspiration doit être faite très lentement si l'on emploie l'appareil de Potain. Le siphon de Duguet permet d'observer plus sûrement cette précaution. C'est en effet dans ces cas que l'on est particulièrement exposé à voir survenir l'œdème *a vacuo* consécutif à la diminution trop brusque de la pression intrapleurale.

Certaines localisations de l'œdème comportent des prescriptions particulières.

Une des variétés les plus redoutables est l'œdème du larynx. Trousseau conseille de faire dans ce cas des scarifications au niveau de la muqueuse laryngée. Mais c'est là une intervention difficile : très souvent il faut agir très rapidement, et, lorsque la suffocation est menaçante, on est obligé de faire la trachéotomie.

En cas d'œdème aigu du poumon, se traduisant par une dyspnée intense, de la cyanose du visage et des extrémités, et une expectoration mousseuse, rosée et albumineuse, que cet œdème survienne chez un brightique ou chez un cardiaque, il y a un traitement d'urgence qui s'impose : c'est la saignée. Celle-ci devra être large, et l'on ne doit pas craindre de soustraire 400 grammes de sang et même plus.

Il arrive assez souvent que, chez les cardiaques et chez les brightiques, il persiste, après la cure de déchloruration, au niveau des membres inférieurs, un peu d'œdème qui n'a que peu de tendance à disparaître spontanément. On peut alors avoir recours au massage, qui aide les voies veineuses et lymphatiques à drainer plus activement la sérosité épanchée dans les mailles du tissu cellulaire. Il est bon également, entre les séances de massage, de maintenir au niveau des membres infiltrés un certain degré de compression qu'on réalise facilement à l'aide d'une bande de Velpeau.

Le massage joue également un très grand rôle dans le traitement de l'œdème provoqué par la *phlegmatia alba dolens.* Pendant la première période de cette affection, le seul traitement qui s'impose est l'immobilisation du membre malade dans une gouttière ouatée. Si la phlébite occupe les deux membres inférieurs, l'emploi de la gouttière de Bonnet est préférable. Il faut surtout éviter les mouvements de flexion du genou. Quand, par cette immobilisation, on a obtenu la fixation du caillot veineux et écarté toute crainte d'embolie, on peut commencer le traitement de l'œdème proprement dit. Vaquez pense que, si la température est absolument normale, si les phénomènes douloureux ont complètement disparu et si l'œdème commence à diminuer, le massage peut être commencé dè le vingtième jour de la maladie. Il doit être au début très prudent et consister seulement en effleurage de la peau et en quelques mouvements passifs des orteils et du pied. A partir du vingt-septième jour, on peut aborder le massage des masses musculaires en évitant la région des gros troncs vasculaires et mobiliser plus activement les articulations, sans flexion du genou cependant. A partir du trente-cinquième jour, tous les modes de massage sont permis, et le malade peut se lever. Entre les séances de massage et quand le malade se lève, on pratique une compression douce avec une bande de Velpeau.

On voit donc que, si un traitement local symptomatique est seul applicable dans les œdèmes d'origine strictement locale, tel que celui de la *phlegmatia alba dolens*, son importance est assez secondaire lorsqu'il s'agit d'œdèmes de cause générale, tels que ceux des brightiques et des cardiaques. Contre ceux-ci, c'est au traitement étiologique que le médecin doit s'adresser : sans négliger les soins de protection des régions infiltrées, particulièrement fragiles, il devra s'efforcer, par une diététique et une thérapeutique appropriées, de rétablir la perméabilité rénale et de renforcer la contractilité cardiaque. Ce sont là les conditions nécessaires d'un bon drainage des espaces interstitiels et d'une prompte évacuation, par l'émonctoire urinaire, de l'eau et des chlorures, dont la rétention en excès dans le tissu cellulaire aboutit à la formation de l'œdème.

TABLE ALPHABÉTIQUE

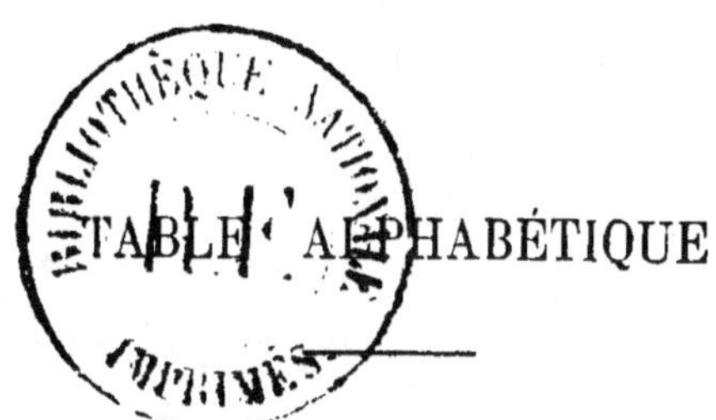

Médications générales.

Trichophyties du cuir chevelu, 64.
— de la peau glabre, 61.
Trichostrongylus instabilis, 160.
— *probolurus*, 160.
Trichotrachelidæ, 161.
Triodontophorus deminitus, 160.
Troubles de croissance mal classés, 434.
— — dans la première enfance, 403.
— nerveux électriques, 273.
— nutritifs (Diurétiques dans les), 557.
— — (Électricité dans les) 546.
— — (Evacuants dans les), 557.
— — (Exercice musculaire dans les), 543.
— — (Massage dans les), 543.
— — (Médicaments des), 530.
— — (Médications des), 511, 530.
— — (— par les bains des), 535.
— — Médication des) par le climat, 539.
— — (Radiations chimiques dans les), 550.
— — (— lumineuses dans les), 549.
— — (— thermiques dans les), 549.
— — (Radiothérapie dans les), 549.
— — (Rayons X et rayons du radium dans les), 551.
Trypanosoma gambiense, 99.

Trypanosomiases, 99.
Tubercules, 516.
Tuberculeux (Érythème), 83.
— (Lupus dit), 82.
Tuberculides nécrotiques, 83.
Tuberculine, 24.
Tuberculose, 24, 26, 615.
— chroniques de la peau, 81.
— verruqueuse, 81.
Tumeurs cancéreuses, 25.
Type respiratoire, 468.
Typhoïdique (Ascaridiose), 142.
Typhus, 35.
Ulcérations de radiodermite, 285.
Ulcères équatoriaux, 81.
— des pays chauds, 101.
Ulcéreuses (Lésions) de la peau, 80.
Uncinaria, 168.
— *americana*, 168.
Uncinariose, 168.
Urétrite, 18.
— gonococcique, 613.
Urinaire (Toxicité), 224.
Vaccins de Wright, 24, 613, 619.
Vaccination, 35, 38.
— pastorienne, 39.
Vaccine, 39.
Vaginite, 18.
Valeur dynamogénique des aliments, 517.
Variole, 26, 39.
Variolisation, 39.
Vaseline, 52.
Végétarien (Régime), 524.
Ventouses, 29.
Ver macaque, 178.
Vermifuges, 147, 157, 173.
— Voy. *Ténifuges*.
Vermineux (Abcès), 144.
Verrues contagieuses juvéniles, 79.

Verrues (Histolyse des), 371.
— séborrhéiques séniles, 78.
— vulgaires, 79.
Verruqueuses (Lésions), 78.
— (Tuberculose), 81.
Vers plats, 110.
— ronds, 110.
Vésicatoires, 30.
Vessie de glace sur la région précordiale, 597.
— infectée, 18.
— (Myiase de la), 181.
Viandes, 512.
Vidal (Lotion soufrée de), 70.
Vie cellulaire (Action des agents biologiques sur la), 316.
— — (— — chimiques sur la), 311.
— — (Action des agents physiques sur la), 302.
Vieillard (Genres de mort du), 482.
— (Hygiène du), 499.
Vieillesse (Indications et contre-indications générales au cours de la), 497.
— (Maladies de la), 488.
— (Médications de la), 478.
— (Prophylaxie de la), 492.
— (Thérapeutique au cours de la), 505.
- (— de la), 491.
Voies respiratoires (Antisepsie des), 19.
— — (Infections des), 19.
Vomitifs (Éjection des poisons à l'aide des), 487.
— [illegible] Lefèvre, 594.
[illegible]escalab, 25[illegible].
Wright (Méthode de), 24.
Xérose, 485.
Yoghourt, 515.
Zinc, 5[illegible].

TABLE DES MATIÈRES

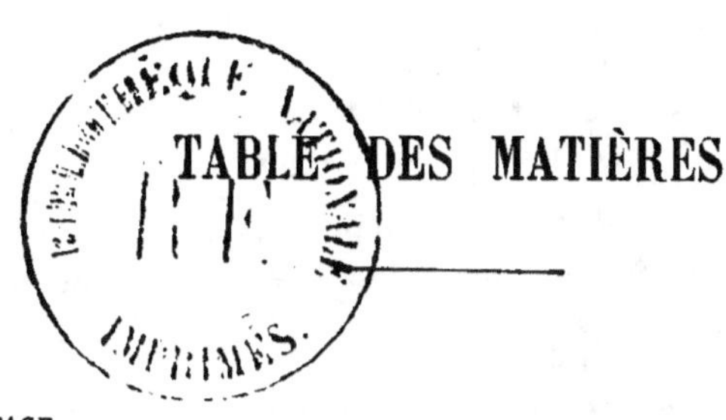

7767-09 — Corbeil. Imprimerie Crété.